Deutsche Gesellschaft für Chirurgie
Chirurgisches Forum 2000, Band 29

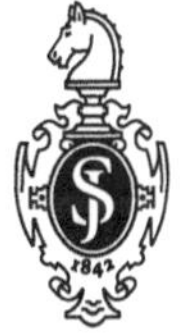

Chirurgisches Forum 2000

für experimentelle und klinische Forschung

117. Kongreß der Deutschen Gesellschaft für Chirurgie
Berlin, 02.05.–06.05. 2000

Herausgeber

A. Encke
Präsident des 117. Kongresses
der Deutschen Gesellschaft für Chirurgie

M. Rothmund
Vorsitzender der Sektion Chirurgische Forschung

W. Hartel
Generalsekretär der Deutschen Gesellschaft für Chirurgie

Schriftleitung

H. G. Beger unter Mitarbeit von
D. Birk und L. Staib

Forum-Ausschuß:

A. Encke, Frankfurt
(Vorsitzender)
W. Hartel, Westerstetten
M. Rothmund, Marburg
K. Schönleben,
Ludwigshafen/Rh.

H. G. Beger, Ulm
(Vorsitzender des
Wissenschaftlichen Beirates)
M. H. Büchler, Bern
V. Bühren, Murnau
U. T. Hopt, Rostock
M. D. Menger, Homburg
K. Meßmer, München
E. Neugebauer, Köln
R. Rieger, Linz
L. Sunder-Plassmann, Ulm

Herausgeber:

Professor Dr. A. Encke
Direktor der Klinik für Allgemein-
und Gefäßchirurgie
der Johann-Wolfgang-Goethe-Universität
Theodor-Stern-Kai 7, 60596 Frankfurt/M.

Professor Dr. M. Rothmund
Direktor der Chirurgischen Universitätsklinik
Baldingerstraße, 35043 Marburg

Professor Dr. W. Hartel
Generalsekretär
der Deutschen Gesellschaft für Chirurgie
Steinhölzle 16, 89198 Westerstetten

Schriftleitung:

Professor Dr. Hans G. Beger
Direktor der Chirurgischen
Universitätsklinik
Klinikum der Universität Ulm
Steinhövelstraße 9, 89075 Ulm

Mitarbeiter der Schriftleitung:

Dr. D. Birk
Dr. L. Staib
Chirurgische Klinik I
Klinikum der Universität Ulm
Steinhövelstraße 9, 89075 Ulm

Mit 68 Abbildungen und 74 Tabellen

ISBN 978-3-540-67209-8

Die Deutsche Bibliothek – CIP-Einheitsaufnahme
Chirurgisches Forum für Experimentelle und Klinische Forschung ⟨2000, München⟩: Chirurgisches Forum 2000 für
Experimentelle und Klinische Forschung : Berlin, 02. 05. – 06. 05. 2000 / Hrsg.: A. Encke ... – Berlin ; Heidelberg ;
New York ; Barcelona ; Hongkong ; London ; Mailand ; Paris ; Singapur ; Tokio : Springer, 2000
   (... Kongress der Deutschen Gesellschaft für Chirurgie ; 117)
   (Chirurgisches Forum 2000 ; Bd. 29)
    ISBN 978-3-540-67209-8   ISBN 978-3-642-57295-1 (eBook)
    DOI 10.1007/978-3-642-57295-1

Herstellung: PRO EDIT GmbH, 69126 Heidelberg
Satz: Graphischer Betrieb K. Triltsch, Print und digitale Medien GmbH, 97070 Würzburg
SPIN-Nr. 10759180   24/3135hs   543210

In Memoriam: Prof. Dr. med. Dr. h.c. Georg Heberer

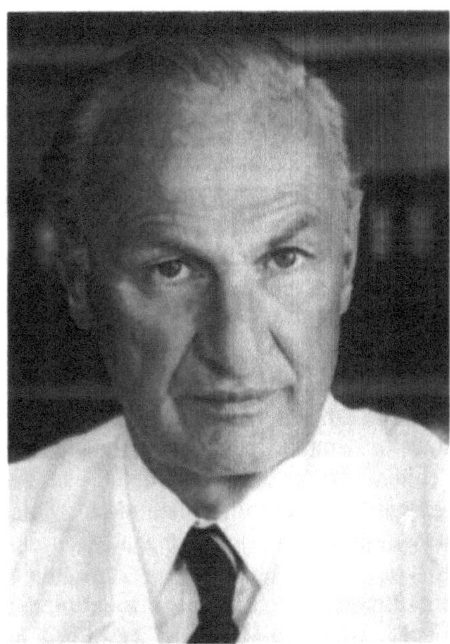

Noch ist die Geschichte der Chirurgie der 2. Hälfte des 20. Jahrhunderts in Deutschland nicht geschrieben. Aber schon jetzt besteht kein Zweifel, dass sein Name darin einen wichtigen Platz einnehmen wird: Georg Heberer hat in vielen Bereichen der Chirurgie wichtige Impulse gegeben, so auch im Geiste und dem Inhalt des „Forums": Nicht von ungefähr wird ihm deshalb dieser Forumsband 2000 gewidmet.

„Es ist das historische Verdienst von Zenker, Heberer und Linder, mit der Errichtung selbständiger Abteilungen für Experimentelle Chirurgie einen für das gesamte Fachgebiet der Chirurgie neuen akademischen und strukturellen Weg beschritten zu haben, wie die sich aufzeigende Lücke zwischen klinisch orientierter und Grundlagenforschung geschlossen werden kann". So Brendel in seinem Beitrag „Chirurgie im Wandel der Zeit 1945–1983" (2).Tatsächlich war Heberer als Jüngster der Drei der Schnellste in der Verwirklichung dieser Idee: „ Heberer konnte im Rahmen seiner Berufung nach Köln als Erster 1960 eine selbständige Abteilung für Experimentelle Chirurgie eröffnen und fand in Bretschneider einen kongenialen Leiter dieser neuen Abteilung, der mit seinen Pionierleistungen auf dem Gebiete der Kardioplegie grosse internationale Anerkennung erlangte". So noch einmal die Würdigung Brendels.

Wenn es überhaupt möglich ist, von außen ein Menschenleben zu beurteilen, darf man die Biographie Georg Heberers glücklich nennen. Von seinem Medizinstudium während des Krieges, seiner Assistentenzeit bei Zenker zunächst in Mannheim, dann in Marburg/Lahn und schliesslich sein Weg als Ordinarius von Köln-Merheim und Köln-Lindenthal nach München Innenstadt und Großhadern. Dieses alles begleitet von einem intensiven Familienleben, nicht zuletzt Dank seiner mit der Medizin vertrauten Frau Dr. Renate, geb. Schubert. Und muss man nicht auch sein Ende aus „seiner" Sicht glücklich nennen, nach einer sonnigen Woche beim Skilauf in den Bergen und einem erfüllten Skisonntag ein ruhiges Ende nach dem Mittagsschlaf? Und wer darf dann noch darauf hoffen, inmitten der geliebten Berglandschaft zu Füssen einer mittelalterlichen Kirche in Arosa zur letzten Ruhe gebettet zu werden?

Was hat Georg Heberer dazu gebracht, Wegbereiter der besonderen Form wissenschaftlicher Chirurgie zu werden? Er selbst hat sich anlässlich der Markowitz-Preisverleihung in Münster im Oktober 96 dazu bekannt, dass er relativ spät ein Verhältnis zur Grundlagenwissenschaft entwickeln konnte, so sehr er die Notwendigkeit zur interdisziplinären Zusammenarbeit nach verschiedenen Auslandsaufenthalten erkannte (4).

Wenn vom Glück bei Georg Heberer die Rede ist, so gilt für ihn ganz besonders, dass auf die Dauer nur der Tüchtige Glück hat. Aber es war schon ein grosses Glück für ihn, dass er zu seinem chirurgischen Lehrer fand, als dieser noch in Mannheim Chefarzt war und er als junger Assistent ihn in die Universitätsklinik nach Marburg/Lahn begleiten konnte. Durch viele Bemühungen mit Auslandskontakten half Zenker, nach der selbstverschuldeten Isolation Deutschlands während der Jahre 1933 - 1945 den Anschluß an die chirurgische Entwicklung in der westlichen Welt zu finden. Dabei war Zenker ein relativ liberaler Mentor. Jedenfalls profitierte sein Schüler Heberer sehr von seinen Anregungen, zunächst in der Systematisierung der Lungenchirurgie aufgrund anatomischer Studien, später mit der Untersuchung des Gefässersatzes durch lyophilisierte allogene Arterien und dann durch Kunststoffmaterialien. Unter schwierigen Umständen begann zur damaligen Zeit auch die experimentelle Vorbereitung der offenen Herzchirurgie, sowohl unter Hypothermie, vor allem aber auch mit Erprobung der Herz-Lungen-Maschine. Diese Vorbereitungen führten im Februar 1958 in Marburg/Lahn unter wesentlicher Mitarbeit von Heberer zur ersten erfolgreichen offenen Herzoperation mit Hilfe der extrakorporalen Zirkulation in Deutschland. Auf der Grundlage seiner gefässchirurgischen experimentellen Arbeiten gelang Heberer dann während der Kommissarischen Leitung der Marburger Klinik im Herbst 58 die erste erfolgreiche Rekonstruktion einer rupturierten Aorta descendens bei einem 20 Jahre alten Patienten nach stumpfem Thoraxtrauma. Die Operation erfolgte mit einem Linksherzumgehungskreislauf. Besondere Genugtuung bereitete es Heberer, dass er den Nachweis der Intaktheit des damals benutzten Teflonimplantates 37 Jahre später führen konnte.

Als Heberer im Sommer 1959 dem Ruf auf den II. Chirurgischen Lehrstuhl der Universität zu Köln folgte, verwirklichte er seine Vorstellungen von der Verbindung der Grundlagenforschung mit der Klinik. Zwar beinhaltete der Lehrstuhl damals im wesentlichen eine Chirurgische Poliklinik in der Innenstadt und eine Städt. Klinik in Köln-Merheim. Als Berufungszusage erreichte er aber in der alten Flugmeisterei im Bereich des Städt. Krankenhausgeländes die Errichtung einer tierexperimentellen Abteilung. Wiederum war es ein Glücksfall, daß für die Leitung dieser Abteilung der aus der Internistischen Universitätsklinik Göttingen hervorgegangene und 2 Jahre zuvor für Pathophysiologie habilitierte Hans-Jürgen Bretschneider gewonnen werden konnte. In den folgenden Jahren entwickelte sich eine höchst fruchtbare Zusammenarbeit des streng theoretisch vorbereitenden und durchdenkenden Experimentators und dem der Praxis ganz zugewandten impulsiven Chirurgen. Dass die zwischen diesen beiden so unterschiedlichen Persönlichkeiten zu erwartenden Spannungen immer wieder zu schöpferischen Lösungen führten, ist beiden besonders anzurechnen, wobei der schwierigere Part sicher dem temperamentvollen Praktiker zufiel.

Die bearbeiteten Themen umfaßten Effekte der extrakorporalen Zirkulation und der Hypothermie auf Blut, Herz und Nieren, Pathophysiologie und Pharmakotherapie der

Koronardurchblutung, Energiestoffwechsel des Myokards, Thrombozytenfunktion nach Bluttransfusion, renovasculärer Hochdruck, Pathophysiologie des portalen Hochdrucks. Klinische Anwendungen fanden die experimentellen Untersuchungen mit dem Beginn der offenen Herzchirurgie in Köln unter Verwendung einer Herz-Lungen-Maschine mit Scheibenoxygenator. Die dafür eingerichtete postoperative Wachstation gab im übrigen immer wieder Gelegenheit für vertiefende Diskussionen am Krankenbett zwischen dem experimentellen und dem klinischen Chirurgen sowie dem Anästhesisten.

Darüber hinaus erlaubte die überschaubare Situation der Merheimer Klinik eine besonders gute Zusammenarbeit der verschiedenen Disziplinen. Zeugnis dafür legen auch heute noch ehemalige Kölner Studenten ab, die seinerzeit den Weg nach dem rechtsrheinischen Merheim nicht scheuten, um an dem höchst anregenden Drei-Männer-Kolleg von Internist, Pathologen und Chirurgen teilzunehmen. Für die junge chirurgische Mannschaft war es in jeder Beziehung eine wissenschaftlich sehr stimulierende Konstellation, die in erfreulichem Umfang Kontakt und Austausch mit dem Chef ermöglichte.

Den ungewöhnlichen Ruf vom II. auf den I. Chirurgischen Lehrstuhl der Universität zu Köln – von rechtsrheinisch nach linksrheinisch – nutzte Heberer u.a. zur Ausweitung der experimentell-chirurgischen Forschungsmöglichkeiten in Form eines Fertigbau-Gebäudes im Gebiet der Lindenthaler Universitätskliniken. Die grundlegenden Forschungen zur Koronarperfusion, zur Kardioplegie und Organkonservierung, die in Merheim so erfolgreich begonnen hatten, konnten hier in großzügigerem Umfang fortgesetzt werden. Die von Bretschneider entwickelte kardioplegische Lösung wurde erfolgreich in die Klinik für Eingriffe am Herzen und der proximalen Aorta eingeführt. Im September 1966 gelang es Heberer als Erstem, mit dieser Technik bei einem 44-jährigen Patienten ein grosses luetisches Aneurysma der ascendierenden Aorta zu entfernen und die prothetische Rekonstruktion durchzuführen.

Spätere herzchirurgische Arbeiten beschäftigten sich mit der Resektionsbehandlung des Herzwandaneurysmas nach Myocardinfarkt sowie die Revascularisation des Myocard. So gehörte seine Arbeitsgruppe zu den ersten, die in Deutschland klinische Erfahrungen mit der modernen Coronarchirurgie vorlegen konnten.

Im übrigen waren die Studien mit der kardioplegischen Lösung der Beginn für die Entwicklung einer Konservierungslösung, die inzwischen als HTK-Lösung nach Bretschneider große Beachtung in der Transplantationschirurgie gefunden hat, vergleichbar der inzwischen weitgehend verlassenen Euro-Collins-Lösung und der wohl gleichwertigen UW-Lösung nach Belzer.

Als 1968 Bretschneider den Rein'schen Lehrstuhl in Göttingen übernahm, folgte Isselhardt ihm im Kölner Institut nach. Fortan entwickelte sich zwischen den beiden ähnlicheren Charakteren eine besonders herzliche Zusammenarbeit, die u.a. mit der Einrichtung des Sonderforschungsbereichs „Kardiovasculäre Restitution und Organsubstitution" ihren äusseren Ausdruck fand. In Fortführung der bisherigen Arbeit in der experimentellen Chirurgie standen Fragen des Herzstoffwechsels, der Funktion und Wiederherstellung nach regionaler Herzmuskelischämie, die Kardioplegie, kardiopulmonale- und Kreislaufveränderungen nach Ausschaltung des Gehirns, Nierenkonservierung, Pathophysiologie und Behandlung des Tourniquet-Schocks, Pathogenese akuter Erosionen und Ulzerationen des oberen Gastrointestinaltraktes auf dem Programm.

Als Heberer 1967 im Vorfeld des offiziellen Berufungsverfahrens der traditionsreiche Billroth'sche Lehrstuhl in Wien angeboten wurde, erreichte er mit seinem diplomatischen Geschick die Errichtung einer Immunologischen Abteilung, als deren Chef G. Herrmann gewonnen werden konnte. Er hatte bis dahin am Pasteur'schen Institut unter Grabar sich mit immunologischen Fragestellungen auseinandergesetzt. Im Hinblick auf die sich abzeichnende Bedeutung der Organtransplantation wurden nun unter seiner Leitung Fragen der medikamentösen Immunsuppression und ihrer Quantifizierung sowie die Diagnostik der Abstossung bearbeitet. Dazu dienten Ratten genetisch definierter Inzuchtstämme. Nach Errichtung einer entsprechenden Tierhaltung konnten sie spezifisch pathogenfrei als sogenannte SPF-Tiere mit mikrotechnischen Transplantationsmethoden untersucht werden. Die Techniken dafür waren durch einen Gastbesuch von Sun Lee aus San Diego angeregt worden. 1968 fand dann auch die erste Nierentransplantation nach postmortaler Organspende beim Menschen in Zusammenarbeit mit dem inzwischen nach Köln berufenen Urologen Nagel statt.

In die Kölner Zeit fällt auch die intensive Kontaktaufnahme zum Ausland. Einer der ersten Gäste war Michael De Bakey, der eindrucksvolle versierte Gefässchirurg.

Inokuchi aus Japan, mit dessen Gefässnahtapparat eingehende Untersuchungen durchgeführt wurden, wurde von seinen Landsleuten als langjährigen Gastärzten gefolgt: Mishima, später Lehrstuhlinhaber in Tokio, und Ban, später Lehrstuhlinhaber in Kyoto. Auch Verbindungen zu Russland wurden geknüpft, vor allem in Person von Androssow aus St. Petersburg mit den Nahtgeräten im Gastrointestinaltrakt. Die Besuche von Sir Allen Parks vom St. Marks-Hospital in London und von Mr. Johnson aus Leeds bereicherten die klinische Arbeit wesentlich, der erste durch Demonstration seiner exzellenten proktologischen Operationen, der zweite durch die Vorführung der exakten

Methode proximal selektiver Vagotomie, die damals die resezierende Ulcuschirurgie abzulösen begann.

Die Fruchtbarkeit der Kölner Jahre wird dokumentiert durch 22 Habilitationen. Zur gleichen Zeit erhielten 18 Kollegen einen Chefarztposten oder wurden Lehrstuhlinhaber für Chirurgie oder Anästhesiologie. Im übrigen verselbständigte Heberer sowohl die Anästhesie wie die Urologie im universitären Bereich. Er selbst war Vorsitzender der Vereinigung Niederrheinisch-Westfälischer Chirurgen in den Jahren 66/67 und Dekan der Medizinischen Fakultät zu Köln 1967/68.

Es braucht nicht verschwiegen zu werden, dass diese für Forschung und Klinik innovativen Kölner Jahre von Georg Heberer selbst als ganz besonders glücklich bezeichnet wurden. So ist ihm der Entschluss, dem Ruf auf den Lehrstuhl seines hochverehrten Lehrers Zenker nach München zu folgen, nicht leicht gefallen.

Diese ehrenvolle Berufung auf den traditionsreichen Lehrstuhl für Chirurgie, verbunden mit der Leitung der Chirurgischen Universtitätsklinik in der Nußbaumstraße empfand G. Heberer als besondere Verpflichtung, galt es doch, die Anerkennung der Klinik als Stätte hervorragender Krankenversorgung weiter auszubauen und ihre wissenschaftliche Bedeutung national und international zu mehren. Dies erforderte zunächst eine wissenschaftliche Neuorientierung, da sich die Herzchirurgie, einer der Hauptarbeitsgebiete während Heberers Jahren an der Universität Köln, unter W. Klinner in München aus dem Klinikverband gelöst und verselbständigt hatte und somit als Forschungsgebiet für den Nachfolger Zenker's nicht mehr zur Verfügung stand.

Er wandte sich daher mehr Themen aus der Pathophysiologie des chirurgischen Eingriffs zu, denen er immer schon besonderes Interesse entgegen gebracht hatte. Er hatte erkannt, dass von den perioperativen Veränderungen eine nennenswerte Beeinträchtigung der Behandlungsergebnisse ausgehen konnte und dass eine Ausweitung chirurgischer Eingriffe hin zu immer grösseren und traumatisierenden Operationen nur möglich würde, wenn es gelänge, die perioperative Situation des Patienten zu optimieren. Diesem Ziel galt die Einrichtung einer chirurgischen Intensivstation mit allen modernen Behandlungsmöglichkeiten, die er mit großem Einsatz realisierte und mit zuverlässigen personellen und räumlichen Strukturen versah. Er warb unter den Chirurgen unermüdlich um mehr Verständnis für die chirurgische Intensivmedizin, da er in dem intensivmedizinischen erfahrenen Chirurgen immer auch den besseren Chirurgen sah, der in der Beurteilung und der Therapie des gestörten postoperativen Verlaufes gegenüber dem Chirurgen ohne solche Kenntnisse im Vorteil ist. Auf seine Initiative gründete die Deutsche Gesellschaft für Chirurgie ihre Arbeitsgemeinschaft für Intensiv- und Notfallmedizin (**CAIN**). Wichtige Forschungsfragen, die sich aus der chirurgischen Intensivmedizin ergaben, waren die perioperativen metabolischen Veränderungen, die in der Münchner Klinik in Kooperation mit der Forschergruppe Diabetes am Städtischen Krankenhaus München-Schwabing unter Leitung von H. Mehnert bearbeitet wurden. Sie führten zu einer Reihe von neuen Erkenntnissen, die unter anderem in 2 Symposiumsberichten zum Postaggressionsstoffwechsel und einem Buch zur parenteralen Ernährung ihren Niederschlag fanden.

Eine weitere wichtige Forschungsrichtung zur perioperativen Pathophysiologie betraf die Immunantwort des Organismus auf Trauma, Schock und Sepsis. In gemeinsamer Arbeit mit A. E. Baue von der Yale-University (1) wurde eine Forschungskonzeption entwickelt, die sich wissenschaftlich als außerordentlich fruchtbar erweisen sollte. Sie führte am Ende zu wesentlichen neuen Erkenntnissen über das Verhalten und die Bedeutung von Zytokinen und anderen Mediatoren der Sepsis und erweiterte unsere Kenntnisse zu einem neuen Verständnis von Sepsis und SIRS und dem Multiorganversagen. Diese Arbeiten waren letztlich das Ergebnis einer äusserst intensiven und anhaltenden internationalen Kooperation, die als beispielhaft gelten kann und ihre Fortführung am Ort bei E. Faist gefunden hat. Die Pathophysiologie der Sepsis war auch Gegenstand weiterer Untersuchungen, z. T. in enger Kooperation mit der Abt. für Pathobiochiemie (H. Fritz und M. Jochum), wobei erstmals hämodynamische und biochemische Parameter korrelativ betrachtet wurden. Diese Arbeiten trugen sehr zur genaueren Definition der Sepsis und zu vertieften Erkenntnissen der Bedeutung von Proteinasen und ihren Inhibitoren bei.

Georg Heberer hatte eine besondere Fähigkeit, organisatorische und institutionelle Lücken frühzeitig zu erkennen, zu analysieren und Entscheidendes zur Abhilfe zu unternehmen. Dies war schon anlässlich der Gründung der Abteilung für Experimentelle Chirurgie und für Chirurgische Immunologie sichtbar und zeigte sich erneut bei der Auseinandersetzung mit Problemen in der klinischen Organtransplantation. Diese hatte sich nach zögerlichem Beginn sehr rasch zu einem klinischen Standardverfahren entwickelt und traf auf Klinikstrukturen, die überwiegend nicht in der Lage waren, eine intensive und sich weiter ausdehnende Transplantationsarbeit auf Dauer sicher zu stellen. Die Schwierigkeiten waren strukturbedingt insofern, als neben den Anforderungen an eine hochspezialisierte Chirurgie stets auch die Notwendigkeit bestand, organisatorische Aufgaben bei der Organspende und der Organentnahme in erheblichem Umfang zu bewältigen. Gemeinsam mit W. Land wurde deshalb in Zusammenarbeit mit dem Kuratorium für Heimdialyse (Dr. h.c. Ketzler) eine konzeptionell vorbereitete Struktur realisiert, die einerseits eine Trennung von organisatorischen und klinischen Aufgaben vorsah und andererseits dem interdisziplinären Charakter der Transplantationsmedizin Rechnung trug. Diese Organisationsstruktur, mit gewissen Weiterentwicklungen als „Münchner Modell" bezeichnet, ermöglichte einen raschen Ausbau der Organtransplantation. Inhalt dieses Modells war es auch, die Weiterbehandlung der Patienten in der Verantwortung der interdisziplinären Arbeitsgruppe Transplantationsmedizin zu belassen. Diese Struktur, die die Kenntnisse unterschiedlicher Fachdisziplinen auf die Bedürfnisse einer Patientengruppe focussierte und somit die vertikal angelegten Fächer horizontal vernetzte, nahm Entwicklungen vorausschauend vorweg wie sie heute mehr und mehr unter Begriffen wie problemorientierte Medizin, Zentrenbildung, Departmentstrukturen u. ä. gefordert werden.

Klinisch setzte sich Heberer mehr und mehr auch mit den Problemen aus der Tumorchirurgie auseinander. Die unbefriedigenden Langzeitergebnisse erforderten eine vertiefte Auseinandersetzung mit Fragen der chirurgischen Radikalität. Er arbeitete an der Perfektionierung der Operationstechniken für das Magen- und kolorektale Carcinom, für die Tumoren der Lunge und der Mamma. Es gelang ihm so, die operativen Frühergebnisse entscheidend zu verbessern und das operative Vorgehen zu standardisieren. Er legte den Grundstein für eine anhaltende Auseinandersetzung mit prognostischen Faktoren morphologischer und funktioneller Art, um besondere Risikogruppen besser zu identifizieren und einer adjuvanten Therapie zuführen zu können. Die intraoperative Strahlentherapie mit dem Linearbeschleuniger dürfte er als Erster in Deutschland eingeführt haben. Auch mit der Therapie von Metastasen in Leber und Lunge setzte er sich auseinander und forderte ihren sinnvollen Einsatz mit einer sehr differenzierten Indikationsstellung.

Die enge und für beide Seiten fruchtbare Zusammenarbeit mit dem Internisten G. Paumgartner stimulierte sein Interesse für die Chirurgie der Gallenwege. Parallel zum Einsatz der Lithotripsie bei der Behandlung des Gallensteinleidens, die am Klinikum Großhadern entwickelt worden war, arbeitete er mit an der Differentialindikation für die chirurgische und konservative Verfahren der Steinbehandlung. Er erkannte selbstverständlich, dass es notwendig ist, das Operationsrisiko und die Komplikationsrate in der Gallensteinchirurgie zu minimieren, wenn den Herausforderungen der weniger traumatisierenden, medikamentösen Steintherapie begegnen werden sollte.

Es würde zu weit gehen und den vorgezeichneten Rahmen sprengen, wollte man alle Aspekte seines wissenschaftlichen und klinischen Engagements detailliert beschreiben. Es seien aber erwähnt: die Auseinandersetzung mit dem Problem des Polytraumas, für die er nach fast 1000 behandelten Patienten eine eigene Klassifikation entwickelte, die Erfahrungen mit den Trachearesektionen und den bronchoplastischen Eingriffen zu parenchymsparenden Resektionsbehandlungen von Lungentumoren sowie mit den stumpfen und penetrierenden Thoraxverletzungen, die anhaltenden Bemühungen um eine Verbesserung der Chirurgie arterieller Aneurysmen und der arteriosklerotischen Erkrankungen namentlich der Organarterien. Daneben förderte er in seiner Klinik mit großem Nachdruck die Mikrochirurgie, die Chirurgie der Lymphgefässe, die plastische Chirurgie, insbesondere der Mamma sowie die rekonstruktive Chirurgie nach Traumen und onkologischen Operationen.

Trotz eindeutig großer Leistungen in verschiedensten Spezialgebieten ist G. Heberer stets ein begeisterter Allgemeinchirurg geblieben, der die Einhalt in der Vielfalt nicht nur in Worten vertrat sondern auch überzeugend lebte. Er operierte täglich im breiten Spektrum der Allgemeinchirurgie. Er war ein begnadeter Operateur, dessen ausgefeilte und gut durchdachte Operationstechnik, an deren Perfektion er ständig arbeitete, für seine Schüler ein selten erreichtes Ziel darstellte.

Zu den Aufgaben, denen er sich in München unterzog, gehörte auch die Verlegung der Klinik und des traditionsreichen Lehrstuhls in das neu geschaffenen Klinikum Großhadern. Er schätzte trotz anfänglicher Bedenken gegen den neuen Standort zunehmend das

„Unter-einem-Dach-Prinzip", das eine enge Kooperation mit allen wichtigen Nachbardisziplinen begünstigte, die modernen grosszügigen Diagnostik- und Therapiemöglichkeiten, die bessere Anbindung für Notarztwagen und Helikopter und damit für Not- und Unfallpatienten. Insbesondere waren es auch die besseren Forschungsmöglichkeiten mit der Nähe zum ebenfalls nach Großhadern verlagerten Institut für Chirurgische Forschung (W. Brendel und später K. Meßmer) und dem Max-Planck-Institut für Biochemie, die ihn von der Notwendigkeit des Umzugs überzeugten. Hinzu kam, dass sich die allgemeine Befürchtung, das neue Klinikum könnte wegen seiner Grösse und seiner (damaligen) Randlage ohne Akzeptanz in der Bevölkerung bleiben, nicht bestätigte.

Instrumente und Methoden des chirurgischen Handelns veränderten sich mit den Entwicklungen, die sich ergaben oder erarbeitet wurden. Stets interessiert und dem Neuen gegenüber aufgeschlossen drängte Heberer auf die Einführung innovativer Ansätze in technischer und methodischer Hinsicht, sobald er in ihnen nach kritischer Bewertung einen Fortschritt sah. Modischen Trends, die es wie überall auch in der Chirurgie gibt, mochte er sich jedoch nicht anschliessen. Er hatte ein sehr sicheres Gespür für Interessantes und Wichtiges und griff es früher als andere zur Überprüfung auf. So befand sich die Klinik in einer ständigen Aufbruchstimmung, was namentlich von jungen Mitarbeitern, die eine Übersicht über ihr Fachgebiet noch nicht haben konnten und auch von den weniger beweglichen als anstrengende Herausforderung empfunden wurde. Für manche war es schwer, in der Innovationsdichte die Orientierung zu behalten. Ihnen fehlte zuweilen eine in sich ruhende Kontinuität und sie mochten deshalb gelegentlich dazu neigen, Beweglichkeit als Sprunghaftigkeit fehlzudeuten und erkannten erst später die tatsächliche Bedeutung des Neuen.

Gegenüber der Dynamik im Methodischen wiesen Inhalte und Ziele seines chirurgischen Handelns eine große Beständigkeit auf. Ideelle Grundlage war Humanität christlicher Prägung. Die Selbstbestimmung des Kranken hatte in seinem Denken eine hohe Priorität, entsprechend groß war die Bedeutung, die er dem Aufklärungsgepräch beimass: „Das aufklärende Gespräch mit dem Kranken vor der Entscheidung zur Operation stellt immer wieder eine Herausforderung für den Chirurgen dar. Es darf nicht nur Formsache sein. Wir müssen es als fundamentalen Bestandteil der ärztlichen Leistung intensiv pflegen" (3).

In der Indikation zur Operation sah er einen der wichtigsten Teilaspekte der Chirurgie und er machte stets deutlich, dass die richtige und rechtzeitige Indikation zur Operation ein echtes chirurgisches Problem darstellt, da sie trotz aller ärztlicher Sorgfalt von Fehlern und Misserfolgen begleitet sein kann. Er sah sie vor dem Hintergrund der kritischen Analyse von Spätergebnissen und betonte ihre Relativität im Kontext allgemeiner und spezieller Risiken. Zu Fehlschlägen formulierte er: „In Kenntnis der Grenzen chirurgischen Handelns und Unterlassens sollten wir uns bewußt sein, dass Komplikationen und Misserfolge zu unserem Berufsrisiko gehören… . Die Bereitschaft zur Einsicht und offenen Darlegung eines Behandlungsfehlers (kann) auf die Dauer das Vertrauen der Öffentlichkeit in unserem Beruf nur stärken" (3).

G. Heberer war stets ein überzeugter Gegner selbstherrlichen und unkritischen Handelns in der Chirurgie und verlangte die Bescheidung des Chirurgen auf das was er beherrscht. Interdisziplinäre Zusammenarbeit war täglich gelebte Realität. Sie war für ihn nie der bequeme Weg, sich der Auseinandersetzung mit den Fortentwicklungen der Nachbardisziplinen zu entziehen sondern er forderte sie, um das Therapieangebot an den Kranken zu optimieren und um selbst den Überblick über die umfassenden Grundlagen der Medizin und ihre Fortschritte nicht zu verlieren.

Als klinischer Lehrer war Georg Heberer streng und durchsetzungsstark. Er war unbequem und forderte viel, er schenkte sich und seinen Mitarbeitern nichts. Mit seiner Impulsivität ist nicht jeder leicht fertig geworden. Sein Fleiss und sein Engagement waren beeindruckend und für viele seiner Mitarbeiter beispielgebend. Er war kompromisslos leistungsorientiert und gab sich mit Mittelmässigkeit nicht zufrieden. Seine Kritik war konstruktiv – nie zersetzend. Er sorgte an seiner Klinik für eine Atmosphäre der Offenheit und Aufrichtigkeit und achtete beständig auf die Einhaltung höchster ethischer Standards. Unter dem grossen Leistungsdruck formierten sich die Mitarbeiter zu einer engen Gemeinschaft, die letztlich auch gegensätzliche Charaktere zur Kooperation veranlasste. Seine Grundeinstellung gegenüber Aussenstehenden war getragen von Anerkennung und Achtung. Vielleicht traf auch auf ihn das zu, was H. E. Bock über R. Zenker gesagt hat: Seine Grundeinstellung war immer positiv – manchmal wohl auch nur „aliis laetus, sibi sapiens": den anderen gegenüber heiter, im Inneren selbst aber wohlwissend, wie es wirklich stand" (6).

Im Gegensatz zur Strenge des klinischen Alltags war der Wissenschaftsbetrieb gekennzeichnet durch eine gewisse Liberalität – was nicht mit einer gleichgültigen Beliebigkeit verwechselt werden darf. Methodische Korrektheit und Vorsicht bei der Ergebnisinterpretation waren selbstverständliche Forderungen, eine Übertragung experimenteller Ergebnisse auf die klinische Situation nur unter Beachtung grösstmöglicher Sicherheit vertretbar. Die Liberalität entsprang der Überzeugung, dass Forschung auf Dauer nur auf der Basis der Freiwilligkeit erfolgreich sein kann und dass dem fortgeschrittenen Forscher, dem Leiter von Forschungsgruppen entsprechende Freiräume eröffnet werden müssen. Jüngeren Mitarbeitern erleichterte er auf jede denkbare Weise den Zugang zur Forschung und suchte sie zu eigenen Aktivitäten zu stimulieren. Allerdings stand für ihn die Beibehaltung des erfolgreichen Prinzips der Einheit von Krankenversorgung, Forschung und Lehre nicht zur Disposition. An den Prioritäten bestand kein Zweifel. Eine isolierte Forschungstätigkeit des klinischen Chirurgen lehnte er ab. Forschung musste auf der Basis einer klinischen Kompetenz erfolgen und konnte diese nicht ersetzen. Dieses Grundkonzept hat sich schliesslich als sehr erfolgreich erwiesen.

Die Verpflichtung der wissenschaftlichen Öffentlichkeit Rechenschaft über die eigenen Erkenntnisse abzulegen, fand ihren Niederschlag in 13 Büchern und Monographien, die zum Teil mehrfach revidiert, neu aufgelegt und in mehrere Sprachen (englisch, japanisch, spanisch) übersetzt wurden sowie in über 400 Publikationen. In Anbetracht seiner wissenschaftlichen Arbeiten wurde er auch zum Schriftleiter der Zeitschrift „Der Chirurg" (1964 bis 1989) gewählt, ferner war er Herausgeber der Allgemeinen und Speziellen Operationslehre (Springer-Verlag) und des „Zentralorgans Chirurgie" (Springer-Verlag) und er Mitglied des Editorial Board, des World Journal of Surgery und weiterer chirurgischer Fachzeitschriften.

Georg Heberer ist es gelungen, eine chirurgische Schule mit starker Ausstrahlung zu begründen. Er verstand darunter allerdings nicht die tradierte Vorstellung von der Weitergabe chirurgisch-technischer Fertigkeiten, deren Kenntnis der junge Chirurg heute auch auf andere Weise, z. B. in Trainingszentren u. ä. erwerben kann, sondern er verstand darunter die Weitergabe und Vermittlung von Werten im Spannungsfeld zwischen apparativer Medizin und Zuwendung, Wissenschaft und Humanität, Ökonomie und Individualtherapie (5). Schulen messen sich auch an der Zahl der Mitarbeiter, die ein akademisches Curriculum erfolgreich durchlaufen haben. Zu den 22 Habilitationen in den Jahren an der Universität Köln sind in München weitere 23 hinzugekommen. Insgesamt haben 42 seiner Schüler Chefpositionen in Krankenhäusern übernommen, darunter 11 Lehrstuhlinhaber für Chirurgie an deutschen, japanischen und spanischen Universitäten.

Die Verdienste Georg Heberers wurden in zahlreichen Ehrungen gewürdigt. Er war Mitglied der Deutschen Akademie für Naturforscher und Ärzte Leopoldina/Halle, Ehrenmitglied der Deutschen Gesellschaft für Chirurgie, der Österreichischen Gesellschaft für Chirurgie, der Bayerischen Chirurgenvereinigung, der Oberösterreichischen Ärztevereinigung Linz, der Surgical Society of Columbia, der American Surgical Association, des American College of Surgeons, der Spanischen Chirurgenvereingung, der Vereinigung Nordwestdeutscher Chirurgen, der Vereinigung Niederrheinisch Westfälischer Chirurgen und der Académie de Chirurgie/Paris. Darüberhinaus war er Träger des Bundesverdienstkreuzes I. Klasse der Bundesrepublik Deutschland und des Bayerischen Verdienstordens und Inhaber der Max Lebsche-Medaille der Bayerischen Chirurgenvereinigung. Georg Heberer war Vorsitzender der Vereinigung Niederrheinisch Westfälischer Chirurgen (1966/67), der Vereinigung Bayerischer Chirurgen (1974 und 1988), Präsident der Deutschen Gesellschaft für Chirurgie (1980), sowie der Deutschen Gesellschaft für Katastrophenmedizin (1983/84) und Vizepräsident der Soc. Int de Chirurgie.

Die Ludwig-Maximilians-Universität München schreibt erstmalig in diesem Jahr den Georg Heberer Award der E. A. Chiles-Foundation Portland/OR für Arbeiten aus der Chirurgischen Forschung aus.

Bei dem Rückblick auf den Lebensweg und die Lebensleistung Georg Heberers darf man feststellen, daß er die deutsche Chirurgie in der 2. Hälfte des vergangenen Jahrhunderts in entscheidender Weise mitgeprägt hat und mitverantwortlich ist für deren hohen wissenschaftlichen, klinischen und ethischen Stand. Er hat nicht nur Entwicklungen mitgestaltet, sondern mutig und offen auch Stellung genommen zu tagesaktuellen Problemen seines Fachgebietes und auf negative Entwicklungen und Gefahren hingewiesen. Seine charismatische Persönlichkeit überstrahlte auch Schatten, die jedes Licht und auch jede grosse, eigenwillige Persönlichkeit begleiten.

Was bleibt, ist die unbestreitbar grosse und positive Leistungsbilanz eines arbeitsreichen Lebens – und für alle, die ihm begegnet waren, die Erinnerung an einen dynamischen und impulsiven, immer anregenden und oft begeisternden Menschen mit besonderem Charme und grosser persönlicher Ausstrahlung.

F. W. Eigler / Essen
F. W. Schildberg / München

Literatur

1. Baue, A. E., D. Guthrie: Aspekte des Multiorganversagens in F. W. Eigler, H.-J. Peiper, F. W. Schildberg, J. Witte, V. Zumtobel: Stand und Gegenstand chirurgischer Forschung, Springer-Verlag 1986
2. Brendel, W.: Experimentelle Chirurgie: Chirurgie im Wandel der Zeit 1945–1983, Springer-Verlag 1983, 40 – 45, Schreiber, W. u. G. Carstensen
3. Heberer, G.: Eröffnungsansprache des Präsidenten, Langenbecks Arch. Chir. (1980), 352: 3–10
4. Heberer, G.: Surgical Research at the University Departments of Marburg, Cologne and Munich (1951–1989), Outcome and Perspectives
   Deutsche Gesellschaft für Chirurgie – Mitteilungen 1/97, 23–26
5. Heberer, G.: Die chirurgische Schule im Wandel der Zeit
   Deutsche Gesellschaft für Chirurgie – Mitteilungen 4/97, 285–291
6. Spann, W., H.-E. Bock, G. Heberer: In Memoriam Rudolf Zenker
   Deutsche Gesellschaft für Chirurgie – Mitteilungen 2/1984

Inhaltsverzeichnis

I. Molekulare Onkologie II: Kolon, Rektum

CEA ist im Gegensatz zu p53 mit dem Ansprechen auf adjuvante
Chemoimmuntherapie beim kolorektalen Karzinom assoziiert
*CEA in contrast to p53 is associated with response to adjuvant
chemoimmunotherapy in colorectal cancer*

K. Fleischer, P. Möller, K. H. Link und L. Staib 1

Prognostische Relevanz von Mismatch Repair Gen-Mutationen
beim sporadischen kolorektalen Karzinom
*Prognostic relevance of mismatch repair gene mutations
in sporadic colorectal carcinoma*

M. Kruschewski, A. Noske, N. Runkel, G. Berger, J. Anagnostopoulos, J. Ringel
E. Brand und H. J. Buhr 7

Gentherapie kolorektaler Lebermetastasen – Nachweis eines therapeutischen
Distanz-Bystander-Effektes im CD/5FC-System
*Gene therapy for colorectal liver metastases: evidence of a therapeutic distant
bystander effect in the CD/5-FC system*

R. Raab, M. Mala, V. Pierrefite-Carle, P. Baqué, D. Benchimol,
B. Rossi und A. Bourgeon 11

Häufige Modulation der FAS(APO1)-/FAS-Ligand-Expression als möglicher
Mechanismus der Progression von kolorektalen Lebermetastasen
*Frequent modulation of Fas(APO1/CD95) and Fas ligand expression
as a mechanism of tumor progression in colorectal liver metastases*

P. Scheunemann, S. B. Hosch, M. Renken, M. Lüth, M. Gundlach, C. Brunken
und J. R. Izbicki 17

Ceramide induziert apoptotischen Zelltod und verhindert das Wachstum
von Kolonkarzinomzellen
Ceramide induces apoptotic cell death and inhibits growth of colon cancer cells

M. Selzner, M. A. Morse, K. T. E. Beckurts und P.-A. Clavien 21

FasL-Expression, Anzahl tumorinfiltrierender Lymphozyten und Apoptose
in kolorektalen Karzinomen und ihrer Übergangsmucosa
*FasL-expression, amount of tumor-infiltrating lymphocytes, and apoptosis
in colorectal carcinomas and their transitional mucosa*

N. Lövin, B. Mann, C. Hanski und H. J. Buhr 25

XVIII

II. Molekulare Onkologie II

Identifikation des NY-ESO-1 Genproduktes
als zytoplasmatisches tumor-assoziiertes Antigen
Identification of the NY-ESO-1 gene product as cytoplasmic tumor associated antigen
Th. Kocher, C. Noppen, E. Schultz-Thater, F. Gudat, F. Harder, G. C. Spagnoli
und M. Heberer 29

Lymphotoxin-beta (LT-b) spielt eine entscheidende Rolle in T-Zell
vermittelter Tumorregression
Lymphotoxin-b is important for T cell mediated tumor regression
H. Winter, H.-M. Hu, M. Croft, C. Ware, R. Hatz, F. W. Schildberg und B. A. Fox 35

Der Einfluß von Temperatur und Zytostatikum auf die Expression
von Heat-Schock-Proteinen und Chemoresistenz-Genen bei der isolierten
hyperthermen Extremitätenperfusion maligner Melanome.
Eine experimentelle Studie
*The influence of temperature and cytostatic drug on the expression of heat shock
proteins and chemoresistance genes in hyperthermic isolated limb perfusion
of malignant melanoma. An experimental study*
Th. Meyer, R. Greim, J. Göhl und W. Hohenberger 41

Tumorantigenspezifische Immunaktivierung durch MART-1-kodierende
rekombinante Vakziniaviren
*MART-1 encoding recombinant vaccinia virus induces a tumor antigen specific
immune response*
A. Schütz, W. R. Marti, P. Zajac, G. C. Spagnoli, K. W. Jauch und M. Heberer 45

Die Expression zytotoxischer Moleküle immunkompetenter Zellen ist nach
laserinduzierter Thermotherapie (LITT) im Bereich der Invasionsfront residualen
intrahepatischen Tumorgewebes im Vergleich zur chirurgischen Resektion erhöht
*The expression of cytotoxic molecules is higher in the invasion front
of residual intrahepatic tumor tissue after laser-induced thermotherapy (LITT)
than after surgical resection*
C. Isbert, C.-T. Germer, A. Lehmann, J. P. Ritz, A. Roggan und H. J. Buhr 49

Eine neue Methode zur Visualisierung und Quantifizierung der frühen
Metastasierungsschritte in vivo mit Hilfe GFP-transfizierter Tumorzellen
und Intravitaler Fluoreszenzmikroskopie
*A novel method for the visualization and quantification of early steps of metastasis
in vivo using GFP transfected tumor cells and intravital fluorescence microscopy*
M. Steinbauer, M. Guba, G. Cernaianu, W. Falk, L.A. Kunz-Schughart, S. Farkas,
M. Anthuber und K.-W. Jauch 53

III. Molekulare Onkologie III: Pankreas

Lösliche Faktoren aus Pankreaskarzinomzellen führen
zu einer verminderten Expression der CD3-Zeta-Kette des T-Zell-Rezeptors
*Soluble factors from pancreatic carcinoma cells lead to reduced expression
of CD3-zeta chain*
H. Braumüller, J. Pitteroff, S. Gansauge, H.G. Beger und F. Gansauge 57

Lokale und systemische Immunsuppression bei Pankreaskarzinompatienten
Local and systemic immunosuppression in pancreatic cancer patients
W. v. Bernstorff, A. Schmid, M. Voß, D. Henne-Bruns, B. Kremer und H. Kalthoff . . 61

Fas- und TRAIL-R-induzierte Apoptose wird in Pankreasadenokarzinomzellen
durch Bcl-xL blockiert
*Fas- and TRAIL-R-induced apoptosis is blocked by Bcl-xL
in pancreatic carcinoma cells*
H. Ungefroren, S. Hinz, L. Bönecke, K. Klosa und H. Kalthoff 65

Systematische Isolierung und Lokalisierung von Pankreas-Genkandidaten
Systematic isolation and chromosomal assignment of pancreatic candidate genes
R. Grützmann, Ch. Pilarsky, D. Ockert, M. Nagel, A. Rosenthal
und H.-D. Saeger 69

Die Expression des vaskulären endothelialen Wachstumsfaktors (VEGF) sowie
seiner Rezeptoren KDR/flk-1 und flt-1 im humanen cholangiozellulären Karzinom
*Expression of vascular endothelial growth factor (VEGF) and its receptors
KDR/flk-1 and flt-1 in human cholangiocellular carcinoma*
C. Benckert, S. Jonas ,T. Cramer, B. Wiedenmann, S. Rosewicz
und P. Neuhaus 75

Selektive Apoptoseinduktion in Pankreaskarzinomzellinien durch NSC-631570
Selective induction of apoptosis in pancreatic cancer cell lines by NSC-631570
M. Ramadani, S. Gansauge, H. Braumüller, S. Schlosser, H. G. Beger
und F. Gansauge 79

Anti-angiogene Therapie mit einem neutralisierenden Anti-VEGF Antikörper
reduziert Tumorgröße und Metastasierung in einem orthotopen
Pankreas-Karzinommodell
*Anti-angiogenic therapy with a neutralizing Anti-VEGF antibody reduces
tumor size and metastasis in an orthotopic model of pancreatic cancer*
H. G. Hotz, O. J. Hines, H.A. Reber, T. Foitzik und H. J. Buhr 85

XX

IV. Molekulare Onkologie VI

Tumor-assoziierte Proteolyse und Prognose:
Validierung der Bedeutung des Urokinase-Systems beim Magenkarzinom
zum präoperativen Staging
Tumour-associated proteolysis and prognosis:
Validation of the urokinase system in the preoperative staging of gastric cancer

B. C. M. Beyer, H. Allgayer, A. R. Pietsch, O. Heizmann, K. U. Gruetzner,
F. W. Schildberg und M. M. Heiss 89

Spezifischer Nachweis der katalytischen Telomerase Subunit-Genexpression
(TERT) beim nicht-kleinzelligen Bronchialkarzinom: Implikation für Screening
und Prognose
Specific detection of gene expressions of the catalytic telomerase subunit (TERT)
in non small cell lung cancer: Implications for screening and prognosis

R. Metzger, C. Müller, U. Warnecke-Eberz, K. Kügler, W. E. Berdel, A. H. Hölscher
und P. M. Schneider 93

Lymphknotenmikroinvolvement beim Adenokarzinom
des gastro-ösophagealen Überganges
Lymph node microinvolvement in adenocarcinoma
gastro-esophageal junction

M. Feith, S. Ouyang M. Mueller, M. Werner, J. R. Siewert
und H. J. Stein 97

Freisetzung von Stickoxid (NO) in der intestinalen Metaplasie der Magenmukosa –
ein wichtiger Schritt in der Karzinogenese
Nitrogen oxide (NO) production in intestinal metaplasia of stomach mucosa –
an important step in carcinogenesis

R. A. Hatz, G. Rieder, G. Enders, J. Hofmann, M. Kaps, M. Stolte
und F. W. Schildberg 103

Bedeutung von Translokationen des Tyrosinkinase-Rezeptors RET für Genese
und Invasivität des sporadischen papillären Schilddrüsenkarzinomes
Significance of RET tyrosine kinase receptor rearrangements for carcinogenesis
and invasiveness of sporadic papillary thyroid carcinoma

T. J. Musholt, P. B. Musholt, D. Schulz, N. Khaladj, G. F. W. Scheumann
und J. Klempnauer 109

Antiangiogene Therapie von Pankreaskarzinomen im Mausmodell
Antiangiogenic therapy of pancreatic cancer in a mouse model

O. Kisker, D. Prox, C. Becker, S. R. Pirie Shepherd und J. Folkman 113

V. Onkologie I: Kolon/Rektum

Minimal residuale Tumorerkrankung beim kolorektalen Karzinom:
Bedeutung des perioperativen Zellnachweises und folgender
Verlaufsuntersuchungen
Minimal residual tumour disease in colorectal cancer:
significance of perioperative cell status and follow-up

A. R. Pietsch, H. Allgayer, B. C. M. Beyer, K. U. Grützner, U. M. Lau-Werner,
F. W. Schildberg und M. M. Heiss 119

Immunhistochemische Untersuchungen als Prescreening-Verfahren
bei HNPCC – eine Studie der ICG-HNPCC (International Collaborative Group)
Immunohistochemistry as a prescreening method for HNPCC –
an international collaborative study of the ICG-HNPCC

G. Möslein, R. Krause-Paulus, S. Thibodeau, L. Burgart, W. Müller,
und die ICG-HNPCC (International Collaborative Group) 123

Multizentrische Analyse zur Differenzierung der N-Kategorie
beim Kolonkarzinom
Subclassification of lymph node metastases in colon carcinoma –
a multicentric study

A. Altendorf-Hofmann, P. Dutkowski, D. Eckert, P. Hermanek, J. Scheele
und Th. Junginger 129

Nach in-situ Ablation von CC 531 Lebertumoren der Ratte resultiert im Vergleich
zur chirurgischen Resektion eine Wachstumsverzögerung von residualen
Metastasen und eine geringere peritoneale Tumoraussaat
In-situ ablation of CC 531 rat liver tumors delays growth of residual metastases
compared to surgical resection, and is associated with reduced intraperitoneal
tumor dissemination

C.-T. Germer, C. Isbert, A. Lehmann, J. P. Ritz, A. Roggan und H. J. Buhr 135

Adjuvante intraoperative Photodynamische Therapie (PDT)
nach Photosensibilisierung mit mTHPC im CC531 Colonkarzinom Model
der Nacktmaus
Adjuvant intraoperative photodynamic therapy (PDT) after photosensitization
with mTHPC in a CC531 colon carcinoma model in immunodeficient mice

J. Gahlen, S. Winkler, R. L. Prosst, M. Rheinwald, Th. Haase und Ch. Herfarth . . . 139

Anti-CEA-Immunradiatio (131I-Anti-CEA-Ak F023C5 und MN-14) versus
konventionelle Chemotherapie (LV/5-FU und Irinotecan) in der Behandlung
kolorektaler Lebermetastasen im Nacktmaus-Modell
Anti-CEA-immunoradiation (131I-Anti-CEA-Ak F023C5 and MN-14)
vs. conventional chemotherapy (LV/5-FU and irinotecan) in the therapy
of colorectal metastases in nude mice model

T. Liersch, Th. Behr, S. Gratz, A. Fayyazi, W. Becker und H. Becker 143

VI. Onkologie II

Intraoperative Tumorzellaussaat während der Resektion
von Lebermetastasen kolorektaler Karzinome
*Intraoperative tumor cell shedding during resection for liver metastases
of colorectal cancer*

J. Weitz, M. Koch, P. Kienle, F. Willeke, Th. Lehnert, Ch. Herfarth
und M. von Knebel Doeberitz 149

Schnelle Etablierung humaner Mammakarzinomzellinien durch SV 40 large
T Antigen-Immortalisierung: Ein neuer Ansatz für gentherapeutische Strategien?
*Rapid generation of human mammary carcinoma cell lines by SV 40 large
T-antigen immortalization: a novel approach for gene-therapeutic strategies?*

K. Schumacher, L.-P. Li, T. Blankenstein und P. M. Schlag 153

Höhere Gewebekonzentrationen von 5-FU durch 5-FU-PEG-Liposomen
bei der extrakorporalen abdominellen Stop-Flow-Therapie
*High tissue concentrations of 5-FU by 5-FU-PEG liposomes in extracorporal
abdominal stop-flow therapy*

U. Pohlen, G. Berger, M. Binnenhei, R. Reszka und H. J. Buhr 157

Die therapeutische Beeinflussung der Leukozyten-Endothel-Interaktion
im Lebertumor: In-vivo-Analyse im Rattenmodell
*Therapeutic modulation of leukocyte-endothelium interaction
in hepatocellular carcinoma: in-vivo analysis in rats*

S. M. Maksan, E. Ryschich, H. Paulo, P. Araib, C. Kuntz, J. Schmidt, Ch. Herfarth
und E. Klar 161

Immunzytochemischer Nachweis von Tumorzellen in der Peritoneallavage –
ein unabhängiger prognostischer Marker bei gastrointestinalen Tumoren
*Immunocytochemical detection of tumor cells in peritoneal lavage –
an independent prognostic factor in gastrointestinal tumors*

R. Broll, M. Weschta, M. Duchrow und U. Windhövel 165

VII. Transplantations-Immunologie I: Herz/Gefäße

„Abschaltung" des neutrophilen Rezeptors CCR1 schützt
vor Ischämie/Reperfusionsschäden
*Targeting of the neutrophil receptor CCR1 protects against
ischemia/reperfusion injury*

S. G. Tullius, J. Pratschke, C. J. Gerard, P. Neuhaus
und W. W. Hancock 169

Chimerismus- und Toleranzinduktion ohne Empfängerkonditionierung
durch embryonalen Stammzelltransfer
Chimerism and tolerance induction without recipient conditioning
via transplantation of embryonic stem cells

F. Fändrich, X. Lin, G. Chai und B. Kremer 173

rAAV vermittelter Gentransfer in Gefäßendothel in vitro und in vivo
rAAV-mediated gene transfer in graft endothelial cells in vitro and in vivo

M. J. Stangl, D. Theodorou, U. Hacker, F. Gerner, S. Wildhirt, H. Reichenspurner,
M. Hallek und F. W. Schildberg 179

Chronische Abstoßung im Herztransplantationsmodell der Ratte:
Effekt von syngener Retransplantation und immunosuppressiver Therapie
mit Cyclosporin A und Sinomenin
Syngeneic retransplantation vs. immunosuppressive therapy with CyA
and sinomenine in a comparative study using two rat heart transplantation
models for chronic rejection

S. Schneeberger, W. Mark, R. Seiler, F. Offner, A. Amberger
und R. Margreiter 183

Die Form von spenderspezifischem MHC Klasse I Antigen exprimiert
durch Hepatozyten ist entscheidend für die effektive Blockade präformierter
Anti-Donor-Antikörper
The form of allo-MHC class I antigen expressed by hepatocytes is critical
for effective blocking of preformed anti-donor antibodies

M. N. Scherer, C. Graeb, S. Tange, M. Justl, K.-W. Jauch
und E. K. Geissler 189

Immunfunktionelle Charakterisierung der adaptiven und non-adaptiven
Immunantwort nach Anwendung des WOFIE-Konzeptes am Beispiel
der vollallogenen Herztransplantation in der Ratte
WOFIE: characterization of the adaptive and the non-adaptive immune response
in a rat heart transplantation model

B. Dresske, N. Zavazava, B. Kremer und F. Fändrich 193

VIII. Transplantations-Immunologie II: Leber

Induktion von Abstoßung nach Lebertransplantation ist abhängig
von der transplantierten Lebermasse
Induction of rejection is dependent on the transplanted liver mass

U. Dahmen, J. Li, O. Dirsch, K. Shen, L. Fan, Y. Gu, L. Doebel
und C. E. Broelsch 199

XXIV

Der monoklonale Anti-CD4 Antikörper RIB 5/2 vermittelt Spender-spezifische
Toleranz im High-responder-Lebertransplantationsmodell der Ratte
The monoclonal anti-CD4 antibody RIB 5/2 induces donor-specific tolerance
in a high responder liver transplant model in the rat
K. Kohlhaw, G. Drews, Th. Hartwig, R. Schwarz, A. Tannapfel, I. Lehmann, U. Sack,
F. Berr, M. Lehmann, F. Emmrich und J. Hauss 205

Adenoviraler Gentransfer von Superoxiddismutase minimiert
den Gewebeschaden und erhöht das Überlebennach Lebertransplantation
in der Ratte – Vergleich von zytosolischer und mitochondrialer
Superoxiddismutase
Gene delivery of superoxide dismutase with an adenovirus minimizes liver injury
and increases survival after liver transplantation in the rat –
comparison of cytosolic and mitochondrial superoxide dismutase
T. G. Lehmann, M. D. Wheeler, R. Schoonhoven, H. Bunzendahl, R. J. Samulski
und R. G. Thurman 211

Die Rolle des Stickoxids (NO) in der akuten Abstoßung nach orthotoper
Lebertransplantation. Eine tierexperimentelle Studie im Rattenmodell
iNOS inhibition in orthotopic rat liver transplantation: effects on graft survival
and nitric oxide levels
E. Matevossian, M. Veit, S. Himpel, M. Werner und C.-D. Heidecke 215

Bcl-2 transgene Mäuse sind gegen eine Ischämie/Reperfusionsschädigung
der Leber geschützt
Bcl-2 transgenic mice are protected against ischemia-reperfusion injury
in the liver
H. A. Rüdiger, M. Selzner, K. T. E. Beckurts und P. A. Clavien 221

Die Rolle des Genotypes der organständigen passageren Leukozyten
bei der immunologischen Akzeptanz der Rattenleber
The role of the genotype of passenger leukocytes in spontaneous acceptance
of rat livers
D. Kreisel, H. Petrowsky , A. M. Krasinskas, W. Y. Szeto, S. H. Popma, M. Lorenz
und B. R. Rosengard 225

Perspektiven zur Behandlung der adrenocorticalen Insuffizienz:
Erfolgreiche allogene Transplantation der Nebennierenrinde im murinen
Tiermodell
Perspectives in the treatment of adrenocortical insufficiency:
successful allogeneic transplantation of adrenal cortex cells in mice
V. Ellerkamp, T. J. Musholt, P. B. Musholt, G. F. W. Scheumann, J. Klempnauer
und M. W. Hoffmann 229

IX. Transplantations-Immunologie III: Pankreas, Niere, Dünndarm

Charakterisierung des Reperfusionsschadensnach Pankreastransplantation
und Reduktion durch die Applikation von monoklonalen ICAM-1
Antikörpern
*Characterization of reperfusion injury after pancreas transplantation
and reduction by application of monoclonal antibodies against ICAM 1*

T. Keck, J. Werner, L. Schneider, M. M. Gebhard, Ch. Herfarth und E. Klar 235

Einflüsse des Hirntodes auf die Langzeitfunktion allogener
und isogener Nierentransplantate
*Influence of brain death on the long-term function of allogeneic
and isogeneic kidney transplants*

J. Pratschke, M. J. Wilhelm, W. W. Hancock, S. G. Tullius, N. L. Tilney
und P. Neuhaus 241

Langzeittransplantatüberleben nach diskordanter Xeno-Nierentransplantation
im präklinischen Modell
*Long-term survival after discordant xeno-kidney transplantation
in a preclinical model*

M. Loss, M. Przemeck, R. Kunz, J. Schmidtko, E. Cozzi, D. J. G. White,
J. Klempnauer und M. Winkler 245

NTPDase moduliert die Thrombusbildung und Typ1-Endothelzellaktivierung
im experimentellen Ischämie-Reperfusions-Schaden des Dünndarmes
*NTPDase modulates platelet thrombus formation and type-1 endothelial
cell activation in experimental small bowel ischemia-reperfusion injury*

O. Guckelberger, J. Sévigny, J. B. Kruskal, K. Enjyoji, M. Imai, E. Kaczmarek,
P. Neuhaus und S. C. Robson 249

Inhibition der induzierten NO-Synthase vermindert bakterielle Translokation
während akuter GVHD nach allogener Dünndarmtransplantation
*Inhibition of inducible NO synthase reduces bacterial translocation during GVHD
after allogenic small bowel transplantation*

J. M. Langrehr, C. Machens, S. Koch, E. Zill, K. Leder und P. Neuhaus 253

Chronische Transplantatdysfunktion und unbeeinflußtes Langzeitüberleben:
Vergleichende Analyse immunologischer Phänomene am Beispiel eines
experimentellen Dünndarmtransplantationsmodells mit FK 506 Therapie
*Chronic allograft rejection and induction of tolerance after small bowel
transplantation: comparative analysis of two different immunological situations
with FK 506 therapy*

M. Gasser, C. Otto, W. Timmermann, H.-J. Gassel , K. Ulrichs und A. Thiede 257

XXVI

Untersuchungen zur Immunogenität und Immunmodulation von MHC-Klasse-II
Peptiden der Ratte in vitro und nach orthotoper Dünndarmtransplantation
*Studies about immunogenicity and immunomodulation of rat MHC class II
peptides in vitro and after orthotopic small bowel transplantation*

W. Timmermann, C. Otto, A. C. Rohde, M. Gasser, H.-J. Gassel, A. M. Waaga,
K. Ulrichs und A. Thiede 263

X. Transplantationschirurgie

Portalvenöse Drainage bei der Pankreastransplantation – technische Variante
oder sinnvolle Alternative
*Portalvenous drainage in clinical pancreas transplantation – technical variation
or helpful alternative*

R. Viebahn, M. J. Sessler, C. Maiwald und H. D. Becker 267

Transplantatfunktion nach Langzeitkonservierung von NHBD-Lungen
Pulmonary graft function after long-term preservation of NHBD lungs

F. Löhe, C. Müller, T. Annecke, A. Siebel, I. Bittmann, K. Meßmer
und F. W. Schildberg 273

Die Lebertransplantation als Therapieoption bei intrahepatisch lokalisiertem
Morbus Osler
Liver transplantation for therapy of intrahepatic Osler's disease

R. Pfitzmann, M. Heise, S. C. Schmidt, J. M.Langrehr, S. Jonas, R. Neuhaus,
W. O. Bechstein und P. Neuhaus 277

Die Chirurgische Leberdenervation – Einfluß auf den hepatischen,
oxidativen Stress bei Hirntod und Lebendspende
*Influence of surgical denervation on the hepatocellular oxidative stress
in brain dead and living donors*

M. Golling, A. Mehrabi, H. Kellner, Th. Kraus, M. M. Gebhard, Ch. Herfarth
und E. Klar 283

Auxiliäre partielle orthotope Lebertransplantation (APOLT) als Therapie
des akuten Leberversagens an der Ratte
*Auxiliary partial orthotopic liver transplantation (APOLT) for the treatment
of acute liver failure in rats*

D. Palmes, H. Freise, H. Herbst und H. U. Spiegel 289

Die Mikrodialyse als innovatives Messverfahren der interstitiellen
Stoffwechselveränderung im Rahmen des Präkonservierungsschadens der Leber
*Microdialysis as an innovative method for measuring changes
in interstitial metabolism within the prepreservation injury of the liver*

A. Mehrabi, M. Golling, Ch. Busch, C. Jahnke, Th. Kraus, M. M. Gebhard,
Ch. Herfarth und E. Klar 295

Intraoperative Quantifizierung der hepatischen Mikroperfusion
bei klinischer Lebertransplantation als Prädiktor der Transplantatqualität
Intraoperative quantification of hepatic microperfusion as predictor
of early graft function in clinical liver transplantation

G. Weiss, Ch. Zapletal, M. Angelescu, R. Demir, M. Golling, Th. Kraus, Ch. Herfarth
und E. Klar 299

XI. Perioperative Pathophysiologie: Ischämie/Reperfusion

Einfluß der Perfusionsbedingungen auf die Calciumhomöostase
im Zusammenhang mit dem Ischämie/Reperfusionsschaden des Pankreas
Homeostasis of intracellular calcium in ischemia/reperfusion injury
of the pancreas of the rat and its modulations by different kinds of perfusion

B. Kortmann, H.-H. Hopp, L. Jonas, R. Obermaier, S. Pietsch. S. Benz, Th. Noack
und U. T. Hopt 305

Validierung des „OPS imaging" Verfahrens an der Rattenleber
Validation of the OPS imaging technique in the rat liver

S. Langer, A. G. Harris, P. Biberthaler, F. Krombach und K. Meßmer 309

Hypotherme Oxygenierung der Rattenleber reguliert Heat shock Protein
Expression sowie Apoptose Induktion
Reduced expression of heat shock protein HSP70 and apoptosis
after hypothermic oxygenation of the rat liver

P. Dutkowski, D. Prawitt, T. Görres, M. Burbach und Th. Junginger 313

Prävention des Ischämie-/Reperfusionsschadens nach Lebertransplantation
durch anti-apoptotische Therapie
Prevention of ischemia/reperfusion injury after liver transplantation
with anti-apoptotic therapy

A. Meyer zu Vilsendorf, A. Jörns, H. K. Biesalski und E. Nagel 319

Systematische Analyse der Temperaturabhängigkeit
des mikrovaskulären Ischämie-Reperfusionsschadens der Leber
Influence of organ temperature during ischemia on hepatic microvascular
I/R injury

P. Biberthaler, B. Luchting, S. Langer, F. Krombach und K. Meßmer 323

Vermindert Polynitroxyliertes Albumin (PNA) als Radikalfänger
den Ischämie-/Reperfusionsschaden?
Effect of polynitroxylated albumin (PNA) on ischemia/reperfusion injury

G. Cernaianu, M. Steinbauer, M. Guba, M. Büchner, M. Anthuber
und K. W. Jauch 327

Glycin verlängert das Überleben nach warmer Ischämie und Leberteilresektion
im Tiermodell
Glycine improves survival after warm ischemia and liver resection in rats

P. Schemmer, H. Bunzendahl, R. G. Thurman, Ch. Herfarth
und E. Klar 331

XII. Klinische Studien I

Die Heterogenität von multizentrischen Ergebnissen
Heterogenicity of multicenter results

J. Seifert und D. Tonner 335

Lebensqualität bei kolorektalen Karzinomresektionen – Überprüfung
der Übereinstimmung von EORTC-QLQ-C30 und GLQI-Fragebogen
Quality of life in patients undergoing resection of colorectal carcinoma –
comparing the results of EORTC-QLQ-C30 und GLQI questionnaire

J. Neudecker, W. Schwenk, O. Haase und J. M. Müller 339

p53 Status als prognostischer Faktor bei gastrointestinalen Tumoren:
eine Meta-Analyse
p53 as prognostic factor in gastrointestinal tumors: a meta-analysis

S. Petersen, H. D. Thames, C. Petersen1 und C. Nieder 345

Die präoperative hochdosierte Methylprednisolon-Gabe in der
Allgemeinchirurgie – eine systematische Nutzen-Risiko-Analyse
High-dose preoperative methylprednisolone in general surgery –
a systematic risk-benefit analysis

S. Sauerland, M. Nagelschmidt und E. A. M. Neugebauer 349

Therapie tiefer Beinvenenthrombosen mit dem niedermolekularen
Heparin Reviparin: Ergebnisse der CORTES-Studie
Treatment of acute DVT with the low molecular weight heparin (LMWH)
Reviparin – results of the Cortes study

V. Hach-Wunderle, H. K. Breddin, V. V. Kakkar und R. Nakov 355

Lebensqualität beim Rektumkarzinom: Einführung von individuellen
Patientenprofilen und regionalen Behandlungsoptionen 1 Jahr nach
der Operation
Quality of life in rectal cancer patients: introduction of individual patient profiles
and local treatment options 1 year after surgery

M. Koller, I. Kopp, S. Hainbach, B. Stinner, M. Ernst M. Rothmund
und W. Lorenz 357

XIII. Klinische Studien II

Akute Appendizitis: eine prospektive Studie zur Evaluation
des modifizierten Alvarado-Score
Acute appendicitis: a prospective study for evaluation
of the modified Alvarado score

M. Schorr, B. Stumpf und K. Hallfeldt 363

Knochendefekte an der Hand – Teildemineralisierte Knochenmatrix
im direkten Vergleich zur autogenen Spongiosatransplantation
Bony defects of the hand – partially demineralized bone matrix compared
directly to autogenous cancellous bone grafting

M. Schieker, H. Stützle und W. Mutschler 367

Vergleich parenteraler und früher enteraler Ernährung
hinsichtlich postoperativer Komplikationen
Comparison of parenteral and early enteral nutrition regarding
postoperative complications

N. Rayes, S. Hansen, K. Boucsein, A. R. Müller, S. Serke, M. Brammer,
S. Bengmark und P. Neuhaus 371

Die neurogene Appendikopathie – eine eigene Krankheitsentität!
Neurogenic appendicopathy – a special entity of disease!

C. Franke, Ch. Ohmann, G. Heydrich, H.-D. Röher und C.-D. Gerharz 377

Ist der perioperative Einsatz von rekombinantem humanem Wachstumshormon
(rhGH) sinnvoll?
Is perioperative application of human growth hormon (rhGH) useful?

D. Decker, W. Springer, A. Low, P. Decker, A. Hirner und A. von Rücker 381

Tierexperimente mit einem neuen Konzept (CMRT) als Ergänzung einer
randomisierten klinischen Studie: Einfluß von Antihistaminikaprophylaxe
und kolloidalen Plasmasubstituten auf postoperative Infektion und Letalität
Animal experiments following a new concept (CMRT) in addition to a randomised
clinical trial: Influence of antihistamine-prophylaxis and colloidal plasma
substitutes on postoperative infection and mortality

I. Celik, C. Nies, B. Stinner, D. Krackrügge, J.-H. Krömer und W. Lorenz 387

XIV. Herz – Thorax – Gefäße

Einfluss der Operationstechnik bei akuter Aortendissektion Typ A
auf Frühletalität und Schlaganfall
Influence of surgical technique in acute aortic dissection type A
on early mortality and stroke

F. Bernet, F. Rüter, M. Grapow, F. Gambazzi und H.-R. Zerkowski 393

XXX

Klinischer Einsatz eines roboterunterstützten Instrumentier-
und Endoskopiesystems zur Durchführung endoskopischer koronarer
Bypassanastomosen
*Clinical use of a robotic-assisted endoscopy and instrumentation system
for coronary artery bypass grafting*
D. H. Boehm, H. Reichenspurner, H. Gulbins, C. Detter, H. Habazettl
und B. Reichart 397

Antiangiogenetische Behandlung des humanen nicht-kleinzelligen
Bronchialkarzinoms (NSCLC) im murinen Xenotransplantationsmodell
*Antiangiogenic treatment of human non-small cell lung cancer (NSCLC)
in a murine xenotransplant model*
A. S. Böhle, P. Dohrmann, H. Kalthoff und D. Henne-Bruns 403

sCR1sLex vermindert den Ischämie/Reperfusions-Schaden
nach experimenteller Lungentransplantation
*sCR1sLex reduces ischemia/reperfusion injuryin experimental lung
transplantation*
U. Stammberger, S. Hillinger, J. Hamacher, W. Weder und R. A. Schmid 409

Vaskuläre photodynamische Therapie hemmt die Migration
von Fibroblasten durch die Modulation extrazellulärer Matrix:
Implikationen zur postinterventionellen Restenosehemmung
*Vascular photodynamic therapy inhibits fibroblast migration by modulation
of the extracellular matrix: implications for inhibiting postinterventional
restenosis*
J. Heckenkamp, M. Overhaus, S. Kossodo und G. M. LaMuraglia 415

XV. Traumatologie I

Differentielle Genexpression humaner artikulärer Chondrozyten
in Monolayerkultur
Differential gene expression of cultured human articular chondrocytes
M. Schnabel, S. Marlovits, G. Suske, G. Eckhoff, O. Klinger, V. Vécsei, L. Gotzen
und J. Schlegel 421

Der resorbierbare Knochenzement Biobon®* im Tibiasegmentdefekt
beim Schaf – Biomechanische und Röntgenergebnisse nach 3, 6 und 12 Monaten
Beobachtungszeit
*The resorbable bone cement Biobon® in a sheep tibia segmental defect –
Biomechanical- and X-ray results after 3, 6 and 12 month observation*
B. W. Wippermann, F. Zailskas, M. Fehr, K. Otto, F. C. Den Boer, T. Blokhuis,
R. Wenz, P. Patka und H. Tscherne 427

Knochenneubildung durch freie Periostlappentransplantation
im Knochenersatzstoff aus porösem Gips
*Bone formation by free periosteal grafts in bone substitutes of porous plaster
of paris*

St. Assenmacher, G. Voggenreiter, M. Fischbacher und D. Nast-Kolb 433

Verletzung des N. radialis nach antegrader und retrograder Verriegelungsnagelung
am Humerus – eine anatomische Studie
*The incidence of radial nerve injury after anterograde and retrograde locked
nailing of humerus. A cadaver study*

A. Kolonja, M. Mousavi, N. Vécsei, I. Märk und V. Vécsei 439

Vorhersage eines letalen Verlaufs nach Polytrauma durch die Reduktionskapazität
des Serum
*A novel assay of serum total reductive capacity allows the early assessment
of outcome in trauma patients*

U. C. Liener, J. Mayer, M. Marzinzig, L. Kinzl, H. G. Beger, U. B. Brückner,
F. Gebhard 445

Bedeutung des TNF-alpha und Stickstoffmonoxid bei der gestörten Wundheilung
IFN-gamma defizienter Mäuse
*Role of TNF-alpha and nitric oxide in the impaired wound healing
of IFN-gamma-deficient mice*

M. Schäffer, M. Bongartz, W. Hoffmann und H. D. Becker 449

XVI. Traumatologie II

Die Bedeutung der MRT für Diagnostik und Therapie
kindlicher epiphysärer Frakturen
*The importance of MRI for diagnosis and therapy of epiphyseal fractures
in children*

M. Schädel-Höpfner, J. Iwinska-Zelder, N. Ishaque, L. Gotzen
und K. J. Klose 453

Die Lebensqualität des alten Menschen nach coxaler Femurfraktur –
Ergebnisse einer prospektiven Studie
*Quality of life in elderly patients following hip fractures –
results of a prospective evaluation*

J. Raunest, R. Engelmann, M. Jonas und E. Derra 457

Der Einfluß anthropometrischer Größen auf die peroneale Reaktion
The influence of anthropometric data on peroneal reaction

K. Lipke, M. Tannheimer, S. Benesch, H. Gerngroß, L. Claes und R. Schmidt 463

XXXII

Lokale Laktat- und Histaminveränderungen im Dünndarm im hämorrhagischen
Schock: Eine tierexperimentelle Studie mittels Mikrodialyse am Schwein
Local lactate and histamine changes in small bowel circulation measured
by microdialysis in pig hemorrhagic shock
D. Rixen, M. Raum, H. Goller, S. Heß, B. Holzgraefe, L. Tuomisto, E. Neugebauer
und AG Schock & Trauma 469

Zyklische mechanische Dehnung humaner Fibroblasten –
Einfluss unterschiedlicher Stressdauer auf die Zellproliferation
Cyclic mechanical strain of human fibroblasts – effects of various stress times
on cell proliferation
J. Zeichen, M. van Griensven, M. Skutek und U. Bosch 473

Adenovirale Vektoren: Ein möglicher Einsatz für die Gentherapie
in der Frakturversorgung
Adenoviral vectors: possible applications for gene therapy in fracture care
T. G. Gerich, P. Lobenhoffer, R. Fremerey, A. Barke, W. Lindemaier und T. Adrian . 477

XVII. Plastische Chirurgie

Untersuchungen humaner Präadipozyten angeheftet an Trägermaterialien
in vitro und in vivo im Nacktmausmodell. Erste Ergebnisse eines autologen
bioartifiziellen Weichgewebsfüllmaterials
In vitro and in vivo characterization of human adipose precursor cells attached
to different matrices after transplantation to the nude mouse. First results
of an autologous bioartificial soft tissue filler material
D. von Heimburg, S. Zachariah, H. Kühling, I. Heschel und N. Pallua 481

Gesteigertes dreidimensionales Endothelzellwachstum in einer Kollagenmatrix
nach Gabe von rekombinantem VEGF und liposomalem Gentransfer
mit VEGF-165
Increased three-dimensional endothelial cell growth in a collagen matrix following
stimulation with recombinant VEGF and liposomal gene transfer with VEGF-165
K.-J. Walgenbach, A. W. Riabikhin, G. Martiny-Baron, K. Bittner, D. Marme
und G. B. Stark 487

Drug-Delivery-Systeme zur peripheren Nervenregeneration –
In vitro Transfektion von Schwann-Zellen und Fibroblasten
mit neurotrophen Faktoren
Drug delivery systems and peripheral nerve regeneration –
In vitro transfection of Schwann cells and fibroblasts with neurotrophic factors
T. J. Galla, S. Hermann, A. A. Huber, M. Humar, M. Schmidt, C. Andree,
G. R. D. Evans und G. B. Stark 491

Entwicklung dermal-epidermaler Hautäquivalente („Komposithaut") durch
organotypische Kultivierung humaner Keratinozyten in einer Kollagen-GAG
Matrix (Integra™ Artificial Skin) und Evaluierung im athymischen Mausmodell
Development of dermal-epidermal skin-equivalents ("composite-skin")
by organotypical cultivation of human keratinocytes in a collagen-GAG matrix
(Integra™ Artificial Skin) and evaluation in the athymic mouse model

M. Kremer, E. Lang und A. Berger 495

Tissue Engineering zur Urethrarekonstruktion – Fibrinkleber als Matrix
für die Transplantation von kultivierten autologen Urothelzellen
Tissue engineering for urethral reconstruction – fibrin as a matrix
for the transplantation of cultured autologous urothelial cells

A. D. Bach, H. Bannasch, T. J. Galla, K. M. Bittner und G. B. Stark 501

XVIII. Schock/Sepsis I

Mikrozirkulationsstörungen der Dünndarmmucosa während Endotoxämie
beim Schwein
Effect of endotoxemia on microcirculation of the small bowel mucosa in pigs

A. Stehr, I. Tugtekin, M. Matejovic, M. Theisen, F. Ploner, K. W. Jauch, M. Georgieff
und P. Radermacher 505

Rolle des CD95 Rezeptors und der Kaspasen-Aktivität
für die Endotoxin-assoziierte Hepatotoxizität und Letalität
Role of CD95 and caspase activity for endotoxin-associated hepatotoxicity
and lethality

G. A. Wanner, L. Mica, H. Hentze, G. Künstle, S. Kolb, O. Trentz und W. Ertel 509

Eine mögliche Rolle von GPIIbIIIa bei der Entstehung
systemischer Endothelschädigungen
A possible role of GPIIbIIIa in the development of vascular damage

W. Bergmeier, H. Schmidt, B. Nieswandt und H. Zirngibl 513

Bedeutung der Aktivierung von NF-κB in sinusoidalen Endothelzellen der Leber
für Lebermikrozikulation, systemische Inflammation und Prognose
in der polymikrobiellen Sepsis
NF-κB activation in liver sinusoidal endothelial cells (LSEC): impact on hepatic
microcirculation, systemic inflammation, and prognosis in polymicrobial sepsis

R. Banafsche, R. Croner, L. Conzelmann, M. Kremer, M. M.Gebhard, C. Herfarth
und E. Klar 517

Einfluss von Hitzestress auf die hepatozelluläre Transportfunktion
von Gallensäuren bei septischer Cholestase
Influence of heat stress on hepatocellular bile acid transport during septic cholestasis

U. Bolder, A. Schmidt, V. Kidder, S. Tange, W. , E. Thasler und K.-W. Jauch 521

Einfluß der diffusen Peritonitis auf die Expression des Fc-Rezeptors III (CD16)
von emigrierten und zirkulierenden polymorphkernigen Leukozyten
*The expression of Fc receptor III (CD16) of emigrated, intra-abdominal,
and circulating PMNL during diffuse human peritonitis*
K. Holzer, D. Henrich, P. Konietzny, K. Wilhelm und A. Encke 527

XIX. Schock/Sepsis II

Interleukin-18-Spiegel (IL-18) in bronchoalveolärer Lavage (BAL) und IL-18-mRNA
in peripheren Blut-Lymphozyten sind bei septischen Intensivpatienten erhöht
*Interleukin-18 (IL-18) levels in bronchoalveolar lavage (BAL) and IL-18-mRNA
in peripheral blood lymphocytes (PBL) are upregulated in septic ICU-patients*
G. Mathiak, S. A. Böhm, T. Lübke, G. Grass, U. Schäfer und A. H. Hölscher 531

Interleukin-2 mindert den oxidativen Stress und stabilisiert das Verhältnis
der Subpopulationen intraepithelialer Lymphozyten nach Ischämie/Reperfusion
des Dünndarms
*Interleukin-2 treatment leads to reduction of oxidative stress and stabilization of
intraepithelial lymphocytes subset distribution after intestinal ischemia/reperfusion*
J. O'Brien, B. Stange, A. R. Müller, P. Neuhaus und N. C. Nüssler 537

Der Einfluß von exogenem Laktat auf gemessene Plasmalaktatspiegel
im hämorrhagischen Schock – eine kontrollierte Studie am Schwein
*The influence of exogenic lactate on measured plasma-lactate levels
after hemorrhagic shock – a controlled trial on pigs*
M. Raum, B. Holzgraefe, D. Rixen, S. Gregor, R. Zander, T. Tiling, E. Neugebauer
und die AG Schock und Trauma 543

Eignet sich die Immunmodulation für die Therapie
der frühen akuten Pankreatitis?
Is there a place for immunomodulation in early acute pancreatitis?
J. M. Mayer, V. J. O. Laine, S. Kolodziej, T. J. Nevalainen, M. Storck und H. G. Beger   549

Therapie von Mikrozirkulationsstörungen bei akuter Pankreatitis
durch intravenöse systemische Infusion von bovinem Hämoglobin
*Therapy of microcirculatory dysfunction in acute pancreatitis
with intravenous infusion of bovine hemoglobin*
T. Strate, H. Kleinhans, O. Mann, T. Standl, J. R. Izbicki und C. Bloechle 553

Quantifizierung der Thrombozytenkinetik in der pulmonalen Mikrozirkulation
in vivo
Quantification of platelet kinetics in pulmonary microcirculation in vivo
M. E. Eichhorn, L. Ney, S. Maßberg und A. E. Goetz 557

XX. Schock/Sepsis III

Effekt der therapeutischen Gabe des Platelet-Activating Factor-Antagonisten
WEB 2086 auf die Mikrozirkulation bei der akuten experimentellen Pankreatitis
der Ratte
*Therapeutic effect of microcirculatory disorders by administration of
platelet-activating factor antagonist WEB 2086 in acute experimental pancreatitis*

W. Tiefenbacher, O. Mann, C. Schneider, D. Kluth, J. R. Izbicki1 und C. Bloechle . . 563

Etablierung eines neuen minimal-invasiven Modells zur repetitiven Messung
der Organperfusion beim Kaninchen
*Introduction of a new minimally invasive model for repetitive measurement
of organ perfusion in the rabbit*

S. Steinhagen, J. N. Hoffmann, D. Inthorn, S. Raab, H. P. Scheuber, M. Jochum,
F. W. Schildberg und D. Nolte 569

Nur die prophylaktische, nicht die therapeutische Gabe von Granulozyten
Kolonie-Stimulierendem Faktor (G-CSF) verringert den histologischen Schaden
in der Na-Taurocholat-Pankreatitis der Ratte
*Prophylactic, but not therapeutic application of granulocyte colony-stimulating
factor (G-CSF) reduces tissue damage in sodium taurocholate pancreatitis in rats*

C. G. Schneider, M. Hafemann, G. Lankenau, O. Mann, C. Bloechle und J. R. Izbicki   573

Insulin-Like Growth Factor-I in Kombination mit Insulin-Like Growth Factor
Binding Protein-3 wirkt antiapoptotisch auf Hepatozyten
*Insulin-like growth factor-I in combination with insulin-like growth factor binding
protein-3 exerts anti-apoptotic effects in hepatocytes*

M. G. Jeschke, , R. E. Barrow, R. Vita, K.-W. Jauch und D. N. Herndon 577

Thalidomid führt zur Verbesserung der mikrokapillären Perfusion
im TNBS-Colitis-Modell der Ratte
*Thalidomide treatment improves microcapillary perfusion in TNBS-induced colitis
in the rat*

T. Stojanovic, B. Lienenlüke, T. Fiebig, A. Fayyazi, I. Leister, H. Becker
und M. Hecker 581

XXI. Leber/Galle/Pankreas

Dreidimensionale Kulturbedingungen ermöglichen eine Differenzierung
fetaler Hepatozyten
*Early fetal hepatocytes are able to differentiate on three-dimensional culture
matrices*

S. Topp, A. Martin, P. Scheunemann, J. M. Pollok, P. M. Kaufmann, X. Rogiers
und D. Kluth 585

Veränderungen der Lungenmikrozirkulation und der Lungenfunktion
bei ödematöser und nekrotisierender Pankreatitis
*Changes in pulmonary microcirculation and pulmonary function
in edematous and severe necrotizing pancreatitis*

S. Kahrau, P. Schneider, G. Eibl, T. Foitzik und H. J. Buhr 591

Nachweis persistierender systemischer Mikrozirkulationsstörungen
bei der akuten Pankreatitis – Ansatz für neue Therapiekonzepte
*Persistent systemic microcirculatory disorders in severe acute pancreatitis –
rationale for novel therapeutic strategies*

Th. Foitzik, G. Eibl, S. Kahrau, C. Kasten und H. J. Buhr 595

Messung der mikrovaskulären Permeabilität im Pankreas bei postischämischer
Pankreatitis mittels intravitaler Video-Fluoreszenz-Mikroskopie
*Measurement of microvascular permeability of the pancreas
in postischemic pancreatitis by intravital fluorescence microscopy*

E. von Dobschütz, S. Pahernik, T. Hoffmann, K. Meßmer und M. Dellian 601

Bedeutung des Erhalts der gastroduodenalen Passage für gastrointestinale
Hormone in der chirurgischen Therapie der chronischen Pankreatitis
*Impact of preservation of the gastroduodenal transit on gastrointestinal hormones
in surgery for chronic pancreatitis*

C. Bloechle, T. v. Schrenck, A. de Weerth, T. Strotmann, A. M. F. Stenger
und J. R. Izbicki 607

XXII. Oesophagus/Magen/Darm I

Magenentleerung nach distaler Gastrektomie mit Rekonstruktion
nach Roux-Y versus ileocoecaler Interposition
*Gastric emptying rates following partial gastrectomy and Roux-en-Y reconstruction
compared with an ileocecal interpositional graft*

J. Metzger, L. Degen, C. Beglinger, L. Gürke, W. Studer, M. Siegemund,
M. Heberer, F. Harder und M. von Flüe 615

Morphologische und funktionelle Dünndarmadaptation nach Kolektomie
und Ileumpouch-analer Anastomose im Tierexperiment
*Morphological and functional adaptation of the small intestine after colectomy
and ileoanal pouch anastomosis in rats*

S. Willis, K. Kisielinski, B. Klosterhalfen und V. Schumpelick 623

Xenin (1 – 25) und Neurotensin haben unterschiedliche Effekte
auf die jejunale Mikrozirkulation nach Ischämie/Reperfusion
*Xenin (1 – 25) and neurotensin have different effects on intestinal microcirculation
after ischemic reperfusion injury*

M. Heuser, O. Pöpken, I. Kleiman und S. Post 629

Die Differenzierung der Panethzellen im transplantierten Dünndarm
von Mäusefeten
Paneth cell differentiation in implants of fetal mouse small intestine

P. Pesendorfer und A. J. Ouellette 633

Kongenitale Zwerchfellhernie: Ist der Zwerchfelldefekt der Modulator
des Leber- und Lungengewichtes?
Congenital diaphragmatic hernia: evaluation of the diaphragmatic defect
as modulator of liver and lung weight

T. E. Langwieler, M. Peiper, J. R. Izbicki, M. Aalamian, W. Lambrecht und D. Kluth . 637

XXIII. Oesophagus/Magen/Darm II

Transepithelialer Antigentransport bei Morbus Crohn und Colitis ulcerosa:
Nachweis einer gesteigerten Antigenaufnahme in späte Endosomen
Transepithelial antigen transport in Crohn's disease and ulcerative colitis:
increased antigen uptake into late endosomes

S. Kersting, M. Brüwer, Ö. Kalem, K. P. Zimmer, N. Senninger und G. Schürmann . 643

Korrelation der Metalloproteinase-1 zur Permeabilität ileoanaler Pouchs
nach Colitis ulcerosa
Correlation between metalloproteinase-1 and changes of permeability
in ileoanal pouches for ulcerative colitis

A. J. Kroesen, B. von Lampe, M. Fromm, J. D. Schulzke, S. Rosevic und H. J. Buhr . 647

Hemmung der Leukozyten-Endothel Interaktion durch
ein Antisense-Oligonukleotid gegen ICAM-1 im Rattenmodell
chronisch entzündlicher Darmerkrankungen
Inhibition of leukocyte–endothelial interaction by antisense oligonucleotides
against ICAM-1 in a rat model of inflammatory bowel disease

E. Rijcken, C. Anthoni, C. F. Krieglstein, N. Senninger, C. F. Bennett
und G. Schürmann 651

Der Einfluß von Bombesin, Prednisolon, Glutamin und Zinkhistidin auf die
mukosale Barriere bei experimenteller TNBS-Colitis – eine Vergleichsstudie
Different therapeutic effects of bombesin, prednisolone, glutamin, and zinc
in experimental TNBS colitis in rats

J. Rohweder, N. Runkel, M. Fromm, J. D. Schulzke und H. J. Buhr 655

Supprimierung der Zelladhäsion durch einen Endothelin-Rezeptorantagonisten im
Indomethacin-Rattenmodell chronisch entzündlicher Darmerkrankungen (CED)
Endothelin receptor antagonists suppress cell adhesion in a rat model
of indomethacin-induced inflammatory bowel disease (IBD)

C. Anthoni, C. F. Krieglstein, E. Rijcken, H. U. Spiegel und G. Schürmann 659

XXXVIII

Bedeutung des Sialyl-Lewis-X-Antigens im Rahmen
der transendothelialen Penetration gastrointestinaler Tumorzellen
*Influence of sialyl-Lewis-X antigen on transendothelial penetration
of gastrointestinal tumor cells*

R. A. Blaheta, D. Schleicher, J. Cinatl, S. Weber und B. H. Markus 663

XXIV. Laparoskopisch-Endoskopische Chirurgie

Die laparoskopische versus konventionelle Lebersegmentresektion
am tumortragenden Kleintiermodell (Morris Hepatoma 3924 A)
*Laparoscopic versus open surgery of partial liver resection
of a malignant liver tumor (Morris Hepatoma 3924 A) in a rat model*

P. Schwalbach, St. Reinshagen, M. Schmeding, J. Windeler, Ch. Kuntz
und Ch. Herfarth 669

Verlust der physiologischen Durchblutungsregulation der Leber („hepatic arterial
buffer response") unter Bedingungen eines CO_2-Pneumoperitoneums
*Loss of physiological liver blood flow regulation (hepatic arterial buffer response)
during peritoneal insufflation of carbon dioxide*

S. Richter, A. Olinger, B. Vollmar, U. Hildebrandt und M. D. Menger 673

Untersuchung der Lebermetastasierung nach Anlage eines Pneumoperitoneums:
CO_2 versus Helium
Influence of pneumoperitoneum to liver metastases: CO_2 versus helium

C. N. Gutt, T. Geßmann, Z.-G. Kim und A. Encke 677

Einfluß des Pneumoperitoneums auf die postoperative gastrointestinale Motilität
im Rattenmodell
*Influence of pneumoperitoneum on postoperative gastrointestinal motility
in the rat model*

A. Tittel, M. Anurov, A. Öttinger und V. Schumpelick 681

Gasembolie in der Laparoskopie mit CO_2 oder Helium
Gas embolism during laparoscopy with CO_2 or helium

C. A. Jacobi, J. Ordemann, F. Peter und J. M. Müller 685

Einfluß der intraoperativen intravenösen und intraperitonealen Gabe
von Taurolidin- oder Taurolidin/Heparin in der laparoskopischen Chirurgie
auf das intra- und extraperitoneale Tumorwachstum
*Influence of perioperative intravenous and intraperitoneal application
of taurolidin- or taurolidin/heparin in laparoscopic surgery on intra-
and extraperitoneal tumor growth*

C. Braumann, C. A. Jacobi, J. Ordemann, R. Stößlein und J. M. Müller 691

XXV. Fritz-Linder-Preisträger-Sitzung

Beschleunigte Reendothelialisierung nach Photodynamischer Therapie
zur Hemmung von Experimenteller Intimahyperplasie
*Accelerated reendothelialization following photodynamic therapy
for the inhibition of experimental intimal hyperplasia*
F. Adili, J. Heckenkamp, M. Hille, G. M. LaMuraglia
und Th. Schmitz-Rixen 697

Die Anwendung der postoperativen Radiatio zur Prävention
heterotoper Ossifikationen – single-dose oder fraktioniert? –
eine tierexperimentelle Vergleichsstudie
*Application of postoperative irradiation to prevent heterotopic ossifications –
single-dose or fractionated? – an animal model based comparative study*
St. A. Esenwein, G. Herr, S. Sell, M. Bamberg, G. Möllenhoff und G. Muhr 703

Prognostische Bedeutung des mdm2-mRNA-levels für Weichteilsarkome
Prognostic relevance of mdm2-mRNA level in soft tissue sarcoma
P. Würl, H. Taubert, T. Koehler, A. Meye, F. Bartel und M. Schönfelder 709

Sialyl-Le^x-Expression im Tumorgewebe – ein unabhängiger Prognosefaktor
für Patienten mit kolorektalem Karzinom im UICC Stadium II
*Sialyl-Le^x expression in colorectal carcinomas – an independent molecular
prognostic marker in patients with stage II disease*
B. Mann , A. C. Bayat, N. Lövin, U. Mansmann, G. Berger, C. Hanski
und H. J. Buhr 713

Reduktion der systemischen und lokalen inflammatorischen Antwort
in einem two-hit Modell durch Glyzin
*Reduction of the systemic and local inflammatory response in a two-hit model
by glycine*
M. Grotz, H. C. Pape, M. v. Griensven, F. Rohde, D. Bock und H. Tscherne 719

MadCAM-1-Blockade reduziert Leukozytenextravasation in vivo
bei experimenteller chronischer Kolitis
*Blockade of MadCAM-1-reduced leukocyte extravasation in vivo
in experimental chronic colitis*
S. Farkas, M. Rößle, H. Herfarth, M. Steinbauer, K.-W. Jauch
und M. Anthuber 723

Chirurgisches Forum 2001 727

Verzeichnis der Erstautoren

Adili, F.   697
Altendorf-Hofmann, A.   129
Anthoni, C.   659
Assenmacher, St.   433

Bach, A. D.   501
Banafsche, R.   517
Benckert, C.   75
Bergmeier, W.   513
Bernet, F.   393
Beyer, B. C. M.   89
Biberthaler, P.   323
Blaheta, R. A.   663
Bloechle, C.   607
Boehm, D. H.   397
Böhle, A. S.   403
Bolder, U.   521
Braumann, C.   691
Braumüller, H.   57
Broll, R.   165

Celik, I.   387
Cernaianu, G.   327

Dahmen, U.   199
Decker, D.   381
Dresske, B.   193
Dutkowski, P.   313

Eichhorn, M. E.   557
Ellerkamp, V.   229
Esenwein, St. A.   703

Fändrich, F.   173
Farkas, S.   723
Feith, M.   97
Fleischer, K.   1
Foitzik, Th.   595
Franke, C.   377

Gahlen, J.   139
Galla, T. J.   491
Gasser, M.   257
Gerich, T. G.   477
Germer, C.-T.   135
Golling, M.   283
Grotz, M.   719
Grützmann, R.   69
Guckelberger, O.   249
Gutt, C. N.   677

Hach-Wunderle, V.   355
Hatz, R. A.   103
Heckenkamp, J.   415
Heuser, M.   629
Holzer, K.   527
Hotz, H. G.   85

Isbert, C.   49

Jacobi, C. A.   685
Jeschke, M. G.   577

Kahrau, S.   591
Keck, T.   235
Kersting, S.   643
Kisker, O.   113
Kocher, Th.   29
Kohlhaw, K.   205
Koller, M.   357
Kolonja, A.   439
Kortmann, B.   305
Kreisel, D.   225
Kremer, M.   495
Kroesen, A. J.   647
Kruschewski, M.   7

Langer, S.   309
Langrehr, J. M.   253
Langwieler, T. E.   637
Lehmann, T. G.   211

Liener, U. C.   445
Liersch, T.   143
Lipke, K.   463
Löhe, F.   273
Loss, M.   245
Lövin, N.   25

Maksan, S. M.   161
Mann, B.   713
Matevossian, E.   215
Mathiak, G.   531
Mayer, J. M.   549
Mehrabi, A.   295
Metzger, J.   615
Metzger, R.   93
Meyer zu Vilsendorf, A.   319
Meyer, Th.   41
Möslein, G.   123
Musholt, T. J.   109

Neudecker, J.   339

O'Brien, J.   537

Palmes, D.   289
Pesendorfer, P.   633
Petersen, S.   345
Pfitzmann, R.   277
Pietsch, A. R.   119
Pohlen, U.   157
Pratschke, J.   241

Raab, R.   11
Ramadani, M.   79
Raum, M.   543
Raunest, J.   457
Rayes, N.   371
Richter, S.   673
Rijcken, E.   651
Rixen, D.   469

Rohweder, J.   655
Rüdiger, H. A.   221

Sauerland, S.   349
Schädel-Höpfner, M.   453
Schäffer, M.   449
Schemmer, P.   331
Scherer, M. N.   189
Scheunemann, P.   17
Schieker, M.   367
Schnabel, M.   421
Schneeberger, S.   183
Schneider, C. G.   573
Schorr, M.   363
Schumacher, K.   153
Schütz, A.   45

Schwalbach, P.   669
Seifert, J.   335
Selzner, M.   21
Stammberger, U.   409
Stangl, M. J.   179
Stehr, A.   505
Steinbauer, M.   53
Steinhagen, S.   569
Stojanovic, T.   581
Strate, T.   553

Tiefenbacher, W.   563
Timmermann, W.   263
Tittel, A.   681
Topp, S.   585
Tullius, S. G.   169

Ungefroren, H.   65

v. Bernstorff, W.   61
Viebahn, R.   267
von Dobschütz, E.   601
von Heimburg, D.   481

Walgenbach, K.-J.   487
Wanner, G. A.   509
Weiss, G.   299
Weitz, J.   149
Willis, S.   623
Winter, H.   35
Wippermann, B. W.   427
Würl, P.   709

Zeichen, J.   473

CEA ist im Gegensatz zu p53 mit dem Ansprechen auf adjuvante Chemoimmuntherapie beim kolorektalen Karzinom assoziiert

CEA in contrast to p53 is associated with response to adjuvant chemoimmunotherapy in colorectal cancer

K. Fleischer[1], P. Möller[2], K. H. Link[1] und L. Staib[1]

[1] Abteilung für Chirurgie I
[2] Abteilung für Pathologie, Universität Ulm

Einleitung

Das Tumorsuppressorgen p53 bzw. das von ihm kodierte Phosphoprotein p53 besitzt eine wichtige Kontrollfunktion im Zellzyklus. Beim Auftreten von DNA-Schäden kann es über eine Zellarretierung in der postmitotischen G1-Phase Reparaturmechanismen ermöglichen oder bei irreparabler Schädigung des Genoms die Apoptose induzieren [1]. Durch Mutation des p53-Genes wird ein verändertes p53-Protein exprimiert, welches diese Funktion nicht mehr erfüllen kann. Es besitzt im Vergleich zum Wild-Typ Protein eine verlängerte Halbwertszeit, wodurch es intrazellulär akkumuliert und einem immunhistochemischen Nachweis zugängig ist. Letzterer wurde neben dem histopathologischen Tumorstadium als möglicher weiterer Prognosefaktor bei kolorektalen Karzinomen beschrieben [2]. Während es Hinweise darauf gibt, daß p53 mit dem Ansprechen auf eine neoadjuvante Chemotherapie beim fortgeschrittenen kolorektalen Karzinom assoziiert ist [2], ist bisher noch nicht bekannt, ob es auch als prognostischer Faktor hinsichtlich des Erfolges einer adjuvanten Therapie zu verwerten ist.

Das Carcino-embryonale Antigen (CEA) hingegen ist ein bereits etablierter Verlaufs-Tumormarker, der die Vollständigkeit einer unter kurativen Gesichtspunkten durchgeführten Operation bestätigen und frühzeitig durch einen Wieder-/Anstieg auf eine Progression der Erkrankung hinweisen kann [4].

Methodik

Im Rahmen der Multizenterstudien FOGT 1 und 2 (Forschungsgruppe Onkologie Gastrointestinaler Tumore) wurden n = 98 Patienten mit kolorektalen Karzinomen in drei Behandlungsarme randomisiert und 52 Wochen (w) adjuvant therapiert. Die Chemotherapie wurde am 14. postoperativen Tag mit einem über 5 Tage durchgeführten stationären Zyklus begonnen und danach einmal wöchentlich bis zur 52. Zykluswoche fortgeführt. In die Studie einbezogen wurden R0-resezierte Kolonkarzinome mit UICC-Stadium III und II(T4N0M0) sowie Rektumkarzinome mit UICC-Stadium II und III.

Therapiearm A: 450 mg/m²   5-FU/w   + 3 × 150 mg Levamisol/14 Tage
Therapiearm B: Arm A   + 200 mg/m² Folinsäure/w
Therapiearm C: Arm A   + 3 × 6 Mio IU Interferon-alfa-2a/w

Rektumkarzinompatienten wurden zusätzlich postoperativ mit 50,4 Gy über einen Zeitraum von 6 Wochen bestrahlt.

P53 wurde immunhistochemisch mit der Immunperoxidase-Methode in der Primärhistologie bestimmt. Die Präparate wurden in Xylol entparaffiniert und in einer absteigenden Acetonreihe (100%, 70%, 40%) rehydriert. Anschließend erfolgte eine 20minütige Hitzebehandlung in der Mikrowelle, bevor der monoklonale Antikörper P53 D07 (Dako, Hamburg) in einer Verdünnung von 1:100 (PBS) für 60 Minuten bei Raumtemperatur in einer feuchten Kammer inkubiert wurde. Im folgenden wurde Anti-Maus-Immunglobulin und anschließend der Peroxidase konjugierte Streptavidin-Biotin-Komplex jeweils in einer Verdünnung von 1:100 (PBS) für 30 Minuten unter denselben Bedingungen wie zuvor inkubiert. Die Visualisierung der Reaktion erfolgte durch Aminoethylcarbazole, die Kerngegenfärbung mit Hämalaun nach Mayer. Zwischen den einzelnen Schritten wurden die Präparate in PBS gewaschen. Als positive Immunreaktion wurden Präparate gewertet, in denen ≥ 25% der Tumorzellen pro Schnitt Antikörper-positiv waren. Der CEA-Wert wurde präoperativ im Serum der Patienten mit dem Liaison®-Kit (Byk-Sangtec, Dietzenbach) bestimmt (Referenzbereich < 3 ng/ml).

Als Ansprechen auf die adjuvante Chemotherapie wurde die nachgewiesene Rezivfreiheit innerhalb der programmgemäßen Nachsorge (mittlere Nachbeobachtungszeit 37 ± 14 Monate) gewertet. Korrelationberechnungen und Tests auf statistisch signifikante Gruppenunterschiede wurden mit dem Wilcoxon-Test, die Auswertung der Überlebensdaten mit dem Log-Rang-Test durchgeführt [3].

Ergebnisse

Eine positive Immunreaktion auf p53 wurde bei 40/98 (41%) Patienten, eine negative Reaktion bei 58/98 (59%) Patienten gefunden. Bei beiden Gruppen war das rezidivfreie Überleben mit 31 ± 14 Monaten und das Gesamtüberleben mit 37 ± 14 Monaten identisch (p = 0,92, p = 0,93). Ein Ansprechen auf die adjuvante Chemotherapie wurde bei 65/98 (66%) Patienten beobachtet (Abb. 1). Hiervon waren 26 (40%) p53 positiv und 39 (60%) p53 negativ. Eine Tumorprogression während oder nach Abschluß der Chemotherapie, die als Nichtansprechen gewertet wurde, wurde bei 33/98 (34%) der Patienten beobachtet. In diesem Kollektiv waren 14 (42%) p53 positiv und 19 (60%) p53 negativ (p > 0,05). Zwischen den drei Therapiearmen bestand kein Unterschied hinsichtlich des prognostischen Wertes von p53 für das rezidivfreie Überleben (p > 0,05).

Einen präoperativen CEA-Wert ≤ 9 ng/ml wiesen 82/98 Patienten auf (Abb. 1). Hiervon hatten 59/82 (72%) auf die adjuvante Chemotherapie angesprochen und 23/82 (28%) nicht. Dagegen wurde ein mehr als dreifach erhöhter CEA-Wert (> 9 ng/ml) bei 16/98 Patienten gemessen. Darunter hatten lediglich 6/16 (37%) der Patienten auf die Chemotherapie angesprochen, während bei 10/16 (63%) der Patienten ein Rezidiv auftrat. Im Log-Rang-Test (Abb. 2) ergab sich ein signifikanter (p = 0,0017) Unterschied beider CEA-Gruppen (≤ 9 ng/ml versus > 9 ng/ml) in der rezidivfreien Überlebenszeit (33 ± 17 Mon. (n = 82) versus 25 ± 15 Mon. (n = 16), MW ± STW).

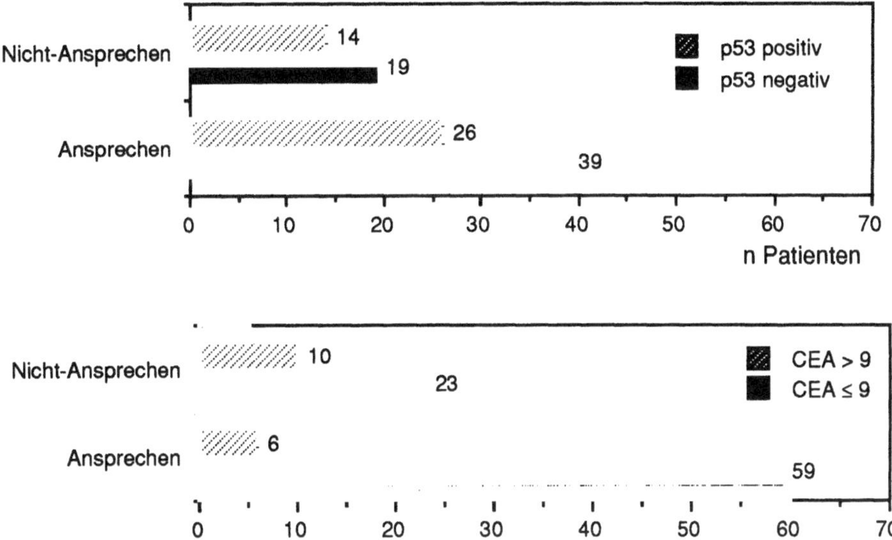

Abb. 1. Verteilung des p53 Status *(oben)* und des präoperativen CEA-Wertes *(unten)* für Patienten mit Ro-resezierten kolorektalen Karzinomen in Abhängigkeit vom Ansprechen auf die adjuvante Chemotherapie (Ansprechen versus Nichtansprechen). Signifikanter Unterschied für CEA ($p < 0,05$ Log-Rang Test), kein signifikanter Unterschied für p53 ($p > 0,05$ Log-Rang Test)

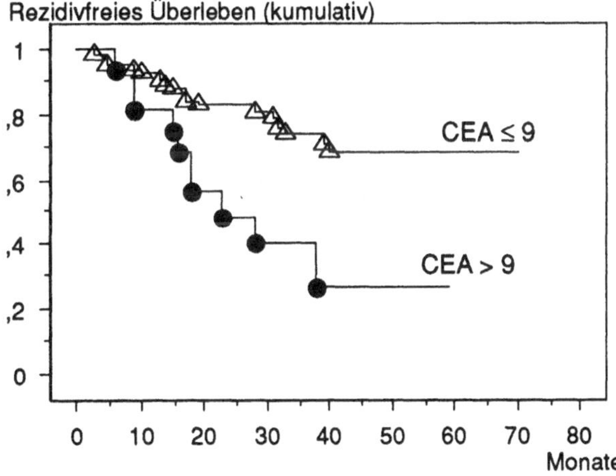

Abb. 2. Kaplan-Meier-Überlebensdiagramm für Patienten mit Ro-resezierten kolorektalen Karzinomen und adjuvanter Therapie, rezidivfreies Überleben in Abhängigkeit vom präoperativen CEA-Wert ($p = 0,0017$ Log-Rang Test)

Diskussion

Eine postoperativ durchgeführte adjuvante Chemotherapie bei Kolonkarzinomen des UICC-Stadium III und II(T4NoMo) und bei Rektumkarzinomen des UICC-Stadiums II und III kombiniert mit Bestrahlung kann die Rezidivrate gegenüber einer unbehandelten Kontrollgruppe um bis zu 20% senken [5]. Dennoch haben zwei Drittel der adjuvant be-

4

handelten Patienten keinen direkten Nutzen von der adjuvanten Therapie, da sie entweder auch ohne adjuvante Therapie rezidivfrei geblieben wären oder sie trotz adjuvanter Behandlung ein Rezidiv entwickeln. Es müssen daher Prognosefaktoren gefunden werden, die eine hinreichend zuverlässige Vorhersage über die Notwendigkeit und das Ansprechen auf eine adjuvante Therapie erlauben. P53 ist nach den vorgestellten Ergebnissen im Gegensatz zu früheren Publikationen nicht dafür geeignet. Demgegenüber könnte ein mehr als dreifach erhöhter präoperativer CEA-Wert als prognostischer Hinweis für das Nicht-Ansprechen auf eine adjuvante Chemotherapie herangezogen werden, zumal es sich hierbei um eine kostengünstige (DM 23,– nach DKG-Normaltarif) und einfach durchzuführende Messung handelt. Eine mögliche Erklärung für das Nichtansprechen auf eine adjuvante Chemotherapie bei einem präoperativ deutlich erhöhten CEA-Wert könnte das Vorliegen einer okkulten Leber- oder sonstigen Fernmetastasierung sein, die nur durch ein umfassenderes, teures Staging unter Einsatz molekularbiologischer Methoden (z. B. Zytokeratin-PCR im Knochenmark) nachweisbar ist.

Zusammenfassung

Hintergrund: Die Expression des Tumorsuppressorgens p53 ist als prognostischer Faktor bei kolorektalen Karzinomen beschrieben. Es ist jedoch nicht bekannt, ob p53 mit dem Ansprechen einer adjuvanten Chemotherapie assoziiert ist. CEA hingegen ist bereits ein etablierter Verlaufstumormarker.

Methodik: 98 Patienten mit kolorektalen Karzinomen UICC III und II wurden über 52 Wochen adjuvant therapiert. Arm A: 5-FU + Levamisol, Arm B: Arm A + Folinsäure, Arm C: Arm A + Interferon-alpha-2a. Die Rektumkarzinompatienten wurden zusätzlich postoperativ bestrahlt (50,4 Gy). P53 wurde mittels Immunperoxidasemethode in der Primärhistologie bestimmt (positive Reaktion wenn $\geq$ 25% der Tumorzellen im Präparat angefärbt). Der CEA-Wert wurde präoperativ mit dem Liaison®-Kit bestimmt. Als Ansprechen auf die Therapie wurde die nachgewiesene Rezidivfreiheit gewertet.

Ergebnisse: 40/98 (41%) Patienten waren p53-positiv, 58/98 Patienten (59%) p53-negativ bei identischer Rezidivfreiheit (31 $\pm$ 14 Monate) und identischem Gesamtüberleben (31$\pm$16 Monate). 42% (26/65) der Ansprecher und 40% (14/33) der Nichtansprecher auf die adjuvante Therapie waren p53-positiv ohne Unterschied in den drei Armen (p > 0,05). Ein CEA-Wert $\leq$ 9 ng/ml wurde bei 72% der Ansprecher und 28% der Nichtansprecher, ein CEA-Wert > 9 ng/ml bei 37% der Ansprecher und 63% der Nichtansprecher gemessen (p = 0,0017).

Schlußfolgerung: P53 ist bei kolorektalen Karzinomen UICC II und III im Gegensatz zu einem präoperativ mehr als dreifach erhöhten CEA-Wert nicht mit dem Ansprechen auf eine adjuvante Chemotherapie assoziiert.

Abstract

Background: The expression of p53 in colorectal carcinoma is often described as a prognostic factor. However, little is known about its association with response to adjuvant chemotherapy. CEA can show early local recurrence or metastases.

Methods: A total of 98 patients with colorectal cancer were treated with either 5-FU+levamisole, 5-FU+levamisole+folinic acid, or 5-FU+levamisole+interferon-alpha for 52 weeks. Patients with rectal cancer received postoperative irradiation (50.4 Gy). P53 was detected immunhistochemically, and preoperative CEA was determined using a Liaison kit.

Results: p53 was positive in 41% and negative in 59% of specimens from 98 patients. Disease-free survival (31±14 months) and overall survival (31 ± 16 months) did not differ among the p53 groups. There was no significant correlation between the expression of p53 and response to adjuvant therapy ($P > 0.05$). CEA $\leq$ 9 ng/ml was found in 72% of responders and 28% of nonresponders; CEA $>$ 9 ng/ml was found in 37% of responders and 63% of nonresponders ($P = 0.0017$).

Conclusion: P53 is, in contrast to CEA, not associated with response to adjuvant treatment of colorectal cancer.

Literatur

1. Cox LS, Lane DP (1995) Tumor suppressors, kinases and clamps-how p53 regulates the cell-cycle in response to DNA-damage. J Clin Oncol 15: 747–751
2. McLeod HL, Murray GI (1999) Tumor markers of prognosis in colorectal cancer. Br J Cancer 79 (2): 191–203
3. Sachs L (1992) Angewandte Statistik. Berlin, Heidelberg, New York: Springer Verlag
4. Bakalakos EA, Burak WE, Young DC, Martin EW (1999) Is carcino-embryonic antigen useful in the follow-up management of patients with colorectal liver metastases? Am J Surg 177: 2–6
5. Moertel CG, Fleming TR, MacDonald JS, Haller DG, Laurie JA, Goodman PJ, Ungerleider JS, Emerson WA, Tormey DC, Glick JH, Veeder MH, Mailliard JA (1990) Levamisole and fluorouracil for adjuvant therapy of resected colon carcinoma. N Engl J Med 322: 352–358

Korrespondenzadresse: Dr. med. Ludger Staib, Abteilung für Allgemeinchirurgie, Universität Ulm, Steinhövelstraße 9, 89075 Ulm, Telefon: (0731) 502-01 oder -7207, e-mail: ludger.staib@medizin.uni-ulm.de

Prognostische Relevanz von Mismatch Repair Gen-Mutationen beim sporadischen kolorektalen Karzinom

Prognostic relevance of mismatch repair gene mutations in sporadic colorectal carcinoma

M. Kruschewski[1], A. Noske[1], N. Runkel[1], G. Berger[1], J. Anagnostopoulos[2], J. Ringel[3], E. Brand[3] und H. J. Buhr[1]

[1] Chirurgische Klinik I
[2] Institut für Pathologie
[3] Medizinische Klinik IV, Universitätsklinikum Benjamin Franklin, FU Berlin

Einleitung

90% der Mutationen beim HNPCC betreffen die Mismatch-Repair-Gene (MMRG) MLH1 bzw. MSH2. Auch beim sporadischen kolorektalen Karzinom sind in etwa 15% der Fälle MMRG mutiert. Untersuchungen bezüglich der Tumorcharakteristika und der Prognose dieser Subpopulation wurden bislang überwiegend bei Patienten durchgeführt, die eine Mikrosatelliteninstabilität aufwiesen. Da nicht bei allen mikrosatelliteninstabilen Tumoren Mutationen der MMRG nachweisbar sind, war es das Ziel dieser Studie zu untersuchen, welchen Einfluß die MMRG auf Tumorbiologie und Verlauf ausüben.

Methodik

Es erfolgte die Analyse von Patienten mit sporadischem kolorektalen Karzinom, die kurativ operiert worden waren und eine postoperative Nachbeobachtung von 5 Jahren hatten. Die Patientendaten, tumorbiologische sowie Therapie- und Nachsorgedaten wurden erfaßt. Insgesamt konnten 127 Patienten in dieser Studie ausgewertet werden.

Von den Tumorparaffinblöcken dieser Patienten wurden 4–5 μm dicke Schnitte, die in Xylol und einer absteigenden alkoholischen Reihe entparaffiniert wurden, angefertigt. Nach 5-minütiger hitzeinduzierter Antigendemaskierung im Citratpuffer (pH = 6) wurden die Schnitte mit dem jeweiligen primären monoklonalen Antikörper (mouse anti-human MLH1 und mouse anti-human MSH2, Fa. PharMingen) für 30 min inkubiert. Auf die Beschichtung der Schnitte mit Brückenantikörper (Rabbit anti-Mouse von DAKO) für 30 min folgte die Inkubation mit Alkalische Phosphatase-anti-Alkalische Phosphatase (APAAP, Herstellung im UKBF). Nach Wiederholung der letzten beiden Arbeitsschritte für jeweils 10 min schloß sich zuletzt unter Hinzugabe einer Entwicklungslösung (Naphtol-AS-Biphosphat, DMF, NN, Levamisol, Neufuchsin) die Farbreaktion an.

Die mikroskopische Auswertung der Proteinexpression erfolgte semiquantitativ mittels eines Scores (Jin et al., Cancer 1999) durch zwei unabhängige Untersucher. Eine negative Expression lag vor, wenn Tumorzellen eine weniger als 20%ige Anfärbung der Zellkerne aufwiesen. Die gesunde Darmukosa diente als positive Kontrolle. Die statistische Analyse erfolgte mittels χ^2-Test, Kruskal-Wallis-Test und Überlebenskurven nach Kaplan-Meier.

Ergebnisse

Von den 127 Patienten bestand bei 10 eine negative Expression für MLH1 und bei 5 für MSH2, wobei in einem Fall beide Gene betroffen waren. Für die statistische Analyse erfolgte eine matched-pair-Bildung, die Gruppen waren in bezug auf Alter und Geschlecht identisch. Die Ergebnisse sind in Tabelle 1 wiedergegeben.

Bezüglich des klinischen Verlaufs gab es bei beiden MMRG keinen Unterschied im rezidivfreien Überleben. Der Unterschied in der Überlebenszeit (72 Monate (MLH1 neg.) vs. 63 (MLH1 pos.)) war statistisch nicht erkennbar.

Tabelle 1. Beziehung zwischen negativer MLH1- bzw. MSH2- Expression und Tumorcharakteristika

	pT	pN	Grading	Angiosis	Lymph-angiosis	Proximale Lokalisation
hMLH1	ns	ns	ns	ns	$p = 0{,}018$	$p = 0{,}018$
hMSH2	ns	ns	ns	ns	ns	ns

Diskussion

Mittels Immunhistochemie wurden bei 127 Patienten mit sporadischem kolorektalen Karzinom MMR-Genveränderungen untersucht. Der Anteil der Tumoren mit negativer Proteinexpression lag in unserem Krankengut bei etwa 12% und entspricht somit den Angaben der Literatur. Patienten mit HNPCC-Syndrom, bei denen Mutationen in den MMRG vorliegen, besitzen im Vergleich zu Patienten mit sporadischem kolorektalen Karzinom eine günstigere Prognose. In dieser Studie wollten wir überprüfen, ob sporadische kolorektale Karzinome mit MMR-Gendefekten sich bezüglich Tumorbiologie und Verlauf von Tumoren mit positiver Expression unterscheiden.

Die signifikant häufigere Lokalisation im proximalen Kolon bei fehlender MLH1-Expression wurde auch von Thibodeau et al. beschrieben. Für den hier beschriebenen Zusammenhang zwischen Lymphangiosis und fehlender MLH1-Expression finden sich keine Angaben in der Literatur.

Sowohl bezüglich des rezidivfreien Verlaufs als auch für die Überlebenszeit fanden sich keine Unterschiede zwischen exprimierenden und nicht-exprimierenden Tumoren. Diese Ergebnisse stimmen mit denen von Maeda et al. überein. Cawkwell et al., die ihre Untersuchungen nur bei proximalen Tumoren durchführten, fanden allerdings unter Zusammenfassung beider MMRG einen signifikanten Überlebensvorteil gegenüber Patienten mit positiver Expression.

Da eine prognostische Relevanz beider Gene in unserem Krankengut nicht nachgewiesen werden konnte, schlußfolgern wir, daß sich die MMRG für die Klinik als Prognoseparameter nicht eignen.

Zusammenfassung

Hintergrund: Beim sporadischen kolorektalen Karzinom sind in etwa 15% der Fälle MMRG mutiert. Untersuchungen bezüglich der Tumorcharakteristika und der Prognose dieser Subpopulation wurden bislang nur bei Patienten durchgeführt, die eine Mikrosatelliteninstabilität aufwiesen. Da nicht bei allen mikrosatelliteninstabilen Tumoren Mutationen der MMRG nachweisbar sind, war es das Ziel dieser Studie zu untersuchen, welchen Einfluß die MMRG auf Tumorbiologie und Verlauf ausüben.

Methodik: Analyse von 127 Patienten mit sporadischem kolorektalen Karzinom. Immunhistochemische Untersuchung mittels Antikörper gegen MLH1 bzw. MSH2 (APAAP-Methode). Semiquantitative Analyse mittels Scores. Statistische Auswertung (χ^2, Kruskal-Wallis und Kaplan-Meier).

Ergebnisse: Von den 127 Patienten bestand bei 10 eine negative Expression für MLH1 und bei 5 für MSH2, wobei in einem Fall beide Gene betroffen waren. Unterschiede zwischen MLH1 exprimierenden Tumoren und Tumoren mit fehlender Expression fanden sich bezüglich pT- und pN-Kategorie, Grading und Angiosis nicht. Bei fehlender Expression war allerdings signifikant häufiger eine Lymphangiosis nachweisbar (p = 0,018). Weiter waren diese Tumoren signifikant häufiger proximal lokalisiert (p = 0,018). Bezüglich des klinischen Verlaufs gab es keinen Unterschied im rezidivfreien Überleben, der Unterschied in der Überlebenszeit (72 Monate (MLH1 neg.) vs. 63 (MLH1 pos.)) war statistisch nicht erkennbar. Bei Tumoren mit fehlender Expression für MSH2 konnten keine Unterschiede bezüglich der Tumorcharakteristika im Vergleich zu den exprimierenden Tumoren festgestellt werden.

Schlußfolgerung: Sporadische kolorektale Karzinome ohne Expression des MMRG MLH1 zeigen im Vergleich zu exprimierenden Tumoren signifikant häufiger eine Lymphangiosis sowie eine Lokalisation im rechten Kolon, während dies bei fehlender Expression von MSH2 nicht nachweisbar ist. Eine prognostische Relevanz ließ sich in unserem Krankengut allerdings bei beiden Genen nicht nachweisen, so daß sich die MMRG für die Klinik als Prognoseparameter nicht eignen.

Abstract

Background: Ninety percent of the mutations in hereditary nonpolyposis colorectal cancer are caused by the mismatch repair gene (MMRG) MLH1 or MSH2. MMRG mutation is also observed in 15% of sporadic colorectal carcinomas. Studies on tumor characteristics and the prognosis of this subpopulation have thus far only been performed in patients with microsatellite instability. Since MMRG mutations are not detectable in any tumors with microsatellite instability, the aim of this study was to examine the influence of MMRG on tumor biology and the course of disease.

Methods: The study included 127 patients who had undergone curative surgery for a sporadic colorectal carcinoma and a 5-year postoperative follow-up examination. The following steps were taken: Preparation of 4- to 5-μm sections and immunohistochemical staining with antibodies against MLH1 or MSH2 (APAAP method), semiquantitative analysis by scores (Jin et al., 1999) with a negative expression of 0–20% and a positive expression of 20-100%, and statistical evaluation (χ^2, Kruskal-Wallis, Kaplan-Meier).

10

Results: Ten of these patients had a negative expression of MLH1 and five of MSH2, and in one case both genes were affected. Differences between MLH1-expressing tumors and those with no expression were found for the pT and pN category but not for grading and angiosis. Lymphangiosis was more frequent in cases with no MLH1 expression ($P = 0.018$). These tumors were also located mainly in the proximal colon ($P = 0.018$). Regarding the clinical course, the difference of 72 months (MLH1 neg.) vs. 63 months (MLH1 pos.) in recurrence-free survival was statistically not significant. The tumors with no MSH2 expression did not show any difference in tumor characteristics compared to those with MSH2 expression.

Conclusion: Sporadic colorectal carcinomas with no MLH1 expression have a significantly higher lymphangiosis rate and right colon location than tumors with MHL1, whereas this is not detectable in tumors without MSH2 expression. However, a prognostic relevance for both genes was not observed in our patient population. MMRG are thus clinically unsuitable as prognostic parameters.

Literatur

1. Cawkwell L, Gray S, Murgatroyd H, Sutherland F, Haine L, Longfellow M, O'Loughlin S, Cross D, Kronborg O, Fenger C, Mapstone N, Dixon M, Quirke P (1999) Choice of management strategy for colorectal cancer based on a diagnostic immunohistochemical test for defective mismatch repair. Gut 45: 409–415
2. Jin TX, Furihata M, Yamasaki I, Kamada M, Liang SB, Ohtsuki Y, Shuin T (1999) Human Mismatch Repair Gene (hMSH2) Product Expression in Relation to Recurrence of Transitional Cell Carcinoma of the Urinary Bladder. Cancer 85: 478–484
3. Maeda K, Nishiguchi Y, Onoda N, Otani H, Nakata B, Yamada S, Okuno M, Sowa M, Chung KH (1998) Expression of the mismatch repair gene hMSH2 in sporadic colorectal cancer. International Journal of Oncology 13: 1147–1151
4. Thibodeau SN, French AJ, Cunnigham JM, Tester D, Burgart LJ, Roche PC, McDonell SK, Schaid DJ, Michels VV, Farr GH, O'Connell MJ (1998) Microsatellite Instability in Colorectal Cancer: Different Mutator Phenotypes and the Principal Involvement of hMLH1. Cancer Research 58: 1713–1718

Korrespondenzadresse: Dr. med. M. Kruschewski, Chirurgische Klinik I, Universitätsklinikum Benjamin Franklin, Freie Universität Berlin, Hindenburgdamm 30, 12203 Berlin, Fax: 030-8445-2740, e-mail: kruschewski@ukbf.fu-berlin.de

Gentherapie kolorektaler Lebermetastasen – Nachweis eines therapeutischen Distanz-Bystander-Effektes im CD/5FC-System

Gene therapy for colorectal liver metastases:
evidence of a therapeutic distant bystander effect in the CD/5-FC system

R. Raab[1], M. Mala[1], V. Pierrefite-Carle[2], P. Baqué[3], D. Benchimol[3], B. Rossi[2] und A. Bourgeon[3]

[1] Medizinische Hochschule Hannover, Klinik für Viszeral- und Transplantationschirurgie, Hannover
[2] Unité INSERM 364, Faculté de Médecine, Avenue de Valombrose, 06107 Nice cédex 2, Frankreich
[3] Service de Chirurgie Abdominale et Thoracique, Hôpital l'Archet II, 151 Route de Saint-Antoine de Ginestière, 06202 Nice cédex 3, Frankreich

Einleitung

Es gibt eine große Anzahl von Patienten mit Lebermetastasen, für die primär oder bei rezidivierenden Metastasen kein erfolgversprechendes Therapieverfahren zur Verfügung steht. Hier könnte die Gentherapie einen neuen Ansatz darstellen. Auf onkologischem Gebiet verfolgt die Gentherapie im wesentlichen zwei Wege, entweder, den normalen Geno- bzw. Phänotyp der Zellen wieder herzustellen (sog. „korrektive Gentherapie"), oder die Tumorzellen zu zerstören [1]. Eine der Möglichkeiten für den zweiten Weg ist der Transfer eines sog. „Suizid-Gens" in Tumorzellen. Bei dieser Suizidgentherapie wird ein in eukaryotischen Säugetierzellen nicht vorhandenes Gen, welches für ein Enzym codiert, das eine nicht toxische Vorläufer-Substanz (sog.„Prodrug") in eine zytotoxische Substanz (sog. „Drug") umwandelt, gezielt in maligne Zellen transferiert. Bei einer anschließenden systemischen Behandlung mit der Prodrug, erfährt diese – wenn das Gen exprimiert und somit das Enzym gebildet wird – eine intrazelluläre Umwandlung in die eigentliche Wirksubstanz. Dies führt dann zum Zelltod der gentransferierten Zelle [2]. Es handelt sich also im Idealfall um eine auf den Tumor beschränkte Chemotherapie, bei der keine systemische Toxizität ausgebildet wird. Neben der direkten Zellschädigung können bei der Suizidgentherapie weitere Wirkeffekte zum Tragen kommen. Darunter ein sogenannter „lokaler Bystander-Effekt", d.h. daß benachbarte, nicht gentransfizierte Tumorzellen (über verschiedene Mechanismen) geschädigt werden [3, 4], sowie ein sogenannter „Distanz-Bystander-Effekt", d.h. daß auch in räumlicher Entfernung gelegene Tumoren im Verlauf der Prodrug-Behandlung eines Suizidgen-positiven Tumors im Wachstum gehemmt oder sogar destruiert werden können [5].

Fragestellung

In der vorliegenden Arbeit sollte erstmals untersucht werden, ob sich im CD/5-FC-Suizidgensystem ein Distanz-Bystander-Effekt bei etablierten kolorektalen Lebermetastasen nachweisen läßt. Das verwendete System basiert auf der durch Cytosin Desaminase vermittelten intrazellulären Umwandlung von 5-Fluorcytosin (5-FC) in 5-Fluoruracil (5-FU). Speziell interessierten folgende Fragen:

a) Ist unter 5-FC-Behandlung eine Wachstumshemmung induzierter Lebermetastasen zu beobachten, und besteht dabei ein Unterschied zwischen CD-positiven und CD-negativen Tumoren?
b) Existiert ein Distanz-Bystander-Effekt, d.h. läßt sich unter 5-FC-Behandlung nicht nur eine Wachstumshemmung eines CD-positiven Tumors sondern auch eines synchron kontralateral erzeugten CD-negativen Tumors beobachten?
c) Existiert ein therapeutischer Distanz-Bystander-Effekt, d.h. läßt sich in diesem System auch eine Regression eines bereits zuvor im kontralateralen Leberlappen etablierten Tumors erreichen?

Methodik

In drei Versuchsreihen wurden durch subkapsuläre Injektion von Tumorzellen (jeweils $1,5 \times 10^6$ Zellen) experimentelle kolorektale Lebermetastasen bei insgesamt 55 BD-IX-Ratten erzeugt. Verwendet wurden Zellen einer Linie, die auf einem durch 1,2-Dimethylhydralazin generierten Kolonkarzinom der BD-IX-Ratte basiert („Pro-b"-Zellen), entweder als wild-Typ (CD-negativ) oder mit einem bakteriellem (aus E. coli) CD-Gen transfiziert (CD-positiv). Die Tiere der beiden Gentherapie-Gruppen (n = 42) erhielten entweder gleichzeitig mit den wild-Typ-Zellen (Versuchsreihe 1, n = 20) oder zeitlich versetzt, nach Etablierung einer manifesten Metastase (Versuchsreihe 2, n = 22) eine Injektion von CD-positiven Zellen in den kontralateralen Leberlappen mit anschließender intraperitonealer 5-FC- oder alleiniger NaCl-Behandlung (10:10 bzw. 11:11). Bei einer aus methodischen Gründen erforderlichen Kontrollgruppe ohne Gentherapie (n = 13) wurden nur wild-Typ-Tumoren erzeugt und ebenfalls mit 5-FC oder NaCl behandelt (7:6). Nach 30 Tagen Behandlung wurden die Tiere euthanasiert, die Tumorvolumina (in mm^3) der Pro-b- und Pro-b-CD-Tumoren bestimmt und die Tumoren histologisch als Adenokarzinome bestätigt. Wenn die Tiere keine Tumoren mehr aufwiesen, wurde das Lebergewebe am Ort der Tumorinduktion histologisch untersucht. Hier wurde immer eine Entzündungsreaktion mit massivem lymphozytenreichen Infiltrat gefunden. In einem Fall eines im Rahmen der Versuchsanordnung 2 mit FC behandelten Tieres konnte eine entzündliche Veränderung an der Pro-b-Injektionsstelle nicht histologisch bestätigt werden, so daß dieser (CD-negative) Tumor von der Auswertung ausgeschlossen wurde.

Ergebnisse

Distanz-Bystander-Effekt (Versuchsanordnung 1)

Bei 20 Tieren wurden nicht gentransfizierte, d.h. CD-negative (Pro-b) Zellen subkapsulär in den linken Leberlappen und gentransfizierte, d.h. CD-positive (Pro-b-CD) Zellen in den kontralateralen, rechten Leberlappen injiziert. Nach 9 Tagen wurde in einer explorativen Laparotomie das Wachstum beider Tumoren verifiziert und die Ratten hierauf für 30 Tage mit 5-FC (n = 10) oder NaCl (n = 10) behandelt. Eine Ratte der NaCl-Gruppe verstarb am 21. Tag der Behandlung. Nach 30 Tagen konnten folgende Ergebnisse festgestellt werden:

Tabelle 1. Versuchsanordnungen 1–3: Tumorvolumina in mm^3 (MW ± SD) und Anzahl der Tumoren in Abhängigkeit von der gewählten Therapie

Versuchs-Anordnung	Art der Tumoren	Anzahl der Tumoren	Behandlung der Tiere	Tumorgröße: MW (± SD) [mm^3]	
1	Pro-b-CD	10	FC	11,9	(17,0)
	Pro-b-CD	9	NaCl	87,8	(66,0)
	Pro-b	10	FC	55,7	(34,7)
	Pro-b	9	NaCl	259,2	(364,9)
2	Pro-b-CD	11	FC	0,96	2,8
	Pro-b-CD	11	NaCl	42,5	67,0
	Pro-b	10	FC	2,5	3,6
	Pro-b	11	NaCl	94,6	68,4
3	Pro-b	7	FC	146,7	(113,7)
	Pro-b	6	NaCl	132,3	(108,7)

- Nach 5-FC-Behandlung waren Pro-b-CD-Tumoren mit 11,9 ± 17 mm^3 (MW±SD) signifikant kleiner als Pro-b-Tumoren mit 55,7 ± 34,7 mm^3 (p = 0,0022).
- Nach NaCl-Behandlung zeigte sich kein signifikanter Unterschied in den Tumorvolumina der Pro-b-Tumoren im Vergleich zu den Pro-b-CD-Tumoren (p = 0,1707).
- Pro-b-CD-Tumoren waren mit 11,9 ± 17 mm^3 in 5-FC-behandelten Tieren signifikant kleiner als in NaCl behandelten Tieren mit 87,8 ± 66,0 mm^3 (p = 0,0089). Zwei der 5-FC-behandelten Tiere waren komplett Pro-b-CD-tumorfrei.
- Pro-b-Tumoren waren mit 55,7 ± 34,7 mm^3 in 5-FC-behandelten Tieren ebenfalls signifikant kleiner als in NaCl-behandelten Tieren mit 259,2 ± 364,9 mm^3 (p = 0,0062).

Therapeutischer Distanz-Bystander Effekt (Versuchsanordnung 2)

Pro-b-Zellen wurden subkapsulär in den rechten Leberlappen von 22 Tieren injiziert. Nach 5 Tagen wurde das Tumorwachstum im rechten Leberlappen verifiziert, gleichzeitig wurden Pro-b-CD-Zellen subkapsulär in den linken Leberlappen injiziert. Bei allen Tieren ließen sich zu diesem Zeitpunkt etablierte Pro-b-Tumoren nachweisen. Am darauffolgenden Tag wurde mit der 30-tägigen Behandlung mit 5-FC (n = 11) oder NaCl (n = 11) begonnen. Danach wurden folgende Ergebnisse festgestellt:

- Pro-b-CD-Tumoren fanden sich bei allen Tieren der NaCl-behandelten Gruppe (42,5 ± 67,0 mm^3), wohingegen bei den 5-FC-behandelten Ratten nur 2 von 11 Tieren einen Pro-b-CD-Tumoren aufwiesen (0,96 ± 2,8 mm^3; p = 0,0003).
- Pro-b-Tumoren fanden sich in allen Tieren der NaCl-behandelten Gruppe (94,6 ± 68 mm^3). Bei den 5-FC-behandelten Ratten wiesen hingegen nur 6 von 10 Tieren nach der 5-FC-Behandlung einen Pro-b-Tumor auf (2,5 ± 3,6 mm^3; p = 0,0003).

Kontrollen ohne Gentherapie (Versuchsanordnung 3)

Bei 13 Tieren wurden nur Pro-b-Tumoren im linken Leberlappen induziert. Am 9. Tag wurde das Tumorwachstum durch explorativen Laparotomie verifiziert. Anschließend wurden die Tiere für 30 Tage mit 5-FC (n = 7) oder NaCl (n = 6) behandelt. Es ergab sich dabei kein signifikanter Unterschied in den Pro-b-Tumorvolumina zwischen NaCl- und 5-FC behandelten Tieren (s. Tabelle 1), das bedeutet, daß eine 5-FC-Therapie keine Wirkung auf CD-negative Tumore hat, wenn nicht gleichzeitig CD-positive Tumore vorhanden sind.

Diskussion

Mit Suizidgensystemen gibt es bereits Erfahrung in einer Reihe von Modellen sowohl in vitro als auch in vivo [5–8], meist allerdings für subkutan gelegene Tumoren. Mehrere Autoren konnten dabei eine protektive Immunität erzeugen, die jedoch nicht ausreichend war, um die Regression eines präexistenten Tumors zu bewirken [7, 8]. Die Daten zu einem Distanz-Bystander-Effekt sind nur spärlich, teils beziehen sie sich überdies auf spezielle Situationen wie Plasmazell-Tumoren [10]. In der vorliegenden Arbeit konnte erstmals gezeigt werden, daß im CD/5-FC-System ein Distanz-Bystander-Effekt auch in der Leber existiert. Dieser ist nicht nur bei gleichzeitiger Erzeugung genveränderter und unveränderter Metastasen nachweisbar sondern er führt auch zu einer Regression bereits manifester wild-Typ-Lebermetastasen – der erste Beleg für einen *therapeutischen* Distanz-Bystander-Effekt überhaupt. Dies eröffnet mögliche Wege zu dem – wenngleich noch fernen – Ziel einer Gentherapie etablierter kolorektaler Metastasen auch beim Menschen.

Zusammenfassung

Hintergrund: Kolorektale Lebermetastasen sind ein zahlenmäßig bedeutendes und bislang therapeutisch nicht befriedigend gelöstes Problem. Die Gentherapie könnte hier einen neuen Ansatz darstellen.

Methodik: Zellen einer Kolonkarzinomlinie der BD IX Ratte wurden mit dem bakteriellen Cytosin Desaminase-Gen (CD-Gen) transfiziert. Das Genprodukt ermöglicht die Umwandlung des nicht-toxischen 5-Fluorcytosin (5-FC) in 5-FU. Bei syngenetischen Ratten wurden dann im einen Leberlappen Metastasen der genveränderten Tumorzellen und im anderen Lappen Metastasen der wild-Typ-Zellen erzeugt.

Ergebnisse: Es konnte gezeigt werden, daß eine anschließende 5-FC-Behandlung nicht nur zu einer Regression der CD-positiven sondern über einen Distanz-Bystander-Effekt auch der CD-negativen Tumoren führt. Dieser Effekt war auch zu beobachten, wenn wild-Typ-Metastasen präexistent waren und erst zeitlich versetzt CD-positive Tumoren generiert und mit 5-FC therapiert wurden.

Schlußfolgerungen: In dem verwendeten Modell ließ sich ein therapeutischer Distanz-Bystander-Effekt in der Leber nachweisen. Somit erscheint auf diesem Weg auch eine Gentherapie bereits etablierter kolorektaler Metastasen beim Menschen prinzipiell möglich.

Abstract

Background: Colorectal liver metastases are an important problem which has still not been adequately solved.

Methods: Cells of a colon cancer line of the BD IX rat were transfected with the CD gene of *E. coli*. The gene product cytosine deaminase converts the nontoxic 5-fluorcytosine into

5-FU. CD-positive metastases were then induced in one lobe of the liver in syngeneic rats. In the other lobe wild-type metastases were generated.

Results: Treatment with 5-FC resulted in regression of both tumors. This so-called "distant bystander effect" could also be observed in preexisting wild-type metastases (i.e., "*therapeutic* distant bystander effect").

Conclusions: Therefore, it seems worthwhile to investigate whether the CD/5-FC system is also suitable for the treatment of established colorectal liver metastases in humans.

Literatur

1. Gutierrez AA, Lemoine NR, Sikora K (1992) Gene therapy for cancer. Lancet 339: 715–721
2. Mullen CA, (1994) Metabolic suicide genes in gene therapy. Pharmac Ther 63: 199–207
3. Freeman SM, Abboud CN, Whartenby KA, Packman CH, Koeplin DS, Moolten FL, Abraham GN (1993) The "Bystander Effect": Tumor regression when only a fraction of the the tumor mass is genetically modified. Cancer Res 53: 5274–5283
4. Huber BE, Austin EA, Richards CA, Davis ST, Good SS (1994) Metabolism of 5-FC to 5-FU in human colorectal tumor cells transduced with the cytosine deaminase gene: significant antitumor effects when only a small percentage of tumor cells express cytosine deaminase. Proc Natl Acad Sci USA 91: 3802–8306
5. Dilber MS, Abedi MR, Björkstrand B, Christensson B, Gharton G, Xanthopoulos KG, Smith CIE (1996) Suicide gene therapy for plasma cell tumors. Blood 88: 2192–2200
6. Mullen CA, Kilstrup M, Blaese RM (1992) Transfer of a bacterial gene for cytosine deaminase to mammalian cells confers lethal sensivitiy to 5-fluorocytosine: a negative selection system. Proc Natl Acad Sci USA 89: 33–37
7. Mullen CA, Blaese RM (1994) Tumors expressing the Cytosine Deaminase suicide gene can be eliminated in vivo with 5-FC and induce protective immunity against wild type tumor. Cancer Res 54: 1593–1506
8. Consalvo M, Mullen CA, Modesti A, Musiani P, Allione A, Cavallo F, Giovarelli M, Forni G (1995) 5-Fluorocytosine-induced eradication of murine adenocarcinomas engeneered to express the cytosine deaminase suicide gene requires host immune competence and leaves efficient memory. J Immunol 154: 5302–5312
9. Kianmanesh AR, Perrin H, Panis Y, Fabre M, Nagy HJ, Houssin D, Klatzmann DA (1997) "Distant" Bystander Effect of suicide gene therapy: regression of nontransduced tumors together with a distant transduced tumor. Hum Gene Ther 8: 1807–1814
10. Bi W, Kim YG, Feliciano ES, Pavelic L, Wilson KM, Pavelic ZP, Stambrook PJ (1997) An HSVtk-mediated local and distant antitumor bystander effect in tumors of head and neck origin in athymic mice. Cancer Gene Ther 4: 246–252

Korrespondenzadresse: Priv.-Doz. Dr. R. Raab, Medizinische Hochschule Hannover, Klinik für Viszeral- und Transplantationschirurgie, Carl-Neuberg-Str. 1, 30625 Hannover

Häufige Modulation der FAS(APO1)-/FAS-Ligand-Expression als möglicher Mechanismus der Progression von kolorektalen Lebermetastasen

Frequent modulation of Fas(APO1/CD95) and Fas ligand expression as a mechanism of tumor progression in colorectal liver metastases

P. Scheunemann, S. B. Hosch, M. Renken, M. Lüth, M. Gundlach, C. Brunken und J. R. Izbicki

Abteilung für Allgemeinchirurgie, Universitäts-Krankenhaus-Eppendorf Hamburg; Abteilung für Hepato-biliäre Chirurgie, Universitäts-Krankenhaus-Eppendorf, Hamburg

Einleitung

Der Oberflächenrezeptor Fas (APO-1/CD95) vermittelt nach Interaktion mit seinem Liganden (FasL) den apoptotischen Zelltod [1, 2]. Neben Zellen des Immunsystems wird Fas normalerweise von einer Vielzahl adulter Gewebe – einschließlich Epithelien – exprimiert, während FasL vornehmlich von Zellen des Immunsystems und immunpriviligierten Geweben exprimiert wird [2, 3]. Bei Tumoren sind Modulationen der Fas- und FasL-Expression häufige Ereignisse [4]. Vieles deutet daraufhin, daß sich Tumoren zum einen durch *down*-Regulation von Fas und Expression von löslichem FasL den Angriffen zytotoxischer T- und NK-Zellen entziehen (*escape from immune surveillance*) [4] und zum anderen durch *up*-Regulation von FasL ihrerseits Apoptose bei aktivierten zytotoxischen Immunzellen induzieren können (*counterattack*-Modell) [4, 5].

Methodik

Mittels immunhistochemischer ABC-Färbetechnik wurde die Fas- und FasL-Expression auf 58 R0-resezierten kolorektalen Lebermetastasen untersucht. Als Primärantikörper dienten der monoklonale Anti-Fas-Antikörper DX2 (Pharmingen) und der polyklonale Anti-FasL-Antikörper Q20 (Santa Cruz Biotech.). Die Visualisierung der Antigen-Antikörper-Bindung erfolgte mittels Vectastain Elite ABC Kit (Vector) und dem Chromogen Diaminobenzidin (Dako). Die Auswertung erfolgte sowohl semiquantitativ als auch unter Berücksichtigung der Färbeintensität.

Ergebnisse

50/58 (86%) Lebermetastasen zeigten eine fehlende (n = 39) oder deutlich reduzierte Fas-Expression (n = 11). Eine *up*-regulierte FasL-Expression war auf 41/58 Lebermetastasen (71%) nachweisbar, wobei 27 Proben eine mäßiggradige und 14 Proben eine starke FasL-Expression aufwiesen. 23/50 Patienten (46%) mit Fas-*down*-regulierten Lebermetastasen (mittlere Überlebenszeit 39,3 Monaten) verstarben tumorbedingt im Vergleich zu 1/8 Patienten (13%) mit normaler Fas-Expression (mittlere Überlebenszeit 46 Monate) [p = 0,04].

Schlußfolgerung

Modulationen der Fas/FasL-Expression sind häufige Ereignisse bei Lebermetastasen kolorektaler Karzinome, welche bei der Tumorprogression eine wichtige Rolle zu spielen scheinen.

Zusammenfassung

Hintergrund: Vieles deutet daraufhin, daß sich Tumoren durch Modulation der Expression des Apoptosefaktors Fas (APO1/CD95) und seines Liganden (FasL) der endogenen Immunabwehr entziehen (*escape from immune surveillance*) bzw. ihrerseits Apoptose bei zytotoxischen Immunzellen induzieren können (*counterattack*-Modell). Welche Rolle diese Modulationen bei der Progression kolorektaler Lebermetastasen spielen könnten, wurde bislang noch nicht untersucht.
Methodik: Mittels immunhistochemischer ABC-Färbetechnik wurde die Fas- und FasL-Expression auf 58 kolorektalen Lebermetastasen untersucht. Die Auswertung erfolgte sowohl semiquantitativ als auch unter Berücksichtigung der Färbeintensität.
Ergebnisse: 50/58 (86%) Lebermetastasen zeigten eine fehlende (n = 39) oder deutlich reduzierte Fas-Expression (n = 11). Eine *up*-regulierte FasL-Expression war auf 41/58 Lebermetastasen (71%) nachweisbar, wobei 27 Proben eine mäßiggradige und 14 Proben eine starke FasL-Expression aufwiesen. 23/50 Patienten mit Fas-*down*-regulierten Lebermetastasen (mittlere Überlebenszeit 39,3 Monaten) verstarben tumorbedingt im Vergleich zu 1/8 Patienten mit normaler Fas-Expression (mittlere Überlebenszeit 46 Monate) [p = 0,04].
Schlußfolgerung: Modulationen der Fas/FasL-Expression sind häufige Ereignisse bei Lebermetastasen kolorektaler Karzinome, welche bei der Tumorprogression eine wichtige Rolle zu spielen scheinen.

Abstract

Background: The cell surface receptor Fas (APO-1/CD95) mediates apoptosis via interaction with its ligand (FasL) [1, 2]. Fas is normally expressed in a variety of adult tissues, including epithelial tissue, whereas FasL expression is predominantly restricted to cells of the immune system or immunoprivileged tissues [2, 3]. In tumors, modulation of Fas and FasL expression is frequent [4]. There is evidence that tumors may escape immune surveillance via downregulation of Fas or expression of soluble FasL [4]. Furthermore, upregulation of FasL on tumor cells may induce apoptosis in tumor-infiltrating cytotoxic T-cells (counter attack model) [4, 5]. So far nothing is known about the role of Fas and FasL expression in the progression of colorectal liver metastases.
Methods: Cytostat sections of 58 colorectal liver metastases with tumor-free resection margins (Ro) were analyzed for Fas and FasL expression immunohistochemically by the

ABC technique using the monoclonal anti-Fas antibody DX2 (Pharmingen) and the polyclonal anti-FasL antibody Q20 (Santa Cruz Biotech.). Visualization of antibody binding was performed with Vectastain Elite ABC Kit (Vector) and the chromogene diaminobenzidin (Dako). Stained sections were evaluated semiquantitatively. Staining intensity was also taken into account.

Results: Some 50 of 58 metastases (86%) showed reduction ($n = 11$) or complete loss of Fas expression ($n = 39$), whereas upregulation of FasL expression was observed in 41/58 metastases (71%) with moderate ($n = 27$) or strong FasL expression ($n = 14$). A total of 23 of 50 patients (46%) with Fas downregulation died of tumor-related causes within a mean survival time of 39.3 months as compared to one of eight patients (13%) with normal Fas-expressing metastases with a median survival of 46 month ($P = 0.04$).

Conclusion: Modulations of Fas and FasL expression are frequent events in colorectal liver metastases and seem to play an important role in tumor progression.

Literatur

1. Suda T, Nagata S (1994) Purification and characterization of the Fas-ligand that induces apoptosis. J Exp Med 179: 873–879
2. Tanaka M, Suda T, Takahashi T, Nagata S (1995) Expression of the functional soluble form of human Fas ligand in activated lymphocytes. EMBO J 14 (6): 1129–1135
3. Seino KI, Kayagaki N, Okumura K, Yagita H (1997) Antitumor effect of locally produced CD95 ligand. Nature Med 3 (2): 165–170
4. Walker PR, Saas P, Dietrich PY (1997) Role of Fas ligand (CD95L) in immune escape. J Immunol 158: 4521–4524
5. Ungefrohren H, Voss M, Jansen M, Roeder C, Henne-Bruns D, Kremer D, Kremer B, Kalthoff H (1998) Human pancreatic adenocarcinomas express Fas and Fas ligand yet are resistant to Fas-mediated apoptosis. Cancer Res 58: 1741–1749

Korrespondenzadresse: Dr. P. Scheunemann, Abteilung für Allgemeinchirurgie, Universitäts-Krankenhaus-Eppendorf, Martinistr. 52, 20246 Hamburg

Ceramide induziert apoptotischen Zelltod und verhindert das Wachstum von Kolonkarzinomzellen

Ceramide induces apoptotic cell death and inhibits growth of colon cancer cells

M. Selzner[1,2], M. A. Morse[1], K. T. E. Beckurts[2] und P.-A. Clavien[1]

[1] Duke University Medical Center, Department of Surgery
[2] Klinik für Visceral- und Gefäßchirurgie der Universität zu Köln

Einleitung

Induktion von Apoptose ist ein zentraler Mechanismus der Tumorzellvernichtung [1]. Eine Störung der Apoptoseinduktion begünstigt das Überleben von Tumorzellen und fördert Tumorprogress [2]. Ceramide ist ein Zellmembran generiertes Sphingolipid, welches kürzlich mit Zell-Differenzierung, Wachstumsblockade und Apoptose assoziiert werden konnte [3, 4]. Wir untersuchten in dieser Studie den Ceramidgehalt von menschlichem Kolonkarzinomgewebe und bestimmten den Effekt von Ceramide in vitro und in vivo auf metastasierende Kolonkarzinomzellen.

Methodik

Ceramide-Spiegel wurden in OP Proben von menschlichen primären Kolonkarzinomen, normaler Kolonschleimhaut, Lebermetastasen von Kolonkarzinomen und normalem Lebergewebe bestimmt. Der Effekt von 4 verschiedenen Ceramide-Derivaten (C2, C6, D-MAPP, B13) wurde an einer menschlichen Kolonkarzinomzelllinie (SW403) getestet. Zelltod wurde mittels Tryphan-Blau-Färbung quantifiziert, Tumorwachstum wurde durch [^{3}H]-Thymidin-Inkorporation evaluiert und Apoptose wurde mittels Tunel-Test, Annexin V Assay und DNA-Gelelektrophorese bestimmt.

Ergebnisse

Primäres und metastatisches Kolonkarzinomgewebe enthält 50% weniger Ceramide als normale Kolonmukosa. Sämtliche Ceramide-Derivate induzierten Tumorzelltod und inhibierten DNA-Synthese in einer zeit- und dosisabhängigen Form, wobei B13 den signifikant wirksamsten Mediator darstellte. Apoptose war die dominierende Form des Zelltodes mit 82% Tunel positiven Zellen innerhalb von 24 h nach Behandlung mit B13 (Abb. 1). Die Induktion von Apoptosen war assoziiert mit einer Verdoppelung des intrazellulären Ceramide-Spiegels, einer signifikant vermehrten Freisetzung von Cytochrom c aus den Mitochondrien und einem 7fachen Anstieg der Caspase-3-Aktivität (Abb. 2). Caspase 8 war nicht verändert. Zur Testung der Toxizität von B13 wurden normale Leberzellen in isolierten Kulturen mit B13 behandelt. Normale Hepatozyten, sinusoidale Endothelzellen und Kupffer-

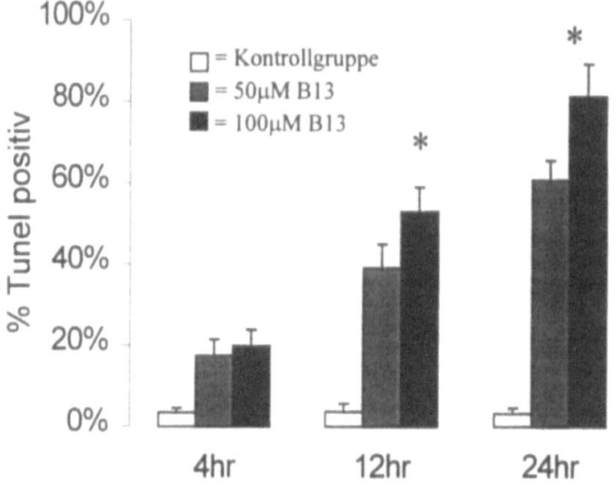

Abb. 1. Tunel-Färbung von Kolonkarzinomzellen. Das Ausmaß der Apoptose korrelierte mit der Dosis und der Expositionszeit von B13. In der Kontrollgruppe, welche nur mit dem Lösungsmittel (0,1% Ethanol) behandelt wurde, fand sich nur eine geringfügige Tunel-Färbung nach sämtlichen Expositionszeiten. (*= p < 0,05, Student's t-test)

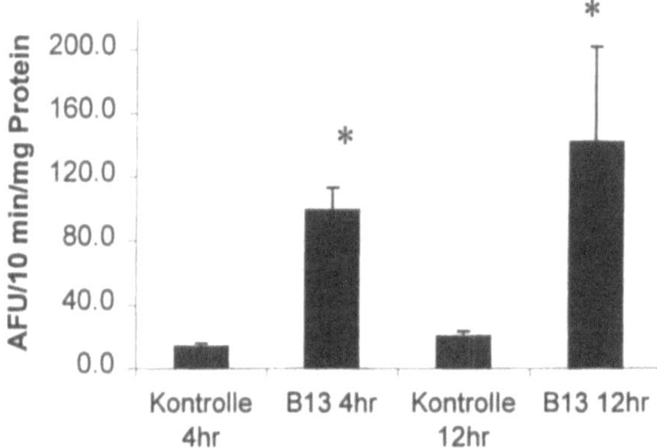

Abb. 2. Caspase-3-Aktivität in Kolonkarzinomzellen nach B13-Behandlung im Vergleich zu einer Kontrollgruppe. B13-Exposition führte zu einem 7fachen Anstieg der Caspase-3-Aktivität verglichen mit den Lösungsmittel (0,1% Ethanol) behandelten Kontrollgruppe. (*= p < 0,01, Student's t-test). *AFU*: Arbitrary Fluorescence Unit

zellen waren komplett resistent gegenüber B13. Zur Bestimmung der in vivo Wirksamkeit von B13 wurden humane Kolonkarzinomzellen in Nacktmäuse intraportal injiziert. Sämtliche Kontrollmäuse entwickelten massive Lebermetastasen innerhalb von 6 Wochen, während 5 von 7 Mäusen mit intraperitonealer B13-Injektion vollständig tumorfrei blieben.

Zusammenfassung

Niedrige Ceramidspiegel sind möglicherweise mit einer Funktionsstörung der Apoptosekaskade verbunden und begünstigen das Wachstum von Kolonkarzinomzellen. Ceramide-Derivate aktivieren die Apoptosekaskade und induzieren apoptotischen Tumorzelltod in vitro und in vivo. Die selektive Wirksamkeit von B13 auf Kolonkarzinomzellen bei zugleich fehlender Toxizität gegenüber normalen Leberzellen eröffnet neue Therapiekonzepte für die Behandlung des metastasierenden Kolonkarzinoms.

Abstract

Background: Induction of apoptosis is a key mechanism for tumor cell destruction [1]. Inhibition of the apoptotic pathway leads to tumor cell survival and tumor progression [2]. Recently, ceramide has been associated with cell differentiation, growth arrest, and apoptosis [3, 4]. In this study, we measured the ceramide levels in human metastatic colorectal cancer and tested the in vitro and in vivo therapeutic efficacy of various ceramide analogues in metastatic colon cancer.

Methods: Ceramide levels of colon cancer, normal colon mucosa, liver metastases from colon cancer, and normal liver tissue were determined in patient specimens. Then, the efficacy of four different ceramide analogues was tested in vitro on a human colon cancer cell line (SW403). Cell death was determined by Trypan blue staining and tumor cell growth was quantified by [^{3}H]thymidine incorporation. Apoptosis was evaluated by Tunel staining, Annexin V assay, and DNA gel electrophoresis.

Results: Colon cancer contained significantly less ceramide than normal colon mucosa or normal liver tissue (reduced by 50%). All ceramide analogues induced tumor cell death and inhibited DNA synthesis in a time- and dose-dependent manner, with one compound (B13) showing the highest potency. The dominant mechanism of cell death was apoptosis with 82% of the tumor cells showing DNA fragmentation and Annexin-V staining within 24 h of B13 exposure (Fig. 1). The induction of apoptosis was associated with a twofold increase in ceramide levels and a sevenfold increase of caspase 3 activity (Fig. 2). The caspase 8 activity was not changed. To evaluate the toxicity of B13 on normal liver cells we exposed isolated cultured normal hepatocytes, sinusoidal endothelial cells, and Kupffer cells to B13. Each population of normal cells was completely resistant to B13 treatment with no detectable decrease in cell viability. Finally, we investigated the effects of B13 on the in vivo growth of human colon cancer using a model of liver metastases in nude mice. Intraportal injection of human colon cancer into nude mice induced macroscopic tumor growth in all control animals within 6 weeks. In contrast, five of seven mice were completely tumor free after intraperitoneal treatment with B13.

Conclusion: Low levels of ceramide may result in dysfunction of the apoptotic pathway and potentially contribute to the genesis of colon cancer. Ceramide analogues induce cell death of colon cancer by induction of apoptosis in vitro. Liver metastases from colon cancer are prevented in vivo by intra peritoneal administration of the ceramide analogue B13. The efficacy of the ceramide analogue B13 to induce cell death by apoptosis in human colon cancer without affecting normal liver cells opens a new avenue for the treatment of metastatic liver disease.

Literatur

1. Wyllie AH (1997) Apoptosis and carcinogenesis. Eur J Cell Biol 73: 189–197
2. Naik P, Karrim J, Hanahan D (1996) The rise and fall of apoptosis during multistage tumorigenesis: down-modulation contributes to tumor progression from angiogenic progenitors. Genes Dev 10: 2105–2116
3. Hannun Y (1996) Functions of ceramide in coordination cellular response to stress. Science 274: 1855–1859
4. Perry D, Hannun Y (1998) The role of ceramide in cell signaling. Biochem Biophys Acta 1436: 233–243

Korrespondenzadresse: Dr. Markus Selzner, Duke University Medical Center, Department of Surgery, Bell Research Building, PO Box 3247, Durham, NC 27710, USA, Fax: 1-919-681-7508, e-mail: mselz@acpub.duke.edu

FasL-Expression, Anzahl tumorinfiltrierender Lymphozyten und Apoptose in kolorektalen Karzinomen und ihrer Übergangsmucosa

FasL-expression, amount of tumor-infiltrating lymphocytes, and apoptosis in colorectal carcinomas and their transitional mucosa

N. Lövin[1], B. Mann[1], C. Hanski[2] und H. J. Buhr[1]

[1] Chirurgische Klinik
[2] Gastroenterologische Klinik, UKBF, Freie Universität Berlin

Einleitung

Kolorektale Karzinomzellen können FasL auf ihrer Oberfläche exprimieren und in vitro sind diese Zellen in der Lage in Fas^+-aktivierten T-Zellen FasL-induzierte Apoptose auszulösen (*counterattack*-Hypothese) [1]. Sollte dieser Mechanismus auch in vivo Bedeutung haben, könnte die FasL-Expression den Tumorzellen einen selektiven Überlebensvorteil im Primärtumor und bei der hämatogenen metastatischen Aussaat verschaffen. Wir haben in Vorarbeiten gezeigt, daß FasL in kolorektalen Karzinomen häufiger exprimiert wird als in Adenomen und in Metastasen kolorektaler Karzinomen nochmals häufiger als in den Primärtumoren [2]. Zusätzlich fanden wir eine mit dem UICC-Stadium ansteigende FasL-Expression in der dem Tumor benachbarten Übergangsmucosa [2]. Weder die FasL-Expression im Primärtumor noch die in der Übergangsmucosa war allerdings von prognostischer Relevanz für Patienten mit kolorektalen Karzinomen [2]. Ziel der jetzigen Untersuchung war zu untersuchen, ob die FasL-Expression im Primärtumor bzw. der Übergangsmucosa zu einer vermehrten Apoptoserate und zu einer Verringerung der tumorinfiltrierenden bzw. der in der Übergangsmucosa ansässigen Lymphozyten führt, um die counterattack-Hypothese in vivo zu überprüfen.

Methodik

Paraffinschnitte von 20 Patienten aus dem zuvor analysierten Gesamtkollektiv von 141 Patienten mit kolorektalen Karzinomen [2] wurden nach folgenden Parametern ausgesucht: keine immunhistochemisch detektierbare Expression von FasL im Primärtumor (T) und in der Übergangsmucosa (Ü) (n = 6); starke FasL-Expression in T, keine FasL-Expression in Ü (n = 6), starke FasL-Expression sowohl in T und in Ü (n = 8). Die immunhistochemische Detektion des Lymphozytenmarkers CD45 erfolgte nach der APAAP (Alkalische Phosphatase-anti-alkalische-Phosphatase)-Methode unter Verwendung von Neu-Fuchsin in der Substratlösung. Nach Entparaffinisierung, Rehydratation und Mikrowellen-Behandlung inkubierten die Schnitte mit dem Maus-IgG-anti-CD45-Antikörper SC1178 (Santa Cruz, Heidelberg) und wurden mit einem zweiten anti-Maus-IgG-Antikörper (Dako, Hamburg), dem APAAP-Komplex (Dianova, Hamburg) und Neu-Fuchsin-haltiger Substratlösung detektiert. Die Auswertung CD45-positiver Lymphozyten erfolgte semiquantitativ in vier Gruppen: bis zu 10, bis zu 50, bis zu 100 und bis zu 150 CD45$^+$-Zellen/Gesichtsfeld. Zum Nachweis apoptotischer Zellen wurde die TUNEL-Methode verwendet. Die entparaffinisierten und rehydrierten Schnitte inkubierten konsekutiv in PBS/30% H$_2$O$_2$/Natriumazid 150:1:5, Proteinase K 20 µg/ml (Sigma, Deisenhofen) und in 20% fötalem Kälberserum/1% Albumin in PBS. Nun wurden die Schnitte mit der TUNEL-Reagenz (APOTAQ Plus S7101 Kit, Oncor Appligen, Heidelberg) und anschließend mit Peroxidaselösung (APOTAQ Plus S7101 Kit, Oncor Appligen, Heidelberg) inkubiert. Die Entwicklung erfolgte mit 3,3′-Diaminobenzidin-Tetrahydrochlorid-Lösung. Die Anzahl der Apoptosen wurde semiquantitativ ausgewertet: 0, bis zu 10, bis zu 20 und bis zu 30 Apoptosen/Gesichtsfeld. Eine Korrelation zwischen FasL-Expression und der Anzahl der Apoptosen wurde mittels des Korrelationskoeffizienten r überprüft; das Verhalten der TILs in den drei Gruppen wurde mit dem χ^2-Test verglichen.

Ergebnisse

In der Übergangsmucosa fanden sich signifikant mehr CD45$^+$-Lymphozyten/Gesichtsfeld als im Tumorgewebe (Ü: bis 150 = 10, bis 100 = 3, bis 50 = 7, bis 10 = 0; T: bis 150 = 3, bis 100 = 4, bis 50 = 4, bis 10 = 9, p < 0,01, Wilcoxon-Test). Dabei zeigten 4/6 FasL-Karzinomen keinen Unterschied zur Übergangsmucosa, während in 12/14 FasL$^+$-Karzinome ein Abfall der CD45$^+$-Zellen zu sehen war (siehe Abb. 1, p < 0,05). Obwohl in einigen FasL$^+$-Karzinomen gleichzeitig ein Anstieg der Apoptoserate nachweisbar war, zeigte sich bei der Analyse aller 20 untersuchten Patienten weder in der Übergangsmucosa (r = –0,18, n.s.) noch im Primärtumor (r = –0,13, n.s.) eine Korrelation zwischen der Anzahl apoptotischer Zellen und der FasL-Expression (siehe Abb. 2). Insbesondere waren die Apoptosen nicht gehäuft in CD45$^+$-Lymphozyten nachweisbar, sondern gleichmäßig auf die vorhandenen Zellpopulation inclusive der Tumorzellen verteilt.

Diskussion

Wir haben versucht, die *counterattack*-Hypothese mittels in situ Untersuchungen zu überprüfen. O'Connell, der diese These nach in vitro Untersuchungen mit kolorektalen Zelllinien inaugurierte, hat sie in vivo an unterschiedlichen gastrointestinalen Geweben überprüft. Er konnte in Magenkarzinomen eine FasL-Expression auf allen 30 untersuchten Tumoren aller UICC-Stadien nachweisen [3]. Die Anzahl der immunhistochemisch nachweisbaren CD45$^+$-Lymphozyten war in FasL$^+$-Tumorarealen reduziert. An den gleichen Paraffinschnitten zeigte er Apoptosen in diesen CD45$^+$-TILs und konnte somit seine Hypothese zumindest im Magenkarzinom belegen. Bemerkenswerterweise gelang ihm dieser in situ Nachweis der *counterattack*-Hypothese in kolorektalen Karzinomen nicht [4]. Unsere in situ Untersuchungen haben gezeigt, daß die Anzahl tumorinfiltrierender CD45$^+$-Lymphozyten in FasL-exprimierenden Karzinomen signifikant häufiger im Vergleich zur Übergangsmucosa abnimmt, als in Tumoren, die kein FasL exprimieren (Abb. 1). Allerdings konnten wir dies nicht auf eine gesteigerte Apoptoserate der Lymphozyten in der Nachbarschaft zur FasL$^+$-Tumorzellen zurückführen (Abb. 2). Auch in anderen Malignomen konnte gezeigt werden, daß auf den Tumorzellen exprimiertes FasL kein Apoptosesignal in T-Zellen auslösen konnte [5]. Unsere Befunde sprechen dafür, daß die gleichzeitige FasL-Expression und die Suppression der CD45$^+$-tumorinfiltrierenden Lymphozyten im

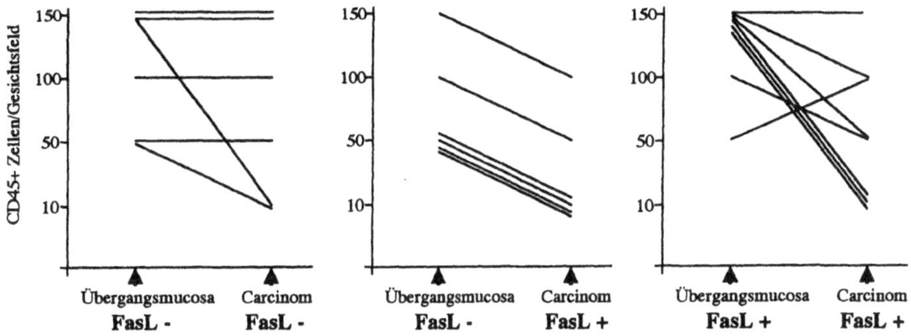

Abb. 1. Anzahl der CD45+-T-Zellen in Karzinomen und in der Übergangsmucosa in Abhängigkeit von der FasL-Expression: In FasL-exprimierenden Karzinomen kommt es zu einem Abfall der CD45+-T-Zellen im Vergleich zur benachbarten Übergangsmucosa

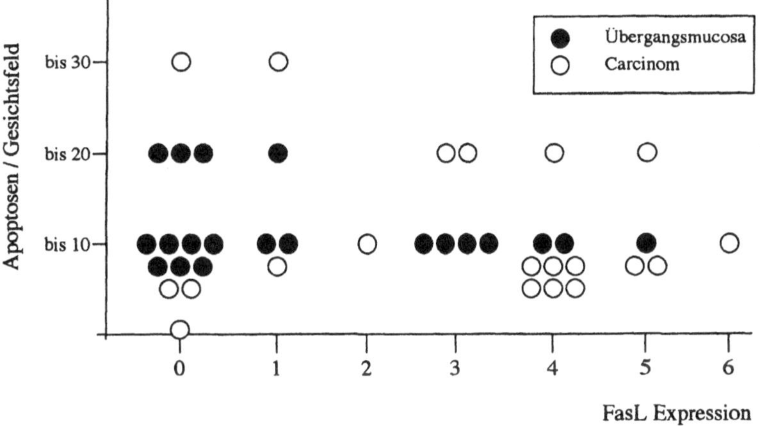

Abb. 2. Es besteht keine Korrelation zwischen der Apoptoserate und der FasL-Expression in den Karzinomen und der Übergangsmucosa der 20 untersuchten Patienten

Tumorgewebe koinzident und nicht kausal bedingt sind. Es scheinen im Kolonkarzinom andere, FasL-unabhängige Mechanismen an dieser Suppression der tumorinfiltrierenden Lymphozyten beteiligt zu sein.

Zusammenfassung

Hintergrund: FasL-exprimierende Tumorzellen könnten in Fas[+]-tumorinfiltrierenden Lymphozyten Apoptose auslösen und somit einen selektiven Überlebensvorteil haben. Wir haben in vivo untersucht, ob die FasL-Expression auf kolorektalen Karzinomen und ihrer Übergangsmucosa zu einer vermehrten Apoptoserate und zu einer Suppression der ortsständigen CD45[+]-Lymphozyten führt.

Methodik: Paraffinschnitte von 20 Patienten mit unterschiedlicher FasL-Expression im Primärtumor und der angrenzenden Übergangsmucosa wurden in situ immunhistochemisch auf die Anwesenheit CD45$^+$-Lymphozyten und mittels TUNEL-Essay auf die Häufigkeit von apoptotischen Zellen untersucht.

Ergebnisse: FasL-exprimierende Karzinome zeigen signifikant häufiger eine Reduzierung der tumorinfiltrierenden CD45$^+$-Lymphozyten im Vergleich zur Übergangsmucosa als FasL$^-$-Karzinome. Dies ist allerdings nicht auf eine Steigerung der Apoptoserate in diesen Zellen zurückzuführen.

Schlußfolgerung: Die FasL-Expression und die Suppression der CD45$^+$-tumorinfiltrierenden Lymphozyten im kolorektalen Tumorgewebe scheint koinzident und nicht kausal bedingt zu sein. Im Kolonkarzinom könnten andere, FasL-unabhängige Mechanismen für die Suppression der tumorinfiltrierenden Lymphozyten verantwortlich sein.

Abstract

Background: FasL expression might enable tumor cells to induce apoptosis in Fas$^+$ tumor-infiltrating lymphocytes. This mechanism could provide these tumor cells with a selective growth advantage. We tested whether FasL expression on colorectal carcinomas and their adjacent transitional mucosa increase the number of apoptotic cells and reduce the number of CD45$^+$ tumor-infiltrating lymphocytes.

Methods: Paraffin sections of 20 patients with differing FasL expression in the tumors and their transitional mucosa were analyzed immunohistochemically for CD45$^+$ cells and, using the TUNEL assay, for the amount of apoptotic cells.

Results: FasL-expression carcinomas showed significantly more frequently a decrease in the number of CD45$^+$ tumor-infiltrating lymphocytes in contrast to their transitional mucosa than FasL$^-$ tumors. However, this was not due to an increased apoptosis in these cells.

Conclusion: These data indicate that the concomitant increase in FasL expression and decrease in CD45$^+$ tumor-infiltrating lymphocytes is coincidental and not causally related. There might be other FasL-independent mechanisms involved in the redcuction of tumor-infiltrating lymphocytes in colorectal carcinoma tissue.

Literatur

1. O'Connell J, Sullivan GC, Collins JK (1996) The Fas counterattack: Fas-mediated T-cell killing by colon cancer cells expressing Fas-Ligand. J Exp Med 184: 1075–1082
2. Lövin N, Mann B, Hanski ML, Hanski C, Buhr HJ (1999) FasL Expression in colorectalen Carcinomen und ihrer Übergangsmucosa – potentielle prognostische Bedeutung. Langenbecks Arch Chir Suppl. II: 175–178
3. Bennet MW, O'Connell J, O'Sullivan GC, Roche D, Brady C, Kelly J, Collins JK, Shanahan F (1999) Expression of FasL by human gastric adeno-carcinomas: a potential mechanism of immune escape in stomach cancer. Gut 44: 156–162
4. O'Connell JO, Bennett MW, O'Sullivan GC, Roche D, Kelly J, Collin K, Shanahan F (1998) FasL expression in primary colon adenocarcinomas: evidence that the Fas counterattack is a prevalent mechanism of immune escape in human colon cancer. J Pathology 186: 240–246
5. Kontny HU, Lehrnbecher TM, Shanock JS, Mackall CL (1998) Simultaneous expression of Fas and non-functional FasL in Ewing's sarcoma. Cancer Res 58: 5842–5849

Korrespondenzadresse: Dr. med. B. Mann, Chirurgische Klinik I, Universitätsklinikum Benjamin Franklin, Hindenburgdamm 30, 12200 Berlin, Telefon: 030-8445-2543, Fax: 030-8445-2740, e-mail: mann@ukbf.fu-berlin.de

Identifikation des NY-ESO-1 Genproduktes als zytoplasmatisches tumor-assoziiertes Antigen

Identification of the NY-ESO-1 gene product as cytoplasmic tumor associated antigen

Th. Kocher[1,2], C. Noppen[1], E. Schultz-Thater[1], F. Gudat[3], F. Harder[2], G. C. Spagnoli[1] und M. Heberer[1]

[1] Chirurgische Forschungsabteilung, Departement Chirurgie der Universität Basel, Schweiz
[2] Allgemeinchirurgische Klinik, Departement Chirurgie der Universität Basel, Schweiz
[3] Departement Pathologie der Universität Basel, Schweiz

Einleitung

Bei Melanomen können Tumor-assoziierte Antigene (TAA) Ziele einer zytotoxische T-Zell-antwort sein. Sogenannte „tumorspezifische Antigene" sind von besonderem Interesse, da sie außerhalb der Testes nur in neoplastischem Gewebe nachweisbar sind. Das NY-ESO-1-Gen kodiert ein neues TAA aus dieser Familie [1, 4]. Bislang wurde die Antigenexpression nur auf der Transkriptionsebene nachgewiesen, und es war nicht bekannt, in welchem Ausmaß das entsprechende Protein in Tumorzellen produziert wird.

Methodik

Zellinien

Verschiedene Melanomzellinien wurden für Experimente verwendet:

D10, MZ-2 und A375 von Dr. Rimoldi (Ludwig Institut, Lausanne, Schweiz); HBL und S7 von Dr. Ghanem (Universität Brüssel, Belgien); RE von Dr. Siegrist (Universität Basel, Schweiz); WM-266 von der American Type Culture Collection (Rockville, MD); SK-Mel 37 von Dr. Jung-bluth (Ludwig Institute, Memorial Sloan Kettering Cancer Center, New York, USA)

Klonierung und Expression des NY-ESO-1-Gens

Das NY-ESO-1-Gen (Geschenk von Dr. Sahin, Homburg/Saar) wurde in den pET-32a-Expressionsvektor (Novagen, Madison, WI) kloniert. Mit diesem Plasmid wurden BL21 (pLysS) E. coli-Stämme transformiert. Das rekombinante Protein wurde gemäß früher publizierter Protokolle gereinigt und getestet [5, 7].

Produktion monoklonaler Antikörper (mAk)

Im Anschluß daran wurden BALB/c-Mäuse dreimal in zweiwöchentlichen Abständen mit dem gereinigten NY-ESO-1-Genprodukt intraperitoneal immunisiert. Drei Tage nach der letzten Immunisierung wurden die Mäuse getötet. Die Fusion erfolgte gemäß publizierter Protokolle [5, 7]. Zum Screening der Hybridomüberstande wurde ein ELISA eingesetzt.

Nachweis der Genexpression

Der Nachweis der NY-ESO-1-Genexpression erfolgte mit der revers transkribierten Polymerasekettenreaktion (RT-PCR) unter Verwendung spezifischer Primerpaare für das β-Actin- bzw. NY-ESO-1-Gen. Nach 25–30 Zyklen (30″ Denaturierung bei 94 °C, 40″ Anlagerungsphase bei 72 °C und 40″ Synthese bei 72 °C) wurden die RT-PCR-Produkte auf einem Agarose Gel (1,5%) zusammen mit Ethidiumbromid aufgetrennt und photographiert. Die Größe des β-actin-Amplifikates ist 661 Basenpaare und NY-ESO-1 ist 354 Basenpaare groß.

Immunhistochemie

Zur immunhistochemischen Untersuchung wurden 12 frisch gefrorene (–70 °C) Melanomproben aufgetaut, gereinigt, in Paraformaldehydlysin-Periodat fixiert und über Nacht bei 4 °C mit dem selbst produzierten NY-ESO-1-spezifischen mAk inkubiert. Gebundene mAk wurden mit der APAAP-Methode zur Darstellung gebracht (DAKOPATTS A/S, Glostrup, Denmark).

Ergebnisse

Produktion des rekombinanten NY-ESO-1 Proteins

Nach Klonierung des NY-ESO-1-Gens und nachfolgender Transformation konnte das NY-ESO-1-TAA erfolgreich als lösliches Fusionsprotein (Molekulargewicht von 46 kDa) produziert werden. Das Fusionsprotein wurde zur Immunisierung der Mäuse und zur Überprüfung der Hybridome verwendet.

NY-ESO-1 mAk erkennen rekombinantes und natives Protein

In ELISA-Tests erkannten fünf mAk das rekombinante NY-ESO-1-Protein spezifisch. Um zu prüfen, ob die mAk auch natives NY-ESO-1-Protein detektieren, wurden acht Melanomzellinien mittels RT-PCR bezüglich ihrer NY-ESO-1-Genexpression untersucht. Alle Zellinien waren positiv für das β-Actin Gen. Eine NY-ESO-1-Genexpression war nur in der positiven Kontrolle (SK-Mel-37 [4]) und in der RE-Zellinie nachweisbar. In Western-Blot-Untersuchungen der Zellysate haben die mAk an das rekombinante Protein (positive Kontrolle) gebunden. Nur in Zellinien mit NY-ESO-1-Genexpression (SK-Mel-37 und RE)

Tabelle 1. Nachweis des NY-ESO-1 Genproduktes in Melanomproben

Fall	Diagnose	Lokalisation	RT-PCR[a]	Positive Zellen[b]	Intensität[c]
1	Metastase	Lymphknoten	+	< 50%	+/++
2	Metastase	Lymphknoten	+/−	einzelne Zellen	+/++
3	Metastase	Lymphknoten	−	−	−
4	Metastase	Lymphknoten	−	−	−
5	Metastase	Haut	−	−	−
6	Metastase	Lymphknoten	−	−	−
7	Metastase	Lymphknoten	−	−	−
8	Metastase	Lymphknoten	+	> 90%	+/++
9	Primär-TU	−	+	> 90%	+/+++
10	Metastase	Lymphknoten	−	−	−
11	Metastase	Haut	−	−	−
12	Metastase	Haut	+	< 50%	+/++

[a] Nachweis der Genexpression nach 30 Zyklen RT-PCR
[b] Anzahl Zellen mit immunhistochemischem Nachweis von NY-ESO-1
[c] Intensität des immunhistochemischen Nachweises von NY-ESO-1: + = schwach, ++ = mittel, +++ = stark

konnte eine einzelne Bande von ungefähr 24 kDa identifiziert werden. Die übrigen Zelllysate reagierten nicht mit den mAk. Die gleichen Resultate fanden sich bei der immunzytochemischen Untersuchung der Zellinien (Tabelle 1).

Immunhistochemischer Nachweis von NY-ESO-1 in Melanomproben

Mit der RT-PCR konnten in 5 der 12 Melanomproben NY-ESO-1-Transkripte amplifiziert werden. Als positive Kontrolle diente dabei das β-Actin-Gen, welches in allen Proben nachweisbar war.

Die immunhistochemische Anfärbung war in den 5 Melanomproben positiv, in denen auch das NY-ESO-1-Gen transkribiert wurde. In 2 Proben färbten sich mehr als 90% der Tumorzellen an, in 3 Proben hingegen weniger als 50% (Tabelle 1). Das NY-ESO-1-Protein fand sich ausschließlich in Tumorzellen (zytoplasmatische Lokalisation).

Diskussion

Das NY-ESO-1-Gen kodiert ein neues TAA aus der Familie der sog. „tumorspezifischen Antigene" [1, 4]. Es wurde bereits gezeigt, daß spezifische zytotoxische T-Lymphozyten ein HLA-A2-restringiertes Epitop des NY-ESO-1-TAA erkennen [4, 8]. Das NY-ESO-1-Genprodukt wurde in Western-Blot-Untersuchungen als 22 kDa großes Protein identifiziert [4]. Bislang fehlten aber immunhistochemische Untersuchungen und Angaben zur intrazellulären Lokalisation.

Mit dem selbst hergestellten spezifischen mAk konnte das NY-ESO-1-Genprodukt in Melanomzellinien und in frischen Melanomproben als zytoplasmatisches TAA identifiziert werden. Die immunhistochemisch nachgewiesene intratumorale Heterogenität des NY-ESO-1-Genproduktes ist ähnlich wie bei den MAGE TAA [2, 3]. Beachtlich ist jedoch, daß in einigen der Melanomproben > 90% der Tumorzellen für das NY-ESO-1-TAA positiv waren. Auch wenn größere Untersuchungen noch ausstehen, kann man spekulieren, daß wenigstens in dieser Untergruppe eine gegen das NY-ESO-1-TAA gerichtete aktive, spezifische Immuntherapie erfolgreich sein könnte.

Dies könnte auch für weitere Malignome gelten, weil das NY-ESO-1-Gen auch in Oesophagus-, Mamma-, Lungen-, Blasen- und Prostatakarzinomen transkribiert wird [1,6, 8].

Zusammenfassung

Hintergrund: Bei Melanomen können Tumor-assoziierte Antigene (TAA) Ziele einer spezifischen zytotoxischen T-Zellantwort sein. Das NY-ESO-1-Gen kodiert ein neues TAA sogenanntes „tumorspezifisches Antigen". Bislang wurde die Antigenexpression nur auf der Transkriptionsebene nachgewiesen, und es war nicht bekannt, ob das entsprechende Protein in Tumorzellen produziert wird. Wir haben deshalb NY-ESO-1-spezifische monoklonale Antikörper (mAk) hergestellt, die den Nachweis des NY-ESO-1-TAA auf Proteinebene ermöglichen.

Methodik: Zuerst wurde ein rekombinantes NY-ESO-1-Fusionsprotein hergestellt, welches zur Immunisierung von BALB/c-Mäusen verwendet wurde. In der Folge wurden NY-ESO-1-spezifische mAk generiert, welche sowohl das rekombinante wie auch das native Genprodukt erkennen. 12 frisch gefrorene Melanomproben wurden dann mittels Polymerasekettenreaktion (RT-PCR) und Immunhistochemie analysiert. Die NY-ESO-1-Genexpression wurde mit 25–30 RT-PCR-Zyklen unter Verwendung spezifischer Primerpaare für das β-Actin- bzw. NY-ESO-1-Gen untersucht. Die immunhistochemische Untersuchung erfolgte mit dem selbst produzierten NY-ESO-1-spezifischen mAk.

Ergebnisse: Mit der RT-PCR konnten in 5 der 12 Melanomproben NY-ESO-1-Transkripte amplifiziert werden. Als positive Kontrolle diente das β-Actin-Gen, welches in allen Proben nachweisbar war. Die immunhistochemische Anfärbung war in den 5 Melanomproben positiv, in denen auch das NY-ESO-1-Gen transkribiert wurde. In 2 Proben färbten sich mehr als 90% der Tumorzellen an, in 3 Proben hingegen weniger als 50%. Das NY-ESO-1-Protein fand sich ausschließlich in Tumorzellen (zytoplasmatische Lokalisation).

Schlußfolgerung: Das NY-ESO-1-Gen wird in Melanomen und anderen Malignomen (Oesophagus-, Mamma-, Lungen-, Blasen-, Prostatakarzinom u. a.) transkribiert. Mit dem selbst hergestellten spezifischen mAk konnte das NY-ESO-1-Genprodukt in Melanomproben als zytoplasmatisches tumorassoziiertes Antigen identifiziert werden. Eine Untergruppe von Melanompatienten könnte grundsätzlich von einer gegen das NY-ESO-1-TAA gerichtete aktive, spezifische Immuntherapie profitieren.

Abstract

Background: NY-ESO-1 gene encodes a novel member of the cancer/testis family of human tumor associated antigens (TAA). Detection of the corresponding NY-ESO-1 protein is essential in order to evaluate whether this TAA could be of importance for future vaccine preparations. We therefore have generated NY-ESO-1 specific monoclonal antibodies (mAbs) recognizing the target molecule in sections from tumor specimens.

Methods: Recombinant NY-ESO-1 fusion protein was produced and used to immunize BALB/c mice. Subsequently, NY-ESO-1 specific mAbs recognizing recombinant as well as native gene products were generated. 12 fresh frozen melanoma sections were studied by

RT-PCR and immunohistochemistry. NY-ESO-1 gene expression was tested by 25 cycles RT-PCR in the presence of primer pairs specific for β-actin or NY-ESO-1 gene. Immunohistochemistry was carried out using the produced NY-ESO-1-specific mAbs.

Results: In RT-PCR assays NY-ESO-1 transcripts were amplified in 5 out of 12 melanoma specimens, while positive control β-actin gene was found to be expressed in all samples. In this series of 12 melanoma specimens, specific staining was detectable in the 5 cases where NY-ESO-1 gene expression was observed. In two of them over 90% of tumor cells showed evidence of positive staining. Lower percentages of positive neoplastic cells ranging between single cells and 50% were observed in the remaining three melanomas. Most importantly, staining, detectable in the cell cytoplasm, appeared to be limited to cancer cells.

Conclusion: NY-ESO-1 gene expression can be detected in melanomas as well as in other malignancies such as esophageal, breast, lung, bladder and prostate cancer. We have generated NY-ESO-1 specific monoclonal antibodies recognizing the NY-ESO-1 TAA in the cell cytoplasm of melanoma specimens. These data suggest that active specific immunotherapies targeting NY-ESO-1 TAA, alone or in combination with other TAA could be of clinical relevance in some of the melanoma patients.

Literatur

1. Chen YT, Scanlan MJ, Sahin U, Türeci O, Gure AO, Tsang S, Williamson B, Stockert E, Pfreundschuh M, Old LJ (1997) A testicular antigen aberrantly expressed in human cancers detected by autologous antibody screening. Proc Natl Acad Sci USA 94: 1914–1918
2. Gudat F, Zuber M, Dürrmüller U, Kocher T, Schaefer C, Noppen C, Spagnoli G (1996) The tumour-associated antigen MAGE-1 is detectable in formalin-fixed paraffin sections of malignant melanoma. Virchows Arch. 429: 77–81
3. Hofbauer GF, Schaefer C, Noppen C, Boni R, Kamarashev J, Nestle FO, Spagnoli GC, Dummer R (1997) MAGE-3 immunoreactivity in formalin-fixed, paraffin-embedded primary and metastatic melanoma: frequency and distribution. Am J Pathol 151: 1549–1553
4. Jäger E, Chen YT, Drijfhout JW, Karbach J, Ringhoffer M, Jäger D, Arand M, Wada H, Noguchi Y, Stockert E, Old LJ, Knuth A (1998) Simultaneous humoral and cellular immune response against cancer-testis antigen NY-ESO-1: definition of human histocompatibility leukocyte antigen (HLA)-A2-binding peptide epitopes. J Exp Med 187: 265–270
5. Kocher T, Schultz-Thater E, Gudat F, Schaefer C, Casorati G, Juretic A, Willimann T, Harder F, Heberer M, Spagnoli GC (1995) Identification and intracellular location of MAGE-3 gene product. Cancer Res 55: 2236–2239
6. Lethe B, Lucas S, Michaux L, De Smet C, Godelaine D, Serrano A, De Plaen E, Boon T (1998) LAGE-1, a new gene with tumor specificity. Int J Cancer 76: 903–908
7. Schultz-Thater E, Juretic A, Dellabona P, Lüscher U, Siegrist W, Harder F, Heberer M, Zuber M, Spagnoli GC (1994) MAGE-1 gene product is a cytoplasmic protein. Int J Cancer 59: 435–439
8. Wang RF, Johnston SL, Zeng G, Topalian SL, Schwartzentruber DJ, Rosenberg SA (1998) A breast and melanoma-shared tumor antigen: T cell responses to antigenic peptides translated from different open reading frames. J Immunol 161: 3598–3606

Korrespondenzadresse: Dr. med. Thomas Kocher, Departement Chirurgie der Universität, OA Allgemeinchirurgische Klinik, Spitalstrasse 21, CH-4031 Basel, Telefon: 0041-61-265 71 79, Fax: 0041-61-265 77 92, e-mail: Thomas.Kocher@unibas.ch

Lymphotoxin-beta (LT-β) spielt eine entscheidende Rolle in T-Zell vermittelter Tumorregression

Lymphotoxin-β is important for T cell mediated tumor regression

H. Winter[1], H.-M. Hu[2], M. Croft[3], C. Ware[3], R. Hatz[1], F. W. Schildberg[1] und B. A. Fox[2]

[1] Chirurgische Klinik und Poliklinik, Klinikum Großhadern, LMU München
[2] Laboratory of Molecular and Tumor Immunology, Robert W. Franz Cancer Research Center, Earle A. Chiles Research Institute, Providence Portland Medical Center 4805 N.E. Glisan St. Portland OR, 97213
[3] La Jolla Institute for Allergy and Immunology, La Jolla CA USA

Einleitung

Die Mechanismen, welche zur Tumorregression nach adoptivem Immuntransfer tumorspezifischer T-Zellen führen, sind nach wie vor nicht aufgeklärt. Da die meisten der bisher identifizierten Tumorantigene MHC-Klasse-1 restringiert sind und vornehmlich CD8[+]-Zellen aktivieren, wurde bisher angenommen, daß direkte, T-Zell-vermittelte Zytotoxizität die Tumorregression induziert [1]. Dieses wird jedoch zunehmend kontrovers diskutiert. Kürzlich veröffentlichte klinische Studien, wie auch unsere eigenen Ergebnisse in einem murinen Melanom-Modell, deuten darauf hin, daß die T-Zell-vermittelte Tumorregression nicht von T-Zell-vermittelter Zytoxizität, sondern von der tumorspezifischen Freisetzung von IFN-γ abhängt [2, 3, 4, 5, 7]. Neben Interferon-γ konnte kürzlich das membrangebundene Zytokin LT-β auf Typ-1-polarisierten aktivierten Lymphozyten nachgewiesen werden. Ziel dieser Studie war es, den Einfluß der Typ-1-Zytokine IFN-γ und LT-β bei T-Zell- vermittelter Tumorregression anhand des murinen Melanom-Modells D5 zu untersuchen.

Methodik

Mäuse: Weibliche C57BL/6, sowie GKO (C57BL/6-Ifng$^{\text{tm1Ts}}$) Mäuse wurden von Jackson Laboratory (Bar Harbor, ME) bezogen und in spezieller pathogenfreier Umgebung nach den Richtlinien des National Research Council (USA) von 1996 gehalten. Für die Versuche wurden 8–12 Wochen alte Mäuse verwandt.

Tumor-Zellinien: D5 ist ein Subklon des spontan entstandenen murinen B16BL6-Melanoms. D5-G6 ist ein stabiler, mit einem murinen rGM-CSF-MFG-Vector transduzierter D5-Klon.

Kulturbedingungen: Lymphozyten sowie die Tumorzellen wurden in RPMI 1640 kultiviert, welches, wie kürzlich ausführlich beschrieben, modifiziert wurde [4].

Tumor-Vakzinierung: D5-G6 Zellen wurden trypsiniert, gewaschen und in HBSS mit 2×10^7 Zellen/ml resuspendiert. Anschließend wurden 1×10^6 Zellen s.c. in vier Flanken der wt- oder GKO-Mäuse injiziert. Acht Tage nach der Inokulation wurden die TVDLN entnommen, die Lymphozyten geerntet, 2×10^6 Zellen/ml in 24-well-Platten in CM resuspendiert und mit 50 µl, einer 1:40-Verdünnung des 145-2C11-Aszites, aktiviert. Nach zwei Tagen wurden die Zellen mit HBSS gewaschen, in CM resuspendiert ($0{,}15 \times 10^6$ Zellen/ml) und für drei Tage mit 60 IU rhIL-2/ml stimuliert [4]. *Adoptiver Immuntransfer:* Pulmonale D5-Metastasen wurden durch i.v. Injektion von 2×10^5 D5-Tumorzellen induziert. Drei Tage nach der Inokulation wurden 30 oder 35×10^6 T-Zellen adoptiv übertragen. Wo angegeben, wurde zwei Stunden vor dem T-Zell-Transfer sowie in den folgenden drei Tagen 1 ×/Tag den Mäusen mLT-βRFc-Fusionsprotein (150 mg in 0,5 ml HBSS) oder humanes Ig (150 mg in 0,5 ml HBSS) i.v. injiziert. Zusätzlich wurde direkt nach dem T-Zelltransfer sowie an den folgenden drei Tagen den Mäusen 90 000 IU IL-2 einmal am Tag i.p. injiziert. Dreizehn Tage nach der Tumorinokkulation wurden die Mäuse durch CO_2-Narkose getötet, die Lungen zur Bestimmung der Anzahl pulmonaler Metastasen entnommen und in Feketes-Lösung konserviert.

Reagentien: Anti-CD3 (hybridoma 145-2C11) wurde von J. A. Bluestone Univ. of Chicago IL, rekombinantes IL-2 von Chiron Corp. Emeryville Ca, und mLT-βFc-Fusionsprotein von C. Ware und M. Croft (La Jolla Inst. of Allergy and Immunology, La Jolla Ca) zur Verfügung gestellt.

Statistik: Die Unterschiede in der Anzahl pulmonaler Metastasen zwischen den einzelnen Gruppen wurde mittels Wilcoxon-Rang-Test bestimmt. Als statistisch signifikant wurden p Werte < 0,05 erachtet. Jedes Experiment bestand aus fünf Mäusen. Die Anzahl pulmonaler Metastasen wurde blind von einem unabhängigen Mitarbeiter bestimmt. Wenn 250 oder mehr als 250 Metastasen bestanden, wurde ein Wert von 250 angegeben.

Ergebnisse

Der adoptive Zelltransfer von 35×10^6 in vitro aktivierter D5-G6-TVDLN-Zellen, welche in wt-Mäusen generiert wurden, führte zu einer signifikanten Tumorregression etablierter pulmonaler D5-Mikrometastasen (p < 0,05). Eine komplette Tumorregression wurde ebenso beobachtet, wenn die TVDLN-Zellen von GKO-Mäusen adoptiv in GKO-Mäuse mit etablierten pulmonalen Mikrometastasen transferiert wurden. Sowohl wt- als auch GKO-Mäuse, welche ausschließlich mit IL-2 behandelt wurden, entwickelten mindestens 250 Metastasen (Tabelle 1). Bei Überlebensversuchen konnten wir zeigen, daß sowohl wt- als auch GKO-Mäuse mit etablierten pulmonalen Mikrometastasen länger als 100 Tage nach einem adoptiven T-Zell-Transfer von 70×10^6 Zellen überlebten, während alle wt- und GKO-Kontrollmäuse, welche nur mit IL-2 behandelt wurden, nach spätestens 20 Tagen verstarben.

Da wir und andere kürzlich zeigen konnten, daß die therapeutische Anti-Tumor-Effektivität adoptiv transferierter Lymphozyten mit der tumorspezifischen Sekretion des Typ-1-Zytokins IFN-γ korreliert [5], wollten wir prüfen, ob möglicherweise LT-β, ein weiteres Typ-1-Zytokin den Verlust von IFN-γ zu kompensieren vermag. Durch flow-zytometrische Untersuchung konnten wir auf D5-Tumorzellen den spezifischen LT-β-Rezeptor nachweisen. In vitro aktivierte wt- und GKO-TVDLN-Zellen exprimieren LT-β. Die Expression konnte durch poliklonale Stimulation in vitro mit anti-CD3 (2C11) und anti-CD28 weiter gesteigert werden.

Um zu prüfen, ob LT-β in vivo bei der T-Zell-vermittelten Tumorregression eine Rolle spielt, wurden wt- und GKO-Mäusen zwei Stunden vor dem adoptiven T-Zell-Transfer 150 mg mLT-βRFc-Fusionsprotein zur Neutralisierung des zellgebundenen LT-β i.v. appliziert. Die Neutralisierung von LT-β führte bei den wt-Mäusen zu keiner signifikanten Hemmung

Tabelle 1. In vivo-Neutralisation des LT-β-Rezeptors durch mLT-βRFc-Fusionsprotein hemmt die therapeutische Aktivität adoptiv transferierter T-Zellen aus TVDLN von GKO-Mäusen

T-Zell Spender	T-Zell Empfänger	T-Zell Dosis[a]	IL-2[b]	Antikörper[c]	Mittlere Anzahl pulmonaler Metastasen[d]		
					Exp. 1	Exp. 2	Exp. 3
None	wt	None	+	None	250	250	250
wt	wt	35×10^6	+	None	0^e	0^e	0^e
wt	wt	30×10^6	+	hu-Ig	$21 (25)^e$	$52 (30)^e$	nd
wt	wt	30×10^6	+	mLT-βRFc	$38 (52)^e$	$78 (57)^e$	nd
None	GKO	None	+	None	244 (13)	244 (8)	250
GKO	GKO	35×10^6	+	None	0^e	0^e	0^e
GKO	GKO	30×10^6	+	hu-Ig	$88 (21)^e$	$85 (24)^e$	$90 (90)^e$
GKO	GKO	30×10^6	+	mLT-βRFc	211 (31)	250	250

[a] Mäuse wurden an vier Flanken s.c. mit D5-G6-Tumorzellen geimpft. Die TVDLN wurden acht Tage später geerntet und in vitro zwei Tage mit anti-CD3 (2C11) stimuliert und drei Tage in 60 IU/ml IL-2 expandiert. Anschließend wurden 30×10^6 oder 35×10^6 T-Zellen in wt- oder GKO-Mäuse mit 3 Tage etablierten pulmonalen D5-Metastasen transferiert. .

[b] IL-2 (90 000 IU) wurde einmal täglich i.p. drei Tage lang, beginnend direkt nach dem adoptiven T-Zell-Transfer appliziert.

[c] Zwei Stunden vor dem T-Zell-Transfer sowie in den folgenden drei Tagen nach dem Transfer wurde 150 mg hIg, oder mLT-β RFc-Fusionsprotein in 0,5 ml HBSS i.v. injiziert.

[d] Die Mäuse wurden 10 Tage nach dem adoptiven Zelltransfer getötet und die Anzahl der pulmonalen Metastasen wurde bestimmt. Die angegebenen Ergebnisse eines Experimentes repräsentieren jeweils den Mittelwert von fünf Versuchstieren.

[e] p < 0,05 im Vergleich zur IL-2-Kontrollgruppe

der T-Zell-vermittelten Tumorregression. Im Gegensatz dazu wurde die therapeutische Wirkung der TVDLN-Zellen aus GKO-Mäusen signifikant durch mLT-βRFc-Fusionsprotein gehemmt (Tabelle 1).

Diskussion

Bei der T-Zell-vermittelten Tumorregression wird IFN-γ, welches von aktivierten T-Zellen und NK-Zellen sezerniert wird, eine wichtige Rolle zugeschrieben. IFN-γ induziert die Expression von MHC-I- und -II-Molekülen auf Tumorzellen und ermöglicht so die Erkennung von Tumorantigenen durch T-Zellen. Zudem vermag IFN-γ u. a. Makrophagen zu aktivieren, welche möglicherweise bei der Tumorregression eine entscheidende Rolle spielen. Wir und andere Arbeitsgruppen konnten kürzlich zeigen, daß die therapeutische Effektivität tumorspezifischer TVDLN-Zellen mit der tumorspezifischen Sekretion von IFN-γ korreliert [5, 7]. Von einigen Arbeitsgruppen wurde auch eine mögliche Rolle anderer Typ-1-Zytokine wie TNF-α bei der T-Zell-vermittelten Tumorregression diskutiert. Bei D5-G6 TVDLN-Zellen konnten wir in vitro nur die tumorspezifische Sekretion von IFN-γ nachweisen. Effektor-T-Zellen aus wt- und GKO-TVDLN induzierten eine signifikante Tumorremission (p < 0,05) und verlängerten signifikant das Überleben der behandelten Tiere (p < 0,05). Neben IFN-γ und TNF-α konnte kürzlich auf aktivierten, Typ-1-polarisierten T-Zellen, das membrangebundene Zytokin LT-β nachgewiesen werden, ein Heterotrimer aus TNF-β (LT-α) und LT-β, welches spezifisch an den LT-β-Rezeptor bindet [9]. Der Nachweis des spezifischen LT-β-Rezeptor auf D5-Tumorzellen sowie dem Nachweis von LT-β auf aktivierten TVDLN-Zellen deutet auf eine mögliche Rolle von LT-β bei der T-Zell-vermittelten Tumorregression in unserem Tumormodell hin. Dieses wurde durch die in vivo LT-β-Neutralisationsversuche bestätigt. Interessanterweise wurde durch LT-βRFc-Fusionsprotein nur die therapeutische Aktivität der GKO-TVDLN-Zellen gehemmt. Die hier vorgestellten Ergebnisse deuten darauf hin, daß die T-Zell-vermittelte Tumorregression bei Abwesenheit von IFN-γ durch LT-β kompensiert werden kann. Inwieweit LT-β direkt zytotoxisch auf D5-Tumorzellen wirkt, oder aber indirekt durch die Aktivierung von z. B. Makrophagen zur Tumorregression beiträgt, muß noch geklärt werden.

Zusammenfassung

Lymphotoxin-beta (LT-β) spielt eine entscheidende Rolle in T-Zell vermittelter Tumorregression: Durch adoptiven Transfer tumorspezifischer T-Lymphozyten aus Tumorvakzin-drainierenden Lymphknoten (TVDLN) kann eine komplette Remission solider Tumoren induziert werden. Die tumorspezifische Freisetzung von Interferon-gamma (IFN-γ), einem Typ-1-Zytokin, wird mit der therapeutischen Effektivität adoptiv transferierter T-Lymphozyten in Verbindung gebracht. Vor kurzem wurde LT-β als weiteres Typ-1-Zytokin identifiziert, welches von aktivierten T-Lymphoyzten exprimiert wird. Ziel dieser Studie war es, den Einfluß von IFN-γ und LT-β bei der T-Zell vermittelten Tumorregression anhand des etablierten murinen Melanom Modells B16BL6-D5 (D5) zu untersuchen. Wildtyp (wt) und IFN-γ-Knock-out-(GKO)Mäuse wurden mit D5-G6, einem stabilen, mGM-CSF transfizierten D5-Subklon s.c. geimpft, um therapeutische T-Zellen aus den TVDLN zu generieren. Die TVDLN wurden zwei Tage mit Anti-CD3 aktiviert, drei Tage mit IL-2 stimuliert und anschließend adoptiv in wt- oder GKO-Mäuse mit etablierten pulmonalen D5-Mikrometastasen transferiert. Neutralisierendes mLT-βFc-Fusionsprotein oder Kontroll-Ig wurde vor dem adoptiven T-Zell-Transfer sowie in den folgenden drei Tagen i.v. appliziert, um von den wt- und GKO-TVDLN-Zellen sezerniertes LT-β in vivo zu neutralisieren. Die tumorspezifische Zytokinsekretion wurde in vitro durch ELISA bestimmt. D5-Tumorzellen exprimierten den LT-β-Rezeptor. Sowohl wt- als auch GKO–Effektor-T-Lymphoyzten exprimierten LT-β. Effektor-T-Zellen aus TVDLN von wt- und GKO-Mäusen induzierten eine signifikante Tumorremission (p < 0,05), verlängerten signifikant das Überleben der behandelten Tiere (p < 0,05) und induzierten eine lang anhaltende Immunität gegen D5 (p < 0,05). Durch in vivo Neutralisation von LT-β wurde die therapeutische Effektivität der adoptiv transferierten GKO-, jedoch nicht der wt-T-Lymphozyten aufgehoben (p < 0,05).

Diese Ergebnisse lassen vermuten, daß die therapeutische Effektivität der GKO-Effektorzellen von der Expression von LT-β abhängt.

Abstract

Lymphotoxin-β is important for T cell mediated tumor regression: The adoptive transfer of tumor-specific T cells from tumor vaccine draining lymph nodes (TVDLN) can result in complete regression of systemic tumor. The tumor-specific release of IFN-γ, a type 1 cytokine has been associated with therapeutic efficacy of these adoptively transferred lymphocytes. Recently, LT-β has been characterized as a type 1 cytokine expressed by recently activated lymphocytes. To evaluate the role of IFN-γ and LT-β as effector molecules of T cells in a B16BL6-D5 (D5) murine melanoma model, wild type (wt) and IFN-γ k/o (GKO) mice were vaccinated sc. with D5-G6, a stable GM-CSF transfected subclone of D5 to generate therapeutic T cells from TVDLN. The TVDLN cells were activated in vitro with anti-CD3 for 2 days, stimulated with IL-2 for 3 days and adoptively transferred into wt and GKO mice with 3 day pulmonary metastases of D5 tumor. Neutralizing mLT-βR-Fc fusion protein or control Ig were administered i.v. before the adoptive transfer of T cells and for the following three days to block LT-β of wt and GKO TVDLN T cells in vivo. The tumor-specific cytokine release of the effector T cells was determined in vitro by ELISA. D5 tumor cells were shown to express LT-β receptor and both wt and GKO effector T cells expressed LT-β. Effector T cells generated in wt and GKO mice mediated tumor regression, significantly prolonged survival ($P < 0.05$) and induced long term immunity to D5 ($P < 0.05$). In vivo neutralization of LT-β abrogated the therapeutic efficacy of GKO, but not of wt effector T cells ($P < 0.05$). These results suggest that the antitumor effect of GKO T-cells is dependent on the expression of LT-β.

Literatur

1. Aebersold P, Hyatt C, Johnson S, Hines K, Korcak L, Sanders M, Lotze M, Topalian S, Yang J, Rosenberg SA (1991) Lysis of autologous melanoma cells by tumor-infiltrating lymphocytes: association with clinical response. J Natl Cancer Inst 83: 932–937
2. Rosenberg SA, Yang JC, Schwartzentruber DJ, Hwu P, Marincola FM, Topalian SL, Restifo NP, Dudley ME, Schwarz SL, Spiess PJ, Wunderlich JR, Parkhurst MR, Kawakami Z, Seipp CA, Einhorn JH, White DE (1998) Immunologic and therapeutic evaluation of a synthetic peptice vaccine for the treatment of patients with metastatic melanoma. Nat Med 4: 321–327
3. Marchand M, Weynants P, Rankin E, Arienti F, Belli F, Parmiani G, Cascinelli N, Boutond A, Vanwijck R, Humblet Y (1995) Tumor regression responses in melanoma patients treated with a peptide encoded by gene MAGE-3. Int J Cancer 63: 883–885
4. Winter H, Hu H-M, Urba WJ, Fox BA (1999) Tumor regression after adoptive transfer of effector T cells is independent of perforin of Fas ligand (APO-1L/CD95L). J Immunol 163: 4462–4472
5. Hu H-M, Urba WJ, Fox BA (1998) Gene-modified tumor vaccine with therapeutic potential shifts tumor-specific T cell response from a type 2 to a type 1 cytokine profile. J Immunol 161: 3033–3041
6. Clerici M, Shearer GM, Clerici E (1998) Cytokine dysregulation in invasive cervical carcinoma and other human neoplasias: time to consider the TH1/TH2 paradigm. J Natl Cancer Inst 90: 261–263
7. Barth RJ Jr, Mule JJ, Spiess PJ, Rosenberg SA (1991) Interferon γ and tumor necrosis factor have a role in tumor regressions mediated by murine CD8$^+$ tumor infiltrating lymphocytes. J Exp Med 173: 647–658
8. Bowning JL, Miatkowski K, Sizing I, Griffiths DA, Zafari M, Benjamin CD, Meier W, Mackay F (1996) Signaling through the lymphotoxin-beta receptor induces the death of some adenocarcinoma tumor lines. J Exp Med 183: 867–878
9. Browning JL, Ngam-ek A, Lawton P, DeMarinis J, Tizard R, Chow EP, Hession C, O'Brine-Greco B, Foley SF, Ware CF (1993) Lymphotoxin β, a novel member of the TNF family that forms a heteromeric complex with lymphotoxin on the cell surface. Cell 72: 847–856

Korrespondenzadresse: Dr. H. Winter, Klinikum Großhadern, Chirurgische Klinik, Marchioninistraße 15, 81377 München, Fax: 089/7095-8893, e-mail: hwinter@gch.med.uni-muenchen.de

Der Einfluß von Temperatur und Zytostatikum auf die Expression von Heat-Schock-Proteinen und Chemoresistenz-Genen bei der isolierten hyperthermen Extremitätenperfusion maligner Melanome. Eine experimentelle Studie

The influence of temperature and cytostatic drug on the expression of heat shock proteins and chemoresistance genes in hyperthermic isolated limb perfusion of malignant melanoma. An experimental study

Th. Meyer, R. Greim, J. Göhl und W. Hohenberger

Chirurgische Universitätsklinik Erlangen

Einleitung

Die hypertherme isolierte Zytostatikaperfusion (HILP) gilt als anerkanntes Behandlungsverfahren für multiple, lokoregionäre Intransitmetastasen maligner Melanome der Extremitäten. Die Isolation des Gliedmaßenkreislaufes mit Hilfe einer Herz-Lungen-Maschine ermöglicht die Verabreichung hoher Dosen von Zytostatika ohne relevante systemische Nebenwirkungen. Die simultane Aufwärmung der Extremität bis zu einer Gewebetemperatur um 41 °C potenziert den tumortoxischen Effekt des Zytostatikums. Trotz verbesserter Ansprechraten des Verfahrens nach Modifikation der Technik tritt bei 20–50% der Patienten nur eine partielle Tumorrückbildung ein, bis zu 50% der Patienten entwickeln nach kompletter Remission eine lokoregionäres Tumorrezidiv [1]. Diese Situation war Anlaß, die Auswirkung der HILP auf definierte, molekulare Resistenzmechanismen zu untersuchen. Als Zielparameter wurden Chemoresistenz-vermittelnde Gene wie mdr1, mrp1, mrp2 und lrp sowie das Streßprotein HSP72 ausgewählt.

Methodik

Als Versuchstiere dienten thymusaplastische Nacktratten mit einem humanen Melanomxenotransplantat am rechten Hinterbein, abgeleitet von der humanen Melanomzellinie SK-MEL-3. Mit Hilfe einer miniaturisierten Apparatur [2] wurden in Intubationsnarkose an den tumortragenden Gliedmaßen experimentelle Perfusionen durchgeführt. Vier Gruppen zu je 12 Tieren wurden gebildet: Gruppe I: Normotherme Perfusion (37 °C Gewebetemperatur), Gruppe II: Hypertherme Perfusion (41 °C Gewebetemperatur), Gruppe III: Normotherme Perfusion mit Zytostatikum, Gruppe IV: Hypertherme Perfusion mit Zytostatikum. Als Zytostatikum wurde Vinblastin (VLB) in einer Dosis von 25 µg/15 ml Reservoirfüllungsvolumen verwendet. Nach 30', 60' und 90' sowie 5 h nach 60'-Perfusion wurden die Tiere durch eine Überdosis Narkotika schmerzfrei getötet und der Tumor exzidiert. Nach Isolierung des Gesamtproteins bzw. der zellulären RNA aus dem Tumorgewebe wurde die Expression von HSP72 mittels Westernblot-Analyse und die Expression von mdr1, mrp1, mrp2 sowie lrp mittels RT-PCR bestimmt. Durch densidometrische Mes-

42

sung und Bandanalyse erfolgte zudem eine semiquantitative Einschätzung der Proteinexpression von HSP72. Die Expression von HSP72 unter den variablen Perfusionsbedingungen wurde dabei auf das Niveau des unbehandelten SK-MEL-3-Tumors bezogen.

Ergebnisse

HSP72: Bei normothermen Gewebetemperaturen (Gruppe I) wurde lediglich bei 30′ eine temporäre 1,5-fache Induktion gegenüber dem Ausgangswert des unbehandelten Tumors beobachtet. Hyperthermie (Gruppe II) führte zu einem verzögerten Anstieg der Expression um den Faktor 1,5 nach 60′, die aber bis 5 Stunden nach Perfusionsende unverändert beibehalten wurde. Die Zugabe von VLB unter normothermen Bedingungen (Gruppe III) war nach 30′ mit einer annähernd 2,5-fachen Zunahme der HSP72-Expression verbunden, die nach 90 Minuten jedoch nur noch das 1,5-fache betrug und 5 Stunden nach Perfusionsende wieder das Ausgangsniveau erreicht hatte. Entgegen den Erwartungen war bei kombinierter Applikation von Hyperthermie und Zytostatikum (Gruppe IV) nur eine 1,5-fache Steigerung der Expression zu verzeichnen, die allerdings bereits nach 30′ nachzuweisen war und bis 5 Stunden nach Perfusionsende persistierte.

Chemoresistenzgene: Vom unbehandelten SK-MEL-3-Tumor wurde reproduzierbar mdr1, mrp1 und lrp konstitutiv exprimiert, mrp2-mRNA hingegen konnte in keiner unbehandelten Tumorprobe nachgewiesen werden. Dieses Expressionsmuster wurde weder durch die Einwirkung hyperthermer Temperaturen noch durch die Verabreichung des Zytostatikums oder durch die unterschiedliche Perfusionsdauer in entscheidendem Umfang verändert. Vorübergehend war in einzelnen Tumorproben eine Suppression von mrp1 in Gruppe II und III zu beobachten, eine temporäre Expression von mrp2 hingegen in Gruppe II, III und IV. In allen Gruppen war spätestens 5 Stunden nach Perfusionsende das primäre Expressionsmuster wieder unverändert nachweisbar.

Diskussion

Die Funktion der diversen Familien der Heat Schock Proteine (HSP) ist komplex und im Einzelnen noch nicht vollständig geklärt. Allgemein wird ihnen ein zellprotektiver Effekt bei Störungen der Zellphysiologie durch toxische Stimuli wie Hitze, Ischämie, Entzündung etc. zugeschrieben [3]. Auch mit einer gesteigerten Resistenz gegenüber der Einwirkung von Zytostatika wurden sie in Zusammenhang gebracht [4]. In Melanomzellen wurde zudem über eine streßunabhängige, konstitutive Überexpression von HSP mit einer temperatur- und zeitabhängigen Steigerung der Syntheserate bis zu einem Maximalwert und Erreichen eines steady states mit gering höheren Raten im Vergleich zum Ausgangswert bei fortgesetzter Exposition berichtet [5, 6]. Diese in Zellkulturen gewonnenen Ergebnisse konnten auch in dem hier verwendeten In-vivo-Modell unter den Bedingungen einer experimentellen HILP nachvollzogen werden, wenn auch die Veränderungen im komplexeren biologischen System eines vaskularisierten Zellverbandes dezenter ausfielen. Der Einfluß hyperthermer Temperatur war dabei weniger ausgeprägt als der des Zytostatikums, dafür hingegen nachhaltiger.

Das maligne Melanom zählt zu den äußerst chemoresistenten Tumoren. Die konstitutive Expression von 3 Resistenzgenen im SK-MEL-3-Tumor läßt auf einen hochresistenten Tumor ungünstiger Prognose schließen. Dieses Resistenzmuster wurde durch die HILP trotz der Einwirkung hoher Zytostatikakonzentrationen und der Exposition gegenüber hyperthermen Temperaturen nicht verändert und scheint mit nur geringen Abweichungen temporärer Natur (mrp-Gen) irreversibel festgelegt. Sollte sich diese Situation in weiteren Untersuchungen bestätigen, wäre es wünschenswert, den Resistenzstatus prätherapeutisch näher zu definieren, um das Ansprechen auf die Therapie besser abschätzen zu können oder auch das Therapieregime individuell dem jeweiligen Patienten anzupassen. Eine gezielte Auswahl von Zytostatika bei der HILP entsprechend dem zugrunde liegenden Resistenzmuster oder der zusätzliche Einsatz von Substanzen zur Inhibition von Resistenzgenen (z. B. Blockierung von mdr1 durch Verapamil, Cyclosporin etc.) wäre hierdurch möglich. Für derartige Modulatoren der Chemoresistenz existieren bereits erste klinische Erfahrungen [7]. Das isolierte System der HILP stellt hierfür ein ideales Einsatzgebiet dar, da die bisher limitierenden systemischen Nebenwirkungen blockierender Substanzen vernachlässigbar sein sollten. Sowohl die Induktion von HSP als auch das konstitutive Expressionsmuster des Tumors bieten eine mögliche Erklärung für ein Fehlschlagen der Therapie. Andererseits deuten klinische Erfahrungen darauf hin, daß trotz relativ resistentem Zelltyp noch andere Faktoren, wie etwa die Tumorlast, für Ansprechen oder Resistenz eines Tumors auf die Behandlung mitentscheidend sind [8].

Zusammenfassung

Hintergrund: Die hypertherme isolierte Zytostatikaperfusion (HILP) ist ein etabliertes Therapieverfahren für multiple, lokoregionäre Intransitmetastasen maligner Melanome der Extremitäten. Unterschiedliche Anprechraten und lokoregionäre Rezidive nach HILP beruhen u. a. auf z. T. noch unzureichend bekannten Resistenzmechanismen, die in einem experimentellen Ansatz untersucht wurden.

Methodik: An thymusaplastischen Nacktratten mit einem humanen Melanom-Xenotransplantat am rechten Hinterbein (SK-MEL-3) wurden experimentelle Extremitätenperfusionen durchgeführt. Gemäß der Versuchsanordnung wurden Gewebetemperatur (normotherm 37 °C vs. hypertherm 41 °C), Zytostatikumzugabe (mit vs. ohne Vinblastin [VLB], 25 µg/15 ml Perfusat) und Perfusionsdauer (30'–90') variiert. Nach 30', 60' und 90' sowie 5 h nach 60'-Perfusion wurde der Tumor exzidiert und im Gewebe die Expression von HSP72 (Westernblot) und der Chemoresistenz-Gene mdr1, mrp1, mrp2 und lrp (RT-PCR) bestimmt.

Ergebnisse: HSP72. Die Zugabe von VLB bei Normothermie führte zu einem Anstieg von HSP72 um den Faktor 2,5 im Vergleich zum unbehandelten Tumor, 5 Stunden nach 60'-Perfusion war der Ausgangswert wieder erreicht. Bei Hyperthermie war auch noch 5 h nach Perfusionsende eine um den Faktor 1,5 erhöhte Expression zu verzeichnen, die durch VLB beschleunigt, aber nicht gesteigert werden konnte. *Chemoresistenzgene.* Der unbehandelte SK-MEL-3-Tumor exprimierte mdr1, mrp1, lrp, nicht jedoch mrp2. Bei hoher Reproduzierbarkeit der Ergebnisse hatten Variation der Temperatur, Dauer der Perfusion und Zugabe des Zytostatikums keinen Einfluß auf die Expression dieses „resistance pattern".

Schlußfolgerung: Im SK-MEL-3-Tumormodell führen hypertherme Temperaturen im Gegensatz zum Zytostatikum zu einer andauernden Induktion von Streßproteinen. Die Chemoresistenz scheint konstitutiv festgelegt zu sein, d. h. die damit assoziierte Genexpression läßt sich weder durch Hyperthermie noch durch die lokal hohen Konzentrationen des Zytostatikums bei der HILP modifizieren. Beide Beobachtungen könnten eine mögliche Erklärung für einen ausbleibenden Therapierfolg bieten.

Abstract

Background: Hyperthermic isolated limb perfusion (HILP) is an established treatment for multiple, locoregional intransit metastases in malignant melanoma of the extremities. Varying response rates and locoregional recurrences after HILP, among others, are due to mechanisms of resistance yet to be clarified and to be investigated experimentally.

Methods: Experimental limb perfusions were performed in athymic nude rats with a human melanoma xenograft on the right hind limb (SK-MEL-3). According to the experimental schedule tissue temperature (normothermic 37 °C vs. hyperthermic 41 °C), administration of the cytostatic drug (with vs. without vinblastine [VLB], 25 µg/15 ml perfusate) and duration of perfusion (30'–90') were varied. After 30', 60' and 90' as well as 5 hours post 60'-perfusion the tumor was excised, and expression of HSP72 (western blot) and of the chemoresistance genes mdr1, mrp1, mrp2 and lrp (RT-PCR) was analysed in the tumor tissue.

Results: HSP72. At normothermia, the addition of VLB increased the expression of HSP72 by the factor 2.5 in comparison with the untreated tumor, but 5 hours post 60'-perfusion the original level had been reached again. At hyperthermia, even 5 hours post perfusion an 1.5 fold expression was stated which was accelerated, but not enhanced by the administration of VLB. *Chemoresistance genes.* The untreated SK-MEL-3 tumor expressed mdr1, mrp1 and lrp, but not mrp2. Neither variation of temperature, duration of perfusion nor administration of the cytosatic drug changed the expression of the "resistance pattern". The results were highly reproducible.

Conclusion: In contrast to the cytostatic drug, hyperthermic temperatures cause a long lasting induction of stress proteins in the SK-MEL-3 tumor model. Chemoresistance seems to be constitutively determined, i.e. the associated expression of related genes can not be modified by temperature or high local concentrations of the cytostatic drug during HILP. Both observations could offer a potential explanation for a failure of the treatment.

Literatur

1. Meyer Th, Göhl J, Hohenberger W (1999) Ist TNF-alpha notwendig für die hypertherme isolierte Extremitätenperfusion (HILP) maligner Melanome? Langenbecks Arch Chir Suppl (Kongreßband): 1114–1116
2. Göhl J, Meyer Th, Hohenberger W, Loos U (1993) An experimental animal study for optimizing treatment modalities in isolation perfusion. Melanoma Research 3 Suppl 1: 98
3. Fanning NF, Redmond HP (1998) Heat shock proteins in the regulation of the apoptotic response. Sepsis 2: 47–53
4. Chin KV, Tanaka S, Darlington G, Pastan I, Gottesman MM (1990) Heat shock and arsenite increase expression of the multidrug resistance (MDR1) gene in human renal carcinoma cells. J Biol Chem 265: 221–226
5. Protti MP, Heltai S, Bellone M, Ferrarini M, Manfredi AA, Rugarli C (1994) Constitutive expression of the heat shock protein 72 kDa in human melanoma cells. Cancer Lett 85: 211–216
6. Delpino A, Mileo AM, Mattei E, Ferrini U (1986) Characterization of the heat shock response in M-14 human melanoma cells continuously exposed to supranormal temperatures. Exp Mol Pathol 45: 128–141
7. Yahanda AM, Adler KM, Fisher GA, Brophy NA, Halsey J, Hardy I, Gosland MP, Lum BL, Sikic BI (1992) Phase I trial of etoposide with cyclosporine as a modulator of drug resistance. J Clin Oncol 10: 1624–1634
8. Meyer Th, Greim R, Göhl J, Hohenberger W (1999) Mechanisms of resistance in hyperthermic isolated limb perfusion (HILP) of regionally metastasized malignant melanoma. Expression of chemoresistance genes under clinical conditions. Langenbecks Arch Surg 384: 508 (P26)

Korrespondenzadresse: Dr. med. Thomas Meyer, Chirurgische Klinik und Poliklinik der Universität Erlangen-Nürnberg, Krankenhausstraße 12, 91054 Erlangen, Telefon: 09131-853-3296, Fax: 09131-853-6294, e-mail: thomas.meyer@chir.imed.uni-erlangen.de

Tumorantigenspezifische Immunaktivierung durch MART-1-kodierende rekombinante Vakziniaviren

MART-1 encoding recombinant vaccinia virus induces a tumor antigen specific immune response

A. Schütz[1], W. R. Marti[2], P. Zajac[2], G. C. Spagnoli[2], K. W. Jauch[1] und M. Heberer[2]

[1] Klinik und Poliklinik für Chirurgie der Universität Regensburg
[2] Departement Chirurgie, Universität Basel

Einleitung

Rekombinante Vakziniaviren (rVV), die das MHC-I restringierte, Melanom assoziierte immundominante Peptid $MART_{27-35}$ kodieren (rVV $MART_{27-35}$), können in vitro eine spezifische Immunantwort induzieren [1]. Eine Verbesserung der Stimulation spezifischer zytotoxischer T-Lymphocyten (CTL) kann dabei durch zusätzliche Integration von Kostimulationsmolekülen in den viralen Vektor erreicht werden [2]. Um einen zusätzlichen Effekt durch T-Helferzellen und eine Erweiterung der MHC-I-Restriktion zu erreichen, konstruierten wir ein rVV, welches nicht nur ein Nonapeptid sondern das gesamte MART-1-Antigen kodiert (rVVMART-1). Die spezifische zelluläre Immunantwort auf Teil- und Vollantigen wurde in vitro verglichen.

Methodik

Zellkulturen: HLA.A2 positive, tumorantigenfreie Na-8-Tumorzellen wurden mit MART-1-Peptid beladen oder mit rVV infiziert. Sie dienten als Antigen präsentierende Zielzellen und wurden in RPMI mit 1 mM Sodium Pyruvat, 2 mM nicht essentiellen Aminosäuren, 2 mM L-Glutamin, 10 mM HEPES Puffer (alle von Life Technologies, Inc., Paisley, UK) und 20 µg/ml Ciproxin (Bayer, Zürich, CH) kultiviert. $MART_{27-35}$ spezifische zytotoxische T-Lymphozyten (CTL) wurden nach beschriebenem Protokoll generiert [3] und in o. g. Medium mit zusätzlich 7,5% humanem AB-Serum kultiviert. Sie dienten als Effektorzellen.

Rekombinante Vakziniaviren: Die Sequenz von MART-1$_{27-35}$-Minigen und MART-1-Volllängenantigen wurden in nicht essentielle Loci des vakziniaviralen Genoms über Insertions/Expressionplasmide integriert. Die virale Replikation wurde durch Zusatz von Psoralen (4'-aminomethyl-4,5,8-trimethylpsoralen, AMT, Trioxsalen, Calbiochem, La Jolla, CA, USA) und langwelligem UV-Licht aufgehoben [4].

Peptide: MART-1$_{27-35}$-Nonapeptid (AAGIGILTV) und das Kontrollpeptid wurden mit einem Peptid-Synthesizer (Millipore, Watford, UK) hergestellt und mit HPLC (Bio-Rad, Kalifornien, USA) kontrolliert.

Zytotoxizitätsassay: Die spezifische zytotoxische Aktivität der CTL wurde anhand der ^{51}Cr-Freisetzung lysierter Zielzellen wie beschrieben ermittelt [5].

IFN-γ ELISA: Als Maß der CTL-Induktion wurde die Interferon-γ-Freisetzung [pg/ml] durch CTL nach Koinkubation mit Zielzellen im ELISA bestimmt.

Proliferationsassay: Die CTL-Proliferation wurde anhand der ^{3}H-Thymidininkorporation gemessen. Der Proliferationsindex wurde aus dem Quotient Probe/negative Kontrolle errechnet. Als Proliferationsstimulus dienten bestrahlte (5000 rad) Zielzellen. Die Kokultivation betrug 48 h.

Ergebnisse

Zytotoxizitätsassay: Im Zytotoxizitätsassay lysierten MART-1-spezifische CTL MART-1-Volllängenantigen exprimierende Zielzellen zu 67% und MART-1-Minigen exprimierende zu 83%. Als positive Kontrolle dienten MART-1-peptidbeladene Zielzellen (72% Lyse), als negative Kontrolle dienten Wildtyp infizierte, Kontrollpeptid beladene Zellen (21% Lyse).

IFN-γ ELISA: CTL setzten nach Infektion mit 5 MOI rVVMART-1$_{27-35}$ maximal 44 000 pg/ml IFNγ frei. Dies ist signifikant mehr als nach Infektion mit rVVMART-1 (mit 25 MOI maximal 31 pg/ml) oder Peptid gepulste Na-8-Zellen (mit 10 µg/ml maximal 30 pg/ml), (p < 0,05).

Proliferationsassay: Eine signifikante klonale Expansion der spezifischen CTL konnte nur durch MART-1$_{27-35}$-infizierte Zielzellen erreicht werden. Der maximale Proliferationsindex betrug 18,8 nach Infektion mit 25 MOI rVVMART-1$_{27-35}$ (p < 0,05).

Diskussion

Zielzellen, die MART-1-Minigen und MART-1-Volllängenantigen exprimieren, werden durch spezifische CTL lysiert. Die Zielzellerkennung ist der Beginn in der Kaskade einer suffizienten Immunantwort. In den vorliegenden Experimenten wurden kostimulationsmolekülfreie humane Na-8-Tumorzellen als Zielzellen verwendet, um vor allem in den nachfolgenden Schritten der CTL-Induktion und Proliferation eine zusätzliche Kostimulation auszuschließen.

Minigen-exprimierenden Zielzellen induzieren eine signifikante Zytokinfreisetzung und, als bedeutendsten Parameter der Immunantwort, eine klonale CTL-Expansion. Möglicherweise wird dies durch die hohe Minigen-Expressionsrate bei fehlender endogener Prozessierung erreicht [6].

Im Vergleich zu Minigen exprimierenden Zielzellen induzieren Volllängenantigen exprimierende oder Peptid-gepulste Zellen eine deutlich schwächere Immunantwort, die mit der Freisetzung von Zytokinen und der klonalen Expansion zytotoxischer T-Zellen objektivierbar ist. Nach Infektion mit rVVMART-1 werden durch endogene Prozessierung neben dem Volllängenantigen auch kürzere MART-Proteine exprimiert. Daher besteht im Gegensatz zum Minigen die Möglichkeit einer anderen, gegen nicht identifizierte Epitope gerichteten Immunantwort.

Durch MART-1-Volllängenantigen rVV kann potentiell eine komplexere, T-Helfer Zell unterstützte spezifische Immunantwort ausgelöst werden.

Zusammenfassung

Hintergrund: Rekombinante Vakziniaviren (rVV), die das MHC-I-restringierte, Melanom assoziierte immundominante Peptid MART$_{27-35}$ kodieren, induzieren eine spezifische

Immunantwort. Um einen zusätzlichen Effekt durch T-Helferzellen und eine Erweiterung der MHC-I-Restriktion zu erreichen, konstruierten wir ein rVV, welches nicht nur ein Nonapeptid sondern das gesamte MART-1-Antigen kodiert. Die spezifische Immunantwort wurde nach Vakzination in vitro untersucht.

Methodik: MART$_{27-35}$-Minigen und MART-1-Volllängenantigen wurden in das Vakziniavirus integriert. MART$_{27-35}$-Nonapeptid wurde synthetisch hergestellt. Zielzellen wurden mit MART-1-Peptid beladen oder mit rVV. MART$_{27-35}$-spezifische zytotoxische T-Lymphozyten (CTL) dienten als Effektor-Zellen. Die Zielzellerkennung wurde in Zytotoxizitätsassays ermittelt. Die Induktion spezifischer CTL wurde durch Zytokinfreisetzung im ELISA analysiert. Zusätzlich wurde die Proliferation der CTL gemessen.

Ergebnisse: MART-1-spezifische CTL lysierten MART-1-Volllängenantigen-exprimierende Zielzellen zu 67% und MART-1-Minigen-exprimierende zu 83%. Als positive Kontrolle dienten MART-1-peptidbeladene Zielzellen (72% Lyse), als negative Kontrolle dienten Wildtyp-infizierte, Kontrollpeptid-beladene Zellen (21% Lyse). Minigen rVV induzierten mit 44 000 pg/ml eine signifikant höhere IFNγ-Freisetzung als Volllängenantigen rVV (31 pg/ml) oder Peptid gepulste Na-8-Zellen (30 pg/ml), (p < 0,05). Eine signifikante klonale Expansion der spezifischen CTL konnte nur durch MART$_{27-35}$-infizierte Zielzellen erreicht werden (p < 0,05).

Schlußfolgerung: Zielzellen, die MART-1-Minigen und MART-1-Volllängenantigen exprimieren, werden spezifisch lysiert. Im Vergleich zu Minigen exprimierenden Zielzellen induzieren Volllängenantigen exprimierende oder Peptid gepulste Zellen eine schwächere Immunantwort. Gesamtantigen exprimierende Zielzellen lassen aber im Gegensatz zum Minigen die Möglichkeit einer anderen, gegen nicht identifizierte Epitope gerichteten Immunantwort offen. Durch MART-1-Volllängenantigen rVV kann potentiell eine komplexere, T-Helfer-Zell-unterstützte spezifische Immunantwort ausgelöst werden.

Abstract

Background: Antigen presenting cells, infected by MART-1$_{27-35}$ minigen encoding recombinant vaccinia virus, are able to induce a specific HLA-A2.1 restricted immune response. In order to achieve a larger restriction or an additional CD4 stimulation, we constructed a recombinant vaccinia virus carrying the MART-1 full length gene. In these experiments, we compared the relative strength of specific immune stimulation provided by two different molecular forms of the same epitope.

Methods: The sequences of MART-1$_{27-35}$ minigene and MART-1 full length gene were inserted in the vaccinia viral genome. The recombinant vaccinia virus was rendered replication incompetent by treatment with psoralen and long wave UV light. Peptide pulsed or infected HLA.A2 positive Na 8 tumor cells, which do not naturally express MART tumor associated antigen, were used as target cells. MART-1$_{27-35}$ specific CTL were used as effector cells. The specific lysis of target cells was measured in cytotoxicity assays. The CTL-induction was tested in the cytokine release (IFN-γ ELISA) and ^{3}H-thymidine incorporation in proliferation assays.

Results: MART-1$_{27-35}$ specific CTL effectively lysed target cells infected with MART-1$_{27-35}$ minigene (83% lysis) and MART-1 full length gene (67% lysis) recombinant vaccinia virus. MART-1$_{27-35}$ peptide pulsed target cells as a positive controll, showed a specific lysis of 83%. Only MART-1$_{27-35}$ recombinant vaccinia virus was able to induce a significant cyto-kine release and T-cell proliferation ($P < 0.05$)

Conclusion: The relative immunogenicity of a model epitope expressed by viral vectors in two different forms was compared. The stronger immune response was induced by cells infected with MART-1 minigene recombinant vaccinia virus. However, MART-1 full length gene expressing cells were also able to induce an immune response, although weaker as measured by specific lysis, cytokine release and CTL proliferation. Nevertheless, an immune response against unknown epitopes and an additional CD4 stimulation by intracellular processing of the full length gene could represent advantages of the full length antigen.

Literatur

1. Zajac P, Oertli D, Spagnoli GC, Noppen C, Schaefer C, Heberer M, Marti WR (1997) Generation of tumoricidal cytotoxic T lymphocytes from healthy donors after in vitro stimulation with a replication-incompetent vaccinia virus encoding MART-1/Melan-A $_{27-35}$ epitope. Int J Cancer 71 (3): 491–496
2. Zajac P, Schütz A, Oertli D, Noppen C, Schaefer C, Heberer M, Spagnoli GC, Marti WR (1998) Enhanced generation of cytotoxic T lymphocytes using recombinant vaccinia virus expressing human tumor-associated antigens and B7 costimulatory molecules. Cancer Res 58 (20): 4567–4571
3. Schütz A, Marti WR, Zajac P, Oertli D, Harder F, Heberer M (1998) B7-costimulation enhances the generation of MART-1$_{27-35}$ specific CTL. Langenbecks Arch Chir I: 125–129
4. Tsung K, Yim JH, Marti WR, Buller ML, Norton JA (1996) Gene expression and cythopathic effect of chemically inactivated vaccinia virus. J Virol 70 (1): 165–171
5. Spagnoli GC, Schaefer C, Willimann TE, Kocher T, Amoroso A, Juretic A, Zuber M, Lüscher U, Harder F, Heberer M (1995) Peptide-specific CTL in tumor infiltrating lymphocytes from metastatic melanomas expressing MART-1/Melan-A, gp100 and Tyrosinase genes: a study in an unselected group of HLA-A2.1-positive patients. Int J Cancer 64: 309–315
6. Jonathan LCA, Yewdell W, Bennink JR (1997) MHC Class I-associated peptides produced from endogenous gene products with vastely different efficiencies.J Immunol 158: 2535–2542

Korrespondenzadresse: Dr. med. Alexander Schütz, Klinik und Poliklinik für Chirurgie, Franz-Josef-Strauß-Allee 11, D-93053 Regensburg, Telefon: ++49-941-944-0, Fax: ++49-941-944-6802, e-mail: alexander.schuetz@klinik.uni-regensburg.de

Die Expression zytotoxischer Moleküle immunkompetenter Zellen ist nach laserinduzierter Thermotherapie (LITT) im Bereich der Invasionsfront residualen intrahepatischen Tumorgewebes im Vergleich zur chirurgischen Resektion erhöht

The expression of cytotoxic molecules is higher in the invasion front of residual intrahepatic tumor tissue after laser-induced thermotherapy (LITT) than after surgical resection

C. Isbert[1], C.-T. Germer[1], A. Lehmann[1], J. P. Ritz[1], A. Roggan[2] und H. J. Buhr[1]

[1] Chirurgische Klinik I, Abteilung für Allgemein-, Gefäß- und Thoraxchirurgie
[2] Institut für Medizinisch/Technische Physik und Lasermedizin, Universität Berlin

Einleitung

Die chirurgische Resektion von Lebermetastasen stellt einen möglichen Promoter für das Wachstum von Mikrometastasen dar [4,5]. Hypothetisch ist nach laserinduzierter Thermotherapie (LITT) von Lebertumoren einer Wachstumsverzögerung residualen hepatischen Tumorgewebes denkbar, da die vermehrte Infiltration immunkompetenter Zellen um thermisch zerstörtes Tumorgewebe nach LITT [3] via MHC II-Antigenpräsenz eine gezielte zytotoxische Reaktion gegen vitales residuales Tumorgewebe induzieren könnte. Ziel dieser Studie war es zu überprüfen, ob die LITT eine erhöhte zytotoxische Immunreaktion gegen vitales intrahepatisches Tumorgewebe induziert.

Methodik

Durch subcapsuläre Injektion von 10^6-Tumorzellen (CC 531) in den linken und rechten Leberlappen von Wag-Ratten, wurden 2 Lebertumoren induziert. Lediglich ein Tumor wurde entweder durch LITT (Gruppe I, n = 20) oder durch anatomiegerechte Hemihepatektomie links (Gruppe II, n = 20) therapiert, der andere Tumor blieb unbehandelt. Bei der Gruppe III (n = 20) blieben beide Tumoren unbehandelt. 24 und 96 h sowie 7 und 10 d postinterventionell wurden je 5 Tiere getötet. Die unbehandelten Tumoren wurden vermessen und kryoasserviert. Die Immunreaktion wurde immunhistochemisch (APAAP) mit monklonalen AK's gegen die Moleküle β-Aktin, MHCII, CD3, CD4, CD8, ICAM-1 (CD54), LFA-1, B7-2 im Bereich der Tumorinvasionsfront untersucht. Die Tumorproliferation wurde mittels monklonalem Anti-BrdU nach in vivo Inkorporation von BrdU ermittelt und der Nachweis apoptotischer Zellen erfolgte nach der TUNNEL-Methode.

Ergebnisse

In den Gruppen I und II gelang in allen Fällen eine vollständige Tumoreradikation des Therapietumors. Das präinterventionelle Volumen der unbehandelten Tumoren der Gruppe I,

Tabelle 1. Semiquantitative Darstellung der Expression der Moleküle β-Aktin, MHCII, CD3, CD4, CD8, ICAM-1, LFA-1, B7-2 im Bereich der Tumorinvasionsfront der unbehandelten Tumoren

Gruppe	β-Aktin	CD3	CD4	CD8	LFA-1	B7-2	CD54	MHCII
I	++	++	+	+++	+++	+++	+++	+++
II	++	+	+	+	+	+	+	+
III	++	+	+	+	+	+	+	+

II und III war nicht unterschiedlich (p > 0,01). 10 d postinterventionell war das Tumorvolumen in der Gruppe I kleiner (p < 0,003) und in der Gruppe II größer (p < 0,01) als in der Gruppe III. Die Intensität der Expression der Moleküle β-Aktin, MHCII, CD3, CD4, CD8, ICAM-1, LFA-1, B7-2 im Bereich der Tumorinvasionsfront ist tabellarisch angegeben, wobei die Intensität der Expression semiquantitativ in keine (–), gering (+), mittel (++), stark (+++) graduiert ist (Tabelle 1). Die Proliferation der Tumorzellen sowie der Nachweis apoptotischer Zellen der unbehandelten Tumoren waren in allen 3 Gruppen nicht unterschiedlich.

Diskussion

Im Gegensatz zur chirurgischen Resektion wird bei den sogenannten in-situ-Ablationsverfahren (LITT, Radiofrequenz Therapie [HF], Kryotherapie) das thermisch letal geschädigte Tumorgewebe nicht entfernt sondern verbleibt in situ [2, 6]. Entsprechend werden hepatische inflammatorische und regenerative Mechanismen aktiviert, welche zu einer Organisation der induzierten Läsion führen [1]. Ziel der vorliegenden Studie war es den Einfluß der LITT auf residuales Tumorwachstum im Vergleich zur chirurgischen Resektion von Lebermetastasen zu untersuchen. Die Ergebnisse zeigen, daß Proliferation und Apoptose residualer Tumorzellen nach LITT und chirurgischer Resektion von Lebertumoren unverändert sind. Die Expression zytotoxisch relevanter Moleküle in der Tumorinvasionsfront residualer, unbehandelter Tumoren ist nach LITT im Vergleich zur chirurgischen Resektion erhöht. Schlußfolgernd scheint die LITT eine erhöhte zytotoxische Immunreaktion gegen vitales intrahepatisches Tumorgewebe zu induzieren, welche mit einem verminderten Tumorwachstum assoziiert ist.

Zusammenfassung

Hintergrund: Ziel der vorliegenden Studie war es zu überprüfen, ob die Laser-induzierte Thermotherapie (LITT) eine erhöhte zytotoxische Immunreaktion gegen vitales intrahepatisches Tumorgewebe induziert.

Methodik: 20 Tiere erhielten eine LITT und 20 Tiere eine Hemihepatektomie des Behandlungstumors. Der Referenztumor im linken Leberlappen blieb unbehandelt. In der Kontrollgruppe (n = 20) blieben beide Tumoren unbehandelt. 24 und 96 h sowie 7 und 10 d postinterventionell wurden je 5 Tiere getötet.

Ergebnisse: Nach LITT und Hemihepatektomie gelang in allen Fällen eine vollständige Tumorerradikation des Behandlungstumors. Das präinterventionelle Volumen der unbehandelten Tumoren war in allen Gruppen nicht unterschiedlich (p > 0,01). 10 d postinterventionell war das Tumorvolumen nach LITT kleiner (p < 0,003) als nach Hemihepatektomie. Die Intensität der Expression der Moleküle MHCII, CD3, CD4, CD8, ICAM-1, LFA-1, B7-2 im Bereich der Tumorinvasionsfront war nach LITT höher als nach Hemihepatektomie. Die Proliferation der Tumorzellen sowie der Nachweis apoptotischer Zellen waren in allen 3 Gruppen nicht unterschiedlich.

Schlußfolgerungen: Die Expression immunologisch relevanter Moleküle in der Tumorinvasionsfront residualer, unbehandelter Tumoren ist nach LITT im Vergleich zur chirurgischen Resektion erhöht.

Abstract

Background: The aim of this study was to evaluate whether laser-induced thermotherapy (LITT) induces an increased cytotoxic immune response against vital intrahepatic tumor tissue.

Methods: Two hepatic tumors were induced in each of 60 WAG rats. Twenty animals were treated by LITT, 20 underwent a left-sided hemihepatectomy. The reference tumor in the right liver lobe was left untreated in both groups. In the control group (n = 20) both tumors were left untreated. Five animals of each group were killed at 24 h, 96 h, 7 d, 10 d, after intervention.

Results: Complete eradication of the treated tumor was achieved by LITT and hemihepatectomy. There was no difference in the pre-interventional volume of the untreated tumor between all groups ($P > 0.01$). Ten days after intervention the tumor volume after LITT was smaller ($P < 0.003$) than after surgical resection. The intensity of expression of the molecules MHCII, CD3, CD4, CD8, ICAM-1, LFA-1, B7-2 in the tumor invasion front was higher after LITT than after hemihepatectomy. There was no difference in tumor cell proliferation or apoptotic cell presence between the 3 groups.

Conclusion: The expression of immunologically relevant molecules in the tumor invasion front of residual, untreated tumors is higher after LITT than after surgical resection.

Literatur

1. Germer C, Isbert CM, Albrecht D, Ritz JP, Schilling A, Roggan A, Wolf KJ, Müller G, Buhr HJ (1998) Laser-induced thermotherapy for the treatment of liver metastasis – Correlation of gadolinium-DTPA-enhanced MRI with histomorphologic findings to determine criteria for follow-up monitoring. Surg Endosc 12: 1317–1325
2. Germer CT, Albrecht D, Roggan A, Buhr HJ (1998) Technology for in situ ablation by laparoscopic and image-guided interstitial laser hyperthermia. Sem Lap Surg 5: 195–203
3. Germer CT, Isbert C, Albrecht D, Roggan A, Pelz J, Ritz JP, Müller G, Buhr HJ (1999) Laser-induced thermotherapy combined with hepatic arterial embolization in the treatment of liver tumors in a rat tumor model. Ann Surg 230: 55–62
4. Mizutani J, Hiraoka T, Yamashita R, Miyauchi Y (1992) Promotion of hepatic metastases by liver resection in the rat. Br J Cancer 65: 794–797
5. Morimoto H, Nio Y, Imai S, Shiraishi T, Tsubono M, Tseng CC, Tobe T (1992) Hepatectomy accelerates the growth of transplanted liver tumor in mice. Cancer Detect Prev 16: 137–147
6. Vogl TJ, Mack MG, Straub R, Roggan A, Felix R (1997) Percutaneous MRI-guided laser-induced thermotherapy for hepatic metastases for colorectal cancer. Lancet 350: 29

Korrespondenzadresse: Dr. med. C. Isbert, Chirurgische Klinik I, Abteilung für Allgemein-, Gefäß- und Thoraxchirurgie, Universitätsklinikum Benjamin Franklin, Freie Universität Berlin, Hindenburgdamm 30, 12200 Berlin

Eine neue Methode zur Visualisierung und Quantifizierung der frühen Metastasierungsschritte in vivo mit Hilfe GFP-transfizierter Tumorzellen und Intravitaler Fluoreszenzmikroskopie

A novel method for the visualization and quantification of early steps of metastasis in vivo using GFP transfected tumor cells and intravital fluorescence microscopy

M. Steinbauer[1], M. Guba[1], G. Cernaianu[2], W. Falk[3], L.A. Kunz-Schughart[4], S. Farkas[1], M. Anthuber[1] und K.-W. Jauch[1]

[1] Klinik und Poliklinik für Chirurgie
[2] Chirurgische Forschung
[3] Klinik und Poliklinik für Innere Medizin I
[4] Institut für Pathologie, Universität Regensburg

Einleitung

Die Metastasierung von Tumoren ist eine Abfolge einzelner, voneinander abhängiger Schritte. Für eine erfolgreiche Metastasierung sind sowohl ein Anheften der Tumorzellen am Endothel, deren Extravasation, die Migration und Proliferation im Zielorgan und der nachfolgende Beginn der Angiogenese notwendig. Untersuchungen der frühen Metastasierungsschritte sind in vivo mit Hilfe fluoreszenzmarkierter Tumorzellen nicht möglich (Ausnahme: Anheftung und Extravasation, [1]), da einige Marker entweder die Proliferation der Tumorzellen beeinflussen bzw. deren Fluoreszenz verloren geht [2] oder bei der Zellteilung nicht weitergegeben wird [3]. Ziel der Studie war deshalb zu untersuchen, ob stabil Green Fluorescent Protein (GFP)-transfizierte Tumorzellen zur Visualisierung der frühen Schritte der Metastasierung mit Hilfe der Intravitalmikroskopie geeignet sind ohne das biologische Verhalten der Tumorzellen zu verändern [4].

Material und Methoden

- Zellfärbungen: Stabile Transfektion von murinen CT-26-Kolonkarzinomzellen mit GFP cDNA (CMV Promotor, Fugene, Boehringer) mit nachfolgender durchflußzytometrischer Sortierung [4]
- In vitro BrdU-Proliferationsassay
- Syngenes Mausmodell (Balb-C-Mäuse): Intraportale Injektion von 6×10^5 Tumorzellen und 6×10^4 Mikrosphären (Durchmesser 10,2 µm, Molecular Probes) [5]
- Intravitale Fluoreszenz Mikroskopie der Leber:
  - Untersuchungszeitpunkte (n = 6 Tiere pro Zeitpunkt): 2 h, 2 d, 4 d, und 7 d nach Injektion
  - Parameter: Tumorzelladhärenz, -extravasation (2 h und 2 d), Anzahl (% der injizierten Zellen) und Vitalität (Propidium Jodid Färbung) der Einzelzellen, Zellnester (3–10 Zellen) und Mikrometastasen (> 10 Zellen) (2 d, 4 d und 7 d)

- Inzidenz der Metastasierung 14 d nach Tumorzellinjektion (GFP vs. CT 26 nativ, n = 6)

Ergebnisse

Stabil GFP-transfizierte Tumorzellen können mit Hilfe der Intravitalen Fluoreszenzmikroskopie visualisiert werden. Durch die Transfektion werden weder das in vitro Proliferationsverhalten (BrdU-uptake), noch ihr initiales Anheft- und Extravasationsverhalten verändert. Bis Tag 2 nach Injektion sind 42,9 ± 9,0% Prozent der injizierten Zellen als Einzelzellen nachweisbar. An Tag 4 und 7 kommt es zu einer Ausbildung von Zellnestern (4 d: 2,2 ± 0,57%, 7 d: 5,8 ± 1,29%) und Mikrometastasen (4 d: 0,6 ± 0,37%, 7 d: 5,5 ± 1,09%). Gleichzeitig verringert sich die Anzahl der nicht proliferierenden (dormant) Einzelzellen (4 d: 23,2 ± 4,18%, 7 d: 0,4 ± 0,33%).

Die Makrometastasierung der Leber (14 d) wird durch GFP Transfektion nicht verändert (GFP: Inzidenz 6/6 vs. Nativ: Inzidenz 6/6).

Diskussion

Durch die stabile GFP-Transfektion von Tumorzellen und die Verwendung der intravitalen Fluoreszenzmikroskopie können die frühen Schritte der Metastasierung untersucht werden. Die GFP Transfektion scheint das Proliferations- und Metastasierungsverhalten der Tumorzellen nicht zu verändern. Durch den gleichzeitigen Einsatz von fluoreszenten Mikrosphären [5] und der Propidium Jodid Färbung [6] können das Überleben und die Dormancy der Tumorzellen, sowie deren Entwicklung zu Zellnestern, Mikro- und Makrometastasen quantifiziert werden. Hierdurch können alle relevanten Schritte der frühen Metastasierung des kolorektalen Karzinoms in vivo in einem syngenen, immunkompetenten und orthotopen Modell untersucht werden

Zusammenfassung

Mit Hilfe der neuen Methode der stabilen GFP-Transfektion von Tumorzellen und der Anwendung in der Intravitalen Fluoreszenzmikroskopie können somit Regulationsmechanismen der frühen Metastasierung und deren therapeutische Beeinflußbarkeit in vivo untersucht werden.

Abstract

Background: Tumor metastasis is a sequel of multiple dependant steps. The visualization of the early steps of metastasis in vivo by intravital microscopy has been limited by the loss of exogenous fluorescent markers during cell division or an antiproliferative effect of the fluorescent dyes on tumor cells.

Aim of the study was to evaluate whether stable Green fluorescent protein (GFP) transfected tumor cells and intravital fluorescent microscopy can be used to visualize the early steps of metastasis.

Material and Methods:

- Stable transfection of murine CT 26 colon carcinoma cells with GFP cDNA (CMV promotor, Fugene, Boehringer) with consecutive FACS sorting.
- In vitro BrdU proliferation assay
- Syngenic mouse model (Balb C mice): Intraportal injection of 6×10^5 tumor cells and 6×10^4 fluorescent microspheres (diameter 10.2 µm, Molecular probes)
- Intravital fluorescent microscopy of the liver:
- Timepionts (n = 6 animals per timepoint): 2 h, 2 d, 4 d and 7 d after injection
- Parameters: Tumor cell adhesion, – extravasation (2 h and 2 d), number (% of injected cells) and viability (Propidium Iodide staining) of single cells, dividing cells (3–10 cells), micrometastases (> 10 cells) (2 d, 4 d and 7 d)
- Quantification of macrometastasis (incidence and Liver weight) 14 d after tumor cell injection (GFP vs native CT 26, n = 6)

Results: Stable GFP-transfected tumor cells could be visualized in the liver in vivo by means of intravital fluorescent microscopy. Transfection neither affected the in vitro proliferation nor the in vivo tumor cell adhesion and –extravasation 2 h after injection. Two days after injection 42.9 ± 9.0% of injected cells are visible as single cells. At day 4 and 7 cells are dividing (4 d: 2.2 ± 0.57%, 7 d: 5.8 ± 1.29%) and micrometastases are formed (4 d: 0.6 ± 0.37%, 7 d: 5.5 ± 1,09%). Simultaneously non proliferating (dormant) single cells are decreasing (4 d: 23.2 ± 4.18%, 7d: 0.4 ± 0.33%).

Macrometastasis (14 d) is not affected by GFP-transfection (GFP: Incidence 6/6 vs nativ CT 26: Incidence 6/6).

Conclusion: The early steps of metastasis can be examined by using stable GFP-transfection of tumor cells and intravital fluorescence microscopy. The simultaneous use of fluorescent microspheres and in vivo Propidium Iodide staining allows for quantification of survival, dormancy as well as the proliferation of tumor cells to micro- and macrometastases. By this new method the regulation and therapeutic interventions of the early steps of metastasis can be examined.

Literatur

1. Koop S, MacDonald IC, Luzzi K, Schmidt EE, Morris VL, Grattan M, Khokha R, Chambers AF, Groom AC, (1995) Fate of melanoma cells entering the microcirculation: over 80% survive and extravasate. Cancer Res 55: 2520–2523
2. Morris VL, MacDonald IC, Koop S, Schmidt EE, Chambers AF, Groom AC, (1993) Early interactions of cancer cells with the microvasculature in mouse liver and muscle during hematogenous metastasis: video-microscopic analysis [see comments]. Clin Exp Metastasis 11: 377–390
3. Morris VL, Koop S, MacDonald IC, Schmidt EE, Grattan M, Percy D, Chambers AF, Groom AC (1994) Mammary carcinoma cell lines of high and low metastatic potential differ not in extravasation but in subsequent migration and growth. Clin Exp Metastasis 12: 357–367
4. Steinbauer M, Guba M, Falk W, Anthuber M Jauch KW (1998) Green fluorescent protein (GFP) transfection as novel method for fluorescent labelling of tumor cells in Intravital Microscopy. Int J Colorect Dis 13: 180 (Abstract)
5. Luzzi KJ, MacDonald IC, Schmidt EE, Kerkvliet N, Morris VL, Chambers AF, Groom AC (1998) Multistep nature of metastatic inefficiency: dormancy of solitary cells after successful extravasation and limited survival of early micrometastases. Am J Pathol 153: 865–873
6. Harris AG, Steinbauer M, Leiderer R, Messmer K (1996): Role of leukocyte plugging and macromolecular leakage in ischemia/reperfusion (I/R) injury. Microcirculation 3: 89 (Abstract)

Korrespondenzadresse: Dr. Markus Steinbauer, Klinik und Poliklinik für Chirurgie der Universität Regensburg, 93042 Regensburg, Telefon: 0049-941-944-0, Fax: 0049-941-944-6802, e-mail: markus.steinbauer@klinik.uni-regensburg.de

Lösliche Faktoren aus Pankreaskarzinomzellen führen zu einer verminderten Expression der CD3-Zeta-Kette des T-Zell-Rezeptors

Soluble factors from pancreatic carcinoma cells lead to reduced expression of CD3-zeta chain

H. Braumüller, J. Pitteroff, S. Gansauge, H.G. Beger und F. Gansauge

Chirurgische Klinik I, Universität Ulm

Einleitung

Tumorinfiltrierende Lymphozyten (TIL) und auch periphere Lymphozyten von Karzinompatienten zeigen eine deutlich reduzierte Immunantwort [1]. Für dieses Fehlen einer effektiven Antwort kommen eine ganze Reihe von Erklärungen in Frage. Auf Tumorzellen kann häufig der Verlust von einigen oder allen HLA-Antigenen beobachtet werden. Eine andere Möglichkeit können Makrophagen mit immunsuppressiver Aktivität darstellen [2]. Ein weiterer Grund für die reduzierte bzw. fehlende Immunantwort wird in der verminderten Expression der CD3-Zeta-Kette des T-Zell-Rezeptorkomplexes gesehen [3, 4, 5]. Der Verlust der, das Signal transduzierenden, Zeta-Kette wurde erstmalig in T-Zellen von Mäusen mit Kolonkarzinomen beschrieben [6]. Für diese reduzierte Expression kommen sowohl lösliche Faktoren als auch direkte Tumorzell-TIL-Kontakte in Frage. Ziel der Untersuchung war es die Expression der CD3-Zeta-Kette in den TILs des Pankreaskarzinoms zu charakterisieren und zu untersuchen, ob eine Kokultivierung von Pankreaskarzinomzellen mit Lymphozyten gesunder Blutspender zu einer Reduktion der Expression der CD3-Zeta-Kette führt.

Material und Methodik

Mononukleäre Zellen (MNC) von gesunden Blutspendern (n = 6) wurden über einen Percoll-Dichtegradienten isoliert und mit der Pankreaskarzinomzellinie AsPC1 kokultiviert. Dabei verhinderte eine Membran der Porengröße 0,4 µm direkte Zell-Zellkontakte. Zur Kontrolle dienten MNC, die unter den gleichen Bedingungen jedoch ohne Pankreaskarzinomzellen kultiviert wurden. Nach 0, 24, 48 und 72 Stunden wurden die MNC entnommen, gewaschen und gezählt und mittels direkter Immunfluoreszenz mit den folgenden Antikörpern markiert: CD3, CD4, CD8, CD14, CD45RO, CD16, CD56, CD25, HLA-DR und CD69. Zur Bestimmung der Expression der Zeta-Kette mußten die Zellen permeabilisiert werden. Im Anschluß an die Permeabilisierung erfolgte die indirekte Immunfluoreszenzfärbung mit dem monoklonalen Antikörper anti-Zeta und dem FITC-markierten sekundären Antikörper. Die Analyse der Zellen erfolgte durchflußzytometrisch.

Tabelle 1. Phänotypische Charakterisierung mononukleärer Zellen, die mit der Pankreaskarzinomzellinie AsPC-1 kultiviert wurden (Kokultur) oder ohne AsPC-1 (Kontrolle)

	CD3/CD4+	CD3+CD8+	CD45RO+	CD56+	CD25+	HLA-DR+	CD69+
Kokultur							
0 h	31,5% ± 8,7	24,2% ± 10	27,2% ± 1,0	10,1% ± 4,6	6,1% ± 3	11,3% ± 3,6	23,8% ± 6,3
24 h	35,6% ± 3,2	22,9% ± 9,8	25,9% ± 1,8	8,9% ± 4,6	10,8% ± 10	13,1% ± 2,8	24,7% ± 8,7
48 h	37,4% ± 2,1	24,1% ± 11,7	29,1% ± 8,2	9,2% ± 4,4	6,2% ± 3,3	7,1% ± 6,7	21,8% ± 5,2
72 h	38,1% ± 3,2	24,1% ± 11,7	27,4% ± 6,5	9,7% ± 4,4	6,9% ± 3,7	11,7% ± 5,3	24,8% ± 9,7
Kontrolle							
0 h	25,4% ± 10,3	15,8% ± 2,8	27% ± 1,4	10,1% ± 2,5	8,5% ± 1,7	5,9% ± 2,8	19,4% ± 6,5
24 h	24,4% ± 6,4	16,2% ± 4,1	31% ± 10,5	9,9% ± 4,8	7,0% ± 0,1	7,6% ± 2,6	17,2% ± 7,6
48 h	22,5% ± 6,4	13,3% ± 3	29,3% ± 7,6	7,5% ± 3,5	3,4% ± 2,4	4,6% ± 1,3	11,7% ± 3,5
72 h	20,9% ± 5,9	12,4% ± 3,5	29,4% ± 8,5	9,1% ± 7,2	3,7% ± 1,3	6,2% ± 4,2	12,2% ± 4,2

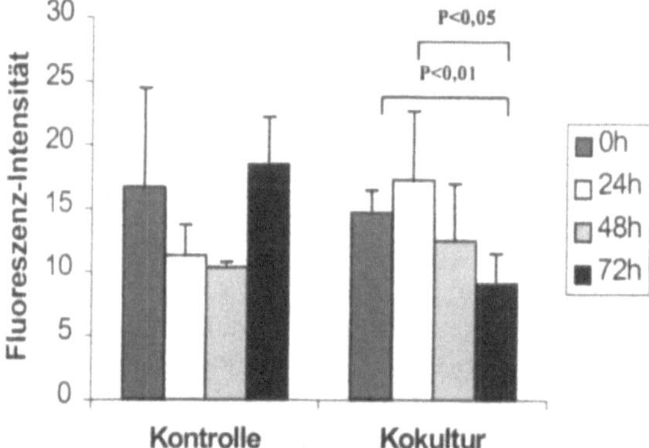

Abb. 1. FACS-Analyse der Zeta-Kette. Mittelwerte ± Standardabweichungen. *p = 0,005 vs 72 h, +p = 0,023 vs 72 h, Student's T-Test

Die Expression der CD3-Zeta-Kette wurde immunhistologisch in Paraffinschnitten von 20 Pankreaskarzinomen bestimmt.

Ergebnisse

Kokultur peripherer mononukleärer Zellen mit Pankreaskarzinomzellen: Verglichen mit der Gesamtzahl der T-Lymphozyten (CD3+) blieb der Anteil an T-Zell-Gedächtniszellen (CD45RO+) während der Kultur mit AsPC-1 verglichen mit der Kontrollgruppe gleich. Auch die Zahl der aktivierten Zellen (CD25+, HLA-DR+ und CD69+) änderte sich, verglichen mit der Kontrollgruppe nicht signifikant (Tabelle 1). Allerdings zeigte sich eine signifikante Reduktion der CD3-Zeta-Kette bei Kokultivierung mit AsPC-1-Zellen (Abb. 1). Die kokultivierten Zellen zeigten nach 72 h eine deutliche Reduktion der Zeta-Kette verglichen mit 0 h (Student's T-Test p = 0,005). Bei einer Kulturdauer von 24 und 48 h konnte allerdings noch keine signifikante Reduktion festgestellt werden (Student's T-Test p = 0,204 und p = 0,207). Im Gegensatz zu den kokultivierten Zellen war bei der Kontrollgruppe auch nach 72 h keine Reduktion der Zeta-Kette sichtbar (Student's T-Test p = 0,338). Der Vergleich 24 h zu 72 h zeigte sogar einen signifikanten Anstieg der Zeta-Kette bei der Kontrollgruppe (Student's T-Test p = 0,0163).

Korrespondierend zu diesen Ergebnissen fanden wir eine deutliche Reduktion der Zeta-positiven tumorinfiltrierenden Lymphozyten im humanen Pankreaskarzinom. In allen untersuchten 20 Pankreaskarzinomproben zeigten T-Zellen, die Kontakt zu Tumorzellen aufwiesen einen kompletten Verlust der Zeta-Kette. Generell lag der Anteil an Zeta-positiven Lymphozyten in 12 von 20 Pankreaskarzinomen unter 10%, während bei Tumor-negativen Proben der Anteil an Zeta-positiven Lymphozyten bei mindestens 35% lag.

Diskussion

In den zurückliegenden Jahren wurden große Anstrengungen unternommen um tumorinfiltrierende Lymphozyten aus einer ganzen Reihe solider Tumoren zu isolieren, zu charakterisieren und ihre funktionale Antwort zu testen. In fast allen Studien zeigte sich, daß diese Zellen immunsupprimiert sind [7, 8, 9]. Der Grund für diese funktionelle Immunsuppression ist nicht bekannt, es wird aber vermutet, daß Tumorzellen selbst zu diesem Effekt beitragen können. Da die Zeta-Kette eine wichtige Rolle bei der Aktivierung von T-Zellen durch Antigene über den T-Zell-Rezeptor-Komplex spielt, liegt es nahe, daß dieses Molekül zur fehlenden Immunantwort der TILs beiträgt. Wir untersuchten deshalb, ob Tumorzellen in der Lage sind die Expression der Zeta-Kette zu supprimieren. Unsere Ergebnisse lassen vermuten, daß lösliche Faktoren, abgegeben von Tumorzellen, in der Lage sind die Zeta-Kette zu beeinflussen. Wir fanden keine Anzeichen dafür, daß Zell-Zell-Kontakte für eine Verringerung der Zeta-Kette nötig sind. Die reduzierte Expression und veränderte Funktion des, für die Signaltransduktion wichtigen, zytoplasmatischen Anteils des T-Zell-Rezeptorkomplexes könnte einen wichtigen Mechanismus im Unterlaufen der körpereigenen antitumoralen Abwehr durch Krebszellen darstellen und mögliche Ziele für eine restaurierende Immuntherapie darstellen.

Zusammenfassung

Einleitung: Tumor-infiltrierende Lymphozyten zeigen meist eine deutlich reduzierte Immunantwort. Für dieses Fehlen einer effektiven Antwort wird, unter anderem, eine verminderte Expression der CD3-Zeta-Kette des T-Zellrezeptor-Komplexes verantwortlich gemacht. Wir untersuchten, ob Pankreaskarzinomzellen in der Lage sind über lösliche Faktoren eine Reduktion der Zeta-Kette zu induzieren. Ferner untersuchten wir, ob es im Pankreaskarzinom zu einem Verlust der Zeta-Kette kommt.

Methodik: Periphere mononukleäre Zellen gesunder Blutspender wurden mit der Pankreaskarzinomzellinie AsPC-1 (Kokultur) oder ohne AsPC-1 (Kontrolle) kultiviert. Nach 0, 24, 48, und 72 h wurden die Zellen immunfluoreszenz gefärbt und durchflußzytometrisch analysiert. Ferner wurde die Expression der CD3-Zeta-Kette immunhistologisch in Paraffinschnitten von 20 Pankreaskarzinomen bestimmt.

Ergebnisse: Bei Kokultivierung humaner MNC mit der Pankreaskarzinomlinie AsPC1 zeigte sich eine signifikante Reduktion der CD3-Zeta-Kette nach 72 h Kulturdauer. Im Gegensatz hierzu zeigte die Kontrollgruppe keine Reduktion der Zeta-Kette. Direkte Zell-Zell-Kontakte wurden durch den Einsatz einer Membran verhindert. Korrespondierend zu diesen Ergebnissen fanden wir eine deutliche Reduktion der Zeta-positiven tumorinfiltrierenden Lymphozyten im humanen Pankreaskarzinom.

Schlußfolgerung: Unsere Daten lassen vermuten, daß Karzinomzellen einen aktiven immunsupprimierenden Effekt auf Lymphozyten ausüben.

Abstract

Introduction: Tumor infiltrating lymphocytes (TIL) are believed to mediate tumor-specific immune responses. In most carcinomas the presence of TIL does not lead to an effective immune response. Previous reports indicate, that alterations in signal transducing zeta-chain could count for impaired T-cell functions in cancer patients. In the present study T cells in surgical specimens were evaluated for their expression of CD3 zeta chain. And we investigated, wether soluble factors from pancreatic carcinoma cells are able to reduce expression of zeta-chain in T-cells from healthy volunteers.

Methods: Peripheral mononuclear cells from healthy volunteers were cocultured with the pancreatic cancer cell line AsPC-1 without direct cell-cell contacts or without AsPC-1. After 0, 24, 48 and 72 h cells were harvested, stained and analysed on a flow cytometer. Paraffin-embedded sections from 20 different pancreatic cancer specimens were studied.

Results: Coculturing of MNC with AsPC-1 leads to significantly reduced expression of zeta-chain after 72 h. In contrast, control cells showed no reduced expression of zeta-chain. Corresponding to these results, we found a clear reduction of zeta-positive TIL in pancreatic carcinomas.

Conclusions: Our data indicate that a decreased expression of signal-transducing zeta molecules on TILs is an active immunosuppressive effect of carcinoma cells. This effect seems to be due to soluble factors.

Literatur

1. Rosenberg AS (1996) Development of cancer immunotherapies based on identification of the genes encoding cancer regression antigens. J Natl Cancer Inst 88: 1635–1644
2. Fuji T, Igarashi T, Kishomoto S (1987) Significance of suppressor macrophages for immune surveillance of tumor-bearing mice. J Natl Cancer Inst 78: 509–517
3. Mulder WMC, Bloemena E, Stukart MJ, Kummer JA, Wagstaff J, Scheper RJ (1997) T cell receptor-zeta and granzyme B expression in mononuclear cell infiltrates in normal colon mucosa and colon carcinoma. Gut 40: 113–119
4. Kono K, Ressing ME, Brandt RMP, Melief CJM, Potkul RK, Andersson B, Petersson M, Kast WM, Kiessling R (1996) Decreased expression of signal-transducing zeta chain in peripheral T cells and natural killer cells in patients with cervical cancer. Clin Cancer Res 2: 1825–1828
5. Zea AH, Curti BD, Longo CD, Alvold WG, Srobl SL, Mizoguchi H, Creekmore SP, O'Shea JJ, Powers GC, Urba WJ, Ochoa AC (1995) Alteration in T cell receptor and signal transduction molecules in melanoma patients. Clin Cancer Res 1: 1327–1335
6. Mizoguchi H, O'Shea JJ, Longo DL, Loeffler DM, McVicar DW, Ochoa AC (1992) Alteration in signal transducing molecules in T lymphocytes from tumor-bearing mice. Science 258: 1795–1798
7. Miescher S, Whiteside TL, Moretta L, von Fliedner V (1986) Clonal and frequency analyses of tumor infiltrating T lymphocytes from human solid tumors. J Immunol 138: 4004–4011
8. Miescher S, Stoeck M, Qiao L, Barras C, Barrelet L, von Fliedner V (1988) Preferential clonogenic deficit of CD8-positive T lymphocytes infiltrating human solid tumors. Cancer Res 48: 6992–6998
9. Vitalo D, Zerbe T, Kanbour A, Dahl C, Herberman RB, Whiteside TL (1992) Expression of mRNA for cytokines in tumor-infiltrating mononuclear cells in ovarian adenocarcinoma and invasive breast cancer. Int J Cancer 51: 573–580

Korrespondenzadresse: Dr. biol. Hum. Heidi Braumüller, Chirurgische Klinik I, Universität Ulm, Steinhövelstraße 9, 98075 Ulm

Lokale und systemische Immunsuppression bei Pankreaskarzinompatienten*

Local and systemic immunosuppression in pancreatic cancer patients

W. v. Bernstorff[1], A. Schmid[1], M. Voß[2], D. Henne-Bruns[1], B. Kremer[1] und H. Kalthoff[2]

[1] Klinik für Allgemeine Chirurgie und Thoraxchirurgie
[2] Forschungsgruppe für Molekulare Onkologie, Christian Albrechts-Universität, Kiel

Einleitung

Das humane duktale Pankreasadenokarzinom ist eine der fünfthäufigsten Todesursachen maligner Erkrankungen in der westlichen Welt. Nach fünf Jahren sind über 90% der Erkrankten verstorben. Derzeit sind kaum weitere chirurgische Behandlungserfolge zu erwarten. Daher werden zunehmend immuntherapeutische Konzepte evaluiert. Für die Entwicklung effektiver immunologischer Therapien ist die Kenntnis der lokalen und systemischen Suppressionsmechanismen des Pankreaskarzinoms notwendig. Zu diesen Mechanismen gehört z. B. die Behinderung tumorinfiltrierender Lymphozyten (TIL) durch Tumorfibrose; der Verlust der für die Aktivität zytotoxischer T-Lymphozyten (CTL) essentiellen CD3-ζ-Kette des T-Zellrezeptor/CD3-Komplexes, ohne die eine Signaltransduktion in die T-Zelle nicht erfolgen kann; oder die Sekretion immunsupprimierender Zytokine wie Interleukin(IL)-10 und Transforming Growth Factor(TGF)-β.

Methodik

In dieser Studie wurden duktale Pankreasadenokarzinome mit Hilfe immunhisto- und zytochemischer Methoden unter Verwendung monoklonaler Antikörper auf die Expression der CD3-ζ-Kette an 27 Operationspräparaten untersucht. 26 Zellpräparate von Peritoneallavagen wurden durch Zytospinuntersuchungen auf eine CD3-ζ-Ketten-Expression überprüft. Als Kontrolle diente in beiden Fällen die auch bei inaktiven T-Zellen konstant exprimierte CD3-ε-Kette. Die Verteilung der TIL innerhalb der histologischen Präparate wurde ebenfalls evaluiert. Die Konzentrationen von IL-10 und der aktiven Formen von TGF-β1 und TGF-β2 wurden in Seren von Tumor- und Kontrollpatienten durch ELISA bestimmt. Blutproben, Peritoneallavagen und Knochenmarksproben wurden immunzytologisch und mittels PCR auf disseminierte Tumorzellen überprüft.

* Gefördert durch IZKF-Projekt „Mechanismen der Immunsuppression bei Pankreas Tumoren", Kiel 1999

Ergebnisse

In 22 von 27 Operationspräparaten (81,5%) zeigten nur vereinzelte TIL einen direkten Tumorzellkontakt. Die Mehrzahl der TIL erreichte in diesen Präparaten die Tumorzellen nicht, sondern bildete in dem fibrotischen Gewebe einen peritumoralen Hof um die Tumorzellen (p < 0,01). In den Fällen, in denen es zu einem TIL-Tumorzellkontakt kam, lag in über 80% der Präparate ein Verlust der CD3-ζ-Kette im Vergleich zur CD3-ε-Kette vor. Insgesamt fand sich bei 23 von 27 Prankreasadenokarzinompräparaten (85,2%), bei 9 von 16 peritumoralen Lymphknotenpräparaten (56,3%) sowie bei 14 von 26 Zytospinpräparaten von Peritoneallavagen (53,9%) ein signifikanter Verlust der CD3-ζ-Kette (p < 0,01). In den Tumorseren fanden sich erhöhte Konzentrationen der immunsuppressiven Zytokine IL-10 und TGF-β. Der Mittelwert der IL-10-Konzentrationen in 12 untersuchten Tumorseren (6,75 pg/ml) war signifikant (p < 0,05) höher als in den Kontrollseren (2,4 pg/ml). Ebenso waren die Mittelwerte der Konzentrationen von TGF-β1 (54,9 pg/ml) und TGF-β2 (4,7 pg/ml) höher als in den TGF-β1- (6,9 pg/ml) bzw. den TGF-β2- (1,2 pg/ml) Kontrollseren. Im Vergleich der Einzelwerte der Zytokinkonzentrationen mit den Operations- oder Zytospinpräparaten waren erhöhte Konzentrationen von IL-10 und TGF-β1/2 immer mit einem Verlust der CD3-ζ-Kette kombiniert. Schließlich wurden in 8 von 24 Patientenproben (33,3%) disseminierte Tumorzellen detektiert. In diesen Fällen lag in den korrespondierenden Operations- und/oder Zytospinpräparaten immer ein Verlust der CD3-ζ-Kette vor.

Diskussion

Pankreaskarzinome haben verschiedene passive (z. B. Funktionsverlust des „Todesrezeptors" Fas [1, 2]) und aktive (z. B. Expression zytotoxischer Moleküle wie Fas ligand [1, 2]) Mechanismen entwickelt, um der Überwachung des Immunsystems zu entkommen. In der vorliegenden Studie konnte eine direkte Inaktivierung von tumorinfiltrierenden Lymphozyten anhand des Verlustes der CD3-ζ-Kette gezeigt werden. Ein ähnlicher Verlust wurde bereits für das Kolonkarzinom beschrieben [3]. Zusätzlich zu einem Wirkungsverlust von TGF-β auf die Proliferationshemmung von Pankreaskarzinomzellen [4] kann TGF-β als immunsuppressives Zytokin ebenso wie IL-10 [5] durch Pankreaskarzinome sezerniert werden. In Verbindung mit der peritumoralen Fibrose könnten beide Zytokine bei dem CD3-ζ-Kettenverlust beteiligt sein und/oder als „Abstandhalter" für die TIL fungieren. Ein Abtöten von Tumorzellen wird wirkungsvoll vermieden. Weiterhin könnte die Dissemination von Tumorzellen [6] durch beide Zytokine gefördert werden. Immuntherapeutische Konzepte müssen daher primär auf eine Wiederherstellung der in vivo zytolytischen Aktivität abzielen, ohne die eine erfolgreiche Tumoreradikation unwahrscheinlich ist. Gleichzeitig müssen Wege gefunden werden, die systemische Immunsuppression zu unterbinden, z. B. durch die Verwendung von protektiven Zytokinen wie Interleukinen, Interferonen oder aktivierten T-Zellen [7].

Zusammenfassung

Hintergrund: Für die Entwicklung effektiverer Behandlungskonzepte für das Pankreaskarzinom ist die Kenntnis seiner lokalen und systemischen immunologischen Suppressionsmechanismen notwendig.

Methodik: Pankreaskarzinomoperations- und -peritoneallavagepräparate wurden auf die Expression der CD3-ζ-Kette tumorinfiltrierender Lymphozyten (TIL) sowie auf die Verteilung der TIL innerhalb der Präparate untersucht. IL-10 und TGF-β wurden in korrespondierenden Patientenseren gemessen, ebenso wurden Blutproben, Peritoneallavagen und Knochenmarksproben auf disseminierte Tumorzellen untersucht.

Ergebnisse: In den meisten Operationspräparaten hatten die TIL keinen Kontakt zu den Tumorzellen und bildeten einen „peritumoralen Hof". In über 80% der Operations- und über 50% der Peritoneallavagepräparate lag ein Verlust der CD3-ζ-Kette vor. Konzentrationen von IL-10 und TGF-β waren in Tumorseren deutlich höher als in Kontrollseren. Dies korrelierte mit einem CD3-ζ-Ketten-Verlust, ebenso wie das Auftreten disseminierter Tumorzellen.

Schlußfolgerungen: Immuntherapeutische Konzepte des Pankreaskarzinoms müssen auf eine Wiederherstellung der in vivo zytolytischen Aktivität des Immunsystems sowie die Unterbindung der systemischen Immunsuppression abzielen, ohne die eine erfolgreiche Tumoreradikation unwahrscheinlich ist.

Abstract

Background: A better understanding of immunologic tumor escape mechanisms is a prerequisite for developing more effective therapies against pancreatic cancer.

Methods: Surgical and peritoneal lavage specimens of pancreatic cancer patients were tested for their CD3-ζ-chain expression of tumor infiltrating lymphocytes (TIL). Also, the distribution of TIL in the specimens was assessed. IL-10 and TGF-β were measured in corresponding patient sera. Similarly, peripheral blood, peritoneal lavages and bone marrow samples were screened for disseminated tumor cells.

Results: In most specimens TILs did not have contact with the tumor cells, forming a "peritumoral halo". More than 80% of surgical and more than 50% of peritoneal lavage specimens showed a loss of the CD3-ζ-chain. IL-10 and TGF-β were much higher in tumor sera than in control sera. This was associated with a loss of CD3-ζ as was the detection of disseminated disease, found in 33% of specimens.

Conclusion: Future successful immunotherapies of pancreatic cancer have to aim at the restoration of in vivo cytolytic activity of the immune system and have to overcome systemic immunosuppression.

Literatur

1. von Bernstorff W, Spanjaard RA, Chan AK, N, Wood I, Peiper M, Goedegebuure PS Eberlein TJ (1999) Pancreatic cancer cells can evade immune surveillance via nonfunctional Fas (APO-1/CD95) receptors and aberrant expression of functional Fas ligand. Surgery 125: 73–84
2. Ungefroren H, Voss M, Jansen M, Roeder C, Henne-Bruns D, Kremer B Kalthoff H (1998) Human pancreatic adenocarcinomas express Fas and Fas ligand yet are resistant to Fas-mediated apoptosis. Cancer Res 58: 1741–1749
3. Nakagomi H, Petersson M, Magnusson I, Juhlin C, Matsuda M, Mellstedt H, Taupin JL, Vivier E, Anderson P Kiessling R (1993) Decreased expression of the signal-transducing zeta chains in tumor-infiltrating T-cells and NK cells of patients with colorectal carcinoma. Cancer Res 53: 5610–5612
4. Voss M, Wolff B, Savitskaia N, Ungefroren H, Deppert W, Schmiegel W, Kalthoff H, Naumann M (1999) TGFbeta-induced growth inhibition involves cell cycle inhibitor p21 and pRb independent from p15 expression. Int J Oncol 14: 93–101

5. Holland G, Zlotnik A (1993) Interleukin-10 and cancer. Cancer Invest 11: 751–758
6. Vogel I, Kruger U, Marxsen J, Soeth E, Kalthoff H, Henne-Bruns D, Kremer B, Juhl H (1999) Disseminated tumor cells in pancreatic cancer patients detected by immunocytology: a new prognostic factor. Clin Cancer Res 5: 593–599
7. Goedegebuure PS, Douville LM, Li H, Richmond GC, Schoof DD, Scavone M, Eberlein TJ (1995) Adoptive immunotherapy with tumor-infiltrating lymphocytes and interleukin-2 in patients with metastatic malignant melanoma and renal cell carcinoma: a pilot study. J Clin Oncol 13: 1939–949

Korrespondenzaddresse: Dr. Wolfram von Bernstorff, Klinik für Allgemeine Chirurgie und Thoraxchirurgie, Arnold-Heller-Straße 7, Christian-Albrechts-Universität, 24105 Kiel, Telefon: (0431) 597-1937, Fax: (0431) 597-1939, e-mail: WBernstorf@aol.com

Fas- und TRAIL-R-induzierte Apoptose wird in Pankreasadenokarzinomzellen durch Bcl-xL blockiert

Fas- and TRAIL-R-induced apoptosis is blocked by Bcl-xL in pancreatic carcinoma cells

H. Ungefroren, S. Hinz, L. Bönecke, K. Klosa und H. Kalthoff

Forschungsgruppe Molekulare Onkologie, Klinik für Allgemeine Chirurgie und Thoraxchirurgie, Christian-Albrechts-Universität, Kiel

Einleitung

Die schlechte Prognose des duktalen Pankreasadenokarzinoms beruht im wesentlichen auf einer weitgehenden Resistenz gegenüber standardisierter Strahlen- und Chemotherapie. Wie für andere Tumoren gezeigt, besteht ein möglicher Resistenzmechanismus in dem Verlust der Apoptosefähigkeit. Tatsächlich ist die Mehrzahl der Pankreastumorzellinien resistent gegenüber Fas (CD95, APO-1)-induzierter Apoptose und diese Resistenz wird partiell von der „Fas-associated phosphatase-1" (FAP-1) vermittelt. Aktuell wird TRAIL als selektives Antitumor-Agens in klinischen Studien getestet. In dieser Arbeit wurde deshalb die Empfindlichkeit von Pankreastumorzellen gegenüber TRAIL-R-vermittelter Apoptose evaluiert. Die Beobachtung, daß bei den untersuchten Zellinien die Fas-Resistenz mit der TRAIL-R-Resistenz korrelierte, ließ vermuten, daß der zugrundeliegende molekulare Mechanismus ähnlich oder identisch ist. In der vorliegenden Arbeit wurde die Rolle des mitochondrialen anti-apoptotischen Proteins Bcl-xL bei der Fas- und TRAIL-R-vermittelten Apoptose in Pankreaskarzinomzellen untersucht.

Methodik

Zur Apoptose-Induktion wurden 3 verschiedene Pankreastumorzellinien (Colo357, Panc89, PancTuI) für 24 h mit dem monoklonalen agonistischen anti-Fas-Antikörper CH11 (100 und 500 ng/ml) oder rekombinantem TRAIL (rTRAIL) Protein (100 ng/ml) in An- bzw. Abwesenheit von Cycloheximid (CHX) stimuliert. Die Colo357-Zellinie wurde stabil mit einem retroviralen Bcl-xL-Expressionsvektor transduziert. Kontrollzellen erhielten den gleichen Vektor mit der kodierenden Sequenz für das „Enhanced green fluorescent protein" (EGFP). Pools von transduzierten Zellen wurden mittels eines modifizierten JAM-DNA-Fragmentierungs-Assays auf ihre Sensitivität gegenüber Fas/CH11-vermittelter Apoptose und TRAIL-R-induzierter Apoptose getestet [1].

Ergebnisse

Bei 3 Pankreasadenokarzinomzellinien wurde nach einer 24stündigen Behandlung mit dem CH11-Antikörper oder rTRAIL die Apoptoserate bestimmt. Die beiden zuvor als Fas-resi-

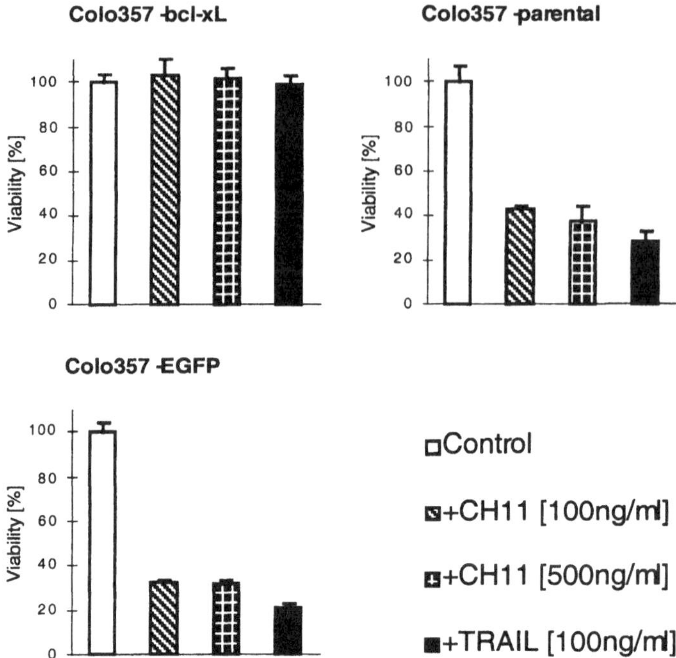

Abb. 1. Effekt einer Überexpression von Bcl-xL auf die Fas- und TRAIL-induzierte Apoptose der Pankreaskarzinomzellinie Colo357. Colo357-Zellen wurden retroviral mit einem Expressionsvektor für Bcl-xL (Colo357-bcl-xL) oder EGFP (Colo357-EGFP) transduziert and anschließend entweder mit dem anti-Fas-Antikörper CH11 or rekombinantem TRAIL-Protein behandelt. Nachfolgend wurde die Abnahme an überlebenden Zellen mit dem JAM-DNA-Fragmentierungs-Assay gemessen

stent getesteten Zellinien PancTuI und Panc89 erwiesen sich auch als weitgehend resistent gegenüber TRAIL, während Colo357-Zellen nach CH11- und rTRAIL-Behandlung eine vergleichsweise hohe Apoptoserate zeigten. Panc89-Zellen und in geringerem Ausmaß auch PancTuI-Zellen konnten durch die gleichzeitige Applikation von CHX dosisabhängig gegenüber der cytotoxischen Wirkung von CH11 und TRAIL sensibilisiert werden, was darauf hindeutet, daß aktive Proteinsynthese für die Aufrechterhaltung des resistenten Phänotyps erforderlich ist. Ein Vergleich der Apoptoseraten nach CH11/rTRAIL/CHX-Behandlung zwischen diesen Pankreastumorzellinien zeigte darüber hinaus ein ähnliches Muster, was ein Hinweis auf die Beteiligung ähnlicher oder identischer inhibitorischer Proteine sein könnte. Es wurde deshalb die funktionelle Rolle des anti-apoptotischen Bcl-xL-Proteins für die Fas- und die TRAIL-induzierte Apoptose beim humanen Pankreaskarzinom untersucht. In Überexpressionsstudien von Bcl-xL zeigte sich, daß stabil mit Bcl-xL-transduzierte Colo357-Zellen vollständig refraktär gegenüber Fas- und TRAIL-Stimulierung waren im Gegensatz zu den parenteralen Zellen und solchen, die mit dem EGFP Gen transduziert waren (Abb. 1).

Diskussion

Das Bcl-xL-Protein kann Apoptoseresistenz gegenüber einer Vielzahl von apoptotischen Stimuli wie etwa UV-Strahlung und verschiedene Chemotherapeutika vermitteln. Die Beteiligung bei der Fas-vermittelten Apoptose ist jedoch umstritten und scheint zelltypabhängig zu sein. Kürzlich wurde ein Modell vorgeschlagen, das versucht, diese Unterschiede zu erklären [2]. Danach gibt es Zellen, die nach Fas-Stimulierung genügende Mengen des DISC („death inducing signaling complex") bilden und dadurch genügend Effektor-Caspasen aktivieren können; diese benötigen daher nicht die proapoptotische Mitochondrienmaschinerie um eine vollständige Apoptose auszulösen, welche daher auch nicht Bcl-2/Bcl-xL inhibierbar ist (Typ-I-Zellen). Typ-II-Zellen sind dagegen auf die apoptoseverstärkende Wirkung der Mitochondrien angewiesen, was zur Folge hat, daß die Apoptose durch Bcl-2 bzw. Bcl-xL blockiert werden kann. Entsprechend diesem Modell können Pankreaskarzinomzellinien als Typ-II-Zellen klassifiziert werden.

Im Gegensatz zum Fas-Signalweg ist über die Signaltransduktion der TRAIL-Rezeptoren noch wenig bekannt. Die vorliegende Studie ist die erste, die zeigen konnte, daß Proteine aus der Bcl-xL-Familie mit der apoptotischen Signalkaskade dieser Rezeptoren interferieren. In vitro und vivo Studien aus jüngerer Zeit haben gezeigt, daß TRAIL-induzierte Apoptose spezifisch nur in Tumorzellen ausgelöst wird, während normale Zellen resistent sind [3]. Die Existenz von TRAIL-resistenten Pankreaskarzinomzellen und die Identifizierung von Bcl-xL als protektiver Faktor für den durch TRAIL stimulierten Zelltod lassen es angesichts der durchweg hohen Bcl-xL Expression in Pankreastumorzellen zweifelhaft erscheinen, ob ein therapeutischer Einsatz von TRAIL beim Pankreaskarzinom erfolgversprechend ist. Die gezielte Ausschaltung oder Inhibition von Bcl-xL könnte die Apoptosefähigkeit von Pankreaskarzinomzellen wiederherstellen und damit die Ansprechbarkeit von duktalen Pankreaskarzinomen auf Chemotherapeutika verbessern.

Zusammenfassung

Hintergrund: Die Chemo- und Strahlenresistenz des humanen Pankreasadenokarzinoms beruht teilweise auf Störungen im Apoptoseprogramm der Tumorzellen. In dieser Studie sollten Proteine identifiziert werden, die mit der Signalweiterleitung der apoptose-auslösenden Rezeptoren Fas (CD95, APO-1) und TRAIL-R interferieren.

Methodik: 3 verschiedene Pankreastumorzellinien, von denen eine (Colo357) retroviral mit einem Bcl-xL-Expressionsvektor transduziert worden war, wurden mit dem agonistischen anti-Fas-Antikörper CH11 oder rekombinantem TRAIL (rTRAIL) Protein in An- bzw. Abwesenheit von Cycloheximid (CHX) stimuliert. Anschließend wurde die Apoptose mit dem JAM-DNA-Fragmentierungs-Assay bestimmt.

Ergebnisse: 2 von 3 untersuchten Pankreasadenokarzinomzellen erwiesen sich als resistent gegenüber Fas- und TRAIL-R-induzierter Apoptose. Diese Sensitivität für beide Apoptosewege konnte durch Zugabe von Cycloheximid weiter erhöht werden. Die Überexpression des Bcl-xL-Proteins in der partiell sensitiven Zellinie Colo357 machte diese Zellen völlig resistent gegenüber Fas- und TRAIL-induzierter Apoptose.

Schlußfolgerung: Die hohe Bcl-xL-Expression in Pankreaskarzinomen ist nicht nur für die Chemo- und Strahlentherapieresistenz dieses Tumors verantwortlich, sondern führt auch zu einem „Immune Escape" und damit zu einem Überlebensvorteil der Tumorzellen.

Die Hemmung der anti-apoptotischen Funktion von Bcl-xL ist somit in vielerlei Hinsicht eine erfolgversprechende therapeutische Option.

Abstract

Background: The resistance of pancreatic adenocarcinomas to standard chemo- and radiotherapy results from perturbations in apoptosis. In this study we tried to identify proteins that interfere negatively with the signal transduction of the Fas (CD95, APO-1) and TRAIL receptors, respectively.

Methods: 3 different pancreatic carcinoma cell lines and Colo357 cells retrovirally transduced with a Bcl-xL expression vector were treated with the agonistic anti-Fas antibody CH11 or with TRAIL in the presence or absence of cycloheximide. Subsequently, apoptosis was measured with the JAM DNA fragmentation assay.

Results: All pancreatic carcinoma cell lines investigated displayed cross-resistance against Fas- and TRAIL-R-induced apoptosis which could to various extents be alleviated by cycloheximide treatment. Overexpression of Bcl-xL in the more sensitive cell line Colo357 rendered these cells completely resistant to Fas- and TRAIL-R-induced apoptosis.

Conclusion: High Bcl-xL expression in pancreatic carcinoma is not only responsible for resistance to standard chemo- and radiotherapy but also represents an immune escape mechanism leading to a survival advantage of tumor cells. Inhibition of the anti-apoptotic function of Bcl-xL therefore offers an interesting therapeutic option.

Literatur

1. Ungefroren H, Voss M, Jansen M, Roeder C, Henne-Bruns D, Kremer B, Kalthoff H (1998) Human pancreatic adenocarcinomas express Fas and Fas ligand yet are resistant to Fas-mediated apoptosis. Cancer Res 58: 1741–1749
2. Scaffidi C, Fulda S, Srinivasan A, Friesen C, Li F, Tomaselli KJ, Debatin KM, Krammer PH, Peter ME (1998) Two CD95 (APO-1/Fas) signaling pathways. EMBO J 17: 1675–1687
3. Ashkenazi A, Pai RC, Fong S, Leung S, Lawrence DA, Marsters SA, Blackie C, Chang L, McMurtrey AE, Hebert A, DeFoge L, Koumenis IL, Lewis D, Harris L, Bussiere J, Koeppen H, Shahrokh Z, Schwall RH (1999) Safety and antitumor activity of recombinant soluble Apo2 ligand. J Clin Invest 104: 155–162

Korrespondenzadresse: PD Dr. rer. nat. Hendrik Ungefroren, Forschungsgruppe Molekulare Onkologie, Klinik für Allgemeine Chirurgie und Thoraxchirurgie, Christian-Albrechts-Universität, Arnold-Heller-Straße 7, D-24105 Kiel, Telefon: 0431-597-1937, Fax: 0431-597-1939, e-mail: hungefroren@email.uni-kiel.de

Systematische Isolierung und Lokalisierung von Pankreas-Genkandidaten

Systematic isolation and chromosomal assignment of pancreatic candidate genes

R. Grützmann[1,2], Ch. Pilarsky[2], D. Ockert[1], M. Nagel[1], A. Rosenthal[2] und H.-D. Saeger[1]

[1] Technische Universität Dresden, Klinik für Viszeral-, Thorax- und Gefäßchirurgie
[2] metaGen, Gesellschaft für Genomforschung mbH, Berlin-Dahlem

Einleitung

In den letzten Jahren wurden verschiedene Tumorsuppressor-(TSG) und Onkogene gefunden, die mit der Kanzerogenese des Pankreaskarzinoms (PaCa) in Zusammenhang stehen [1]. Die große Zahl an chromosomalen Veränderungen [2] lassen jedoch vermuten, daß eine weit größere Anzahl von Genen bei der Entwicklung des PaCa eine Rolle spielt. Das Ziel dieser Arbeit ist die Identifizierung und Verifizierung von PaCa-assoziierten Genen.

Methodik

Der Ausgangspunkt war eine bioinformatische Analyse. Ein neu entwickeltes Verfahren, AutEx [3], ermöglicht die effiziente und systematische in-silico-Suche nach differentiell exprimierten Genen aus EST-Datenbanken. ESTs, „Expressed Sequence Tags", stellen sequenzierte und zufällig selektierte cDNA-Klone dar. Es wurden mehr als 4 Millionen EST's aus öffentlichen und privaten Datenbanken verwendet. Diese Kandidaten wurden mit einer Datenbank aus ESTs aus 21 verschiedenen Gewebepaaren verglichen (Elektronischer Northern) [3]. In Tabelle 1 ist ein Elektronischer Northern des Kandidatengens pct56 dargestellt. Aus der Tabelle erkennt man, daß pct56 nicht nur im PaCa, sondern auch in anderen Geweben, wie Mamma, Kolon und Lunge exprimiert wird. Das Entscheidende ist die differentielle Expression zwischen normalem Pankreas und PaCa. Als differentiell exprimiert wurden alle Gene angesehen, die entweder einen Quotienten > 2 der relativen Häufigkeiten und/oder eine Signifikanz (bestimmt durch Fisher's exact test) > 90% aufwiesen.

Die möglichen Funktionen der Kandidatengene wurden mit BLASTX und BLASTN annotiert (Sequenzdatenbankvergleiche).

Der nächste Schritt zur Evaluierung der Genkandidaten war die chromosomale Lokalisierung. Hierdurch wird der Vergleich mit Literaturdaten bezüglich chromosomaler Veränderungen (Loss Of Heterozygosity [LOH] und Comparative Genomic Hybridization [CGH]) ermöglicht. Dafür wurde die Methode des Radiation Hybrid Mappings mit dem Stanford G3 Panel von Research Genetics verwendet [4]. Durch Fusion von bestrahlten menschlichen mit Hamsterzellen wurden Zellhybride gebildet, die humane Chromosomen enthalten. Die hybriden Zellinien sind auf 83 unterschiedliche, aber definierte Sets von Chromosomenfragmenten aufgeteilt. Dieses Panel wird mittels PCR auf die An- oder Abwesenheit einer Sequenz in jeder Zellinie untersucht. Die Anwesenheit einer Sequenz in

Tabelle 1. Elektronischer Northern für das Kandidatengen pct56

Gewebe	Normales Pankreas		Pankreaskarzinom		Verhältnis N/T	P-Wert*	Signifi-kanz
	Hits	ESTs je Gewebe	Hits	ESTs je Gewebe			
Blase	0	25 643	0	42 553	–	–	–
Gehirn	0	184 386	0	100 222	–	–	–
Mamma	15	120 725	2	67 582	4,2	< 0,05	95,7
Kolon	116	52 193	9	35 112	8,67	< 0,001	100,0
Endokrinium	0	62 283	1	61 769	–	0,498	50,2
Niere	1	50 214	2	20 741	0,21	0,206	79,4
Leber	0	21 510	6	15 763	–	< 0,05	99,4
Lunge	19	102 742	3	54 085	3,33	< 0,05	95,7
Skelettmuskel	0	58 318	0	27 070	–	–	–
Ovar	2	33 687	3	41 736	0,83	1	–0,0
Pankreas	1	60 513	19	21 810	0,02	< 0,001	100,0
Prostata	5	106 099	0	76 769	–	0,0788	92,1
Magen	0	13 800	1	12 120	–	0,468	53,2
Hoden	0	24 903	0	16 899	–	–	–
Uterus	4	73 176	0	21 735	–	0,58	42,0

*mit dem Fisher's exact test; EST = Expressed Sequence Tag

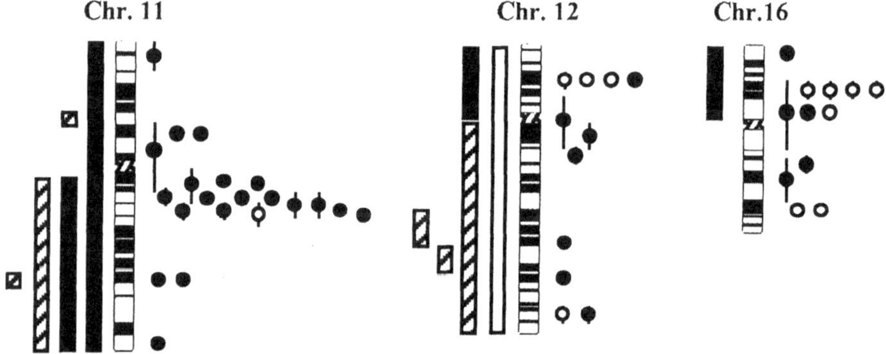

Abb. 1. Rechts der Chromosomen: Kandidatengene: *gefüllter Kreis* – überexprimiert in PaCa, *Kreis* – überexprimiert in normalem Pankreas; Links der Chromosomen: *offene Rechtecke:* Verlust in CGH-, gefüllte Rechtecke: Amplifikation in CGH-, *schraffierte Rechtecke:* LOH-Untersuchungen

jeder Zellinie wird mit 1, die Abwesenheit mit 0 dargestellt. Die Abfolge von Einsen und Nullen ist für jedes Gen einzigartig. Die Kartierung der Sequenz auf dem humanen Genom erfolgt durch statistische Methoden im Verhältnis zu bekannten Markern. Die Kandidatengene, CGH und LOH Daten wurden in Chromosomenkarten eingetragen (Abb 1).

Ergebnisse

Von den insgesamt 259 in-silico isolierten Kandidatengenen konnten wir 207 chromosomal lokalisieren. Darunter sind 26 (12,6%), die bevorzugt in normalem Pankreasgewebe und 181 (87,4%), die v. a. im PaCa exprimiert sind.

Mittels BLASTX und BLASTN wurden unter den Genen 66 (34%) als bekannte menschliche Gene bestimmt. Die restlichen zwei Drittel sind entweder neue Gene (41%) oder vermutlich menschliche Homologe (25%) von Genen aus anderen Spezies.

In Abb. 1 sind exemplarisch für die Chromosomen 11, 12 und 16 die Kandidatengene sowie LOH- und CGH-Daten für das PaCa aus der Literatur eingetragen. Aus den Karten ist ersichtlich, daß die Gene nicht gleichmäßig über die Chromosomen verteilt sind. Es gibt Regionen, wie z. B. auf 11q und 16p wo eine Häufung dieser Kandidaten vorhanden ist. Der Vergleich mit den Literaturdaten zeigt, daß ein Teil unserer Genkandidaten in kritischen chromosomalen Regionen liegt. Darüber hinaus gibt es chromosomale Regionen, die noch nicht mit dem PaCa assoziiert wurden, wo sich jedoch eine hohe Dichte an Kandidatengenen befindet (z. B. 9q; 19q).

Diskussion

In den letzten Jahren haben die Erkenntnisse über die genetischen Grundlagen des PaCa zugenommen. Verschiedene Onkogene, wie K-ras und TSG, wie p53 und DPC4 wurden als wichtig bei der Entwicklung des PaCa beschrieben. Die Vielzahl von chromosomalen Veränderungen beim PaCa lassen jedoch eine weit größere Zahl von Genen vermuten, die bei der Kanzerogenese des PaCa beteiligt sind. Der Vergleich der Genexpression zwischen normalem und Karzinomgewebe kann zu der Identifikation neuer Kandidatengene führen. Die bioinformatische Analyse von großen EST-Datenbanken, wie der Incyte-Datenbank, hat als in-silico-Methode gegenüber konventionellen Methoden wie der Differential Display PCR und SAGE den Vorteil, dass die Analyse von vielen Kandidatengenen verschiedenster Tumorentitäten zeitsparend durchgeführt werden kann.

Die bioinformatische Methode hat ihre Limitationen. Das Ergebnis ist von der Qualität und Anzahl der zugrundegelegten EST-Bibliotheken abhängig. Desweiteren werden nur differentiell exprimierte Gene erfaßt, so daß z. B. Gene, die durch Mutation ohne Veränderung des Expressionsniveaus zur Kanzerogenese beitragen, nicht gefunden werden. So war das Proto-Onkogen K-ras im PaCa in-silico häufiger als in normalem Pankreasgewebe, aber nicht statistisch signifikant (p = 0,26). Auch niedrig exprimierte Gene können aufgrund der immer noch geringen Anzahl von EST's nicht untersucht werden.

Die Vielzahl der Genkandidaten macht eine weitere Auslese und Validierung notwendig. Deshalb wurde versucht, die Kandidaten chromosomal zu lokalisieren. Der Vergleich der Lokalisation mit LOH- und CGH-Daten aus der Literatur ermöglicht die Identifizierung vermutlicher Onkogene und Tumorsuppressorgene. Wir konnten zeigen, daß ein großer Teil unserer Genkandidaten in kritischen chromosomalen Regionen liegt. Darüber hinaus gibt es chromosomale Regionen, die noch nicht mit Pankreaskarzinom assoziiert sind, wo sich jedoch eine hohe Dichte an Kandidatengenen befindet.

Um mögliche Funktionen der Kandidatengene zu bestimmen, wurden BLASTX- und BLASTN-Datenbanksuchen durchgeführt. Dabei wurden 60% der Kandidatengene als bisher unbekannte Gene bestimmt.

Insgesamt zeigte sich, daß die bioinformatische Analyse ein nützliches Instrument zur Identifizierung von differentiell exprimierten Genen ist.

Zusammenfassung

Es wurden mehr als 200 Genkandidaten für das Pankreaskarzinom isoliert, die fast alle chromosomal zugeordnet werden konnten. Mehr als 60% sind neue Gene, die nicht homogen über die Chromosomen verteilt sind.

Die interessantesten Gene werden mittels Mutations- und Funktionsanalyse weiter analysiert. Um Gennetzwerke und Signaltransduktionskaskaden zu erforschen, wird Chip-basiertes RNA Expressionsprofiling durchgeführt.

Abstract

Background: There is increasing knowledge about the genetic basis of pancreatic cancer (PaCa). On one hand some tumour suppressor and oncogenes have been described to be involved in the development of PaCa. On the other hand many chromosomal changes, gains and losses have been described in Loss Of Heterozygosity (LOH) and Comparative Genomic Hybridization (CGH) studies. These chromosomal changes implicate that many more genes are involved in the cancerogenesis of PaCa. This work aims at finding new genes involved in PaCa using new methods.

Methods: For in-silico analysis, 4 million expressed sequence tags (ESTs) available in public and proprietary databases were used. Differentially expressed candidate genes (normal pancreas versus PaCa) were isolated by electronic northern blotting [3]. Chromosomal locations were assigned by radiation hybrid mapping [4].

Results: We isolated 259 candidate genes which are differentially expressed in pancreatic benign and cancer tissue. We could map 207 of these candidate genes using Radiation Hybrid Mapping. Among them are 26 (12.6%) which are more frequently expressed in normal pancreatic tissue and 181 (87.4%) which are expressed more abundant in PaCa. Using BLASTX and BLASTN 66 (34%) of the candidate genes could be annotated as known human genes. The remaining are novel genes (41%) or human homologous of known genes of other species. We created maps including all of our candidates and LOH as well as CGH data from literature. We found an accumulation of candidate genes in chromosomal regions, like 11q and 16p. Moreover we found an accumulation in chromosomal regions which have not been described to be involved in the development of PaCa (i. e. 9q, 19q).

Conclusion: Using new in silico methods in molecular biology it is possible to find novel candidate genes differentially expressed between normal pancreas and PaCa. Combining conventional CGH and LOH data with our panel of candidate genes allowed us to suggest a number of promising candidate genes due to their location in chromosomal regions showing significant LOH or amplifications. These will be further analysed with functional and mutational studies. Moreover we are going to investigate gene networks and signalling pathways with RNA-expression profiling using gene chips based on Affymetrix® technology.

Literatur

1. Sirivatanauksorn V, Sirivatanauksorn Y, Lemoine NR (1998) Molecular pattern of ductal pancreatic cancer. Langenbeck's Arch Surg 383: 105–115
2. Griffin CA, Hruban RH, Morsberger LA, Ellingham T, Long PP, Jaffee EM, Hauda KM, Bohlander SK, Yeo CJ (1995) Consistent chromosome abnormalities in adenocarcinoma of the pancreas. Cancer Res 55: 2394–2399
3. Schmitt AO, Specht T, Beckmann G, Dahl E, Pilarsky CP, Hinzmann B, Rosenthal A (1999) Exhaustive mining of EST libraries for genes differentially expressed in normal and tumour tissues. Nucl Acids Res. 27 (21): 4251–4260
4. Rodriguez-Tome P, Lijnzaad P (1999) The radiation hybrid database. Nucl Acids Res 27 (1): 115–118

Korrespondenzadresse: Dr. Robert Grützmann, Universitätsklinik Dresden, Klinik für VTG-Chirurgie, Fetscherstr. 74, 01307 Dresden, Telefon: 0351/4582863, Fax: 0351/4584395, e-mail: Robert.Gruetzmann@mailbox.tu-dresden.de

Die Expression des vaskulären endothelialen Wachstumsfaktors (VEGF) sowie seiner Rezeptoren KDR/flk-1 und flt-1 im humanen cholangiozellulären Karzinom

Expression of vascular endothelial growth factor (VEGF) and its receptors KDR/flk-1 and flt-1 in human cholangiocellular carcinoma

C. Benckert[1], S. Jonas[1], T. Cramer[2], B. Wiedenmann[2], S. Rosewicz[2] und P. Neuhaus[1]

[1] Klinik für Allgemein-, Visceral- u. Transplantationschirurgie
[2] Med. Klinik mit Schwerpunkt Hepatologie und Gastroenterologie, Charité, Campus Virchow-Klinikum, HU Berlin

Einleitung

Das intrahepatische cholangiozelluläre Karzinom repräsentiert etwa 10% der primären Lebermalignome und ist nach dem hepatozellulären Karzinom der zweithäufigste primäre Lebertumor. Leberresektionen stellen die einzige potentiell kurative Therapieoption dieser malignen Erkrankung dar [1]. Trotz erweiterter Indikationsstellung und Zunahme der Radikalität in der chirurgischen Therapie durch optimierte Leberresektionsverfahren ist die Prognose weiterhin infaust. Vor diesem Hintergrund gilt das Interesse der Entwicklung neuer Therapiestrategien. Jüngste Untersuchungen legen nahe, daß eine Inhibition der Tumor-assoziierten Neoangiogenese einen effektiven und nebenwirkungsarmen Therapieansatz zur Behandlung solider epithelialer Tumoren darstellen kann. Die quantitative Zunahme vaskulärer Strukturen (Neoangiogenese) ist eine essentielle Vorraussetzung für das Wachstum und die Metastasierung solider Malignome [2]. Während in nicht-transformierten Geweben Neoangiogenese durch eine balancierte Expression von pro-angiogenen und anti-angiogenen Faktoren inhibiert wird, kann diese Balance in transformierten Geweben zugunsten pro-angiogener Faktoren verschoben sein. VEGF konnte als wesentlicher Vermittler der Tumorneoangiogeneses identifiziert werden. Seine Wirkung wird über die spezifischen Oberflächenrezeptoren flt-1 und KDR/flk-1 vermittelt. In tierexperimentellen Studien beim Pankreaskarzinom führt die funktionelle Inhibition von VEGF oder der Rezeptoren zu einer drastischen Tumor- und Metastasenregression und dokumentiert die mögliche Wertigkeit einer gezielten anti-angiogenetischen Tumortherapie [3]. Vorraussetzung für einen solchen Therapieansatz sind Kenntnisse der Expression und Funktion des VEGF-Systems im zu therapierenden Tumorgewebe. Neuere Arbeiten konnten VEGF-Protein in cholangiozellulären Karzinomen nachweisen und legen eine Bedeutung des VEGF-Systems für die Tumorbiologie dieses Malignoms nahe [4, 5]. Untersuchungen zur Rezeptorexpression liegen bis dato nicht vor. Ziel dieser Arbeit war es daher die mRNA-Expressionsmuster von VEGF und seiner Rezeptoren im humanen cholangiozellulären Karzinom in vivo zu charakterisieren.

Methodik

Gewebeproben von 13 Patienten mit histologisch gesichertem cholangiozellulären Karzinom wurden nach Formalinfixierung in Paraffin eingebettet. Von den Paraffinblöcken wurden Gewebeschnitte (2–4 µm) angefertigt und auf Aminopropyltriethoxysilan-beschichtete Objektträger aufgebracht. Die Sense und Anti-Sense Ribosonden wurden aus einer humanen $VEGF_{121}$-cDNA bestehend aus 517 bp, einer humanen KDR/flk-1-cDNA bestehend aus 1400 bp und einer humanen flt-1-cDNA bestehend aus 1080 bp, die jeweils in einen pBluescript KS Vektor kloniert waren prepariert. Die Linearisierung der Plasmide erfolgte mittels der Restriktionsendonukleasen Eco RI bzw. BamHI (VEGF), SalI bzw. Not I (flt-1) und Eco RI bzw. Xba I (KDR/flk-1). Die linearisierten Plasmide wurden mittels einer T7- oder SP6-Polymerase mit ^{35}S-UTP als radioaktiv markiertem Substrat transkribiert. Die Gewebeschnitte wurden zur Verminderung unspezifischer Bedingungen acetyliert und denaturiert und anschließend mit je 25 µl einer Hybridisierungslösung, die 2×10^5 cpm/µl der radioaktiv markierten Sonde enthielt, versehen. Die Hybridisierungszeit betrug 18 Stunden, daraufhin erfolgte ein Waschprozess über 5 h bei 52 °C. Nach Dehydrierung in einer aufsteigenden Alkoholreihe wurden die Schnitte und in eine Amersham-LM1-Emulsion (Amersham, Braunschweig) eingetaucht. Nach ca. 4 Wochen Exposition bei 4 °C wurden die autoradiographierten Gewebeschnitte bei Zimmertemperatur in Küvetten mit Kodak-D19-Entwicklerlösung (Kodak, Hemel Hampstead, UK) 3 min, in 1%iger Essigsäure 30 s und mit dem Kodakfixierbad für weitere 3 min entwickelt. Es erfolgte eine Gegenfärbung mit Mayer-Hämalaun.

Ergebnisse

Nicht-transformiertes Lebergewebe zeigte ein Autoradiographiesignal sowohl für VEGF-mRNA über Gallengangsepithelzellen, als auch in geringem Maß über Hepatozyten. Dagegen ließen sich KDR/flk-1 und flt-1 mRNA in diesen Geweben nicht nachweisen. Ein deutlich positives Autoradiographiesignal für VEGF-mRNA über Karzinomzellen wurde in 100% (13/13) der untersuchten Tumore beobachtet. Perinekrotische Tumorzellareale wiesen dabei eine besondere Akzentuierung des Signals auf. Der Nachweis von flt-1 mRNA gelang in 69% (9/13) der untersuchten Gewebe über Tumor- sowie peritumoral gelegenen Zellen, die nach morphologischen Kriterien Endothelzellen entsprachen. KDR/flk-1 mRNA zeigte sich in 31% (4/13) der Fälle ebenfalls über peritumoralen Endothelzellen; über transformierten Zellen hingegen war kein Signal nachweisbar.

Diskussion

Die Expression des vaskulären endothelialen Wachstumsfaktors VEGF konnte bisher in einer Vielzahl solider epithelialer Tumore, teilweise in Abhängigkeit von Vaskularisierungsdichte und schlechter klinischer Prognose nachgewiesen werden. Die funktionelle Bedeutung der VEGF-Bindung an seine Rezeptoren liegt in der Vermittlung mitogener und morphogener Signale auf Endothelzellen, die zu einer Einsprossung neuer Blutgefäße in den Tumor sorgen und somit die Versorgung des Tumors mit Nährstoffen gewährleisten. Kawahara et al. [4] konnten VEGF-Protein in 11 von 11 untersuchten cholangiozellulären

Karzinomen nachweisen. Hida et al. [5] konnten VEGF Protein in 16 von 51 untersuchten Geweben immunhistochemisch nachweisen und postulieren eine signifikante Korrelation zwischen VEGF exprimierenden Geweben und Lymphknotenmetastasierung. Ziel dieser Arbeit war es die mRNA-Expression von VEGF und seinen Rezeptoren KDR/flk-1 und flt-1 im humanen cholangiozellulären Karzinom in vivo zu untersuchen. Wir konnten zeigen das VEGF-mRNA in allen untersuchten Tumoren exprimiert wird. Hierbei fiel eine Überexpression im Bereich perinekrotischer Tumorzellareale auf. Das könnte auf Induktion der VEGF-Synthese durch Hypoxie vermittelte Prozesse, wie durch Kim et al. [6] beschrieben, hindeuten. Ähnlich wie bei anderen Tumoren konnte KDR/flk-1 über peritumoral gelegenen Endothelzellen nachgewiesen werden. Desweiteren konnten wir flt-1 in 69% der untersuchten Gewebe nicht nur über peritumoral gelegenen Endothelzellen, sondern auch über Tumorzellen selbst nachweisen. Diese Koexpression von VEGF und flt-1 über Tumorzellen ist kürzlich bei Plattenepithelzellkarzinomen beschrieben worden und legt eine autokrine Regulation durch VEGF nahe [7]. Die genauere biologische Bedeutung eines solchen potentiellen autokrinen loops sollte Ziel weitergehender Untersuchungen sein.

Zusammenfassung

Der vaskuläre endotheliale Wachstumsfaktor (VEGF) spielt eine wichtige Rolle im Rahmen der tumorinduzierten Angiogenese. Die biologischen Effekte werden über die Rezeptoren flt-1 und KDR/flk-1 vermittelt. Die Expressionsmuster des VEGF-Systems beim humanen cholangiozellulären Karzinom sind bisher nicht untersucht worden. Die mRNA-Expression von VEGF, flt-1 und KDR/flk-1 wurde mittels radioaktiver in-situ-Hybridisierung an 13 humanen cholangiozellulären Karzinomen untersucht. VEGF-mRNA konnte in 100% der untersuchten Gewebe über Tumorzellen nachgewiesen werden. Für flt-1 gelang der Nachweis in 69% der Gewebeproben (Tumorzellen und tumorassoziierte Endothelzellen), für KDR/flk-1 in 31% der Tumore (tumorassoziierte Endothelzellen). Erstmalig wurde das histologische Verteilungsmuster der mRNA-Expression von VEGF und seinen Rezeptoren im humanen cholangiozellulären Karzinom demonstriert. Die Ergebnisse legen nahe, daß VEGF durch parakrine/autokrine Wirkmechanismen die Regulation des Wachstums dieses Tumors beeinflussen kann.

Abstract

Vascular endothelial growth factor (VEGF) plays an important role in tumorinduced angiogenesis. The biological effects are mediated through its receptors flt-1 and KDR/flk-1. The expression of the VEGF-system in human cholangiocellular carcinoma has not been investigated. mRNA-Expression for VEGF, flt-1 and KDR/flk-1 was determined by radioactive in-situ-hybridisation in 13 human cholangiocellular carcinomas. VEGF-mRNA was detected in 13 out of 13 carcinomas located in transformed cells. Flt-1-mRNA was detected in 69% of the cases located in tumor cells as well as in endothelial cells. KDR/flk-1-mRNA could be demonstrated in 4 out 13 carcinoms located only in endothelial cells. For the first time the histologic pattern of the mRNA expression of VEGF and its receptors could be demonstrated in human cholangiocellular carcinoma. The results point out the potential role of this system for the regulation of tumor growth through paracrine/autocrine mechanisms in cholangiocellular carcinoma.

Literatur

1. Nakeeb A, Pitt HA, Sohn TA, Coleman J, Abrams RA, Piantadosi S, Hruban RH, Lillemoe KD, Yeo CJ Cameron JL (1996) Cholangiocarcinoma. A spectrum of intrahepatic, perihilar, and distal tumors. Ann Surg 224 (4): 463–473
2. Folkman J. (1995) Seminars in Medicine of the Beth Israel Hospital, Boston. Clinical applications of research on angiogenesis. N Engl J Med 333 (26): 1757–1763
3. Bergers G, Javaherian K, Lo KM, Folkman J, Hanahan D (1999) Effects of angiogenesis inhibitors on multistage carcinogenesis in mice. Science 284 (5415): 808–812
4. Hida Y, Morita T, Fujita M, Miyasaka Y, Horita S, Fujioka Y, Nagashima K, Katoh H (1999) Vascular endothelial growth factor expression is an independent negative predictor in extrahepatic biliary tract carcinomas. Anticancer Res 19 (3B): 2257–2260
5. Kawahara N, Ono M, Taguchi K, Okamoto M, Shimada M, Takenaka K, Hayashi K, Mosher DF, Sugimachi K, Tsuneyoshi M, Kuwano M (1998) Enhanced expression of thrombospondin-1 and hypovascularity in human cholangiocarcinoma. Hepatology 28 (6): 1512–1517
6. Kim KW, Bae SK, Lee OH, Bae MH, Lee MJ, Park BC (1998) Insulin-like growth factor II induced by hypoxia may contribute to angiogenesis of human hepatocellular carcinoma. Cancer Res 58 (2): 348–351
7. Herold-Mende C, Andl T, Laemmler F, Reisser C, Mueller MM (1999) Funktionelle Expression des VEGF-Rezeptors Flt-1 auf Plattenepithelkarzinomzellen. HNO 47 (8): 706–711

Korrespondenzadresse: C. Benckert, Charité, Campus-Virchow-Klinikum, Abteilung für Allgemein-, Visceral- und Transplantationschirurgie, Augustenburgerplatz 1, 13353 Berlin, Telefon: 030-450-52001, Fax: 030-45052900, e-mail: christoph.benckert@charite.de

Selektive Apoptoseinduktion in Pankreaskarzinomzellinien durch NSC-631570

Selective induction of apoptosis in pancreatic cancer cell lines by NSC-631570

M. Ramadani, S. Gansauge, H. Braumüller, S. Schlosser, H. G. Beger und F. Gansauge

Chirurgische Universitätsklinik und Poliklinik, Abteilung Chirurgie I, Universität Ulm

Einleitung

Schöllkraut wird seit mehr als 3000 Jahren in der Naturmedizin wegen seiner zytostatischen Wirkung bei verschiedenen Krebsarten und gutartigen Geschwülsten eingesetzt. Traditionell ist Schöllkraut auch in Mitteleuropa als alternatives Mittel zur Behandlung von Warzen bekannt.

NSC-631570 ist eine, bei 370 nm floureszierende, halbsynthetische Verbindung des Alkaloid-Derivates Chelidonin aus Chelidonium majus. Chelidonin gehört zur Gruppe der Benzophenanthridin-Alkaloide [1]. Ziel der vorliegenden Arbeit war es NSC-631570 hinsichtlich seiner wachstumshemmenden Wirkung auf maligne Zellen zu untersuchen. Zur Abschätzung der Toxizität auf nicht entartete Zellsysteme sollten zudem Proliferationsversuche mit humanem Blut durchgeführt werden.

Methodik

Untersucht wurde die zytostatische Wirkung von NSC-631570 auf die Zellinien Jurkat, THP-1, MIA PaCa2, BxPC3 und AsPC1. Die Zellinien wurden bei 37 °C und 5% CO_2 in Dulbecco's Modified Eagle Medium mit 10% fetalem Kälberserum kultiviert. Vor der Inkubation mit NSC-631570 in den Konzentrationen 0,1 µg/ml, 1 µg/ml, 10 µg/ml und 100 µg/ml wurden die Zellen für 24 Stunden mit FCS-freiem Medium synchronisiert. Die Zellzyklusanalyse bei 24 und 48 Stunden Inkubation wurde bei allen Karzinomzellinien durchgeführt. Zur Untersuchung der zeitabhängigien Wirkung von NSC-631570 wurde die Zellzyklusanalyse an AsPC1-Zellen im vierstündigen Intervall bei einer Inkubation mit 10 mg/ml NSC-631570 durchgeführt. Parallel zur Zellzyklusanalyse erfolgte die Proliferationsmessung mittels BrdU-Inkorporationsassay. Zudem wurden die Mitosephasen nach Giemsa-Färbung im Phasenkontrastmikroskop bestimmt.

Desweiteren wurden von gesunden Blutspendern Blutproben mit 10 µg/ml NSC-631570 für 4 Stunden inkubiert, anschließend 72 Stunden lang mit Phytohämagglutinin (PHA) oder anti-CD3-Antikörpern stimuliert und die Blastenformation nach Propidiumiodid-färbung bestimmt.

Tabelle 1. Zellzyklusanalyse von AsPC1 bei Inkubation mit 10 µg/ml NSC-631570

Zeitpunkt	Apoptose	G1-Phase	S-Phase	G2/M-Phase
0 h	2,33% ± 0,82%	63,73% ± 1,58%	14,19% ± 4,74%	18,24% ± 3,24%
4 h Kontrolle	2,37% ± 0,61%	61,56% ± 2,20%	17,40% ± 2,97%	17,07% ± 0,77%
4 h NSC-631570	2,59% ± 0,70%	55,60% ± 2,61%[a]	19,65% ± 3,66%	20,39% ± 0,83%[a]
8 h Kontrolle	2,55% ± 0,79%	62,22% ± 2,95%	16,44% ± 2,59%	17,38% ± 1,12%
8 h NSC-631570	3,36% ± 0,60%	48,92% ± 6,28%[a]	18,12% ± 3,05%	29,02% ± 4,65%[a]
12 h Kontrolle	2,69% ± 0,57%	60,15% ± 5,71%	19,75% ± 5,03%	16,20% ± 1,57%
12 h NSC-631570	3,67% ± 0,96%	41,29% ± 4,96%[a]	22,58% ± 3,21%	30,95% ± 2,87%[a]
16 h Kontrolle	2,72% ± 0,51%	55,58% ± 5,95%	24,66% ± 4,48%	15,76% ± 1,95%
16 h NSC-631570	5,26% ± 1,10%[a]	27,86% ± 10,6%[a]	28,88% ± 4,88%	36,18% ± 6,68%[a]
20 h Kontrolle	2,54% ± 0,74%	53,78% ± 2,64%	22,82% ± 0,95%	18,94% ± 4,48%
20 h NSC-631570	6,79% ± 2,64%	21,17% ± 7,32%[a]	24,42% ± 0,99%	45,68% ± 10,16%[a]
24 h Kontrolle	2,64% ± 0,69%	53,87% ± 1,94%	21,12% ± 1,52%	20,88% ± 4,22%
24 h NSC-631570	9,74% ± 2,57%[a]	15,89% ± 8,00%[a]	20,26% ± 0,91%	52,00% ± 10,19%[a]

Die Angaben bezeichnen die Mittelwerte ± Standardabweichung, [a]signifikant: $p < 0,05$

Ergebnisse

Unter verschiedenen Kulturbedingungen zeigte sich die Aufnahme von NSC-631570 als Kalzium-, Magnesium- und pH-unabhängig. Bei der Inkubation der Zellinien mit den Konzentrationen 0,1 µg/ml, 1 µg/ml, 10 µg/ml und 100 µg/ml zeigte sich ein deutlicher G2/M-Arrest in allen Zellinien bei 10 µg/ml (NSC-631570 vs. Kontrolle – Jurkat: 47,92% vs. 17,62%, $p < 0,01$, THP-1: 32,55% vs. 26,15%, $p < 0,05$, Mia PaCa2: 31,14% vs. 17,62%, $p < 0,01$, BxPC3: 12,17% vs. 7,72%, $p < 0,01$, AsPC1: 52,00% vs. 20,88%, $p < 0,01$). Weiter zeigte sich bei dieser Konzentration ebenfalls eine signifikante Erhöhung der Apoptoserate (Jurkat: 33,68% vs. 6,29%, $p < 0,01$, THP-1: 33,48% vs. 9,94%, $p < 0,01$, MiaPaCa2: 31,76% vs. 20,23%, $p < 0,05$, AsPC1: 9,74% vs. 2,64%, $p < 0,05$).

Die zeitabhängige Untersuchung der Wirkung von NSC-631570 in der Konzentration von 10 µg/ml zeigte den sehr frühen Beginn der zytostatischen Wirkung auf AsPC1-Zellen in der Zellzyklusanalyse. Bereits nach 4 Stunden zeigte sich ein signifikanter Anstieg der G2/M-Phase und ein konsekutiver Rückgang der G1-Fraktion (Tabelle 1). Der prozentuale Anteil der Zellen der G2/M-Phase stieg während des Experiments bis zu einem prozentualen Anteil von 52% an. Bereits nach 8 Stunden Inkubation kam es ebenfalls zu einem deutlichen Anstieg der Apoptosefraktion, der nach 16 Stunden Inkubation statistische Signifikanz erreicht (Abb. 1).

Der parallel durchgeführte BrdU-Inkorporationsmessung zeigte eine signifikante antiproliferative Wirkung von NSC-631570 bereits bei der Konzentration von 0,1 µg/ml (Optische Dichte 0,537 vs. 0,980, $p < 0,001$). Diese signifikante Proliferationshemmung zeigte sich ebenfalls in den Dosierungen 1 µg/ml, 10 µg/ml und 100 µg/ml (jeweils $p < 0,001$).

Der Grund für den in der Zellzyklusanalyse gezeigten G2/M-Arrest unter Inkubation mit NSC-631570 zeigte sich in der Mitosephasenanalyse nach Giemsa-Färbung. Bereits nach 4 Stunden kam es zu einem signifikanten Ansteigen der Zellen in der Metaphase und nach 8 Stunden ebenfalls zu einem signifikanten Anstieg der Zellen in der Prophase (Tabelle 2). Nach 20 Stunden zeigte sich ebenfalls ein signifikanter Abfall der Zellen in der Anaphase.

Interessanterweise war die Apoptoserate bei der Stimulation von Vollblut mit einer Konzentration von 10 µg/ml NSC-631570 im Vergleich zur Kontrolle nicht beeinträchtigt. Die

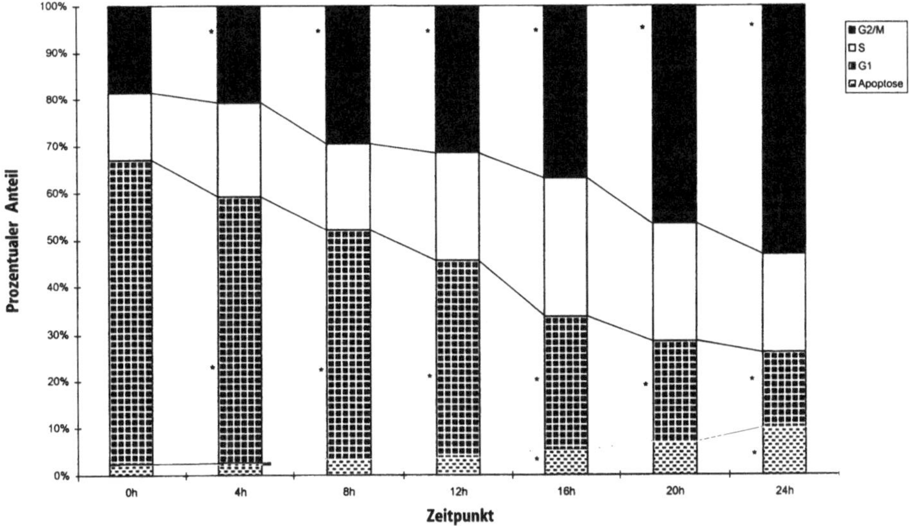

Abb 1. Prozentuale Verteilung der Zellzyklusphasen von AsPC1-Zellen bei Inkubation mit 10 µg/ml NSC-631570 in Abhängigkeit von der Inkubationsdauer. *: p < 0,05

Tabelle 2. Mitosephasenanalyse von AsPC1 bei Inkubation mit 10 µg/ml NSC-631570

Zeitpunkt	Prophase	Metaphase	Anaphase
0h	1,57% ± 1,16%	0,64% ± 0,60%	0,29% ± 0,34%
4h Kontrolle	1,95% ± 0,95%	0,67% ± 0,42%	0,09% ± 0,17%
4h NSC-631570	3,50% ± 1,95%	1,22% ± 0,54%[a]	0,15% ± 0,21%
8h Kontrolle	2,67% ± 1,05%	1,07% ± 0,63%	0,36% ± 0,43%
8h NSC-631570	5,24% ± 2,76%[a]	4,29% ± 1,40%[a]	0,16% ± 0,22%
12h Kontrolle	3,02% ± 0,69%	1,07% ± 0,63%	0,36% ± 0,43%
12h NSC-631570	11,82% ± 2,85%[a]	4,29% ± 1,40%[a]	0,16% ± 0,22%
16h Kontrolle	3,14% ± 0,68%	0,74% ± 0,68%	0,26% ± 0,23%
16h NSC-631570	14,80% ± 5,23%[a]	7,88% ± 2,78%[a]	0,19% ± 0,28%
20h Kontrolle	3,10% ± 1,26%	1,26% ± 0,73%	0,26% ± 0,23%
20h NSC-631570	16,65% ± 5,05%[a]	6,32% ± 3,28%[a]	0,00% ± 0,00%[a]
24h Kontrolle	2,54% ± 0,64%	1,22% ± 0,74%	0,33% ± 0,22%
24h NSC-631570	19,24% ± 5,35%[a]	8,81% ± 3,19%[a]	0,10% ± 0,18%[a]

Die Angaben bezeichnen die Mittelwerte ± Standardabweichung, [a]signifikant: p < 0,05

Blastenformation auf Stimulation mit PHA oder anti-CD3-Antikörpern war nach Vorinkubation sogar signifikant erhöht (NSC-631570 vs. Kontrolle; PHA: p < 0,01; anti-CD3-Ak: p < 0,05).

Diskussion

Diese Daten zeigen, daß NSC-631570 eine starke zytostatische Wirkung auf die Zellinien Jurkat, THP-1, MIA PaCa2, BxPC3 und AsPC1 hat. Interessanterweise sind die zytostatischen

Effekte bereits nach einer Inkubationsdauer von 4 Stunden anhand eines signifikanten G2/M-Arrests nachweisbar. Diese durch die Zellzyklusanalyse gewonnenen Erkenntnisse konnten durch BrdU-Inkorporationsassay gestützt werden. Durch die Mitoseanalyse konnten wir zeigen, daß NSC-631570 zu einem Arrest in der Pro- und Metaphase der Mitose führt. Diese Eigenschaft ist ebenfalls von den Vinkaalkaloiden und Taxoiden bekannt [2, 3]. Interessant ist allerdings die Tatsache, daß sich eine zytostatische Hemmung auf die blastogene Proliferation von stimuliertem Vollblut mit NSC-631570 nicht nachweisen läßt.

Zusammenfassung

Hintergrund: Aus Pflanzen gewonnene Chemotherapeutika werden in der modernen Onkologie eingesetzt. NSC-631570 ist eine halbsynthetische Verbindung des Alkaloid-Derivates Chelidonin aus Chelidonium majus.

Methoden: Das zytostatische Potential von NSC-631570 zu untersuchen wurden die Zellinien Jurkat, THP-1, MIA PaCa2, BxPC3 and AsPC1 mit zunehmenden Konzentrationen von NSC-631570 unter verschiedenen Kulturbedingungen inkubiert. Die Proliferationsrate wurde mittels BrdU-Assay bestimmt und die Zellzyklusanalyse erfolgte durch Propidium-iodid-Färbung und durchflußzytometrischer Messung. Zur Mitosephasenbestimmung wurden die Zellen nach Giemsa gefärbt.

Ergebnisse: Wir fanden eine Dosis- und Zeit-abhängige Wirkung von NSC-631570 auf den Zellzyklus der getesteten Zellinien. Die Zellzyklusanalyse nach Inkubation mit 10 µg/ml NSC-631570 für 24 Stunden zeigte einen deutlichen G2/M-Arrest und eine erhöhte Apoptoserate bei den behandelten Zellen (AsPC1: Apoptose: 9,74% vs. 2,64%, $p < 0,05$; G2/M: 52,00% vs. 20,88%, $p < 0,05$). Die Giemsa-Färbung zeigte eine Akkumulation der Zellen in der Pro- und der Metaphase (Prophase: 19,24% vs. 2,54%, $p < 0,01$; Metaphase: 8,81% vs. 1,22%, $p < 0,01$). Interessanterweise zeigte sich kein Unterschied in der Apoptoserate von behandelten peripheren mononukleären Zellen verglichen mit unbehandelten. Die blastogene Antwort von mitogenstimulierten Lymphozyten war sogar signifikant erhöht (NSC-631570 vs. Kontrolle: PHA: $p < 0,01$; anti-CD3-Ak: $p < 0,05$).

Schlußfolgerung: NSC-631570 führt in den untersuchten Zellinien über einen Pro- und Metaphasen-Arrest zur Apoptose, während periphere mononukleäre Zellen keinen Unterschied in der Apoptoserate und der Zellzyklusanalyse zeigen.

Abstract

Background: Several plant-derived drugs are used in medical oncology. NSC-631570 is a semisynthetic compound of alkaloid chelidonine from the plant *Chelidonium majus*.

Methods: To examine the cytostatic potential of NSC-631570 we incubated the tumor cell lines Jurkat, THP-1, MIA PaCa2, BxPC3 and AsPC1 with increasing concentrations of NSC-631570 under different culture conditions. Proliferation rate was measured by BrdU assay, and cell cycle analysis was performed by propidium iodide staining and FACS analysis. To specify the mitose phases, giemsa staining was done.

Results: We found a dose-dependent and time-dependent influence of NSC-631570 on the cell cycle of the tested tumor cells. The cell cycle analysis after 24 h of incubation with 10 µg/ml revealed a clear G2/M arrest and a high apoptosis rate in the treated cells versus control (AsPC1: apoptosis 9.74% vs 2.64%, $P < 0.05$; G2/M 52.00% vs 20.88%, $P < 0.05$). The Giemsa staining showed a high accumulation of treated cells in prophase and metaphase (NSC-631570 vs control: prophase 19.24% vs 2.54%, $P < 0.01$; metaphase 8.81% vs 1.22%, $P < 0.01$). Interestingly, the apoptosis rate of peripheral mononuclear cells did not show any differences between treated and untreated cells. The blastogenic response of mitogen-stimulated lymphocytes was even increased (NSC-631570 vs control: PHA $P < 0.01$; anti-CD3-mAb $P < 0.05$).

Conclusion: NSC-631570 leads to apoptosis by pro- and metaphase arrest in the investigated malignant cell lines, while peripheral mononuclear cells show no differences in apoptosis rate and cell cycle analysis.

Literatur

1. Wolff J, Knipling L (1993) Antimicrotubule properties of benzophenanthridine alkaloids. Biochemistry 32: 13334–13339
2. Bensch KG, Malawista SE (1968) Microtubule crystals: a new biophysical phenomenon induced by Vinca alkaloids. Nature 218: 1176–1177
3. Pazdur R, Kudelka AP, Kavanagh JJ, Cohen PR, Raber-MN (1993) The taxoids: paclitaxel (Taxol) and docetaxel (Taxotere). Cancer Treat Rev 19: 351–386

Korrespondenzadresse: Marco Ramadani, Chirurgische Universitätsklinik und Poliklinik, Abteilung Chirurgie I, Steinhövelstraße 9, 89075 Ulm, Telefon: 0731-502-7226, Fax: 0731-502-1593, e-mail: marco.ramadani@medizin.uni-ulm.de

Anti-angiogene Therapie mit einem neutralisierenden Anti-VEGF Antikörper reduziert Tumorgröße und Metastasierung in einem orthotopen Pankreas-Karzinommodell

Anti-angiogenic therapy with a neutralizing Anti-VEGF antibody reduces tumor size and metastasis in an orthotopic model of pancreatic cancer

H. G. Hotz[1], O. J. Hines[2], H.A. Reber[2], T. Foitzik[1] und H. J. Buhr[1]

[1] Chirurgie I, Universitätsklinikum Benjamin Franklin, Freie Universität Berlin
[2] Dept. of Surgery, University of California Los Angeles, USA

Einleitung

Das Pankreaskarzinom ist eine der bösartigsten Krebserkrankungen mit einer 5-Jahres-Überlebensrate von unter 5% [1]. Die Mehrzahl der Patienten ist bereits bei Diagnosestellung inoperabel. Für diese Patientengruppe gibt es bislang keine effektive Therapie. Darüber hinaus fehlen lebensverlängernde adjuvante Behandlungskonzepte für chirurgisch resezierte Patienten.

Die Hemmung der Ausbildung von Tumorblutgefäßen ist ein neues Konzept, um Tumorwachstum indirekt und potentiell nebenwirkungsarm zu unterdrücken. Vascular endothelial growth factor (VEGF) ist ein zentraler Regulationsfaktor der Angiogenese [2]. In humanen Pankreaskarzinomen wird VEGF häufig überexprimiert und korreliert mit der lokalen Tumorprogression [3]. Humane Pankreaskarzinom-Zellen produzieren hohe, biologisch relevante VEGF-Konzentrationen in-vitro. Prinzipiell kann VEGF über zwei Mechanismen die Tumorproliferation fördern: zum einen stimuliert von Tumorzellen gebildeter VEGF parakrin die Migration und Proliferation von Endothelzellen und damit die Tumor-Neoangiogenese. Zum anderen übt VEGF möglicherweise einen direkten, autokrinen Proliferationsreiz auf die Tumorzellen selbst aus. Diese Studie untersucht die Mechanismen der VEGF Wirkung und evaluiert den Effekt eines neutralisierenden Anti-VEGF Antikörpers (A4.6.1; Genentech Inc.) auf das Pankreaskarzinom in-vitro und in-vivo.

Methodik

In-vitro: Untersucht wurden drei unterschiedlich differenzierte humane Pankreaskarzinom-Zellinien: MIAPaCa-2 (undifferenziert), AsPC-1 (wenig differenziert) und HPAF-2 (mittelgradig bis gut differenziert). Mittels RT-PCR wurde die mRNA-Expression der VEGF-Rezeptoren 1 (VEGFR-1; *flt-1:* vermittelt Zellmigration) und 2 (VEGFR-2; *KDR/flk-1:* vermittelt Zellproliferation) bestimmt. Humane Umbilikalvenen-Endothelzellen (HUVEC) dienten als Positiv-Kontrolle. Die Pankreaskarzinom-Zellen sowie die Endothelzellen wurden dann mit VEGF (3 ng/ml) stimuliert und steigenden Konzentrationen (10–5000 ng/ml) von A4.6.1 ausgesetzt. Nach drei Tagen erfolgte die Bestimmung der Zellproliferation mittels Zellzählung in einem Hämozytometer.

In-vivo: Je 5×10^6 Zellen der drei Pankreaskarzinom-Zellinien wurden subkutan in Nacktmäuse injiziert. Nach 4 Wochen wurden 1 mm³ große Fragmente der resultierenden subkutanen Tumore unter Narkose mit Pentobarbital und Ketanest orthotop in das Pankreas von Empfängermäusen implantiert. Die Empfängertiere erhielten entweder A4.6.1 (100 µg, 2× wöchentlich) oder die Trägersubstanz (PBS) intraperitoneal. Die Therapie begann 3 Tage nach Tumorimplantation und erfolgte über 14 Wochen, bzw. bis zum Tod der Tiere. Das Volumen des Primärtumors wurde bei der Autopsie gemessen. Außerdem wurden lokale Infiltration und Fernmetastasierung makro- und mikroskopisch erfaßt und quantifiziert (Metastasen-Index). Immunhistochemisch erfolgte die Bestimmung der VEGF-Expression in den Primärtumoren.

Ergebnisse

In-vitro: MIAPaCa-2- und AsPC-1-Zellen, jedoch nicht HPAF-2-Zellen exprimierten mRNA für VEGFR-1 *(flt-1)*. Keine der untersuchten Pankreaskarzinom-Zellinien exprimierte mRNA für den proliferationsvermittelnden VEGFR-2 *(flk-1)*. HUVEC-Zellen zeigten als Positiv-Kontrolle das RNA-Transkript für beide VEGF-Rezeptoren. Der neutralisierende Anti-VEGF Antikörper A4.6.1 beeinflußte die VEGF stimulierte in-vitro Proliferation der untersuchten Pankreaskarzinom-Zellen nicht, reduzierte jedoch die Proliferation der HUVEC-Zellen dosisabhängig auf bis zu 10% der Kontrolle.

In-vivo: Therapie mit A4.6.1 reduzierte das Volumen der Primärtumore signifikant in allen Gruppen (Tabelle 1). Lokale Infiltration und Fernmetastasierung waren darüber hinaus in den MIAPaCa-2 und HPAF-2 Gruppen signifikant und in der AsPC-1-Gruppe tendenziell vermindert. Die beiden un- bzw. schlecht-differenzierten Zellinien (MIAPaCa-2, AsPC-1) zeigten ein aggressives Wachstumsverhalten mit Überlebensraten von 30 bzw. 10% in den Kontrollgruppen. Therapie mit A4.6.1 verlangsamte den Tumorprogress, doch aufgrund der beschränkten Tierzahl war der Effekt bezüglich des Überlebens nicht statistisch signifikant. Besser differenzierte und in-vivo weniger aggressive HPAF-Tumoren sprachen besser auf die Therapie an; A4.6.1 steigerte die 14-Wochen-Überlebensrate signifikant von 50 auf 100% (Tabelle 1). Die Immunhistochemie zeigte eine punktuelle Anfärbung für VEGF,

Tabelle 1. In-vivo Effekt der VEGF-Blockade mit A4.6.1 auf Primärtumor-Volumen, Metastasierung und Überleben

Ergebnisse In-vivo:		MIAPaCa-2	AsPC-1	HPAF-2
Tumorvolumen (mm³)	Kontrolle	3476 ± 238	1359 ± 148	4115 ± 614
	A4.6.1	1841 ± 587^a	709 ± 107^a	413 ± 71^a
Metastasen-Index (Pkt.)	Kontrolle	$14,3 \pm 1,0$	$18,8 \pm 2,0$	$7,8 \pm 1,5$
	A4.6.1	$5,4 \pm 2,1^b$	$12,7 \pm 2,2$	$1,7 \pm 0,7^b$
Überleben (n/n)	Kontrolle	3/10	1/10	5/10
	A4.6.1	5/10	3/10	$10/10^c$

p < 0,05 vs. Kontrolle: [a]t-Test, [b]Mann-Whitney-Test, [c]χ^2-Test)

beispielsweise in perinekrotischen Arealen. AsPC-1-Tumore wiesen ein mehr disseminiertes, aber nur schwaches Färbungsmuster auf. HPAF-2-Tumore färbten sich stark und disseminiert für VEGF an.

Diskussion

Frühere Untersuchungen haben gezeigt, daß Pankreaskarzinome VEGF überexprimieren und humane Pankreaskarzinom-Zellen VEGF in biologisch relevanten Konzentrationen produzieren. Die vorliegende Studie untersuchte, ob VEGF neben der parakrinen Förderung der Tumor-Neoangiogenese einen direkten, autokrinen Proliferationsreiz auf Pankreaskarzinom-Zellen ausübt. Dies scheint nicht der Fall zu sein, da sich die Proliferation der Tumorzellen in-vitro weder mit VEGF stimulieren, noch durch VEGF-Blockade inhibieren ließ. Erklären läßt sich dieses Ergebnis durch die in den Tumorzellen fehlende mRNA Expression für VEGF-Rezeptor 2 (*flk-1*), der die proliferationsstimulierende Wirkung von VEGF vermittelt. Die Rolle des VEGF-Rezeptors 1 (*flt-1*), der von einigen Tumor-Zellinien exprimiert wird und in Endothelzellen Zellmigration vermittelt, ist noch unklar und bedarf weiterer Untersuchung.

Therapeutische VEGF-Blockade mit dem neutralisierenden Antikörper A4.6.1 verlangsamte die lokale und systemische Tumorprogression in-vivo. Der Effekt war am deutlichsten in jenen Tumoren ausgeprägt, welche sich immunhistochemisch stark und disseminiert positiv für VEGF darstellten (HPAF-2). Möglicherweise ist die therapeutische VEGF-Blockade eine nützliche adjuvante Therapieoption für VEGF-positive Pankreaskarzinome. Die gefundenen in-vivo Ergebnisse demonstrieren jedoch, daß die antiangiogene Monotherapie in einem klinisch relevanten, orthotopen Tiermodell des Pankreaskarzinoms keine Tumoreradikation erreichen kann.

Zusammenfassung

Hintergrund: Die vorliegende Studie untersucht die Rolle des proangiogenen, in Pankreaskarzinomen (PaKa) häufig überexprimierten Faktors VEGF in-vitro und in-vivo.

Methodik: In-vitro: Bestimmung der mRNA-Expression für VEGF-Rezeptoren 1 und 2 (RT-PCR) in 3 unterschiedlich differenzierten PaKa-Zelllinien. Messung der Zellproliferation nach VEGF-Blockade mit Antikörper A4.6.1 (Zellzählung). In-vivo: Therapie von humanen PaKa in einen orthotopen Nacktmausmodell mit Anti-VEGF Antikörper A4.6.1. Immunhistologische Bestimmung der VEGF-Expression.

Ergebnisse: In-vitro: PaKa-Zellen exprimieren den proliferationsvermittelnden VEGFR-2 nicht. VEGF-Blockade hat keinen Effekt auf die Proliferation der PaKa-Zellen, aber blockiert Endothelzellproliferation. In-vivo: VEGF-Blockade verlangsamt die lokale und systemische Tumorprogression, am deutlichsten von stark VEGF positiven Tumoren.

Schlußfolgerung: VEGF-Blockade beeinflußt PaKa-Zellen nicht direkt, sondern reduziert PaKa-Wachstum in-vivo über einen parakrinen, anti-angiogenen Effekt.

Abstract

Background: Vascular endothelial growth factor, a key mediator of angiogenesis, is over-expressed in pancreatic cancer (PaCa). This study further investigated the role of VEGF in vitro and in vivo.

Methods: In vitro: Human PaCa cell lines (MIAPaCa-2, AsPC-1, HPAF-2) were evaluated for mRNA expression of VEGF-receptors 1 and 2 by RT-PCR. Cell proliferation of PaCa cells and endothelial cells (HUVEC) was assessed after VEGF blockade with a neutralizing antibody (A4.6.1). In vivo: The effect of VEGF blockade on tumor growth, metastasis and survival was evaluated in an orthotopic nude mouse model. Tumor sections were stained for VEGF expression.

Results: In vitro: PaCa cells did not express mRNA for VEGFR-2 (mediates cell proliferation). VEGF blockade did not affect PaCa cells, but reduced proliferation of HUVEC.

In *vivo:* VEGF blockade reduced tumor volume and metastasis, and improved survival. This effect was most prominent in tumors strongly positive for VEGF (HPAF-2).

Conclusion: VEGF exerts no autocrine mitogenic effect on PaCa cells. VEGF blockade reduces tumor progression in vivo, most likely by a paracrine, antiangiogenic effect.

Literatur

1. Warshaw AL, Fernandez-del Castillo C (1992) Pancreatic carcinoma. N Engl J Med 326: 455–465
2. Neufeld G, Cohen T, Gengrinovitch S, Poltorak Z (1999) Vascular endothelial growth factor (VEGF) and its receptors. FASEB J 13: 9–22
3. Itakura J, Ishiwata T, Friess H, Fujii H, Matsumoto Y, Büchler MW, Korc M (1997) Enhanced expression of vascular endothelial growth factor in human pancreatic cancer correlates with local disease progression. Clin Cancer Res 3: 1309–1316

Korrespondenzadresse: Dr. H.G. Hotz, Chirurgische Klinik I, Universitätsklinikum Benjamin Franklin, FU Berlin, Hindenburgdamm 30, 12200 Berlin, Telefon: 030/8445-2541, Fax: 030/8445-2740, e-mail: hotz@ukbf.fu-berlin.de

Tumor-assoziierte Proteolyse und Prognose: Validierung der Bedeutung des Urokinase-Systems beim Magenkarzinom zum präoperativen Staging

Tumour-associated proteolysis and prognosis: Validation of the urokinase system in the preoperative staging of gastric cancer

B. C. M. Beyer, H. Allgayer, A. R. Pietsch, O. Heizmann, K. U. Gruetzner, F. W. Schildberg und M. M. Heiss

Chirurgische Klinik und Poliklinik, Klinikum Großhadern, LMU München

Einleitung

Während der letzten Jahre zeigte sich ein funktioneller Zusammenhang des Urokinasesystems mit der Tumorinvasion und Metastasierung. Das Urokinasesystem bestehend aus uPA, uPAR und PAI1 spielt neben seinem physiologischem Vorkommen eine entscheidende Rolle in den Abbauvorgängen der extrazellulären Matrix, durch Induktion plasminogenvermittelter Prozesse. Der Urokinase-Plasminogen-Aktivator (uPA) (55 kDA) ist eine zweikettige Serinprotease, die als inaktives Proenzym, prouPA, sezerniert wird und Plasminogen zu Plasmin aktiviert [1, 2]. Plasmin wiederum ist verantwortlich für den Abbau von Laminin, Kollagen und anderen Komponenten der extrazellulären Matrix. Der Zelloberflächen-Rezeptor uPAR, ein einkettiges Glycopeptide (55–60 kDA) bindet mit hoher Affinität an uPA und potenziert die uPA-vermittelte Proteolyse. Die Plasminogenaktivation wird kontrolliert durch den spezifischen Inhibitor PAI1, der eine entscheidende Rolle bei der Krebsinvasion und Metastasierung spielt [3, 4, 5, 6].

Die Ergebnisse vieler Studien bei verschiedensten Tumoren zeigten bei hohen Expressionen von uPA, uPAR und PAI1 eine Korrelation mit einer schlechten Prognose für die Patienten.

Beim Mammakarzinom wird z. B. die Expression des Urokinasesystems korreliert mit dem malignen Phänotypen [7]. Beim Magenkarzinom wurden hohe Expressionen von uPA und PAI1 von verschiedenen Arbeitsgruppen als neue unabhängige Risikofaktoren etabliert [8].

In unseren Vorstudien hatten wir bei einem Kollektiv von 203 Patienten eine signifikante Korrelation von uPA, uPAR und PAI1 für das rezidivfreie und Gesamtüberleben beschreiben können [8, 9]. In der vorliegenden Studie sollte nun an Hand eines unabhängigen zweiten Kollektives von 104 Patienten diese validiert werden.

Zu dem sollte, nachdem die Bedeutung des Urokinasesystems für die Prognose der Patienten als gesichert gilt, überprüft werden, ob präoperative Biopsien mit dem postoperativen Gewebeproben vergleichbar sind, so daß gegebenenfalls bereits präoperativ eine

Planung für das operative Vorgehen bzw. die Planung zusätzlicher Therapiemöglichkeiten (adjuvant/neoadjuvant) vorgenommen werden kann.

Methodik

Patienten: In einer prospektiven Serie von 104 kurativ resezierten Patienten mit primären Magenkarzinom wurden im Zeitraum von Oktober 1993 bis Dezember 1998 postoperative Gewebeproben entnommen, sowie bei 12 Patienten im Zeitraum von März 1998 bis Oktober 1998 zusätzlich gastroskopisch Gewebsbiopsien gewonnen wurden. Diese Präparate wurden sofort in Flüssigstickstoff asserviert und als Kryoschnitte präpariert. Ein Followup erfolgte alle 12 Monate. Medianes Follow up 18–64 Monate.

Tumorpräparierung und immunhistochemische Analyse: Die Immunperoxidasefärbung erfolgte mittels Avidin-Biotin elite Kit (PK = 6102, Vectastain, Vector, Bulinghame, CA). Verwendet wurden monoklonale Antikörper von der Firma American Diagnostic Inc. (New York, NY). Nach Inkubation mit dem jeweiligen Primärantikörpern (60–90 Minuten) und nach Waschen erfolgte die Inkubation mit dem sekundär Antikörper (Sigma, Deisenhofen, Deutschland) und daraufhin die Inkubation mit dem Vectastain ABC-Elite Komplex für 45 Minuten.

Die Färbung wurde mit AEC als Substrat (20 Minuten), sowie einer Hämatoxylin-Gegenfärbung komplettiert. Die Negativ-Kontrolle wurde statt mit Primärantikörper mit IgG (MLG/IS) inkubiert. Als positiv Kontrolle verwendeten wir Gewebeschnitte mit gesicherter Antikörper-Expression. Die Auswertung der immunhistochemischen Schnitte erfolgte semiquantitativ nach den in unseren Vorstudien beschriebenen Scoring, score 0–3:

score 0 = 0%, score 1 = $\leq$ 30%, score 2 = 30–70% und score 3 = $\geq$ 70% positive Tumorzellen.

Ergebnisse

Im Kollektiv der 104 Patienten bestand eine Hospitalletalität von 2,8% (Nachbeobachtungszeit 18–64 Monaten). 59 Patienten starben während des Follow-up, 3 Patienten gingen im Follow-up verloren. In der Gruppe der etablierten Risikofaktoren fand sich eine unabhängigen Korrelation mit pT, pN und der Radikalität. In der Kaplan-Meier Analyse (Mantel-Cox Logrank) ist, wie in unseren Vorstudien, eine Korrelation zwischen der erhöhten Expression von uPA und PAI1 mit der Abnahme des Gesamtüberlebens darstellbar. Im Gegensatz dazu ließ sich jedoch für uPAR keine Signifikanz nachweisen.

In der multivarianten Analyse stellte sich für uPA (p = 0,0234) und PAI1 (p = 0,0013) signifikanter Korrelation mit dem rezidivfreien und Gesamtüberleben heraus. In der Multivarianz-Analyse, unter der Berücksichtigung von uPA, uPAR und PAI1 und den etablierten Risikofaktoren, waren PAI1 und uPA als starker unabhängiger signifikanter Risikofaktoren für rezidivfreies- und Gesamtüberleben.

Die gastroskopischen Biopsieergebnisse korrelierten signifikant mit den postoperativen Färbeergebnissen für alle drei Parameter (Kendall-Tau, p = 0,002, Spearman-Rho p = 0,02).

Diskussion

Die Ergebnisse dieser Studie zeigen, daß auch in einer unabhängigen Kontrollstudie uPA und PAI1 als stark unabhängige Parameter zu demonstrieren waren. In der Kaplan-Meier-Analyse waren uPA und PAI1 signifikant assoziiert mit dem rezidivfreies und Gesamtüberleben. PAI1 stellte sich dabei als hochsignifikanter Faktor heraus, was seine Bedeutung für die Prognose des Patienten unterstreicht. Die direkte Assoziation von uPA und PAI1 mit den etablierten Parameter pT, pN und Radikalität zeigt auch ihre prognostische Bedeutung in der Multivarianzanalyse [1, 7, 8, 9]. Im Vergleich zwischen der präoperativen Biopsien und den intraoperativen Präparaten zeigt sich, daß hierbei eine ebenso klare Aussage hinsichtlich der Expression von uPA und PAI1 möglich ist. Damit konnten wir auch in unserem zweiten unabhängigen Kollektiv die Bedeutung des Urokinase-Systems für die Prognose des Patienten mit Magenkarzinom bestätigen [5]. Somit eröffnet sich nun schon aus den Färbeergebnissen der präoperativen Biopsien die Möglichkeit eine valide Aussage über die Expression im Restgewebe. Aufgrund der prognostischen Bedeutung von uPA und PAI1 für das Gesamtüberleben des Patienten kann nun die Hypothese aufgestellt werden, daß ein derartiges präoperatives Ergebnis für eine OP-Erweiterung bzw. ein postoperative Planung einer neo-/adjuvanten Therapieform spricht. Dies sollte im Rahmen weiterer Studien evaluiert und gegebenenfalls durchgeführt werden.

Zusammenfassung

Einführung: Das Urokinasesystems als entscheidender prognostischer Parameter beim Magenkarzinom sollte an Hand eines neuen unabhängigem Kollektiv Prognose beim Magenkarzinom. Darüber hinaus sollte überprüft werden, ob bereits präoperativ mittels gastroskopisch gewonnener Biopsien eine valide Aussage hinsichtlich der Expression dieser Parameter möglich ist.

Patienten und Methoden: In einer konsekutiven Studie von 104 Patienten mit primären Magenkarzinom, wurde intraoperativ Tumorgewebe gewonnen, bei 12 Patienten zusätzlich präoperativ gastroskopisch Biopsien. Der Nachweis von UPA, UPAR und PAI1 erfolgte durch immunhistochemischer Färbung (Avidin-Biotin-Methode). Die Expression wurde durch semiquantitative Unterteilung der Färbeintensität im Tumorepithel in 4 Scores (score 0–3) klassifiziert. Das Patienten-Follow up betrug 18 bis 64 Monate (median 37 Monate).

Ergebnisse: In der univarianten Analyse ergab sich eine signifikante Korrelation mit dem Gesamtüberleben für uPA und PAI1, für upAR. In der Multivarianzanalyse waren uPA als auch PAI1 neben pT, pN und der Radikalität starke, unabhängige Prognoseparameter. Die Biopsieergebnisse korrelierten signifikant mit den intraoperativen Ergebnissen.

Schlußfolgerung: Das Urokinasesystem bestätigte sich auch in diesem Kollektiv als unabhängiger, prognostischer Parameter. Im Vergleich zwischen präoperativer Biopsie mit dem Operationspräparat zeigte sich, daß bereits in der Biopsie eine klare Aussage hinsichtlich der Expression von uPA und PAI1 möglich ist. Eine präoperative Stratifizierung anhand der PAI1-Expression für die Wahl der Ausdehnung des operativen Eingriffs als auch für die Planung adjuvanter Therapieprotokolle eröffnet neue Perspektiven.

92

Abstract

Background: The urokinase system (uPA, uPAR und PAI1) is associated with the invasive and metastatic potential of tumor cells. In previous studies, we and others implicated the uPA system as a first biological prognostic parameter in the postoperative staging of gastric cancer.

Methods: The present study was performed to confirm the prognostic impact of the uPA system in a second independent, prospective series of 104 gastric cancer patients (median follow-up 37 months). Second, as a first step to establish a valid preoperative biological screening of gastric cancer, we compared preoperative biopsies with the resected tumor regarding uPA system expression (immunhistochemistry, semiquantitative scoring).

Results: Kaplan-Meier survival analysis (Mantel-Cox) revealed a significant association of a high expression of uPA ($P = 0.0234$) and PAI1 ($P = 0.0013$) in the 104 resected tumors with poor disease-free and overall survival. In multivariant analysis, uPA and PAI1 were independent prognostic parameters besides pT, pM and surgical curability. Furthermore, there was a significant correlation of the uPA/uPAR/PAI-1 staining results between the preoperative biopsies and the resected tumors (Kendall tau $P = 0.002$ und Spearman rho $P = 0.02$).

Conclusion: Our results confirm that the urokinase system is a strong prognostic parameter for patients with gastric cancer in an independent series. They further show that the preoperative biopsy allows clear prediction of the invasive potential of the tumor. The uPA system should be integrated into pre- and postoperative staging models, thereby contributing to the planning of the (neo-)adjuvant and surgical treatment of gastric cancer.

Literatur

1. Conese M, Blasi F (1995) Urokinase/Urokinase Receptor System: Internalization/Degradation of Urokinase-Serpin Complexes: Mechanism and regulation. Biol Chem Hoppe-Seyler, Vol 376: 143–155
2. Behrendt N, Ronne E, Keld D (1995) The Structure and Function of the Urokinase Receptor, a Membrane Protein Governing Plasminogen Activation on the Cell Surface. Biol Chem Hoppe-Seyler, Vol 376: 269–279
3. Deng G, Curriden SA, Wang S, Rosenberg S, Loskutoff D (1996) Is Plasminogen Activator Inhibitor-1 the Molecular Switch that Governs Urokinase Receptor-mediated Cell Adhesion and Release? The Journal of Cell Biology 134: 1563–571
4. Bajou K, Noel A, Gerard RD, Masson V, Brunner N, Holst-Hansen C, Skobe M, Fusening NE, Carmeliet P, Collen D, Foidart JM (1998) Absence of host plasminogen activator inhibitor 1 prevents cancer invasion and vascularization. Nature Medicine 4, 8: 923–928
5. Pappot H, Gardsvoll H, Romer J, Pedersen AN, Grondahl-Hansen J, Pyke C, Brünner N (1995) Plasminogen Activator Inhibitor Type 1 in Cancer: Therapeutic and Prognostic Implications. Biol Chem Hoppe-Seyler, Vol 376: 259–267
6. Blasi F (1997) uPA, uPAR, PAI1: key intersection of proteolytic, adhesive and chemotactic highways? Immunology today Vol 18, 9: 415–417
7. Duggan C, Maguire T, McDermott E, Higgins N, Fennelly JJ, Duffy MJ (1995) Urokinase Plasminogen Activator and Urokinase Plasminogen Activator Receptor in Breast Cancer. Int J Cancer 61: 597–600
8. Allgayer H, Babic R, Grützner KU, Beyer BCM, Tarabichi A, Schildberg FW, Heiss MM (1998) Tumor associated proteases and inhibitors in gastric cancer: analysis of prognostic impact and individual risk protease patterns. Clin Exp Metastasis 16: 62–73
9. Heiss MM, Babic R, Allgayer H, Grützner KU, Jauch KW, Löhrs U, Schildberg FW (1995) Tumor-Associated Proteolysis and Prognosis N: New Functional Risk Factors in Gastric Cancer Defined by the Urokinase-Type Plasminogen Activator System. Journal of Clinical Oncology Vol 13, 8: 2084–2093

Korrespondenzadresse: Bianca Beyer, Chirurgische Klinik und Poliklinik, Klinikum Großhadern, Chirurgische Poliklinik A/Klinische Forschung Chirurgie Labor HO 2/426, Marchioninistraße 15, 81377 München, e-mail: bbeyer@gch.med.uni-muenchen.de

Spezifischer Nachweis der katalytischen Telomerase Subunit-Genexpression (TERT) beim nicht-kleinzelligen Bronchialkarzinom: Implikation für Screening und Prognose

Specific detection of gene expressions of the catalytic telomerase subunit (TERT) in non small cell lung cancer: Implications for screening and prognosis

R. Metzger[1], C. Müller[2], U. Warnecke-Eberz[1], K. Kügler[2], W. E. Berdel[2], A. H. Hölscher[1] und P. M. Schneider[1]

[1] Klinik und Poliklinik für Visceral- und Gefäßchirurgie der Universität zu Köln
[2] Medizinische Klinik und Poliklinik, Innere Medizin A der Westfälischen Wilhelms Universität Münster

Einleitung

Die Aktivierung von Telomerase, einem Ribonucleoprotein-Enzym, welches die Synthese der telomeren Enden linearer Chromosomen steuert, spielt eine entscheidende Rolle bei der Immortalisierung humaner Zellen und Tumorzell-Pathogenese. Physiologische Aufgabe der Telomerase ist es, die Chromosomen vor einer inkompletten Replikation während der Zellteilung zu bewahren [1, 2]. Eine RNA-Untereinheit dient hierbei als Template für das Ergänzen der TTAGGG-Repeats zum chromosomalen Ende [3]. Während die Telomerase in gesunden, proliferierenden Zellen den geregelten Ablauf der Zellteilung sicherstellt, führt sie bei Tumoren durch die Stabilisierung der Chromosomen zu einem gegensätzlichen Effekt. So bewirkt der Erhalt der originären Telomerlänge bei Tumoren einen Proliferationsvorteil, welcher es den Tumorzellen ermöglicht, sich endlos zu teilen und zu vermehren [4, 5].

Durch die Klonierung der katalytischen Untereinheit des Telomerasegens (TERT) steht im Vergleich zum TRAP Assay (Protein Assay) ein hochspezifischer, sensitiver RNA-Test für die Aktivität der Telomerase zur Verfügung [4]. In dieser Studie sollte die Expression von TERT beim nicht-kleinzelligen Bronchialkarzinom untersucht werden.

Methodik

Material: Von 69 Patienten (55 m, 14 w, medianes Alter 65,7 Jahre) mit nicht-kleinzelligem Bronchialkarzinom wurde in gepaarten Normal- und Tumorproben die Genexpression von TERT bestimmt. Die Verteilung der histopathologischen Tumorstadien war wie folgt: Stadium I: 37 Patienten (53,6%), II: 12 Patienten (17,4%), IIIA: 20 Patienten (29%). Alle Tumoren waren Ro-reseziert. Das mediane follow-up betrug 61,3 Monate (Minimum 3,8, Maximum 93,1).

Methodik-Quantitative real-time PCR: Die Quantifizierung von mRNA für TERT und Glyceraldehyde-3-phosphate-dehydrogenase (GAPDH) wurde mittels einer „real-time fluorescence detection-Technik" durchgeführt [6, 7]. Das Herstellen von cDNA erfolgte hierbei nach einem Standardprotokoll durch PCR-Amplifikation mittels „ABI Prism 7700

Sequence Detector System" (PE Biosystems). Ein 5'-Nuclease-Assay wurde zur Mengen-bestimmung der spezifischen PCR-Produkte eingesetzt [8].

Folgend eine kurze Darstellung der Methode:
Oligonucleotid-Proben wurden während der Annealing- und Extension-Schritte an die PCR-Produkte angelagert. Die Proben waren an ihrem 5'-Ende mit VIC (GAPDH) oder FAM (TERT) sowie an ihrem 3'-Ende mit TAMRA als Quencher markiert. Durch die 5' zu 3' Nuclease-Aktivität von Taq-Polymerase wurde die Probe gespalten wodurch Fluores-zenz-Farbstoff (VIC bzw. FAM) freigesetzt wurde; dieser wurde durch den Laser-Detektor des Sequence-Detectors analysiert.

Nach Erreichen der Detektionsschwelle durch die PCR-Produkte kann die initiale Tem-plate-Konzentration anhand der Anzahl von Zyklen in der exponentiellen Phase der PCR-Reaktion bestimmt werden. Alle Proben waren über Exon-Exon-Regionen angelegt. Die Primer- und Proben-Sequenzen für GAPDH wurden durch PE-Biosystems zur Verfügung gestellt, die für TERT wurden mit Hilfe von Primer Express Software (PE Biosystems) erstellt. Die Berechnung der relativen Gen-Expression erfolgte mittels Standardkurven aus Serienverdünnungen von U937 cDNA. Die Expression von GAPDH diente als interner Standard.

Folgende Primer wurden eingesetzt:
TERT: TGT GCA CCA ACA TCT ACA AGA TCC (forward primer) / CTG ATG AAA TGG GAG CTG CAG (reverse primer)
GAPDH: GAA GGT GAA GGT CGG AGT C (forward primer) / GAA GAT GGT GAT GGG ATT TC (reverse primer)

Ergebnisse

Die quantitative Bestimmung der TERT-Genexpression zeigte in korrespondierendem Normalgewebe keine oder nur minimale Expression (Median 0, Mittelwert $1{,}15 \times 10^{-3}$). Ausgehend von einem Grenzwert für die Sensitivität der Methode von 0,01 war in 7 Tu-morproben (10,1%) keine TERT-RNA nachweisbar. Demgegenüber zeigten 89,9% der Tumoren erhöhte Expressionen des TERT-Gens. Der Median lag bei 0,17; der Range von 0 (Minimum) bis 9,51 (Maximum). Es gab keine Korrelation mit dem histologischen Typ, Differenzierungsgrad und der Prognose. Es zeigte sich jedoch, daß TERT-RNA in allen Tumorstadien, insbesondere auch im Frühstadium erhöht exprimiert wurde. So war im Stadium I bei 91,1% (34/37) der Tumoren TERT pathologisch erhöht. Die Genexpression in diesem Stadium lag bei 59,5% der Patienten über dem Median von 0,17; der gemessene Höchstwert war 6,8. In den Tumorstadien II und III zeigten 83,3% (10/12) bzw. 90% (18/20) der Proben erhöhte TERT-Genexpressionen.

Diskussion

Übereinstimmend mit Literaturangaben konnte in der vorliegenden Studie bei 89,9% der untersuchten nicht-kleinzelligen Bronchialkarzinome eine erhöhte Expression des TERT-Gens nachgewiesen werden [1, 2, 9]. Entscheidend ist jedoch die Erkenntnis, daß bereits im

Stadium I 91,1% der Tumoren pathologisch erhöhte TERT-Werte exprimierten. Ähnliche Ergebnisse zeigten Untersuchungen bei anderen Tumorarten wie z. B. dem Blasenkarzinom [10]. Die hohe Frequenz von Telomerase-Positivität, unabhängig vom klinischen Tumorstadium, weist auf eine Reaktivierung von Telomerase bereits in sehr frühen Stadien der Tumorpathogenese hin [4, 5]. Dies ermöglicht die Schlußfolgerung, in künftigen Studien den molekularbiologischen Nachweis von TERT-RNA zum Tumor-Screening von Sputumproben einzusetzen.

Zusammenfassung

Die real-time RT-PCR ist eine hochsensitive Methode, womit bereits geringste Mengen von TERT-RNA, welche die katalytische Enzymeinheit von Telomerase kodiert, quantitativ bestimmt werden können. Bereits im Tumorstadium I konnte so bei 91,1% der Proben eine pathologisch erhöhte TERT-Genexpression, als Ausdruck der Tumorimmortalisation nachgewiesen werden. Die TERT-Expression beim NSCLC korreliert nicht mit einer schlechteren Prognose der Erkrankung. Der Nachweis von pathologisch erhöhter TERT bei 91,1% der Tumoren bereits im Stadium I, legt jedoch den Schluß nahe, den molekularbiologischen Nachweis von TERT-RNA zum Tumor-Screening von Sputumproben einzusetzen.

Abstract

Background: Activation of telomerase the enzyme which ensures the synthesis of the telomere ends of linear chromosomes plays a crucial role in immortalization of human cells. Compared with the widely used TRAP assay the cloning of the catalytic subunit of the telomerase gene (TERT) provides a more sensitive RNA test for the analysis of telomerase activity. The aim of the study was to analyze the specific gene expression of TERT in non small cell lung cancer (NSCLC).

Methods: Using a highly sensitive real-time RT-PCR (TaqMan), matched normal and tumor samples from 69 patients (55 M, 14 F, median age 65.7 years) with non-small-cell lung cancer (NSCLC) were analyzed for the gene expression of TERT. As an internal standard GAPDH was measured. Histopathological tumor stages were as follows: Stage I, 37 patients (53.6%); II, 12 patients (17.4%); III, 20 patients (29%). All tumors were resected Ro.

Results: The quantitative analysis of TERT gene expression in corresponding normal tissue showed no or minimal expression (median 0, mean 1.15×10^{-3}). Given a threshold of 0.01 for the sensitivity of the method no TERT was detectable in 7 patients (10.1%). In contrast, 89.9% of the tumors expressed higher levels of TERT gene (median 0.17, range from 0 [min] to 9.51 [max]). There was no correlation with histology, grading or prognosis of the disease. However, TERT-RNA was detectable at higher levels in all tumor stages, especially in early stages. In stage I TERT was increased in 91.1% (34/37) of the tumors. In this stage gene expression was above the median (0.17) in 59.5%; the maximum was 6.8. Stage II and III tumors expressed higher TERT levels in 83.3% (10/12) and 90% (18/20) respectively.

Conclusion: Real-time RT-PCR represents a highly sensitive method to quantitatively measure smallest amounts of TERT-RNA, which encodes the catalytic subunit of telomerase. Indicative for tumor immortalization, 91.1% of non-small-cell lung cancers with stage

I disease expressed pathological elevated levels of TERT-RNA. Gene expression of TERT in NSCLC did not correlate with a bad prognosis of the disease. However, our results show that detection of TERT-RNA might be used for tumor screening of bronchial sputum cytology.

Literatur

1. Kim NW, Piatyszek MA, Prowse KR, Harley CB, West MD, Ho PLC, Coviello GM, Wright WE, Weinrich SL, Shay JW (1994) Specific Association of Human Telomerase Activity with Immortal Cells and Cancer. Science 266: 2011–2015
2. Lange T (1995) Telomere Dynamics and Genome Instability in Human Cancer. In: Telomeres. Cold Spring Harbor Laboratory Press, S. 265–293
3. Feng J, Funk WD, Wang SS, Weinrich SL, Adams RS, Chang E, Allsopp RC, Yu J, Le S, West MD, Harley CB, Andrews WH, Greider CW, Villeponteau B (1995) The RNA Component of Human Telomerase. Science 269: 1263–1241
4. Colgin LM, Reddel RR (1999) Telomere maintenance mechanisms and cellular immortalization. Current Opinion in Genetics & Development 9: 97–103
5. Prescott JC, Blackburn EH (1999) Telomerase: Dr Jeckyll or Mr Hyde. Current Opinion in Genetics & Development 9: 368–373
6. Gibson UE, Heid CA, Williams PM (1996) A novel method for real time quantitative RT-PCR. Genome Research 6: 995–1001
7. Heid CA, Stevens J, Livak KJ, Williams PM (1996 Real time quantitative PCR. Genome Research 6: 986–994
8. Livak KJ, Flood SJ, Marmaro J, Giusti W, Deetz K (1995) Oligonucleotides with fluorescent dyes at opposite ends provide a quenched probe system useful for detecting PCR product and nucleic acid hybridization. PCR Methods & Applications 4: 357–362
9. Hiyama K, Hiyama E, Ishioka S, Yamakido M, Inai K, Gazdar AF, Piatyszek MA, Shay JW (1995) Telomerase Activity in Small Cell and Non-Small Cell Lung Cancers. Journal of National Cancer Institute 87: 895–901
10. Kinoshita H, Ogawa O, Kakehi Y, Mitsumori K, Itoh N, Yamada H, Terachi T, Yoshida O (1997) Detection of Telomerase Activity in Exfoliated Cells in Urine From Patients With Bladder Cancer. Journal of the National Cancer Institute 89: 724–730

Korrespondenzadresse: Dr. Ralf Metzger, Klinik und Poliklinik für Visceral- und Gefäßchirurgie der Universität zu Köln, Joseph-Stelzmann-Straße 9, 50931 Köln

Lymphknotenmikroinvolvement beim Adenokarzinom des gastro-ösophagealen Überganges

Lymph node microinvolvement in adenocarcinoma gastro-esophageal junction

M. Feith[1], S. Ouyang[1] M. Mueller[2], M. Werner[2], J. R. Siewert[1] und H. J. Stein[1]

[1] Chirurgische Klinik und Poliklinik
[2] Institut der Pathologie, Technische Universität München, Klinikum rechts der Isar

Einleitung

Ein alarmierender Anstieg der Inzidenz von Adenokarzinomen des gastro-ösophagealen Überganges ist in westlichen Ländern zu verzeichnen [1, 2]. Es bestehen unter den Experten und in der Literatur noch immer Diskrepanzen in der Klassifikation dieser Tumoren als Ösophagus- oder Magenkarzinom. Unterschiede in der Ätiologie, Morphologie und dem klinischen Verlauf machen eine differenzierende Klassifizierung dringend erforderlich [8, 9]. Mögliche Unterschiede im Muster der Lymphknotenmetastasierung und das damit erforderliche Ausmaß der Lymphadenektomie erfordern unterschiedliche operative Konzepte [8, 9].

Wir untersuchten mögliche Unterschiede und die prognostische Bedeutung von Lymphknotenmikroinvolvement und -mikrometastasen in Adenokarzinomen des gastro-ösophagealen Überganges, klassifiziert nach Siewert [9].

Methodik

In insgesamt 3987 Lymphknoten von 145 Patienten mit einem Adenokarzinom des gastro-ösophagealen Übergangs untersuchten wir nach histopathologischer Standarddiagnostik mit immunhistochemischen Methoden (Antikörper Cocktail AE1/AE3, Boehringer, Mannheim, Germany) das Auftreten von einem Mikroinvolvement und die Anwesenheit von Mikrometastasen. Der Nachweis von epithelialen Reaktionen des Antikörper Cocktails wurde mit einem Glykoprotein Antikörper (Ber-EP 4 Dako Diagnostika USA), welcher nur mit epithelialen Zellen reagiert, bestätigt.

Mikrometastasen wurden definiert als individuelle Tumorzellen oder Tumorzellverbände, kleiner 0,02 mm im Durchmesser, nicht freiliegend im Zellstroma. Bei Fehlen der Stomareaktion wurde von einem Mikroinvolvement ausgegangen.

Statistische Analysen erfolgten computerunterstützt (BMDP Statistical Software, USA). Mit dem Wilcoxon Rangsummentest wurden statistische Verbindungen ermittelt, Überlebenskurven wurden nach Kaplan-Meier erstellt und mit log-rank-Test auf Signifikanz beurteilt.

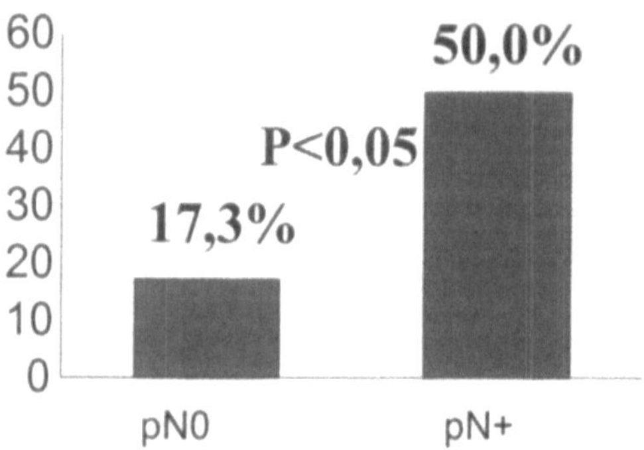

Abb. 1. Prävalenz von Lymphknotenmikrometastasen (%) in pNo und pN⁺ Patienten mit einem Adenokarzinom des gastroösophagealen Überganges

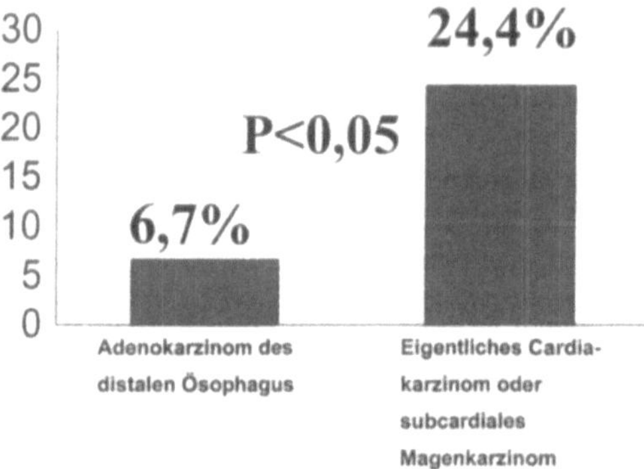

Abb. 2. Prävalenz von Lymphknotenmikrometastasen (%) bei Patienten mit einem Adenokarzinom des distalen Ösophagus im Vergleich zur Prävalenz bei Cardiakarzinomen und subcardialen Karzinomen

Ergebnisse

In 90 (2,3%) der 3987 resezierten Lymphknoten konnte ein Mikroinvolvement und in 106 (2,7%) konnte eine Mikrometastasierung immunhistologisch nachgewiesen werden.

Von den 145 untersuchten Patienten waren 75 in der Standardhistologie als pNo klassifiziert, in 70 Patienten zeigten die Histologie bereits eine Lymphknotenbeteiligung, pN⁺. Im Vergleich zeigten die pN⁺-Patientengruppe signifikant mehr Mikrometastasen als die pNo-Patienten (p < 0,05; Abb. 1), was für das Mikroinvolvement nicht gezeigt werden konnte. Das Auftreten von Mikrometastasen korrelierte mit der pT-Kategorie, der Differenzierung und dem nicht intestinalen Tumortyp nach Lauren klassifiziert (p < 0,05).

Die Analyse der pNo-Patienten ergab ein signifikant häufigeres Auftreten von Mikrometastasen in Lymphknoten bei Patienten mit einem Cardiakarzinom und subcardialen Karzinom (Typ 2 und 3 nach Siewert) im Vergleich zum Adenokarzinom des distalen Ösophagus (Typ 1) (p < 0,05; Abb. 2).

Die Überlebensanalyse zeigte keinen signifikanten Unterschied zwischen pNo-Patienten ohne Mikrometastasen und pNo-Patienten mit Mikroinvolvement. Hingegen war der Unterschied zwischen pNo-Patienten mit Mikrometastasen im Vergleich zu pNo-Patienten ohne Mikrometastasen signifikant (p < 0,05).

Diskussion

Durch neuere immunhistochemische Antikörper wurde es möglich einzelne Tumorzellen in histologischen Präparaten nachzuweisen und eine prognostische Bedeutung dieser Mikrometastasen aufzuzeigen [5, 7]. Wir konnten bereits am Plattenepithelkarzinom des Ösophagus einen Einfluß von nachgewiesenen Mikrometastasen auf die Prognose darlegen [6]. Eine weitere Studie identifizierte Mikrometastasen in Lymphknoten des Ösophagus als unabhängigen Prognosefaktor, allerdings wurden Adenokarzinome und Plattenepithelkarzinome zusammengefaßt [4]. Auch wurden vorbehandelte und primär resezierte Karzinome des Ösophagus gleichberechtigt in einer Studie untersucht (3), was eine Aussage ebenfalls erschwert. Auch in Magenkarzinomen konnte eine signifikante Rolle der Mikrometastasen nachgewiesen werden [7].

Zwischen den Subgruppen des Adenokarzinoms des gastro-ösophagealen Überganges bestehen nicht nur ätiologische, morphologische und klinische Unterschiede [8, 9], in der vorliegenden Studie konnten wir auch ein unterschiedliches Verhalten der Lymphknoten-Mikrometastasierung aufzeigen. Im Gegensatz zum Adenokarzinom der Cardia und dem subcardialen Magenkarzinom ist das Auftreten von Mikrometastasen beim Adenokarzinome des distalen Ösophagus seltener und nicht von prognostischer Relevanz.

Dieses unterstützt die differenzierte Klassifizierung der Tumoren des gastro-ösophagealen Überganges und fordert unterschiedliche Strategien in der Lymphadenektomie für diese Tumortypen.

Zusammenfassung

Einleitung: Ein alarmierender Anstieg der Inzidenz von Adenokarzinomen des gastro-ösophagealen Überganges ist in westlichen Ländern zu verzeichnen. Es bestehen noch immer Diskrepanzen in der Klassifikation dieser Tumoren als Ösophagus- oder Magenkarzinom. Wir untersuchten mögliche Unterschiede im Lymphknoten Mikroinvolvement beim Adenokarzinom des gastro-ösophagealen Überganges.

Methodik: In 3987 Lymphknoten von 145 Patienten mit einem Adenokarzinom des gastro-ösophagealen Überganges untersuchten wir nach histopathologischer Standarddiagnostik mit immunhistochemischen Methoden (Antikörper AE1/AE3 und BerEP4) ein mögliches Mikroinvolvement und das Auftreten von Mikrometastasen.

Ergebnisse: In 90 (2,3%)der Lymphknoten konnte ein Mikroinvolvement und in 106 (2,7%) konnte eine Mikrometastasierung nachgewiesen werden. Von den 145 Patienten waren 75 in der Standardhistologie als pNo und 70 als pN$^+$ klassifiziert worden. Im Vergleich zeigten die pN$^+$-Patienten signifikant mehr Mikrometastasen als die pNo-Patienten. Das Auftreten von Mikrometastasen korrelierte mit der pT-Kategorie, der Differenzierung und nicht intestinalen Tumortyp nach Lauren (p < 0,05).

Bei Betrachtung der 75 pNo-Patienten zeigte sich ein signifikant häufigeres Auftreten von Mikrometastasen in Lymphknoten bei Patienten mit einem Cardiakarzinom und subcardialen Magenkarzinom (Typ 2 und 3) im Vergleich zum Adenokarzinom des distalen Ösophagus (Typ 1).

Die Überlebensanalyse zeigte keinen signifikanten Unterschied zwischen pNo ohne Mikrometastasen und pNo-Patienten mit Mikroinvolvement. Hingegen war der Unterschied zwischen pNo mit und ohne Mikrometastasen signifikant (p < 0,05).

Schlußfolgerung: Im Gegensatz zum Adenokarzinom der Cardia und dem subcardialen Magenkarzinom ist das Auftreten von Mikrometastasen beim Adenokarzinome des distalen Ösophagus seltener und nicht von prognostischer Relevanz. Diese unterstützt die differenzierte Klassifizierung der Tumoren des gastro-ösophagealen Überganges und fordert unterschiedliche Strategien in der Lymphadenektomie für diese Tumortypen.

Abstract

Background: In the past decade there has been a alarming rise in the incidence of adenocarcinoma of the gastro-esophageal junction in western countries. There are still discrepancies in the classification of tumors of the gastro-esophageal junction. We investigated possible differences and the prognostic role of lymph node microinvolvement and micrometastases in adenocarcinoma of the gastro-esophageal junction.

Methods: In 3987 lymph nodes of 145 Ro-resected adenocarcinomas of the gastro-esophageal junction the incidence of micrometastases and microinvolvement was examined with immunohistochemical techniques (antibody AE1/AE3 and BerEP4)

Results: In 90 (2.3%) of the lymph nodes microinvolvement and in 106 (2.7%) micrometastases were detectable. Of the 145 investigated patients, 75 were classified as pNo and 70 patients had lymph node metastases on standard histological examination. Compared with the pNo patients, the pN^+ patients had significant more micrometastases ($P < 0.05$). The presence of lymph node micrometastases correlated with pT category and the non-intestinal classification according to Lauren. Patients with true cardia carcinoma and subcardial carcinoma showed a significant higher rate of micrometastases than adenocarcinoma of the distal esophagus ($P < 0.05$). The survival analysis showed a significant difference between pNo staged patients with micrometastases and patients without micrometastases.

Conclusion: Compared with adenocarcinoma of the distal esophagus, patients with true carcinoma of the cardia and subcardial carcinoma had a higher incidence of micrometastases. This supports a subclassification of adenocarcinoma of the gastro-esophageal junction and argues for different surgical extension of the lymphadenectomy in these patients.

Literatur

1. Blot WJ, Devesa SS, Kneller RW, Fraumeni JF (1991) Rising Incidence of Adenocarcinoma of the Esophagus and Gastric Cardia. JAMA 265: 1287–1289
2. Devesa SS, Blot WJ, Fraumeni JF (1998) Changing Patterns in the Incidence of Esophageal and Gastric Carcinoma in the United States. Cancer 83: 2049–2053
3. Glickman JN, Torres C, Wang HH, Turner JR, Shahsafaei A, Richards WG, Sugarbaker DJ, Odze RD (1999) The Prognostic Significance of Lymph Node Micrometastasis in Patients with Esophageal Carcinoma. Cancer 85: 769–778
4. Izbicki JR, Hosch SB, Pichlmeier U, Rehders A, Busch C, Niendorf A, Passlick B, Broelsch CE, Pantel K (1997) Prognostic Value of Immunohistochemically Identifiable Tumor Cells in Lymph Nodes of Patients with Completely Resected Esophageal Cancer. N Engl J Med 337: 1188–1194
5. Liefers GJ, Cleton-Jansen AM, Van De Velde CJH, Hermans J, Van Krieken JHJM, Cornelisse CJ, Tollenaar RAEM (1998) Micrometastases and Survival in Stage II Colorectal Cancer. N Engl J Med 339: 223–228
6. Natsugoe S, Mueller J, Stein HJ, Feith M, Höfler H, Siewert JR (1998) Micrometastasis and Tumor Cell Microinvolvment of Lymph Nodes from Esophageal Squamous Cell Carcinoma. Cancer 83: 858–866

7. Siewert JR, Kestlmeier R, Busch R, Böttcher K, Roder JD, Mueller J, Fellbaum C, Höfler H (1996) Benefits of D2 Lymph Node Dissection for Patients with Gastric Cancer and pN0 and pN1 Lymph Node Metastases. Br J Surg 83: 1144–1147
8. Siewert JR, Stein HJ (1996) Carcinoma of the Cardia; Carcinoma of the gastroesophageal junction-classification, pathology and extent of resection. Dis Esophag 9: 173–182
9. Siewert JR, Stein HJ (1998) Classification of adenocarcinoma of the oesophagogastric junction. B J Surg 85: 1457–1459

Korrespondenzadresse: Dr. M. Feith, Chirurgische Klinik und Poliklinik, der Technischen Universität München, Klinikum rechts der Isar, Ismaningerstraße 22, 81675 München, Telefon: (49)-89-4140-4747, Fax: (49)-89-4140-4940, e-mail: feith@nt1.chir.med.tu-muenchen.de

Freisetzung von Stickoxid (NO) in der intestinalen Metaplasie der Magenmukosa – ein wichtiger Schritt in der Karzinogenese

Nitrogen oxide (NO) production in intestinal metaplasia of stomach mucosa – an important step in carcinogenesis

R. A. Hatz[1], G. Rieder[1], G. Enders[2], J. Hofmann[1], M. Kaps[1], M. Stolte[3] und F. W. Schildberg[1]

[1] Chirurgische Klinik und Poliklinik
[2] Institut für Chirurgische Forschung, Klinikum Großhadern, München
[3] Institut für Pathologie, Klinikum Bayreuth

Einleitung

Bereits im letzten Jahrhundert haben VELPEAU und VIRCHOW in der „Milieu-Theorie" postuliert, daß maligne Entartungen innerhalb des Gastrointestinaltrakts aufgrund lokaler Einflüsse, einschließlich Infektion und Entzündung, im Zusammenspiel mit einer bestimmten hereditären Prädisposition des Individuums entstehen [1]. Die *H. pylori*-assoziierte Gastritis stellt einen über Jahrzehnte andauernden Entzündungsprozeß dar, der zur chronischen Atrophie und intestinalen Metaplasie führt. CORREA postulierte eine Sequenz von intestinaler Metaplasie über Dysplasie zum Karzinom [2]. *H. pylori* ist deshalb als definitives Karzinogen anerkannt und die klinische Assoziation der *H. pylori*-Infektion mit dem Karzinom des distalen Magens konnte eindeutig nachgewiesen werden [3]. Es stellt sich daher die Frage, wie die *H. pylori*-Infektion die intestinale Metaplasie (= IM) als präkanzeröse Kondition begünstigt und ggf. welchen Stellenwert sie als Risikofaktor in der Karzinogenese besitzt. Eine Möglichkeit, wie *H. pylori* in die Karzinomsequenz eingreift, ist die durch die Interaktion des Keims mit der Wirt-induzierten-Stickoxid-(NO)-Synthese, deren Reaktionsprodukte hochmutagen sind. Deshalb war es das Ziel dieser klinisch-experimentellen Arbeit, die Expression des NO-produzierenden Enzyms iNOS und dessen Aktivität als Maß für die NO-Produktion lokal in der Magenmukosa zu den verschiedenen Zeitpunkten in der Karzinomsequenz zu bestimmen.

Methodik

Ein Großteil der Gewebsproben wurde endoskopisch von Patienten (n = 53) mit dyspeptischen Beschwerden gewonnen. Weitere Proben wurden aus OP-Präparaten von Patienten (n = 41) mit einem Magenkarzinom unmittelbar nach erfolgter subtotaler oder totaler Gastrektomie entnommen. In diesen Fällen wurden Biopsien sowohl aus dem Tumor als auch aus der in einem Abstand von 5 cm angrenzenden nicht-tumorös veränderten Magenschleimhaut untersucht. Die Karzinome wurden nach der Laurén-Klassifikation in intestinalen (n = 22) und diffusen Typ (n = 19) eingeteilt und das Tumorstadium histopathologisch nach dem TNM-System bestimmt. Die histomorphologische Diagnostik und

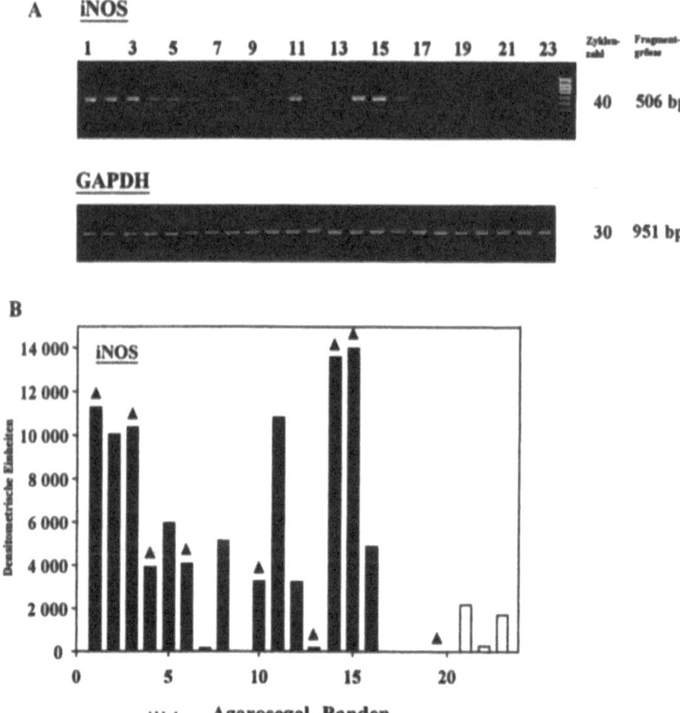

Abb. 1. A RT-PCR unter Verwendung der Primer spezifisch für iNOS (506 bp) und für GAPDH (915 bp) in nicht-tumoröser Magenschleimhaut bei Magenkarzinom. Gelbanden 1–16, Patienten mit Karzinom vom intestinalen Typi 17–23, Patienten mit Karzinom vom diffusen Typ; Bande 24 DNA-Standard, Proben wurden nach 40 (iNOS) und nach 30 (GAPDH) Amplifikationszyklen entnommen. **B** Densitometrische Analyse der iNOS RT-PCR Amplifikation der in (A) dargestellten Gelbanden

Gastritisgraduierung aller Proben erfolgte anhand der aktualisierten Sydney-Klassifikation an mit H&E und Warthin-Starry gefärbten Paraffinschnitten. Zur semiquantitativen Bestimmung der iNOS-mRNA-Expression wurde die reverse-Transkriptase-Polymerase-Kettenreaktion (RT-PCR) eingesetzt [4]. Hierzu wurde die totale RNA aus Magenschleimhautbiopsien, die unmittelbar nach Entnahme in flüssigem Stickstoff ohne Zusatz eingefroren wurden, isoliert. Das Transkript der Glyzeraldehyd-3-phophatdehydrogenase (GAPDH) wurde als interne Kontrolle in jedem Ansatz mitgeführt. Die semiquantitative Auswertung der Gele erfolgte mittels Photodokumentation und anschließender Densitometrie mit dem Programm Bio-1D (LTF-Labortechnik, Wasserburg). Die genaue Quantifizierung der Anzahl der iNOS-Transkripte erfolgte mit der kompetitiven PCR. Hierzu wurde eine iNOS-Kompetitor-DNA mit einem Insert von 216 bp konstruiert. Die iNOS-Aktivität als Maß für die lokale NO-Produktion wurde nach der Methode von Bredt und Snyder bestimmt [5]. Hierzu wurde nicht-tumorös veränderte Magenmukosa aus OP-Präparaten homogenisiert und der Überstand für den iNOS-Aktivitätsassay verwendet (Angabe in fmol · mg^{-1} · min^{-1}).

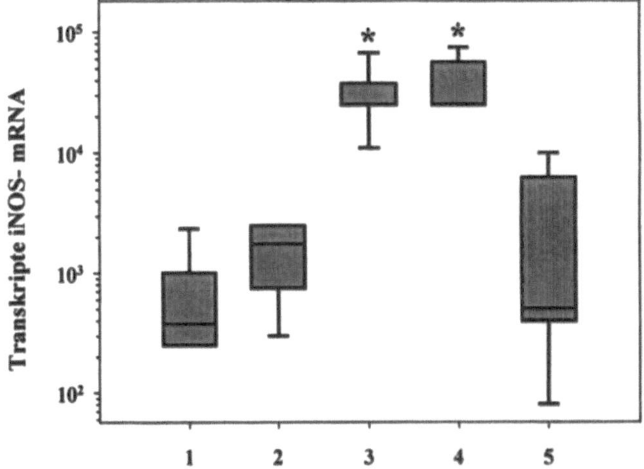

Abb. 2. Quantitative Bestimmung der iNOS-Transkripte durch kompetitive RT-PCR. *1: Helicobacter pylori* – negative Kontrollen (n = 6). *2:* Patienten mit *H. pylori* assoziierter Gastritis (n = 6). *3:* Patienten mit assoziierter Gastritis und intestinaler Metaplasie (n = 8). *4:* Patienten mit Magenkarzinom vom intestinalen Typ nach Laurén (n = 3). *5:* Patienten mit Magenkarzinom vom diffusen Typ nach Laurén (n = 3). *p < 0,05

Ergebnisse

In den endoskopisch gewonnenen Proben zeigte sich histomorphologisch bei 21 Patienten eine normale Mukosa ohne *H. pylori* Gastritis, bei 24 eine *H. pylori*-Gastritis ohne IM und bei 8 eine *H. pylori*-Gastritis mit IM. INOS-mRNA wurde unter Verwendung der semiquantitiven RT-PCR bei allen (= 100%) Gastritiden mit IM hochexprimiert gefunden, dagegen nur bei 38% der Gastritiden ohne IM. In der normalen Mukosa wurden nur sehr geringe Mengen nachgewiesen. Untersuchte man die nächste Karzinomsequenz anhand der OP-Präparate, zeigte sich in gleicher Weise eine hohe iNOS Expression bei 91% der Karzinome vom intestinalen Typ, dagegen nur bei 29% der Karzinome vom diffusen Typ. In gleicher Weise wurden in der nicht-tumorös veränderten angrenzenden Magenmukosa beim intestinalen Typ in 81% hohe Mengen iNOS-mRNA nachgewiesen, hingegen beim diffusen Typ nur in 29% der Proben (Abb. 1). Um eine genaue Beschreibung der festgestellten Unterschiede zu erreichen, wurde eine Quantifizierung der iNOS-RNA-Transkripte mittels der kompetitiven PCR durchgeführt. Bei der *H. pylori*-Gastritis mit IM fanden sich im Mittel 31 870 Transkripte pro 0,2 µg Gesamt-RNA (Konfidenzintervall: $5,0 \times 10^3$–$7,5 \times 10^4$), bei der Gastritis ohne IM einschließlich Normalmukosa dagegen mit 1580 (Konfidenzintervall: $2,5 \times 10^2$–$2,5 \times 10^3$) signifikant weniger Transkripte (p < 0,05 nach Wilcoxon). In angrenzender nicht tumorös veränderter Magenmukosa beim Magenkarzinom vom intestinalen Typ betrug die Anzahl der Transkripte im Mittel 40 000 ($2,5 \times 10^4$–$7,5 \times 10^4$) gegenüber 3216 Transkripten (8×10^1–1×10^4) beim diffusen Typ (Abb. 2). Parallel hierzu zeigte die Messung der iNOS-Aktivität in diesen Proben eine signifikant erhöhte Aktivität in der Mukosa beim intestinalen Typ im Gegensatz zum diffusen Karzinom (Abb. 3).

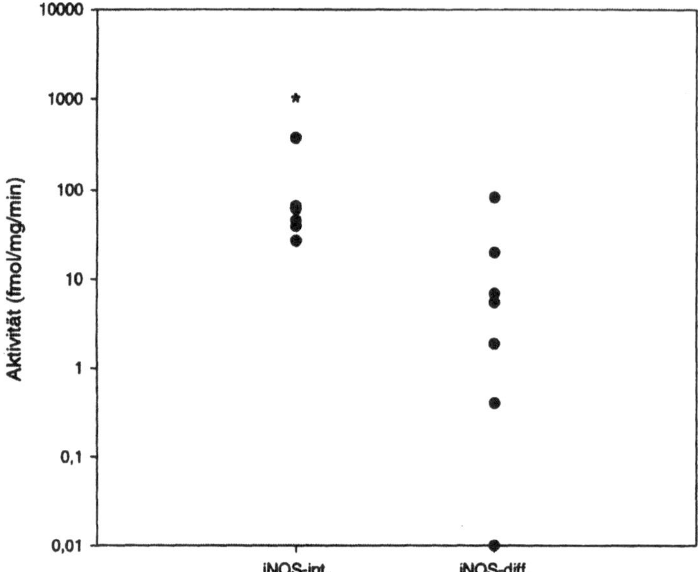

Abb. 3. iNOS-Aktivität in nicht-tumoröserMagenschleimhaut von Patienten mit Karzinom vom intestinalen (n = 6) und diffusen Typ (n = 7). *p < 0,05

Diskussion

Obwohl die Karzinogenese des Magenkarzinoms ein multifaktorielles Geschehen darstellt, haben epidemiologische Längsschnittuntersuchungen aufgezeigt, daß die *H. pylori*-Infektion eine präkanzeröse Kondition induzieren kann: *H. pylori*-assoziierte atrophische Gastritis – intestinale Metaplasie – Karzinom vom intestinalen Typ. Bisher gab es keine Erkenntnisse darüber, wie *H. pylori* seine kanzerogene Wirkung entfaltet. Unsere Ergebnisse zeigen erstmals einen Mechanismus auf, der indirekt über die lokal in der Magenschleimhaut provozierte unspezifische Immunantwort des Wirts hervorgerufen, eine sehr hohe mutagene Potenz besitzt und zugleich, wie oben gezeigt, in allen Teilschritten der Karzinomsequenz mit hoher Expression auftritt. Dies konnte zum einen auf der Transkriptionsebene als auch auf der Produktebene bzw. Funktionsebene belegt werden. Die direkt durch *H. pylori*-Bestandteile hervorgerufene lokale Stimulation neutrophiler Granulozyten in der Magenmukosa führt zur erhöhten Freisetzung reaktiver Sauerstoffmetabolite einschließlich freier Sauerstoffradikale, unter dem Begriff „reactive oxygen metabolites" (ROM) bekannt [6]. Gleichzeitig bilden lokal in die Mukosa eingewanderte Makrophagen und Magenepithelzellen zur Abwehr bakterieller Infektionen mittels der induzierten Stickstoffoxidsynthase (iNOS) Stickoxid (NO). Dieses Molekül kann mit den ebenfalls in der Gastritis anwesenden ROM Peroxynitrit bilden, dessen Reaktionsprodukte hochmutagen sind. Die Erkennung solcher „Risiko-Gastritiden" mit hoher NO-Produktion könnte große klinische Relevanz in der Karzinomprävention im Magen erlangen.

Zusammenfassung

Hintergrund: Die *Helicobacter-pylori*-Infektion führt in vielen Fällen zur chronisch atrophischen Gastritis mit intestinaler Metaplasie (IM), die eine maligne Präkondition darstellt. *H.p.* ist deshalb als definitives Karzinogen anerkannt. Ephitelzellen und Makrophagen der Magenmukosa setzen in ihrer Auseinandersetzung mit dem Keim mittels der induzierbaren Stickstoffsynthase (iNOS) NO frei, dessen Reaktionsprodukte hoch mutagen sind. Wie *H.p.* in die Karzinomsequenz eingreift und ob NO dabei eine Rolle spiel, ist bisher unbekannt.

Methodik: Wir verglichen die lokale Expression und Aktivität des Enzyms iNOS in Gewebsproben von Patienten mit normaler Mukosa, mit *H.p.*-Gastritis ohne IM und mit IM, und von Patienten mit einem Karzinom vom intestinalen oder diffusen Typ (Klassifikation nach Laurén). Mittels RT-PCR und kompetitiver PCR-Analyse wurde die Menge an spezifischer iNOS-mRNA pro 0,2 µg Gesamt-RNA quantitativ bestimmt. Die Aktivität von iNOS und somit die NO-Produktion lokal in der Mukosa wurde mit der Methode nach Bredt und Snyder gemessen.

Ergebnisse: iNOS wurde bei 100% aller Gastritiden mit IM hochexprimiert gefunden, dagegen nur bei 38% der Gastritiden ohne IM. Die Quantifizierung der iNOS-RNA-Transkripte ergab bei der Gastritis mit IM im Mittel 31 870 Transkripte (Konfidenzintervall $5,0 \times 10^3$–$7,5 \times 10^4$), bei der Gastritis ohne IM dagegen mit 1580 ($2,0 \times 10^2$–$2,5 \times 10^3$) signifikant weniger Transkripte ($p < 0,05$). In gleicher Weise wurde iNOS bei 91% der Karzinome vom intestinalen Typ mit im Mittel 40 000 Transkripten pro 0,2 µg Gesamt-RNA hochexprimiert gefunden, bei 29% der Karzinome vom diffusen Typ hingegen nur mit 3216 Transkripten ($p < 0,05$). Parallel hierzu war die lokale NO-Produktion bei Gastritis mit IM signifikant höher als bei der Gastritis ohne IM ($p < 0,05$). Es bestand keine Korrelation der iNOS-Expression oder -Aktivität mit der Expression bekannter Entzündungsmediatoren wie TNF-α, IL-1β, COX-1, COX-2, oder den histologischen Gastritisparametern Aktivität und Chronizität.

Schlußfolgerung: Unsere Ergebnisse weisen erstmals auf einen wichtigen Mechanismus in der Magenmukosa hin, der mit hoher mutagener Potenz in die Karzinomsequenz *H.p.*-assoziierte atrophische Gastritis – intestinale Metaplasie – Karzinom vom intestinalen Typ eingreifen kann. Die konstant über viele Jahre erhöhte NO-Produktion in der IM begünstigt durch die Bildung genotoxischer Reaktionsprodukte wie Peroxynitrit die Malignomentstehung. Die Erkennung solcher „Risiko-Gastritiden" mit hoher NO-Produktion könnte große klinische Relevanz in der Karzinomprävention im Magen erlangen.

Abstract

Background: The enzyme inducible nitric oxide synthase (iNOS) is part of the host defense system against bacterial infection. During chronic inflammation constant nitric oxide production may lead to tissue and DNA damage, increasing the risk for development of cancer. Therefore, we investigated the association between chronic *Helicobacter pylori* infection and the amount of iNOS mRNA in human antral biopsies and the amount of iNOS mRNA and iNOS activity in non-cancerous mucosa of stomach carcinoma patients.

Methods: Transcription of inflammatory mediators was analyzed by means of reverse transcriptase PCR and quantitated by competitive RT-PCR. iNOS activity was studied by the arginin/citrullin assay.

108

Results: A detectable iNOS mRNA signal could be shown only in one-third of the analyzed biopsies of patients with *H. pylori*-associated gastritis. There was no association with any other inflammatory mediators except with the histological parameter intestinal metaplasia (100%). The quantitation of the iNOS transcripts and the iNOS enzyme activity in non-cancerous mucosa of patients with gastric cancer revealed a significant increase of iNOS transcripts and iNOS activity in the mucosa of the intestinal type compared with the diffuse type.

Conclusion: Intestinal metaplasia is discussed to be one step within the carcinogenesis of stomach cancer, especially of the intestinal type. We assume that *H. pylori* may act carcinogenically by supporting the development of intestinal metaplasia towards gastric cancer of the intestinal type through a NO-mediated mechanism of mutagenesis.

Literatur

1. Triolo VA (1965) Nineteenth century foundations of cancer research advances in tumor pathology: Nomenclature, and theories of oncogenesis. Cancer Res 25: 75–106
2. Correa P (1988) A human model of gastric carcinogenesis. Cancer Res 45: 3554–3560
3. Hatz RA, Lehn N, Leyh S, Kaps M, Bayerdörffer E, Stolte M, Schildberg FW (1996) Die Assoziation der *Helicobacter pylori*-Infektion mit dem Magenkarzinom. Chirurg 67: 403–408
4. Rieder G, Hatz RA, Moran AP, Walz A, Stolte M, Enders G (1997) Role of adherence in Interleukin-8 induction in *Helicobacter pylori*-associated gastritis. Infect Immun 65: 3622–3630
5. Bredt DS, Snyder SH (1989) Isolation of nitric oxide, a calmodulin-requiring enzyme. Proc Natl Acad Sci, USA 87: 682–685
6. Hatz RA, Brooks WP, Krämling H-J, Enders G (1992) Stomach immunology and *Helicobacter pylori* infection. Curr Opin Gastroenterol 8: 993–1001

Korrespondenzadresse: PD Dr. R. A. Hatz, Klinikum Großhadern, Chirurgische Klinik, Marchioninistraße 15, 81377 München, Fax: 089/7095-8893, e-mail: Hatz@gch.med.uni-muenchen.de

Bedeutung von Translokationen des Tyrosinkinase-Rezeptors RET für Genese und Invasivität des sporadischen papillären Schilddrüsenkarzinomes

Significance of RET tyrosine kinase receptor rearrangements for carcinogenesis and invasiveness of sporadic papillary thyroid carcinoma

T. J. Musholt, P. B. Musholt, D. Schulz, N. Khaladj, G. F. W. Scheumann und J. Klempnauer

Viszeral- u. Transplantationschirurgie & Klinische Chemie, Medizinische Hochschule Hannover

Einleitung

Die Genese des papillären Schilddrüsenkarzinomes (PTC) ist mit somatischen Translokationen, die das *RET* Proto-Onkogen betreffen, assoziiert. Frequenz und prognostische Bedeutung dieser Neukombination von *RET*-Genanteilen mit verschiedenen anderen Genen (H4, Protein Kinase A, ELE1) ist Gegenstand aktueller Forschungsbemühungen. Expressionen verschiedener RET/PTC Chimären konnten abhängig von der untersuchten Patientengruppe – z. B. Tschernobyl-Anwohner vs. Mitteleuropäer – und der verwandten Methode – z. B. Immunhistochemie vs. Molekulargenetik – in 3–85% der PTCs nachgewiesen werden; zumeist wurden jedoch Translokationen in 10–25% der PTC beschrieben [1, 6, 7]. Untersuchungen zur Korrelation zwischen spezifischen Genotypen und phänotypischen Tumorcharakteristika kommen zu divergierenden Ergebnissen bezüglich der Verwendbarkeit der Rearrangements als prognostische Marker für das sporadische PTC.

Wir unternahmen eine Analyse der RET/PTC-Translokationen sowie eine Phänotyp-Genotyp-Korrelation als Beitrag zur ungeklärten Streitfrage, ob bestimmte Rearrangements mit aggressiven Tumoren junger Patienten oder mit niedrig-malignen Tumoren älterer PTC-Patienten assoziiert sind.

Methodik

Tumorproben von 44 Patienten mit histologisch gesichertem PTC wurden intraoperativ entnommen und tiefgefroren. Alle Patienten willigten zuvor in die Teilnahme an der durch die Ethikkommission der Hochschule genehmigten Studie ein. Nach Extraktion der Gesamt-RNA nach Standardverfahren (TRIZOL®), erfolgte die Analyse der Expression des *RET* Proto-Onkogenes mittels reverser Transkription und anschließender Polymerasekettenreaktion (RT-PCR) durch Modifikation eines durch Klugbauer et al. [3] publizierten Verfahrens. Mittels multiplex RT-PCR wurden die Tyrosinkinase-Domäne (TK) und die transmembranöse Domäne (TM) des Tyrosinkinase-Rezeptors RET co-amplifiziert. Tumorproben, welche eine Translokation aufwiesen, wurden weiter charakterisiert durch den Nachweis spezifischer Hybridprodukte (RET/PTC 1 bis 4).

Umfangreiche klinische Patientendaten zum prä- und postoperativen Status, zum intraoperativen Vorgehen sowie zum Krankheitsverlauf wurden mit Hilfe eines Dokumentationssystems (HaDoC, Hannoversches Dokumentationssystem für die onkologische Chirurgie) ausgewertet. Die Verlaufsdaten wurden im Rahmen regelmäßiger Nachsorgeuntersuchungen sowie durch persönlichen Kontakt mit den behandelnden Hausärzten bzw. den Patienten erhoben.

Ergebnisse

Elf von 44 Patienten (25%) wiesen ein Rearrangement des *RET* Proto-Onkogenes als somatische Mutation auf (Abb. 1). Das Alter dieser Patientengruppe lag im Mittel unter dem 38. Lebensjahr (14.–64 Lj., median 39 Jahre). Demgegenüber betrug das mittlere Erkrankungsalter in der Patientengruppe ohne Rearrangements 54 Jahre (20.–78. Lj, median 55 Jahre). Acht von 11 PTC (73%), welche eine Translokation aufwiesen, zeigten dabei klinisch ein aggressives, organüberschreitendes, lokal-invasives Wachstumsverhalten u. a. mit Gefäß-, Weichteil-, bzw. Trachea-Infiltrationen. Unter den negativ getesteten PTC wurden hingegen nur 12 von 33 Tumoren (36%) als pT4 klassifiziert.

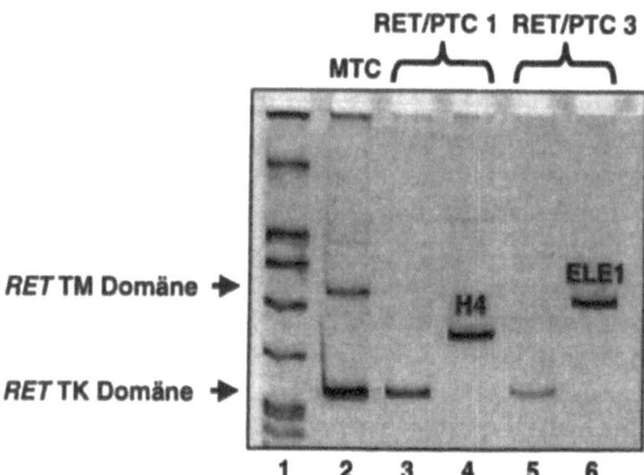

Abb. 1. Ergebnisse einer multiplex RT-PCR *(Bahn 2, 3, 5)* zur Co-Amplifikation der Tyrosinkinase-Domäne (TK) und der transmembranösen Domäne (TM) des RET Proto-Onkogenes, welches physiologischerweise nicht in Follikelzellen der Schilddrüse exprimiert ist. Die Expression beider Domänen ist in einem medullären Schilddrüsenkarzinom (MTC, C-Zell-Karzinom) sichtbar, welches als positive Kontrolle dient *(Bahn 2)*. Sporadische PTCs mit Neukombinationen der TK Domäne von RET mit Anteilen anderer Gene exprimieren TK, während TM fehlt *(Bahn 3, 5)*. Mit Hilfe von PCR-Reaktionen, welche spezifisch für die Hybride RET/PTC 1 bzw. RET/PTC 3 sind – bestehend aus Rearrangements mit den Genen H4 bzw. ELE1 –, lassen sich die verschiedenen *RET* Translokationen verifizieren *(Bahn 4, 6)*

Diskussion

Auf der Suche nach prognostischen Markern des sporadischen papillären Schilddrüsenkarzinomes wurde die Assoziation mit Neukombinationen des *RET* Proto-Onkogenes beschrieben. Seltener wurden auch Mutationen anderer Onkogene bzw. Tumor-Suppressor-Gene wie NTRK1, Ras, RB, MET, TSHR und p53 beobachtet. Die Ergebnisse einer Korrelation von spezifischen RET/PTC Translokationen mit phänotypischen Tumorcharakteristika divergieren jedoch erheblich. Während einige Autoren eine Assoziation mit aggressiven – insbesondere lokal invasiven – Wachstumsformen [2, 4, 6, 9] bei überwiegend jüngeren PTC-

Patienten [1] beobachteten, fanden andere Arbeitsgruppen Rearrangements vorzugsweise in gut differenzierten Tumoren mit geringer Metastasierungsrate in älteren Patienten [8,10].

Der Nachweis von Translokationen des *RET* Proto-Onkogenes in 25% der sporadischen PTC unseres Patientenkollektives bestätigt Angaben internationaler Studien, während andere nationale Studien eine weitaus geringere Häufigkeit beobachteten [5]. Die hier veröffentlichten Ergebnisse unterstützen die Hypothese einer Genotyp-Phänotyp-Korrelation zwischen *RET*-Translokation und aggressiven Varianten des PTC. Eine weitergehende Analyse der Häufigkeit und pathogenen Bedeutung von Neukombinationen des Tyrosinkinase-Rezeptors *RET* für die Genese des PTC sowie möglicher regional (nordeuropäisch vs. mediterran) unterschiedlicher phänotypischen Ausprägung der beschriebenen genetischen Veränderungen erscheint lohnend.

Zusammenfassung

Hintergrund: Pathogene somatische Translokationen des *RET* Proto-Onkogenes bzw. Expressionen der verschiedenen RET/PTC Chimären konnten in etwa 10–25% der sporadisch auftretenden papillären Schilddrüsenkarzinome (PTC) nachgewiesen werden. Die wenigen existierenden Studien mit Genotyp/Phänotyp-Korrelationen kommen zu divergierenden Ergebnissen bezüglich der Verwendbarkeit von *RET*-Rearrangements als prognostische Marker für das sporadische PTC.

Methodik: Nach RNA-Extraktion aus Tumorgewebe von 44 Patienten mit sporadischem PTC erfolgte die Analyse der Expression des *RET* Proto-Onkogenes. Hierzu wurden mittels multiplex RT-PCR die Tyrosinkinase-Domäne (TK) und die transmembranöse Domäne (TM) der Rezeptor-Tyrosinkinase co-amplifiziert und Translokationen durch spezifischen Nachweis der Hybridprodukte verifiziert. Eine Auswertung der klinischen Patientendaten erfolgte mit Hilfe einer umfangreichen Schilddrüsenkarzinom-Datenbank (HaDoC).

Ergebnisse: In 11 (25%) der sporadischen PTC wurde ein Rearrangement des *RET* Proto-Onkogenes als somatische Mutation nachgewiesen. Das Alter dieser Patientengruppe lag im Mittel unter dem 38. Lebensjahr. Demgegenüber betrug das mittlere Erkrankungsalter in der Patientengruppe ohne Rearrangements 54 Jahre. Acht von 11 (73%) Translokationen aufweisende Tumore zeigten dabei klinisch ein aggressives, lokal-invasives Wachstumsverhalten u. a. mit Gefäß-, Weichteil-, bzw. Trachea-Infiltrationen. Unter den negativ getesteten Karzinomen waren nur 12 von 33 PTC (36%) als T4-Tumore klassifiziert.

Schlußfolgerung: Der Nachweis von Translokationen des *RET* Proto-Onkogenes in 25% der sporadischen PTC steht im Widerspruch zu Untersuchungen anderer deutscher Arbeitsgruppen mit Publikation niedrigerer Mutationshäufigkeiten, bestätigt jedoch Angaben internationaler Studien. Andererseits finden sich entgegen der von der italienischen Arbeitsgruppe um Santoro publizierten Daten in unserem Patientenkollektiv *RET* Rearrangements auch in invasiv wachsenden Karzinomen junger Patienten. Eine weitergehende Analyse der Häufigkeit und pathogenen Bedeutung von Neukombinationen des RET Tyrosinkinase-Rezeptors für die Genese des PTC erscheint lohnend.

Abstract

Background: The genetic background of papillary thyroid carcinoma (PTC) has recently been elucidated by identification of somatic rearrangements of the RET tyrosine kinase receptor. Expression of RET/PTC chimeras was found to be associated with 10–25% of sporadic PTCs. Ambiguous conclusions were drawn from the limited data of genotype/phenotype correlation studies reported to date.

Methods: Following extraction of total RNA from tumor tissue of 44 patients with sporadic PTC, expression analysis of the *RET* proto-oncogene was performed by multiplex RT-PCR. Samples with suspected rearrangements of the gene were further analyzed to demonstrate expression of specific hybrid mRNAs. Clinical data of all patients were documented in an extensive database of thyroid carcinomas maintained in our clinic.

Results: Eleven of 44 tumors (25%) revealed somatic *RET* translocations. The mean age of the patients harboring *RET*-rearranged PTCs was 38 years (14–64 years, median 39 years) while the mean age of patients negative for rearrangements was 54 years (20–78 years, median 55 years). Eight of 11 mutation-positive tumors (73%) showed aggressive behavior with locally invasive growth pattern or even infiltration of adjacent structures such as muscles, vessels, and trachea. Tumor samples without detectable translocations of the *RET* gene were associated with organ-exceeding tumor growth in only 12 cases (36%).

Conclusion: In agreement with international publications, but in contrast to findings of other investigators from Germany, we report an incidence of 25% of *RET* rearrangements in sporadic PTC. At variance with other genotype/phenotype correlation studies, we found these somatic mutations to be associated with invasive tumors in young patients. Further analysis of frequency and pathogenic potential of rearrangements of the *RET* tyrosine kinase receptor in sporadic PTC seems warranted.

Literatur

1. Bongarzone I, Fugazzola L, Vigneri P, et al. (1996) Age-related activation of the tyrosine kinase receptor protooncogenes RET and NTRK1 in papillary thyroid carcinoma. J Clin Endocrinol Metab 81: 2006–2009
2. Jhiang SM, Mazzaferri EL (1994) The ret/PTC oncogene in papillary thyroid carcinoma. J Lab Clin Med 123: 331–337
3. Klugbauer S, Lengfelder E, Demidchik EP, Rabes HM (1995) High prevalence of RET rearrangement in thyroid tumors of children from Belarus after the Chernobyl reactor accident. Oncogene 11: 2459–2467
4. Lee CH, Hsu LS, Chi CW, Chen GD, Yang AH, Chen JY (1998) High frequency of rearrangement of the RET protooncogene (RET/PTC) in Chinese papillary thyroid carcinomas. J Clin Endocrinol Metab 83: 1629–1632
5. Mayr B, Brabant G, Goretzki P, Ruschoff J, Dietmaier W, Dralle H (1997) ret/PTC-1, -2, and -3 oncogene rearrangements in human thyroid carcinomas: implications for metastatic potential? J Clin Endocrinol Metab 82: 1306–1307
6. Miki H, Kitaichi M, Masuda E, Komaki K, Yamamoto Y, Monden Y (1999) ret/PTC expression may be associated with local invasion of thyroid papillary carcinoma. J Surg Oncol 71: 76–81; discussion 81–82
7. Santoro M, Carlomagno F, Hay ID, et al. (1992) Ret oncogene activation in human thyroid neoplasms is restricted to the papillary cancer subtype. J Clin Invest 89: 1517–1522
8. Soares P, Fonseca E, Wynford-Thomas D, Sobrinho-Simoes M (1998) Sporadic ret-rearranged papillary carcinoma of the thyroid: a subset of slow growing, less aggressive thyroid neoplasms? J Pathol 185: 71–78
9. Sugg SL, Zheng L, Rosen IB, Freeman JL, Ezzat S, Asa SL (1996) ret/PTC-1, -2, and -3 oncogene rearrangements in human thyroid carcinomas: implications for metastatic potential? [see comments]. J Clin Endocrinol Metab 81: 3360–3365
10. Tallini G, Santoro M, Helie M, et al. (1998) RET/PTC oncogene activation defines a subset of papillary thyroid carcinomas lacking evidence of progression to poorly differentiated or undifferentiated tumor phenotypes. Clin Cancer Res 4: 287–294

Korrespondenzadresse: Dr. med. T. J. Musholt, Medizinische Hochschule Hannover, Klinik für Viszeral- und Transplantationschirurgie, Carl-Neuberg-Straße 1, 30625 Hannover, Fax: 0511-532-5294550, e-mail: TMusholt@compuserve.com

Antiangiogene Therapie von Pankreaskarzinomen im Mausmodell

Antiangiogenic therapy of pancreatic cancer in a mouse model

O. Kisker, D. Prox, C. Becker, S. R. Pirie Shepherd und J. Folkman

Surgical Research Laboratories, Children's Hospital, Harvard Medical School, Boston

Einleitung

In der westlichen Welt ist das Pankreaskarzinom die fünfthäufigste Todesursache unter allen Krebserkrankungen. Die 5-Jahresüberlebensrate von 3% ist seit über 2 Jahrzehnten unverändert [1]. Da sowohl die Strahlen- als auch die Chemotherapie keinen signifikant therapeutischen Nutzen beim Pankreaskarzinom zeigen, sind neuartige Strategien zur Behandlung dieser Erkrankung notwendig [2]. Ein solch neuartiges Konzept ist die antiangiogene Therapie, da gezeigt werden konnte, daß das Tumorwachstum von einer Balance zwischen positiven und negativen Regulatoren der Angiogenese abhängt [3, 4]. Antiangiogenen Substanzen, wie zum Beispiel TNP-470 (synthetisches Analog zu Fumagillin) [5] und die endogenen, antiangiogenen Faktoren wie Angiostatin (Fragment von Plasminogen) [6], Endostatin (20 kDa Fragment von Kollagen XIII) [7] und antiangiogenes Antithrombin III (aaATIII, 53 kDa Fragment von Antithrombin III) [8] suppremieren das Tumorwachstum in Mäusen durch Blockierung der Gefäßneubildung. In dieser Studie haben wir verschiedene angiogenen Inhibitoren zur Therapie von humanen Pankreaskarzinomen in einem Mausmodell eingesetzt.

Methode

Zellkultur und Tumorzellimplantation: Die humane Pankreaskarzinomzellinie, BxPc 3 (American Type Culture Collection Rockville, MD) wurde in RPMI 1640 Medium (Gibco), welches 10%iges fötales Kälberserum (Gibco), 100 mg/ml Penicillin G und 100 mg/ml Streptomycin (Pharmacia, Schweden) enthielt, kultiviert. Die Zellen wurden mit PBS gewaschen, in einer 0,05% Trypsinlösung dispergiert und resuspensiert. Nach der Zentrifugierung (4000 rpm für 10 min. bei Raumtemperatur), wurden die Zellen in RPMI resuspensiert und auf eine Konzentration von $12,5 \times 10^6$ Zellen/ml eingestellt.

Es wurden männliche, 6 bis 8 Wochen alte, immunodefiziente (SCID, Mass General Hospital, Boston, MA, USA) Mäuse verwendet, die jeweils in Fünfergruppen gehalten wurden. Vor jedem Eingriff wurden die Mäuse mit Methoxyflurane (Pitt-man-Moore inc., Mundelein, IL) narkotisiert und bis zur vollständigen Erholung beobachtet. BxPc 3 wurde in die vordere Mittellinien des rasierten Mäuserückens subkutan injiziert ($2,5 \times 10^6$ Zellen in 0,2 ml RPMI 1640 Medium). Jeden dritten Tag wurden die Mäuse gewogen und mit einer Schieblehre gemessen. Das Tumorvolumen wurde anhand der Formel: Breite^2 × Länge × 0,52 bestimmt.

Generierung von antiangiogenem Antithrombin III (aaATIII): Humanes Antithrombin III (ATIII) wurde mittels des kombinierten Einsatzes einer Heparin-Sepharose- und einer Anionen-Austausch-Chromatographie purifiziert. Anschließend wurde humanes ATIII mit

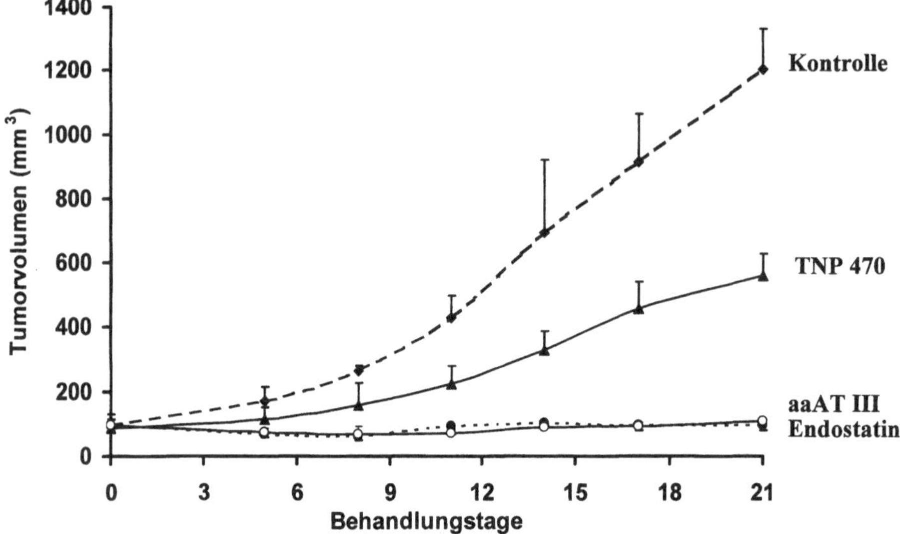

Abb. 1. BxPc 3 (humane Pancreaskarzinomzelline) wurde in die vordere Mittellinien des rasierten Mäuserückens subkutan injiziert. Die systemische Therapie (n = 5/Gruppe) mit TNP 470 (30 mg/kg/jeden 2. Tag), rekombinantem Endostatin (100 mg/kg/Tag) und aaATIII (antiangiogenem Antithrombin III, 50 mg/kg/Tag) begann, sobald die Tumoren ein Volumen von ca. 100–120 mm³ aufwiesen. Die Kontrollgruppe erhielt vergleichbare Mengen 0,9%iger Kochsalzlösung. Während durch die Gabe von TNP 470 das Wachstum des Pankreaskarzinoms abgeschwächt werden konnte, wurde durch die Therapie mit Endostatin und aaATIII eine vollständige Hemmung des Tumorwachstum erreicht. Jeder Punkt repräsentiert den Mittelwert ± Standardabweichung

humaner, neutrophiler Elastase (HNE) (Molarverhältnis 100:1) für 16 Stunden, bei 37 °C inkubiert. Mit Hilfe der Anionen-Austausch-Chromatographie wurde dann das antiangiogene ATIII (gespaltenes aaATIII) von der HNE separiert.

Antiangiogene Therapie: 12 bis 14 Tage nach der Implantation betrug das Tumorvolumen ca. 100–120 mm³. Die Mäuse wurden in 4 Gruppen eingeteilt (n = 5 pro Gruppe) und mit den entsprechenden Substanzen behandelt. Die Tiere der ersten Gruppe wurden mit TNP-470 (Takeda, Osaka) 30 mg/kg/Tag jeden zweiten Tag injiziert, die zweite Gruppe erhielt rekombinantes, lösliches, humanes Endostatin (P. pastoris, EntreMed, Inc., Rockville, Maryland) 100 mg/kg/Tag und der dritten Gruppe wurde 50 mg/kg/Tag aaATIII (gespalten mit humaner, neutrophiler Elastase) verabreicht. Die Injektionen erfolgten subkutan und weit entfernt vom Tumor. Die Kontrollgruppe erhielt eine vergleichbare Injektionsmenge von 0,9%iger Kochsalzlösung. Das Verhältnis zwischen behandelten und Kontrollmäusen (T/C) wurde anhand der letzten Tumormessung berechnet.

Ergebnisse

Nach 21 Behandlungstagen betrug das Tumorvolumen der Kontrollgruppe 1205 ± 126 mm³ versus 96 ± 7,8 mm³ der mit aaATIII, 108 ± 8 mm³ der mit Endostatin und 559 ± 68 mm³ der mit TNP 470 behandelten Mäuse (Abb. 1). Das T/K Verhältnis (Therapie/Kontrolle) sank progressiv während des Experimentes und war 0,08 (p < 0,001) für aaATIII, 0,09 (p < 0,001) für Endostatin und 0,46 (p < 0,01) für TNP 470. Diese Resultate repräsentieren einen 12fach (aaATIII- und Endostatingruppe) bzw. 2fach kleineren Tumor in den behandelten Mäusen. Im Vergleich zu den mit TNP behandelten Mäusen wuchsen die Tumoren in den mit endogenen, antiangiogenen Substanzen (aaATII und Endostatin) therapierten Mäusen nicht. Alle Mäuse nahmen im Laufe des Experiments an Gewicht zu. Es gab keine Hinweise auf Resistenzentwicklung oder medikamentenabhängige Nebenwirkungen. Die Wiederholung des Experiments zeigte vergleichbare Daten.

Diskussion

Die 5-Jahresüberlebensrate (3%) für Pankreaskarzinompatienten ist seit mehr als 2 Jahrzehnten unverändert [1]. Strahlentherapie und Chemotherapie zeigen keinen signifikant therapeutischen Effekt [2]. Die konventionelle Chemotherapie zielt hauptsächlich auf die proliferierenden Zellen im Tumor ab, aber ihr Nutzen ist eingeschränkt, da sie auch normales Gewebe schädigt und wiederholte Therapiezyklen zu einer Resistenzentwicklung führt. Im Gegensatz dazu, richtet sich die antiangiogene Therapie ausschließlich gegen proliferierende Endothelzellen im Tumor [3]. Bis heute sind keine Resistenzentwicklungen oder Nebenwirkungen beschrieben [5–9]. Verschiedene Studien belegen, daß angiogene Inhibitoren, wie z. B. TNP 470, Endostatin und aaATIII spezifisch die Endothelzellproliferation *in vivo* inhibieren (5, 7, 8). Des weiteren konnte in *in vivo* Modellen mit murinen und humanen Tumoren gezeigt werden, daß das Tumorwachstum durch die systemische Gabe von angiogenen Inhibitoren wirksam unterdrückt werden kann [5–9]. Immunohistologischen Analysen behandelter und unbehandelter Tumoren zeigten, daß die gleichbleibend hohe Zellproliferationsrate in beiden Gruppen durch die erhöhte (2–3fache) Apoptose in der Therapiegruppe ausbalanciert wird, bei gleichzeitiger Angiogeneseblockierung [7, 9, 10].

Unsere Daten belegen, daß die systemische Gabe von verschiedenen antiangiogenen Substanzen, wie TNP 470, Endostatin und aaATIII, eindeutig das Wachstum des Pankreaskarzinoms in SCID-Mäusen unterdrückt. Des weiteren stellen wir weder eine Resistenzentwicklung noch Nebenwirkungen fest. In unserer Studie führte die Behandlung mit TNP 470 (30 mg/kg/jeden 2. Tag) zu einer Verlangsamung des Tumorwachstums, was sich mit früheren Studienergebnissen deckt, die zeigten, daß durch die Verabreichung von TNP-470 Lebermetastasen beim Pankreaskarzinom teilweise unterdrückt werden konnten [9]. Auf der anderen Seite zeigten unsere Daten, daß die Therapie mit endogenen, angiogenen Inhibitoren, wie dem rekombinanten Endostatin (100 mg/kg/Tag) oder dem humanen aaATIII (50 mg/kg/Tag), das Wachstum des Pankreaskarzinoms vollständig unterdrückt. Im Laufe unserer Experimente mit Endostatin und aaATIII konnten wir zu keinem Zeitpunkt ein Tumorwachstum nachweisen. Dies deckt sich mit Resultaten anderer Studien, die nachwiesen, daß endogene, antiangiogene Faktoren das Tumorwachstum vollständig blocken können [6–8].

Unsere Daten belegen, daß das Wachstum des Pankreaskarzinoms angiogeneseabhängig ist, da es mit antiangiogenen Substanzen behandelt werden kann. Wir schließen aus unseren Ergebnissen weiterhin, daß Inhibitoren der Angiogenese therapeutisch beim Pankreaskarzinom eingesetzt werden können.

116

Zusammenfassung

Einleitung: Das Tumorwachstum unterliegt einer Balance zwischen positiven und negativen Regulatoren der Angiogenese. Antiangiogene Faktoren inhibieren potent die Endothelzellproliferation *in vitro* und das Tumorwachstum *in vivo*. Daher könnte die antiangiogene Therapie ein neues Konzept zur Behandlung von Pankreaskarzinomen liefern.

Methode: Eine humane Pankreaskarzinomzellinie (BxPc 3) wurde subkutan in den Rücken von immunodefizienten (SCID) Mäusen injiziert. Nachdem das Tumorvolumen mindestens 100–120 mm³ erreicht hatte, wurde den Mäusen (n = 5/Gruppe) systemisch TNP-470, rekombinantes, lösliches, humanes Endostatin oder antiangiogenes Antithrombin III bzw. 0,9%iger Kochsalzlösung (Kontrollgruppe) verabreicht.

Resultate: Nach 21 Therapietagen konnte das Pankreaskarzinomwachstum, im Vergleich zur Kontrollgruppe, durch alle 3 antiangiogenen Substanzen signifikant unterdrückt werden (ca. 90% für Endostatin bzw. aaATIII und 40 bis 50% für TNP). Es gab keine Hinweise auf Resistenzentwicklung oder medikamentenabhängige Nebenwirkungen.

Schlußfolgerung: Unsere Daten zeigen erstmalig, daß durch die systemische Gabe von unterschiedlichen antiangiogenen Substanzen das Wachstum von Pankreaskarzinomen *in vivo* unterdrückt werden kann. Der direkte Eingriff in das vaskulären Kompartiment könnte somit neue therapeutische Strategien liefern.

Abstract

Background: Tumor growth is dependent upon the balance of positive and negative regulators of angiogenesis. Antiangiogenic compounds inhibit endothelial cell biology in vitro and angiogenesis in vivo. Therefore, antiangiogenic therapy promised to be an effective treatment for pancreatic cancer.

Method: A human pancreatic cancer cell line (BxPc) was injected subcutaneously into the dorsa of immunodeficient (SCID) mice. When tumor volume was 100–120 mm³, mice (n = 5/group) received systemic TNP-470, recombinant soluble human Endostatin, antiangiogenic Antithrombin III or saline as control.

Results: After 21 days the growth of the pancreatic tumors was significantly suppressed for all three antiangiogenic substances (approx. 90% for both Endostatin and antiangiogenic Antithrombin III and 40–50% for TNP) compared with control mice. There was no evidence of resistance or drug-related toxicity.

Conclusion: Our data demonstrate for the first time that systemic administration of different antiangiogenic substances efficiently suppresses pancreatic cancer growth in vivo. Targeting the vascular compartment may offer novel therapeutic strategies.

Literatur

1. Yeo CJ (1998) Pancreatic Cancer: 1988 Update. J Am Coll Surg 187: 429–442
2. Pluda JM, Parkinson DR (1996) Clinical implication of tumor-associated neovascularization and current antiangiogenic strategies for the treatment of malignancies of pancreas. Cancer 78: 680–687
3. Folkman J (1996) New perspectives in clinical oncology from angiogenesis research. Eur J Cancer 32A (14): 2534–2539
4. Hanahan D, Folkman J (1996) Patterns and emerging mechanisms of the angiogenic switch during tumorigenesis. Cell 86: 353–364

5. Ingber D, Fujita T, Kishimoto S, et al. (1990) Synthetic analogues of fumagillin that inhibit angiogenesis and suppress tumor growth. Nature 348: 555–557
6. O'Reilly MS, Holmgren L, Chen C, Folkman J (1996) Angiostatin induces and sustains dormancy of human primary tumors in mice. Nat Med 2: 689–692
7. O'Reilly MS, Boehm T, Shing Y, Fukai N, Vasios G, Lane WS, Flynn E, Birkhead JR, Olsen BR, Folkman J (1997) Endostatin: an endogenous inhibitor of angiogenesis and tumor growth. Cell 88: 277–285
8. O'Reilly MS, Pirie-Shepherd S, Lane WS, Folkman J (1999) Antiangiogenic activity of the cleaved conformation of the serpin antithrombin. Science 285: 1926–1928
9. Kawarada Y, Ishikura H, Kishimoto T, Saito K, Takahashi T, Kato H, Yoshiki T (1997) Inhibitory effects of the antiangiogenic agent TNP-470 on establishment and growth of hematogenous metastasis of human pancreatic carcinoma in SCID beige mice in vitro. Pancreas 15: 251–257
10. Holmgren L, O'Reilly MS, Folkman J (1995) Dormancy of micrometastases: Balanced proliferation and apoptosis in the presence of angiogenesis suppression. Nat Med 1: 149–152

Korrespondenzadresse: Oliver Kisker, Surgical Research Lab., Children's Hospital, Harvard Medical School, 320 Longwood Ave., Boston, MA 02155, USA, Telefon: (1) 617 355 7496, Fax: (1) 617 355 7043, e-mail: kisker_o@hub.tch.harvard.edu

Minimal residuale Tumorerkrankung beim kolorektalen Karzinom: Bedeutung des perioperativen Zellnachweises und folgender Verlaufsuntersuchungen

Minimal residual tumour disease in colorectal cancer: significance of perioperative cell status and follow-up

A. R. Pietsch, H. Allgayer, B. C. M. Beyer, K. U. Grützner, U. M. Lau-Werner, F. W. Schildberg und M. M. Heiss

Chirurgische Klinik und Poliklinik, Klinikum Großhadern, LMU München

Einleitung

Epitheliale Zellen werden durch die Expression von spezifischen Cytokeratinen (CK18, CK19, panCK) charakterisiert. Im sonst rein mesenchymalen Knochenmark (KM) wird das Auffinden von epithelialen Zellen als Dissemination von Tumorzellen diskutiert [1, 2, 3]. Trotz umfangreicher Studien beim colorektalen Karzinom (CRC) zu diesem Thema [4, 5] liegt bislang nur eine Arbeit zur prognostischen Bedeutung der disseminierten Tumorzellen (DTC) im KM vor, jedoch nur bei einem relativ kleinen Kollektiv von 88 Patienten [6].

Ziel dieser Studie war es, die Bedeutung von DTC im KM an einer prospektiven Serie von 161 Patienten mit kurativ reseziertem kolorektalen Karzinom zu überprüfen. Desweiteren sollte der Frage nachgegangen werden, inwieweit Änderungen im quantitativen Verlauf der Tumorzelldissemination eine prognostische Aussage für das Auftreten eines Rezidivs besitzen.

Methodik

Das Studienkollektiv bestand aus 161 kurativ operierten Patienten mit kolorektalem Karzinom (46% davon mit Rektumkarzinom). Im Rahmen der Nachsorge verstarben 26 (16%), eine Progression lies sich bei 37 Patienten (23%) nachweisen. Von allen Patienten perioperativ und von 63 im Verlauf der Nachsorge (6, 12, 24 bis 72 Monaten postoperativ) wurden KM-Aspirate asserviert. Die mediane Nachbeobachtungszeit betrug 36 Monate. Der Zeitpunkt beim Auftreten einer Progression betrug im medianen 16 Monate. Die mononukleäre Zellfraktion der KM-Aspirate wurde abgetrennt und mit mab CK2, der gegen Cytokeratin 18 (CK18) gerichtet ist, unter Verwendung der APAAP-Methode gefärbt. Pro Patient wurden 3 Millionen KM-Zellen von zwei unabhängigen Untersuchern ausgewertet. Ein positiver Befund lag vor, wenn mindestens eine sicher beurteilbare Zelle CK18 exprimierte. Eine im Verlauf zuneh-

120

mende Anzahl aufgefundener positiver Zellen (CK18+) im KM wurde mit dem Auftreten von
klinisch nachweisbaren Tumorrezidiven in Verbindung gebracht. Die Bedeutung des quanti-
titativen Zellbefundes für das tumorfreie Überleben wurde mittels Kaplan-Meier, die Bedeutung als unabhängiger Prognosefaktor multivariat im Cox-Modell analysiert.

Ergebnisse

Die Nachweisrate von CK18+ Zellen zum Zeitpunkt der Primäroperation lag bei 33%, im
Verlauf der Nachsorge bei 41%. Die Anzahl nachgewiesener Tumorzellen in der perioperativen Punktion korrelierte tendentiell mit dem Auftreten einer Tumorprogression
(p = 0,077). In den Punktaten des postoperativen Tumorzell-Monitoring war ein Neuauf-
treten oder ein Anstieg von DTC vor Diagnose einer konventionell erfaßbaren Tumorprogression zu beobachten. Hierbei zeigt sich eine signifikante Korrelation (p = 0,009) zwischen dem Anstieg der Zelldissemination und dem Auftreten einer klinischen Progression.
Dem entgegengesetzt war bei Patienten, die im Monitoring wenig Bewegung oder eine Abnahme in der Zellzahl zeigten, keine bisher erkennbare Korrelation mit einer Tumorprogression zu beobachten.

Diskussion

Die Detektion von epithelialen Zellen im Knochenmark als Indikator der minimal residualen Tumorerkrankung zeigte keine klare Prognoseassoziation beim CRC. Ambulante
Knochenmarksuntersuchungen im Rahmen der Tumornachsorge waren in der Lage, einen
Anhalt für eine beginnende Tumorprogression zu zeigen, bevor sie in der konventionellen
Diagnostik nachgewiesen werden konnte. Beim Magenkarzinom hat sich gezeigt, daß eine
weitergehende Differenzierung dieser Zellen durch invasionsassoziierte Marker eine deutlichere Prognoseaussage zuläßt [7]. Um eine weitere Eingrenzung des Risikokollektives definieren zu können, sollten diese Untersuchungen auch auf das CRC ausgedehnt werden.
Patienten, die sich in einer solchen Differenzierung herauskristallisieren, könnten so eher
weiterreichenden Therapien zugeführt werden.

Zusammenfassung

Hintergund: Aufgabe dieser Studie war es, die Bedeutung von disseminierten Tumorzellen
an einer prospektiven Serie von Patienten mit kurativ reseziertem kolorektalen Karzinom
zu untersuchen; desweiteren sollte überprüft werden, inwieweit die minimal residuale Tumorerkrankung gemonitort und ihre prognostische Aussagekraft verwendet werden kann.
Methodik: Das Studienkollektiv bestand aus 161 kurativ operierten Patienten. KM-Aspirate wurden perioperativ und im Verlauf der Nachsorge (Nachbeobachtungszeit median
36 Monate) gewonnen. Die mononukleäre Zellfraktion davon wurde nach Separierung mit
dem mab CK2 gegen Cytokeratin 18 (mittels APAAP) gefärbt.
Ergebnisse: Die Nachweisrate positiver Zellen lag bei 33%. Nachgewiesene Tumorzellen
in der perioperativen Punktion korrelierten zum Auftreten einer Tumorprogression
(p = 0,077). In den ambulanten KM-Untersuchungen (Tumornachsorge) zeigte sich sehr

viel früher ein Anhalt für Tumorprogression, als es in konventioneller Diagnostik nachweisbar war. Hierbei zeigt sich eine signifikante Korrelation (p = 0,009) zwischen dem Anstieg der Zelldissemination und dem Auftreten einer Tumorprogression.

Schlußfolgerungen: Eine prognostische Aussage über den Krankheitsverlauf eines Patienten mit kolorektalem Karzinom läßt sich perioperativ, stärker jedoch im Verlauf der Nachsorge, teilweise noch vor der konventionellen Diagnostik, deuten.

Abstract

Background: The aim of this study was to show the significance of disseminated tumour cells in a prospective series of 161 patients with curative resected colorectal carcinoma. Furthermore, we investigated if the monitoring of minimal residual tumour disease has prognostic significance.

Methods: Bone marrow samples were collected from 161 patients perioperatively and during follow-up (median, 36 months). Mononuclear cells were separated and stained with mab CK2 against cytoceratine 18. The number of positive cells perioperatively and in the follow-up was correlated with all-over and tumour-free survival.

Results: The detection rate of positively stained cells was 33%. Tumour cells in perioperative bone marrow samples correlated with tumour progression ($P = 0.077$). An increase or high numbers of CK18+ cells during follow-up were in correlation to a relapse of the disease ($P = 0.009$). Increasing numbers of disseminated tumour cells were found several times before conventional diagnostics were able to detect a progression of the tumour.

Conclusion: Disseminated tumour cells show an influence on prognosis of colorectal carcinoma, but significant impact is even more evident by follow-up examination of the bone marrow. The biological heterogenetics of the disseminated tumour cells may be better determined with invasion-associated markers to evaluate a high-risk collective of patients.

Literatur

1. Schlimok G, Funke I, Pantel K, et al. (1991) Micrometastatic tumor cells in bone marrow of patients with gastric cancer: methodological aspects of detection and prognostic significance. European J Cancer 27: 1461–1474
2. Pantel K, Schlimok G, Angstwurm M, et al. (1994) Methodological analysis of immunocytochemical screening for disseminated epithelial tumor cells in bone marrow. J Hematothotherapy 3: 165–171
3. Jauch KW, Heiss MM, Gruetzner KU (1996) Prognostic significance of bone marrow micrometastases in patients with gastric cancer. J Clin Oncology 14: 1810–1822
4. Pantel K, von Knebel Doeberitz M, Izbicki JR, Riethmüller G (1997) Disseminierte Tumorzellen: Diagnostik, prognostische Relevanz, Phänotypisierung und therapeutische Strategien. Chirurg 68: 1241–1250
5. Calaluce R, Miedema BW, Yesus YW (1998) Micrometastasis in colorectal carcinoma: a review. Journal of Surgical Oncology 67: 194–202
6. Lindemann F, Schlimok G, Dirschedl P, et al. (1992) Prognostic significance of micrometastatic tumour cells in bone marrow of colorectal cancer patients. Lancet 340: 685–694
7. Heiss MM, Allgayer H, Gruetzner KU, et al. (1995) Individual development and uPA-receptor expression of disseminated tumour cells in bone marrow: a reference to early systemic disease in solid cancer. Nat Med 1: 1035–1051

Korrespondenzadresse: A. Pietsch, Klinische Forschung Chirurgie V H02–426, Klinikum Großhadern, Marchioninistraße 15, 81377 München, e-mail: pietsch@med.uni-muenchen.de

Immunhistochemische Untersuchungen als Prescreening-Verfahren bei HNPCC – eine Studie der ICG-HNPCC (International Collaborative Group)

Immunohistochemistry as a prescreening method for HNPCC – an international collaborative study of the ICG-HNPCC

G. Möslein[1], R. Krause-Paulus[1], S. Thibodeau[2], L. Burgart[3], W. Müller[4], und die ICG-HNPCC (International Collaborative Group)

[1] Klinik für Allgemeine und Unfallchirurgie, Heinrich-Heine Universität, Düsseldorf
[2] Dept. of Molecular Genetics, Mayo Clinic, Rochester, USA
[3] Dept. of Pathology, Mayo Clinic, Rochester, Minnesota, USA
[4] Institut für Pathologie, Heinrich-Heine-Universität, Düsseldorf

Einleitung

Bei HNPCC führt die direkte Genotypanalyse zu der Identifikation der zugrundeliegenden genetischen Alteration in etwa 50–70% der Amsterdam-Familien [1, 2]. Der direkte Mutationsnachweis stellt den „Gold-Standard" für eine prädiktive Diagnostik dar. Die Durchführung einer Sequenzanalyse in bis zu 5 Mismatch-Reparatur-Genen (MMR-Gene) stellt einen erheblichen Zeit- und Kostenfaktor dar. Um diesen Aufwand effizienter zu gestalten, wird nach Prescreening-Verfahren gesucht.

Der Nachweis einer Mikrosatelliten-Instabilität (MSI) in den Tumoren betroffener Patienten stellt eine etablierte Prescreening-Methode dar, da bislang der Mutationsnachweis immer bei Personen mit instabilem Tumorphänotyp erfolgte. Allerdings sind ca. 25% unselektionierter colorektaler Karzinome mikrosatelliteninstabil [3]. Hierbei handelt es sich in der Mehrzahl der Fälle um Patienten mit einer Hypermethylierung der Promotorregion und nicht um eine Keimbahnmutation in den MMR-Genen.

Die immunhistochemische Untersuchung der Proteinexpression stellt eine Routinemethode der pathologischen Untersuchungen dar. Die Expressionsanalyse von hMSH2 und hMLH1 könnte eine erste einfache, spezifische und kostengünstige Methode darstellen, um nach Mutationen in den Mismatch-Reparaturgenen zu fahnden. Das Ziel dieser internationalen multizentrischen Studie war es daher, die Reproduzierbarkeit und die Spezifität der Methode zu untersuchen. Darüber hinaus war es das Ziel, die unterschiedlichen Färbeprotokolle zu evaluieren als Basis für eine internationale standardisierte Empfehlung für das Färbeprotokoll.

Methodik

In dieser Studie wurde eine Serie von 20 Formalin-fixierten und Paraffin-eingebetteten colorektalen Karzinomen einschließlich Tumoren mit bekannten Mutationen in hMSH2 und hMLH1 sowie von Kontrolltumoren ohne Mutationen in den Mismatch-Reparaturgenen von unterschiedlichen Institutionen zentral von den Studienkoordinatoren gesammelt.

Eine Serie von 40 nicht-gefärbten Schnitten (2 von jedem Tumor) wurde an die beteiligten Zentren verschickt und nach dem eigenen Färbeprotokoll immunhistochemisch auf das Vorliegen einer Proteinexpression untersucht. Die Interpretation der Ergebnisse und die gefärbten Objektträger wurden an die Studienkoordinatoren zurückgeschickt und unabhängig voneinander erneut von den beiden Pathologen (W. M. und L. B.) reevaluiert.

Ergebnisse

hMSH2

Es fanden sich erhebliche Unterschiede in der Intensität der Färbung. In 42 aller untersuchten 300 Schnitte (14%) lag eine Diskrepanz in der Reevaluierung durch die Studienkoordinatoren vor. Bei der voneinander unabhängig durchgeführten Einschätzung beider Pathologen konnte die Diskrepanz auf 7% reduziert werden (n = 21). Die sechs Tumoren mit bekannter hMSH-Mutation wurden von allen Zentren als fehlende bzw. < 10% vorliegende Proteinexpression richtig identifiziert. Somit ist die Sensitivität der hMSH2-Färbung negative, d. h. mutierte Tumoren zu identifizieren 0.87 (0.86–1.0), während die Spezifität (Wahrscheinlichkeit einen nicht-mutierten Tumor durch Immunreaktivität in den Tumorzellen) zu erkennen 0.97 betrug. Somit ist jeweils der positive Vorhersagewert 0.95 und der negative Vorhersagewert 0.93.

hMLH1

Im Gegensatz zu hMSH2 bestanden erhebliche Unterschiede in Bezug auf die Qualität der immunhistochemischen Färbung zwischen den Zentren. Wir sahen sowohl eine intensive Hintergrundfärbung als auch eine diffuse zytoplasmatische Färbung, was zu einer diskrepanten Beurteilung der Tumoren führte. Bei 110 der untersuchten 300 gefärbten Schnitte (36,7%) ergab sich eine diskrepante Interpretation der Färbeergebnisse zwischen den beteiligten Zentren und der Reevaluierung durch die Studienpathologen. In 39 Fällen wurden die Tumoren falsch-negativ interpretiert und in weiteren 4 Fällen falsch-positiv. Zwischen den beiden Pathologen, die unabhängig voneinander die Reevaluierung durchführten, reduzierte sich diese Diskrepanz auf 11,3% (34 Tumoren). Hieraus ergibt sich für hMLH1 bei der Identifizierung negativer (mutierter) Tumoren eine Sensitivität von nur 0,57% (0.0–1.0). Die Spezifität hingegen (Wahrscheinlichkeit einen nicht-mutierten Tumor durch immunhistochemische Färbung zu detektieren) war 0.9 und resultierte in einem positiven Vorhersagewert von 0.87 und einem negativen Vorhersagewert von 0.63. Es gab eine erhebliche Variabilität dieser Werte zwischen den Zentren. Allerdings erreichten einige Zentren sehr akzeptable Ergebnisse für Sensitivität, Spezifität ebenso wie für die Vorhersagewerte, die mit denen bei hMSH2 erzielten vergleichbar waren.

Diskussion

Das Ziel der Studie bestand darin, die Zuverlässigkeit und Reproduzierbarkeit der immunhistochemischen Analyse der MMR-Gene hMSH2 und hMLH1 zu untersuchen. Es zeigte sich hierbei, daß der Nachweis einer verminderten Expression von hMSH2 in Tumoren eine zuverlässige, sensitive und spezifische Methode war, um Mutationen in diesem Gen nachzuweisen. Obwohl die Färbeergebnisse bei hMLH1 insgesamt weniger spezifisch und sensitiv waren, konnten einige Zentren vergleichbar gute Ergebnisse wie bei hMSH2 erreichen. Gründe für die große Diskrepanz in der Qualität der hMLH1-Färbungen, sind vermutlich auf die Verwendungen unterschiedlicher Antikörper und Färbeprotokolle zurückzuführen. Eine Vereinheitlichung des Färbeprotokolls könnte einen wesentlichen Beitrag zu einer verbesserten Identifikation von Tumoren mit hMLH1-Mutation beitragen. Darüber hinaus gibt es eine Lernkurve bei der Interpretation der gefärbten Schnitte: Der Erfahrene konnte auch bei den qualitativ schlechteren Schnitten die Ergebnisse einer verminderten Expression adäquat interpretieren, während die Unerfahreneren hier Schwierigkeiten hatten.

Ein „negatives" Färbeergebnisse darf nur dann als solches klassifiziert werden, wenn die interne Kontrolle (normale Schleimhaut oder infiltrierende Lymphozyten) auf dem gleichen Schnitt eine Anfärbung zeigt. Wenn man diese Regel nicht beachtet, können unzureichend farbintensive Ergebnisse als fehlende Expression fehlinterpretiert werden.

In allen Fällen von Tumoren mit einer verminderten Expression der MMR-Gene lag eine Mikrosatelliteninstabilität vor. Diese Ergebnisse korrelieren mit den Ergebnissen der Literatur [4, 5, 6]. In Anbetracht der breiten Verfügbarkeit immunhistochemischer Methoden ist zu diskutieren, ob wegen der erhöhten Sensitivität und Spezifität dieses Verfahrens auf die Durchführung der Mikrosatellitenanalyse als Detektionsmethode für HNPCC verzichtet werden kann.

Es muß angemerkt werden, daß nicht alle Mutationen der MMR-Gene zu einer Trunkierung des Proteinprodukts führen. Missense-Mutationen könnten zu einem vorhandenen, aber nicht funktionstüchtigen Protein führen. Diese Fälle könnten durch immunhistochemische Verfahren nicht erkannt werden.

Nicht alle Tumoren mit einer fehlenden Expression von hMSH2 oder hMLH1 haben tatsächlich identifizierbare somatische oder Keimbahnmutationen. Der fehlende Nachweis einer zugrundeliegenden Mutation könnte entweder darin begründet sein, daß diese methodisch bedingt durch die Sequenzierverfahren nicht identifiziert werden können (Exonverluste, Alterationen der Promotorregion oder wie vor allem bei hMLH1 bereits nachgewiesen, die Hypermethylierung). Darüber hinaus könnten andere MMR-Gene wie hPMS1, hPMS2 oder hMSH& eine zahlenmäßig größere Rolle als angenommen spielen.

Zusammenfassung

Hintergrund: Bislang wurden 5 DNA-Reparaturgene identifiziert, deren Mutationen zu der klinischen Ausprägung eines HNPCC-Syndroms führen können. Der Nachweis einer Keimbahnmutation in diesen Genen erlaubt eine prädiktive Diagnostik für die Risikopersonen der Familie. Immunhistochemie (IH) könnte eine einfache Methode zur Detektion von MMR-Defekten in Tumorgewebe darstellen und den Sequenzieraufwand/Kosten erheblich reduzieren. Ziel dieser Untersuchung war es, die Sensitivität und Spezifität der Methode multizentrisch zu untersuchen.

Methodik: Ein Panel von 20 colorektalen Tumoren mit bekannten Mutationen in hMSH2 oder hMLH1 wurde an 21 internationale Zentren verschickt. Die Schnitte wurden entsprechend den zentrumseigenen Färbeprotokollen bezüglich der Proteinexpression evaluiert. Die Ergebnisse der Färbungen wurden von zwei unabhängigen Pathologen reevaluiert (W. M., L. B.).

Ergebnisse: Die Tumoren mit MSH2-Mutationen wurden von allen Zentren als nicht oder vermindert (<10%) exprimiert erkannt, was zu einer Sensitivität von 1.0 führt. Die Spezifität hingegen (=Wahrscheinlichkeit einen nicht-mutierten Tumor durch IH zu detektieren) lag bei 0.97, wodurch sich ein positiver und negativer Vorhersagewert bei 0.95 bzw. 0.93 ergaben. Im Gegensatz zu diesem sehr übereinstimmenden Ergebnis, zeigten sich erhebliche Unterschiede in der MLH1-Färbung mit einem falsch-negativen Ergebnis in 39 und einem falsch-positiven Ergebnis bei 4 Tumoren. Hieraus resultiert eine Sensitivität von 0.0 bis 1.0 (Durchschnitt 0.57), während die Spezifität 0.9 betrug, mit einem positiven Vorhersagewert von 0.87 und einem negativen Vorhersagewert von 0.63. Bedeutsam war die Expertise einzelner Zentren: hier zeigte die Analyse, daß einige eine der MSH2-Färbung vergleichbare hohe Spezifität und Sensitivität erreichten.

Schlußfolgerung: Die immunhistochemische Untersuchung von Tumorgewebe auf Mutationen der MMR-Gene hMSH2 und hMLH1 stellt ein sensitives und spezifisches Prescreening-Verfahren dar. Die Standardisierung der Methode (Empfehlung eines standardisierten Färbeprotokolls als Ergebnis der Studie) und Applikation in der Routine-histologischen Aufarbeitung von colorektalen und assoziierten Karzinomen, könnte einen wesentlichen Beitrag zu der Identifikation potentieller HNPCC-Familien leisten.

Abstract

Background: To date disease-causing mutations leading to HNPCC have been identified in five mismatch-repair genes. Identification of the germline mutations enables predictive diagnosis in relatives. Detection of altered protein expression could be a sensitive specific prescreening method leading to higher identification rates at a low cost. The aim of this study was to evaluate the sensitivity specificity and reproducibility of the method in a multicenter, international study design.

Methods: A panel of 20 colorectal tumors was selected with known mutations in hMSH2 or in hMLH1 and was distributed to 21 participating centers. The slides were stained according to the centers' established protocols and evaluated. The stained slides were then returned to the coordinators for a blinded reevaluation by two independent, experienced pathologists (L. B., W. M.)

Results: All tumors with hMSH2 mutations were identified as having lacking or highly diminished (<10%) protein expression in the stained slides. Specificity was 0.97, so that the positive and negative predictive values were 0.95 and 0.93, respectively. In contrast to this very consistent result throughout the centers, there were marked differences in the staining and evaluation of hMLH1, with a false-negative result in 39 and a false-positive result in 4 tumors. This results in a sensitivity of 0.57 (range, 0.0–1.0). The specificity was 0.9 with a positive predictive value of 0.87 and a negative predictive value of 0.63. However, some centers achieved similarly good results as in hMSH2.

Conclusions: Protein expression of the mismatch repair genes in archived tumor material proves to be a highly sensitive and specific prescreening tool for HNPCC. Its value is higher in hMSH2 due to better staining conditions allowing more accurate interpretation of the staining results. Standardization of the antibodies used and the staining protocol will contribute to more accurate results. The broad availability of the method could lead to a higher identification rate of HNPCC patients and contribute to cost reduction of sequencing analysis.

Literatur

1. Peltomaki P, Vasen HFA (1997) The international Collaborative Group on HNPCC. Mutations predisposing to hereditary nonpolyposis colorectal cancer: database and results of a collaborative study. Gastroenterology 113: 1146–1158
2. Aaltonen LA, Salovaara, R, Kristo P, et al. (1998) Incidence of hereditary nonpolyposis colorectal cancer and the feasibility of molecular screening for the disease. N Engl J Med 338: 1481–1487
3. Boland CR, Thibodeau SN, Hamilton SR, et al. (1998) National Cancer Institute workshop on microsatellite instability for cancer detection and familial predisposition: development of international criteria for the determination of microsatellite instability in colorectal cancer. Cancer Res 58: 5248–5257
4. Dietmaier W, Wallinger S, Bocker T, et al. (1997) Diagnostic Microsatellite Instability: Definition and Correlation with Mismatch Repair Expression. Cancer Res. 57: 4739–4743
5. Thibodeau SN, Franch A, Roche P, et al. Altered expression of hMSH2 and hMLH1 Tumours with Microsatellite Instability and Genetic Alterations in Mismatch Repair Genes. Cancer Res 56: 4836–4840
6. Kane MF, Loda M, Gaid GM, et al. (1997) Methylation of the hMLH1 promotor correlates with lack of expression of the hMLH1 in sporadic colon tumors and mismatch repair-defective human tumor cell lines. Cancer Res 57: 808–811

Korrespondenzadresse: G. Möslein, Klinik für Allgemeine und Unfallchirurgie, Heinrich-Heine-Universität, Moorenstraße 5, 40225 Düsseldorf

Multizentrische Analyse zur Differenzierung der N-Kategorie beim Kolonkarzinom

Subclassification of lymph node metastases in colon carcinoma – a multicentric study

A. Altendorf-Hofmann[1], P. Dutkowski[2], D. Eckert[1], P. Hermanek[3], J. Scheele[1] und Th. Junginger[2]

[1] Klinik für Allgemeine und Viszerale Chirurgie, Universität Jena
[2] Klinik für Allgemein- und Abdominalchirurgie, Universität Mainz
[3] Chirurgische Klinik und Poliklinik, Universität Erlangen-Nürnberg

Einleitung

Seit 1997 berücksichtigt die pN-Kategorie beim Kolonkarzinom allein die Anzahl befallener Lymphknoten: Patienten mit 1–3 tumorinfiltrierten regionären Lymphknoten werden als pN1 klassifiziert, Patienten mit mehr als 3 befallenen regionären Lymphknoten als pN2. Zur präzisen Festlegung von pN0 wird eine Mindestanzahl von 12 untersuchten Lymphknoten empfohlen [1].

Generell wird bei Kolonkarzinomen im UICC Stadium III (jedes pT, pN1–2, M0) derzeit die Indikation zur adjuvanten Chemotherapie gestellt [2]. Diese Empfehlung gründet sich auf die Ergebnisse von randomisierten Studien, die 5-Jahres-Überlebensraten von 63–69% nach adjuvanter Chemotherapie gegenüber 43–51% ohne adjuvante Chemotherapie erzielten [3, 4]. Häufig findet sich auch nach ausgedehnter Lymphknotendissektion nur ein tumorbefallener Lymphknoten. Eine gemeinsame Analyse der Daten der Studiengruppe Kolorektales Karzinom (SGKRK) [5] und der Chirurgischen Universitätskliniken Mainz und Jena sollte klären, ob nach kurativer Resektion eines Kolonkarzinoms innerhalb der pN1-Gruppe prognostische Unterschiede bestehen. Eine Identifizierung von Patienten mit besonders günstiger Prognose innerhalb der pN1-Gruppe könnte Einfluß auf die postoperative Vorgehensweise haben.

Methodik

In die Analyse wurden nur Patienten mit kurativer Kolonresektion (R0) einbezogen. Ausgeschlossen wurden Fälle mit synchronen multiplen kolorektalen Primärtumoren und solche Karzinome, die auf dem Boden eines M. Crohn, einer Colitis ulcerosa oder einer familiären Adenomatosis coli entstanden waren. Berücksichtigt wurden 1521 Patienten, 403 Patienten (27%) aus der Chirurgischen Universitätsklinik Mainz (Zeitraum 1985–1998), 277 Patienten aus der Chirurgischen Universitätsklinik Jena (Zeitraum 1990–1998), und 844 Patienten aus der SGKRK Studie (Zeitraum 1984–1986). Die drei Datenquellen wurden einzeln und gemeinsam hinsichtlich pT, pN, Anzahl histologisch untersuchter und tumorbefallener Lymphknoten, Grading, Lymphgefäß- und Veneninvasion, Operationsmethode und Überlebenszeit analysiert.

Verteilungen wurden mit dem U-Test nach Mann Whitney verglichen, Überlebensraten nach Kaplan-Meier berechnet und mit dem log rank Test auf statistisch signifikante Unterschiede geprüft. Angegeben werden jeweils die beobachteten Überlebensraten mit einfacher Standardabweichung unter Einschluß der postoperativen Letalität. Zur multivariaten Analyse auf statistische Unabhängigkeit der untersuchten Parameter wurde eine Cox Regression durchgeführt.

Ergebnisse

Zwischen den drei Datenkörpern zeigten sich keine statistisch signifikanten Unterschiede hinsichtlich Stadieneinteilung, Grading, Lymphgefäß- oder Veneninvasion und operativer Vorgehensweise. Insgesamt wurden 8,6% der Fälle als pT1 (Invasion der Submucosa), 14,6% als pT2 (Invasion der Muscularis propria), 63,3% als pT3 (Invasion der Subserosa oder von nicht peritonealisiertem perikolischem Gewebe) und 13,9% als pT4 (Invasion von benachbarten Strukturen) klassifiziert. 51,8% der Resektate wiesen eine Lymphgefäßinvasion auf, 27,2% eine Veneninvasion. 12,9% der Karzinome waren gut (G1), 69,4% mäßig (G2) und 17,8% schlecht (G3) differenziert.

In 86% der Fälle wurde eine Standard-Lymphknotendissektion mit Entfernung eines Lymphabflußgebietes durchgeführt, in 11% der Fälle eine erweiterte Resektion mit Entfernung von 2 oder mehr Lymphabflußgebieten und in 3% keine standardisierte Lymphknotendissektion.

931 Resektate (61,2%) wurden als pN0 klassifiziert, 354 (23,7%) als pN1 und 236 (14,8%) als pN2. Von den 354 pN1-Patienten wiesen 167 (47,2%) lediglich einen tumorbefallenen regionären Lymphknoten auf (bezeichnet mit pN1a), bei 187 Patienten waren 2 oder 3 regionäre Lymphknoten tumorbefallen (bezeichnet mit pN1b). Die Tabelle zeigt die Verteilungen der Anzahl untersuchter Lymphknoten, von pT, Grading, Lymphgefäß- und Veneninvasion für pN0, pN1a, pN1b und pN2. Innerhalb der pN1-Subgruppen pN1a und pN1b zeigten sich keine statistisch signifikanten Unterschiede hinsichtlich pT-Kategorie (pT1: 3,0% vs. 1,6%; pT2: 12,0% vs. 10,1%; pT3: 69,5% vs. 70,3%; pT4: 15,5% vs. 18,0%), Lymphgefäßinvasion, Veneninvasion, Grading und Ausmaß der Lymphknotendissektion.

Unter der Vorstellung, daß die Präzision des Staging mit der Anzahl untersuchter Lymphknoten zunimmt, wurden in einer zweiten Analyse nur Patienten berücksichtigt, bei denen 12 oder mehr regionäre Lymphknoten untersucht wurden. Von diesen 863 Karzinomen wurden 488 als pN0, 94 als pN1a und 102 als pN1b klassifiziert. Der untere Teil der Tabelle 1 zeigt, daß durch diese Auswahl der Median der untersuchten Lymphknoten massiv ansteigt, sich die Verteilungen der anderen Parameter aber nur geringfügig, in keinem Fall statistisch signifikant, gegenüber dem Gesamtkrankengut verändern.

Die beobachteten Überlebensraten innerhalb der drei ursprünglichen Datensammlungen unterschieden sich nicht statistisch signifikant (5-Jahres-Überlebensraten 61 ± 3% vs. 59 ± 3% vs. 58 ± 3%). Für die Gesamtgruppe betrugen die 5-Jahres-Überlebensraten bei pN0 70 ± 2%, bei pN1a 57 ± 4%, bei pN1b 43 ± 4% und bei pN2 30 ± 3%. Diese Kurven sind paarweise statistisch signifikant verschieden (jeweils p < 0,01).

Berücksichtigt man nur Patienten, bei denen 12 oder mehr regionäre Lymphknoten histologisch untersucht wurden, so verbessert sich die Überlebensrate der pN1a-Gruppe. Es besteht kein statistisch signifikanter Unterschied mehr zur Überlebensrate der Patienten der Kategorie pN0 (Abb. 1).

Tabelle 1 Verteilung prognostischer Parameter bei Patienten mit Kolonkarzinom

pN	n alle[a]	Anzahl untersuchter Lymphknoten Median (Range)	pT3 oder pT4	G3 oder G4	Lymph-gefäß-invasion	Venen-invasion
pN0	931	12(1–84)	70%	10%	35%	17%
pN1a[c]	167	13(1–89)	85%	20%	70%	32%
pN1b[d]	187	13(2–96)	88%	22%	73%	38%
pN2	236	17(4–84)	95%	42%	87%	55%
Missing[e]	1 521	2%	0%	4%	18%	20%

pN	n ≥12[b]	Anzahl untersuchter Lymphknoten Median (Range)	pT3 oder pT4	G3 oder G4	Lymph-gefäß-invasion	Venen-invasion
pN0	488	21(12–84)	76%	12%	31%	21%
pN1a	94	20(12–89)	91%	21%	74%	33%
pN1b	102	23(12–96)	92%	25%	81%	46%
pN2	179	21(12–84)	95%	45%	87%	61%
Missing	863	0%	0%	4%	20%	21%

[a] alle analysierten Fälle
[b] nur Patienten mit 12 oder mehr untersuchten Lymphknoten am Resektat
[c] nur 1 Lymphknoten tumorbefallen
[d] 2 oder 3 Lymphknoten tumorbefallen
[e] Fehlende oder ungenaue Angaben

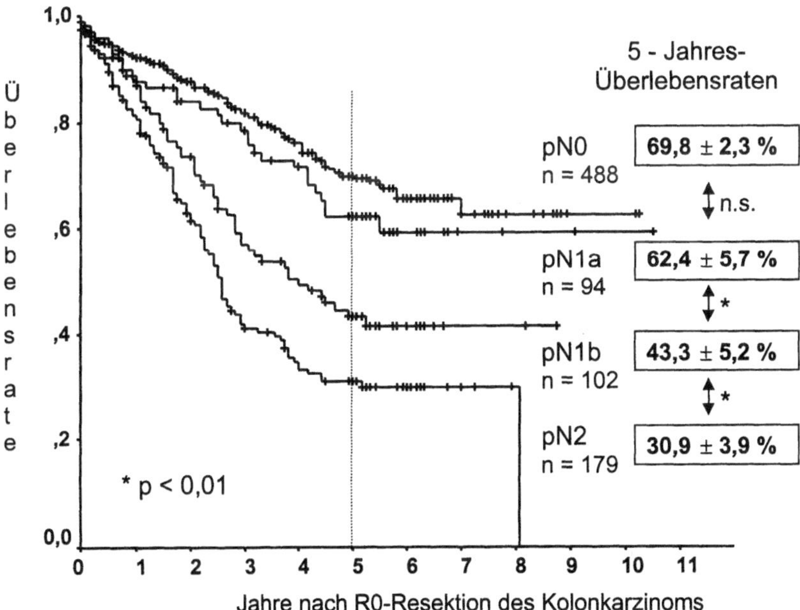

Abb. 1. Beobachtete Überlebensraten nach Ro-Resektion eines Kolonkarzinoms, inclusive postoperative Sterblichkeit. Berücksichtigt wurden nur Patienten, bei denen mindestens 12 regionäre Lymphknoten histologisch untersucht wurden (*n. s.* = nicht signifikant, *pN1a* = solitäre Lymphknotenmetastase, *pN1b* = 2 oder 3 Lymphknotenmetastasen)

In die multivariate Analyse wurden 507 Patienten ohne „missing values" einbezogen. Die Parameter Anzahl der befallenen Lymphknoten (keine vs. 1 vs. 2 oder 3 vs. mehr als 3), pT (pT1 oder pT2 vs. pT3 oder pT4), Grading (Grad 1 oder 2 vs. Grad 3 oder 4) und Lymphgefäßinvasion (nein vs. ja) erwiesen sich als unabhängige prognostische Faktoren. Veneninvasion (nein vs. ja) und Anzahl der entfernten Lymphabflußgebiete (1 Gebiet vs. 2 Gebiete) zeigten multivariat keinen unabhängigen statistisch signifikanten Einfluß auf die beobachteten Überlebenszeiten.

Diskussion

Im analysierten Krankengut war bei 94 von 196 Patienten (48%) der pN-Kategorie pN1 nur ein Lymphknoten (von 12 oder mehr untersuchten) tumorbefallen. Diese Patienten zeigten eine statistisch signifikant bessere Prognose als Patienten mit 2 oder 3 tumorbefallenen regionären Lymphknoten. Unter der Voraussetzung, daß eine ausreichend große Anzahl nicht befallener Lymphknoten (in unserem Falle 11) untersucht wurde, gleicht die Prognose der Patienten mit solitärem Lymphknotenbefall derjenigen der pN0-Patienten. Denkbar wäre, daß durch die radikale Lymphadenektomie auch Mikrometastasen komplett entfernt wurden [6]. Auch in der multivariaten Analyse erwies sich der Befall nur eines regionären Lymphknotens als unabhängiger prognostischer Faktor. Unter diesem Gesichtspunkt muß die Indikation zur adjuvanten Chemotherapie bei diesen Patienten neu überdacht werden.

Zusammenfassung

Hintergrund: In den Leitlinien für das Kolonkarzinom wird für Patienten im UICC-Stadium III (pN1 oder pN2, M0) eine adjuvante Chemotherapie empfohlen.

Methodik: Für 1 521 Patienten mit R0-Resektion eines solitären Kolonkarzinoms wurden gegliedert nach der Anzahl befallener Lymphknoten am Präparat (0 vs. 1 vs. 2 oder 3 vs. ≥ 4) beobachtete Überlebensraten berechnet.

Ergebnisse: Sowohl uni- als auch multivariat erwies sich die genaue Anzahl von Lymphknotenmetastasen bei pN1 als unabhängiger prognostischer Faktor. Bei 863 Patienten wurden 12 oder mehr Lymphknoten untersucht. Hier zeigten die Patienten mit solitärer Lymphknotenmetastase eine ähnliche Überlebensrate (62 ± 6%) wie diejenigen ohne Lymphknotenmetastasen (70 ± 2%).

Schlußfolgerung: Bei Patienten mit ausreichender Lymphknotendissektion und lediglich einem tumorbefallenen Lymphknoten sollte nach R0-Resektion eines Kolonkarzinoms die Indikation zur adjuvanten Chemotherapie neu überdacht werden.

Abstract

Background: For patients with surgically resected Dukes C colon carcinoma, adjuvant chemotherapy is recommended.

Methods: Crude survival rates of 1 521 patients with curative resected solitary colon carcinoma were analyzed. The number of lymph node metastases was subclassified as none vs. solitary vs. two or three vs. four or more.

Results: Number of lymph node metastases was an independent prognostic factor in uni- and multivariate survival analysis. For patients with 12 or more lymph nodes obtained in resected specimens, 5-year survival in pNo cases was similar to 5-year survival in patients with only one malignant lymph node.

Conclusion: If a sufficient number of lymph nodes is resected, patients with solitary lymph node metastases may comprise a subset that does not need further adjuvant treatment.

Literatur

1. Wittekind CH, Wagner G (Hrsg) (1997) TNM Klassifikation maligner Tumoren. 5. Aufl. Springer Berlin Heidelberg New York Tokyo.
2. Junginger Th (1999) Kolonkarzinom. In: Deutsche Krebsgesellschaft e. V. (Hrsg) Qualitätssicherung in der Onkologie. Interdisziplinäre Leitlinien 1999: Diagnose und Therapie maligner Erkrankungen – 1999. Zuckschwerdt, München; Bern, Wien, New York, S. 109–122
3. Zaniboni A, Labianca R, Marsoni S, Torri V, Mosconi P, Grilli R, Apolone G, Cifani S, Tinazzi A (1998) GIVIO-SITAC 01: A randomized trial of adjuvant 5-fluorouracil and folinic acid administered to patients with colon carcinoma–long term results and evaluation of the indicators of health-related quality of life. Gruppo Italiano Valutazione Interventi in Oncologia. Studio Italiano Terapia Adiuvante Colon. Cancer 82: 2135–2144
4. Francini G, Petrioli R, Lorenzini L, Mancini S, Armenio S Tanzini G, Marsili S, Aquino A, Marzocca G, Civitelli S, et al. (1994) Folinic acid and 5-fluorouracil as adjuvant chemotherapy in colon cancer. Gastroenterology 106: 899–906
5. Hermanek P jr, Wiebelt H, Riedl S, Staimmer D, Hermanek P (1994) Langzeitergebnisse der chirurgischen Therapie des Coloncarcinomes. Ergebnisse der Studiengruppe Kolorektales Karzinom (SGKRK). Chirurg 65: 287–297
6. Liefers GJ, Cleton-Jansen AM, van de Velde CJ, Hermans J, van Krieken JH, Cornelisse CJ, Tollenaar RA (1998) Micrometastases and survival in stage II colorectal cancer. N Engl J Med 339: 223–228

Korrespondenzadresse: Dr. A. Altendorf-Hofmann, Klinik für Allgemeine und Viszerale Chirurgie, – Theoretische Chirurgie –, Bachstraße 18, 07740 Jena, Telefon: 03641-933208, Fax: 03641-934340, e-mail: altendorf-hofmann.bach._res.bach.ukj@bach.med.uni-jena.de

Nach in-situ Ablation von CC 531 Lebertumoren der Ratte resultiert im Vergleich zur chirurgischen Resektion eine Wachstumsverzögerung von residualen Metastasen und eine geringere peritoneale Tumoraussaat

In-situ ablation of CC 531 rat liver tumors delays growth of residual metastases compared to surgical resection, and is associated with reduced intraperitoneal tumor dissemination

C.-T. Germer[1], C. Isbert[1], A. Lehmann[1], J. P. Ritz[1], A. Roggan[2] und H. J. Buhr[1]

[1] Chirurgische Klinik I, Abteilung für Allgemein-, Gefäß- und Thoraxchirurgie
[2] Institut für Medizinisch/Technische Physik und Lasermedizin, Freie Universität Berlin

Einleitung

Nach potentiell kurativer chirurgischer Resektion kolorektaler Lebermetastasen treten in 40–50% der Fälle intrahepatische Rezidive auf [8]. Epidemiologische Daten und tierexperimentelle Studien deuten daraufhin, daß das chirurgische Trauma der Resektion für das Wachstum von bis dahin ruhenden Mikrometastasen von Bedeutung sein könnte und somit einen möglichen Promoter für eine Rezidiventstehung von Metastasen in der Restleber darstellt [8]. In-situ-Ablationsverfahren bieten die Möglichkeit, Lebermetastasen unter Vermeidung ausgedehnter Resektionen auf minimal-invasivem Zugang zu therapieren [2, 9]. Es ist somit hypothetisch vorstellbar, daß es nach einer in-situ-Ablation zu einer geringeren Wachstumsstimulation okkulter Metastasen und damit zu einen verminderten Ausbildung von intrahepatischen Rezidivtumoren kommt. Ziel der vorliegenden Studie war es den Einfluß einer in-situ-Ablation intrahepatischer Tumore mittels laserinduzierter Thermotherapie (LITT) auf das Wachstumsverhalten residualen intrahepatischen Tumorgewebes sowie auf die peritoneale Tumoraussaat am Lebermetastasenmodell der Ratte im Vergleich zur chirurgischen Leberresektion zu untersuchen.

Methodik

Die in-situ-Ablation erfolgte mittels laserinduzierter Thermotherapie mit einem Nd:YAG-Laser (Medilas 2, MBB-Medizintechnik, München, $\lambda = 1064$ nm/cw-Modus) über eine 600 µm Quarzfaser und einen Diffuser-Tip-Applikator [1]. Als Versuchstiere dienten 90 männliche WAG-Ratten (Körpergewicht von 200–280 g), bei denen durch subkapsuläre Injektion einer in vitro hergestellten Tumorzellsuspension (1–2×10^7 Zellen/0,2 ml) der Tumorzellinie CC531 Lebertumore induziert wurden. Bei allen Tieren erfolgte die Induktion von 2 Lebertumoren, einem Tumor im rechten (=Referenztumor) und einem im linken Lappen (=Therapietumor). 7 Tage nach der Tumorinokulation wurden die Tiere relaparotomiert und die Tumorvolumina bestimmt. Anschließend wurden die Tiere nach dem Zufallsprinzip einer von drei verschiedenen Versuchsgruppen zugeordnet. Bei der Gruppe I

Tabelle 1. Volumina ± Standardabweichung der unbehandelten Referenztumoren im rechten Leberlappen in mm^3 zu den angegebenen Untersuchungszeitpunkten nach LITT (Gruppe I), Resektion (Gruppe II) und Scheinoperation (Gruppe III) der Therapietumore im linken Leberlappen (*=p < 0,01) (n = 90)

Gruppe	24 h	48 h	96 h	7 d	10 d	21 d
I	77,0± 3,5	80,0± 5,0	87,0±11,0	131,2±49,9	296,0± 46,3*	623,4± 143,7
II	80,0±12,6	106,4± 9,7	346,4±52,0*	684,8±87,3	1387,4± 0,5	3425,6±1170,2
III	80,4± 8,3	120,2±27,0	220,0±31,8	398,0±74,8*	1180,6±191,9	3319,0± 997,4

(n = 30) wurde eine in-situ-Ablation mittels LITT (2 Watt, 800 Sek.) des Therapietumors durchgeführt. Bei der Gruppe II (n = 30) erfolgte die Resektion des Therapietumors als anatomiegerechte Hemihepatektomie links. Bei der Kontrollgruppe (Gruppe III) erfolgte eine Scheinbehandlung des Therapietumors. Der Referenztumor im rechten Leberlappen blieb in allen Gruppen unbehandelt. Postoperativ wurden die Tiere unter Standardbedingungen gehalten. Zu den Zeitpunkten 24, 48 und 96 h sowie 7, 10 und 21 d postinterventionell wurden je 5 Tiere einer jeden Gruppe getötet und das Volumen des unbehandelten Referenztumor bestimmt sowie die peritoneale Tumoraussaat quantifiziert. Die Überprüfung der Vitalität des Behandlungstumors nach LITT erfolgte immunhistochemisch mittels monklonalem Anti-BrdU nach in-vivo Inkorporation von BrdU und mit H&E-Färbung. Da bei den Tumorvolumina nicht von einer symmetrischen Verteilung ausgegangen werden konnte, wurde aus den präoperativen Referenztumorvolumina zum Behandlungszeitpunkt sowie den postoperativen zum Tötungszeitpunkt die dritte Wurzel gezogen und diese als relative Radien bezeichnet. Im Anschluß wurde die relative Radiuszunahme jedes Referenztumors während des Zeitintervalls zwischen dem Behandlungszeitpunkt und dem Tötungszeitpunkt ermittelt. Die statistische Analyse erfolgte mittels Scheffé-Test, Dunnett-Test und T-Tests (p< 0,05).

Ergebnisse

Das präinterventionelle Tumorvolumen der Therapie- und Referenztumoren der Gruppe I, II und III betrug im Mittel 80,0 ± 4,4 mm^3, 78,1 ± 4,1 mm^3 und 80,3 ± 3,8 mm^3 und war nicht unterschiedlich (p> 0,05). In Versuchsgruppe I gelang in allen Fällen eine vollständige in-situ-Ablation des Behandlungstumors (negative BrdU-Inkorporation). In Versuchsgruppe II gelang in allen Fällen eine R0-Resektion des Behandlungstumors. Das Volumen der Referenztumoren zu den verschiedenen Untersuchungszeitpunkten ist in Tabelle 1 angegeben. Die statistische Überprüfung der Wachstumskinetik der Referenztumoren zeigte eine Zunahme der relativen Radien in der Kontrollgruppe (III) nach 7 Tagen. In Gruppe I (LITT) kam es nach 11 Tagen zu einer Zunahme der relativen Radien und in der Gruppe II (Resektion) bereits nach 4 Tagen. Eine peritoneale Tumoraussaat fand sich in der Gruppe I bei 20%, in der Gruppe II bei 100% und in der Gruppe III 80% der Tiere.

Diskussion

Am Lebermetastasenmodell der Ratte konnte in Übereinstimmung mit der Literatur gezeigt werden, daß nach chirurgischer Resektion im Vergleich zur unbehandelten Kontrollgruppe ein beschleunigtes Wachstum residualen hepatischen Tumorgewebes resultiert

[5,7]. Dagegen kam es nach in-situ-Ablation im Vergleich zur chirurgischen Resektion und zur unbehandelten Kontrolle zu einer Wachstumsverzögerung residualen hepatischen Tumorgewebes. Darüber hinaus konnte in dem vorliegenden Lebermetastasenmodell gezeigt werden, daß nach in-situ Ablation die peritoneale Tumoraussaat im Vergleich zur chirurgischen Resektion und unbehandelten Kontrolle geringer ausgeprägt ist. Nach chirurgischer Resektion kolorektaler Lebermetastasen stellt das Auftreten von intrahepatischen Rezidivmetastasen ein wesentliches klinisches Problem dar [8]. In verschiedenen Tiermodellen konnte wiederholt gezeigt werden, daß es nach vorausgegangener chirurgischer Leberresektion zu einem vermehrten und beschleunigten Wachstum intrahepatischer Tumorzellen im Vergleich zu nicht resezierten Tieren kommt [5,7]. Als eine mögliche pathophysiologische Ursache dieser Beobachtung, wird eine durch das chirurgische Trauma induzierte temporäre Immunsuppression angesehen [5,6,7]. Als weiterer pathophysiologischer Faktor des Rezidivmetastasenwachstums wird eine vermehrte Freisetzung von Wachstumsfaktoren (HGF-SF, EGF,TGF-α, FGF) nach Leberresektion diskutiert, da diese nicht nur das Wachstum von Hepatocyten stimulieren, sondern auch Einfluß auf die Proliferation und Motilität von Tumorzellen haben [3,4]. Im Gegensatz zur chirurgischen Resektion ist bei der LITT eine ausgedehnte Parenchymresektion unnötig [2]. Es ist somit hypothetisch vorstellbar, daß immunsuppressive Effekte sowie die Freisetzung von Wachstumsfaktoren nach einer LITT von Lebermetastasen geringer ausgeprägt sind als nach chirurgischer Resektion. Darüber hinaus ist hypothetisch vorstellbar, daß der Verzicht auf die Resektion des Tumorgewebes nach dessen Zerstörung die Möglichkeit einer Antigenpräsenz relevanter Tumorantigene birgt, wodurch eine tumorspezifische zytotoxische Immunantwort induziert werden könnte. Welche der genannten Hypothesen für die Wachstumsverzögerung residualen hepatischen Tumorgewebes nach in-situ Ablation ursächlich verantwortlich ist, wird derzeit in weiterführenden experimentellen Studien untersucht.

Zusammenfassung

Hintergrund: Ziel der Studie war es, den Einfluß der in-situ Ablation und der chirurgischen Resektion von Lebertumoren auf das Wachstum residualen intrahepatischen Tumorgewebes zu vergleichen.

Methodik: Bei 90 Wag-Ratten erfolgte die Induktion von 2 Lebertumoren. Bei 30 Tieren wurde eine in-situ-Ablation mittels LITT und bei 30 Tieren eine anatomiegerechte Hemihepatektomie links durchgeführt. Der Referenztumor im rechten Leberlappen blieb in beiden Gruppen unbehandelt. Bei der Kontrollgruppe (n = 30) blieben beide Tumoren unbehandelt. Zu den Zeitpunkten 24, 48 und 96 h sowie 7, 10 und 21 d postinterventionell wurden je 5 Tiere einer jeden Gruppe getötet und das Volumen des unbehandelten Referenztumor bestimmt sowie die peritoneale Aussaat quantifiziert.

Ergebnisse und Schlußfolgerung: Nach chirurgischer Resektion resultiert ein beschleunigtes Wachstum residualen hepatischen Tumorgewebes im Vergleich zur unbehandelten Kontrollgruppe. Nach in-situ Ablation kommt es im Vergleich zur chirurgischen Resektion und unbehandelten Kontrolle zu einer Wachstumsverzögerung residualen hepatischen Tumorgewebes und zu einer geringeren die peritonealen Tumoraussaat.

Abstract

Background: The aim of this study was to compare the impact of the in-situ ablation and surgical resection of hepatic tumors on the growth of residual intrahepatic tumor tissue.

Methods: Two hepatic tumors were induced in each of 90 WAG rats. Thirty animals were treated by in-situ ablation using LITT; 30 underwent a left-sided hemihepatectomy. The reference tumor in the right liver lobe was left untreated in both groups. In the control group ($n = 30$) both tumors were left untreated. Five animals of each group were killed at 24 h, 48 h, 96 h, 7 d, 10 d, and 21 d after intervention. The volume of the untreated reference tumor was determined and peritoneal metastatic dissemination was quantified.

Results and Conclusion: Surgical resection leads to an accelerated growth of residual hepatic tumor tissue compared with the untreated control group. Following in-situ ablation, growth of the residual hepatic tumor tissue is retarded and peritoneal dissemination is reduced compared with the surgical resection group and the untreated controls.

Literatur

1. Germer CT, Albrecht D, Isbert C, Ritz J, Roggan A, Buhr HJ (1999) Diffusing fiber tip for the minimal-invasive treatment of liver tumors by interstitial laser coagulation (ILC) an experimental ex-vivo study. Lasers Med Sci 14: 32–39
2. Germer CT, Albrecht D, Roggan A, Buhr HJ (1998) Technology for in situ ablation by laparoscopic and image-guided interstitial laser hyperthermia. Sem Lap Surg 5: 195–203
3. Jiang WG, Hallett MB, Puntis MC (1993) Hepatocyte growth factor/scatter factor, liver regeneration and cancermetastasis. Br J Surg 80: 1368–1373
4. Matsumoto K, Nakamura T (1992) Hepatocyte growth factor: molecular structure, roles in liver regeneration, and other biological functions. Crit Rev Oncog 3: 27–54
5. Mizutani J, Hiraoka T, Yamashita R, Miyauchi Y (1992) Promotion of hepatic metastases by liver resection in the rat. Br J Cancer 65: 794–797
6. Morimoto H, Nio Y, Imai S, Shiraishi T, Tsubono M, Tseng CC, Tobe T (1992) Hepatectomy accelerates the growth of transplanted liver tumor in mice. Cancer Detect Prev 16: 137–147
7. Panis Y, Ribeiro J, Chretien Y, Nordlinger B (1992) Dormant liver metastases: an experimental study. Br J Surg 79: 221–223
8. Taylor I (1996) Liver metastases from colorectal cancer: lessons from past and present clinical studies. Br J Surg 83: 456–460
9. Vogl, TJ, Mack MG, Straub R, et al. (1997) Percutaneous MRI-guided laser-induced thermotherapy for hepatic metastases for colorectal cancer. Lancet 350: 29

Korrespondenzadresse: Priv.-Doz. Dr. med. C.-T. Germer, Chirurgische Klinik I, Abteilung für Allgemein-, Gefäß- und Thoraxchirurgie, Universitätsklinikum Benjamin Franklin, Freie Universität Berlin, Hindenburgdamm 30, 12200 Berlin

Adjuvante intraoperative Photodynamische Therapie (PDT) nach Photosensibilisierung mit mTHPC im CC531 Kolonkarzinom Model der Nacktmaus

Adjuvant intraoperative photodynamic therapy (PDT) after photosensitization with mTHPC in a CC531 colon carcinoma model in immunodeficient mice

J. Gahlen[1], S. Winkler[1], R. L. Prosst[1], M. Rheinwald[2], Th. Haase[2] und Ch. Herfarth[1]

[1] Chirurgische Universitätsklinik Heidelberg
[2] Deutsches Krebsforschungszentrum Heidelberg

Einleitung

Die 5-Jahres-Überlebensrate bei colorektalen Karzinomen sinkt bei erfolgter R1/R2 Resektion (mikroskopischer/makroskopischer Tumorrest nach Resektion) drastisch. Lokalrezidive treten nach radikaler Resektion bei lokal fortgeschrittenen colorektalen Karzinomen in bis zu 60% der Fälle auf. Durch adjuvante Therapiemaßnahmen soll das Lokalrezidivrisiko gesenkt und rezidivfreies Überleben verlängert werden [1–3].

Die Photodynamische Therapie (PDT) ist als adjuvante, intraoperative Anwendung zur lokalen Tumorbettbestrahlung nach Tumorresektion bisher nicht klinisch etabliert, aber in experimentellen Studien sehr erfolgversprechend eingesetzt worden [4–6]. Das Wirkungsprinzip der PDT beruht dabei auf einer weitgehend selektiven Anreicherung einer photoaktiven Substanz, dem Photosensitizer (PS), in Tumorzellen. Der PS kann durch Licht einer bestimmten Wellenlänge angeregt werden. Es kommt zu einer tumorspezifischen intrazellulären Sauerstoffradikalbildung mit subsequenter, zytotoxischer Tumorzerstörung.

Die PDT mit den bisher zur Verfügung stehenden Photosensitizern wie z. B. Photofrin II®, ist mit zahlreichen Problemen behaftet, wie geringe Tumorakkumulation, schlechte Tumorspezifität und langanhaltende, allgemeine Lichtempfindlichkeit der Patienten.

In der vorliegenden Forschungsarbeit wurde ein neuerer PS, das meta-Tetrahydroxyphenylchlorin (mTHPC), im Hinblick auf dessen Anreicherungsverhalten im Tumor und die mit der PDT erzielte Rezidivfreiheit nach R1/R2 Resektion in einem Tumormodell untersucht.

Methodik

Voraussetzung der Studie war die Etablierung eines geeigneten Tiermodells zur Tumorinokulation. Dabei konnten an immundefizienten Nacktmäusen (Swiss CD1 nu/nu, n = 34) durch subkutane Injektion von CC531 Kolon-Karzinomzellen in den Hinterlauf erfolgreich Tumore erzeugt werden. Nach Erreichen einer Tumorgröße von 1 cm im Durchmesser erfolgte bei 18 Tieren die intraperitoneale Applikation des PS (0,3 mg/kg KG) zur systemischen Photosensibilisierung und nach einer Anreicherungszeit von 72 h die subsequente R1/R2-Resektion des Tumors. Zur Quantifizierung der PS-Akkumulation im Gewebe wur-

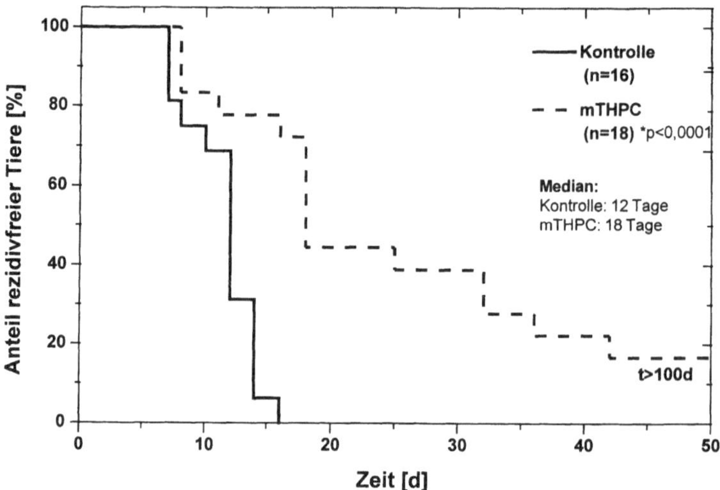

Abb. 1. Redzidivfreier Verlauf nach Kaplan-Meier; Vergleich der mit mTHPC-PDT behandelten Tiere zur Kontrollgruppe

den spektrometrische Messungen am maximalen Fluoreszenz-Emissionspeak von mTHPC bei 652 nm von Tumor, Haut, sowie Muskel als Referenzgewebe, durchgeführt. Anschließend erfolgte die PDT des Tumorbetts mit 5 J/cm² bei 652 nm. Die dafür notwendigen Bestrahlungsmodalitäten (Bestrahlungszeit, -leistung und -fläche) wurden in Vorversuchen ermittelt. Nach intraoperativer PDT des Resektionsbettes wurde der therapeutische Effekt anhand der rezidivfreien Zeit gemessen und mit einer Kontrollgruppe (Resektion ohne PDT, n = 16) verglichen.

Ergebnisse

Die spektrometrischen Messungen zeigten ein 2,8fach höheres Akkumulationsvermögen von mTHPC im Tumorbett als im als Referenzgewebe dienenden Muskel auf. Innerhalb des Tumors waren nur geringe Unterschiede in der PS-Verteilung zwischen Tumormitte und -bett/randbereich erkennbar. Als Hinweis auf die systemische Verteilung des PS wies die Haut eine 2,7fach höhere Anreicherung von mTHPCals die Muskulatur auf.

Die rezidivfreie Zeit betrug bei der Kontrollgruppe im Durchschnitt 11,4 Tage (Median 12 Tage). Die rezidivfreie Zeit konnte durch den Effekt der PDT auf durchschnittlich 33,3 Tage (Median 18 Tage) signifikant (Log-Rank Test p< 0,0001, Wilcoxon Test p< 0,005) verlängert werden (Abb. 1).

Schlußfolgerung

Fortgeschrittene kolorektale Tumorerkrankungen erlauben oft nur eine unvollständige Resektion der Neoplasie, lokale Tumorezidive sind als Folge wahrscheinlich. In dieser Situation sind adjuvante Therapiemaßnahmen zur lokalen Tumorkontrolle sinnvoll. Chemotherapie und Radiatio zeigen nur begrenzte Erfolge und sind zum Teil mit erheblichen Nebenwirkungen und Risiken behaftet. Die intraoperative PDT stellt eine vielversprechende Alternative dazu dar, mit den Vorteilen einer hohen Tumorselektivität, wenigen unerwünschten Wirkungen und einer prinzipiell unendlichen Wiederholbarkeit des Verfahrens. Die spektrometrischen Daten der Studie einen liefern einen indirekten Beweis, daß mTHPC gute lokale Anreicherungscharakteristika im Tumor als Voraussetzung zur adjuvanten intraoperativen PDT besitzt. Die Betrachtung der rezidivfreien Zeit, als Maß des therapeutischen Erfolgs der PDT bewies eine deutliche Verlängerung bis zum Auftreten lokaler Rezidive.

Die durch die Studie gewonnenen Erkenntnisse dienen als Grundlage zum klinischen Einsatz der PDT zur intraoperativen Tumorbettbestrahlung nach Tumorresektion. Das Gesamtziel der lokalen Tumorkontrolle und Verlängerung der rezidivfreien Zeit konnte erreicht werden. Zukünftige, klinische Studien sind essentiell, um den Stellenwert der PDT im Vergleich zu anderen Therapieoptionen hervorheben zu können.

Zusammenfassung

Hintergrund: Lokalrezidive treten nach radikaler Resektion bei lokal fortgeschrittenen Rektumkarzinomen in bis zu 60% der Fälle auf. Durch adjuvante Therapiemaßnahmen soll das Lokalrezidivrisiko gesenkt und rezidivfreies Überleben verlängert werden. Der in colorektalen Karzinomen anreichernde Photosensitiser (PS) mTHPC (meso-Tetrahydroxyphenylchlorin) kann durch Laserlichtanregung einer definierten Wellenlänge zur selektiven Tumorzellzerstörung führen (Photodynamische Therapie, PDT). Ziel dieser Studie war es, die Wirksamkeit der PDT nach Photosensibilisierung mit mTHPC als adjuvante intraoperative Therapiemaßnahme in einem Tumormodel zu überprüfen.

Methodik: Bei 18 immundefizienten Nacktmäusen (Swiss CD1 nu/nu) wurde ein Colonkarzinom (CC531) in den Hinterlauf subkutan implantiert. Nach Wachstum und Erreichen eines Tumordurchmessers von 1 cm erfolgte die systemische Photosensibilisierung mit mTHPC (0,3 mg/kg KG). Nach 72 Stunden Akkumulationszeit wurde eine subtotale Tumorresektion (Simulation R1/R2 Resektion) in Ketanest/Dormicum Narkose durchgeführt. Das Resektionsbett wurde anschließend intraoperativ mit einem Argon-Dye-Laser bei 652 nm mit 5 J/cm² bestrahlt. Postoperativ wurde das rezidivfreie Überleben im Vergleich zu einer Kontrollgruppe (n = 16), in der ausschließlich eine Tumorresektion durchgeführt wurde, gemessen.

Ergebnisse: Die spektrometrisch (OMA, Optical Multichannel Analyser) ermittelte Anreicherung von mTHPC im Vergleich zu gesundem Referenzgewebe war um den Faktor 2,81 (Muskel) bzw. 2,70 (Haut) höher. Die durchschnittliche rezidivfreie Zeit war in der Kontrollgruppe 11,4 Tage, in der mit intraoperativer PDT behandelten Gruppe war sie signifikant (Wilcoxon Test, p < 0,005) auf 33,3 Tage (2,92 fache) verlängert.

Schlußfolgerung: Eine Photosensibilisierung mit mTHPC führt zu einer tumorselektiven Anreicherung des PS im CC531 Kolonkarzinom. Die intraoperative PDT nach Photosensibilisierung mit mTHPC und Simulation der R1/R2 Resektion führte in unserem Tiermodel zu einer signifikanten Verlängerung des rezidivfreien Überlebens im Vergleich zu einer Kontrollgruppe.

142

Abstract

Background: Lokal recurrence of colorectal tumours after radical resection of carcinoma is found in up to 60% depending on type, grade and stage of the tumour. Adjuvant therapeutic methods are employed to reduce local tumour recurrence and increase survival rates. The photosensitizer (PS) mTHPC (meso-tetrahydroxyphenylchlorin) is capable of causing selective tumour cell death in colon carcinoma by laser light irradiation of a PS-specific wavelength (photodynamic therapy, PDT). The aim of this study was to evaluate the efficiency of PDT as an adjuvant intraoperative modality after photosensitization with mTHPC in a colon cancer model in mice.

Methods: Tumour growth was induced by subcutaneous implantation of a CC531 colon carcinoma in 18 immunodeficient mice (SWISS CD1 nu/nu). After reaching a tumour size of 1.0 cm in diameter, the PS was applied intraperitoneally (0.3 mg/kg KG). After a photosensitization time of 72 h the tumour was subtotally resected (R1/R2 situation). Subsequently, PDT was performed by irradiation of the tumour bed with an argon-dye laser of 652 nm and 5 J/cm^2. Recurrence-free survival time was measured and compared with a control group of animals ($n = 16$) treated by tumour resection without PDT.

Results: Point spectrofluorometry showed a 2.81 higher accumulation of mTHPC in the tumour bed and a 2.70 higher accumulation in the skin, with muscle as reference tissue. The average recurrence-free time was significantly longer in the PDT group (33.3 days) as in the control group (11.4 days; Wilcoxon test; $P < 0.005$).

Discussion: Photosensitization with mTHPC leads to a relatively selective tumour accumulation of the PS in CC531 colon carcinoma. Adjuvant intraoperative PDT after R1/R2 resection of the tumour using mTHPC as PS is able to achieve a significantly prolonged recurrence-free survival time.

Literatur

1. Midgley R, Kerr D (1999) Colorectal cancer. Lancet 353: 391–399
2. Stewart JM, Zalcberg JR (1998) Update on adjuvant treatment of colorectal cancer. Curr Opin Oncol 10: 367–374
3. Dube S, Heyen F, Jenicek M (1997) Adjuvant chemotherapy in colorectal carcinoma: results of a meta-analysis. Dis Colon Rectum 40: 35–41
4. Abulafi AM, DeJode ML, Allardice JT, Ansell JK, Williams NS (1997) Adjuvant intraoperative photodynamic therapy in experimental colorectal cancer using a new photosensitizer. Br J Surg 84: 368–371
5. Harlow SP, Rodriguez-Bigas M, Mang T, Petrelli NJ (1995) Intraoperative photodynamic therapy as an adjunct to surgery for recurrent rectal cancer. Ann Surg Oncol 2: 228–232
6. Gossner L, Borrmann J, Ernst H, Sroka R, Hahn EG, Ell C (1994) Photodynamische Therapie: Erfolgreiche Destruktion humaner Kolonkarzinome mit neuen Photosensibilisatoren – ein Vergleich. Lasermedizin 10: 183–189

Korrespondenzadresse: Dr. med. J. Gahlen, Chirurgische Universitätsklinik, Kirschnerstraße 1, 69120 Heidelberg, Telefon: 06221 56-2889, Fax: 06221 56-6146, e-mail: johannes_gahlen@med.uni-heidelberg.de

Anti-CEA-Immunradiatio (^{131}I-Anti-CEA-Ak FO23C5 und MN-14) versus konventionelle Chemotherapie (LV/5-FU und Irinotecan) in der Behandlung kolorektaler Lebermetastasen im Nacktmaus-Modell

Anti-CEA-immunoradiation (^{131}I-Anti-CEA-Ak FO23C5 and MN-14) vs. conventional chemotherapy (LV/5-FU and irinotecan) in the therapy of colorectal metastases in nude mice model

T. Liersch[1], Th. Behr[2], S. Gratz[2], A. Fayyazi[3], W. Becker[2] und H. Becker[1]

[1] Abteilung Allgemeinchirurgie
[2] Abteilung Nuklearmedizin
[3] Abteilung Pathologie, Universitätsklinik Göttingen

Einleitung

In Deutschland erkranken jährlich ca. 47 000 Frauen und Männer an einem kolorektalen Karzinom. Bei 50% der Patienten treten syn- oder metachrone Lebermetastasen auf, wobei in 15–25% der Fälle die Leber isoliert betroffen ist. Die Durchführbarkeit einer Ro-Resektion wird von der Größe, der Anzahl und der Lokalisation der kolorektalen Leberfiliae bestimmt [1] und ist nur in 5–10% der Patienten möglich. Somit ist jährlich mit 2 000 Patienten zu rechnen, die bei mittlerweile geringer operativer Morbidität und Mortalität einer Ro-Leberteilresektion [2] als der alleinig potentiell kurativen Therapie zugeführt werden können. Die intrahepatische Rezidivrate nach erfolgter Ro-Lebermetastasen-Resektion beträgt gegenwärtig 65%. In 20–40% liegt wiederum ein alleiniges intrahepatisches Rezidiv vor [3, 4] das einer erneuten Operation zugänglich ist. Insgesamt scheint die Inzidenz der intrahepatischen Rezidive durch die zum Zeitpunkt der Ro-Resektion unerkannte Mikrometastasierung in der Restleber determiniert zu sein. Die bisherigen adjuvanten systemischen/regionalen Chemotherapien bewirkten keine eindeutige Lebensverlängerung, sondern allenfalls ein verzögertes Auftreten der intrahepatischen Rezidive innerhalb des 1.–3. Jahres nach erfolgter primärer Lebermetastasenresektion [5].

Da die bisherige adjuvante Zytostatikatherapie nur einen fraglichen Prognosevorteil im Überleben [ÜL] bietet, wird neben den z. Zt. laufenden Therapiestudien unter Einsatz von Folinsäure (Leukovorin = LV)/5-Fluorouracil (5-FU) bzw. Irinotecan nach weiteren Therapiestrategien [6, 7] gesucht. Eine neue Behandlungsoption zur Vermeidung fernmetastatischer Rezidive scheint dabei die Anti-CEA-Radioimmuntherapie (RAIT) unter Verwendung der monoklonalen murinen ^{131}I-Anti-CEA Antikörper FO23C5 (murines IgG$_1$; niedrige Bindungsaffinität; $K_a = 10^7$ l/mol) [8] und MN-14 (murines IgG$_1$; hohe Bindungsaffinität; $K_a = 10^9$ l/mol) darzustellen.

In der vorliegenden Untersuchung sollte an einem Nacktmaus-Lebermetastasen-Modell für kolorektale Karzinome der Effekt der RAIT [9] gegenüber der Standardchemotherapie mit LV/5-FU bzw. Irinotecan verglichen werden. Zudem wurde mit den mono-

Tabelle 1. Therapie von per intralienaler Karzinomzell-Injektion induzierten kolorektalen Lebermetastasen im Nacktmaus-Modell mit konventioneller Chemotherapie versus Anti-CEA-Immunradiatio

n = 30 je Kollektiv	Systembehandlung am 10. Tag nach TU-Induktion	Systembehandlung am 20. Tag nach TU-Induktion	Ergebnisse nach 6,5 Monaten
Kontrolle	–	–	letal in 6–8 Wochen
Gruppe A1	1×F023C5-CEA-Ak ($K_a = 10^7$ l/mol)	–	CR in 20%
Gruppe A2	–	1×F023C5-CEA-Ak ($K_a = 10^7$ l/mol)	CR in 0%, aber 70% survival
Gruppe B1	1×MN-14-CEA-Ak ($K_a = 10^9$ l/mol)	–	CR in 80%
Gruppe B2	–	1×MN-14-CEA-Ak ($K_a = 10^9$ l/mol)	CR in 20%
Gruppe C	1×LV/5-FU (d 1–5) (1,5 mg LV + 0,6 mg 5-FU)	–	letal in 7–11 Wochen
Gruppe D	1×Irinotecan (d1) (2 mg)	–	letal in 12–19 Wochen

klonalen ^{131}I-Anti-CEA-Antikörpern die Verträglichkeit, Toxizität, Pharmakokinetik, Dosimetrie und therapeutische Effektivität im Mausmodell geprüft.

Methoden

Mittels intralienaler Injektion einer 10%-igen Tumorzellsuspension der humanen Kolonkarzinom-Zell-Linie GW-39 wurden bei den Nacktmäusen (jedes dargestellte Kollektiv umfaßte n = 30 Nacktmäuse) multiple Lebermetastasen induziert. Gegenüber der unbehandelten Kontrollgruppe (Kontrolle, n = 30) wurden die Mäuse am 10. (Gruppe A1, n = 30) bzw. am 20. Tag (Gruppe A2, n = 30) nach erfolgter TU-Zell-Impfung mit dem ^{131}I-Anti-CEA-Ak F023C5 (murines IgG_1; niedrige Bindungsaffinität; $K_a = 10^7$ l/mol) und die Gruppe B (n = 30) mit dem ^{131}I-Anti-CEA-Ak MN-14 (murines IgG_1; hohe Bindungsaffinität; $K_a = 10^9$ l/mol) behandelt. Die Versuchstiergruppe C (n = 30) erhielt 1 Zyklus LV/5-FU (Dosis: 1,5 mg LV i. v. vor 0,6 mg 5-FU i. v., Tag 1–5) und Gruppe D (n = 30) 1 Zyklus Irinotecan (Dosis: 2 mg i. v.) in der maximal tolerablen Dosis (MTD) [10]. Nach 6,5 Monaten wurden alle überlebenden Nacktmäuse seziert, und die Leberpräparate als Orte der primären Lebermetastasierung histopathologisch aufgearbeitet.

Ergebnisse und Diskussion

Wie in der Tabelle 1 dargestellt, verstarben die unbehandelten Nacktmäuse (Kontrolle) innerhalb von 6–8 Wochen an ihrer progredienten Lebermetastasierung. Die ÜL-Zeit verlängerte sich gegenüber der Kontrolle unter Einfluß von LV/5-FU (Gruppe C) um 1–3 Wochen, wohingegen die Irinotecan-Zytostase zu einer 5–8 wöchigen ÜL-Verlängerung (Gruppe D) führte. Im Gegensatz dazu konnte mit der 1× Gabe des ^{131}I-Anti-CEA-Ak F023C5

(Gruppe A1) eine komplette Remission (CR) in 20% der Fälle und mit dem ^{131}I-Anti-CEA-Ak MN-14 (Gruppe B1) sogar in 80% der Fälle erreicht werden, sofern die Therapie 10 Tage nach der Karzinomzell-Impfung eingeleitet wurde. Wurden die Nacktmäuse erst am 20. Tag therapiert, so erreichte der ^{131}I-Anti-CEA-Ak Fo23C5 (Gruppe A2) lediglich eine Verlängerung der ÜL ohne CR. Der ^{131}I-Anti-CEA-Ak MN-14 (Gruppe B2) konnte immerhin noch in 20% der Fälle eine CR erreichen. Histologisch ließen sich in den überlebenden (> 6 Monate) Tieren mit CR keine vitalen Tumorzellen mehr nachweisen.

Der Einsatz der ^{131}I-Anti-CEA-Ak scheint bei der "small volume" Tumormanifestation in der Leber der Standardchemotherapie mit Folinsäure/5-Fluorouracil überlegen zu sein (siehe Tabelle). Ein frühzeitiger Therapiebeginn verspricht bei geringem Nebenwirkungsprofil die größten Aussichten auf eine komplette Remission (CR). Weitere Studien, insbesondere klinische Phase I/II-Studien unter Gebrauch der humanisierten Form des MN-14, des hMN-14, müssen Aufschluß über die Wirksamkeit bei hepatisch metastasierten Patienten geben.

Zusammenfassung

Hintergrund: Zum Zeitpunkt der Ro-Resektion kolorektaler Karzinome sind bereits bei > 50% der Patienten okkulte Mikrometastasen nachweisbar und stellen damit den potentiell das Gesamtüberleben (ÜL) limitierenden Faktor aufgrund einer zu erwartenden Fernmetastasierung (zumeist in die Leber) dar. Da die bisherige adjuvante Zytostatikatherapie nur einen fraglichen Prognosevorteil im ÜL bietet, wird neben den z. Zt. laufenden Therapiestudien unter Einsatz von Folinsäure (Leukovorin = LV)/5-FU bzw. Irinotecan nach weiteren Therapiestrategien gesucht. Eine neue Behandlungsoption zur Vermeidung fernmetastatischer Rezidive scheint die Anti-CEA-Radioimmuntherapie (RAIT) unter Verwendung der monoklonalen murinen ^{131}I-Anti-CEA Antikörper Fo23C5 und MN-14 darzustellen. In einem Nacktmaus-Lebermetastasen-Modell für kolorektale Karzinome sollte der Effekt der RAIT gegenüber der Standardchemotherapie mit LV/5-FU bzw. Irinotecan verglichen werden.

Methodik: Mittels intralienaler Injektion einer 10%-igen Tumorzellsuspension der humanen Kolonkarzinom-Zell-Linie GW-39 wurden bei den Nacktmäusen multiple Lebermetastasen induziert. Gegenüber der unbehandelten Kontrollgruppe (n = 30) wurden die Mäuse am 10. (Gruppe A1, n = 30) bzw. am 20. Tag (Gruppe A2, n = 30) nach erfolgter TU-Zell-Impfung mit dem ^{131}I-Anti-CEA-Ak Fo23C5 (murines IgG_1; niedrige Bindungsaffinität; $K_a = 10^7$ l/mol) und die Gruppe B (n = 30) mit dem ^{131}I-Anti-CEA-Ak MN-14 (murines IgG_1; hohe Bindungsaffinität; $K_a = 10^9$ l/mol) behandelt. Die Versuchstiergruppe C (n = 30) erhielt 1 Zyklus LV/5-FU (Dosis: 1,5 mg LV i. v. vor 0,6 mg 5-FU i. v., Tag 1–5) und Gruppe D (n = 30) 1 Zyklus Irinotecan (Dosis: 2 mg i. v.) in der maximal tolerablen Dosis (MTD). Nach 6,5 Monaten wurden alle überlebenden Nacktmäuse seziert, und die Leberpräparate als Orte der primären Lebermetastasierung histopathologisch aufgearbeitet.

Ergebnisse: Die unbehandelten Nacktmäuse (Kontrollgruppe) verstarben innerhalb von 6–8 Wochen an ihrer progredienten Lebermetastasierung. Die ÜL verlängerte sich dem gegenüber unter LV/5-FU (Gruppe C) um 1–3 Wochen, wohingegen die Irinotecan-Zytostase zu einer 5–8 wöchigen ÜL-Verlängerung (Gruppe D) führte. Im Gegensatz dazu konnte mit der 1× Gabe des ^{131}I-Anti-CEA-Ak Fo23C5 eine komplette Remission (CR) in 20% der Fälle und mit dem ^{131}I-Anti-CEA-Ak MN-14 sogar in 80% der Fälle erreicht werden, sofern die

Therapie 10 Tage nach der TU-Zell-Impfung eingeleitet wurde. Wurden die Nacktmäuse erst am 20. Tag therapiert, so erreichte der ^{131}I-Anti-CEA-Ak Fo23C5 lediglich eine Verlängerung der ÜL-Zeit ohne CR. Der ^{131}I-Anti-CEA-Ak MN-14 konnte immerhin noch in 20% der Fälle eine CR erreichen. Histologisch ließen sich in den überlebenden (> 6 Monate) Tieren mit CR keine vitalen Tumorzellen mehr nachweisen.

Schlußfolgerung: Der Einsatz der ^{131}I-Anti-CEA-Ak scheint bei der "small volume" Tumormanifestation in der Leber der Standardchemotherapie überlegen zu sein. Ein frühzeitiger Therapiebeginn verspricht bei geringem Nebenwirkungsprofil die größten Aussichten auf eine CR. Weitere Studien, insbesondere klinische Phase I/II-Studien unter Gebrauch der humanisierten Form des MN-14, des hMN-14, müssen Aufschluß über die Wirksamkeit bei hepatisch metastasierten Patienten geben.

Abstract

Background: At the time of Ro resection of colorectal cancer, occult micrometastases are present in > 50% of the patients, and seem to be the limiting factor for overall survival. Especially the liver is the most frequent site of apparent metastatic disease. Frequently, adjuvant chemotherapy is unable to prevent cancer recurrence. Thus, beyond standard chemotherapy like leucovorin (LV)/5-FU or irinotecan, new therapeutic strategies like the anti-CEA-radioimmunotherapy (RAIT) are warranted. In this study we aimed to establish a model of human colon cancer metastatic to the liver of nude mice in order to assess the therapeutic efficacy of the radioimmunotherapy with the monoclonal ^{131}I-labeled murine anti-CEA-IgG$_1$ antibody (MAb) Fo23C5 and with the anti-CEA Mab, MN-14, compared to standard chemotherapy with LV/5-FU or irinotecan.

Methods: Multiple liver metastases of the colon cancer cell line, GW-39, were induced by intrasplenic injection of a 10% tumor cell suspension. Whereas controls were left untreated, the RAIT was initiated on day 10 or 20 after tumor inoculation with the low-affinity anti-CEA MAb, Fo23C5 ($K_a = 10^7$ l/mol), or the high-affinity-anti-CEA MAb, MN 14 ($K_a = 10^9$ l/mol), or chemotherapy at their respective maximally tolerated doses (MTD). After 6.5 months all surviving mice were killed and histologically investigated.

Results: After tumor inoculation the untreated controls died from rapidly progressing hepatic metastases at 6–8 weeks. The lifespan of mice treated with LV/5-FU was prolonged by only 1–3 weeks, whereas irinotecan led to a 5–8 week prolongation of survival. In contrast, at their MTDs, Fo23C5 led to a < 20% and the high-affinity MAb, MN-14, to an 80% permanent cure rate, when initiating therapy at 10 days after tumor inoculation. In the 20-day-old metastatic stage, although prolonging life, Fo23C5 was unable to achieve cures, whereas MN-14 was successful in 20% of cases. Histologically, no remaining viable cancer cells could be demonstrated in these animals surviving > 6 months.

Conclusion: Our data suggest that, in small-volume disease, RAIT may be superior to standard chemotherapy. After RAIT the response rates in nude mice are better than with conventional chemotherapy, but with fewer side-effects. In particular, ongoing phase I/II studies with MAbs of higher affinity like the humanized MN-14 (hMN-14) will demonstrate the therapeutic efficacy in patients with metastatic colorectal cancer.

Literatur

1. Jaeck D, Bachellier P, Guiguet M, Boudjema K, Vaillant JC, Balladur P, Nordlinger B (1997) Long-term survival following resection of colorectal hepatic metastases. Br J Surg 84: 977–980
2. Emond JC, Kelley SD, Heffron TG, Nakagawa T, et al. (1996) Surgical and anesthetic management of patients undergoing major hepatectomy using total vascular exclusion. Liver Transpl Surg 2: 91–98
3. Nordlinger B, Guiguet M, Vaillant JC, Balladur P, Boudjema K, Bachellier P, Jaeck D (1996) Surgical resection of colorectal carcinoma metastases to the liver. Association Francaise de Chirurgie. Cancer 77: 1254–1262
4. Scheele J, Stangl R, Schmidt K, Altendorf-Hofmann A (1995) Das Tumorrezidiv nach Ro-Resektion colorektaler Lebermetastasen. Chirurg 66: 965–973
5. Wanebo HJ, Chu QD, Avradopoulos KA, Vezeridis MP (1996) Current perspectives on repeat hepatic resection for colorectal carcinoma: a review. Surgery 119: 361–371
6. Rougier P, Van Cutsem E, Bajetta E, et al. (1998) Randomised trial of irinotecan versus fluorouracil by continuous infusion after fluorouracil failure in patients with metastatic colorectal cancer. Lancet 352: 1407–1412
7. Cunningham D, Pyrhönen S, James RD, Punt CJ, Hickish TF, Heikkila R, Johannesen TB, Starkhammar H, Topham CA, Awad L, Jacques C, Herait P (1998) Randomised trial of irinotecan plus supportive care versus supportive care alone after fluorouracil failure for patients with metastatic colorectal cancer [see comments]. Lancet 352: 1413–1418
8. Liersch T, Behr Th, Schlemminger R, Becker W, Becker H (1998) Diagnostik und Therapie von "minimal residual disease" (MRD) mit dem ^{131}I-markierten monoklonalen Anti-CEA-Antikörper Fo23C5 (^{131}I-Mo-Anti-CEA-Ak) nach kolorektaler Ro-Lebermetastasen-Resektion. Ergebnisse einer prospektiven Phase I/II-Studie. Viszeralchir 33: A47
9. Behr T, Becker W, Bair HJ, Klein M, Stühler CM, Cidlinsky KP, Scheele JR, Wolf FG (1995) Comparison of complete versus fragmented 99mTC-labeled anti-CEA monoclonal antibodies for immunoscintigraphy in colorectal cancer. J Nuc Med 36: 430–441
10. Behr TM, Sharkey RM, Juweid ME, Dunn RM, Siegel JA, Goldenberg DM (1997) Variables influencing tumor dosimetry in radioimmuno-therapy of CEA-expressing cancers with anti-CEA and anti-mucin monoclonal antibodies. J Nuc Med 38: 409–418

Korrespondenzadresse: Dr. med. T. Liersch, Abteilung Allgemeinchirurgie, Chir. Onkologie, Universitätsklinik Göttingen, Robert-Koch-Straße 40, 37075 Göttingen, Telefon: (St. 6014): 0551-396133, Fax (St. 6014): 0551-398775

Intraoperative Tumorzellaussaat während der Resektion von Lebermetastasen kolorektaler Karzinome

Intraoperative tumor cell shedding during resection for liver metastases of colorectal cancer

J. Weitz, M. Koch, P. Kienle, F. Willeke, Th. Lehnert, Ch. Herfarth und M. von Knebel Doeberitz

Sektion für Molekulare Diagnostik und Therapie, Sektion für Chirurgische Onkologie, Chirurgische Universitätsklinik, INF 110, Heidelberg

Einleitung

Trotz Ro-Resektion entwickeln 38–70% der Patienten mit Lebermetastasen kolorektaler Karzinome ein extrahepatisches Tumorrezidiv [1–4]. Diese Tumorprogression nach potentiell kurativer Resektion, ist nur durch eine prä- oder intraoperative Tumorzelldissemination zu erklären. Der genaue Stellenwert einer intraoperativen, mechanisch induzierten Tumorzellaussaat ist bisher bei der Leberresektion nicht definiert. Während bei der Resektion eines primären kolorektalen Karzinoms durch Anwendung der „no-touch-isolation"-Methode versucht wird, eine intraoperative Tumorzellaussaat zu vermeiden, finden aus technischen Gründen entsprechende Methoden bei der Leberresektion keine routinemäßige Anwendung.

Ziel dieser Studie war die Bestimmung der Inzidenz der intraoperativen Tumorzellaussaat während der Resektion von Lebermetastasen kolorektaler Karzinome im Vergleich zu unseren Vorergebnissen der Tumorzellaussaat bei der Resektion kolorektaler Primärtumoren [5].

Methode

Der Tumorzellnachweis im Blut wurde mittels einer CK 20-RT-PCR durchgeführt [5, 6]. Hierzu wurden Blutproben (10 ml) durch eine Dichtegradientenzentrifugation aufgereinigt, dann erfolgte die RNA-Extraktion. Von den Tumorproben wurden Gefrierschnitte angefertigt, hieraus erfolgte direkt die RNA-Extraktion. Die RNA wurde spezifisch revers transkribiert (RT), das Produkt durch eine nested-CK 20-PCR amplifiziert.

Die Überprüfung der Spezifität der Tumorzelldetektion in Blutproben wurde in drei Schritten durchgeführt: Zunächst erfolgte die Analyse von Blutproben von 31 Normalpersonen, dann von 9 Patienten mit benignen gastrointestinalen Erkrankungen und ab-

Tabelle 1. Nachweisraten disseminierter Tumorzellen nach Resektionstyp, die Nachweisraten bei der Resektion von kolorektalen Primärtumoren entstammen Literaturstelle 5

Resektionstyp	Tumorzelldetektion			Cochran's Q-Test[a]
	präoperativ	intraoperativ	postoperativ	
Primärtumor (43 Patienten)	11/43 (25,6%)	17/43 (39,5%)	11/43 (25,6%)	p = 0,007
1 Lebersegment (14 Patienten)	3/14 (21,4%)	4/14 (28,6%)	2/14 (14,3%)	n. s.
≥2 Lebersegmente (24 Patienten)	6/24 (25%)	15/24 (62,5%)	9/24 (37,5%)	p = 0,008

[a] Tumorzelldetektion prä- bzw. postoperativ versus intraoperativ

schließend von 28 Patienten mit Kolon- bzw. Leberresektionen wegen benigner Erkrankungen (Blutentnahme prä-, intra- und postoperativ).

Die Studiengruppe bestand aus 38 Patienten, bei denen Lebermetastasen kolorektaler Karzinome reseziert wurden (Blutentnahme prä-, intra- und postoperativ).

Ergebnisse

1. *Spezifität der CK 20-RT-PCR*: Sämtliche untersuchten Blutproben der oben definierten Kontrollgruppe erbrachten ein negatives Ergebnis in der CK 20-RT-PCR, wodurch die Spezifität der verwendeten PCR gezeigt werden konnte.
2. *Sensitivität der CK 20-RT-PCR*: Bei Verdünnungsexperimenten mit der Zellinie HT-29 gelang der Nachweis von 10 Tumorzellen in 10 ml Blut (d. h. in etwa $0,5 - 1 \times 10^8$ Leukozyten).
3. *Klinische Daten*: Alle resezierten Metastasen zeigten eine CK 20-Expression. Bei 23 der 38 Patienten mit Leberresektion wegen Metastasen kolorektaler Karzinome (60,5%) gelang ein Tumorzellnachweis im Blut. Die Ergebnisse wurden nach Zeitpunkt der Blutentnahme und Resektionsausmaß stratifiziert und mit unseren Vorergebnissen des Tumorzellnachweises während der Resektion kolorektaler Primärtumoren verglichen (5) (Tabelle 1).

Ein ausschließlicher intra- bzw. intra- und postoperativer Tumorzellnachweis, als Hinweis auf eine intraoperative hämatogene Tumorzellaussaat, fand sich bei 41,7% der Patienten, bei denen zwei oder mehr Lebersegmente reseziert wurden, dagegen nur bei 14,3% der Patienten mit Resektion eines Lebersegmentes. Im Vergleich zu unseren Vorergebnissen, die bei der Resektion kolorektaler Primärtumoren eine Inzidenz einer intraoperativen Tumorzellaussaat von 19% zeigten [5], besteht bei der Resektion von zwei oder mehr Lebersegmenten ein signifikant erhöhtes Risiko einer intraoperativen Tumorzellaussaat (odds ratio 3,07, p = 0,05).

Diskussion

Die vorgestellten Ergebnisse zeigen, daß die Resektion von zwei oder mehr Lebersegmenten zu einem signifikanten Anstieg der intraoperativen Tumorzelldetektionsrate führt. Entsprechend der geringeren chirurgischen Manipulation läßt sich bei der Resektion eines Lebersegmentes ein solcher Effekt nicht nachweisen. Das statistisch signifikant höhere Risiko einer intraoperativen Tumorzellaussaat in der Gruppe der Leberresektionen im Vergleich zur Primärtumorresektion interpretieren wir als Folge der fehlenden Möglichkeit einer frühzeitigen Okklusion der venösen Drainage mit konsekutiver intraoperativer, mechanisch induzierter Tumorzellabschwemmung bei der Leberresektion. Durch veränderte Operationsstrategien (z. B. Hemihepatektomie von frontal [7, 8]) oder eine perioperative adjuvante Therapie kann möglicherweise die intraoperative Tumorzellaussaat bzw. deren Auswirkungen minimiert werden. Bevor diese Folgerungen in die klinische Routine eingeführt werden können, steht jedoch eine Überprüfung der klinischen Relevanz von disseminierten Tumorzellen aus.

Zusammenfassung

Hintergrund: Nach potentiell kurativer Resektion von Lebermetastasen kolorektaler Karzinome entwickeln 38–70% der Patienten, bedingt durch eine prä- oder intraoperative Tumorzellaussaat, ein extrahepatisches Tumorrezidiv. Ziel dieser Studie war die Bestimmung der Inzidenz der intraoperativen Tumorzellaussaat während der Resektion von Lebermetastasen kolorektaler Karzinome.

Methodik: Prä-, intra- und postoperativ gewonnene Blutproben von 38 Patienten mit Lebermetastasen eines kolorektalen Karzinoms wurden mittels einer CK 20-RT-PCR untersucht.

Ergebnisse: Für Patienten, bei denen ≥ 2 Lebersegmente reseziert wurden, konnte ein statistisch signifikanter Anstieg der Tumorzelldetektion intraoperativ nachgewiesen werden. Im Vergleich zur Resektion eines kolorektalen Primärtumors ergab sich ein signifikant erhöhtes Risiko einer intraoperativen Tumorzellaussaat bei der Resektion von ≥ 2 Lebersegmenten.

Schlußfolgerung: Nach Bestätigung der prognostischen Relevanz der disseminierten Tumorzellen kann möglicherweise durch veränderte operative Techniken oder adjuvante Therapieverfahren eine verbesserte Prognose für Patienten mit Lebermetastasen kolorektaler Karzinome erreicht werden.

Abstract

Background: Despite R_0 resection, up to 70% of patients with liver metastases of colorectal cancer develop extrahepatic tumor recurrence, caused by pre- or intraoperative tumor cell dissemination. The purpose of this study was to determine the incidence of intraoperative tumor cell shedding in patients undergoing resection of colorectal liver metastases.

Methods: Blood samples obtained pre-, intra- and postoperatively from 38 patients with liver metastases of colorectal cancer were analyzed using a CK 20-RT-PCR.

Results: In patients undergoing resection of ≥ 2 liver segments we were able to demonstrate a significant increase of tumor cell detection intraoperatively. Compared to resection of primary colorectal cancer, resection of ≥ 2 liver segments bears a significantly higher risk of intraoperative tumor cell shedding.

Conclusion: After demonstration of the prognostic relevance of this tumor cell dissemination, alternative operative strategies or adjuvant therapeutic regimens might be beneficial for patients undergoing liver resection for metastases of colorectal carcinoma.

Literatur

1. Ekberg H, Tranberg KG, Andersson R, Lundstedt C, Hägerstrand I, Ranstam J, Bengmark S (1987) Pattern of recurrence in liver resection for colorectal secondaries. World J Surg 11: 541–547
2. Lehnert T, Otto G, Herfarth Ch (1995) Therapeutic modalities and prognostic factors for primary and secondary liver tumors. World J Surg 19: 252–263
3. Nakamura S, Suzuki S, Baba S (1997) Resection of liver metastases of colorectal carcinoma. World J Surg 21: 741–747
4. Geoghegan JG, Scheele J (1999) Treatment of colorectal liver metastases. Br J Surg 86: 158–169
5. Weitz J, Kienle P, Lacroix J, Willeke F, Benner A, Lehnert Th, Herfarth Ch, von Knebel Doeberitz M (1998) Dissemination of tumor cells in patients undergoing surgery for colorectal cancer. Clin Cancer Res 4: 343–348
6. Weitz J, Kienle P, Magener A, Koch M, Schrödel A, Willeke F, Autschbach F, Lacroix J, Lehnert Th, Herfarth Ch, von Knebel Doeberitz M (1999) Detection of disseminated colorectal cancer cells in lymph nodes, blood and bone marrow. Clin Cancer Res 5: 1830–1836
7. Hohenberger P (1996) Hemihepatektomie rechts von frontal – Alternative zum konventionellen Vorgehen. Chirurg 67: 944–948
8. Lai ECS, Fan ST, Lo CM, Chu KM, Liu CL (1996) Anterior approach for difficult major right hemihepatectomy. World J Surg 20: 314–318

Korrespondenzadresse: Dr. J. Weitz, Chirurgische Universitätsklinik, Kirschnerstraße 1 (INF 110), 69120 Heidelberg, e-mail: juergen_weitz@med.uni-heidelberg.de

Schnelle Etablierung humaner Mammakarzinomzellinien durch SV40 large T Antigen-Immortalisierung: Ein neuer Ansatz für gentherapeutische Strategien?

Rapid generation of human mammary carcinoma cell lines by SV 40 large T-antigen immortalization: a novel approach for gene-therapeutic strategies?

K. Schumacher[1, 2], L.-P. Li[2], T. Blankenstein[2] und P. M. Schlag[1]

[1] Klinik für Chirurgie und Chirurgische Onkologie, Charité, Campus Buch, Robert-Rössle-Klinik am Max-Delbrück-Centrum für molekulare Medizin, Humboldt-Universität zu Berlin
[2] Tumorimmunologie und Gentherapie, Max-Delbrück-Centrum für molekulare Medizin, Berlin

Einleitung

Eine Voraussetzung für die Charakterisierung humaner Tumoren und die Entwicklung immuntherapeutischer Ansätze ist die Etablierung von Zellinien. Viele Tumoren exprimieren tumorassoziierte oder -spezifische Antigene, welche von tumorspezifischen zytotoxischen T-Lymphozyten (CTL) erkannt werden. Da deren Kultivierung jedoch die Verfügbarkeit einer Tumorzellinie voraussetzt, ist dieser Ansatz begrenzt durch die oftmals zu beobachtende Krise vieler primärer Zellen unter Kulturbedingungen. Ausnahmen bilden das maligne Melanom und das Nierenzellkarzinom, welche leichter zu kultivieren sind und für die eine Reihe tumorassoziierter und tumorspezifischer Antigene kloniert werden konnte.

Die Verwendung replikationsdefizienter Retroviren mit einem hohen Virustiter ermöglicht eine Infektion fast aller Zellarten, vorausgesetzt es erfolgt eine initiale Zellteilung. Pantel et al. [1] gelang die Etablierung von Zellinien aus Einzelzellen nach Mikroinjektion des large T (LT) Genes. Die kontinuierliche Expression von LT könnte jedoch die Antigenität der Zellen oder die Genexpression verändern oder zu Mutationen führen, die nicht spezifisch für den Tumor sind. Daher entwickelte Li et al. [2] eine Methode der transienten LT-Immortalisation mittels zweier retroviraler Vektoren. Mit Hilfe des ersten Retrovirus erfolgt die Infektion der Zellen durch das immortalisierende LT-Antigen. Mit einem zweiten Retrovirus, der die Bakteriophagenrekombinase Cre enthält, kann Rekombination und somit Deletion von LT in Sequenz (LoxP)-spezifischer Art [3] erfolgen.

Methodik

Zellkultur und Virusinfektion: Tumormaterial und korrespondierendes Normalgewebe wurde von Patientinnen mit Mammakarzinomen, die zuvor ihre schriftliche Einverständniserklärung gegeben hatten, während der Operation gewonnen. Das Gewebe wurde gewaschen in RPMI 1640 Medium, stromale und nekrotische Bezirke wurden entfernt, und die Proben wurden mit Skalpellen in etwa 1 mm³ große Stückchen geschnitten. Die Organoide wurden in 25 cm³ Flaschen in DME/F12 (Gibco BRL) Medium kultiviert, welches folgende Supplemente enthielt: 12,5 µg/ml EGF, 1 µg/ml Hydrocortison, 1 µg/ml Insulin, 10 µg/ml Transferrin, 15 nM Natriumselenit, 10 nM Trijodthyronin, 2 nM Östradiol, 2 mm L-Glutamin, 5% fetales Kalbsserum, 100 Units/ml Penicillin und 100 µg/ml Streptomycin. Die retrovirale Infektion erfolgte mit amphotropen Verpackungszellinien GP+envA12/LT mit einem Virustiter von 7×10⁴ cfu/ml sowie PA 317/Cre Zellen, die einen Virustiter von 5×10⁴ cfu/ml (Cre-puro) produzierten. Tumorzellen und Normalgewebe wurden infiziert mit virushaltigen Überständen unter Zugabe von 8 µg/ml Polyprene für 24 h wie zuvor beschrieben [2]. Die Selektion erfolgte in DME/F12 Medium mit 500 µg/ml Hygromycin (largeT) bzw. 1 µg/ml Gancyclovir (Negativselektion für largeT) oder 2 µg/ml Puromycin (Cre) für 10–14 Tage und begann 72 h nach Infektion.

Charakterisierung der Zellinien: Das Wachstumsverhalten nicht-infizierter und infizierter Zellen wurde verglichen. Die Expression verschiedener tumorassoziierter Antigene, darunter MAGE-A1, -A2, -A3, -A4, -A6, -A12 und NY-Eso-1 wurde mit RT-PCR untersucht wie zuvor beschrieben [4]. Direkte und indirekte Immunfluoreszenzanalysen dienten zum Nachweis von SV40 T-Antigen (pAb 416, Dianova, Hamburg), MAGE (Hybridomüberstände der murinen Antikörper 77B [5] und 57B [6]) und HLA-A, B, C (G46-2.6, Pharmingen). FITC-markierter Kaninchen anti-Maus IgG (Fab)₂ und PE-markierter Ziege anti-Maus IgG (Fab)₂ wurden als Zweitantikörper bzw. Isotypenkontrollen ohne Inkubation mit den Primärantikörpern verwendet. Die intrazelluläre MAGE-Detektion erfolgte wie zuvor beschrieben [7]. Die fluorzytometrischen Untersuchungen wurden an einem FACSCalibur durchgeführt (Becton Dickinson, Sunnyvale, CA).

Ergebnisse und Diskussion

Zellkulturen von 14 Patienten mit resezierten primären Mammakarzinomen und korrespondierendem Normalgewebe wurden angelegt, von denen 10 eine Bildung epithelialer Zellverbände innerhalb der ersten 2 Wochen zeigten (71% Erfolgsrate). Alle wachsenden Kulturen konnten mit LT infiziert werden und wurden infiziert oder uninfiziert weiterkultiviert. In allen Fällen, die mit dem LoxP-HyTk-largeT Virus infiziert worden waren, konnten proliferierende Zellkulturen innerhalb weniger Wochen beobachtet werden, wohingegen die nichtinfizierten Kulturen eine geringere Proliferation und eine Verringerung der Zellzahl von Passage zu Passage aufwiesen. Das Wachstumsverhalten in vitro entsprach nicht unbedingt den Wachstumscharakteristika in vivo. Dennoch benötigten die gut differenzierten Tumore eine längere Zeit, um epitheliale Zellverbände zu formen als die in vivo weniger differenzierten und schneller proliferierenden Tumore. 4 Tumorzellinien wachsen seit mehr als 2 Jahren in Kultur ohne Hinweis für eine Zellkrise. 4 von 10 Fällen exprimieren wenigstens ein Tumorantigen, alle dieser Linien sind HLA-A, B, C positiv. Interessanterweise zeigten die immortalisierten Zellen einen Wachstumsstillstand nach Deletion des large T Gens durch Infektion mit dem Retrovirus Cre-Puro. Eine Mammakarzinomzellinie zeigte nach über sechsmonatigem Wachstum nach Deletion von large T einen vollständigen Wachstumsstillstand, d. h. der large T-Gentransfer war Voraussetzung für den Erhalt dieser Zellinie und konnte eine frühe Zellkrise verhindern. Dies wurde darauf zurückgeführt, daß die SV 40 induzierte Immortalisierung in zwei Schritten verläuft, beginnend mit einer „Lebensverlängerung", die zurückzuführen ist auf seine Fähigkeit, die beiden Tumorsuppressoren p53 und Rb zu inaktivieren und die Zellalterung verzögert und einer darauf folgenden „Immortalisierung", die in einer Minderheit der Zellen erfolgt und von weiteren Faktoren abhängig ist [8].

Zusammenfassend können wir zeigen, daß LT die Zellen vor einer frühen Krise schützen kann. Diese Methode ermöglicht es, schneller eine große Anzahl primärer Tumorzellen zu gewinnen, von denen ein Teil dieser Zellinien bereits bekannte Tumorantigene exprimiert. Somit kann dieser Ansatz der molekularen und zellulären Charakterisierung humaner Tumoren sowie der Entwicklung neuer immuntherapeutischer Ansätze dienen.

Zusammenfassung

Hintergrund und Fragestellung: Die Etablierung von humanen Zellinien wurde bisher häufig limitiert durch die in der Regel nach einigen Passagen auftretende Krise der Zellen in Kultur. Zur Charakterisierung verschiedener Tumorentitäten und zur Entwicklung neuer adjuvanter Therapiekonzepte wurde ein System der transienten Immortalisierung entwickelt [2].

Methodik: Es wurden Zellkulturen von Tumor- und Normalgewebsresektaten primärer Mammakarzinome angelegt, in denen mit Hilfe eines Retrovirus das immortalisierende large T-Antigen (LT) exprimiert wurde. Mit einem zweiten Retrovirus kann das Gen für LT durch homologe Rekombination entfernt werden. Das Wachstumsverhalten nicht-immortalisierter und immortalisierter Zellen wurde verglichen. Die Zellinien wurden mit RT-PCR, Immunhistochemie und Fluorzytometrie hinsichtlich LT-, Tumorantigen- und HLA-Expression analysiert.

Ergebnisse: Aus 10 von 14 Mammakarzinomen konnten primäre Zellkulturen etabliert werden (71% Erfolgsrate). Alle wachsenden Kulturen konnten mit LT infiziert werden und wachsen ohne Hinweis für eine Krise, wohingegen nichtinfizierte Zellen in der Regel nach einigen Passagen entweder einen Proliferationsstop zeigen oder sterben. 4 Tumorzellinien wachsen seit mehr als 2 Jahren in Kultur ohne Hinweis für eine Zellkrise. 4 von 10 Fällen exprimieren wenigstens MAGE-A1, -A2, -A3, -A4, -A6, -A12 oder NY-Eso-1, alle dieser Linien sind HLA-A, B, C positiv.

Schlußfolgerung: Wir konnten zeigen, daß LT die Zellen vor einer frühen Zellkrise schützen kann. Diese Methode ermöglicht es, quantitativ schnell stabile Zellinien zu etablieren, von denen ein Teil bereits bekannte Tumorantigene exprimiert. Somit kann dieser Ansatz der molekularen und zellulären Charakterisierung humaner Tumoren sowie der Entwicklung neuer gentherapeutischer Ansätze dienen.

Abstract

Background: The establishment of cell lines from human tumor and normal epithelial cell material has been limited thus far by the frequently observable crisis in culture. This is one reason why, concerning the antigens recognized on human tumors by autologous cytolytic T-lymphocytes, most of those defined thus far have been identified on melanoma or renal cell carcinoma, tumors that are considered sensitive to an immune attack and that are relatively easy to culture. In order to obtain large quantities of stable cell lines from mammary carcinomas, a method of SV 40 large T (LT) immortalization was developed [2].

Methods: A retrovirus containing the gene which codes for large T was used for immortalization. If necessary, large T can be deleted by site-specific recombination with a second retrovirus containing the genes for the Cre recombinase. Tumor and normal cell cultures were LT-infected or were grown without infection. The growth characteristics of infected and noninfected cells were compared. Cell lines were analyzed by RT-PCR, direct and indirect immunofluorescence for the presence of LT, tumor-related antigens including MAGE-A1, -A2, -A3, -A4, -A6, -A12, NY-Eso-1, and MHC class I molecules.

Results: We could establish primary cell cultures from 10/14 tumors, representing a 71% success rate. All growing cell cultures could be LT-infected and grew without evidence for any cell crisis whereas the noninfected cells usually senesced after some passages. The growth rates in vitro did not necessarily reflect the in vivo growth patterns, but usually the well-differentiated tumors needed a longer time to form epithelial cell clusters than the in-vivo less differentiated and faster proliferating tumors. Four tumor lines have been growing continuously in culture for more than 2 years without any evidence of a cell crisis. Four of ten cases express at least one known tumor-associated antigen, all of which are HLA-A, B, C positive.

Conclusion: It could be demonstrated that LT prevented early cell crisis. This approach may facilitate molecular and cellular characterization of human tumors and may serve the development of gene-therapeutic strategies.

Literatur

1. Pantel K, Dickmanns A, Zippelius A, Klein C, Shi J, Hoechtlen-Vollmar W, Schlimok G, Weckermann D, Oberneder R, Fanning E, Riethmüller G (1995) Establishment of micrometastatic carcinoma cell lines: a novel source of tumor cell vaccines. J Natl Cancer Inst 87(15): 1162–1168
2. Li LP, Schlag PM, Blankenstein T (1997) Transient expression of SV 40 large T antigen by Cre/LoxP-mediated site- specific deletion in primary human tumor cells. Hum Gene Ther 8(14): 1695–1700
3. Gu H, Zou YR, Rajewsky K (1993) Independent control of immunoglobulin switch recombination at individual switch regions evidenced through Cre-loxP-mediated gene targeting. Cell 73(6): 1155–1164
4. Schumacher K, Haensch W, Roetzaad C, Kemmner W, Spagnoli GC, Schlag PM (1999:) Differences in MAGE expression patterns on upper gastrointestinal tract tumors depending on histotype and tumor stage. Submitted
5. Schultz-Thater E, Juretic A, Dellabona P, Luscher U, Siegrist W, Harder F, Heberer M, Zuber M, Spagnoli GC (1994) MAGE-1 gene product is a cytoplasmic protein. Int J Cancer 59(3): 435–439
6. Kocher T, Schultz TE, Gudat F, Schaefer C, Casorati G, Juretic A, Willimann T, Harder F, Heberer M, Spagnoli GC (1995) Identification and intracellular location of MAGE-3 gene product. Cancer Res 55(11): 2236–2239
7. Imro MA, Dellabona P, Manici S, Heltai S, Consogno G, Bellone M, Rugarli C, Protti MP (1998) Human melanoma cells transfected with the B7-2 co-stimulatory molecule induce tumor-specific CD8+ cytotoxic T lymphocytes in vitro. Hum Gene Ther 9(9): 1335–1344
8. Hahn WC, Counter CM, Lundberg AS, Beijersbergen RL, Brooks MW, Weinberg RA 1999: Creation of human tumour cells with defined genetic elements [see comments]. Nature 400(6743): 464–468

Korrespondenzadresse: Dr. Karin Schumacher, Charité, Campus Buch, Humboldt-Universität zu Berlin, Robert-Rössle-Klinik am Max-Delbrück-Centrum für Molekulare Medizin, Klinik für Chirurgie und Chirurgische Onkologie, Lindenberger Weg 80, 13125 Berlin; Fax: ++49-30-9417-1404; e-mail: kschuma@mdc-berlin.de

Höhere Gewebekonzentrationen von 5-FU durch 5-FU-PEG-Liposomen bei der extrakorporalen abdominellen Stop-Flow-Therapie

High tissue concentrations of 5-FU by 5-FU-PEG liposomes in extracorporal abdominal stop-flow therapy

U. Pohlen[1], G. Berger[1], M. Binnenhei[1], R. Reszka[2] und H. J. Buhr

[1] Chirurgische Klinik I des UKBF der Freien Universität Berlin
[2] Max Delbrück Centrum „DrugTargeting" RVK/Buch

Einleitung und Zielsetzung

Die Verwendung liposomal verkapselter Zytostatika führt zu einer Steigerung der Tumorkonzentration [1, 2]. Die Wirkstoffkonzentration im Tumorgewebe ist von entscheidender Bedeutung für den zytostatischen Effekt [3]. Für eine Konzentrationssteigerung um den Faktor 10 kann von einer Verdoppelung der Responsrate ausgegangen werden [4]. Verstärkt werden kann dieser Effekt durch die Reduktion des Blutflusses mit längerer Verweildauer am Tumor [5] und durch arterielle Gabe. Ziel der Arbeit war die Messung der 5-FU-Konzentration in verschiedenen Organen und im VX-2 Lebertumor nach verschiedenen Applikationen (i. v. versus intraaortal)

Material und Methoden

Bei 20 Chinchilla-Kaninchen mit einem VX-2 Lebertumor wurde über die linke a. und v. iliaca comm. ein Katheterverweilsystem implantiert. Auf die distale a. und v. iliaca comm. sowie oberhalb des truncus coeliakus und dem Einstrom der Lebervenen in die v. cava wurden Clips gesetzt. Arterieller und venöser Katheter wurden über eine Minipumpe kurzgeschlossen und das Abdomen 20 min unter hypoxischen Bedingungen mit einer Flußrate von 100 ml/min perfundiert. Gruppe I (n = 10) erhielt 50 mg 5-FU intraarteriell. Bei Gruppe II (n = 10) erfolgte die Gabe von 50 mg 5-FU-PEG-Liposomen ebenfalls intraarteriell über die Aorta. In Gruppe III (n = 10) wurde 50 mg i. v. über die Ohrvene injiziert. Ebenfalls über die Ohrvene wurden in Gruppe IV n = 10 50 mg 5-FU-PEG-Liposomen appliziert. Alle 5 Min. erfolgte die Bestimmung von pH-Wert und pO_2. Nach Beendigung der jeweiligen Therapie (20 min) wurden die Tiere getötet. Es wurden Leber, Tumor und paraaortale Lymphknoten entnommen und mit der HPLC die Konz. von 5-FU bestimmt. In den Gruppen I u. II mit intraaortaler Gabe wurde die Konz. von 5-FU im Serum und im Perfusat bestimmt. Bei den i. v.-Gruppen (III u. IV) konnte nur die Serumkonz. von 5-FU bestimmt werden.

Statistik: Die Mittelwerte der 5-FU-Konzentration in Kontroll-und Therapiegruppe wurden miteinander verglichen. Das Signifikanzniveau wurde mit dem Mann-Whitney Test überprüft.

Tabelle 1

	Gruppe I	Gruppe II	Gruppe III	Gruppe IV
Tumor	20,4 ± 6,2	87,6 ± 17,1	2,0 ± 0,3	14,59 ± 3,3
Leber	43,6 ± 8,3	158,4 ± 23,7	2,7 ± 0,7	147,8 ± 20,8
Lymphknoten	28,8 ± 9,1	13,1 ± 25,3	1,3 ± 0,8	16,8 ± 5,9
Perfusat	19,2 ± 8,4	72,3 ± 9,3	–	–
Serum	4,51 ± 2,2	5,8 ± 1,9	13,1 ± 2,4	20,9 ± 3,3
pH 5, 10, 15, 20 min	7.33, 7.21, 7.06, 7.00	7.23, 7.14, 7.03, 6.94	7.32, 7.36, 7.38, 7.38	7.38, 7.34, 7.40, 7.36
pO_2 5, 10, 5, 20 min	100, 48, 37, 22 mmHg	100, 22, 15, 12 mmHg	103, 101, 99, 98 mmHg	99, 101, 98, 98 mmHg

Ergebnisse

Konzentration von 5-FU in verschiedenen Organen nach 20 min. abdomineller Perfusion bzw. i. v.-Therapie (Tabelle 1).

Bei intraaortaler Gabe von 5-FU kommt es zu einer Steigerung der Konzentration um den Faktor 15 im Vergleich mit der Kontrollgruppe (5-FU systemisch). Durch 5-FU-PEG-Liposomen i. a. in Kombination mit einer Flußverzögerung läßt sich im Tumorgewebe die Konzentration im Vergleich zur i. v. applizierten Monosubstanz um den Faktor 40 und in den paraaortalen Lymphknoten (LK) sogar 100fach steigern. Die pH- und pO_2-Messungen zeigen während der Perfusion einen starken Abfall, was für eine suffiziente alleinige Perfusion des Abdomens spricht. Zum Ausschluß größerer Shuntvolumina wurden die Konzentrationen von 5-FU im Serum und Perfusat gemessen. Die Werte zeigten lediglich ein geringes Shuntvolumen.

Diskussion

Die Konzentration im Tumor war bei der Therapiegruppe mit intraaortal applizeirten 5-FU signifikant um den Faktor 15 höher (p< 0,01) als in der Kontrollgruppe mit systemischer Gabe von 5- FU. In den paraaortalen Lymphknoten kam es zu einer Steigerung der 5-FU-Konzentration um den Faktor 27. Durch den Einsatz von 5-FU-PEG-Liposomen lies sich die Konzentration im Tumorgewebe nochmals um den Faktor 4 signifikant (p< 0,01) steigern. Auch in den paraaortalen Lymphknoten zeigte sich eine weitere Konzentrations-steigerung. Die hohen Konzentrationen von 5-FU in den paraaortalen Lymphknoten ist eine interessante Beobachtung, da bei vielen fortgeschritten gastrointestinalen Tumoren eine solche Lymphknotenmetastasierung auftritt und kein geeigneter Therapieansatz zu Verfügung steht. Die abdominelle Stop-Flow-Therapie stellt ein neues Konzept bei der Therapie von inoperablen gastrointestinalen Tumoren dar. Erste klinische Ergebnisse zeigen ein gutes Ansprechen auf diese Therapieform. In vielen Fällen gelang ein down-staging mit anschließender kurativer Resektion [6]. Die Rolle von 5-FU unter Hypoxie wird in verschiedenen Arbeiten kontrovers diskutiert [7, 8]. Unsere Arbeit zeigt jedoch eine hohe Konzentration von 5-FU und seiner aktiven Metaboliten unter Hypoxie.

Zusammenfassung

Hintergrund: Die Verwendung liposomal verkapselter Zytostatika führt zu einer Steigerung der Tumorkonzentration. Verstärkt werden kann dieser Effekt durch die Reduktion des Blutflusses mit längerer Verweildauer am Tumor und durch arterielle Gabe. Durch die abdominelle Stop-Flow-Therapie wird ein separater Teilkreislauf mit einem definierten Flow über eine Rollerpumpe unter hypoxischen Bedingungen realisiert.

Methodik: Bei 20 Chinchilla-Kaninchen mit einem VX-2 Lebertumor wurde über die linke a. und v. iliaca comm. ein Katheterverweilsystem implantiert. Auf die distale a. und v. iliaca comm. sowie oberhalb des truncus coeliakus und dem Einstrom der Lebervenen in die v. cava wurden Clips gesetzt. Arterieller und venöser Katheter wurden über eine Minipumpe kurzgeschlossen und das Abdomen 20 min unter hypoxischen Bedingungen mit einer Flußrate von 100 ml/min perfundiert Bei weiteren 20 Chinchilla-Kaninchen wurde 5-FU über die Ohrvene systemisch appliziert.

Ergebnisse: Durch 5-FU-PEG-Liposomen i. a. in Kombination mit einer Flußverzögerung läßt sich im Tumorgewebe die Konzentration im Vergleich zur i. v. applizierten Monosubstanz um den Faktor 40 und in den paraaortalen Lymphknoten (LK) sogar 100fach steigern. Die pH- und pO_2-Messungen zeigen während der Perfusion einen starken Abfall, was für eine suffiziente alleinige Perfusion des Abdomens spricht.

Zusammenfassung: Bei intraaortalen Gabe von 5-FU-PEG-Liposomen läßt sich die Konz. von 5-FU im Tumor um das 40fache- und in paraaortalen Lymphknoten um das 100fache im Vergleich zur i. v.-Applikation steigern

Abstract

Background: Liposomally encapsulated cytostatics lead to an increased tumor concentration. This effect can be enhanced by reduced blood flow with longer tumor retention and by arterial application. In abdominal stop flow therapy, an isolated regional circulation with a defined flow is created via a roller pump under hypoxic conditions.

Methods: In 20 chinchilla rabbits with a VX-2 liver tumor, an indwelling catheter system was implanted via the common iliac artery and vein. Clips were placed on the distal common iliac vein and artery, above the celiac trunk, and the inflow from the hepatic veins into the vena cava. The arterial and venous catheter were connected via a minipump and the abdomen was perfused at a flow rate of 100 ml/min for 20 min under hypoxic conditions. In another 20 chinchilla rabbits, 5-FU was systemically applied via the ear vein.

Results: Compared to the i. v. applied monosubstance , intraarterially applied 5 FU-PEG liposomes combined with flow retardation increase the tumor tissue concentration by a factor of 40 and even by a factor of 100 in paraaortic lymph nodes. PH- and po_2 values decrease markedly during perfusion, indicating adequate perfusion of only the abdomen.

Conclusion: Compared to i. v. application, intraaortal application of 5-FU-PEG liposomes increases the concentration of 5-FU in the tumor by a factor of 40 and by 100 in the paraaortal lymph nodes.

Literatur

1. Delgado G, Potkul RK, Treat JA, Lewandowski GS, Barter JF, Forst D, Rahman A (1989) A phase I/II study of intraperitoneally administered doxorubicin entrapped in cardiolipin liposomes in patients with ovarian cancer. Am J Obst Gyne 160 (4): 812–816
2. Frangos DN, Killion JJ, Fan D, Fishbech R, Andrew C, Van-Eschenbach Fidler IJ (1990) Antitumor activity of liposome-encapsulated doxirubicin in advanced breast cancer phase II study. JNCI 82 (2): 1252–1258
3. Link KH, Aigner KR, Pillasch J, Ullrich J, Gansauge F, Kern DH (1993) Individual chemosensitivity testing for regional chemotherapy in a prospective correlative and a prospective decision aiding test . Reginal Cancer Treatment 5: 113–120
4. Collins J. (1984) Pharmakologic rationale for regional drug delivery. J Clin Onkol 2: 298–304
5. Frei E, Canellos GP (1980) Dose: critical factor in cancer therapy. Am J Med 69: 585–596
6. Müller H, Aigner KR (1990) Paliation of recurrent rectal cancer with intrarterial mitomycin C/5-FU via Jet Port aortic bifurcation catheter. Reg Cancer Treat 3: 147–151
7. Eibel-Eibesfeld B, Störz V, Kummermehr J, Schalhorn A (1988) Basic investigations on interaction of 5-FU and tumor ischemia in the treatment of liver malignancies. In: Schlag P, Hohenberger P, Metzger U (eds) Combined Modality of Gastrointestinal Tract Cancer. Recent Results in cancer Research 110, Springer Verlag Berlin: 187–195
8. Tannock IF. (1987) Toxicity of 5-FU for aerobic and hypoxic cells in two murine tumours Cancer Chemother Pharmacol 19: 53–56

Korrespondenzadresse: Dr. med. U. Pohlen, Universitätsklinikum Benjamin Franklin der FU Berlin. Chirurgische Klinik I, Hindenburgdamm 30, 12200 Berlin, Telefon: 030/8445-2543, Fax: 030/8445-2740

Die therapeutische Beeinflussung der Leukozyten-Endothel-Interaktion im Lebertumor: In-vivo-Analyse im Rattenmodell

Therapeutic modulation of leukocyte-endothelium interaction in hepatocellular carcinoma: in-vivo analysis in rats

S. M. Maksan, E. Ryschich, H. Paulo, P. Araib, C. Kuntz, J. Schmidt, Ch. Herfarth und E. Klar

Abteilung 2.1., Chirurgische Universitätsklinik Heidelberg

Einleitung

Eine entscheidende Determinante in der humoralen Tumorerkennung ist die körpereigene oder therapeutisch induzierte Interaktion zwischen Tumorendothel und T-Zellen. Ziel der Untersuchung war, ein Modell zur in-vivo-Analyse der Mikrozirkulation und Leukozyten-Endothel-Interaktion von gesundem Parenchym und Tumorgewebe in der Leber zu etablieren. Der Einfluß dieser zellulären Mechanismen auf das Wachstumsverhalten und die Angioinvasion eines reproduzierbaren malignen Lebertumors sollten im Tiermodell aufgezeigt werden [2, 4]. In einem zweiten Schritt sollte der Einfluß des Chemoattraktans Leukotrien-B4 auf das Endothel und die Leukozyten-Endothel-Interaktion untersucht werden.

Material und Methoden

Die Versuche erfolgten mit Genehmigung des Regierungspräsidiums Karlsruhe. Es wurde bei 6 Tieren (männliche ACI-Ratten, Gewicht $243,3 \pm 4,1$ g) in intramuskulärer Narcoren/Ketanest Narkose ein Morris hepatom 3 924 A in den linken Leberlappen implantiert. 10 Tage nach der Implantation wurde in erneuter Narkose in vivo nach i. v. Farbstoffgabe (FITC markierte Erythrozyten und Rhodamin G6) eine Auflichtfluoreszenzmikroskopie des Tumors durchgeführt und auf Video aufgezeichnet [3]. In der off-line Auswertung wurden die Tumorgefäße auf Durchmesser, Blutflußgeschwindigkeit und Leukozytenadhärenz untersucht und mit gesundem Lebergewebe verglichen. Nach der basalen Messung wurde Leukotrien-B4 (LB4, Sigma Inc.) über 20 min superfundiert (20 µmol/100 ml Nacl 0,9%) und die Messung nach 10 min wiederholt. Während der Versuche erfolgte ein Monitoring von mittlerem arteriellen Druck (MAP) und paO_2. Die statistische Analyse beschreibt die Mittelwerte ± Standardabweichung; die Signifikanzanalyse erfolgt über den Wilcoxon-Mann-Whitney-U-Test.

Ergebnisse

Der Kapillardurchmesser und die basale Erythrozytengeschwindigkeit waren im Leber- und Tumorgewebe vergleichbar (p> 0,05). Im Leberendothel waren signifikant mehr Sticker als im Tumorendothel nachweisbar (p< 0,05). Nach LB4 Gabe kam es zu einem signifikanten Anstieg der Sticker (p< 0,05) im Lebergewebe während sie im Tumorgewebe unbeinflußt blieben. In beiden Gruppen waren der mittlere arterielle Blutdruck (135,6 ± 3,6 mmHg vs. 132,4 ± 2,8 mmHg) und der paO_2 (120,3 ± 3,7 mmHg vs. 123,4 ± 2,9 mmHg) vergleichbar.

	Normales Leberparenchym	Tumorparenchym
Sinusoidaler Durchmesser	28 µm ± 2,75	31,7 µm ± 3,49
Erythrozytengeschwindigkeit [basal]	0,71 mm/s ± 0,22	0,92 mm/s ± 0,32
Erythrozytengeschwindigkeit [nach LB4]	0,70 mm/s ± 0,21	0,88 mm/s ± 0,29
Sticker /mm² endothelialer Oberfläche [basale Werte]	0,99 ± 0,79	0,32 ± 0,1[a]
Sticker /mm² endothelialer Oberfläche [nach LB4]	5,77 ± 1,03[b]	0,25 ± 0,16

[a] p< 0,05 Tumor vs. normales Parenchym
[b] p< 0,05 Lebergewebe nach Stimulation vs. basale Messung

Diskussion

Die Ergebnisse der Untersuchungen zeigen, daß ein geeignetes Modell zur in-vivo-Analyse von Tumorendothel und gesundem Lebergewebe etabliert werden konnte. Bislang lagen keine in-vivo Analysen zur Beeinflussung der Leukozyten-Endothel Interaktion im experimentellen hepatozellulärem Karzinom vor. In früheren Studien konnte lediglich gezeigt werden, daß im Tumorendothel eine reduzierte Expression von Adhäsionsmolekülen besteht [1], wobei der Zelladhäsion eine entscheidende therapeutische Bedeutung zukommt [5]. Unsere Ergebnisse bestätigen dieses Befunde: das Tumorgewebe unterscheidet sich bei vergleichbarer Perfusion vom gesunden Lebergewebe in einer signifikant verminderten Leukozyten-Endothelinteraktion. Dieser Effekt läßt sich auch nach chemischer Leukozytenstimulation nicht aufheben. Die Bedeutung für eine mögliche tumorselektive Therapie muß evaluiert werden.

Zusammenfassung

Hintergrund: Eine entscheidende Determinante in der humoralen Tumorerkennung ist die Leukozyten-Endothel-Interaktion hinsichtlich Zelladhäsion und Migration. Ziel der Untersuchung ist, ein Modell zur in-vivo Analyse der Mikrozirkulation und Leukozyten-Endothel-Interaktion von gesundem Parenchym und Tumorgewebe in der Leber zu etablieren und den Einfluß des Chemoattraktans Leukotrien B4 zu untersuchen.

Methodik: Bei 6 männlichen ACI-Ratten wurde ein Morris hepatoma in den linken Leberlappen implantiert. Nach zehn Tagen wurde eine intravitale Auflichtfluoreszenzmikroskopie durchgeführt und die Tumorgefäße auf Durchmesser, Blutzellgeschwindigkeit und Leukozytenadhärenz untersucht und mit gesundem Lebergewebe verglichen. Nach der basalen Messung wurde Leukotrien B4 superfundiert und die Messung nach 10 min wiederholt.

Ergebnisse: Der Kapillardurchmesser und die basale Erythrozytengeschwindigkeit waren im Leber- und Tumorgewebe vergleichbar (p> 0,05). Im Leberendothel waren signifikant mehr Sticker als im Tumorendothel nachweisbar (p< 0,05). Nach LB4 Gabe kam es zu einem signifikanten Anstieg der Sticker (p< 0,05) im Lebergewebe während sie im Tumorgewebe unbeeinflußt blieben.

Schlußfolgerung: Das Tumorgewebe unterscheidet sich bei vergleichbaren Flußeigenschaften vom gesunden Lebergewebe in einer signifikant verminderten Leukozyten-Endothelinteraktion. Dieser Effekt läßt sich auch nach chemischer Leukozytenstimulation nicht aufheben. Die Bedeutung für eine mögliche tumorselektive Therapie muß evaluiert werden.

Abstract

Background: Leukocyte-endothelium interaction by cell adhesion and migration is known to determine humoral tumor detection. The aim of our study was to establish a model for in-vivo analysis of microcirculation and leukocyte-endothelium interaction in experimental hepatocellular carcinoma and to analyze the influence of chemoattractive mediators like leukotriene B4.

Methods: In six male ACI rats Morris hepatoma was implanted in the left liver lobe. Ten days afterwards intravital fluorescence microscopy was performed with respect to tumor vessel diameter, red blood cell velocity and leukocyte adherence. Values were compared with normal hepatic tissue. After baseline measurements leukotriene B4 superfusion was performed and measurements repeated.

Results: Capillary diameter and basal red blood cell velocity were comparable in liver tissue and hepatic tumor tissue ($P> 0.05$). Leukocyte adherence was markedly reduced in tumor tissue ($P< 0.05$). After LB4 superfusion leukocyte adherence was significantly enhanced in normal liver capillaries while it was not changed ($P> 0.05$) in tumor vessels.

Conclusion: The results of our study showed that a suitable model for in-vivo analysis of hepatic tumor tissue and liver parenchyma could be established. Blood flow in tumor vessels and normal liver parenchyma was comparable whereas leukocyte adherence was significantly reduced in tumor tissue. Leukocyte-endothelium interaction could not be restored by the chemoattractant leukotriene B4. The significance of these results for a potentially tumor-selective therapy has to be evaluated further.

Literatur

1. Griffioen AW, Damen CA, Martinotti S, Blijham GH, Groenewegen G (1996) Endothelial intercellular adhesion molecule-1 expression is suppressed in human malignancies: the role of angiogenic factors. Cancer Res 56: 1111
2. Mayer D, Seelmann-Eggebert G, Letsch I (1992) Glycogen phosphorylase isoenzymes from hepatoma 3924 A and from a non-tumorigenic liver cell line. J Biochem 282: 665–673
3. Menger MD, Marzi I, Messmer K (1991) In vivo fluorescence microscopy for quantitative analysis of hepatic microcirculation in hamsters and rats. Eur Surg Res 23: 158–169
4. Yang R, Rescorla F, Reilly C, Faught P, Sanghvi N, Lumeng L, Franklin T, Grosfeld J (1992) A reproducible rat liver cancer model for experimental therapy: introducing a technique of intrahepatic tumor implantation. J Surg Res 52: 193–198
5. Yoong KF, McNab G, Hubscher SG, Adams DH (1998) Vascular adhesion protein-1 and ICAM-1 support the adhesion of tumor-infiltrating lymphocytes to tumor endothelium in human hepatocellular carcinoma. J Immunol 160: 3978

Korrespondenzadresse: Dr. med. S. M. Maksan, Chirurgische Universitätsklinik Heidelberg, Im Neuenheimer Feld 110, 69120 Heidelberg, Telefon: ++49-6221-566110, Fax: ++49-6221-565504, e-mail: sasa-marcel_maksan@med.uni-heidelberg.de

Immunzytochemischer Nachweis von Tumorzellen in der Peritoneallavage – ein unabhängiger prognostischer Marker bei gastrointestinalen Tumoren

Immunocytochemical detection of tumor cells in peritoneal lavage – an independent prognostic factor in gastrointestinal tumors

R. Broll, M. Weschta, M. Duchrow und U. Windhövel

Chirurgisches Forschungslabor, Klinik für Chirurgie, Universitätsklinikum Lübeck

Einleitung

Der Nachweis von Tumorzellen gastrointestinaler Karzinome in der Peritonealhöhle gewinnt zunehmend an klinischer Bedeutung, insbesondere im Rahmen der diagnostischen Staging-Laparoskopie. Trotz zahlreicher Studien mit univariaten Analysen ist ihre prognostische Relevanz bis dato noch nicht abschließend geklärt. Dazu bedarf es allerdings multivariater Analysen, die bisher kaum durchgeführt wurden [4].

Ziel unserer Studie war es deshalb zu untersuchen, ob den abdominalen freien Tumorzellen die Rolle eines unabhängigen Prognosefaktors zukommt und ob sie einen Einfluß auf die Entwicklung einer späteren Peritonealkarzinose haben.

Methodik

In die prospektive Studie wurden 75 Patienten (38m/37w) aufgenommen, die zwischen 2/1995 und 5/1996 wegen eines kolorektalen Karzinoms (n = 49), Magenkarzinoms (n = 17) oder Pankreaskarzinoms (n = 9) an unserer Klinik operiert worden waren. 13 Patienten mit einem Bauchaortenaneurysma dienten als Kontrollgruppe. Unmittelbar nach Laparotomie wurde das Abdomen mit 1 Liter körperwarmer Kochsalzlösung gespült, die Spülflüssigkeit aspiriert und daraus die mononukleären Zellen durch Ficoll®-Dichtegradienten Zentrifugation separiert. Diese wurden dann mittels Zytospin-Zentrifugation auf Objektträger aufgebracht. Zum immunzytochemischen Nachweis der Tumorzellen verwendeten wir einen monoklonalen Antikörper gegen CEA und die APAAP-Technik. Ein Patient galt als positiv, wenn mindestens eine Tumorzelle immunzytochemisch nachgewiesen werden konnte und diese auch zytomorphologisch die Kriterien der Malignität aufwies. Die Verlaufsdaten der Patienten entnahmen wir dem Tumorregister unserer Klinik. Die mediane Nachbeobachtungszeit betrug 35 Monate (range: 1–46 Monate).

Ergebnisse

Insgesamt konnten wir bei 23% (17/75) der Patienten Tumorzellen in der Peritoneallavage nachweisen, wohingegen alle Kontrollpatienten negativ waren. Patienten mit einem kolorektalen Karzinom wiesen mit 16% (8/49) die niedrigste Nachweisrate auf, gefolgt von Patienten mit einem Magenkarzinom mit 29% (5/17) und einem Pankreaskarzinom mit 44% (4/9). Signifikante Unterschiede in den Nachweisraten fanden sich zwischen den Tumorstadien (St. I/II vs. III/IV), der Invasionstiefe (pT1/2 vs. pT3/4), dem Lymphknotenstatus (pN neg. vs. pN pos.) und dem Fernmetastasenstatus (pM0 vs. pM1). Ebenso bestand zwischen R-Status und Nachweisrate eine hochsignifikante Assoziation (p = 0,00002). Von 47 kurativ resezierten Patienten entwickelten im weiteren Verlauf 7 Patienten eine Peritonealkarzinose. Drei dieser Patienten (43%) hatte zum Zeitpunkt der Primäroperation Tumorzellen in der Lavage. Demgegenüber konnte nur bei 3% (1/40) der Patienten, die keine Peritonealkarzinose entwickelten, Tumorzellen bei der Laparotomie festgestellt werden. Die 3-Jahres-Überlebensrate Tumorzell-positiver Patienten war mit 13% signifikant schlechter als die Tumorzell-negativer Patienten mit 56% (p = 0,0006). Die multivariate Analyse (Cox-Regressionsmodell) demonstrierte den R-Status als stärksten unabhängigen Prognosefaktor, gefolgt vom immunzytochemischen Tumorzellnachweis in der Lavage und dem Tumorstadium.

Diskussion

Der Goldstandard zum Nachweis von Tumorzellen in der Peritoneallavage ist nach wie vor die konventionelle Zytologie. Von Nachteil ist aber ihre schlechte Sensitivität, die mit 28–60% in der Literatur angegeben wird [3]. Eine Verbesserung brachte die immunzytochemische Technik, mit deren Hilfe Tumorzellen leichter erkannt werden können. Jedoch müssen stets zytomorphologische Kriterien mit beachtet werden, um falsch positive Ergebnisse zu vermeiden [1]. Dies könnte der Grund sein, weshalb unsere Nachweisraten bei den drei untersuchten Tumoren niedriger ausfielen als die in der Studie von Juhl et al. [2]. Die signifikanten Korrelationen zwischen den Nachweisraten einerseits und den pTNM-Kategorien bzw. dem Tumorstadium andererseits belegen, daß mit zunehmender Tumorausdehnung auch das Risiko der Tumorzellaussaat in der Peritonealhöhle ansteigt. Betont werden muß allerdings, daß bis auf eine Ausnahme (pT2-Pankreaskarzinom) bei keinem der pT1/2-Tumoren maligne Zellen in der Lavage vorhanden waren.

Die für den Kliniker wichtige Frage über einen möglichen Einfluß freier Tumorzellen auf die spätere Entwicklung einer Peritonealkarzinose konnte wegen der geringen Anzahl an Patienten, die im weiteren Verlauf eine solche entwickelten, nicht überzeugend beantwortet werden. Andererseits scheint unsere Studie zu belegen, daß diesen malignen Zellen offensichtlich eine prognostische Relevanz zukommt. In der multivariaten Analyse waren sie nach dem R-Status der zweitwichtigste unabhängige Prognosefaktor, noch vor dem Tumorstadium. Dies ist von Bedeutung, da unserer Kenntnis nach bisher nur in einer immunzytochemische Studie bei Patienten mit einem Magenkarzinom die Wertigkeit der Tumorzellen als Prognosefaktor mit einer multivariaten Analyse evaluiert wurde [4].

Zusammenfassung

Hintergrund: Im Rahmen einer prospektiven Studie an Patienten mit einem gastrointestinalen Karzinom sollte geklärt werden, ob dem immunzytochemischen Tumorzellnachweis in der Peritoneallavage die Bedeutung eines unabhängigen Prognosefaktors zukommt und ob diese Tumorzellen das Auftreten einer späteren Peritonealkarzinose begünstigen.

Methodik: Das Abdomen von 75 Patienten, die wegen eines kolorektalen Karzinoms (n = 49), eines Magenkarzinoms (n = 17) oder eines Pankreaskarzinoms (n = 9) operiert worden waren, wurde unmittelbar nach der Laparotomie mit Kochsalzlösung gespült. Die darin enthaltenen mononukleären Zellen wurden mit der Ficoll®-Dichtegradienten Zentrifugation sep...iert, mittels Zytospin Zentrifugation auf Objektträger aufgebracht und mit einem monoklonalen Antikörper gegen CEA und der APAAP-Technik gefärbt. 13 Patienten mit einem Bauchaortenaneurysma dienten als Kontrollgruppe.

Ergebnisse: Bei 23% der Tumorpatienten konnten Tumorzellen nachgewiesen werden, nicht jedoch in der Kontrollgruppe. Die Nachweisrate war am niedrigsten bei Patienten mit einem kolorektalen Karzinom, gefolgt von denen mit einem Magen- oder Pankreaskarzinom. Signifikante Korrelationen fanden sich zwischen der Nachweisrate und der pT-, pN, pM-Kategorie und dem Tumorstadium. Patienten, die im weiteren Verlauf eine Peritonealkarzinose entwickelten, hatten zum Zeitpunkt der Primäroperation häufiger Tumorzellen in der Lavage als Patienten, die keine entwickelten. Der Tumorzellnachweis erwies sich als unabhängiger Prognosefaktor und war mit einer schlechteren Prognose vergesellschaftet.

Schlußfolgerung: Unsere Studie zeigt, daß sich CEA sehr gut zum Nachweis von Tumorzellen in der Peritoneallavage eignet. Nicht eindeutig klären ließ sich der Einfluß dieser Tumorzellen auf die spätere Entwicklung einer Peritonealkarzinose. Am bedeutsamsten erscheint aber die Aussage über die Rolle der Tumorzellen als unabhängiger prognostischer Marker zu sein.

Abstract

Background: The aim of our prospective study was to test whether tumor cells in peritoneal lavage, detected by immunocytochemistry, are an independent prognostic factor in patients with gastrointestinal cancer and whether they have an influence on the development of peritoneal carcinosis.

Methods: In 75 patients who underwent surgery for a carcinoma of the colorectum (*n* = 49), stomach (*n* = 17) or pancreas (*n* = 9) the abdomen was irrigated with saline solution immediately after laparotomy. Mononuclear cells were separated by Ficoll density centrifugation, spun onto slides by cytospin centrifugation and stained with a monoclonal antibody against CEA using the APAAP method. Lavages of 13 patients with an abdominal aortic aneurysm served as controls.

Results: Tumor cells were detected in 23% of all tumor patients, whereas no patient with tumor cells was found in the control group. The detection rate was lowest in patients with colorectal cancer, followed by those with a gastric or pancreatic carcinoma. We found significant correlations between detection rate and pT-, pN-, pM-category as well as tumor stage. A higher percentage of patients who developed peritoneal carcinosis during the follow-up period had had tumor cells in peritoneal lavage at the time of tumor resection than those who did not. Furthermore, detection of tumor cells in peritoneal lavage was a strong independent prognostic factor and associated with poor prognosis.

Conclusion: Our study demonstrates that CEA is a suitable marker for the detection of tumor cells in peritoneal lavages. However, the influence of these tumor cells on the development of peritoneal carcinosis could not be confirmed. Their role as an independent prognostic factor seens to be important.

Literatur

1. Broll R, Weschta M, Duchrow M, Windhövel U (1997) Bedeutung der Zytomorphologie bei der Auswertung immunzytologischer Tumorzellpräparate. Acta Chir Austr 29 (Suppl 137): 28–29
2. Juhl H, Stritzel M, Wroblewski A, Henne-Bruns D, Kremer B, Schmiegel W, Neumaier M, Wagener Ch, Schreiber HW, Kalthoff H (1994) Immunocytological detection of micrometastatic cells: Comparative evaluation of findings in the peritoneal cavity and the bone marrow of gastric, colorectal and pancreatic cancer patients. Int J Cancer 57: 330–335
3. Mezger J, Permanetter W, Gerbes AL, Wilmanns W, Lamerz R (1988) Tumour associated antigens in diagnosis of serous effusions. J Clin Pathol 41: 633–643
4. Nekarda H, Geß C, Stark M, Mueller JD, Fink U, Schenck U, Siewert JR (1999) Immunocytochemically detected free peritoneal tumour cells (FPTC) are a strong prognostic factor in gastric carcinoma. Br J Cancer 79: 611–619

Korrespondenzadresse: Prof. Dr. med. R. Broll, Chirurgisches Forschungslabor, Klinik für Chirurgie, Universitätsklinikum Lübeck, Ratzeburger Allee 160, 23538 Lübeck, Telefon: 0451/5003336, Fax: 0451/5002069, e-mail: broll@medinf.mu-luebeck.de

„Abschaltung" des neutrophilen Rezeptors CCR1 schützt vor Ischämie/Reperfusionsschäden

Targeting of the neutrophil receptor CCR1 protects against ischemia/reperfusion injury

S. G. Tullius[1], J. Pratschke[1, 2], C. J. Gerard[3], P. Neuhaus[1] und W. W. Hancock[2]

[1] Klinik für Allgemein-, Viszeral- und Transplantationschirurgie, Charité, Campus Virchow-Klinik, Humboldt Universität Berlin
[2] Leuko Site Inc. Cambridge, MA, USA
[3] Childrens Hospital, Department of Medicine and Pediatrics, Beth Israel Deaconess Medical Center, Harvard Medical School, Boston, MA, USA

Einleitung

Der Ischämie/Reperfusions-Schaden (I/R) stellt einen der Hauptrisikofaktoren für eine verzögerte Transplantatfunktionen dar [1]. Die Schädigung nach I/R wird teilweise durch Interaktionen zwischen adhärenten Leukozyten und endothelialen Zellen vermittelt. Neutrophile Zellen spielen hierbei eine entscheidene Rolle [2]. Adhäsionsmoleküle und Chemokinrezeptoren sind während des I/R exprimiert und resultieren in einem vielschichtigen Prozeß der Zelladhäsion und -infiltration. Der Chemokinrezeptor CCR ist der Hauptrezeptor für infiltrierende neutrophile Zellen. In einem knockout (KO) Mausmodell wurde die Rolle CCR1+ Leukozyten und der Verlauf des I/R nach Abschaltung des Rezeptors erstmalig definiert.

Methoden

In einem Modell eines kalten renalen I/R wurden Nieren von CCR1-KO Mäusen (genetisch Hintergrund B6/129) und B6/129 Kontrolltieren mit kalter 0,9% NaCl-Lösung perfundiert, bei 4 °C gelagert und nach 60 min. reperfundiert. In einer 2. Versuchsreihe wurden KO Tiere des identischen genetischen Hintergrundes einer partiellen hepatischen warmen Ischämie ausgesetzt (60 min). Als weitere Kontrollgruppen wurden Tiere einer kompletten hepatischen Ischämie ausgesetzt. Nach 0, 1, 4, 12, 48, 72 h und nach 7 und 100 Tagen wurden funktionelle (n = 4–15/Gruppe, Überlebenszeiten, Serumkreatinin, Transaminasen), morphologische (Histologie, Immunpathologie mit quantitativer Image Analyse, n = 4/Gruppe/Zeitpunkt) und molekularbiologische (RNA-Protection Assay, n = 4/Gruppe/ Zeitpunkt) Untersuchungen durchgeführt.

Ergebnisse

Das Überleben der KO-Tiere nach renaler I/R war im Vergleich zur Kontrolle signifikant besser (86% vs. 26% Überleben, follow-up 100 Tage, p< 0,001). 48 h nach I/R zeigten die KO-Tiere normale Nierenfunktionsparameter im Gegensatz zu einer deutlich verschlechterten Nierenfunktion der Kontrolltiere (Kreatinin 0,4±0,1 mg/dl vs. 1,9±1,1 mg/dl, p< 0,005). Der I/R-Schaden verursachte ausgedehnte tubuläre Nekrosen, die von einer Akkumulation CCR1+ neutrophiler Zellen mit Lokalisation an peritubulären Kapillaren und an tubulären Zellen begleitet war. CCR1 KO-Tiere zeigten nur leichte tubuläre Schäden (p< 0,001), wobei keine Infiltration von Neutrophilen nachweisbar war (p< 0,001). Die Ergebnisse der Immunpathologie und des RNA-Protection Assays bestätigten diese Ergebnisse. Tunel-Assays demonstrierten eine signifikant gesteigerte Rate einer Zellapoptose in der Kontrollgruppe im Vergleich zu den KO-Tieren (p< 0,001).

In der zweiten Versuchsgruppe der warmen hepatischen Ischämie zeigte sich nach kompletter hepatischer Ischämie ein signifikant besseres Überleben der KO-Tiere (13,4±3,6 Tage vs. 8,7±5,1 Tage, follow-up 14 Tage, p< 0,01). Funktionelle Bestimmungen demonstrierten eine weitgehende Protektion des Lebergewebes (GPT, GOT p< 0,0001) in der Gruppe der partiellen Ischämie. Immunhistologische Untersuchungen bewiesen die Induktion von CCR1 Liganden (Mip1α und Rantes) in beiden Gruppen. Während der I/R in der Kontrollgruppe mit ausgedehnten hepatozellulären Nekrosen und einem dichten zellulären Infiltrat assoziiert war, zeigte sich in der KO Gruppe bei Fehlen des CCR1 Rezeptors eine signifikant reduzierte Nekroserate (p< 0,001) sowie keine Zeichen eines neutrophilen Infiltrates (p< 0,001)

Diskussion

Der I/R-Schaden ist eine Hauptdeterminante der Transplantschädigung nach Organtransplantation. Die Akkumulation von neutrophilen Zellen in ischämisch geschädigtem Gewebe in Kombination mit der Freisetzung pro-inflammatorischer Mediatoren führt zur weiteren Organschädigung sowie im weiteren Verlauf zur Organdysfunktion [3]. Die Depletion oder funktionelle Inaktivierung von neutrophilen Zellen führt zur effektiven Prävention Reperfusions-induzierter Schäden [4, 5]. Die vorliegende Studie definiert die Funktion und Rolle des Neutrophilenrezeptors CCR1 nach renalem und hepatischen I/R-Schaden. Die Ergebnisse zeigen, daß der I/R-Schaden duch die Induktion und Rekrutierung von CCR1+ Neutrophilen vermittelt wird. Die CCR1-abhängige Neutrophilen Infiltration zeigt sich als ein Hauptmechanismus der durch den I/R ausgelösten Gewebsschädigung. Der CCR-1 Rezeptor zeigte eine Schlüsselfunktion bei der zellulären Infiltration. Durch die therapeutische Blockade neutrophiler Zellen könnte die Inzidenz verzögerten Transplantatfunktion gesenkt werden und die Transplantatfunktion nach renaler und hepatischer Transplantation verbessert werden. Weiterhin könnte die Schädigung durch einen I/R im Rahmen von Leberteilresektionen reduziert werden.

Zusammenfassung

Der Ischämie/Reperfusions-Schaden (I/R) trägt nach Organtransplantation entscheidend zur Parenchymschädigung und zur verzögerten Transplantatfunktion bei. In einem knockout (KO) Mausmodell wurde die Rolle CCR1+ Leukozyten und der Verlauf des I/R nach Abschaltung des Rezeptors erstmalig untersucht.

Nieren von CCR1-KO Mäusen (genetisch B6/129) und B6/129 Kontrolltieren wurden mit kalter 0,9% NaCl-Lösung perfundiert und nach 60 min kalter in situ Ischämiezeit reperfundiert. In einer 2. Versuchsreihe wurden KO Tiere des identischen genetischen Hintergrundes einer partiellen hepatischen Ischämie ausgesetzt (60 min).

Das Überleben der KO-Tiere nach renalem I/R war im Vergleich zur Kontrolle signifikant besser (p< 0,001,). 48 h nach I/R zeigten die KO Tiere normale Nierenfunktionsparameter im Gegensatz zu einer deutlich verschlechterten Nierenfunktion der Kontrolltiere (p< 0,005). Der I/R-Schaden verursachte ausgedehnte tubuläre Nekrosen, die von einer Akkumulation von CCR1+ neutrophilen Zellen begleitet waren. CCR1 KO-Tiere zeigten nur leichte tubuläre Schäden bei Ausbleiben einer zellulären Infiltration. Immunhistologische Untersuchungen sowie die Ergebnisse des RNA-Protection Assays bestätigen diese Ergebnisse. Neben der signifikant besseren Überlebenszeit, demonstrierten die funktionellen Bestimmungen eine weitgehende Protektion des Lebergewebes. Immunhistologische Untersuchungen bewiesen die Induktion von CCR1 Liganden in beiden Gruppen. Während die Induktion in der Kontrollgruppe mit ausgedehnten hepatozellulären Nekrosen und einem dichten zellulären Infiltrat assoziiert war, zeigte sich in der KO Gruppe bei Fehlen des CCR1 Rezeptors eine signifikant reduzierte Nekroserate bei Ausbleiben eines neutrophilen Infiltrates (p< 0,001)

Die vorliegenden Experimente demonstrieren, daß der I/R-Schaden duch die Induktion und Rekrutierung von CCR1+ Neutrophilen vermittelt wird. Durch Blockade des Neutrophilen Rezeptors CCR1 kann experimentell der I/R signifikant reduziert und die Organqualität entscheidend verbessert werden.

Abstract

Ischemia/reperfusion injury is a key determinant of acute tubular necrosis and delayed graft function after renal transplantation. In a mouse model we defined the role of CCR1+ leukocytes and the course of I/R after targeting CCR1.

Kidneys of inbred CCR1 KO mice (genetic background B6/129) or control B6/129 were perfused with cold 0.9% saline and reperfused after 60 min of cold ischemia. In a second experimental group KO-animals with the identical genetic background were subjected to partial liver ischemia for 60 min. Analysis of renal function, histology, immunopathology (with quantitative image analysis) and mRNA analysis ($n = 4$–15/group) were performed.

The survival of KO-animals was significantly better than that of controls ($P < 0.001$). Forty-eight hours after ischemia KO-animals showed normal kidney function parameters in contrast to deteriorated function of controls ($P < 0.005$). Ischemia/reperfusion led to widespread tubular necrosis ($P < 0.001$) and was accompanied by accumulation of CCR1+ neutrophils within peritubular capillaries in direct contact within tubular cells, whereas CCR1 KO showed only minor tubular injury and lacked neutrophil infiltration ($P < 0.001$). The results of immunohistology and chemokine and caspase mRNA analysis confirmed these results. In addition to a significantly improved survival ($P < 0.01$), functional analysis demonstrated a near complete protection of liver tissue against I/R. Immunohistological investigations proved the induction of CCR1 ligands (Mip1α, Rantes) in both groups. While the KO-group demonstrated a significantly reduced rate of hepatocellular necrosis, neutrophil infiltration in the control was associated with widespread cellular necrosis.

The current studies suggest that ischemia/reperfusion causes induction of chemokines and recruitment of CCR1+ neutrophils. They demonstrate an important potential application for CCR1 antagonists in mediating organ protection post-transplant.

Literatur

1. Carpenter CB (1995) Kidney Int 48: 40–44
2. Jaeschke H, Farhood A & Smith CW (1990) FASEB J 4: 3355–3359
3. McMillen MA, Huribal M & Sumpio B (1993) Am J Surg 166: 557–562
4. Romson JL, Hook BG, Kunkel SL, Abrams GD, Schork MA & Lucchesi BR (1983) Circulation 76: 1016–1023
5. Vedder NB, Winn RK, Rice CL, Chi EY, Arfors KE & Harlan JM (1990) Proc Natl Acad Sci USA 87: 2643–2546

Diese Arbeit wurde mir DFG-Mitteln gefördert (Pr 578/1–1).

Korrespondenzadresse: Dr. med S. G. Tullius, Klinik für Allgemein-, Viszeral- und Transplantationschirurgie, Charité, Campus Virchow-Klinik, Humboldt-Universität Berlin, Augustenburger Platz 1, 13353 Berlin, Telefon: 030-450-52002, Fax: 030-450-52913, e-mail: stefan.tullius@charite.de

Chimerismus- und Toleranzinduktion ohne Empfänger-konditionierung durch embryonalen Stammzelltransfer

Chimerism and tolerance induction without recipient conditioning via transplantation of embryonic stem cells

F. Fändrich[1], X. Lin[1], G. Chai[2] und B. Kremer[1]

[1] Klinik für Allgemeine und Thoraxchirurgie, Universität Kiel
[2] Max Delbrück Zentrum für Molekulare Medizin, Berlin

Einleitung

Die Etablierung eines gemischten hämatopoetischen Chimerismus, bei dem sowohl spender- und empfängerabgeleitete hämatopoetische Zellen granulo,- erythro- und lymphopoetischer Herkunft nebeneinander existieren, wäre eine Möglichkeit, das nach wie vor ultimative Ziel der spezifischen Toleranzinduktion auch im klinischen Alltag umsetzen zu können [1]. Entscheidende Probleme dieser Zielsetzung ergeben sich aus der Frage der notwendigen Konditionierung des Empfängers, die einerseits das Angehen des transplantierten Spendergewebes erlaubt und andererseits die Entstehung einer letalen Transplantat-gegen-Wirt Erkrankung (GvHD) im Empfänger unterdrückt [2]. Da jede individuelle HLA-Konstellation zwischen allogenem Spender und Empfänger unterschiedliche Immunogenität aufweist, gibt es derzeit kein zuverlässiges Behandlungskonzept, welches bei entsprechender Konditionierung des Empfängers diese Bedingungen mit Sicherheit erfüllt. Die bisherigen klinisch angewandten Konditionierungsprotokolle zum Transfer allogener T-Zell depletierter G-CSF mobilisierter Blutstammzellen beruhen auf der myeloablativen Therapie des Empfängers und induzieren in der Regel einen 100% Spenderchimerismus, der sich durch seine Langzeitstabilität auszeichnet [3]. Diese Langzeitstabilität geht beim Versuch der Etablierung eines gemischten Chimerismus, wie er zur Zeit durch Anwendung sogenannter nicht myeloablativer „limited conditioning" Strategien induziert wird, häufig verloren. Andererseits zeigen gemischt chimäre Empfänger eine bessere Immunkompetenz und das Risiko der letalen GvHD ist im Vergleich zum kompletten Spenderchimerismus deutlich reduziert. Letztendlich benötigt jedoch jede Form der Chimerismusinduktion eine vehemente Suppression des empfängereigenen hämatopoetischen Gewebes im Knochenmark und der primär und sekundär lymphatischen Organe. Die hier vorgelegte Studie zeigt erstmals, daß das Ziel der gemischten Chimerismusinduktion durch embryonalen Stammzelltransfer umgesetzt und hierbei auf jegliche Form der Konditionierung verzichtet werden kann.

Methodik

Die Präparation der embryonalen Zellinien erfolgte *ex situ* aus 4,5 Tage alten Blastozyten des Uterus tragender WKY [RT1.^{l}] Ratten. Die Zellen wurden durch eine sogenannte „feeder cell line", die sich aus Fibroblasten von 14 Tage alten Embryonen herleitet, in Kultur expandiert. Die Fibroblasten selbst waren in Trypsin-EDTA (0,25% Trypsin und 0,04% EDTA) vorbehandelt und anschließend zur Hemmung der Proliferationsaktiviät mit Mitomycin C koinkubiert. Die embryonalen Zellen (ES) wurden dann als Zellklone ausgesät und erhielten die Zellklondesignation CRES 12. Zur Charakterisierung der hieraus gewonnenen CRES 12 Subklone wurde ihr embryonaler Phenotyp durch den Nachweis folgender Eigenschaften ermittelt. (1) Zum Nachweis der alkalischen Phosphataseexpression wurden die ES in 4% Paraformaldehyd fixiert und mit einem APAAP-Komplex bestehend aus 25 ml Tris-Maleat Puffer, Naphthol und AS-MX-Phosphat (Sigma, N-5000), 25 mg Fast Red TR Salz (Sigma, F2768) und 40 mg $MgCl_2$ für 10–15 min inkubiert. (2) SSEA-1 Immunfluoreszenznachweis: Die mit Paraformaldehyd fixierten WKY ES Zellen wurden mit dem Stammzellmarker anti-SSEA-1 Antikörper MC-489, IgM Ak der Maus (Developmental Studies Hybridoma Bank, Iowa) 1:100 verdünnt in PBS/0,1% BSA (Sigma A7906) für 2 Std. inkubiert und mit dem FITC-gekoppelten anti-Maus IgM Antikörper sekundär gefärbt. (3) Die Karyotypanalyse der WKY ES Zellen erfolgte zur Untersuchung der Stabilität ihres Genotypus unter *in vitro* Wachstumsbedingungen. Die Zellen wurden pelletiert und mit 0,56% Kaliumchloridlösung gewaschen und anschließend in Methonal-Essigsäure fixiert und mit Giemsa gefärbt.

Experimentelle Tiergruppen: Im vollallogenen Rattenmodell erfolgte die heterotope Herztransplantation (HTx) zwischen männlichen Inzuchtratten (n = 10): 1. WKY[RT1.[l]] → DA[RT1.[av1]]; 2. WKY → DA (1.0×10[6] WKY-ES, Tag –7, intraportal, i. p.); 3. WKY → DA (1.0×10[7] WYK-ES, Tag –7). 4. CAP[RT1.[c]] → DA (1.0×10[7] WKY-ES, Tag –7, i. p.). 5. WKY → WKY unbehandelt. Die Herztransplantation wurde nach der kürzlich von uns beschriebenen Technik (modifiziert nach Ono und Lindsey) durchgeführt [4]. Die Organfunktion wurde durch tägliche Palpation geprüft. Nach abgeschwächtem Kontraktionsstoß wurde die Funktion durch Probelaparotomie überprüft. Zur Beurteilung des Anteils spendereigener Zellen im peripheren Blut, Thymus, Milz und Leber erfolgte die flußzytometrische respektive die immunhistochemische Bestimmung Ox-3 positiver Zellen (MHC-Klasse II WKY-spezifisch) in den entsprechenden Organen. Die mittels Ox-3 determinierten Frequenzen spenderabgeleiteter Zellen unterpräsentiert wahrscheinlich den wahren Chimerismusanteil des Spenders. Ein MHC-Klasse I spezifischer Antikörper für den RT1.[l] ist aber zur Zeit nicht erwerblich. Als Gegenprobe erfolgte daher der entsprechende Nachweis mit einem empfängerspezifischen MHC-Klasse I Antigenmarker, dem Antikörper MN4, der spezifisch an Zellen mit dem DA Haplotyp bindet.

Ergebnisse

Zunächst wurde geprüft, inwieweit die *in vitro* Kulturbedingungen zur Expansion der Blastozyten in embryonale Stammzellklone (CRES 12) die phenotypischen Charakteristika von Stammzellen erhalten. Die 72 Std. nach *in vitro* Kultivierung vorgenommene Karyotypisierung zeigte, daß 50% einen normalen Chromosomensatz von n = 42 aufwiesen. Die Zellen zeigten größtenteils eine metazentrische Chromosomenanordnung in der Metaphase. Von den drei untersuchten Subklonen, CRES 1, 2 und 3 zeigten 72%, 70%, respektive 65% diploide Zellen. Diese Ergebnisse zeigten daß die *in vitro* Expansion das Erbgut und die mitotische Teilungsaktivität der Zellen nicht verändert. Zum Nachweis der phenotypischen Stammzellmarker erfolgte die Färbung gegen alkalische Phosphatase, einem Mar-

Tabelle 1. Überlebenszeiten nach heterotoper Herztransplantation in Abhängigkeit von der Empfänger-konditionierung mit embryonalen Stammzellen

exp. Gruppe	Behandlung[a]	Überlebenszeiten (n×Tage)	Mittel ± SD (Tage)	Chimerismus[b]
WKY → DA	keine	11; 2×12; 4×13; 2×14; 15	13,0 ± 1,2	nein
WKY → DA	ES 1×10^6	13; 9×150	136,3 ± 43,3	ja
WKY → DA	ES 1×10^7	14; 15; 8×150	122,9 ± 57,13	ja
WKY → CAP	ES 1×10^6	2×10; 2×12; 4×13; 2×14	12,4 ± 1,4	ja[c]
WKY → WKY	keine	10×150	150	nein

[a] Die Behandlung der Empfängertiere erfolgte durch intraportale Injektion von 1×10^6 oder 1×10^7 embryonalen Stammzellen vom WKY Spenderstamm.

[b] Chimerismus wurde im Thymus, Mulz und in der Leber durch immunhistochemischen Nachweis Ox-3$^+$ Zellen (WKY-MHC-Klasse II spezifisch) geführt. Der Anteil spenderabgeleiteter Zellen betrug zwischen 25 und 50 Prozent.

[c] Der Nachweis der Ox-3$^+$ Zellen (WKY-abgeleitet) konnte die akute Abstoßung der Drittstammherzen vom CAP [RT1.^{c}] Haplotyp nicht verhindern.

ker, der nur auf omnipotenten Stammzellen exprimiert wird und bei weiterer Differenzierung der embryonalen Stammzelle verlorengeht, und der Nachweis des SSEA-1 Antigens, einem weiteren Stammzellmarker. Nur Zellklone, die diese Eigenschaften und morphologischen Stammzellkriterien aufwiesen, wurden zur intraportalen Injektion in allogene Empfängertiere eingesetzt. Die Ergebnisse der Organfunktionsraten allogen transplantierter Herzen in unvorbehandelte und in mit WKY konditionierten DA Empfängertieren sind zusammen mit den Drittstammkontrollen in Tabelle 1 zusammengefaßt. Hieraus läßt sich ableiten, daß die intraportale Injektion von 1×10^6 oder 1×10^7 ES zur Langzeitakzeptanz der WKY Spenderherzen führte, von denen 9/10 respektive 8/10 Transplantaten nicht abgestoßen wurden. Die induzierte Toleranz war spenderspezifisch, da CAP-Drittstammherzen akut, nach 12,4 ± 1,4 Tagen abgestoßen wurden. Der durch die ES-Injektion induzierte Grad an Chimerismus umfaßte 25%, 30% und 50% Ox-3$^+$ Zellen für Thymus, Leber, und Milz, wogegen ein gemischter Chimerismus im peripheren Blut nicht permanent nachweisbar war.

Diskussion

Embryonale Zellen werden charakterisiert als sich selbst-erneuernde Zellpopulationen aus der inneren Zellmasse 3,5–4,5 Tage alter Embryonen, die *in vitro* unter bestimmten Wachstumsbedingungen ein undifferenziertes Stadium mit omnipotenter Differenzierungskapazität aufweisen [5]. Die Ergebnisse unserer Studie belegen erstmals, daß nach intraportaler Injektion die applizierten embryonalen Stammzellen eine Ausdifferenzierung erfahren, die zur Folge hat, daß eine Migration MHC-Klasse II$^+$ Zellen in primär und sekundär lymphatische Empfängerzielgewebe erfolgt. Hiermit verbunden ist die Induktion einer spenderspezifischen Toleranz für sekundär transplantierte vaskularisierte Organe. Die Etablierung eines stabilen gemischten Chimerismus im Thymus und Milz nach ES-Injektion erfolgte ohne Konditionierung der Empfänger. Die ES selbst oder bereits ausdifferenzierte Tochterzellen sind demnach in der Lage, sich der allospezifischen Abstoßung der Empfängerimmunantwort zu entziehen. Ob hierbei eine aktive Abwehr der Alloantwort oder ein „Nicht-Erkennen" der Spenderantigene maßgeblich einwirkt, ist bisher ungeklärt. Die

Tatsache, daß die injizierten ES in 17/20 Fällen Langzeitakzeptanz induzierten und hierbei eine Ausdifferenzierung in endo- oder ektodermales Gewebe nicht zu beobachten war, hat eine große klinische Relevanz für Strategieentwicklungen zur Toleranzinduktion, insbesondere im Hinblick auf die Transplantation xenogener Gewebe.

Zusammenfassung

Hintergrund: Die derzeitigen Möglichkeiten der allogenen Stammzelltransplantation (SCT) werden entweder durch akute Abstoßung der übertragenen Zellen oder durch das Risiko der Transplantat-gegen-Wirt Reaktion erschwert. Die bisher vorliegenden Ergebnisse nach allogener SCT zeigen, daß die hämatopoetische Rekonstitution zu 100% Spender-spezifisch ist und damit die Immunkompetenz des Empfängers zusätzlich schwächt. Um diese Nachteile zu umgehen, war es das Ziel dieser Studie, durch den Einsatz embryonaler Stammzellen (ES) unter Verzicht auf Myeloablation oder Bestrahlung des Empfängers einen gemischten allogenen Chimerismus zu induzieren.

Methodik: Im vollallogenen Rattenmodell erfolgte die heterotope Herztransplantation (HTx) zwischen männlichen Inzuchtratten (n = 10): 1. WKY[RT1.$^\text{l}$] → DA[RT1.$^\text{av1}$]; 2. WKY → DA (1.0×10^6 WKY-ES, Tag –7, intraportal, i. p.); 3. WKY → DA (1.0×10^7 WYK-ES, Tag –7). 4. CAP → DA (1.0×10^7 WKY-ES, Tag –7, i. p.). 5. WKY → WKY unbehandelt. Die Isolierung der ES selbst wurde aus 4,5 Tage alten Blastozyten ex situ durch Kultivierung auf embryonalem Fibrozytenrasen („feeder cell line"), die zuvor mitotisch inaktiviert wurden, vorgenommen. Zur Phenotypisierung der ES erfolgte vor Transplantation die Immunfluoreszenzfärbung mit Antikörperkomplex gegen alkalische Phosphatase und einem anti-SSEA-1 Antikörper. Zusätzlich wurden die Zellen karyotypisiert.

Ergebnisse: Die Isolierung von Ratten-spezifischen ES konnte durch die Antigenmarkierung mit SSEA-1 und durch Karyotypisierung erfolgreich nachgewiesen werden. Die Konditionierung der Empfängertiere mit i. p.-ES-Gabe führte zur Langzeittoleranz von 9/10 Tieren in Gruppe 2 und von 8/10 Tieren in Gruppe 3, während Drittstammherzen nach 12,4 ± 1,4 Tagen abgestoßen wurden. Unbehandelte DA-Tiere der Gruppe 1 stießen WKY-Herzen nach 13,0 ± 1,2 Tagen ab. Syngene Herzen überlebten langzeit > 150 Tage. Der Toleranzeffekt der ES beruhte auf der Induktion eines gemischten Chimerismus im Thymus, der Leber und in der Milz, wo zwischen 25 und 50% Spenderzellen (Ox-3$^+$) langzeit > 150 Tage persistierten.

Schlußfolgerung: Ratten-abgeleitete ES zeigen per se immunologische Toleranz, da sie weder abgestoßen werden noch selbst immunogen wirken. Es ist damit erstmals im Tierexperiment gelungen, gemischten allogenen Chimerismus im Empfänger zu induzieren, ohne seine Immunkompetenz durch vorab Konditionierung einzuschränken. Die sich daraus ableitenden Konsequenzen für die Transplantation und die Therapie genetischer Erkrankungen sind weitreichend.

Abstract

Background: Current concepts of allogeneic stem cell transplantation are complicated by non-engraftment or, alternatively, by the induction of lethal graft-versus-host disease. The type of myeloablative recipient conditioning used at the moment usually induces 100% donor chimerism which bears the disadvantage of compromised immunecompetence. To solve this problem, this study investigated the potential of embryonic stem cells (ES) to induce stable mixed chimerism in allogeneic hosts that did not receive any conditioning. *Methods:* Heterotopic heart transplantation was performed in fully MHC disparate rat inbred strains as follows ($n = 10$): 1. WKY[RT1.^{l}] $\rightarrow$ DA[RT1.^{av1}]; 2. WKY $\rightarrow$ DA (1.0×10^6 WKY-ES, day –7, intraportal, i. p.); 3. WKY $\rightarrow$ DA (1.0×10^7 WYK-ES, day –7). 4. CAP $\rightarrow$ DA (1.0×10^7 WKY-ES, day –7, i. p.). 5. WKY $\rightarrow$ WKY untreated. ES were isolated from WKY blastocytes at an age of 4.5 days. Ex-situ expansion of ES was performed on a mitotically inactivated fibroblast feeder cell line. Prior to transplantation of ES, phenotyping of the cells was performed using alkaline phosphatase and SSEA-1-specific antibodies and karyotyping.

Results: Ex-vivo expansion of ES was possible as determined by staining for SSEA-1, alkaline phosphatase, and appropriate karyotyping. Intraportal transplantation of donor WKY ES on day –7 prior to secondary heart transplantation induced long-term tolerance in 9/10 rats of group 2 and in 8/10 rats in group 3, whereas third-party grafts were rejected after 12.4 ± 1.4 days. Untreated DA rats acutely rejected WKY allografts within 13.0 ± 1.2 days. In contrast, syngeneic cardiac grafts survived long-term > 150 days. The underlying tolerance mechanism can be associated with the induction of stable mixed chimerism, found in recipient thymus, spleen and liver.

Conclusions: Rat-derived ES are tolerogenic and bear an inherent potential to expand in vivo without being acutely rejected like other allogeneic targets. These experiments demonstrate for the first time that embryonic stem cell transplantation can be used as an immunologic tool to induce stable mixed chimerism without the need for prior recipient conditioning. These findings have important consequences for future strategies to induce tolerance and for the treatment of genotype-based diseases.

Literatur

1. Sykes M, Preffer F, McAfee S, Saidman SL, Weymouth D, Andrews DM, Colby C, Sackstein R, Sachs DH, Spitzer TR (1999) Mixed lymphohaemopoietic chimerism and graft-versus-lymphoma effects after non-myeloablative therapy and HLA-mismatched bone-marrow transplantation [see comments]. Lancet 353: 1755–1759
2. Wekerle T, Sykes M (1999) Mixed chimerism as an approach for the induction of transplantation tolerance. Transplantation 68: 459–467
3. Aversa F, Tabilio A, Velardi A, Cunningham I, Terenzi A, Falzetti F, Ruggeri L, Barbabietola G, Aristei C, Latini P, Reisner Y, Martelli MF (1998) Treatment of high-risk acute leukemia with T-cell-depleted stem cells from related donors with one fully mismatched HLA haplotype. N Engl J Med 339: 1186–1193
4. Fändrich F, Zhu X, Schröder J, Dresske B, Henne-Bruns D, Oswald H, Zavazava N (1999) Different in vivo tolerogenicity of MHC class I peptides. J Leuko Biol 65: 16–27
5. Nagy A, Gocza E, Diaz EM, Prideaux, VR, Ivanyi E, Markkula M, Rossant J (1990) Embryonic stem cells alone are able to support fetal development in the mouse. Development 110: 815–821

Korrespondenzadresse: Dr. F. Fändrich, Klinik für Allgemeine- und Thoraxchirurgie, Univ.-Kliniken Kiel, Arnold-Heller-Str. 7, 24105 Kiel

rAAV vermittelter Gentransfer in Gefäßendothel in vitro und in vivo

rAAV-mediated gene transfer in graft endothelial cells in vitro and in vivo

M. J. Stangl[1], D. Theodorou[1], U. Hacker[2], F. Gerner[2], S. Wildhirt[3], H. Reichenspurner[3], M. Hallek[2] und F. W. Schildberg[1]

[1] Chirurgische Klinik und Poliklinik der LMU München, Klinikum Großhadern
[2] Medizinische Klinik III und Genzentrum der LMU München, Klinikum Großhadern
[3] Herzchirurgische Klinik der LMU München, Klinikum Großhadern

Einleitung

Die Vorbehandlung von Organtransplantaten stellt eine Möglichkeit dar, sowohl auf den Ischämie/Reperfusionsschaden als auch auf die Immunogenität eines Transplantates Einfluß zu nehmen, ohne dabei den Empfänger durch medikamentöse Therapie zu gefährden. Ziel einer Organvorbehandlung ist es die unmittelbare Kontaktstelle des Immunsystems des Empfängers mit dem Transplantat, nämlich die Endothelzellen (EZ) der Transplantatgefäße, bzw. die Gefäßwand der Transplantatgefäße zu verändern.

Die Entwicklung eines effektiven Vektorsystems für den Gentransfer in Gefäße stellt eine wichtige Voraussetzung für den Einsatz der Gentherapie in der Vorbehandlung von Organtransplantaten dar. Der rekombinante adenoassoziierte Virus (rAAV) ist ein einsträngiger DNA Virus, der einen langfristigen Gentransfer in eine Vielzahl von Zellen erlaubt und dabei keine immunologische Reaktion auslöst.

Wir haben die Effizienz eines rAAV vermittelten Gentransfers in Endothelzellen in vitro und in Gefäße in vivo untersucht.

Methodik

Nachdem gezeigt werden konnte, daß 90% humaner Endothelzellen (HUVEC) die mit dem rAAV Vector in vitro transfiziert wurden das GFP Protein exprimierten, wurde ein Rattenmodell etabliert um die in vivo Transfektion zu studieren. Die Transfizierbarkeit der Rattenaortaendothelzellen (RAEZ) wurde zuerst in vitro nachgewiesen. Die thorakale Rattenaorta wurde disseziert, in Ringe von 1 cm Dicke geschnitten und auf Kollagengel in eine Petrischale gelegt, die vorher mit Endothelzellenwachstumsmedium equilibriert wurde. Nach etwa 4 Tagen wuchsen die EZ aus dem Aortenring heraus. 2 Tage später wurden die Ringe entfernt und etwa vier Tage später wurden die Endothelzellen mit Kollagenase abgelöst, zentrifugiert und in einer 25' Kulturflasche bis zu 50% Konfluenz subkultiviert. Die Zellen wurden anschließend mit rAAV mit CMV-GFP als Reportergen in einer MOI von 10 für 2 Stunden im serumfreien Medium inkubiert. Die infizierten Zellen wurden unter dem Fluoreszenzmikroskop kontrolliert und 3 Tage danach mit Zentrifugation auf Objektträger gebracht. Der pEGFP-n3 Vector wurde mit einem polyklonalem Anti-GFP Antikörper immunhistochemisch nachgewiesen.

Für den in vivo Nachweis eines Gentransfers in Gefäße wurden die Arteria carotis und die Vena cava von Ratten ausgeklemmt und kanüliert, anschließend 10 µl rAV/lacZ mit einem Virusstock von 10^5 Viruspartikeln/ml injiziert. Nach einer Inkubation von 120 min erfolgte die Reperfusion. Die Gefäße wurden nach 2, 7, 21 und 60 Tagen entnommen (je n = 3 Tiere), fixiert und mit x-Gal gefärbt. Ein positiver Virusnachweis war bei Blaufärbung des Zellkernes unter dem Lichtmikroskop gegeben.

Ergebnisse

In vitro konnte sowohl bei humanen Endothelzellen als auch bei Rattenendothelzellen Virus in 60% bzw. 40% der inkubierten Zellen intrazellulär 24 Stunden nach Infektion nachgewiesen werden.

In vivo konnte neben einer vereinzelten Infektion von Endothelzellen ab dem 7. Tag nach Injektion des Virus in erster Linie in Fibroblasten und Muskelzellen in der Media der A. carotis und der V. cava nachgewiesen werden. Transfizierte Zellen waren bis zum 60. Tag nach Injektion darstellbar. Somit konnte eine stabile Expression des Reportergenes erreicht werden. Die Zahl der infizierten Zellen lag in den Venenpräparaten deutlich über den in den Arterien (ca. 5% versus 1%). Die histologische Untersuchung der Gefäßpräparate zeigte keinerlei Anzeichen von Entzündungsreaktionen oder eine Aktivierung des Gefäßendothels.

Zusammenfassung

Die stabile Expression des Reportergenes über 60 Tage, ohne erkennbare Aktivierung des Immunsystems der Tiere bzw. der Gefäße zeigen, daß der rAAV Vektor ein geeignetes gentherapeutisches Vehikel ist, um eine dauerhafte Expression von Genen zu erreichen. Der rAAV Virus eignet sich somit bestens zur Vorbehandlung von Organtransplantaten. Die überwiegende Expression des Reportergenes in Fibroblasten und Muskelzellen der Gefäßmedia zeigt, daß als Zielgene zur Infektion von Organtransplantaten in erster Linie Gene für die Expression löslicher Genprodukte (z. B. IL-10, SOD) und nicht an der Zelloberfläche exprimierte Moleküle (z. B. FAS) benützt werden sollten.

Eine Verbesserung der Infektionsrate ist mit Erhöhung des infektiösen Titers (10^5 virale Partikel/ml in den bisher durchgeführten Experimenten), einer Produktion des rAAV ohne Adenovirus (Entfall von Reinigungsschritten), sowie einer Veränderung der Virushülle (Erhöhung der Spezifität) zu erwarten.

Abstract

Background: Organ pretreatment for reduction of immunogenicity is an appealing method to improve posttransplant organ survival without compromising the recipient. Gene therapy adds new techniques for the modulation of graft endothelial cells, an important site of host-graft interaction. Viral vectors may be capable of transfecting endothelial cells with the genes for a variety of proteins or cell surface structures.

Methods: We have investigated the use of an rAAV-vector for transduction of rat endothelial cells in vitro in cell culture and in vivo by transfecting rat carotid arteries and vena cava. Endothelial cells were cultured with FGM medium supplemented with 10% FCS and Penstrep in a 48-well culture plate until confluence of 50% of the cells was reached. The cells were then infected with rAAV carrying CMV-GFP as a reporter gene at an MOI of 10 for 2 h. For detection of the virus, a cytohistochemistry method was used. For in vivo transfection, carotid arteries and vena cava were cannulated, the virus (CMV-lacZ) introduced and incubated for 120 min, and then reperfused. The animals were sacrificed at day 7, 21, and 60 posttransfection, the artery and vein were stained histochemically for β gal.

Results: Of the exposed cells in the rat cell culture, 20–40% stained positive for GFP after 24 h. A stable infection of arterial and venous wall cells could be demonstrated 7–60 days posttransfection.

Conclusion: This study demonstrates the feasibility of rAAV-mediated gene transfer to cultured rat and human endothelial cells in vitro and arteries and veins of rats in vivo. rAAV is a non-pathogen virus that can persist stably within the infected cell for a long period.

rAAV seems to be an ideal tool for modulation of endothelial cells/arteries and veins of an organ graft or an autologous vein graft in order to reduce the immunogenicity of a transplant or to avoid stenosis of a vascular graft.

Literatur

Bueler H (1999) Adeno-associated viral vectors for gene transfer and gene therapy. Biol Chem 380: 613–622
Rolling F, Nong Z, Pisvin S, Collen D (1997) Adeno-associated virus-mediated gene transfer into rat carotid arteries. Gene Therapy 4: 757–761
Lynch CM, Hara P, Leonard J, Williams J, Dean R, Geary R (1997) Adeno-associated virus vectors for vascular gene delivery. Circulation Research 80: 497–505

Korrespondenzadresse: Dr. Manfred J. Stangl, Chirurgische Klinik und Poliklinik der LMU München, Klinikum Großhadern, Marchioninistr. 15, 81366 München, Telefon: 089-7095-1, Fax: 089-7095-5565, e-mail: Manfred.Stangl@gch.med.uni-muenchen.de

Chronische Abstoßung im Herztransplantationsmodell der Ratte: Effekt von syngener Retransplantation und immunosuppressiver Therapie mit Cyclosporin A und Sinomenin

Syngeneic retransplantation vs. immunosuppressive therapy with CyA and sinomenine in a comparative study using two rat heart transplantation models for chronic rejection

S. Schneeberger[1], W. Mark[1], R. Seiler[1], F. Offner[2], A. Amberger[1] und R. Margreiter[1]

[1] Klinische Abteilung für Transplantationschirurgie, Universitätsklinik für Chirurgie, Innsbruck, Österreich
[2] Universitätsklinik für Anatomische Pathologie, Innsbruck, Österreich

Einleitung

Das Transplantatüberleben in der Frühphase nach Organtransplantation konnte in den letzten Jahren vor allem durch Fortschritte der immunosuppressiven Therapie deutlich verbessert werden. Die Langzeitfunktion von Organtransplantaten hingegen ist nach wie vor unbefriedigend. Ein später Funktionsverlust geht häufig einher mit starken morphologischen Veränderungen an den Transplantatgefäßen – ein Prozeß, der als chronische Abstoßung (CR) bezeichnet wird.

Die Pathogenese der CR ist vor allem aufgrund ihrer Komplexität nur zum Teil verstanden. Inwieweit die chronische Abstoßungsreaktion ein Antigen-unabhängiger Prozeß ist bzw. welche antigenspezifischen, immunologischen Faktoren die Entwicklung der CR beeinflussen, wurde anhand der syngenen Retransplantation untersucht. Dabei wird ein bereits transplantiertes Organ nach einer bestimmten Verweildauer in einem allogenen Empfänger heterotop zurück auf den Spenderstamm (syngen zum Transplantat) verpflanzt. Untersuchungen dieser Art führten bezüglich Reversibilität bzw. Progredienz der CR zu unterschiedlichen Ergebnissen [1, 2, 3]. Zur Klärung dieser Frage haben wir an zwei verschiedenen Tiermodellen syngene Retransplantationen angestellt und die Ergebnisse mit dem Effekt einer immunosuppressiven Therapie mit CyA +/– Sinomenin verglichen. Weiters wurde die Möglichkeit einer Prävention der chronischen Abstoßung bzw. ihre Therapie mit CyA +/– Sinomenin untersucht.

Diese Substanz wird als Extrakt der Wurzeln und des Stammes der Pflanze Sinomenium acutum in China bereits seit Jahrzehnten erfolgreich zur Therapie verschiedener rheumatischer Erkrankungen verwendet [4]. Erst kürzlich wurde deren immunosuppressiver Effekt im Rattenmodell belegt [5]. Darüber hinaus zeigte sich ein inhibitorischer Effekt auf die Proliferation von Endothelzellen und damit eine mögliche Beeinflussung auch der CR

Methoden

Männliche F344 und Lewis Ratten (Harlan, CPB, Austerlitz) dienten jeweils als Spender und Empfänger in zwei verschiedenen Tiermodellen für die CR. Die Versuchstiere wurden in Makrolonkäfigen (Typ VI) gehalten und hatten freien Zugang zu Standarddiät und Wasser.

Die Herztransplantation erfolgte abdominell-heterotop [6]. Aorta ascendens und Truncus pulmonalis wurden End-zu-Seit mit der Aorta abdominalis bzw. Vena cava inferior anastomosiert. Die Anastomosenzeit betrug zwischen 20 und 30 Minuten. Für die spätere Re-Tx wurde ein um die Gefäßanastomosen eingeschnittener O-förmiger Silikonring gelegt und der Einschnitt des Ringes im Anschluß vernäht (Prolene 6-0). Um eine vorzeitige Organabstoßung zu vermeiden, erhielten alle Versuchstiere während der ersten 10 Tage nach Transplantation CyA (5 mg/kg). Im Rahmen der Organentnahme zur Retransplantation 20, 30 oder 60 Tage nach Primärtransplantation hat der Silikonring die Präparation der Gefäßanastomosen wesentlich erleichtert. Perfundiert wurde das Herz nach Ligatur der zu- und abführenden Gefäße über eine zuvor in die Aorta abdominalis eingeführte Punktionskanülle. Als Perfusionslösung diente wie bei der Primärtransplantation 4 °C kaltes NaCl. Die Implantation bei der Re-Tx erfolgte ebenfalls heterotop-abdominell.

Als Therapie der mittlerweile aufgetretenen Abstoßung wurde CyA (5 mg/kg, i. V.) und/oder Sinomenin (SN, 15 mg/kg, p. o.) an den postoperativen Tagen (poT) 15–35 bzw. 20–40 eingesetzt. Nach Transplantation bzw. Retransplantation wurde die Transplantatfunktion täglich durch transabdominelle Palpation beurteilt (Grad 0–3). Am Ende des Beobachtungszeitraums bzw. bei Sistieren der Transplantatfunktion erfolgten Laparotomie und Organentnahme zur weiteren histologischen Aufarbeitung. Die in Formalin fixierten Präparate wurden nach H.E- sowie van Gieson-Färbung lichtmikroskopisch untersucht. Vaskulitis, myointimale Proliferation, interstitielles Infiltrat, Ödem und Fibrose wurden klassifiziert (0–3) und daraus ein Score von maximal 15 Punkten errechnet.

Die Auswertung der Serumproben erfolgte mittels FACS (Flourescent Activated Cell Sorter, FACscan®, Bectan Dickinson). Splenozyten von Lewis bzw. F344-Ratten dienten nach entsprechender Präparation als „Target Zellen". Für den IgG-Nachweis wurde ein FITC-konjugierter Goat-Anti-Rat-IgG-Antikörper (Sigma, St. Louis, USA), für den IgM-Nachweis ein FITC-konjugierter Goat-Anti-Rat-IgM-Antikörper (ICN Biochemicals, Ohio, USA) verwendet.

Ergebnisse

Neben einer deutlichen Beeinträchtigung der Organfunktion (Grad 2 bzw.1) fanden sich 20 (F344⇒LEW) bzw. 30 (LEW⇒F344) Tage nach Transplantation schwere histomorphologische Veränderungen am Transplantat mit einem Score von 11 (Gr. A1, B1, Tabelle 1). Eine weitere Verschlechterung der Organfunktion sowie eine weitere Zunahme der Gewebsveränderungen fanden sich am postoperativen Tag 30 (F344⇒LEW, Gr. A2, Tabelle 1) bzw. 60 (LEW⇒F344, Gr. B2, Tabelle 1). Die für die CR typischen Veränderungen an den Gefäßen (myointimale Proliferation) wurden überlagert von Vaskulitis und mononucleärer Zellinfiltration.

Die syngene Re-Tx resultierte in allen Fällen in einer teilweisen Rückbildung entzündlicher Veränderungen sowie in einem vollständigen Verschwinden des Ödems (Gr. A3, A4,

Tabelle 1. Versuchsgruppen

Gruppe	Tiermodell	Therapie	Re-Tx	Organentnahme
A1	F344-LEW			poT 20
A2	F344-LEW			poT 30
A3	F344-LEW	CyA		poT 35/49
A4	F344-LEW	CyA + SN		poT 35/200
A5	F344-LEW-F344		poT 20	poT 50
A6	F344-LEW-F344		poT 30	poT 60
B1	LEW-F344			poT 30
B2	LEW-F344			poT 60
B3	LEW-F344-LEW		POD 30	poT 60
B4	LEW-F344-LEW		POD 60	poT 90

B3, B4, Tabelle 1). Eine Reversion der Vasculopathie konnte durch die Re-Tx zu einem frühen Zeitpunkt (poT 20) nur bei der Spender- Empfängerkombination F344⇒LEW erreicht werden (Gr. A5, Tabelle 1). Wurde die Re-Tx zu einem späteren Zeitpunkt (poT 30, 60) durchgeführt, so blieb die myointimale Proliferation entweder unverändert (Gr. B3, A6), oder wurde als progredient beurteilt (Gr. B4, Tabelle 1).

CyA konnte bei frühem Therapiebeginn (poT 15) eine Progression aller Veränderungen für die Dauer der Therapie verhindern (Gr. A3, Tabelle 1). Nach Absetzen kam es zu einer rapiden Funktionsverschlechterung mit entsprechend ausgeprägten histologischen Veränderungen (Score 12). Bei einer Kombinationstherapie mit CyA und Sinomenin (poT 15–35) blieb die Tx Funktion auch nach Absetzen der Therapie bis zum Ende des Beobachtungszeitraums (poT 200) unverändert, histologisch konnte keine CR festgestellt werden (Score 0,5 [15]).

Serologische Untersuchungen erbrachten nach der Tx einen IgM-Antikörper-(AK)-Anstieg bei unbehandelten Empfängern, während der IgM-Spiegel unter CyA Therapie unverändert blieb. Nach syngener Re-Tx kam es auch im zweiten Empfängertier (syngenes Transplantat) zu einer Erhöhung von IgM-AK, die gegen Zellen des allogenen Erstempfängers gerichtet waren.

Nach isogener Herztransplantation und Retransplantation traten weder funktionelle, noch morphologische oder serologische Veränderungen auf (histor. Kontrollgruppe).

Diskussion

Unter Verwendung zweier verschiedener Rattenstämme wird die Abhängigkeit der Ergebnisse nach Re-Tx von der gewählten Spender/Empfänger-Kombination deutlich. Eine unterschiedliche Immunreaktivität beeinflußt nicht nur Zeitpunkt des Auftretens und Intensität der chronischen Abstoßungsreaktion sondern auch die Möglichkeit der Rückbildung aufgetretener Veränderungen.

Entzündliche Organveränderungen wie Vaskulitis und mononucleäre Zellinfiltration erwiesen sich nach syngener Re-Tx als bis zu einem bestimmten Grad rückbildungsfähig, wodurch die Bedeutung antigenabhängiger Faktoren in der Entwicklung der CR unterstrichen wird. Andererseits kam es bei Fortschreiten der CR nach syngener Re-Tx gleichzeitig zu einer IgM-AK Erhöhung, wobei diese AK gegen Antigene des ersten (allogenen)

Empfängertieres gerichtet waren, was für eine Veränderung der antigenen Struktur des Transplantats spricht. Gohra et al. [7], beschreiben eine De- mit anschließender, möglicherweise vom Empfänger ausgehender Re-Endothelialisierung nach allogener Aortentransplantation, womit sich der IgM-Antikörperanstieg nach syngener Re-Tx gegen ein Fremdantigen erklären ließe.

Eine Rückbildung der myointimalen Zellproliferation durch die syngene Re-Tx kann offensichtlich nur in frühen Abstoßungsstadien erreicht werden, hingegen konnte in einer späteren Phase keine Beeinflussung dieser Gefäßschäden erzielt werden (Gr. A6, Tabelle 1). Unsere Ergebnisse weisen somit auf die Existenz eines „Point of no Return" in der Pathogenese der CR hin.

Das sehr frühe Auftreten der CR in beiden Tiermodellen wird durch eine niedrig dosierte Kurzzeit-Immunosuppression mit CyA induziert. Eine Monotherapie mit CyA verhindert das Auftreten einer CR für den Zeitraum der Gabe. Bei kombinierter Therapie mit CyA und Sinomenin bleiben hingegen auch nach Absetzen der Therapie akute sowie chronische Abstoßungsreaktionen aus. Eine solche synergistische Wirkung, die bereits bei der Therapie der akuten Abstoßung nach HTX beschrieben worden war, scheint hier zum Tragen zu kommen [6]. Dieser Befund gewinnt durch die Tatsache, daß Sinomenin in China bereits seit Jahrzehnten therapeutische Verwendung findet und bisher nur wenige, vergleichsweise ungefährliche Nebenwirkungen bekannt geworden sind weiter an Bedeutung. Auch wenn der Wirkmechanismus von SN noch weitgehend unbekannt ist, scheint die Kombination mit CyA eine Behandlungsmöglichkeit der CR nach allogener HTX darzustellen.

Die syngene Re-Tx zeigt nur bei Durchführung in einem frühen Stadium der CR vergleichbar gute Ergebnisse. Daraus wird geschlossen, daß im Verlauf der CR Veränderungen am Transplantat stattfinden, die ab einem gewissen Ausprägungsgrad trotz eines syngenes Milieus zur Persistenz bzw. auch Progression der CR führen.

Zusammenfassung

Hintergrund: Die chronische Abstoßung stellt die Hauptursache für den Organverlust in der Spätphase nach Herztransplantation dar. Mechanismen, die zur Entstehung dieser Form der Transplantatabstoßung führen, sind nur zum Teil bekannt. Das verwendete Modell der syngenen ReTx nach allogener Herztransplantation ermöglicht es, spezielle immunologische Aspekte der chronischen Abstoßungsreaktion (CR) zu analysieren. Es erlaubt unterschiedliche Stadien sowie den Pathomechanismus der chronischen Abstoßung näher zu untersuchen.

Methodik: In der vorliegenden Arbeit wurden heterotope Herztransplantation und Retransplantation (ReTx) an zwei verschiedenen Tiermodellen durchgeführt. Ergebnisse wurden verglichen mit dem therapeutischen Effekt von CyA und dem Alkaloid Sinomenin, eine Kombination, für die im Tiermodell bereits ein therapeutischer Effekt auf die akute Abstoßungsreaktion nach Herztransplantation beschrieben worden war.

Ergebnisse: Bei Re-Tx zu verschiedenen Zeitpunkten nach allogener Herztransplantation zeigte sich, daß in einem weit fortgeschrittenen Stadium der Abstoßung proliferative bzw. entzündliche Veränderungen nicht oder nur zum Teil reversibel waren. Ausprägungsgrad und zeitlicher Verlauf der CR variierten dabei in Abhängigkeit von der verwendeten Tierstammkombination.

Eine Monotherapie mit CyA konnte die Progression der CR für den Zeitraum der Therapie verhinderte, die kombinierte Therapie (CyA und Sinomenin, poT 15–35) ein Langzeit-Tx-Überleben ohne histologische Zeichen der CR sichern.

Schlußfolgerung: Ein ursächlicher Prozeß für die begrenzte Reversibilität nach syngener Re-Tx scheinen irreversible Umbauvorgänge am Endothel und der subendothelialen Matrix der Transplantatgefäße zu sein. Nur eine Re-Tx zu einem frühen Zeitpunkt zeigt einen ähnlichen Effekt wie eine kombinierte Therapie mit CyA und Sinomenin. Diese Kombinationstherapie ist damit eine vielversprechende Option in der Therapie der CR nach allogener Herztransplantation.

Abstract

Background: Chronic rejection (CR) after solid organ transplantation is the major cause of graft failure in the first postoperative year. The pathogenesis of this process remains poorly understood.

To investigate the immune response and antigen-independent factors in development of CR, a rat model of cardiac transplantation was applied. To determine the stage of CR, which can be reversed when the graft is deprived of an ongoing recipient alloimmune response, rat cardiac allografts were retransplanted back into the syngeneic donor strain. The effect of retransplantation was further compared with the immunemodulatory effect of cyclosporin A (CyA) and sinomenine, an alkaloid extracted from the Chinese medical plant *Sinomenium acutum*.

Methods: Heterotopic allogeneic cardiac transplantation was performed using standard suture techniques. Male Lewis and F344 rats served as donors and recipients, respectively. Recipients were treated with CyA and/or SN or were retransplanted back into the donor strain. Retransplantations of F344 hearts were performed 20 or 30 days after primary allotransplantation, retransplantations of hearts from Lewis rats on days 30 or 60. Retransplantations were performed using a modified technique. Grafts were monitored by daily palpation and analysed by light microscopy (H&E, v. Gieson). Serum titers of IgG and IgM were measured by FACS.

Results: Grafts before treatment revealed typical lesions of vasculitis, perivascular mononuclear cell infiltration and myointimal proliferation with progressive deterioration of graft function in conjunction with elicited serum IgM. Treatment with either CyA or sinomenine was able to prevent progression of vascular changes including myointimal proliferation, whereas combination therapy resulted in long-term graft survival and absence of the lesions mentioned above. The consequence of retransplantation in the early phase of CR (pod 20) was a complete regression of vascular features despite high titers of IgM in the second recipient. Retransplantation on pod 30 or 60 could not reverse CR.

Conclusion: (1) Myointimal changes are reversible in an early, but not in a more advanced phase of CR ("point of no return"). (2) Sinomenine in combination with CyA offers a therapeutic option in ongoing CR. (3) CR is accompanied with a humoral immune response. (4) Increased IgM was also detected after syngeneic retransplantation. The role of humoral immune responses in the pathogenesis of CR warrants further evaluation.

Literatur

1. Izutane H, Miyagawa S, Shirakura R, Matsumiya G, Nakata S, Matsuda H (1995) Evidence that graft coronary arteriosclerosis begins in the early phase after transplantation and progresses without chronic immunoreaction. Transplantation 60: 1073–1079
2. Forbes CDR, Shu-Xin Z, Gomersall M, Guttmann DR (1997) Irreversible chronic vascular rejection occurs only after development of advanced allograft vasculopathy. Transplantation 63: 743–749
3. Schmitt C, Heermann U, Tilney NL (1996) Retransplantation reverses mononuclear infiltration but not myointimal proliferation in a rat model of chronic cardiac allograft rejection. Transplantation 61: 1695–1699
4. Yamasaki H (1976) Pharmacology of Sinomenin, an anti-rheumatic alkaloid from *Sinomenium acutum*. Acta Med Okayama 3(1): 1–20
5. Cardinas D, Mark W, Kaever V, Miyatake T, Koyamada N, Hechenleitner P , Hancock WW (1996) Immunomodulatory effects of the alkaloid Sinomenin in the high responder ACI to Lewis cardiac allograft model. Transplantation 62: 1855–1860
6. Ono K, Lindsey ES (1969) Improved technique of heart transplantation in rats. J Thorac Cardiovasc Surg 57: 225
7. Gohra H, McDonald T, Verriert ED, Aziz S (1995) Endothelial loss and regeneration in a model of transplant arteriosclerosis. Transplantation 60: 96–102

Korrespondenzadresse: Dr. S. Schneeberger, Abteilung für Transplantationschirurgie, Universitätsklinik für Chirurgie, Anichstraße 35, 6020 Innsbruck, Österreich, Telefon: 0049/512/504, Fax: 0049/504/2604, e-mail: stefanschneeberg@hotmail.com

Die Form von spenderspezifischem MHC Klasse I Antigen exprimiert durch Hepatozyten ist entscheidend für die effektive Blockade präformierter Anti-Donor-Antikörper

The form of allo-MHC class I antigen expressed by hepatocytes is critical for effective blocking of preformed anti-donor antibodies

M. N. Scherer[1,2,3], C. Graeb[2,3,4], S. Tange[2], M. Justl[2], K.-W. Jauch[2] und E. K. Geissler[1,5]

[1] Department of Clinical Laboratory Sciences, University of South Alabama, Mobile, U.S.A.
[2] Klinik und Poliklinik für Chirurgie, Universität Regensburg
[3] Gefördert durch die Forschungsförderung der Universität Regensburg (ReForM)
[4] Gefördert durch die Deutsche Forschungsgemeinschaft (DFG, GR 1478/2–1)
[5] Gefördert durch die National Institutes of Health (AI39741) und durch die American Heart Association (9960073V)

Einleitung

Präformierte spenderspezifische Antikörper (Ak) stellen weiterhin eines der größten Probleme in der Organtransplantation dar, so daß aufgrund des hohen Risikos einer hyperakuten Abstoßungsreaktion (HAR) eine Organtransplantation bei positiven Crossmatch meist kontraindiziert ist [1].

Derzeit existiert keine effektive, spenderspezifische Therapie, die eine gegen Spender-Antigen gerichtete hyperakute, humorale Immunreaktion verhindern könnte. Interessanterweise ist eine transplantierte Leber ungewöhnlich resistent gegenüber einer HAR und kann eine Art Schutzfunktion auf gleichzeitig transplantierte Organe ausüben [2]. Ein Erklärungsmodell dafür beruht auf der Beobachtung, daß die Leber kontinuierlich große Mengen von löslichem MHC Klasse I Antigene (Ag) produziert. Hierauf basierend haben wir eine neue, spenderspezifische Therapiestrategie entwickelt: Am Tag vor Transplantation von ACI-Herzen auf Lewis-Ratten wurden den Empfängern eine Injektion von transfizierten, syngenen Hepatozyten verabreicht, die das lösliche, spenderspezifische MHC Klasse I Ag (RT1.A^a) exprimierten. Nach Transplantation erfolgte die Gabe von Hyperimmunserum (Allo-Ak), ohne daß es zu einer HAR kam. Darüber hinaus kam es zu einer aktiven Immunsuppression, ausgedrückt durch eine Verlängerung der Transplantatüberlebenszeiten im Vergleich zu völlig unbehandelten Kontrolltieren. Nach Allo-Ak Bestimmung in den Empfängern war zudem eine Reduktion der allospezifischen Ak nach Expression von löslichem Allo-Ag möglich [3]. Es ist jedoch zu beachten, daß Lebertransplantate (die eine HAR verhindern können), sowohl eine lösliche als auch eine membrangebundene Form desselben Allo-MHC Klasse I Ag exprimieren. Daher sollte in der hier vorliegenden Studie untersucht werden, ob eine Injektion syngener Hepatozyten, die nach Transfektion die membrangebundene Form desselben Allo-Ag exprimierten, ebenfalls eine Reduktion spenderspezifischer Ak-Titer ermöglicht.

Material und Methode

Hepatozyten-Gewinnung, -Kultur und -Transfektion: Im Rahmen eines genehmigten Tierversuches wurden Hepatozyten durch Kollagenaseperfusion einer Lewis-Leber gewonnen, mittels Percoll-Zentrifugation gereinigt und in kollagenbeschichteten Petrischalen kultiviert. Zwei Tage später erfolgte die Plasmid-Transfektion durch Lipofektion. Das Konstrukt *pcRT.45* kodiert die membrangebundene Form des MHC Klasse I Molekül, RT1.A^a (ACI-Ratten; Kontrolltransfektionen: Plasmid *pCMVLux*, Firefly-Luziferase). Die transfizierten Leberzellen wurden nach 2 Tagen aus den Kulturschalen herausgelöst und naiven Lewis-Ratten einmalig subkapsulär in die Milz injiziert (2 Tiere/Gruppe, Zellmenge: 1×10^7/Injektion). Einen Tag danach wurden den injizierten Tieren 6 ml Hyperimmunserum (HIS) i. v. injiziert.

Produktion von HIS: Die Gewinnung des HIS erfolgte durch 3 aufeinanderfolgende Hauttransplantationen von einem ACI-Spender (RT1.A^a) auf einen Lewis-Empfänger (RT1.A^l). Durch Zentrifugation des abgenommenen Blutes wurde HIS gewonnen, gesammelt und bei –20 °C aufbewahrt. Die Reaktivität des HIS gegen ACI-Spenderzellen wurde in einem ^{51}Cr-Release-Zytotoxizitäts-Assay getestet.

Komplement-vermittelter Zytotoxizitäts-Assay: Das exprimierte membrangebunde Allo-MHC Klasse I Ag wurde auf seine Potenz, den Titer präformierter Anti-Donor-Ak zu reduzieren, mit einem Zytotoxizitäts-Assay getestet. Hierzu wurde Serum von Lewis-Ratten, die zuvor 6 ml HIS und mit pcRT.45-transfizierte- oder Kontroll-Hepatozyten erhalten hatten, entnommen. Zum gewonnenen Serum wurden ^{51}Cr-markierte, mit Concanavalin A aktivierte, ACI-Target-Zellen hinzu pipettiert. Nach Zugabe von Low-Tox-R Komplement (Cedarlane, Hornby, Ont., Canada) erfolgte die Zytotoxizitätsbestimmung anhand der ^{51}Cr-Freisetzung.

Ergebnisse

Die Expression von membrangebundenem Allo-MHC Klasse I Ag (RT1.A^a) in unseren aktuellen Versuchen führte verglichen mit Tieren, denen Kontrollhepatozyten injiziert wurden, nur zu einer minimalen Reduktion der Allo-Ak Titer (1 h nach HIS Injektion Reduktion um 4% ± 1,4%; nach 24 h um 3% ± 1,1%).

Dagegen konnten wir in Voruntersuchungen zeigen, daß die Injektion von Hepatozyten, die lösliches Allo-MHC Klasse I Ag (RT1.A^a) exprimierten, und 6 ml HIS in einer Reduktion des Allo-Ak-Titers im Empfänger resultierte. Verglichen mit Kontrolltieren, reduzierte lösliches Allo-MHC Klasse I Ag 1 Stunde nach HIS den Ak-Titer um ca. 30%, und um ca. 40% 24 Stunde nach HIS-Injektion [3].

Diskussion

Derzeit existiert keine effektive, spenderspezifische Therapie, die eine gegen Spender-Ag gerichtete hyperakute, humorale Immunreaktion verhindern könnte. In früheren Arbeiten konnten wir zeigen, daß lösliches, spenderspezifisches MHC Klasse I Ag in der Lage ist, eine HAR heterotoper HTx im Rattenmodell zu verhindern und zusätzlich zu einer aktiven Immunsuppression führt. In diesen Versuchen konnte zudem eine Reduktion allo-spezifischer Ak nach Expression löslicher Allo-MHC Moleküle nachgewiesen werden [3]. Hierbei muß allerdings beachtet werden, daß eine transplantierte Leber (die eine HAR verhindern kann) sowohl eine lösliche als eine membrangebundene Form desselben Allo-Ag exprimiert. Wir konnten in den hier dargestellten Versuchen zeigen, daß die lösliche Form des Allo-MHC Klasse I Ag zytotoxische Allo-Ak weit effektiver reduziert als die membrangebundene Form desselben Allo-Ag. Eine mögliche Erklärung für die unterschiedliche Reduktion der Allo-Ak könnte mit der Tatsache zusammenhängen, daß lösliches Ag sezerniert wird und somit nicht, wie die membrangebundene Form, lediglich auf der Zellmembran der transfizierten Hepatozyten verbleibt, sondern im gesamten Empfänger verbreitet ist und akkumuliert. Zudem könnte lösliches Ag durch Komplexbildung eine größere Anzahl von Allo-Ak binden. Interessanterweise sind immunsuppressive Eigenschaften derartiger Ag-Ak-Komplexe beschrieben [4]. Um noch näher eine klinische Situation zu simulieren, soll in zukünftigen Versuchen in vollsensibilisierten Empfängern (humorale *und* zelluläre Präsensibilisierung) die Wirkung der beiden verschiedenen Formen der Allo-MHC Ag untersucht werden.

Zusammenfassung

Hintergrund: Eine Organtransplantation in präsensibilisierten Empfängern beinhaltet weiterhin das hohe Risiko einer HAR, bedingt durch vorhandene präformierte Ak im Empfänger. Derzeit gibt es noch keine verläßliche Therapie eine HAR zu verhindern. Praktische Folge ist eine stetig steigende Zahl präsensibilisierter Patienten auf der Warteliste, die entsprechend länger auf ein kompatibles Organ warten müssen. Wir konnten kürzlich zeigen, daß lösliches, Allo-MHC Klasse I Ag (RT1.A^a) in der Lage ist, eine HAR (induziert durch i. v.-Injektion von Anti-Donor-Ak) von HTx zu verhindern. Einer der zugrundeliegenden Mechanismen war die Reduktion von präformierten Allo-Ak im Empfänger durch lösliches Ag [2]. In der hier vorliegenden Studie untersuchten wir den Effekt der membrangebundenen Form desselben Allo-Ag (welches ebenfalls auf Hepatozyten exprimiert wird) auf präformierte Allo-Ak.

Methodik: Hierfür wurden syngene Hepatozyten mit dem Plasmid pcRT.45 transfiziert (kodiert für die membrangebundene Form des Allo-MHC Klasse I Ag, RT1.A^a) und einmalig in die Milz von Lewis-Ratten (RT1^l) injiziert. Am Tag danach erfolgte die i. v.-Injektion von 6 ml Hyperimmunserum und der Allo-Ak Titer Verlauf wurde bestimmt.

Ergebnisse: In einem Komplement vermittelten Zytotoxizitäts-Assay konnten wir zeigen, daß membrangebundenes Ag im Gegensatz zu löslichem Ag nicht in der Lage ist, zytotoxische Allo-Ak-Titer effektiv zu reduzieren.

Schlußfolgerung: Unsere Ergebnisse weisen darauf hin, daß lösliches Allo-MHC Klasse I Ag ein weitaus höheres Potential als die membran-gebundene Form desselben Ag hat, die gewebszerstörenden Effekte von Anti-Donor-Ak in präsensibilisierten Empfängern zu verhindern.

Abstract

Background: Currently there is no reliable therapy to prevent hyperacute rejection in presensitized patients. Consequently, highly sensitized patients face either an increased chance of antibody-mediated hyperacute rejection, or the relatively low probability that a compatible organ will become available. To address this problem, we have recently shown that hepatocyte-expressed soluble donor-specific MHC class I molecules are able to prevent hyperacute rejection of heart allografts in recipients passively sensitized with anti-donor MHC antibodies. One mechanism of this protective effect is through direct blocking of preformed antibodies with allospecific soluble MHC Ag [2]. In the present study we tested whether membrane-bound allogeneic Ag, also normally expressed by hepatocytes, may be useful for reducing alloantibody titers.

Methods: Syngeneic hepatocytes, transfected by lipofection with plasmid DNA encoding a membrane-bound form of the allo-MHC class I Ag, $RT1.A^a$, were injected into the spleen of a Lewis $(RT1^l)$ rat. One day later these animals received 6 ml (i. v.) of serum containing a high-titer anti-$RT1^a$ antibody. $RT1^a$-specific antibody titers were subsequently determined in these rats with complement-mediated cell cytotoxicity assays.

Results: Data from the antibody assays suggest that hepatocyte-expressed membrane-bound Ag does not effectively reduce anti-donor antibody titers, as opposed to the same Ag in a soluble form.

Conclusion: These results suggest that hepatocyte-expressed soluble allo-MHC class I Ag has much more potential than membrane-bound forms of the Ag for neutralizing the damaging effects of anti-donor antibody in presensitized recipients.

Literatur

1. Fung JJ, Makowka L, Tzakis A, Klintmalm G, Duquesnoy R, Gordon R, Todo S, Griffin M, Starzl TE (1988) Combined Liver-Kidney Transplantation: Analysis of patients with preformed lymphocytotoxic antibodies. Transplant Proc 20: 88–91
2. Fung JJ, Makowka L, Griffin M, Duquesnoy R, Tsakis A, Starzl TE (1987) Successful sequential liver-kidney transplantation in patients with preformed lymphocytotoxic antibodies. Clin Transplant 1: 187–194
3. Geissler EK, Graeb C, Tange S, Guba M, Jauch KW, Scherer MN (2000) Effective Use of Donor MHC Class I Gene Therapy in Organ Transplantation: Prevention of Antibody-Mediated Hyperacute Heart Allograft Rejection in Highly Sensitized Rat Recipients. In press: Human Gene Therapy Vol. 11, Issue 3
4. Heyman B (1990) The immune complex: possible way of regulating the antibody response. Immunol Today 11: 310–313

Korrespondenzadresse: Dr. med. M. Scherer, Universität Regensburg, Klinik und Poliklinik für Chirurgie, Franz-Josef-Strauß-Allee 11, 93053 Regensburg, Telefon: 0941-944-6801, Fax: 0941-944-6802, e-mail: marcus.scherer@klinik.uni-regensburg.de

Immunfunktionelle Charakterisierung der adaptiven und non-adaptiven Immunantwort nach Anwendung des WOFIE-Konzeptes am Beispiel der vollallogenen Herztransplantation in der Ratte

WOFIE: characterization of the adaptive and the non-adaptive immune response in a rat heart transplantation model

B. Dresske[1], N. Zavazava[2], B. Kremer[1] und F. Fändrich[1]

[1] Klinik für Allgemeine und Thoraxchirurgie
[2] Institut für Immunologie der Christian-Albrechts-Universität zu Kiel

Einleitung

Das von R. Calne etablierte Konzept des immunsuppressiven Fensters (WOFIE = window of opportunity for immunological engagement) konnte zwischenzeitlich erfolgreich in der Klinik angewandt werden [1]. Durch die Unterbrechung der Immunsuppression für 72 Stunden unmittelbar nach Organtransplantation gelang es, die Inzidenz und Schwere akuter Abstoßungen nach allogener Nieren- und Lebertransplantation deutlich zu vermindern. Eigene Untersuchungen am Beispiel der allogenen Herztransplantaton in der Ratte unter Verwendung von Tacrolimus (FK-506) konnten die Gültigkeit dieses Konzeptes belegen [2]. Zudem konnte gezeigt werden, daß eine Augmentation der Transplantatimmunogenität durch zusätzliche Applikation von Spenderblut innerhalb der immunsuppressiven Pause zu einer Verstärkung des „WOFIE"-Effektes und somit zu einer weiteren Verlängerung der Transplantatüberlebenszeit führte. Unklar blieb bislang, welche immunologischen Mechanismen für den zu beobachtenden immunsuppressiven Effekt verantwortlich sind. Ziel der vorliegenden Studie war deshalb die genaue immunfunktionelle Charakterisierung der an der Induktion von Langzeitorganakzeptanz beteiligten spezifischen und unspezifischen Effektorzellen.

Methodik

Tiere und Tiergruppen DA (RT1. ^{aavl}): Herzen wurden nach der von Ono und Lindsey [3] beschriebenen Methode heterotop in das Abdomen von LEW (RT1.^{l}) Inzuchtratten transplantiert. Als Immunsuppressivum diente FK-505 (Tacrolimus), welches in einer Dosierung von 2 mg/kg×KG i. m. injiziert wurde. Die zu vergleichenden experimentellen Ansätze umfaßten die folgenden Tiergruppen (n = 18): (I) unbehandelt, (II) FK-506 Tag 0–4, (III) FK-506 Tag 0 und Tag 4–7, (IV) FK-506 Tag 0 und Tag 4–7 und 2 ml DA-Vollblut 6 Stunden nach HTx i. v. und (V) FK-506 Tag 0 und Tag 4–7 und 5×10^7 DA-Milzzellen 24 Stunden nach HTx i. v.

Jeweils 4 Tiere / Gruppe wurden 3, 7 und 14 Tage nach Transplantation geopfert und ihre Organe den folgenden Untersuchungen zugeführt: *(1) Immunhistochemie*: Spenderherzen wurden nach der APAAP (Alkalische Phosphatase-anti-Phosphatase)-Methode mit den monoklonalen Antikörpern NKR-P1 3.2.3 (natürliche Killerzellen), KiB1R (B-Lymphozyten), KiT1R (pan-T-Lymphozyten) und KiM2R (Makrophagen) gefärbt. *(2) Durchflußzytometrie*: Zur Einzelzellidentifikation wurden Lymphozyten aus Milzzellen isoliert und mit den folgenden monoklonalen Antikörpern anti-CD3 anti-CD4 und anti-CD8 markiert. *(3) [51]Chromfreisetzungstest*: Zur Ermittlung der spezifischen Zytotoxizität natürlicher Killerzellen der Milz diente ein [51]Chromfreisetzungstest unter Verwendung der Maus-Lymphomzelllinie YAC-1 als Zielzelle. *(4) Einseitig gemischte Lymphozytenkultur*: Der Student's t-Test für gleiche und ungleiche Varianzen diente der statistischen Analyse der immunfunktionellen Ergebnisse.

Ergebnisse

Die Transplantatüberlebensraten der verschiedenen Gruppen unterschieden sich signifikant: (I) 6,5 ± 1,0, (II) 17,5 ± 4,2, (III) 31,6 ± 12,1, (IV) 44,8 ± 10,1 und (IV) 14,6 ± 4,2 Tage. Die histologische Untersuchung transplantierter Herzen zeigte unter kontinuierlicher Immunsuppression bereits am 3. Tag nach Transplantation Zeichen einer beginnenden Transplantatabstoßung mit vereinzelten Myozytolysen und einem begleitenden Zellinfiltrat bestehend aus Makrophagen und natürlichen Killerzellen. Eine Unterbrechung der immunsuppressiven Therapie für 72 Stunden hingegen verhinderte die Infiltration der Transplantate durch Effektorzellen der non-adaptiven Immunabwehr. Erste histologische Zeichen einer Abstoßungsreaktion fanden sich in dieser Gruppe erst 14 Tage nach Transplantation. Interessanterweise waren unabhängig vom immunsuppressiven Protokoll weder T- noch B-Lymphozyten innerhalb der ersten 2 Wochen in den transplantierten Herzen zu finden. In den am 3. postoperativen Tag vorgenommenen immunfunktionellen Analysen aus Milzlymphozyten zeigte sich eine effektive Suppression der T-Zellvermittelten Immunantwort nach durchgehender Tacrolimus-Applikation (4,3 ± 2,2). Dahingegen war nach Unterbrechung der Immunsuppression die Proliferationsrate der spenderspezifischen T-Zellantwort in der Milz deutlich verstärkt (17,0 ± 13,2, p< 0,05). Umgekehrt war die Zytotoxizitätsrate gegen YAC-1-Zielzellen nach intermittierender FK-Gabe deutlich reduziert (13,6% versus 28,5%, p< 0,05). Die zusätzliche Gabe von DA-Blut innerhalb der immunsuppressiven Pause verstärkte den „WOFIE"-Effekt, wohingegen die Gabe von Spendermilzzellen den suppressiven Effekt auf die NK-Zellaktivität aufhob. Diese unterschiedlichen Aktivitätsprofile der T- und NK-Zellabhängigen Immunantwort korrelierten streng mit der Frequenz $CD4^+$-Zellen der Milz, die im Langzeitverlauf signifikant höhere Zahlen für FK-Pause-Tiere aufzeigten.

Diskussion

Im Abstoßungsmodell der vollallogenen HTx bietet Tacrolimus einen hochpotenten Schutz vor der T-Zellabhängigen akuten Organabstoßung. Die immunsuppressive Potenz der Substanz läßt sich jedoch durch eine intermittierende Gabe signifikant verbessern. Die zugrunde liegenden zellulären Mechanismen finden sich in einer initialen Suppression der non-adaptiven Immunantwort und einer simultan verstärkten initialen T-Zellantwort. Eine Transplantatinfitration durch unspezifische Effektorzellen (natürliche

Killerzellen und Makrophagen) und die dadurch bedingte histologisch nachweisbare Initierung einer Abstoßungsreaktion kann somit verhindert werden. Die Tatsache, daß die zu beobachtende Induktion von Langzeitorganakzeptanz mit einer Suppression der NK-Zellaktivität einhergeht unterstreicht die Bedeutung dieser Zellpopulation im Rahmen der Organabstoßung. Neben ihrer auch als allogene lymphozytäre Zytotoxizität bezeichneten Fähigkeit, fremde Lymphozyten ohne vorherige Sensibilisierung des Empfängers zu zerstören [4], sind natürliche Killerzellen in der Lage über die Freisetzung von INF-γ und eine somit verstärkte Aktivierung der TH1-Antwort bei gleichzeitiger Suppression der TH2-Antwort Einfluß auf die adaptive Immunabwehr zu nehmen [5]. Die in den durchflußzytometrischen Messungen zu beobachtende Zunahme CD4$^+$-Zellen in den Milzen von Transplantatempfängern, welche nach dem „WOFIE"-Protokoll behandelt wurden läßt dabei eine Verschiebung der TH1/TH2-Zytokinantwort vermuten.

Eine Augmentation der Transplantatimmunogenität durch die zusätzliche Applikation von Spenderblut innerhalb des immunsuppressiven Fensters verstärkt nicht nur den klinischen Effekt von „WOFIE" auf die Organüberlebenszeit, sondern führt auch zu einer deutlich verstärkten Suppression der NK-Zellaktivität in der initialen Phase nach Organreperfusion. Der immunsuppressive Effekt von Spenderzellen hämatopoetischen Ursprungs wurde bereits 1953 von Medawar gezeigt. Dabei hat Art des Antigens (MHC Klasse-II versus MHC-Klasse-I-Differenz) einen entscheidenen Einfluß auf die Toleranzinduktion [6]. Dahingegen führt die Gabe ungereinigter Milzzellen innerhalb des immunsuppressiven Fensters klinisch und auch immunfunktionell zu einer Aufhebung des „WOFIE"-Effektes. Vermutlich resultiert die gleichzeitige Applikation Antigenpräsentierender Zellen (APCs) über eine T-Zellaktivierung in einer Beschleunigung der Transplantatabstoßung, da die alleinige Gabe isolierter Milzlymphozyten ähnlich der Spenderbluttransfusion einen gegenteiligen immunsuppressiven Effekt zeigt [7].

Zusammenfassung

Hintergrund: In Anlehnung an das inzwischen klinisch etablierte WOFIE-Konzept sollten am Beispiel der heterotopen Herztransplantation die an der an der Induktion von Langzeitorganakzeptanz beteiligten spezifischen und unspezifischen Effektorzellennäher charakterisiert werden.

Methodik: Die heterotope Herztransplantation wurde unter Verwendung von DA-Ratten als Spender und LEW als Transplantatempfänger in den folgenden Gruppen durchgeführt (n = 18): (i) unbehandelt; (ii) FK-506 Tag 0–4; (iii) FK-506 Tag 0, 4–7; (iv) FK 506 Tag 0, 4–7 plus 2 ml Spenderblut i.v. 6 Stunden p. Tx; (v) FK 506 Tag 0, 4–7 plus 5×10^7 Spendermilzzellen i.v 24 Stunden p. Tx. Durchflußzytometrische Messungen, gemischte Lymphozytenkulturen (T-Zellproliferationsrate) und ^{51}Chromreleaseassays gegen YAC-1-Zielzellen (NK-Zellaktivität) aus isolierten Empfängermilzlymphozyten erfolgten 3, 7 und 14 Tage nach Transplantation.

Ergebnisse: Die Transplantatüberlebensraten der verschiedenen Gruppen unterschieden sich signifikant: (i) 6,5 ± 1,0, (ii) 17,5 ± 4,2, (iii) 31,6 ± 12,1, (iv) 44,8 ± 10,1 und (v)14,6 ± 4,2 Tage. Während sich in den am 3. postoperativen Tag vorgenommenen immunfunktionellen Analysen aus Milzzellen eine effektive Suppression der T-Zellvermittelten Immunantwort nach durchgehender FK-Applikation zeigte, war die spenderspezifische T-Zellproliferationsrate in der WOFIE-Gruppe verstärkt. Umgekehrt war die Zytotoxizitätsrate gegen YAC-1-Zielzellen nach intermittierender FK-Gabe deutlich reduziert. Die zusätzliche Gabe von DA-Blut innerhalb der immunsuppressiven Pause verstärkte den „WOFIE"-Effekt, wohingegen die Gabe von Spendermilzzellen den suppressiven Effekt auf die NK-Zellaktivität aufhob.

Schlußfolgerungen: Durch die intermittierende Gabe von FK-506 läßt sich die immunsuppressive Potenz der Substanz deutlich verbessern. Die zugrunde liegenden zellulären Mechanismen finden sich in einer initialen Suppression der non-adaptiven Immunantwort und einer simultan verstärkten initialen T-Zellantwort. Die damit verbundene Zunahme $CD4^+$-Zellen läßt eine Verschiebung der Th1/Th2 Zytokinantwort vermuten.

Abstract

Background: According to the successful establishment of the „WOFIE concept", the following study investigated the immunofunctional role of effector cells of the innate and the adaptive immune response during the process of "operational" tolerance induction.

Methods: Heterotopic heart transplantation was performed in the following groups using DA rats as donors and LEW animals as recipients ($n = 18$): (1) untreated, (2) FK-506 days 0–4, (3) FK-506 days 0, 4–7, (4) FK-506 days 0, 4–7 plus 2 ml DA blood i. v. 6 h p. Tx., (5) FK-506 days 0, 4–7 plus 5×10^7 DA splenocytes i. v. 24 h p. Tx. Flow cytometric analysis, mixed lymphocyte culture and ^{51}Cr release assay of recipient splenocytes were performed electively 3, 7 and 14 days after transplantation.

Results: The mean survival differed significantly between the groups: (1) 6.5 ± 1.0, (2) 17.5 ± 4.2, (3) 31.6 ± 12.1, (4) 44.8 ± 10.1 and (5) 14.6 ± 4.2 days, whereas animals with continuous FK therapy showed a lasting suppression of the donor-specific T-cell response. T-cell activity was substantially increased in the window group. Additionally, FACS analysis revealed a continuous increase of splenic $CD4^+$ T-helper cells in these animals. Conversely, NK-mediated cytotoxicity against YAC-1 target cells was substantially suppressed during the first 3 days p. Tx. in group (3) compared to group (2).

Conclusions: The immunosuppressive potency of FK-506 can be substantially increased if administration is interrupted in the initial period after transplantation. Suppression of the innate immune response during the first 3 days p. Tx. and a simultaneous increase of the T-cell response – probably the T-helper cell response – seem to be responsible for the induction of long-term unresponsiveness.

Literatur

1. Calne R, Friend P, Moffatt S, Bradley A, Hale G, Firth J, Bradley J, Smith U, Waldmann H (1998) Prope tolerance, perioperative campath 1H, and low dose cyclosporine monotherapy in renal allograft recipients. Lancet 6: 1701–1702
2. Dresske B, Zavazava N, Huang DS, Lin X, Kremer B, Fändrich F (1999) WOFIE augments the immunosuppressive potency of FK-506. Transplant Immunol 6: 243–249
3. Ono K, Lindsey ES (1969 Improved technique of heart transplantation in rats. J Thorac Cardiovasc Surg 57: 225–229
4. Rolstad B, Ford WL (1983) The rapid elemination of allogeneic lymphocytes: relationship to established mechanisms of immunity and lymphocyte traffics. Immunol Rev 73: 87–113

5. Romagnani S (1992) Induction of TH1 and TH2 responses: a key for the natural immune response? Immunol Today 13, 256–257
6. Streilein JW (1991) Neonatal tolerance of H-2 alloantigens: procuring graft acceptance the old-fashioned way. Transplantation 52: 123
7. Calne RY, Watson CJE, Brons IGM, Makisalo H, Metcalfe SM, Sriwatanawonga V, Davies HS (1994) Tolerance of porcine renal allografts induced by donor spleen cells and a seven days' treatment with cyclosporine. Transplantation 57: 1433–1435

Korrespondenzadresse: B. Dresske, Klinik für Allgemeine und Thoraxchirurgie der Christian-Albrechts-Universität, Arnold Heller Straße 7, 24105 Kiel, Telefon: 0431/5974301, Fax: 0431/5971995

Induktion von Abstoßung nach Lebertransplantation ist abhängig von der transplantierten Lebermasse

Induction of rejection is dependent on the transplanted liver mass

U. Dahmen[1], J. Li[1], O. Dirsch[2], K. Shen[1], L. Fan[1], Y. Gu[1], L. Doebel[1] und C. E. Broelsch[1]

[1] Klinik für Allgemein- und Transplantationschirurgie
[2] Institut für Pathologie, Universitätsklinikum Essen

Einleitung

Das Spenderaufkommen ist in den letzten Jahren weitgehend konstant geblieben und lag im Einzugsbereich von Eurotransplant in den letzten 3 Jahren bei etwa 1200 Spendern jährlich [1]. Bei der zunehmenden Ausweitung der Operationsindikation kann jedoch der steigende Bedarf nicht gedeckt werden, was dazu führt, daß 10% der Patienten auf der Warteliste verstarben. Ein Weg, dem Organmangel entgegenzuwirken liegt in der Verwendung von Teillebertransplantaten, die entweder durch Teilung des Organs [2] oder durch eine Leberlebendspende gewonnen wurden [3]. Dabei wurde in der Vergangenheit meist der kleinere linke Leberlappen für ein Kleinkind verwendet und der größere rechte Leberlappen für einen kleinen Erwachsenen, um so dem Empfänger ein größenkompatibles Organ zur Verfügung zu stellen.

Die guten klinischen Erfolge bei Verwendung eines größenkompatiblen Teiltransplantates ebneten den Weg zur Verwendung von small-for-size Teillebertransplantaten, z. B. im Rahmen der Leberlebendspende zwischen Erwachsenen [4, 5]. Jegliche Verminderung der Lebermasse in einem gesunden Organismus initiiert jedoch regenerative Vorgänge in der Leber, die mit einer Proliferation sämtlicher Zellen in der Leber einhergehen. Erste tierexperimentelle Hinweise [6, 7] deuten darauf hin, daß die Abstoßungsreaktion nach Transplantation durch die in der Leber ablaufenden regenerativen Vorgänge beeinflußt wird. Ziel der vorliegenden Studie ist daher, in einem spontan toleranten Rattenlebertransplantationsmodell zu untersuchen, wie eine zunehmende Reduktion der Organmasse und ein zunehmender Regenerationsreiz das Auftreten von Abstoßungsreaktionen beeinflußt.

Material und Methoden

In einem sonst spontan toleranten Transplantationsmodell, BN-Lewis, wurden nicht arterialisierte Teillebertransplantationen mit absteigender Lebermasse (100%, 70%, 50%) in der Technik nach Li [8] durchgeführt. Männliche Brown-Norway Ratten (BN, RTl^n) mit einem Gewicht von 250–330 g wurden als Spender verwendet und männliche Lewis-Ratten

200

(LEW, RTI^l), ebenfalls mit einem Gewicht von 250–330 g, als Empfänger. Im Vergleich dazu wurden syngene Transplantationen in der Stammkombination Lew-zu-Lew durchgeführt. Spender und Empfänger wurden so ausgewählt, daß der Gewichtsunterschied nicht mehr als 10 g betrug. Die Tiere wurden unter Standardbedingungen mit freiem Zugang zu Futter und Wasser entsprechend den Richtlinien des Deutschen Tierschutzgesetzes gehalten.

Die chirurgischen Manipulationen wurden unter Inhalationsnarkose mit Methoxyflurane (Metofane, Janssen GmbH, Neuss, BRD) durchgeführt. Die Technik der Teillebertransplantation [8] ist eine Modifikation der Cuff-Technik von Kamada [9], wobei die Größenreduktion des Transplantates in-situ in Abänderung der Technik von Higgins [10] vor der Explantation des Organs beim Spender erfolgte. Die nach Higgins anatomisch definierte Resektion der Rattenleber um 30% umfaßt die Entfernung des linken lateralen Leberlappens – das so entstehende größenreduzierte Transplantat wird als 70%iges Teillebertransplantat definiert; entsprechend wird bei der 50%igen Resektion zusätzlich der Lobus caudatus und der linke Anteil des medianen Leberlappens reseziert, so daß ein 50%iges Transplantat verbleibt. Das 30%ige Lebertransplantat entsteht durch zusätzliche Resektion des rechten Anteils des medianen Leberlappens (70%ige Leberresektion) unter Belassung des Lobus caudatus.

Der zu entfernende Leberlappen wurde mittels Moskitoklemme abgeklemmt und reseziert. Sodann erfolgte eine fortlaufende Naht unterhalb der Klemme mit einem monofilen Kunststofffaden (Polypropylene, Resorba, Franz Hiltner GmbH & Co KG, Nürnberg, BRD), um mögliche Blutungen oder Einengungen der Ausstrombahn zu vermeiden. Das Körpergewicht sowie das Gewicht des resezierten Leberlappens und des Transplantates wurden festgehalten, um Berechnungen des Leber-Körpergewichtsindexes (liver to body weight ratio = LBWR) sowie den Transplantat-Empfängergewichtsindex (graft to recipient body weight ratio = GW/RW) zu bestimmen. Darüber hinaus wurde das Verhältnis zwischen Transplantat- und Lebergewicht des Empfängers bestimmt (graft-to-recipient liver weight ratio = GW/RLW). Am Ende der Beobachtungszeit wurden die Tiere getötet und die Leber gewogen, um ein Maß für den Verlauf der Regeneration zu erhalten, sodann formalinfixiert und histologisch aufgearbeitet, um die morphologischen Veränderungen im Hinblick auf Regeneration und Abstoßung zu beurteilen.

Ergebnisse

Bedeutung der anatomisch definierten Lebermasse und der GW/RLW: Größenvergleiche zwischen dem Lebervolumen bei Empfänger und Spender zeigten eine leichte Diskrepanz zwischen dem relativen Lebervolumen der unterschiedlichen Rattenstämme. Bei gesunden Lewis-Ratten der verwendeten Gewichtsklasse 250–300 g betrug das mittlere Lebergewicht 9.5 g, was einer LBWR von 3,6% entspricht, wohingegen das mittlere Lebergewicht einer gleich schweren BN-Ratte nur 7,3 g betrug, entsprechend einer LBWR von 2,6% (s. Tabelle 1).

Aufgrund des in dieser Stammkombination von etwa 30% reduzierten Verhältnisses zwischen Transplantatgewicht und Lebergewicht des Empfängers bei Verwendung eines BN-Volltransplantates für eine Lewis-Ratte erhielt diese also nur 70% ihres ursprünglichen Lebervolumens (s. Tabelle 2). Die Verwendung von Transplantaten nach anatomisch vergleichbarer Reduktion des Leberparenchyms auf 70% bzw. 50% führte also in Abhängig-

Tabelle 1. Verhältnis zwischen Lebergewicht und Körpergewicht (liver body weight ratio = LBWR) in Abhängigkeit vom Rattenstamm, angegeben in % ± SD

	Vollorgan		LBWR unter Verwendung verschiedener Teil-Ltx-modelle			
	Lebergewicht	Körpergewicht	100%	70%	50%	30%
LEW	9,6 ± 0,6 g	280 ± 24 g	3,60 ± 0,32	2,48 ± 0,24	1,78 ± 0,17	1,17 ± 1,12
BN	7,3 ± 1,3 g	279 ± 32 g	2,61 ± 0,28	1,77 ± 0,14	1,30 ± 0,06	nd

Tabelle 2. Verhältnis zwischen Transplantatgewicht und Lebergewicht des Empfängers (graft weight-to-recipient liver weight = GW/RLW) zum Zeitpunkt der Transplantation

	Transplantatvolumen reduziert auf				
	100%	70%	50%	30%	25%
LEW → LEW	109,11 ± 0,34	70,00 ± 5,6%	55,08 ± 2,72	36,81 ± 1,99	26,81 ± 2,49
BN → LEW	76,25 ± 14,29	51,69 ± 8,64	37,63 ± 5,82	23,89 ± 2,84	nd
Reduktion der GW/RLW	30%	27%	32%	36%	nd

Tabelle 3. Überlebensrate in Abhängigkeit vom Stammkombination und Transplantatvolumen

	Vollorgan	70%	50%	30%	25%
LEW → LEW	> 100 d[a] (5×)	> 100 d (2×)	> 100 d (2×)	> 100 d (5×)	2 d (4×), > 100
BN → LEW	> 100 d (5×)	5 d, 8 d, 40 d, > 100 d (3×)	5 d, 8 d (2×), 11 d (2×)	nd	nd[b]

[a] d = postoperativer Tag
[b] nd = nicht durchgeführt

keit vom Spenderstamm zu unterschiedlichen Verhältnissen zwischen Transplantatgewicht und Körpergewicht des Empfängers (graft-to-recipient body weight ratio = GRWR).

Überlebensrate: Im syngenen Modell überlebten alle Tiere die Transplantation, wenn 30% und mehr der Lebermasse transferiert wurden (s. Tabelle 3). Wurden weniger als 30% der Lebermasse transplantiert, verstarben die Tiere im akuten Leberversagen.

Die Überlebensrate nach allogener Transplantation des ganzen Organs betrug 100% (5/5 Tieren). Durch die Transplantation von 70% der Leber wurde eine Überlebensrate von 50% (3/6) erzielt, wobei zwei Tiere innerhalb von 8 Tagen und eines nach 40 Tagen verstarb. Nach 50%iger Lebertransplantation verstarben alle Tiere innerhalb von 11 Tagen. Alle Tiere mit einem letalen Verlauf zeigten einen kontinuierlichen Gewichtsverlust und entwickelten die klinischen Anzeichen eines Ikterus.

Bei Verwendung eines auf 70% reduzierten Teillebertransplantates eines BN-Spenders in einem Lewis-Empfänger erhielt dieser eine Lebermasse entsprechend einer 50% Teillebertransplantation eines Lewis-Spenders. Legt man also die GR/WR der Auswertung der Ergebnisse zugrunde, zeigt sich eine Induktion der Abstoßungsreaktion nach Transplantation von 50% der Lebermasse einer größenkompatiblen BN-Spenderratte, was einer Lebermasse von 30% der Lewis-Empfängerratte bzw. einer kritischen GRWR von 1,3% entspricht. Ein akutes Leberversagen wurde im syngenen Modell erst bei einer GRWR von < 0,9% ausgelöst.

Histologie: Im syngenen Modell fanden sich zum Abschluß der Beobachtungszeit (>100 Tage) bei allen Tieren nahezu normale morphologische Verhältnisse. Bei einigen Tieren fielen konfluente Nekrosen auf, die sich am ehesten als Folge einer leichten Abflußbehinderung erklären ließen. Nach 25%iger syngener Teillebertransplantation fanden sich bei den Tieren unspezifische Zeichen der Leberzellschädigung im Sinne einer feinvakuolären Umwandlung des Zytoplasmas, darüber hinaus eosinophile Globuli und Einzelzellnekrosen, jedoch auch konfluierende hepatozelluläre Nekrosen.

Im spontan toleranten Modell zeigten sich nach Transplantation eines vollen Organs Hinweise auf eine chronische Transplantatveränderung, insbesondere wurden ein diskretes lympho- und plasmazelluläres Infiltrat in den Portalfeldern sowie ein diskretes lobuläres Infiltrat beobachtet. Bei allen Tieren wurden aktivierte Kupferzellen beschrieben. Bei 2 Tieren fanden sich Gallengangsproliferate sowie Zeichen der portalen Fibrose.

Nach 70%iger Teillebertransplantation wurde bei den verstorbenen Tieren eine akute zelluläre Abstoßungsreaktion diagnostiziert, die sich durch ein ausgedehntes portales Infiltrat mit Übergriff ins Parenchym auszeichnete. Darüber hinaus fanden sich konfluierende hepatozelluläre Nekrosen sowie feinvakuoläre Umwandlungen des Zytoplasmas der Hepatozyten.

Die 50%ige Teillebertransplantation führte bei allen Tieren zur Induktion einer akuten Abstoßungsreaktion mit massiver Zerstörung der Leber, ausgedehnten portalen Infiltraten und einer ausgeprägten Vaskulitis sowie zentro-zentralen Fibrosestraßen. Die Sinusoide waren mit einem entzündlichen Infiltrat, dominiert von Granulozyten, gefüllt.

Diskussion und Schlußfolgerung

Entgegen den bisherigen Beschreibungen stellte sich heraus, daß die liver-to-body-weight-ratio kein universelles Maß, sondern spezifisch für den verwendeten Rattenstamm ist. Der genaue Vergleich zwischen Lebermasse von Empfänger und Spender in dem beschriebenen Modell ergab ein im Verhältnis zum Körpergewicht relativ kleineres Lebervolumen beim Spender. Unter Verwendung der Stammkombination BN → Lew wurde eine Abstoßungsreaktion bei 50%iger Teillebertransplantation ausgelöst, entsprechend einem Verhältnis zwischen Transplantatgewicht und Körpergewicht von unter 1,3%. Bezogen auf das tatsächliche transplantierte Lebervolumen entspricht das im verwendeten Modell 30% bei einer gemäß der anatomischen Definition 50%igen Teillebertransplantation. Ab einer Reduktion des Verhältnisses zwischen Transplantatgewicht und Körpergewicht von unter 0,9% verstarben die Tiere im syngenen Modell innerhalb von 48 Stunden unter den Anzeichen des akuten Leberversagens.

Eine GRWR unter 1.3% führte in dem beschriebenen spontan toleranten Modell zur Induktion einer akut verlaufenden und innerhalb von 12 Tagen zum Tode führenden Abstoßungsreaktion. Zunehmende Reduktion des Transplantates war mit einer Akzeleration der Abstoßungsreaktion assoziiert. Der klassische Verlauf nach Lebertransplantation in spontan toleranten Ratten- und Mausmodellen ist durch eine selbstbegrenzende, transiente und nicht letale Abstoßungsreaktion gekennzeichnet, die meist innerhalb der ersten 4 postoperativen Wochen abläuft. In der Langzeitbeobachtung (>100 Tage) fallen histologisch Zeichen der chronischen Abstoßung auf. Die Induktion einer akuten Abstoßungsreaktion in einem spontan toleranten Rattenmodell ist bisher nur nach spenderspezifischer Sensibilisierung [11] und in 50% der Fälle nach mehrfacher unspezifischer Sensibilisierung [12] beobachtet worden. Im Mausmodell wurde die Induktion einer Abstoßungsreaktion auch nach täglicher Behandlung mit IL-2 und IL-12 beschrieben [13]. Der auslösende Mechanismus der Abstoßungsreaktion nach spenderspezifischer Sensibilisierung mit Induktion antigenspezifischer Lymphozyten ist sicher von dem die Abstoßung durch Regeneration auslösenden Mechanismus abzugrenzen. Möglicherweise bestehen im Falle der Abstoßungsinduktion durch unspezifische Sensibilisierung wie auch durch Regeneration Gemeinsamkeiten im Hinblick auf eine Aktivierung des Immunsystems mit einer Hochregulierung von MHC-Klasse I und II im Transplantat als eine der dazu beitragenden Ursachen.

Möglicherweise ergibt sich daraus klinisch die Notwendigkeit zur Entwicklung spezieller immunsuppressiver Protokolle für Empfänger von „small-for-size" Transplantaten, die insbesondere in dem Zeitraum der Leberregeneration zum Einsatz kommen.

Abstract

Introduction: As the number of organ donors remains stable, while the need for liver grafts is increasing, the use of partial liver grafts becomes more widely adopted. In the past, partial grafts were used only for children und small adults in order to transplant a liver mass adequate for the recipient. The lack of organs requires further extension of this practice using small-for-size grafts.

Therefore it was the aim of our study to investigate how the organ mass and thus the initiation of regeneration is influencing the induction of rejection in an otherwise spontaneously tolerant rat liver transplantation model.

Material and Methods: Arterialized partial liver transplantations with stepwise reduction of liver parenchyma (100%, 70%, 50%) were performed in the strain combination BN → Lew.

Results: The survival rate after full size organ transplantation was 100% (5/5 animals). Two weeks postoperatively a portal infiltrate which was not extending to the parenchyma was observed. Transplantation of 70% of the liver led to a 50% survival rate (3/6). Reduction of the liver mass to 50% led to death of all animals within 12 days, whereas syngeneic partial transplantation using the same liver mass resulted in a 100% survival rate. Histologically an aggressive portal infiltrate, consisting of lymphocytes and granulocytes, with spill over to the sinusoids was observed in the size reduced graft.

Conclusion: Reduction of the liver mass below a critical level, in the described model 50% partial liver transplantation, led to acute rejection in an otherwise spontaneously tolerant liver allograft model. Reduction of graft size was associated with an acceleration of rejection. Any reduction of the liver mass leads to regeneration and thus potentially to an activation of immunologically active cells in the liver. Therefore it might be necessary to develop specific immunosuppressive protocols for recipients of small-for-size liver allografts to overcome the increase in immunogenicity, especially in the period of liver regeneration.

204

Literatur

1. ET-Statistik
2. Emond JC, Whitington PF, Thistlewaite JR, et al. (1988) Transplantation of two patients with one liver. Anlaysis of a preliminary experience with "split liver grafting". Transplantat Int 35:1–30
3. Broelsch CE, Edmond JC, Whitington PF, et al. (1990) Application of reduced size liver transplants as split grafts, auxiliary orthotopic grafts and living related segmental grafts. Ann Surg 212:368–377
4. Yamaoka Y, Washida M, Honda K, et al. (1994) Liver transplantation using a right lobe graft from a living related donor. Transplantation 57:1127–1130
5. Wachs ME, Bak TE, Karrer FM, et al. (1998) Adult donor liver transplantation using a right hepatic lobe. Transplantation 10:1313–1316
6. Omura T, Nakagawa T, Randall HB, et al. (1997) Increased immune response to regenerating partial liver grafts in the rat. Journal of surgical research 70:34–40
7. Shiraishi M, Csete ME, Yasunaga C, et al. (1994) Regeneration induced accelerated rejection in reduced size liver grafts. Transplantation 57:336–340
8. Li J, Dahmen U, Dirsch O, et al. Critical liver weight in a new model of arterialized partial liver transplantation in the rat. Manuscript submitted
9. Kamada N, Calne R (1963) A surgical experience with five hundred thirty liver transplants in the rat. Surgery 62:64–69
10. Higgins GM, Anderson RM (1931) Experimental pathology of the liver. I. Restoration of the liver of the white rat following partial surgical removal. Arch Pathol 12:186–202
11. Furuya T, Murase N, Nakamura K (1992) Hepatology 16:1415
12. Tanigawa T, Dahmen U, Dirsch O, et al. (1997) Nonspecific repeated skin graft sensitization induces liver allograft rejection in a spontaneously tolerant liver allograft model. Transplant Proc 29
13. Thai N, Li Y, Fu F, et al. (1997) Interleukin-2 and Interleukin-12 mediate distinct effector mechanims of liver allograft rejection. Liver Transplant Surgery 2:118–129

Korrespondenzadresse: Dr. med. Uta Dahmen, Klinik für Allgemeine und Transplantationschirurgie, Universitätsklinikum Essen, Hufelandstraße 55, 45122 Essen

Der monoklonale Anti-CD4 Antikörper RIB 5/2 vermittelt Spender-spezifische Toleranz im High-responder-Lebertransplantationsmodell der Ratte

The monoclonal anti-CD4 antibody RIB 5/2 induces donor-specific tolerance in a high responder liver transplant model in the rat

K. Kohlhaw[1], G. Drews[1], Th. Hartwig[1], R. Schwarz[1], A. Tannapfel[2], I. Lehmann[3], U. Sack[3], F. Berr[4], M. Lehmann[5], F. Emmrich[3] und J. Hauss[1]

[1] Klinik für Abdominal-, Transplantations- und Gefäßchirurgie
[2] Institut für Pathologie
[3] Institut für Klinische Immunologie und Transfusionsmedizin
[4] Klinik für Innere Medizin, Universität Leipzig
[5] Institut für Biochemie, Universität Rostock

Einleitung

Die Erzielung von Immuntoleranz eines Empfängers für ein transplantiertes Organ ist ein Wunschziel der Transplantationsmedizin. Eine Therapie mit monoklonalen Antikörpern gegen das CD4-Epitop ist in Transplantationsmodellen in der Maus und der Ratte in der Lage, eine Toleranz für ein transplantiertes Organ zu erzielen. In der Maus wird diese Toleranz durch vorhergehende Antigenexposition erzielt [6]. In der Ratte kann mit dem Anti-CD4 mAK RIB 5/2 mit einer Vorbehandlung 1 bis 21 Tage vor der Transplantation für die Herztransplantation [1] und die Nierentransplantation [7] eine Spender-spezifische Toleranz erreicht werden. Wir untersuchten in der vorliegenden Arbeit die Effizienz einer Therapie mit dem Anti-CD4 mAK RIB 5/2 im High-responder-Lebertransplantationsmodell der Ratte. Die Therapie sollte an die klinische Situation adaptiert sein, daß heißt der Therapiebeginn erfolgte am Tag der Transplantation.

Methodik

Wir transplantierten Lebern von Dark Agouti (DA, RT1^{av1})- auf Lewis (RT1^l)-Ratten (männlich, 220 bis 250 g) arterialisiert in der Technik nach Kamada. Die Gallengangsanastomose wurde mit einem Stent (24 G Flexüle) geschient. Die Therapie-Tiere erhielten ohne weitere Immunsuppression beginnend 4 Stunden präoperativ 20 mg/kgKG RIB 5/2 intraperitoneal für einen Tag (Gruppe I, n = 7), 2 Tage (Gruppe II, n = 7) oder 5 Tage (Gruppe III, n = 10) als Monotherapieblock. Die Kontrolltiere (n = 9) erhielten keine Immunsuppression. Postoperativ wurden Bilirubin, ASAT u. ALAT im Serum sowie der Anteil von CD3$^+$, CD4$^+$, CD8$^+$-Zellen, NK-Zellen sowie CD71$^+$,CD11a$^+$-Zellen und die MHC-Klasse II-Expression im peripheren Blut untersucht. Die Blutentnahmen erfolgten 2-täglich in den Wochen 1 und 2, 2*/Woche in den Wochen 3 und 4, wöchentlich bis Monat 3, danach alle 14 Tage bis Tag 100. An den Tagen 7 und 14 wurden Leberstanzbiopsien entnommen.

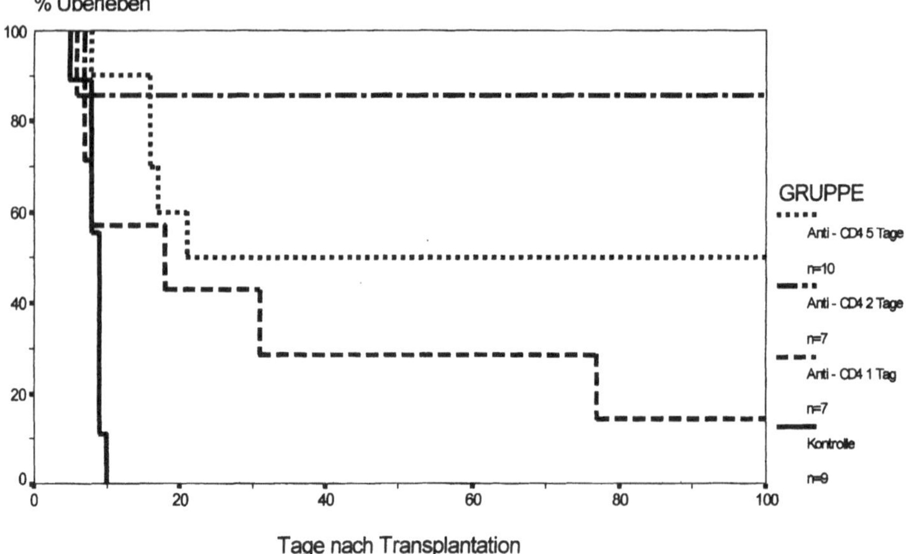

Abb. 1. Überlebenskurven für mit Anti-CD4-Antikörper behandelte Lewis-Empfänger einer DA-Leber gegenüber nicht therapierten Tieren (nach Kaplan-Meier, p < 0,002; Mantel-Breslow Test)

Ergebnisse

Die Kontrolltiere verstarben nach spätestens 9 Tagen an am Tag 7 und/oder postmortal histologisch gesicherter akuter Abstoßung (RAI 3–6). Eine 1-Tagestherapie (Gruppe I) verlängerte das mediane Überleben auf 18 Tage, bis zum Tag 100 verstarben 6/7 Tieren unter dem klinischen Bild des Leberversagens bei histologisch nachgewiesener Abstoßung (1 Tier überlebte >100 d). In der Langzeitgruppe III betrug die Mortalität an Infektionen 50% (5/10 Tiere), bei allen Tieren fanden sich in der Autopsie Abszesse in der Leber und im Bereich des Gallengangsstents. Die überlebenden 5 Tiere und 6/7 Tiere der Gruppe II überlebten mehr als 100 Tage (Abb. 1). In den Biopsien am Tag 7 und 14 wurden auch in 45% dieser Tiere (5/11) ein mononukleäres Infiltrat in der Leber im Sinne eines histologischen Nachweises einer Abstoßung nachgewiesen, ohne daß diese sich klinisch manifestierte. Die besten funktionellen Ergebnisse (Bilirubin, Transaminasen, Gewicht) wurden in den überlebenden Tieren der Langzeittherapie erzielt.

Nach der Antikörpergabe kam es zeitversetzt zur protrahierten Elimination von $CD4^+$-Zellen aus der Zirkulation im peripheren Blut. An den Tagen 3 bis 7 waren abnehmend $CD3^+/CD4^-CD8^-$-Zellen nachweisbar. Die zeitliche Länge der Depletion peripherer $CD4^+$-Zellen korrelierte mit der applizierten Dosis (Abb. 2). Dosisabhängig kam es zu einer Erholung der $CD4^+$-Zellen bis auf 50% der Ausgangswerte am Tag 56 bzw. 90% der Ausgangswerte zum Tag 100. Ein Wiederauftreten $CD4^+$-Zellen führte nicht zu einer klinisch manifesten Abstoßungsreaktion, in späten Transplantatbiopsien wurde jedoch ein mononukleäres Infiltrat im Sinne einer histologisch evidenten Abstoßungsreaktion nachgewiesen.

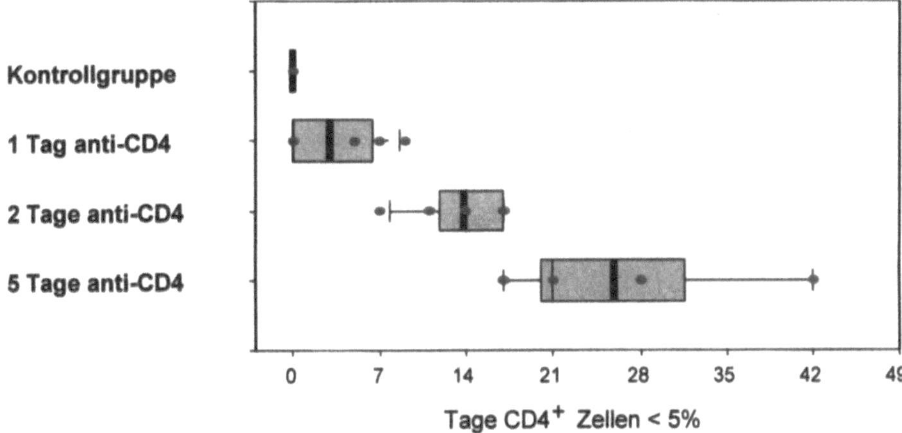

Abb. 2. Die Länge der Depletion der CD3$^+$/CD4$^+$-Zellen ist abhängig von der Dosis des Anti-CD4 mAK (Doppelnennungen für die einzelnen Tage sind nicht extra ausgewiesen)

Tabelle 1. Übersicht über die Tiere mit heterotoper Herztransplantation sowie Hauttransplantation zum Nachweis einer möglichen Immuntoleranz (MBX-Y = Monoblocktherapie Tage Anti-CD4 mAK-Tiernummer)

Tier	Gruppe [Tage Anti-CD4 mAK]	Überleben nach LTx [Tage]	Überleben nach HTx [Tage]	Überleben des BN-Transplantates [Tage]	Überleben des DA-Transplantates [Tage]
MB5-1	5	237	0		
MB5-4	5	336*	118*	14	>40
MB5-5	5	271	34	11	24
MB5-8	5	160	27	13	23
MB5-9	5	232*	89*	15	>40
MB2-1	2	295*	119*	10	>40
MB2-3	2	295*	89*	10	>40
MB2-5	2	211	5		

Zur Überprüfung des Status einer möglichen Toleranz führten wir eine heterotope Herztransplantation (DA → Lewis) ohne weitere immunsuppressive Therapie bei den 8 Langzeit-überlebenden Tieren durch (Tabelle 1). Die Herzen wurden nicht abgestoßen, 2 Organe gingen technisch verloren. Zur Überprüfung der Spender-Spezifität führten wir eine Hauttransplantation (DA → Lewis) und einem Drittstamm (Brown Norway (BN) → Lewis) bei 6 Tieren durch. Die DA-Haut wurde toleriert, während die BN-Haut abgestoßen wurde. Somit wurde eine Spender-spezifische Toleranz in allen untersuchten Langzeit-überlebenden Tieren nach Anti-CD4 mAK-Therapie nachgewiesen.

Diskussion

In der vorliegenden Arbeit konnte gezeigt werden, daß eine Therapie mit dem nicht-depletierenden Anti-CD4 mAK RIB 5/2 nach Lebertransplantation im High-responder-Modell eine Spender-spezifische Toleranz für das transplantierte fremde Antigen erzielen werden konnte. Im Gegensatz zu den Ergebnissen bei der Nieren- und Herztransplantation [5] war eine Vorbehandlung vor der Transplantation nicht erforderlich. Weiterhin war die zur Toleranzinduktion erforderliche Dosis nach Lebertransplantation im Vergleich mit den anderen Organ-Modellen deutlich geringer [5]. Dieser Befund ist vereinbar mit der Tatsache, daß im Lebertransplantationsmodell eine Toleranz deutlich einfacher zu erzielen ist als nach Transplantation von Herz, Niere oder Haut (Übersicht in 3). Die im Nierentransplantationsmodell zur Toleranzinduktion erforderliche Therapiedauer von 5 Tagen bewirkte im Lebertransplantationsmodell eine 50%ige Letalität an Infektionen im Bereich des Gallengangsstents der als Fremdkörper unter Immunsuppression den „Locus minoris resistentiae" darstellt. Dieser Befund ist hoch verdächtig auf eine funktionelle Überimmunsuppression.

Obwohl der Anti-CD4 mAK RIB 5/2 als nicht-depletierend gilt, kam es dennoch zu einer Elimination der $CD4^+$-Zellen aus dem peripheren Blut. Die Therapiedauer korrelierte dabei mit der Länge der Depletion der $CD4^+$-Zellen im peripheren Blut. Für das Langzeitüberleben günstig erwies sich eine Depletionsdauer von mehr als 7 Tagen. Der Weg der Eliminierung dieser Zellen kann vorerst nicht erklärt werden.

Wir konnten auch in 5/11 (45%) der Lewis-Empfänger, in denen im weiteren Verlauf eine Spender-spezifische Toleranz für das DA-Antigen nachgewiesen wurde, in den Biopsien an den Tagen 7 und 14 ein mononukleäres Infiltrat im Sinne einer Transplantatabstoßung nachweisen. Weitere folgende Untersuchungen müssen zeigen, ob es sich eventuell um sogenannte regulatorische T-Zellen handeln könnte, die unter Anti-CD4-Therapie ausdifferenzieren können [2] und nach ihren intrazellulären Zytokinen in T_{H1}- und T_{H2}-typische T-Zellen eingeteilt werden.

Die Forschung in Nagetiermodellen kann nur Beispielcharakter für eine mögliche spätere Therapie im Menschen haben. Nachdem aber mit einem Antikörper gegen CD40-Ligand (Anti-CD154 mAK) unlängst in nicht-humanen Primaten (Cynomolgus-Modell) nach Nierentransplantation eine Toleranz induziert werden konnte [4], ermutigt dies zu weiteren Forschungsarbeiten über die einer Immuntoleranz nach Organtransplantation zugrundeliegenden Mechanismen.

Zusammenfassung

Einführung: Antikörper gegen das CD4-Epitop wirken immunmodulatorisch und sind auch in high-responder-Transplantationsmodellen (Herz, Niere) der Ratte (Dark Agouti (DA) → Lewis) in der Lage, Toleranz des Empfängers für ein Spenderorgan zu erzeugen. Wir untersuchten die Wirksamkeit des monoklonalen Anti-CD4-Antikörpers RIB 5/2 im Lebertransplantationsmodell.

Methode: Lebern von DA- wurden auf Lewis-Ratten (männlich, 220 bis 250 g, Technik n. Kamada) transplantiert. Therapietiere erhielten ohne weitere Immunsuppression beginnend präoperativ 20 mg/kgKG RIB 5/2 intraperitoneal insgesamt 1 Tag (Gruppe I, n = 7), 2 Tage (Gruppe II, n = 7) oder 5 Tage (Gruppe III, n = 10). Die Kontrolltiere (n = 9) erhielten keine Immunsuppression. Postoperativ wurden Bilirubin, ASAT und ALAT im Serum sowie Oberflächenmerkmale und Aktivierungsmarker von mononukleären Zellen untersucht. An den Tagen 7 und 14 wurden Leberstanzbiopsien entnommen.

Ergebnisse: Die Kontrolltiere verstarben nach spätestens 9 Tagen an histologisch gesicherter akuter Abstoßung (RAI 3–6). Während in Gruppe I die Tiere ebenfalls an Abstoßungen verstarben (1 Tier überlebte > 100 d), betrug in der Langzeitgruppe III die Mortalität an Infektionen 50%. Die überlebenden Tiere und 6/7 Tiere der Gruppe II überlebten > 100 Tage. Die besten funktionellen Ergebnisse (Bili, Transaminasen, Gewicht) wurden in den Überlebenden der Langzeittherapie erzielt. Nach der Antikörpergabe kam es zeitversetzt zur protrahierten Elimination der CD4$^+$-Zellen aus der Zirkulation mit einer Erholung beginnend ab Tag 14. Das Wiederauftreten der CD4$^+$-Zellen führte nicht zu einer klinisch manifesten Abstoßungsreaktion, in späten Transplantatbiopsien wurde jedoch ein mononukleäres Infiltrat im Sinne einer Abstoßungsreaktion nachgewiesen. Zur Überprüfung der Toleranz führten wir eine heterotope Herztransplantation (DA → Lewis) ohne weitere immunsuppressive Therapie bei 8 Langzeit-überlebenden Tieren durch. Die Herzen wurden nicht abgestoßen. Zur Überprüfung der Spenderspezifität führten wir eine Hauttransplantation (DA → Lewis) und einem Drittstamm (Brown Norway (BN) → Lewis) durch. Die DA-Haut wurde toleriert, während die BN-Haut abgestoßen wurde. Somit wurde Spender-spezifische Toleranz nachgewiesen.

Schlußfolgerung: Der anti-CD4-Antikörper RIB 5/2 ist im high-responder-Lebertransplantationsmodell der Ratte (DA → Lewis) ohne weitere Immunsuppression wirksam und kann nicht nur die klinische Abstoßung des Transplantats verhindern, sondern kann eine Spender-spezifische Toleranz für das Transplantat induzieren.

Literatur

1. Arima T, Lehmann M, Flye MW (1997) Induction of donor specific transplantation tolerance to cardiac allografts following treatment with nondepleting (RIB 5/2) or depleting (OX-38) anti-CD4 mAb plus intrathymic or intravenous donor alloantigen. Transplantation 63 (2) : 284–292
2. Coffman RL, Mosmann TR (1991) CD4+ T-cell subsets: regulation of differentiation and function. Res Immunol 142 (1) : 7–9
3. Gassel HJ (1995) Selektive Immunsuppression nach orthotoper Lebertransplantation mit monoklonalen Antikörpern gegen Aktivierungsantigene und Adhäsionsmoleküle. Habilitationsschrift Universität Würzburg
4. Kirk AD, Burkly LC, Batty DS, Baumgartner RE, Berning JD, Buchanan K, Fechner JH Jr, Germond RL, Kampen RL, Patterson NB, Swanson SJ, Tadaki DK, TenHoor CN, White L, Knechtle SJ, Harlan DM (1999) Treatment with humanized monoclonal antibody against CD 154 prevents acute renal allograft rejection in nonhuman primates. Nat Med 5 (6) : 686–693
5. Lacha J, Chadimova M, Havlickova J, Brock J, Matl I, Volk HD, Lehmann M (1995) A short course of cyclosporin A combined with anti-CD4 and/or anti-TCR MAb treatment induces long-term acceptance of kidney allografts in the rat. Transplant Proc 27 (1) : 125–126 (A)
6. Pearson TC, Madsen JC, Larsen CP, Morris PJ, Wood KJ (1992) Induction of transplantation tolerance in adults using donor antigen and anti-CD4 monoclonal antibody. Transplantation 54 (3) : 475–483
7. Siegling A, Lehmann M, Riedel H, Platzer C, Brock J, Emmrich F, Volk HD (1994) A nondepleting anti-rat CD4 monoclonal antibody that suppresses T helper 1-like but not T helper 2-like intragraft lymphokine secretion induces long-term survival of renal allografts. Transplantation 57 (3) : 464–467

Korrespondenzadresse: Dr. Kay Kohlhaw, Klinik und Poliklinik für Abdominal-, Transplantations- und Gefäßchirurgie, Universität Leipzig, Liebigstr. 20 A, 04103 Leipzig, e-mail: Kohlhaw@medizin.uni-Leipzig.de

Adenoviraler Gentransfer von Superoxiddismutase minimiert den Gewebeschaden und erhöht das Überleben nach Lebertransplantation in der Ratte – Vergleich von zytosolischer und mitochondrialer Superoxiddismutase

Gene delivery of superoxide dismutase with an adenovirus minimizes liver injury and increases survival after liver transplantation in the rat – comparison of cytosolic and mitochondrial superoxide dismutase

T. G. Lehmann[1], M. D. Wheeler[1], R. Schoonhoven[2], H. Bunzendahl[3], R. J. Samulski[4] und R. G. Thurman[1]

[1] Laboratory of Hepatobiology and Toxicology, Dept. of Pharmacology
[2] Dept. of Environmental Sciences & Engineering
[3] Dept. of Surgery
[4] Gene Therapy Center University of North Carolina at Chapel Hill, Chapel Hill, North Carolina 27599, USA

Einleitung

Der Ischämie/Reperfusionsschaden ist die wesentliche Ursache des frühen Transplantatversagens nach Lebertransplantation [1]. Freie Sauerstoffradikale spielen bei der Pathogenese eine zentrale Rolle. Kupffer'sche Sternzellen werden bei der Reperfusion aktiviert, was zu einer Freisetzung von zellschädigenden Mediatoren wie insbesondere freien Radikalen führt [2]. Die Hypoxie in den Parenchymzellen führt vor allem mittels der Xanthin Oxidase zur Produktion von Superoxyd. Freie Sauerstoffradikale sind entscheidend an den Mechanismen der Leberzellschädigung, charakterisiert durch Entzündung, Nekrose und Apoptose, nach Reperfusion beteiligt [3]. Endogene Radikalfänger wie die Superoxiddismutase (SOD) bauen freie Radikale ab. In verschiedenen Studien wurde versucht, extern Sauerstoffradikalfänger in reperfundierte Organe zuzuführen [4]. Führt man Proteine exogen zu, so ist keine ausreichende Wirkung zu erwarten, da sie rasch abgebaut werden. Darüber hinaus werden sie dem extrazellulären Milieu zugeführt und erreichen kaum den intrazellulären Raum, in welchem sie protektiv wirken sollen. Der adenovirale Gentransfer stellt eine geradezu ideale Methode dar, intrazellulär die Expression und Aktivität eines gewünschten Proteins zu vervielfachen [5]. In einem Modell der warmen Leberischämie konnte erstmals durch Gentransfer von mitochondrialer Superoxiddismutase (Mn-SOD) ein verminderter Zellschaden nachgewiesen werden [6]. In anderen Modellen konnte durch die Überexpression von zytosolischer Superoxiddismutase (Cu/Zn-SOD) eine Organprotektion bei Ischämie/Reperfusionsschäden erzielt werden. Daher sind wir an Hand des Modells der Lebertransplantation in der Ratte der Hypothese nachgegangen, wonach adenoviraler Gentransfer mit SOD zu einer konstant erhöhten Proteinexpression führt, damit das Organ vor Schäden bewahrt und die Überlebensrate erhöht. SOD ist in verschiedenen Isoformen sowohl im Zytosol (SOD1 = Cu/Zn-SOD) als auch in Mitochondrien (SOD2 = Mn-SOD) vorhanden, sodaß beide Enzyme hinsichtlich ihrer Effektivität verglichen wurden.

Methoden

Rekombinanter Adenovirus, welcher das Transgen für Cu/Zn-SOD (Ad-SOD1), Mn-SOD (Ad.SOD2) oder β-Galaktosidase (Ad.lacZ) enthält, wurde nach standardisierten Protokollen angefertigt [7]. Es wurden weibliche Sprague-Dawley Ratten (190–230 g) (bezogen von Charles River Wiga, Raleigh, NC, USA) benutzt. Spendertieren wurde 72 h vor Organentnahme SOD1 oder SOD2 enthaltendes Adenovirus (Ad.SOD1/2) intravenös injiziert. Als Kontrollen dienten Spenderorgane, welchen mittels Adenovirus das Gen lacZ, das zur Expression von β-Galaktosidase führt, injiziert wurde (Ad.lacZ), oder aber unbehandelte Organe. Nach 24 h kalter Konservierung wurden Lebern orthotop transplantiert. Die Gentransfektionsrate wurde durch immunhistochemischen Nachweis von β-Galaktosidase ermittelt. Enzymaktivitäten und -expression wurden im Homogenat enzymatisch bzw. im Western Blot bestimmt. Darüber hinaus wurden Überlebensraten, Lebertransaminasen und histopathologische Befunde ermittelt. Als statistische Berechnungsverfahren wurden Fisher's Exact Test oder 2-Wege ANOVA (analysis of variance) gewählt. Statistisch signifikante Unterschiede wurden als ein P-Wert von $< 0{,}05$ definiert.

Ergebnisse

Immunhistochemisch zeigt sich, daß 72 h nach Injektion von Ad.lacZ etwa 80% aller Hepatozyten das Indikatorenzym β-Galaktosidase exprimieren. Damit wird nachgewiesen, daß durch den adenoviralen Gentransfer weitgehend alle Hepatozyten erreicht werden. Die gewählte Dosierung von Adenovirus (3×10^9 PFU) führte nicht zu einem Anstieg von Transaminasen über Normalwerte in Spendertieren, gemessen am Tag der Organentnahme, oder aber zu entzündlichen Infiltraten. In der Ad.SOD1 Gruppe war die Genexpression 3-fach, die SOD-Aktivität sogar 10-fach erhöht. Somit zeigt sich, daß der adenovirale Gentransfer erfolgreich ist und das gewünschte Protein suffizient in seiner Aktivität intrazellulär gesteigert wird. Im Vergleich zu den Kontrolltieren (GOT zwischen 1600 und 2000 U/l; GPT 1100 bis 1550 U/l; n = 6 je Gruppe) stiegen die Transaminasen 8 h nach Implantation nur um etwa 40% bei den Ad.SOD1 infizierten Tieren (GOT 480 bis 830 U/l; GPT 340 bis 610 U/l; n = 6) und um 60% bei den Ad.SOD2 infizierten Tieren (GOT 780 bis 1380 U/l; GPT 590 bis 970 U/l; n = 6). Nur etwa 25% der Tiere der Ad.lacZ Gruppe (3 von 12) bzw. der unbehandelten Tiere (3 von 11) überlebten. Hingegen überlebten alle Tiere der Ad.SOD1 Gruppe (7 von 7) sowie der Ad.SOD2 Gruppe (7 von 7). In der histologischen Untersuchung an H&E gefärbten Paraffinschnitten zeigte sich, daß 8 h nach Reperfusion ca. 20% aller Hepatozyten bei den Kontrolltieren nekrotisch sind, bei den Ad.SOD1 infizierten Tieren jedoch nur etwa 2% (p < 0,001).

Schlußfolgerung

Das primäre Organversagen stellt eine wesentliche Ursache der frühen postoperativen Morbidität und Mortalität nach Lebertransplantation dar. Eine klinisch erprobte und zuverlässige Therapiemöglichkeit existiert nicht. Der Ischämie/Reperfusionsschaden steht im Mittelpunkt der pathophysiologischen Mechanismen, welche zum Organversagen führen. Freie Sauerstoffradikale sind entscheidend an diesem pathologischen Geschehen beteiligt [8]. Im Gegensatz zur exogenen Zufuhr von Superoxiddismutase, welche dann schnell abgebaut wird, sollte die endogene, intrazelluläre Überexpression von Superoxiddismutase zu einer kontinuierlichen Expressions- und Aktivitätssteigerung führen, welche eine deutliche Organprotektion verursacht. Die Ergebnisse zeigen, daß der adenovirale Gentransfer dazu geeignet ist, das gewünschte Protein in der Leber erfolgreich zu überexprimieren. Diese Studie weist zum ersten Mal nach, daß ein adenoviraler Gentransfer mit SOD die Organschädigung nach Lebertransplantation vermindert und die Überlebensrate erhöht. Die Effektivität von zytosolischer und mitochondrialer Superoxiddismutase wurde in der Vergangenheit kontrovers diskutiert, ohne das die beiden Isoformen in einer Studie konkret miteinander verglichen wurden. In diesem Modell scheint die zytosolische Isoform von SOD einen ausgeprägteren protektiven Effekt gegenüber der mitochondrialen Isoform zu bieten, da die Transaminasen in der SOD1 Gruppe niedriger sind als in der SOD2 Gruppe. Auf das Überleben hatte dies jedoch keinen Einfluß. Der adenovirale Gentransfer stellt ein ausgzeichnetes therapeutisches Verfahren für die Zukunft dar, um Organe vor reperfusionsbedingtem Versagen zu schüzen. Insbesondere grenzwertig verfettete Spenderlebern könnten hiermit genetisch modifiziert werden, um die hohe primäre Versagensquote dieser Organe zu vermindern. Dies würde zu einer dringend benötigten Erweiterung des Spenderpools führen.

Zusammenfassung

Hintergrund: Der Ischämie/Reperfusionsschaden ist die wesentliche Ursache des frühen Transplantatversagens nach Lebertransplantation, wobei freie Sauerstoffradikale eine zentrale Rolle spielen. Endogene Radikalfänger wie die Superoxiddismutase (SOD) bauen freie Radikale ab. Am Modell der Lebertransplantation in der Ratte wurde der Hypothese nachgegangen, wonach adenoviraler Gentransfer von SOD zu einer konstanten Überexpression führt, damit das Organ vor Schäden bewahrt und die Überlebensrate erhöht. Die zytosolische (SOD1) und mitochondriale (SOD2) Isoform wurden in ihrer Effektivität verglichen.

Methodik: Nach 24 h Konservierung wurden Lebern orthotop in Ratten transplantiert. Einigen Spendern wurde 72 h vor Organentnahme SOD1- oder SOD2-Gen enthaltendes Adenovirus injiziert. Als Kontrollen dienten Spenderorgane, welche mit dem Gen lacZ zur Expression von β-Galaktosidase transfiziert wurden, oder aber unbehandelte Organe. Neben der Transfektionsrate, Enzymaktivitäten und -expression wurden Überlebensraten, Transaminasen und Histophatologie ermittelt.

Ergebnisse: 72 h nach Injektion exprimieren 80% aller Hepatozyten β-Galaktosidase. In der SOD1 Gruppe war die Proteinexpression 3-fach, die -aktivität 10-fach erhöht. Im Vergleich zu Kontrolltieren stiegen die Transaminasen 8 h nach Implantation nur um etwa 40% in der SOD1 Gruppe, um 60% in der SOD2 Gruppe. 25% der Kontrolltiere und alle der SOD1/2 Gruppen überlebten.

Schlußfolgerung: Diese Studie weist erstmals nach, daß adenoviraler Gentransfer mit SOD die Organschädigung nach Lebertransplantation vermindert und die Überlebensrate erhöht. Der adenovirale Gentransfer stellt ein ausgezeichnetes therapeutisches Verfahren für die Zukunft dar, um Organe vor reperfusionsbedingtem Versagen zu schützen.

Abstract

Background: Oxygen-derived free radicals play a key role in pathomechanisms of reperfusion injury after organ transplantation. Endogenous radical scavenger systems such as superoxide dismutase (SOD) degrade toxic radicals. The hypothesis that treatment of the donor liver with an adenoviral vector encoding the Cu/Zn-SOD gene (*SOD1*) or the Mn-SOD gene (*SOD2*) would lead to permanent gene expression and therefore protect the organ against injury and increase survival in a rat model of liver transplantation was tested.

Methods: Some donors were infected with *SOD1/2*, while untreated grafts and livers infected with the indicator gene *lacZ* encoding bacterial β-galactosidase served as controls. After orthotopic liver transplantation, survival, serum transaminases and histopathology were evaluated.

Results: Approximately 80% of hepatocytes expressed β-galactosidase 72 h after injection of *lacZ*. SOD1 gene expression and activity were increased three- and tenfold in the *SOD1* group, respectively. Following transplantation, 25% of controls survived. In contrast, all *SOD1/2*-treated animals survived. Transaminases measured 8 h after transplantation in *SOD1* rats were only 40% (in *SOD2* about 60%) of those in controls.

Conclusion: This study provides clear evidence for the first time that gene therapy with SOD increases survival and decreases hepatic injury after liver transplantation. Genetic modification of the liver represents a future approach to protect organs against injury where oxygen-derived free radicals are involved.

Literatur

1. Lemasters JJ, Bunzendahl H, Thurman RG (1995) Reperfusion injury to donor livers stored for transplantation. Liver Transplant Surg 1:124–138
2. Lemasters JJ, Caldwell-Kenkel JC, Currin RT, Tanaka Y, Thurman RG (1988) Activation of Kupffer cells following reperfusion of rat liver stored in Euro-Collins solution. Hepatology 18:8
3. Gabler WL, Tsukuda N (1991) The influence of divalent cations and doxycycline on iodoacetamide-inhibitable leukocyte adherence. Research Communications in Chemical Pathology and Pharmacology 74:131–140
4. Kawamoto S (1990) Inhibition of ischemia and reflow-induced liver injury by an SOD derivative that circulates bound to albumin. Arch Biochem Biophys 277:160–165
5. Jaffe HA, Danel C, Longenecher G, Metzger M, Setoguchi Y, Rosenfeld MA (1992) Adenovirus-mediated *in vivo* gene transfer and expression in normal rat liver. Nat Genet 1:372–378
6. Zwacka RM, Zhou W, Zhang Y, Darby CJ, Dudus L, Halldorson J, Oberley L, Engelhardt JF (1998) Redox gene therapy for ischemia/reperfusion injury of the liver reduces AP1 and NF-kappaB activation. Nature Medicine 4:698–704
7. Rigby PW (1983) Cloning vectors derived from animal viruses. J Gen Virol 64:255–266
8. Connor HD, Gao W, Nukina S, Lemasters JJ, Mason RP, Thurman RG (1992) Evidence that free radicals are involved in graft failure following orthotopic liver transplantation in the rat – An electron paramagnetic resonance spin trapping study. Transplantation 54:199–204

Korrespondenzadresse: T. G. Lehmann, M. D., Laboratory of Hepatobiology and Toxicology, Dept. of Pharmacology, Univ. of North Carolina at Chapel Hill, CB# 7365, Chapel Hill, NC 27599-7365, USA, Telefon: (919) 966-1154, Fax: (919) 966-1893, e-mail: Thorsten_Lehmann@med.unc.edu

Die Rolle des Stickoxids (NO) in der akuten Abstoßung nach orthotoper Lebertransplantation. Eine tierexperimentelle Studie im Rattenmodell

iNOS inhibition in orthotopic rat liver transplantation: effects on graft survival and nitric oxide levels

E. Matevossian[1], M. Veit[1], S. Himpel[1], M. Werner[2] und C.-D. Heidecke[1]

[1] Chirurgische Klinik und Poliklinik der Technischen Universität München
[2] Institut für Allgemeine Pathologie und Pathologische Anatomie der Technischen Universität München

Einleitung

Neben der Rolle als endothelabhängiger Vasodilatator und inhibierender Neurotransmitter nimmt Stickoxid (NO) eine Schlüsselrolle in der Entwicklung und Steuerung der Entzündungsreaktion und Immunantwort ein.

Die bis jetzt durchgeführten experimentellen Arbeiten haben unter anderem gezeigt, daß NO während der akuten Abstoßung von alloantigenen Geweben eine immunmodulatorische Rolle spielt [1, 2, 7]. Aminoguanidinhydrochlorid (AGH) ist als potenter Inhibitor der induzierbaren NO-Synthase (iNOS) bekannt. Die Rolle dieses selektiven iNOS-Inhibitors als immunsuppressives Agens wird derzeit kontrovers diskutiert. Das Ziel dieser tierexperimentellen Studie war es daher, die Rolle von AGH während der akuten Abstoßung nach orthotoper Lebertransplantation im Rattenmodell zu evaluieren.

Methodik

Versuchstiere: Für die Experimente wurden ingezüchtete männliche DA,- (RT_1^{av1}) und LEWIS-Ratten ($RT1^1$) verwendet (Charles River Deutschland, Sulzfeld). Das Körpergewicht der Spender- und Empfängertiere (ET) betrug ca. 180–200 g.

Versuchsgruppe: Insgesamt wurden 4 Versuchsgruppen gebildet:

Kontroll-Gr. I	syngen	DA → DA
Kontroll-Gr. II	allogen ohne medikamentöse Immunsuppression (IS)	DA → LEW
Kontroll-Gr. III	allogen mit medikamentöser IS (Fk-506, subkutan)	DA → LEW
Therapie-Gr. IV	allogen mit AGH behandelt	DA → LEW

Ab dem 7. präoperativen Tag und postoperativ wurden die Empfängertiere (ET) der Gr. IV mit AGH oral (1%-AGH in Trinkwasser) behandelt.

In die Auswertung wurden nur solche ET (Gr. I – IV) einbezogen, die folgende Kriterien erfüllten: keine intraoperativen Komplikationen, anhepatische Phase unter 20 min, Gesamt-Anästhesie und Operationsdauer unter 1,5 Stunden und komplikationsfreier postoperativer Verlauf in den ersten 3–4 Tagen.

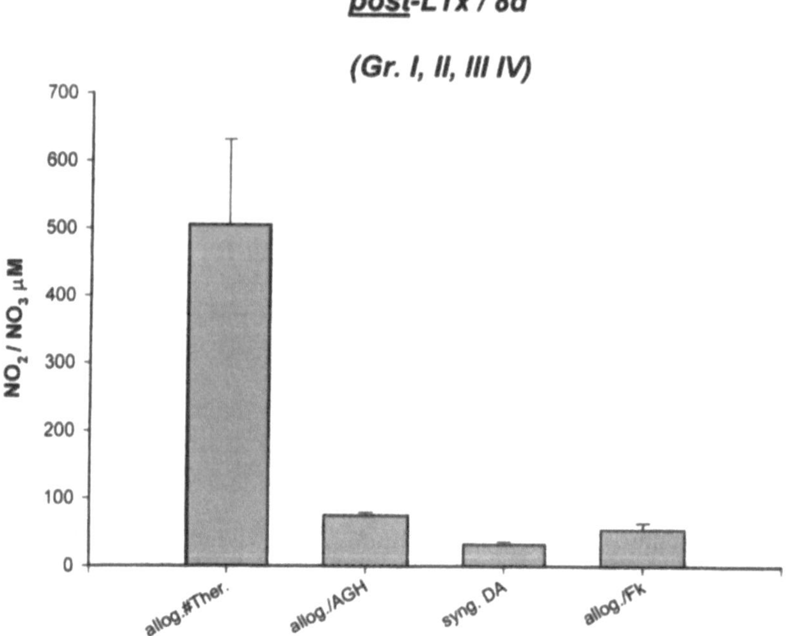

Abb. 1. Serumkonzentration von NO_2/NO_3 im μM am Tag 8 nach orthotoper Lebertransplantation (post-LTx/8 d) im Rattenmodell in den folgenden Gruppen:

Gr. I	– syngen	(syng. DA)
Gr. II	– allogen ohne medikamentöse Immunsuppression	(allog. # Ther.)
Gr. III	– allogen mit medikamentöser Immunsuppression	(allog./Fk)
	(Fk-506 1 mg/kg KG/d s.c)	
Gr. IV	– allogen mit AGH behandelt	(alog./AGH)

Signifikanzniveau ($p < 0{,}05$):

Gr. II vs. Gr. I	($p < 0{,}02$)
Gr. II vs. Gr. III	($p < 0{,}01$)
Gr. II vs. Gr. IV	($p < 0{,}02$)

Operationstechnik: Alle operativen Eingriffe, Blut- und Organentnahmen wurden unter Äther-Inhalationsnarkose (Diethylether für Inhalationsnarkose) durchgeführt. Die Steuerung der Narkosetiefe erfolgte durch Beobachtung von Atmung und Muskeltonus. Die Operationen wurden als arterialisierte orthotope Lebertransplantationen (oRLT) in Anlehnung an Steffen in mikrochirurgischer Nahttechnik durchgeführt [5].

Bei der Transplantation wurd die *suprahepatische V. cava* fortlaufend anastomosiert (9/0 Ethilon), die *V. portae* und *intrahepatische V. cava* mittels zuvor angebrachter Cuffs (Venenverweilkanüle aus Teflon, G12) konnektiert und der *Ductus choledochus* über eine intraluminalen Splint anastomosiert (Venenverweilkanüle aus Teflon, G22) [3, 4].

Die Gesamtoperationsdauer der Empfängertiere (ET) lag unter 1,5 Stunden, die anhepatische Phase betrug ca. 18 min.

Die postoperative Beobachtungszeit betrug je nach Gruppe zwischen 5 und 90 Tagen. Die Organentnahmen wurden in regelmäßigen Zeitabständen (5, 8, 10, 30, 90 d) durchgeführt. Dabei wurden sowohl Blut zur Bestimmung von Glutamat-Oxalacetat-Transaminase (GOT), Alkalischen Phosphatase (AP), Glutamatdehydrogenase (GlDH), Phosphocholinesterase (PchE), Albumin, Bilirubin, NO, Keratinin und Harnstoff, als auch Leberbiopsien für (immun)histologische Aufarbeitung (5 µm dicke Kryoschnitte in Azeton bzw. 5 µm dicke Gewebsschnitte in 3,7% Formalin fixiert) entnommen.

Die laborchemischen Parameter (GOT, GLDH, AP, PchE) wurden mittels standard-enzymatischer Methodik bestimmt. Die stabilen Endprodukte der endogenen NO-Produktion (NO_2/NO_3, µM) wurden über eine modifizierte *Gries*-Reaktion mit *High Performance Liquid Chromathography (HPLC)* gemessen. Nach der Materialgewinnung wurden die ET durch eine inhalierte Ätherüberdosis sakrifiziert.

Die Ergebnisse wurden als Mittelwert ± Standardfehler (SEM) graphisch dargestellt. Die statistische Signifikanz mit einem Signifikanzniveau von $p < 0,05$ wurde mit Hilfe des Mann-Whitney U-Testes ermittelt.

Ergebnisse

Die Gesamterfolgsrate (d. h. Überlebenszeit zwischen 5 und 90 Tagen) der durchgeführten oRLT (n = 96) betrug ca. 93%. Die ET überlebten wie folgt:

Kontroll-Gr. I	(n = 6)	> 90	Tage (Opferung)
Kontroll-Gr. II	(n = 11)	11,2 (± 1,8)	Tage
Kontroll-Gr. III	(n = 7)	> 90	Tage (Opferung)
Therapie-Gr. IV	(n = 13)	11,4 (± 1,7)	Tage

Enzymaktivität im Serum: Die Empfängertiere (ET) in den Gr. I, II und IV zeigten ab dem 5 d tendenziell eine Normalisierung der Leberfunktionsparameter (GOT, GlDH, AP, PchE, Bilirubin, Albumin) im Serum. Im Gegensatz dazu zeigten unbehandelte allogene ET (Gr. II) bereits ab dem 5 d signifikant höhere Werte an GOT, GLDH, AP, Bilirubin und Reduktion der Lebersyntheseparameter (PchE, Albumin).

Bei den AGH-behandelten ET (Gr. IV) wurden bis zum 8 d keine signifikanten Unterschiede verglichen mit den ET der Gr. I und III beobachtet. Im weiteren Verlauf (8 und 10 d) kam es zu einem signifikanten Anstieg von GOT, GLDH, AP, Bilirubin und Verminderung von PchE.

NO_2/NO_3 im Serum: Bei den ET der Gr. I und III konnte bis zum 10 d kein signifikanter Anstieg von NO (48,3 ± 7,7 µM bzw. 61,4 ± 5,3 µM) über den präoperativen Normwert (88,1 ± 4,1 µM) beobachtet werden. Im Gegensatz dazu lagen bereits am 5 d in der Gr. II gemessene NO-Werte (190,0 ± 2,5 µM) deutlich über dem ermittelten Normwert und nahmen im weiteren Verlauf signifikant zu.

Ein signifikanter Anstieg von NO über den Normwert blieb bei den mit AGH-behandelten ET (Gr. IV) bis zum 8 d (75,0 ± 0,4 µM) aus. Danach war eine Zunahme der NO-Werte (im Gegensatz zu den Gr. I und III) zu verzeichnen. Diese blieben jedoch bis zum 10 d (161,6 ± 29,7 µM) signifikant niedriger als bei den unbehandelten allogenen ET (Gr. II) (497,7 ± 117,7 µM; $p < 0,03$).

Histologie: Lichtmikroskopisch ergab sich in Hämatoxilin-Eosin (HE) gefärbten Schnitten der Leberproben in den Gr. I und III ab dem 5 d eine weitgehend normale Gewebsstruktur, die im weiteren Verlauf (8, 10, 30, 90 d) erhalten blieb. Es lag kein Anhalt für eine akute Transplantatabstoßung vor.

Im Gegensatz dazu war bei den unbehandelten allogen Transplantierten ET (Gr. II) ab dem 5 d eine beginnende akute Abstoßungsreaktion mit Infiltration der Portalfelder des Leberparenchyms durch Entzündungszellen, insbesondere aktivierten Lymphozyten, sowie eine Endothelialitis und Destruktion von Gallengängen zu beobachten (entsprechend Grad 3 nach Snover) [6]. Neben ballonierten Hepatozyten fanden sich zahlreiche Einzelzellnekrosen in Form von azidophilen Körperchen (Councilman bodies) mit perifokalen Entzündungsinfiltraten. Die genannten Transplantatveränderungen nahmen im weiteren Verlauf deutlich zu (8 und 10 d).

Bei den AGH-behandelten ET (Gr. IV) zeigte sich am 5, 8 und 10 d zum Teil keine Abstoßungsreaktion (2 von 13 ET). Andere Fälle wiesen jedoch eine akute Abstoßungsreaktion entsprechend Grad 2 bis 3 auf. Die Abstoßung der Transplantate trat im Vergleich zu Gr. II später auf und war teilweise schwächer ausgeprägt.

Desweiteren wurden in einzelnen Gewebsschnitten fokale Nekrosen, Hämorrhagien und intravasale Thromben bei insgesamt einer mäßigen, entzündlichen Zellaktivität beobachtet. Die immunhistochemischen lichtmikroskopischen Untersuchungen unter Verwendung von monoklonalen Anti-CD11-, -CD8- und -ED1-Antikörpern zeigten in allen Gruppen qualitativ eine Korrelation mit den in HE-Färbung festgestellten Transplantatveränderungen. Dabei war die Infiltration der Gewebsschnitte mit immunkompetenten Effektorzellen bei den AGH-behandelten ET deutlich weniger ausgeprägt als bei den unbehandelten allogenen ET (Gr. II).

Diskussion

In der vorliegenden tierexperimentellen Studie wurde die Rolle von Stickoxid (NO) nach orthotoper Lebertransplantation im Rattenmodell (oRLT) untersucht. Wie bereits in Herz- und Lungentransplantationsmodellen gezeigt wurde, ist eine akute Transplantatabstoßung mit einem simultanen Anstieg von NO (reflektiert durch die stabilen Endprodukte im Serum NO_2/NO_3 in µM) assoziiert [1, 2]. Darüber hinaus wurde bei Rattenlebertransplantatabstoßung mittels *in situ*-Hybridisierung eine hochregulierte iNOS-Genexpression sowohl in den infiltrierenden Leukozyten als auch in den Hepatozyten beobachtet [7]. Daher war das Ziel dieser tierexperimentellen Studie, die Rolle von NO-Antagonisten nach oRLT zu charakterisieren. Es wurde postuliert, daß sich eine Reduzierung von NO bei Empfängertieren (ET) protektiv im Sinne einer signifikant längeren Transplantatüberlebenszeit auswirken könnte.

Unsere Ergebnisse zeigen, daß die Behandlung der ET (Gr. IV) mit dem iNOS-Inhibitor Aminoguanidinhydrochlorid (AGH) zu einer signifikanten Erniedrigung des NO_2/NO_3-Spiegels im Serum führt.

Desweiteren wurde bei allen AGH-behandelten ET bis zum 8 d mittels laborchemischer und (immun)histologischer Untersuchungen eine signifikant bessere Transplantatfunktion/Struktur im Vergleich zu unbehandelten allogen Transplantierten (Gr. II) festgestellt. Die später aufgetretene und teilweise schwächer ausgeprägte akute Transplantatabstoßung (Gr. IV vs. II) mit einer konsekutiven hepatischen Dysfunktion korreliert mit dem NO-Anstieg. Darüber hinaus war bei den AGH-behandelten ET (8 und 10 d) die Expression von CD11,- CD8- und ED1-positivem Zellmaterial deutlich geringer ausgeprägt als bei den unbehandelten allogenen ET (Gr. II).

Trotz der gezeigten initial transplantatprotektiven Auswirkungen der iNOS-Inhibition am Tag 5 und 8 wurde kein signifikant längeres Überleben bei den mit AGH-behandelten ET (Gr. IV) erreicht [7]. Es bleibt allerdings unklar, welche Funktion NO dabei zukommt.

Zusammenfassung

In der vorliegenden tierexperimentellen Studie wurde die Rolle von Stickoxid (NO) während der akuten Abstoßung nach orthotoper Rattenlebertransplantation (oRLT) untersucht. Als selektiver Inhibitor der induzierbaren NO-Synthase (iNOS) wurde Aminoguanidinhydrochlorid (AGH) verwendet.

Die Ergebnisse dieser Studie zeigten, daß eine selektive Inhibition von iNOS nach oRLT das Transplantat nicht vor der akuten Abstoßung protektioniert.

Abstract

Introduction: It is generally accepted that nitric oxide (NO) plays a critical role in the acute rejection through inflammatory response and apoptosis. Aminoguanidine hydrochloride (AGH) is known to be a potent inhibitor of the inducible nitric oxide synthase (iNOS). The role of AGH as an immunosuppressant is currently discussed controversially. The purpose of this study therefore was to characterize the effect of AGH on the graft survival and NO levels following orthotopic rat liver transplantation (ORLT).

Methods: Inbred rats underwent orthotopic liver transplantation under ether anesthesia. DA rats served as donors. LEWIS rats as recipients. Untreated allogeneic transplanted rats as well as allogeneic FK506-treated rats (FK 1 mg s.c./kg BW per day) and syngeneic transplanted rats served as control groups. From the 7th preoperative day on throughout the whole course until rejection the recipients were treated orally with AGH (AGH 1% in tap water). At different time points postoperatively the animals were sacrificed and tissue samples were taken for H&E staining, immune labeling and standard clinical chemistry. The concentration of stable NO breakdown products (NO_2/NO_3) in serum was determined by means of HPLC.

Results: Syngeneic transplanted rats and allogeneic FK506-treated rats demonstrated long-term survival > 90 d. In contrast, allogeneic AGH-treated grafts were rejected on day 11.2 ($\pm$ 1.8 d) similar to allogeneic untreated grafts (11.3 $\pm$ 1.7 d). NO_2/NO_3 levels were effectively reduced in the FK506 group and remained at 71.1 μM ($\pm$ 1.9 μM) similar to those measured in the syngeneic group (88.1 $\pm$ 4.1 μM). In the allogeneic untreated group NO_2/NO_3 increased to 190 μM ($\pm$ 2.6 μM) on day 5 and 681.8 μM ($\pm$ 2.6 μM) on day 10. By AGH treatment the NO_2/NO_3 concentration remained suppressed until day 8 (30.4 $\pm$ 3.7 μM). On day 10 it increased slightly to 266.7 μM ($\pm$ 14.6 μM), yet this is still more than 2.6 times less than the concentration found in allogeneic untreated animals.

Conclusion: In the AGH-treated allogeneic recipients there was no significant increase of graft survival despite effective iNOS inhibition. Contrary to former studies by other authors on experimental models of heart and lung transplantation, the results of this study demonstrate that inhibition of the inducible nitric oxide synthase following orthotopic rat liver transplantation is not adequate to protect the graft from acute rejection.

Literatur

1. Worrall NK, Boasquevisque CH, Botney M, Misko TP, Sullivan PM, Ritter JH, Ferguson TB, Patterson CA and Jr (1997) Inhibition of inducible nitric oxide synthase ameliorates functional and histological changes of acute lung allograft rejection. Transplantation 63:1095–1101
2. Worrall NK, Chang K, Suau GM, Allison WS, Misko TP, Sullivan PM, Tilton RG, Williamson JR, Ferguson TB (1996) Inhibition of Inducible Nitric Oxide Synthase Prevents Myocardial and Systemic Vascular Barrier Dysfunction During Early Cardiac Allograft Rejection. Circ-Res. 78:769–779
3. Engemann R (1985) Technique for orthotopic rat liver transplantation. In Thiede A, et al. (Hrsg) Microsurgical models in rats for transplantation research. Springer Verlag, Berlin, S. 69–75
4. Zimmermann FA, Butcher GW, Davis HS, Brons G, Kamada N, Türel O (1979) Techniques for orthotopic liver transplantation in the rat and some studies of the immunologie responses to fully allogenic liver grafts. Transpl Proc 11:571–577
5. Steffen R, Ferguson DM, Krom RAF (1989) A new method for orthotopic rat liver transplantation with arterial cuff anastomosis to the recipient common hepatic artery. Transplantation 48:166–167
6. Snover DC, Freese DK, Sharp HL, et al. (1987) Liver allograft rejection. An analysis of the use of biopsy in determining outcome of rejection. Am J Surg Pathol 11:18–24
7. Kuo PC, Alfrey EJ, Abe KY, Huie P, Sibley RK, Dafoe DC (1996) Cellular localization and effect of nitric oxide synthesis in a rat model of orthotopic liver transplantation. Transplantation 61:305–312

Korrespondenzadresse: E. Matevossian, Transplantationschirurgie, St. 1/11, Chirurgische Klinik und Poliklinik der TU München, Klinikum Rechts der Isar, Ismaningerstraße 22, 81675 München, Telefon/Fax: (089) 4140-2039, e-mail: matevossian@usa.net

B*cl-2* transgene Mäuse sind gegen eine Ischämie/Reperfusionsschädigung der Leber geschützt

B cl-2 transgenic mice are protected against ischemia-reperfusion injury in the liver

H. A. Rüdiger[1], M. Selzner[1,2], K. T. E. Beckurts[2] und P. A. Clavien[1]

[1] Duke University Medical Center, Department of Surgery
[2] Klinik für Visceral- und Gefäßchirurgie der Universität zu Köln

Zusammenfassung

Hintergrund: Apoptose ist der entscheidende Mechanismus der Ischämie/ Reperfusionsschädigung der Leber. Das Ausmaß der Apoptosen der sinusoidalen Endothelzellen und der Hepatozyten korreliert mit dem postoperativen GOT-Spiegel und dem Überleben der Versuchstiere [1, 2]. Daher ist die Blockierung von Apoptosen ein wichtiger therapeutischer Ansatz zur Verminderung von Ischämie/Reperfusionsschäden der Leber. Bcl-2 ist ein mitochondriales Membranprotein mit antiapoptotischer Wirkung auf verschiedenen Ebenen der apoptotischen Kaskade [3, 4]. Wir stellten die Hypothese auf, daß die Überexpression von Bcl-2 hepatozelluläre Apoptosen verhindert und den Ischämie/ Reperfusionsschaden der Leber vermindert.

Methodik: Bcl-2 transgene Mäuse mit einem zusätzlichen humanen Bcl-2 Gen wurden auf einem C57BL/6 Hintergrund generiert. Das humane Bcl-2 Gen wurde mittels PCR identifiziert und die Bcl-2 Produktion mittels Western blot und Immunhistochemie nachgewiesen. Als Mediatoren der apoptotischen Kaskade wurde in den transgenen Mäusen und den nicht transgenen Kontrolltieren die Expression von $Bcl-x_L$ (Western blot) und die zytoplasmatische Calpain, Caspase 3 und Caspase 8 Aktivität bestimmt (spezifische proteolytische Assays). Die Versuchs- und Kontrolltiere wurden einer 90 minütigen Ischämie der Leber mit anschließender 4 stündiger Reperfusion unterzogen. Apoptosen wurden durch den Tunel-Test, DNA-Gelelektrophorese und Elektronenmikroskopie bestimmt, hepatozelluläre Nekrosen wurden in der HE-Färbung quantifiziert.

Ergebnisse: Mäuse mit einer humanen Bcl-2 Gensequenz (PCR) zeigten eine ausgeprägte Bcl-2 Produktion in sämtlichen Hepatozyten (Western blot, Immunhistochemie). Nach 90 minütiger Ischämie und 4 stündiger Reperfusion waren 95% der Hepatozyten der nicht transgenen Kontrolltiere Tunel positiv, während nur 5% der Hepatozyten der transgenen Versuchstiere apoptotisch waren. Hepatozelluläre Nekrosen waren in beiden Versuchsgruppen nur geringfügig vorhanden (< 5%). Bcl-2 transgene Mäuse zeigten eine signifikant erhöhte Caspase 3 Aktivität und eine signifikant erniedrigte $Bcl-x_L$ Expression gegenüber den Kontrolltieren. Dem gegenüber war die Caspase 8 und die Calpain Aktivität in beiden Gruppen gleich.

Schlußfolgerung: Bcl-2 Überexpression reduziert drastisch hepatozelluläre Apoptosen nach Ischämie und Reperfusion. Bcl-2 Überexpression führt außerdem zu einer gegenregulatorischen Erhöhung von Caspase 3 Aktivität und $Bcl-x_L$ Expression. Die Induktion von

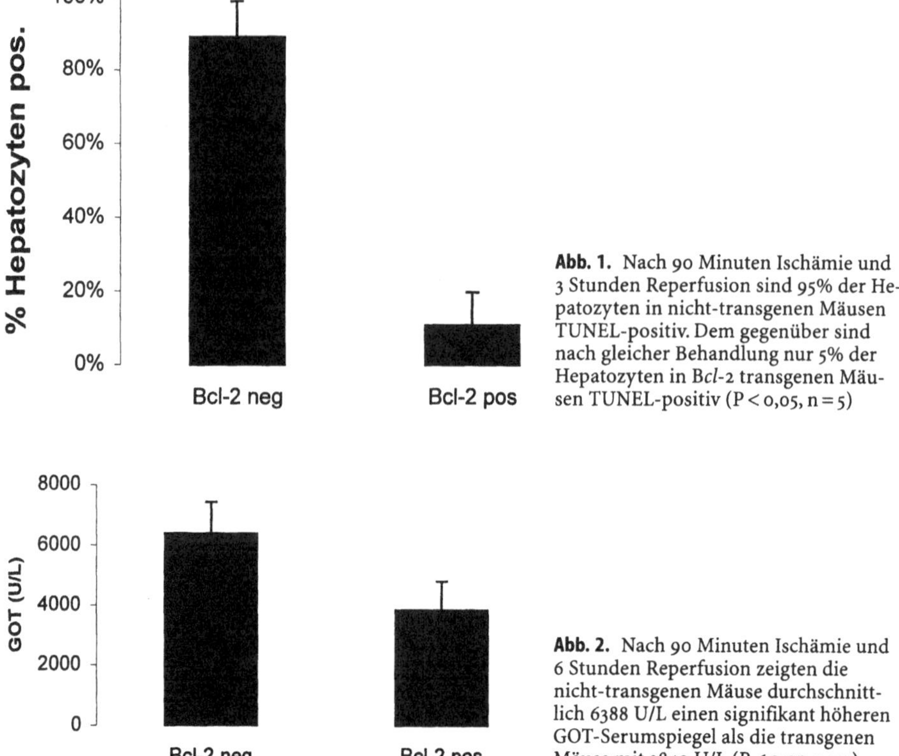

Abb. 1. Nach 90 Minuten Ischämie und 3 Stunden Reperfusion sind 95% der Hepatozyten in nicht-transgenen Mäusen TUNEL-positiv. Dem gegenüber sind nach gleicher Behandlung nur 5% der Hepatozyten in B*cl-2* transgenen Mäusen TUNEL-positiv (P < 0,05, n = 5)

Abb. 2. Nach 90 Minuten Ischämie und 6 Stunden Reperfusion zeigten die nicht-transgenen Mäuse durchschnittlich 6388 U/L einen signifikant höheren GOT-Serumspiegel als die transgenen Mäuse mit 3840 U/L (P < 0,05, n = 5)

antiapoptotischen Mediatoren, wie z. B. B*cl-2*, bietet einen neuen Therapieansatz zur Verminderung von Ischämie/ Reperfusionsschäden der Leber.

Abstract

Background: Apoptosis has been identified as a key mechanism of hepatocellular injury after normothermic ischemia and reperfusion. We previously demonstrated that the degree of hepatocyte and sinusoidal endothelial cell apoptosis correlates with AST release and animal survival following liver transplantation [1, 2]. Therefore, strategies preventing apoptosis may confer significant protection in the ischemic liver. B*cl-2* is a mitochondrial membrane protein with antiapoptotic effects at different levels of the apoptotic cascade [3, 4]. We hypothesize that overexpression of B*cl-2* prevents hepatocellular apoptosis after normothermic ischemia and reperfusion of the liver.

Methods: B*cl-2* transgenic mice were generated on a C57BL/6 background with an additional human B*cl-2* gene sequence (gift of Dr. Korsmeyer). The presence of the B*cl-2* gene was determined by PCR, and overexpression of the B*cl-2* protein was evaluated by Western blot analysis and immunohistochemistry. In addition, we evaluated the expression of B*cl-*

x_L (Western blot) and the calpain-like and caspase 3 activity (specific proteolytic kinetic assay). Ninety minutes of ischemia and 3 h of reperfusion were performed in *Bcl-2* transgenic mice and their non-transgenic littermates. Apoptosis was determined by the Tunel assay and hepatocellular necrosis was evaluated by H&E staining.

Results: Mice expressing the human *Bcl-2* gene sequence (PCR) had a large *Bcl-2* protein overexpression (Western blot) in all hepatocytes compared to the non-transgenic littermates. Ninety minutes of ischemia and 3 h of reperfusion resulted in Tunel staining of 95% of the hepatocytes in non-transgenic animals compared to only 5% in *Bcl-2*-overexpressing mice. *Bcl-2* transgenic mice showed a significant increase in caspase 3 activity and reduced *Bcl-x_L* expression. In contrast, calpain-like activity and caspase 8 activity were not changed compared to non-transgenic littermates. Only minimal hepatocellular necrosis (< 5%) was observed in both experimental groups.

Conclusion: Bcl-2 overexpression in transgenic mice dramatically reduces apoptosis after normothermic ischemia and reperfusion injury. The induction of antiapoptotic mediators like *Bcl-2* offers a novel strategy to prevent liver injury and decrease the risk of liver failure following liver transplantation.

Literatur

1. Kohli V, Selzner M, Madden JF, Bentley RC, Clavien PA (1999) Endothelial cell and hepatocyte deaths occur by apoptosis after ischemia-reperfusion injury in the rat liver. Transplantation. 67 (8):1099–1105
2. Gao W, Washington MK, Bentley RC, Clavien PA (1997) Antiangiogenic agents protect liver sinusoidal lining cells from cold preservation injury in rat liver transplantation. Gastroenterology. 113 (5):1692–1700
3. Korsmeyer SJ (1999) BCL-2 gene family and the regulation of programmed cell death. Cancer Research 59 (7 Suppl):1693 s – 1700 s
4. Hockenbery DM, Oltvai ZN, Yin XM, Milliman CL, Korsmeyer SJ (1993) Bcl-2 functions in an antioxidant pathway to prevent apoptosis. Cell 75 (2):241–251

Korrespondenzadresse: H. A. Rüdiger, MD, Department of Surgery, P. O. Box #3247, Duke University Medical Center, Durham, NC 27710, USA, Telefon: (919) 668-2768, Fax: (919) 681-7508, e-mail: *rudiger@acpub.duke.edu*

Die Rolle des Genotypes der organständigen passageren Leukozyten bei der immunologischen Akzeptanz der Rattenleber

The role of the genotype of passenger leukocytes in spontaneous acceptance of rat livers

D. Kreisel[1], H. Petrowsky[1,2], A. M. Krasinskas[1], W. Y. Szeto[1], S. H. Popma[1], M. Lorenz[2] und B. R. Rosengard[1]

[1] Department of Surgery, Hospital of the University of Pennsylvania, Philadelphia, USA
[2] Klinik für Allgemein- und Gefäßchirurgie, Universitätsklinikum Frankfurt am Main

Einleitung

Im Gegensatz zu Haut-, Herz- oder Nierentransplantaten werden im Rattenmodell Lebern bei bestimmten MHC-inkompatiblen Stammkombinationen ohne die Notwendigkeit von Immunsuppression akzeptiert [1]. Diese Empfängertiere entwickeln zudem spender-spezifische immunologische Toleranz. Der Nachweis von spender-spezifischem genetischen Material in der Peripherie bei Langzeitüberlebenden nach Nieren- und Lebertransplantation, die teilweise ihre Immunsuppressiva abgesetzt hatten, bildete die Grundlage für eine neue Theorie über die Bedeutung von passageren Leukozyten [2]. Es wurde postuliert, daß spender-spezifische organständige passagere Leukozyten eine wichtige Rolle bei der immunologischen Akzeptanz und Toleranz spielen. Diese Theorie widerspricht scheinbar früheren therapeutischen Ansätzen, bei denen beispielsweise durch Gabe monoklonarer Antikörper organständige passagere Leukozyten eliminiert werden sollten [3]. Diese Strategien beruhten auf der Erkenntnis, daß passagere Leukozyten alloreaktive T Lymphozyten aktivieren und somit erheblich zur Immunogenität des Allotransplantates beitragen [4]. Das Ziel der vorliegenden Studie war es, die Rolle des Genotypes der organständigen passageren Leukozyten bei der immunologischen Akzeptanz zu untersuchen. Wir formulierten die Hypothese, daß die Anwesenheit von passageren Leukozyten vom Spendertyp eine Voraussetzung für die Induktion und Aufrechterhaltung der spontanen Akzeptanz im Rattenlebermodell sind.

Methodik

Ratten der Stämme PVG (RT1^c), DA (RT1^a) und LEW (RT1^l) wurden für die Untersuchungen verwendet. Experimente wurden in der Stammkombination PVG → DA durchgeführt, bei der Lebern spontan akzeptiert werden, Herz-, Nieren- oder Hauttransplantate jedoch akut abgestoßen werden. Chimäre Lebern, d. h. Organe, bei denen Parenchym und organständige passagere Leukozyten von unterschiedlichem Genotyp sind, wurden als Spenderorgane verwendet. Diese wurden durch allogene Knochenmarkstransplantation, bei der 10^8 Zellen in lethal bestrahlte Tiere (11 Gy) injiziert wurden, in den MHC-inkompatiblen Stammkombinationen DA → PVG sowie LEW → PVG kreiert. Knochenmark-

Tabelle 1. Überlebensdauer der Versuchsgruppen in Tagen. KMT: Knochenmarkstransplantation

Gruppe	Spendervor-behandlung	Parenchym	Passagere Leukozyten	Empfänger	Überlebens-dauer [Tage]
I	–	PVG	PVG	DA	86, >100 × 3
II	Letale Bestrahlung	PVG	–	DA	6, 13, 20, 25, 48
III	PVG → PVG KMT	PVG	PVG	DA	42, 70, >100 × 6
IV	DA → PVG KMT	PVG	DA	DA	99, >100 × 5
V	LEW → PVG KMT	PVG	LEW	DA	31, 70, >100 × 6

schimäre Tiere wurden 100 Tage nach Knochenmarkstransplantation als Spender verwendet. Der Austausch der knochenmarkstämmigen passageren Leukozyten wurde mittels Durchflußzytometrie nachgewiesen. Orthotope Lebertransplantationen wurden ohne Rearterialisierung durchgeführt. Immuntoleranz wurde durch heterotope Herztransplantation > 100 Tage nach Lebertransplantation getestet. Funktion des Herztransplantates wurde durch tägliches Palpieren des Herzschlages über der Bauchwand des Tieres getestet.

Ergebnisse

PVG-Lebern wurden von DA-Ratten spontan akzeptiert. PVG-Lebern von Spendertieren, die 7 Tage vor Organentnahme lethal bestrahlt wurden, zeigten akute Abstoßungen. Transplantation der Lebern von Knochenmarksempfängern mit organständigen passageren Leukozyten vom Genotyp des Spenders (PVG), Empfängers (DA), oder eines dritten Stammes (LEW) führte überwiegend zur spontanen Langzeitakzeptanz. Bei Verwendung des dritten Rattenstammes (LEW) werden dessen Lebern ebenso wie PVG-Lebern von DA-Empfängertieren ohne Immunsuppression akzeptiert (Tabelle 1).

Erste Untersuchungen zeigen an, daß Langzeitüberlebende chimärer Lebern immunologische Toleranz für den Genotyp des Parenchyms des Allotransplantates entwickeln. Während DA-Ratten PVG-Herzen akut abstoßen, akzeptierten Ratten in Gruppe III (n = 2), Gruppe IV (n = 3) und Gruppe V (n = 3) heterotope Herzen vom PVG-Genotyp.

Diskussion

Das Verstehen der immunologischen Mechanismen, die für die Akzeptanz der Rattenleber verantwortlich sind, könnte zu therapeutischen Ansätzen führen, auch bei anderen Organen Toleranz zu entwickeln. Starzl postulierte, daß die Aufrechterhaltung von zellulärem Mikrochimärismus, welcher auf die Anwesenheit spender-spezifischer organständiger passagerer Leukozyten beruht, eine Voraussetzung für immunologische Akzeptanz wäre [2]. Um die Induktion von Mikrochimärismus zu fördern, wurden Protokolle entwickelt, bei denen Allotransplantatsempfänger vor ihrer Transplantation Transfusionen mit spenderspezifischem Knochenmark erhielten [5]. Unsere Untersuchungen bestätigen Ergebnisse früherer Studien, daß passagere Leukozyten eine wichtige Rolle für die immunologische Akzeptanz der Rattenleber spielen [6]. Entgegen unserer ursprünglichen Hypothese scheint die Induktion und Aufrechterhaltung der Langzeitakzeptanz jedoch weitgehend unabhängig von ihrem Genotyp zu sein. Langzeitakzeptanz wurde bei Transplantation von Lebern mit passageren Leukozyten vom Genotyp des Empfängers oder eines dritten Stammes beobachtet. Eine Erklärung für diese Beobachtungen wäre die Präsentation von PVG-Allopeptid durch passagere Leukozyten vom Empfängertyp (DA) oder des dritten Stammes (LEW) für T-Lymphozyten des Empfängers (DA). Passagere Leukozyten könnten andererseits auch in histokompatibilitäts-unabhängiger Weise als Suppressor- oder Veto-Zellen Transplantatsabstoßung verhindern [7]. Akzeptanz der Rattenleber scheint nicht auf Mikrochimärismus von knochenmarksstämmigen Leukozyten vom Spender-Genotyp zu beruhen.

Zusammenfassung

Hintergrund: Rattenlebern werden bei bestimmten MHC-inkompatiblen Stammkombinationen spontan akzeptiert. Es ist vorgeschlagen worden, daß dieses Phänomen auf zellulärem Mikrochimärismus im Empfängertier beruht, ein Status, welcher durch passagere Leukozyten im Spenderorgan induziert wird. Wir untersuchten, ob passagere Leukozyten vom Spender-Genotyp eine Voraussetzung für die immunologische Akzeptanz der Rattenleber im Transplantationsmodell sind.

Methodik: Untersuchungen wurden in der Stammkombination PVG → DA durchgeführt, bei der Lebern spontan akzeptiert werden. Chimäre Lebern, d. h. Organe mit Parenchym und passageren Leukozyten unterschiedlichen Genotypes, wurden in gewissen Versuchsgruppen als Spenderorgane verwendet. Immuntoleranz wurde durch heterotope Herztransplantation > 100 Tage nach Lebertransplantation getestet.

Ergebnisse: Lebern von lethal bestrahlten Spendern, bei denen es zur deutlichen Abnahme der passageren Leukozyten kommt, wurden akut abgestoßen, während chimäre PVG-Lebern mit passageren Leukozyten vom Spendertyp (PVG), Empfängertyp (DA) oder eines dritten Stammes (LEW) überwiegend spontan akzeptiert wurden. Die Empfänger dieser chimären Lebern entwickeln Toleranz für das Spenderparenchym (PVG).

Schlußfolgerung: Die Ergebnisse unserer Studie bestätigen, daß passagere Leukozyten eine wichtige Rolle bei der spontanen Akzeptanz der Rattenleber spielen. Dies ist jedoch nicht an die Anwesenheit von passageren Leukozyten vom Spendertyp gebunden. Akzeptanz der Rattenleber scheint somit nicht auf Mikrochimärismus von knochenmarkstämmigen Leukozyten vom Spender-Genotyp zu beruhen.

Abstract

Background: Rat livers are spontaneously accepted in certain strain combinations across full MHC barriers. It has been suggested that the induction and maintenance of microchimerism through passenger leukocytes is responsible for this phenomenon. In the present study we examined whether spontaneous acceptance of rat livers depends on the presence of passenger leukocytes of donor genotype.

Methods: Liver transplants were performed in the low responder strain combination PVG → DA. For some experiments, we utilized chimeric livers, i.e. organs with parenchyma and passenger leukocytes of different genotypes as donor organs. Tolerance was tested with heterotopic heart transplants > 100 days after liver transplantation.

Results: Livers from lethally irradiated donor animals which had a substantially reduced number of graft-resident passenger leukocytes were acutely rejected. On the other hand, chimeric livers carrying passenger leukocytes of donor, recipient or third party genotype were spontaneously accepted in the majority of cases. Recipients of chimeric livers developed tolerance towards the genotype of the parenchyma (PVG).

Conclusion: We confirmed that passenger leukocytes are important for the acceptance of rat liver allografts. However, this phenomenon is not dependent on the presence of passenger leukocytes of donor genotype. Thus, acceptance of rat livers is probably not due to the induction of a state of microchimerism.

Literatur

1. Kamada N (1985) The immunology of experimental liver transplantation in the rat. Immunology 55:369–389
2. Starzl TE, Demetris A, Trucco M, Murase N, Ricordi C, Ilstad S, Ramos H, Todo S, Tzakis A, Fung J (1993) Cell migration and chimerism after whole-organ transplantation: the basis of graft acceptance. Hepatology 17:1127–1152
3. Goldberg LC, Bradley JA, Connolly J, Friend PJ, Oliveira DB, Parrott NR, Rodger RS, Taube D, Thick MG (1995) Anti-CD45 monoclonal antibody perfusion of human renal allografts prior to transplantation. A safety and immunohistological study. CD 45 study group. Transplantation 59:1285–1293
4. Lechler RI, Batchelor JR (1982) Restoration of immunogenicity to passenger cell-depleted kidney allografts by the addition of donor strain dendritic cells. J Exp Med 155:31–41
5. Fontes P, Rao AS, Demetris AJ, Zeevi A, Trucco M, Carroll P, Rybka W, Rudert WA, Ricordi C, Dodson F, Shapiro R, Tzakis A, Todo S, Abu-Elmagd K, Jordan M, Fung JJ, Starzl TE (1994) Bone marrow augmentation of donor-cell chimerism in kidney, liver, heart, and pancreas islet transplantation. Lancet 344:151–155
6. Sun J, McCaughan GW, Gallagher ND, Sheil AGR, Bishop GA (1995) Deletion of spontaneous rat liver allograft acceptance by donor irradiation. Transplantation 60:233–238
7. Miller RG (1986) The veto phenomenon and T cell regulation. Immunology Today 7:112–114

Korrespondenzadresse: Daniel Kreisel, MD, Department of Surgery, 4 Silverstein, Box 537, Hospital of the University of Pennsylvania, 3400 Spruce Street, Philadelphia, PA 19104, USA, Fax: (215) 573 -2001, e-mail: *dkreisel@mail.med.upenn.edu*

Perspektiven zur Behandlung der adrenocorticalen Insuffizienz: Erfolgreiche allogene Transplantation der Nebennierenrinde im murinen Tiermodell

Perspectives in the treatment of adrenocortical insufficiency: successful allogeneic transplantation of adrenal cortex cells in mice

V. Ellerkamp, T. J. Musholt, P. B. Musholt, G. F. W. Scheumann, J. Klempnauer und M. W. Hoffmann

Viszeral- u. Transplantationschirurgie & Klinische Chemie, Medizinische Hochschule Hannover

Einleitung

Die Therapie der Insuffizienz der Nebennierenrinde (NNR) besteht in der oralen Substitution der fehlenden organspezifischen Hormone (Corticosteroide und Mineralocorticoide). Die physiologische Regulierung der Steroidsekretion kann jedoch hierdurch nicht adäquat ersetzt werden, so daß die Patienten unter den Auswirkungen wiederkehrender Episoden von Hypo- bzw. Hyperkortisolismus leiden; in unvorhersehbaren Streßsituationen besteht die Gefahr einer akuten, lebensbedrohlichen Addison-Krise. Durch die Etablierung eines Tiermodells zur NNR-Tx mit Induktion einer lokal begrenzten Toleranz gegenüber dem allogenen Transplantat eröffnen sich Perspektiven zu einer den physiologischen Verhältnissen entsprechenden Therapie der adrenocorticalen Insuffizienz des Menschen.

Methodik

Als Spendertiere dienten MHC-I-transgene Mäuse der Linie Kb, die das murine MHC Klasse I-Molekül (H-2Kb) unter Kontrolle seines genomischen Promotors exprimieren auf dem B10.BR Hintergrund (H-2k) [1, 2] sowie nicht-transgene, MHC-disparate Mäuse der Linie B6.C-H-2bm11. Als Empfängertiere wurden T-Zell-Rezeptor-transgene Mäuse der Linie Des-TCR, welche einen anti-Kb-spezifischen T-Zell-Rezeptor exprimieren (die freundlicherweise von Dr. B. Arnold und Dr. G Hämmerling, Heidelberg, zur Verfügung gestellt wurden) [3], sowie Mäuse der Linie B10.BR verwendet. Aus Kb-positiven bzw. bm11-positiven NNR wurden Zellsuspensionen oder Organfragmente gewonnen und adrenalektomierten Empfängertieren unter die Nierenkapsel transplantiert. Die Funktionalität des Transplantates wurde anhand der Überlebenszeiten sowie anhand der Corticosteron-Ausscheidung im Urin nach 20 Tagen überprüft. Zur Analyse der allogen-spezifischen Immunantwort wurden Lymphozyten von B10.BR bzw. Des-TCR Mäusen (Responder-Lymphozyten) mit bestrahlten (1500 rad), Kb-positiven Lymphozyten (Stimulatorzellen) in einer gemischten Lymphozytenreaktion (MLR) mit und ohne Co-Kultivierung von Kb-positiven NNR-Zellen untersucht. Co-Kulturen wurden jeweils mit und ohne Zugabe des Steroid-Rezeptor-Antagonisten Mifepristone (RU 486, freundlicherweise zur Verfügung gestellt von

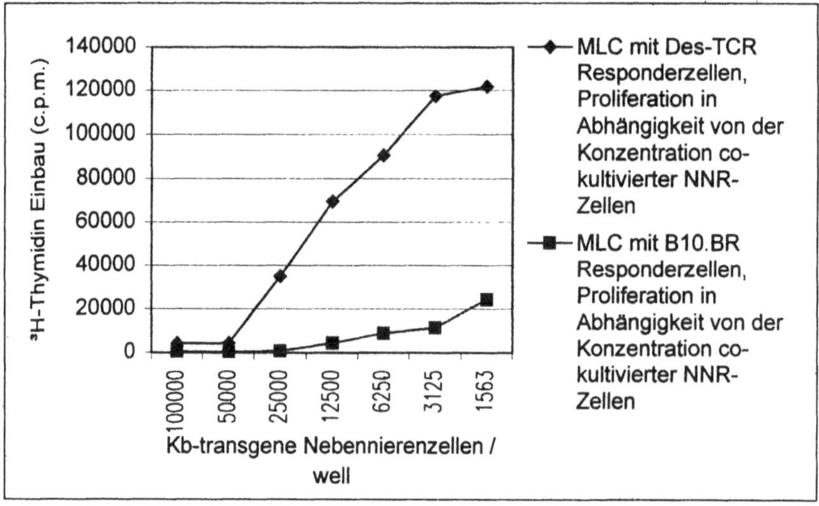

Abb. 1. Co-kultivierte Nebennierenrindenzellen inhibieren wirksam die Proliferation allogener Responderzellen. Der Kurvenverlauf von Des-TCR Responderzellen ist steiler, zur Proliferationshemmung ist eine höhere Konzentration von NNR-Zellen nötig als bei B10.BR Responderzellen

der Firma Roussel Uclaf) inkubiert. Als Maß für die Reaktivität wurde die Proliferation mittels des Einbaues von ³H-Thymidin gemessen.

Ergebnisse

Transplantierte syngene NNR-Zellen gewährleisteten nach 20 Tagen eine physiologische Glucocorticoidsynthese. Vollständig MHC-disparate Transplantate wurden akut abgestoßen, während MHC-I-inkompatible NNR-Fragmente eine unbeeinträchtigte Funktion über mindestens 100 Tage demonstrierten. Des-TCR-transgene Empfängertiere, welche anti-Kb-spezifische T-Zell-Rezeptoren exprimieren, stießen Kb-positive Transplantate (bestehend aus NNR-Fragmenten eines Spendertieres bzw. NNR-Zellsuspensionen aus 3 Spendertieren) innerhalb von 8 Tagen ab [4].

Die proliferative Antwort von B10.BR Zellen ist bei Stimulation mit Kb-transgenen Zellen vergleichsweise nur ca. ein Drittel so stark wie die TCR-transgener Responderzellen.

Die Co-Kultur mit Kb-transgenen NNR-Zellen führt in Abhängigkeit von der Konzentration der adrenocorticalen Zellen sowohl bei B10.BR Responderzellen als auch bei Des-TCR Responder-Lymphozyten zu einer verminderten Proliferation (Abb. 1). Die Zugabe des Steroid-Rezeptor-Antagonisten RU 486 führt zu einer starken Vermehrung von B10.BR Responderzellen bei Stimulation mit Kb-transgenen NNR-Zellen. In der MLC mit Klasse I-inkompatiblen Stimulatorzellen und co-kultivierten NNR-Zellen ist die Proliferation unter Zugabe von RU 486 nur unwesentlich gesteigert. B10.BR Responder-Lymphozyten zeigen in einer MLC ohne NNR-Zellen in Anwesenheit von RU 486 eine verminderte Proliferationsrate.

Des-TCR Responder-Lymphozyten proliferieren in Kultur mit MHC-I-disparaten NNR-Zellen bei Zugabe von RU 486 fast ebenso stark wie in einer MLC ohne NNR-Zellen. Die MLC mit MHC-I-disparaten Stimulatorzellen zeigt bei Inkubation mit dem Steroid-Rezeptor-Antagonisten keine abgeschwächte Proliferation.

Diskussion

In Übereinstimmung mit anderen Untersuchungen zur Rolle der MHC-I-Inkompatibilität bei Abstoßungsreaktionen [5, 6] führt diese auch bei der NNR-Tx im murinen Tiermodell weder zu einer Abstoßung noch zu einer Beeinträchtigung der Funktionalität des transplantierten Gewebes.

Unsere Ergebnisse mit NNR-Zellen in Co-Kultur mit MLR zeigten einen deutlichen inhibitorischen Effekt der steroid-sezernierenden Zellen auf die allogen-induzierte Proliferation von Responder-Lymphozyten. Der Steroid-Rezeptor-Antagonist Mifepristone (RU 486) [7, 8, 9] hebt diese inhibitorische Wirkung auf die Lymphozytenvermehrung partiell auf, was die Annahme stützt, daß die immunmodulatorische Wirkung von NNR-Zellen teilweise auf der Sekretion von Steroiden beruht, vermutlich aber auch andere Eigenschaften der NNR-Zellen zusätzlich eine Rolle spielen. Eine andere Arbeitsgruppe konnte bereits zeigen, daß mikroverkapselte implantierte NNR-Zellen die durch Polymer-Implantate ausgelöste Entzündungsreaktion deutlich reduzieren [10]. Es bleibt zu untersuchen, ob größere Volumina transplantierten Gewebes oder auch eine initiale Immunsuppression für den Zeitraum der Transplantat-Reorganisation und Wiederaufnahme der normalen sekretorischen Aktivität die Abstoßung von MHC-I-disparaten NNR-Transplantaten in Des-TCR-transgenen Empfängern sowie die Abstoßung komplett MHC-inkompatibler Transplantate verhindern können. Unter Ausnutzung des lokal immunsuppressiven Effektes des NNR-Transplantates könnte die Wiederherstellung einer physiologischen Corticosteroidsynthese in Patienten mit adrenocorticaler Insuffizienz durch einen begrenzten chirurgischen Eingriff unter ggf. zusätzlicher „low-dose" Immunsuppression gewährleistet sein.

Zusammenfassung

Hintergrund: Bei der oralen Hormonsubstitution bei Nebennierenrinden-Insuffizienz kann die fehlende Kompensation von notwendigen Sekretionsspitzen während psychischer und physischer Streßsituationen zu vital bedrohlichen Addison Krisen führen. Eine allogene Nebennierenrinden-Transplantation (NNR-Tx) könnte eine wesentliche Verbesserung in der Behandlung der adrenocorticalen Insuffizienz darstellen.

Methodik: MHC-I-transgene Mäuse (H-2Kb) dienten zur Entwicklung eines Tiermodelles zur allogenen Transplantation von NNR-Zellsuspensionen oder -Gewebsfragmenten unter die Nierenkapsel des adrenalektomierten Empfängertieres. Zur Untersuchung von Alloimmunreaktionen wurden Kb-transgene Mauszellen in gemischten Lymphozytenreaktionen (MLR) co-kultiviert. Als Maß für die allogen-getriggerte Reaktion wurde die Proliferation der Responder-Lymphozyten mittels ^{3}H-Thymidin-Inkorporation – mit bzw. ohne Zugabe des Steroid-Rezeptor-Antagonisten Mifepristone (RU 486) – gemessen.

Ergebnisse: Ohne zusätzliche Gabe von Immunsuppressiva konnte die Integration der transplantierten NNR-Zellen sowie deren intakte Hormonsekretion durch Nachweis eines physiologischen Corticosteroid-Spiegels nach 20 Tagen demonstriert werden. Die Co-Kultivierung adrenocorticaler Zellen in einer MLR führte zu einer signifikanten Reduzierung der Lymphozytenproliferation. Bei Zugabe von RU 486 wurde die inhibitorische Wirkung der adrenalen Zellen vermindert, jedoch nicht aufgehoben, so daß zusätzliche immunmodulatorische Eigenschaften der NNR-Zellen angenommen werden können.

Schlußfolgerung: Die erfolgreiche allogene Transplantation MHC-I-inkompatibler adrenocorticaler Zellsuspensionen im murinen Tiermodell rückt die Anwendung einer humanen NNR-Tx näher.

Abstract

Background: Hormone substitution for the treatment of adrenocortical insufficiency (- Addison's disease) does not adequately substitute the physiological circadian secretion of corticosteroids leading to long-term sequelae and reduced quality of life. Moreover, oral administration of corticosteroids cannot mimic the hormone peaks required in stress situations. This lack of adaptation to physical and psychological stress may lead to life-threatening Addison's crises. Allogeneic transplantation of adrenal cortex could offer an intriguing alternative.

Methods: MHC class I transgenic mice (H-2K^b) were used for the implementation of an animal model of adrenocortical transplantation. Tissue fragments or selectively isolated cell suspensions of the adrenal cortex were transplanted underneath the kidney capsule of adrenalectomized mice. K^b-transgenic murine cells as well as allogeneic adrenal cortex cells were co-cultured in mixed lymphocyte cultures (MLC) in order to examine the alloimmune response. Lymphocytes from T-cell receptor transgenic mice and normal allogeneic mice, respectively, served as responder cells. The immune response, i.e., the lymphocyte proliferation, was quantitated by measuring the [^{3}H]-thymidine uptake of the responder cells. The effect of corticosteroids secreted by adrenocortical cells was antagonized by the steroid receptor antagonist Mifepristone (RU 486).

Results: Without need for immunosuppressive drugs, adrenocortical grafts were demonstrated to proliferate and produce corticosteroids in physiological concentrations 20 days after transplantation. Co-culture of adrenal cortex cells in MLC markedly suppressed lymphocyte proliferation. This inhibited immune response was not completely antagonized by RU 486.

Conclusion: In vitro, the presence of adrenocortical cells potently suppressed allogeneic immune responses. This effect was not only due to the secretion of corticosteroids, pointing to an additional immunomodulatory property of adrenocortical cells. Successful allogeneic transplantation of MHC-II-matched adrenal cortex grafts in a murine model rises hopes to transfer the utilized methods to man.

Literatur

1. Hoffmann MW, Allison J, Miller JFAP (1992) Tolerance induction by thymic medullary epithelium. Proc Natl Acad Sci USA 89:2526
2. Heath WR, Kjer Nielsen L, Hoffmann MW (1993) Avidity for antigen can influence the helper dependence of CD8+ T lymphocytes. J Immunol; 151:5993

3. Schönrich G, Kalinke U, Momburg F, Malissen, M, Schmitt-Verhulst, AM, Malissen, B, Hammerling, GJ, Arnold, B (1991). Down-regulation of T cell receptors on self-reactive T cells as a novel mechanism for extrathymic tolerance induction. Cell 65:293

4. Seeliger H, Hoffmann MW, Tschernig T, Philippens KMH, Schürmeyer TH, Scheumann GFW (1999) Transplantation of H-2Kb-transgenic adrenocortical cells in the adrenalectomized mouse: Functional and morphological aspects. Transplantation, in press

5. Kneteman NM, Halloran PF, Sanden WD, Wang T, Seelis RE (1991) Major histocompatibility complex antigens and murine islet allograft survival. Transplantation 51:247

6. Hiller WF, Steiniger B, Klempnauer J (1993) The role of histocompatibility antigens in transplantation of isolated islets of Langerhans in the rat. Diabetes 42:90

7. Duval D, Durant S, Homo-Delarche F (1984) Effect of antiglucocorticoids on dexamethasone-induced inhibition of uridine incorporation and cell lysis in isolated mouse thymocytes. J Steroid Biochem 20 (1):283

8. Emilie D, Galanaud P, Baulieu EE, Dormont J (1984) Inhibition of in vitro immunosuppressive effects of glucocorticosteroids by a competitive antagonist RU-486. Immunol Lett 8 (4):183

9. Zacharchuk CM, Mercep M, Chakraborti PK, Simons SS, Jr., Ashwell JD (1990) Programmed T lymphocyte death. Cell activation- and steroid-induced pathways are mutually antagonistic. J Immunol 145:4037

10. Cadic C, Vitiello S, Gin H, Neveu PJ, Dupuy B (1992) Embedded adrenal cells graft reduced local and early nonspecific inflammatory phenomena which follow agarose beads implantation. Cell Transplant 1(5):349

Korrespondenzadresse: Cand. med. V. Ellerkamp, c/o Dr. med. T. J. Musholt, Viszeral- und Transplantationschirurgie, Medizinische Hochschule Hannover, Carl-Neuberg-Str. 1, 30625 Hannover, Fax: 0511-532-4010, e-mail: vellerkamp@gmx.de / TMusholt@compuserve.com

Charakterisierung des Reperfusionsschadens nach Pankreastransplantation und Reduktion durch die Applikation von monoklonalen ICAM-1 Antikörpern

Characterization of reperfusion injury after pancreas transplantation and reduction by application of monoclonal antibodies against ICAM 1

T. Keck[1], J. Werner[1], L. Schneider[1], M. M. Gebhard[2], Ch. Herfarth[1] und E. Klar[1]

[1] Chirurgische Klinik, Abteilung 2.1.
[2] Abteilung für Experimentelle Chirurgie, Universität Heidelberg

Einleitung

Der Ischämie – Reperfusionsschaden nach Transplantation ist charakterisiert durch eine mikrovaskuläre Anhäufung von Leukozyten und deren Extravasation in das Gewebe mit konsekutiver Freisetzung von intrazellulären Enzymen und resultierender Gewebeschädigung [1]. Diese Extravasation von Leukozyten erfolgt über eine schrittweise Interaktion mit dem Endothel, temporäres Rolling und permanentes Sticking an der Gefäßwand. Selektine und Intercellular adhesion molecule-1 (ICAM-1) sind basal auf der Oberfläche von nichtaktivierten Endothelzellen vorhanden, werden auf eine Vielzahl von proinflammatorischen Zytokinen in der Reperfusionsphase auf Endothelien exprimiert [2] und interagieren mit β-Integrinen auf der Oberfläche von Leukozyten als adäquate Gegenrezeptoren [3]. Wir konnten in vorangegangenen Studien zur akuten Pankreatitis [4] zeigen, daß die Leukozyten-Endothel Interaktion am Pankreas sowie die lokalen und systemischen, histologischen und biochemischen Gewebeschäden im Verlauf der akuten Pankreatitis durch den Einsatz von monoklonalen ICAM-1 Antikörpern reduziert werden können.

Ziel der vorliegenden Studie war es, zum ersten den Reperfusionsschaden des Pankreas im Zeitverlauf nach syngener heterotoper Pankreastransplantation intravitalmikroskopisch, sowie anhand von histologischen und immunhistochemischen Parametern zu charakterisieren und zum zweiten den Effekt eines therapeutischen Einsatzes von monoklonalen ICAM-1 Antikörpern in der Reperfusionsphase zu evaluieren.

Methodik

Pankreastransplantation. 25 heterotope syngene Pankreastransplantationen wurden an männlichen Lewis Ratten (270 ± 12 g) modifiziert nach Lee [5] durchgeführt. Die Narkose erfolgte mit Pentobarbital (10 mg/kg KG) i.p. und Ketamin (40 mg/kg KG) i.m. und wurde durch Infusion von Pentobarbital (8 mg/kg/h) und Ketamin (4 mg/kg/h) aufrechterhalten. Unmittelbar vor Durchführung der Transplantation wurde jeweils bei den Spender- und Empfängertieren ein weicher Polyethylenkatheter in die rechte V. jugularis und ein weiterer Katheter in die linke A. carotis zur Entnahme von Blutproben und zum intraoperativen Monitoring eingebracht. Das Pankreas wurde in standardisierter Weise nach Perfusion mit Ringer Lösung entnommen und in +4 °C kalter Ringer Lösung aufbewahrt. Nach einer definierten kalten Ischämiezeit von 60 min erfolgte die Implantation. Nach Rinsing des Transplantates wurde die infrarenale mikrochirurgische vaskuläre Reanastomosierung als aortoaortale und portocavale End-zu-Seit Anastomose sowie die Anlage einer duodeno-vesikalen Anastomose durchgeführt. Das Abdomen wurde nach dem Eingriff schichtweise verschlossen. In den Versuchsgruppen erfolgte zu den Zeitpunkten 1 h (I), 6 h (II), 12 h (III) und 24 h (IV) nach Reperfusion eine Relaparotomie und Intravitamikroskopie.

Applikation der ICAM-1 Antikörper. Monoklonale ICAM-1 Antikörper (Pharmingen) wurden in der Therapiegruppe zunächst als i.v. Bolus (0,2 mg/kg KG) zum Zeitpunkt der Reperfusion dann als kontinuierliche perfusorgesteuerte i.v. Infusion (0,2 mg/kg KG/h) über 6 h appliziert. Die Wahl dieser Zeitphase orientierte sich dabei an Versuchen zur akuten Pankreatitis sowie an den beobachteten maximalen immunhistochemisch nachweisbaren Veränderungen der ICAM-1 Expression in der Reperfusionsphase im Zeitverlauf.

Präparation und Intravitalmikroskopie (IVM). Zur IVM wurde die Ratte nach der Narkose laparotomiert und auf die linke Seite auf eine speziell konstruierte beheizbare Tierbühne gelagert. Die mesenteriale Seite des duodenalen C der Transplantate wurde mit 5–7 Fäden (Prolene 5-0) im Abstand von ca. 7 mm fixiert und spannungsfrei in ein bei 37 °C temperaturkontrolliertes Immersionsbad horizontal vor dem Körper ausgelagert. Anschließend wurde das Tier auf der Bühne zur IVM unter das Fluoreszenzmikroskop (Spezialanfertigung Fa. Leika, Wetzlar, Deutschland) verbracht. Unter dem Mikroskop wurden 4–10 Beobachtungsfelder ausgewählt. Nach einer Stabilisationszeit von 15 min wurden frisch vorbereitete autologe FITC-markierte Erythrozyten (1 ml/kg KG, Hkt 50 %) und Rhodamin 6G (selektive Färbung der Leukozyten) intravenös injiziert. Die Mikrozirkulation wurde in mindestens 5 Kapillarfeldern und 3 postkapillären Venolen (20–40 µm Durchmesser) über eine lichtempfindliche Videokamera (CF 8/1, Kappa GmbH, Gleichen, Deutschland) übertragen und auf Videoband aufgezeichnet. Die Auswertung der Erythrozytengschwindigkeit und der Leukozyten-Endothel-Interaktion erfolgte mittels einer computergestützten Auswertungssoftware (Capimage ®, Fa. Zeintl GmbH, Heidelberg, Deutschland). Fest > 30 sec an der Gefäßwand adhärente Leukozyten wurden als Sticker, diejenigen mit einer Geschwindigkeit < 60 % der Erythrozyten als Roller identifiziert. MCEV (mittlere kapilläre Erythrozytengeschwindigkeit) und MVEV (mittlere venöse Erythrozytengeschwindigkeit), venöser Durchmesser und Shear Rate wurden nach Standardverfahren ermittelt. Die Mikrozirkulation wurde zu den Zeitpunkten 1 h (I), 6 h (II), 12 h (III) und 24 h (IV) nach Reperfusion sowie in der Therapiegruppe zum Zeitpunkt 12 h (V) im Empfängerpankreas mittels IVM über 15 Minuten gemessen.

Hämodynamische und biochemische Parameter. Zum Meßzeitpunkt erfolgte eine synchrone Blutdruck- und Pulsmessung über den einliegenden arteriellen Katheter. Basal und nach Abschluß der IVM erfolgte weiterhin eine arterielle Bestimmung der Blutgase sowie die Bestimmung des Hämatokrit.

Histologie. Nach Beendigung der Messung wurden die Tiere euthanasiert und die Pankreata zur Histologie (H. E.) und Immunhistochemie wie vormals beschrieben [4] entnommen. Das histologische Grading erfolgte nach vorbeschriebenen Kriterien [6, 7].

Tabelle 1. MCEV (mittlere kapilläre Erythrozytengeschwindigkeit) und Sticker im Zeitverlauf nach Reperfusion. Statistische Evaluation mit Mann-Whitney-U-Test: (*) die signifikantesten ($p < 0,01$) Unterschiede zur Kontrolle findet man innerhalb von 6 h nach Reperfusion (Gruppe II). Gruppe V (Therapie mit monoklonalen ICAM-1 Antikörpern) zeigt gegenüber Gruppe III zum Zeitpunkt 12 h nach Reperfusion eine signifikante (#) Verbesserung der Mikrozirkulation und eine Reduktion der Leukozyten-Endothel Interaktion ($p < 0,01$)

Gruppe	MCEV mm/s	Gruppe	Sticker/mm^2 Endothel
I (1 h)	$0,98 \pm 0,12$	I (1 h)	216 ± 56
II (6 h)	$0,58 \pm 0,05$*	II (6 h)	622 ± 140*
III (12 h)	$0,52 \pm 0,09$	III (12 h)	699 ± 125
IV (24 h)	$0,48 \pm 0,12$	IV (24 h)	726 ± 142
V (12 h Therapie)	$0,97 \pm 0,07$#	V (12 h Therapie)	266 ± 45#

Ergebnisse

Die Tiere unterschieden sich während der Versuchsdauer nicht signifikant in Blutdruck, Herzfrequenz und Hämatokrit. Die Perfusion in Kapillaren und postkapillären Venolen des Pankreas verschlechterte sich sequentiell im Zeitverlauf nach Transplantation (Tabelle 1). Die entscheidenden und signifikanten Schritte in diesem Prozess ereigneten sich innerhalb von 6 h nach Reperfusion. Die Leukozyten-Endothel-Interaktion nahm ebenfalls von diesem Meßzeitpunkt an signifikant zu (Tabelle 1). Veränderungen zu späteren Zeitpunkten waren geringer ausgeprägt.

Tabelle 1 gibt die Veränderung der MCEV und der permanent adhärenten Leukozyten (Sticker) im Zeitverlauf wieder. MVEV und Roller verhielten sich tendentiell analog.

Immunhistochemisch zeigte sich eine deutliche Steigerung der endothelialen ICAM-1 Expression nach 6 h, parallel zu den intravitalmikroskopischen Ergebnissen. In der Therapiegruppe fand sich eine Reduktion der endothelialen Expression von ungeblocktem ICAM-1 zum Zeitpunkt 12 h.

Histologisch führte eine Therapie mit ICAM-1 Antikörpern im Beobachtungszeitraum 12 h nach Reperfusion zu einer reduzierten Ödembildung ($p < 0,05$), weniger Entzündung ($p < 0,05$), Nekrosen (n.s.) und Vakuolen ($p < 0,05$).

Diskussion

In der vorliegenden Studie konnte gezeigt werden, daß die endotheliale Expression von ICAM-1 nach Pankreastransplantation eine signifikante Korrelation zur verminderten Mikrozirkulation und gesteigerten Leukozyten-Endothel Interaktion im Empfängerpankreas aufweist. Unsere Ergebnisse zur protektiven Wirkung von monoklonalen ICAM-1 Antikörpern in der Pankreastransplantation bestätigen die Studien anderer Arbeitsgruppen [8, 9], die jedoch im wesentlichen Langzeitergebnisse erfassen. Monoklonale Antikörper gegen ICAM-1 verbessern in unserer Studie die Pankreasperfusion, verringern die Leukozyten-Endothel Interaktion und reduzieren den histologischen Gewebeschaden 12 h nach Reperfusion. Diese Ergebnisse finden Ihre Bestätigung in parallelen Arbeiten zum Einsatz monoklonaler ICAM-1 Antikörper in der Herztransplantation [10]. Die Leukozyten-Endothel Interaktion nimmt über die leukozytäre Stase in Kapillaren mit Freisetzung proteolytischer Enzyme und Zytokine eine Schlüsselrolle in der Pathogenese des Reperfusionsschadens ein. Eine resultierende Verschlechterung der kapillären Perfusion, Zunahme der endothelialen Permeabilität, Freisetzung reaktiver Sauerstoffradikale und Extravasation von Leukozyten beruht im wesentlichen auf Schritten, die durch Adhäsionsmoleküle vermittelt werden [2, 3, 10]. ICAM-1 Antikörper können in der akuten Reperfusionsphase durch Blockierung endothelialer Adhäsion die Gewebeschäden im Transplantat verringern. Die Expression von endothelialem ICAM-1 und die nachfolgenden histologischen Gewebeschäden im Transplantat in unserem syngenen Modell minimaler Abstoßung stellen einen potentiell hemmbaren Baustein im multifaktoriellen Gefüge des Reperfusionsschadens dar, der die Transplantatqualität bereits ohne das Einsetzen von Abstoßungsprozessen reduzieren kann. Der intravenöse Einsatz von monoklonalen ICAM-1 Antikörpern in der frühen Reperfusionsphase kann die Organqualität nach Pankreastransplantation verbessern.

Zusammenfassung

Hintergrund: Die Expression von ICAM-1 am Pankreasendothel korreliert eng mit der Verschlechterung der Mikrozirkulation und der Leukozyten-Endothel Interaktion (LEI) im Zeitverlauf der akuten Pankreatitis. Ziel der vorliegenden Studie war es, den Reperfusionsschaden nach Pankreastransplantation (PTX) zu charakterisieren und den Effekt von monoklonalen ICAM-1 Antikörpern (AK) im Reperfusionsschaden zu evaluieren.

Methodik: 25 heterotope PTX wurden an syngenen Lew Ratten (270 ± 12 g KG) durchgeführt. Die Mikrozirkulation und LEI in den Transplantaten wurden mittels Intravitalmikroskopie (IVM) evaluiert. Die Mikrozirkulation wurde zu den Zeitpunkten 1 h (I), 6 h (II), 12 h (III) und 24 h (IV) nach Reperfusion, sowie in der Therapiegruppe 12 h nach Reperfusion (V) beurteilt. In (V) erfolgte eine Applikation von ICAM-1 AK primär als i.v. Bolus (0,2 mg/kg KG) mit Reperfusion und kontinuierlich 0,2 ml/kg KG/h für 6 h. Nach der IVM wurde das Pankreas zur histologischen Aufarbeitung und ICAM-1 Immunhistologie entnommen.

Ergebnisse: Die MCEV (mittlere kapilläre Erythrozytengeschwindigkeit) wurde im Zeitverlauf nach Reperfusion kontinuierlich reduziert von $0,96 \pm 0,08$ mm/s (I) (n.s. Mann-Whitney-U-test) auf $0,48 \pm 0,12$ mm/s (IV) ($p < 0,01$). Die LEI nahm 6 h nach Reperfusion (II) signifikant zu ($p < 0,01$). Diese Veränderungen gingen einher mit einer vermehrten endothelialen Expression von ICAM-1. Die histologische Untersuchung zeigte eine zunehmende Entzündungsreaktion, Vakuolisierung und Nekrose beginnend 12 h nach Reperfusion ($p < 0,01$), die durch den Einsatz von ICAM-1 Antikörpern signifikant ($p < 0,05$) reduziert werden konnte. Die Mikrozirkulation wurde durch eine 6 stündige ICAM-1 AK-therapie signifikant verbessert ($0,98 \pm 0,12$ mm/s, $p < 0,01$).

Schlußfolgerung: Die endotheliale Expression von ICAM-1 nach Pankreastransplantation zeigt eine signifikante Korrelation zur Mikrozirkulationsstörung und der venolären Leukozytenadhärenz nach Reperfusion. Eine Applikation von monoklonalen ICAM-1 AK führt zur Reduktion des Reperfusionsschadens hinsichtlich Mikrozirkulation und Histologie.

Abstract

Background: Endothelial expression of ICAM-1 on pancreatic endothelium correlates with the reduction in microcirculation and leukocyte-endothelial interaction (LEI) in the time course of acute pancreatitis. We characterized the reperfusion injury and ICAM-1 expression in the time course after pancreatic transplantation before. The aim of this study was to evaluate the effect of application of monoclonal antibodies against ICAM-1 in influencing reperfusion injury.

Methods: Twenty-five heterotopic pancreatic transplantations were performed in syngenic Lewis rats (270 ± 12 g BM). Microcirculation and LEI in grafts were evaluated by intravital microscopy (IVM). Microcirculation was evaluated at 1 h (1), 6 h (2), 12 h (3) und 24 h (4) after reperfusion, as well as 12 h after reperfusion (5) for 60 min in the therapy group. In (5) the application of ICAM-1 antibodies was primarily performed as i.v. bolus (0.2 mg/kg KG) at the moment of reperfusion and continuously at 0.2 ml/kg BM/h for 6 h via perfusor. After IVM the pancreas was prepared for histologic evaluation and ICAM-1 immunohistochemistry.

Results: MCEV (mean capillary erythrocyte velocity) was continuously reduced in the time course after reperfusion from 0.98 ± 0.12 mm/s (1) (n.s., Mann-Whitney U-test) to 0.48 ± 0.12 mm/s (4) ($P < 0.01$). LEI was increased significantly 6 h after reperfusion ($P < 0.01$). These changes were paralleled by an increased endothelial expression of ICAM-1. Histologic examination showed an increased inflammation, vacuolization and necrosis starting from 12 h after reperfusion ($P < 0.01$) that could be significantly diminished by the use of ICAM-1 antibodies ($P < 0.05$). MCEV was significantly improved by a 6 h monoclonal anti-ICAM-1 therapy (0.97 ± 0.07 mm/s, $P < 0.01$).

Conclusion: Endothelial expression of ICAM-1 after pancreatic transplantation shows a significant correlation to reduced microcirculation and postcapillary venolar leukocyte adherence after reperfusion. An application of monoclonal ICAM-1 antibodies leads to a reduction in reperfusion injury as far as microcirculatory disturbances and histology are concerned.

Literatur

1. Menger MD, Pelikan S, Steiner D, Messmer K (1992) Microvascular ischemia-reperfusion injury in striated muscle: significance of "reflow paradox". American Journal of Physiology 263, H 1901 – H 1906
2. Jobin C, Hellerbrand C, Licato LL, Brenner DA, Sartor RB (1998) Mediation by NF-kB of cytokine induced expression of intercellular adhesion molecule 1 (ICAM-1) in an intestinal epithelial cell line, a process blocked by proteasome inhibitors. Gut 42: 779–787
3. Vollmar B, Glasz J, Menger MD, Messmer K (1995) Leukocytes contribute to hepatic ischemia/reperfusion injury via intercellular adhesion molecule-1-mediated venular adherence. Surgery 117: 195–200
4. Werner J, Z'graggen K, Fernandez-del-Castillo C, Lewandrowski K, Compton CC, Warshaw AL (1999) Specific therapy for local and systemic complications of acute pancreatitis with monoclonal antibodies against ICAM-1. Ann Surg 226: 834–842
5. Lee S, Scott M, DeMarcedo AR (1986) Pancreaticoduodenal transplatation in the rat. Transplantation 42: 327–329
6. Schmidt J, Rattner D.W, Lewandrowski K, Compton CC, Mandavilli U, Knoeffel WT, Warshaw AL (1992) A better model of acute pancreatitis for evaluating therapy. Ann.Surg. 215: 44–56
7. Schmidt J, Lewandrowski K, Warshaw AL, Compton CC, Rattner DW (1992) Morphometric characteristics and homogenity of a new model of acute pancreatitis in the rat. International Journal of Pancreatology 12: 41–51

8. Uchikoshi F, Ito T, Kamiike W, Moriguchi A, Nozaki S, Ito A, Kuhara A, Miyata M, Matsuda H, Miyasaka M, Nakao H, Nozawa M (1995) Anti-ICAM-1/LFA-1 monoclonal antibody therapy prevents graft rejection and IDDM recurrence in BB rat pancreas transplantation. Transplantation Proceedings 27: 1527–1528
9. Kawabe A, Kimura T, Suzuki H, Suzuki K, Harada Y (1996) Anti-adhesion (Anti-ICAM-1 and Anti-LFA-1) therapy in a rat pancreas transplantation model. Transplantation Proceedings 28: 1808–1811
10. Isobe M, Yagita H, Okumura K, Ihara A (1993) Specific acceptance of cardiac allograft after treatment with antibodies to ICAM-1 and LFA-1. Science 255: 1125

Korrespondenzadresse: Dr. med. Tobias Keck, Research Fellow c/o A. L.Warshaw, M. D., Surgeon-in-Chief, Massachussets General Hospital, WHT 506, Fruit Street, Boston, MA 02114, Telefon: 001-617-726-5129, Fax: 001-617-726-7593, e-mail: tkeck@partners.org

Einflüsse des Hirntodes auf die Langzeitfunktion allogener und isogener Nierentransplantate

Influence of brain death on the long-term function of allogeneic and isogeneic kidney transplants

J. Pratschke[1,2], M. J. Wilhelm[2,3], W. W. Hancock[2], S. G. Tullius[1], N. L. Tilney[1]
und P. Neuhaus[1]

[1] Klinik für Allgemein-, Viszeral- und Transplantationschirurgie, Charité, Campus Virchow-Klinik,
Humboldt-Universität Berlin
[2] Surgical Research Laboratories, Harvard Medical School, Brigham and Women's Hospital, Boston, MA,
USA
[3] Klinik für Thorax-, Herz-und Gefäßchirurgie, Westfälische Wilhelms-Universität Münster

Einleitung

Transplantate von nichtverwandten Lebendspendern (LS) zeigen unabhängig von der immunologischen Kompatibilität eine signifikant bessere Kurzzeit- und Langzeitfunktion im Vergleich zu Transplantaten von hirntoten Kadaverspendern (KS) [1]. Antigenunabhängige Faktoren, die diese Unterschiede teilweise erklären können, beinhalten neben der Ischämiezeit den Hirntod des Spenders. Wir zeigten bereits in Vorarbeiten, daß der Hirntod des Spenders den Reperfusionsschaden und die Kinetik der akuten Abstoßungsreaktion nach Nieren- und Herztransplantation beeinflußt [2–4]. Um die Auswirkungen eines ausgedehnten zentralneurologischen Traumas auf die chronische Dysfunktion experimentell zu definieren, untersuchten wir die Abstoßungskinetik und Überlebenszeiten allogener und isogener Nierentransplantate von hirntoten im Vergleich zu Lebendspender Fischer- (F344) und Lewis Ratten nach Nierentransplantation (Tx) zu Lewis Ratten.

Methodik

Die Induktion des Hirntodes erfolgte mittels eines standardisierten, normotensiven Hirntodmodells [5]. Eine linksseitige orthotope Nierentransplantation im Rattenmodell wurde durchgeführt. Als Kontrollgruppe dienten anästhesierte und beatmete F344 und Lewis Ratten (250-300 g KG), in der experimentellen Gruppe wurden hirntote beatmete Tiere verwendet. Nierentransplantate hirntoter F344-Spender in Lewis-Empfänger (allogene Kombination, CyA 1,5 mg/kg/d × 10 d), sowie Lewis-Spender in Lewis-Empfänger (isogene Kombination) wurden über einen Zeitraum von 1 Jahr untersucht und mit Transplantaten von LS verglichen. Kreatinin und Proteinbestimmungen erfolgten in 4-wöchentlichem Abstand. Semiquantitative morphologische Analysen wurden nach 2, 8, 12, 16, 24, 32, 40, 48 und 52 Wochen durchgeführt, in Kombination mit immunhistologischen und molekularbiologischen Untersuchungen (TNF α, MCP-1, IL-1 β, TGF β).

Ergebnisse

Tiere mit allogenen Transplantaten von hirntoten Spendern zeigten eine signifikant reduzierte Langzeitfunktion im Vergleich zu Tieren mit Transplantaten von Lebendspendern (p < 0,01). Nierentransplantate von allogenen HS zeigten ab der 6. Woche eine signifikante Steigerung der Proteinurie (p < 0,001) und ab der 16. Woche signifikant erhöhte Serumkreatininwerte im Vergleich zu LS (p < 0,01). Während des gesamten Beobachtungszeitraumes zeigten sich signifikant ausgeprägtere histologische Veränderungen in Transplantaten von HS (p < 0,0001). Leukozytäre Infiltrate und tubuläre Schäden waren ebenso wie interstitielle Fibrose und Glomerulosklerose im Vergleich zu LS signifikant vorangeschritten (p < 0,0001). Im Gegensatz dazu konnten keine Unterschiede in Bezug auf das Ausmaß der Arteriosklerose gezeigt werden. Ein ähnliches Bild zeigte sich bei der Untersuchung der isogenen Transplantate. Acht Wochen nach Transplantation entwickelten Transplantate von HS eine signifikant höhere Proteinurie (p < 0,001), nach 32 Wochen zeigten Tiere mit Kadavernieren signifikant höhere Retentionswerte (p < 0,01). Die histologischen Untersuchungen erbrachten signifikante Unterschiede in bezug auf tubuläre Schäden, interstitielle Fibrose und Glomerulosklerose (p < 0,001); wie schon bei den Allotransplantaten zeigte sich kein Unterschied bei der Ausprägung der Arteriosklerose. Immunhistologische Untersuchungen bestätigten die Unterschiede zwischen LS und HS-Organen, sowohl bei isogenen als auch allogenen Transplantaten und zeigten eine signifikant erhöhte Infiltration des Nierengewebes mit aktivierten Leukozyten und einer gesteigerten Expression vom ICAM 1. Molekularbiologische Untersuchungen demonstrierten in der RT-PCR eine gesteigerte Transkription von TNF α und IL-1 β bis zu 24 Wochen und von MCP-1 und TGF β während des gesamten Beobachtungszeitraumes in der allogenen Versuchsgruppe. In der isogenen Kombination zeigten sich vergleichbare Unterschiede auf niedrigerem Niveau.

Diskussion

Der Hirntod des Spenders und die unter dem Begriff „autonomer Sturm" zusammengefaßten Veränderungen beinhalten massive Blutdruckschwankungen, Hypotension, Koagulopathien, Elektrolyt- und Hormonentgleisungen [6]. Während des Hirntodes wurden von verschiedenen Untersuchern experimentell und klinisch eine stark erhöhte systemische und lokale Katecholaminausschüttung nachgewiesen [7, 8]. Dem Anstieg der Katecholaminkonzentrationen folgen funktionelle und histopathologische Veränderungen, die experimentell und klinisch vor allem am Herzen nachgewiesen wurden [9]. In Herzen von Patienten, die an einem akuten zerebralen Trauma verstarben, wurden subendocardiale Nekrosen und ausgedehnte Kontraktionsbanden nachgewiesen [10]. Der Ausfall der regulatorischen Hirnfunktion auf die Hormonsteuerung begünstigt weitere proinflammatorische Veränderungen in Organen von KS [11, 12].

Wir etablierten ein tierexperimentelles normotensives Hirntod-Modell, um die Zusammenhänge zwischen Spenderhirntod und Transplantatqualität und nachfolgender chronischer Dysfunktion nach allogener und isogener Nierentransplantation zu untersuchen. Es zeigte sich, daß sowohl chronische Dysfunktion als auch der Funktionsverlust bei Transplantation mit Organen von KS signifikant früher auftreten. Dies ist die Konsequenz einer erhöhten Immunogenität des Kadaverspender-Transplantates. Diese Effekte werden durch eine prompte Expression von Adhäsionsmolekülen und proinflammatorischen Mediatoren in Organen von hirntoten Spendern vermittelt. Der erhöhten Expression von Entzündungsmediatoren im Nierengewebe folgt eine frühzeitige und verstärkte Immunantwort des nichtsupprimierten Empfängers, welche eine intensivere initiale Rejektion triggert und somit zur chronischen Dysfunktion entscheidend beiträgt. Diese Befunde erklären teilweise die klinische Beobachtung, daß Transplantate von LS trotz immunologischer Matching-Nachteile einen besseren Kurz- und Langzeitverlauf zeigen. Die Definition der durch den Spenderhirntod verursachten Veränderungen sowie deren besseres Verständnis würde eine gezielte Spendervorbehandlung vor der Transplantation ermöglichen.

Zusammenfassung

Hintergrund: Transplantate von nichtverwandten Lebendspendern (LS) zeigen eine signifikant bessere Kurzzeit- und Langzeitfunktion im Vergleich zu Transplantaten von Hirntodspendern (HS). Um die Auswirkungen des Faktors Hirntod auf Intensität und Frequenz der chronischen Abstoßungsreaktionen zu definieren, verglichen wir die Abstoßungskinetik allogener und isogener Nierentransplantate von Hirntoten- und Lebend-Spendern.

Methoden: Die Induktion des Hirntodes erfolgte mittels eines standardisierten, normotensiven Hirntodmodelles. Nierentransplantate hirntoter F344-Spender in Lewis-Empfänger (allogene Kombination, CyA 1,5 mg/kg/d × 10 d), sowie Lewis-Spender in Lewis-Empfänger (isogene Kombination) wurden über einen Zeitraum von 1 Jahr untersucht und mit Transplantaten von LS verglichen. Kreatinin- und Proteinbestimmungen erfolgten im 4-wöchentlichen Abstand. Semiquantitative morphologische Analysen wurden nach 2, 8, 12, 16, 24, 32, 40, 48 und 52 Wochen durchgeführt.

Ergebnisse: Nierentransplantate von allogenen HS zeigten ab der 6. Woche eine signifikante Verschlechterung der Nierenfunktion (p < 0,01). Während des gesamten Beobachtungszeitraumes zeigten sich signifikant ausgeprägtere histologische Veränderungen in Transplantaten von HS (p < 0,0001). Ein ähnliches Bild zeigt sich bei der Untersuchung der isogenen Transplantate. 8 Wochen nach Transplantation enwickelten Transplantate von HS eine signifikant höhere Proteinurie (p < 0,001), Die histologischen Untersuchungen erbrachten signifikante Unterschiede im Bezug auf tubuläre Schäden, interstitielle Fibrose und Glomerulosklerose (p < 0,001).

Schlußfolgerung: Unsere Ergebnisse demonstrieren, daß der Hirntod die Langzeitfunktion nach Organtransplantation reduziert und einen wesentlichen Risikofaktor für das Transplantatüberleben darstellt. Diese Befunde erklären teilweise die klinische Beobachtung, daß Organe von LS im Vergleich zu HS eine günstigere Funktion zeigen.

Abstract

Background: The observation that the results of engrafted kidneys from living donors (LD), regardless of relationship to the host, are consistently superior to those of cadavers suggests an impact of brain death (BD) on organ quality. To define the influences of this central injury on late graft changes, we compared kidney allo- and isografts from BD and living donors.

Methods: A standardized model of BD was used. Kidney transplants from brain dead F344 donors to Lewis recipients (allogeneic combination 1.5 mg/dl × 10 d), and Lewis donors to Lewis recipients were compared over 1 year. To assess functional deterioration, proteinuria was

244

examined 4-weekly ($n = 40$/group per time point). Semiquantitative analyses were performed up to 52 weeks after Tx in combination with immunohistological and RT-PCR investigations.

Results: Proteinuria was significantly elevated in allogeneic and isogeneic BD donor organs as early as 6 weeks post-Tx ($P < 0.001$), increasing progressively up to 52 weeks ($P < 0.001$). Grafts from BD donors showed particular deterioration in renal morphology after 8–12 weeks compared to LD, though significant differences were apparent at all time points. Leukocyte infiltration, tubular injury, development of interstitial fibrosis and glomerulosclerosis were all highly significantly increased ($P < 0.0001$) in grafts from BD above that occurring in the chronically rejecting allografts from LD. In the isogeneic group changes were less marked than in the allograft model. By 54 weeks isografts from BD donors showed significantly greater glomerulosclerosis ($P < 0.01$), interstitial fibrosis ($P < 0.005$) and cell infiltration ($P < 0.001$).

Conclusions: These results suggest that donor BD intensifies chronic changes associated with kidney Tx and leads to significant earlier graft dysfunction. Early antigen-independent events appear to influence late graft deterioration and may be an additional risk factor for chronic graft rejection. These results explain in part the clinically noted difference in long-term function between organs from BD and living donors.

Literatur

1. Terasaki PI, Cecka JM, Gjertson DW, Takemoto S (1995) High survival rates of kidney transplants from spousal and living unrelated donors. N Engl J Med 333:333–336
2. Pratschke J, Wilhelm MJ, Kusaka M, Beato F, Milford EL, Hancock WW, et al. (2000) Accelerated rejection of rat renal allografts from brain dead donors. Ann Surg In press
3. Pratschke J, Wilhelm MJ, Hancock WW, Tullius SG, Neuhaus P, Tilney NL (1999) Akzelerierte akute Rejektion allogener Nierentransplantate von hirntoten Spendern. Langenbecks Archiv für Chirurgie 1999; Chirurgisches Forum
4. Wilhelm MJ, Pratschke J, Kusaka M, Hancock WW, Tilney NL (1999) Donor brain death affects tempo and intensity of acute rejection of rat cardiac allografts. Trans Proc 31:1008–1009
5. Pratschke J, Wilhelm MJ, Kusaka M, Paz D, Laskowski I, Hancock WW, et al. (2000) Normotensive brain death model for transplant-associated studies. Transplantation, In press
6. Pratschke J, Wilhelm MJ, Kusaka M, Basker M, Cooper DKC, Tilney NL (1999) Brain death and its influence on donor organ quality and outcome after transplantation. Transplantation 67:343–348
7. Shivalkar B, Van Loon J, Wieland W, Tjandra-Maga TB, Borgers M, Plets C, et al. (1992) Variable effects of explosive or gradual increase of intracranial pressure on myocardial structure and function. Circulation 87:230–239
8. Herijgers P, Leunens V, Tjandra-Maga TB, Mubagwa K, Flameng W (1996) Changes in organ perfusion after brain death in the rat and its relation to circulating catecholamines. Transplantation 62:330–335
9. Novitzky D, Cooper DKC, Rose AG, Reichart B (1988) Injury of myocardial conduction tissue and coronary artery smooth muscle following brain death in the baboon. Transplantation 45:964–966
10. Kolin A, Noris J (1984) Myocardial lesions from acute cerebral lesions. Stroke 15:990
11. Amado JA, Lopez-Espadas F, Vasquez-Barquero A, Salas E, Riancho LA, Lopez-Cordovilla JJ, et al. (1995) Blood levels of cytokines in brain dead patients: relationship with circulating hormones and acute phase reactants. Metabolism 44:812–816
12. Fassbender K, Rossol S, Kammer T (1994) Proinflammatory cyokines in serum of patients with acute cerebral ischemia: kinetics of secretion and relation to the extent of brain damage and outcome of disease. J Neurol Sci 122:135

Die Arbeit wurde mit DFG-Mitteln gefördert (Pr 578/1-1).

Korrespondenzadresse: Dr. med J. Pratschke, Klinik für Allgemein-, Viszeral- und Transplantationschirurgie, Charité, Campus Virchow-Klinik, Humboldt-Universität Berlin, Augustenburger Platz 1, 13353 Berlin, Telefon: 030-450-52002, Fax: 030-32764326, e-mail: Johann.Pratschke@charite.de

Langzeittransplantatüberleben nach diskordanter Xeno-Nierentransplantation im präklinischen Modell

Long-term survival after discordant xeno-kidney transplantation in a preclinical model

M. Loss[1], M. Przemeck[2], R. Kunz[1], J. Schmidtko[1], E. Cozzi[3], D. J. G. White[3], J. Klempnauer[1] und M. Winkler[1]

[1] Klinik für Viszeral- und Transplantationschirurgie
[2] Zentrum Anästhesiologie, Medizinische Hochschule Hannover
[3] Imutran Ltd./Novartis Pharma AG, Cambridge/UK

Einleitung

Nach porciner diskordanter Xenotransplantation kommt es durch Bindung präformierter xenoreaktiver Antikörper des Empfängers an das Transplantat mit nachfolgender Aktivierung des Komplementsystems in der Regel zur sofortigen Zerstörung des Transplantates (sog. hyperakute Abstoßungsreaktion; HAR) [1, 2]. Die hyperakute Abstoßungsreaktion stellte bis vor kurzem die größte immunologische Hürde der diskordanten Xenotransplantation dar. Durch das Einbringen menschlicher komplementregulierender Proteine wie h-DAF in den Spenderorganismus kann diese Abstoßungsform inhibiert werden [3]. Durch diese Fortschritte treten zunehmend die Fragen der nachgeschalteten akut vaskulären Abstoßung (AVR) in den Vordergrund des Interesses [4].

Methodik

Es wurden 17 Transplantationen unmodifizierter (n = 8) sowie h-DAF-transgener Schweinenieren (n = 9) in Javaneraffen durchgeführt. Als Spendertiere wurden „large white" Schweine (Schweinezuchtverband Weser-Ems, Oldenburg; Imutran/Novartis, Cambridge/UK) im Alter von 3 bis 17 Wochen verwendet. Als Empfängertiere dienten 17 Javaner-Affen (Deutsches Primatenzentrum Göttingen) im Alter von 1,5 bis 3,5 Jahren. Die Transplantation der entnommenen Nieren erfolgte heterotop in das Abdomen der Empfängertiere mit Anastomosierung auf die V. cava inferior sowie Aorta abdominalis. Nach Fertigstellung der vaskulären Anastomosen wurde die Neo-Ureterocystostomie nach der Technik von Gregoir angefertigt. Zusätzlich wurden die Eigenureteren beidseits ligiert, um ein Überlebensmodell zu erhalten. Die kalten Ischämiezeiten lagen zwischen 90 und 230 Minuten. Zur immunsuppressiven Therapie wurden Cyclophospamid (dosiert nach Leukozytenzahl, Ziel: 2–4 × 10^9/l), Cyclosporin A (Zielblutspiegel zwischen 400–600 ng/ml) und Steroiden (absteigendes Stufenschema) verwendet. Abstoßungsepisoden wurden mit einem 3-tägigen Steroidbolus und Cyclophosphamid therapiert. Postoperativ wurden regelmäßig Blutproben zur Bestimmung von Blutbild, klinisch-chemischen Routineparametern und CyA-Spiegel entnommen. Weiterhin erfolgten täglich Kon-

Tabelle 1. Überlebenszeiten

	TX-Überleben	Mittelwert ± SD	Median
Kontrolltiere (n = 8)	1, 1, 2, 3, 4, 6, 7, 11	4,4 ± 3,5	3,5
h-DAF Spendertiere (n = 9)	1, 3, 4, 9, 11, 11, 15, 18, 68	15,6 ± 20,5	11,0

trollen des Gewichtes, der Körpertemperatur, der Flüssigkeitseinfuhr und -ausfuhr sowie regelmäßige Urinuntersuchungen.

Ergebnisse

Die Überlebenszeiten der einzelnen Tiere sind in Tabelle 1 gezeigt. Das mediane Überleben in der Gruppe der transgenen Nieren betrug 11 Tage, in der Kontrollgruppe dagegen nur 3,5 Tagen. Keine der h-DAF-transgenen Nieren wurde hyperakut abgestoßen. Bei allen Tieren mit einem Überleben von mehr als 4 Tagen traten eine oder mehrere Episoden akut vaskulärer Abstoßungsreaktionen (AVR) auf. Klinisch manifeste AVR in der transgenen Gruppe sprachen besser auf die Therapie an als die Abstoßungen in der Kontrollgruppe, die in der Regel therapie-resistent waren. Das maximale Überleben in der transgenen Gruppe betrug 68 Tage. Bei diesem Empfängertier konnte der Elektrolythaushalt über die gesamte Zeit nach Transplantation aufrecht gehalten werden.

Diskussion

Durch die Verwendung von h-DAF transgenen Organen kann die hyperakute Abstoßung effektiv inhibiert werden. Keine der transgenen Nieren wurde in unseren Experimenten hyperakut abgestoßen. Weiterhin konnte die zum Zeitpunkt Tag 4–7 nach Transplantation auftretende zweite Abstoßungsform, die akut vaskuläre Abstoßungsreaktion, in der transgenen Gruppe wesentlich erfolgreicher mittels einer Stoßtherapie mit Cyclophosphamid und Steroiden therapiert werden als in der Gruppe mit den unmodifizierten Spenderorganen. Somit scheint die Expression von h-DAF auch einen protektiven Effekt gegen die akut vaskuläre Abstoßung zu besitzen.

In Bezug auf die physiologische Kompatibilität der Schweinenieren im Primaten konnte in unseren Untersuchungen gezeigt werden, daß bei einem Empfängertier über einen Zeitraum von über 60 Tagen nach Transplantation die klinisch-chemischen Parameter sowie der Säure-/Basen- und Flüssigkeitshaushalt auf stabilem Niveau gehalten werden konnte.

Zusammenfassung

Durch die Verwendung von transgenen Spendertieren mit Expression humaner Komplementregulatoren kann die nach diskordanter Xenotransplantation auftretende hyperakute Abstoßungsreaktion (HAR) inhibiert werden. In den hier vorgestellten Untersuchungen analysierten wir den Einfluß der Expression von h-DAF im Spenderorgan auf das Xenotransplantatüberleben in einem Primatenmodell.

Methoden: 9 Nieren von h-DAF transgenen Schweinen und 8 Nieren von nicht-transgenen Kontrollschweinen wurden heterotop in das Abdomen von Javaner-Affen (Macacca fascicularis) transplantiert. Die Eigenureteren wurden beidseits ligiert. Zur immunsuppressiven Therapie wurden Cyclosphosphamid, Cyclosporin A und Steroide eingesetzt.

Ergebnisse: Keine der transgenen Nieren wurde hyperakut abgestoßen; in der Kontrollgruppe wurden 2 HAR beobachtet. 0 von 2 Episoden einer akut vaskulären Abstoßung (AVR) in der Kontrollgruppe aber 4 von 8 Episoden einer AVR in der transgenen Gruppe konnten erfolgreich behandelt werden. Entsprechend betrug in der transgenen Gruppe das mediane Überleben 11 Tage (1–68 Tage); die mediane Überlebenszeit in der Kontrollgruppe war 3,5 Tage (1–11 Tage). Bei einem langzeitüberlebenden Tier in der transgenen Gruppe konnte der Elektrolyt-Haushalt über mehr als 60 Tage aufrechterhalten werden.

Schlußfolgerung: Die Expression von h-DAF auf Schweine-Nieren scheint einen protektiven Effekt nicht allein gegen die HAR sondern auch gegen eine nachfolgend auftretende akut vaskuläre Abstoßung (AVR) zu vermitteln. Die Verbesserung der Therapiestrategien zur Behandlung der AVR ist zur Zeit Gegenstand weiterer Experimente.

Abstract

Background: Using donor animals expressing human regulators of complement activation, hyperacute rejection (HAR) after discordant xenotransplantation can be inhibited. In this study, we analyzed the influence of the expression of human decay-accelerating factor (hDAF) on graft survival in a pig-to-primate model.

Methods: Nine kidneys from h-DAF transgenic pigs and eight kidneys from nontransgenic control pigs were heterotopically transplanted into the abdomen of cynomolgus monkeys (*Macaca fascicularis*). Both native ureters were ligated in order to create a life-supporting model. Immunosuppression consisted of cyclosphosphamide, cyclosporine and steroids.

Results: None of the transgenic kidneys was hyperacutely rejected; in the control group two HARs were observed. Zero out of two episodes of acute vascular rejection (AVR) in the control group but four of eight episodes of AVR in the transgenic group could be treated successfully. In the transgenic group, the median survival was 11 days (range, 1–68 days); the median survival time in the control group was 3.5 days (range, 1–11 days). In one long-term surviving animal normal serum homeostasis and fluid balance could be maintained over a period of > 60 days.

Discussion: The expression of h-DAF on pig kidneys seems to have a protective effect not only against HAR but also against acute vascular rejection (AVR). The improvement of therapeutic strategies in the treatment of AVR will be studied in further experiments.

Literatur

1. Bach FH, Robson SC, Winkler H, Ferran C, Stuhlmeier KM, Wrighton CJ, Hancock WW (1995) Barriers to xenotransplantation. Nat Med 1: 869–873
2. Loss M, Kunz R, Przemeck M, Schmidtko J, Arends H, Jalali A, Lorenz R, Piepenbrock S, Klempnauer J, Winkler M (2000) Influence of cold ischemia time, pretransplant anti-porcine antibodies and donor/recipient size matching on hyperacute graft rejection following discordant porcine to cynomolgus kidney transplantation. Transplantation (im Druck)
3. Cozzi E, White DJ (1995) The generation of transgenic pigs as potential organ donors for humans. Nat Med 1: 964–966
4. Hancock WW (1997) Beyond hyperacute rejection: strategies for development of pig to primate xenotransplantation. Kidney Int Suppl 58: S 36 – S 40

Korrespondenzadresse: Dr. M. Loss, Klinik für Viszeral- und Transplantationschirurgie, Zentrum Chirurgie, Medizinische Hochschule Hannover, Carl-Neuberg-Str. 1, 30625 Hannover, Fax: 0511-532-4085, e-mail: Loss.Martin@MH-Hannover.de

NTPDase moduliert die Thrombusbildung und Typ1-Endothelzellaktivierung im experimentellen Ischämie-Reperfusions-Schaden des Dünndarmes [*]

NTPDase modulates platelet thrombus formation and type-1 endothelial cell activation in experimental small bowel ischemia-reperfusion injury

O. Guckelberger [1,3], J. Sévigny [1], J. B. Kruskal [2], K. Enjyoji [1], M. Imai [1], E. Kaczmarek [1], P. Neuhaus [3] und S. C. Robson [1]

[1] Immunobiology Research Center, Beth Israel Deaconess Medical Center, Harvard Medical School, Boston, USA
[2] Dept. of Radiology, Beth Israel Deaconess Medical Center, Harvard Medical School, Boston, USA
[3] Dept. of Surgery, Charité, Campus Virchow-Klinikum, Berlin

Einleitung

Neben der Gewebeinfiltration mit Neutrophilen [1] stellt die Ausbildung von Mikrothrombosen im Kapillarstrombett ein charakteristisches Merkmal des Ischämie-Reperfusions-Schadens (IRS) dar. Unter physiologischen Bedingungen hydrolysiert die vaskuläre Nukleotid-Phosphodehydrolase (NTPDase-1, CD39) Adenosintri- und Adenosindiphosphat zu Adenosinmonophosphat [2], und eliminiert somit einen wesentlichen Aktivierungsstimulus für Thrombozyten und Endothelzellen (EC). Oxidativer Streß im Rahmen des IRS führt jedoch zu einem mit der Typ1-EC-Aktivierung einhergehenden Verlust der NTPDase-Aktivität [3, 4]. Es entsteht ein lokal begrenztes pro-koagulatorisches Umfeld und Mikrothrombosen bilden sich aus [5].

Hingegen führt der systemische Mangel an endothelialer NTPDase-Aktivität in der *cd39*-knockout Maus (*cd39$^{-/-}$*) zur Desensibilisierung purinerger Thrombozyten-Rezeptoren. Die standardisierte Blutungszeit *in vivo* ist verlängert und die durch freie Radikale induzierte Thrombusbildung ist weitgehend aufgehoben. Andererseits ist die Kapazität von *cd39$^{-/-}$*-EC zur Hemmung der stimulierten Aggregation von wildtyp Thrombozyten *in vitro* deutlich vermindert [6].

Vaskuläre ekto-Nukleotidasen haben somit das Potential zur effektiven Modulation des IRS und anderer akuter, inflammatorischer Gefäßprozesse. Im Folgenden sollen die protektiven Effekte auf das Ausmaß des intestinalen IRS und deren pathophysiologischen Grundlagen untersucht werden.

Methodik

Alle Versuche wurden mit wildtyp (*cd39$^{+/+}$*) oder *cd39$^{-/-}$*-Mäusen (C57BL/6 × 129 Svj) nach 16-stündigem Fasten bei freiem Wasserzugang durchgeführt. Die Protokolle entsprechen

---

[*] Gefördert durch ein Forschungsstipendium der Deutschen Forschungsgemeinschaft (DFG) für O. G. (Gu 490/1-1)

den Tierschutzbestimmungen und wurden durch die lokale Kommission genehmigt. Die Induktion des Ischämie-Reperfusions-Schadens des Dünndarmes erfolgte durch 60-minütige selektive Okklusion der A. mes. sup. mit einer mikrochirurgischen Klemme. Vor Reperfusion erhielten alle Tiere intravenös 0,2 U/g Apyrase (lösliche NTPDase) oder ein äquivalentes Volumen 0,9%-ige Kochsalzlösung. Die Beurteilung der Thrombozyten-EC-Interaktionen erfolgte mittels intravitaler Videomikroskopie (IVM). Nach i.v.-Injektion fluoreszierender wildtyp Spender-Thrombozyten (Calcein AM, 5×10^6 pro g Körpergewicht) erfolgte die Reperfusion und die sofortige Auslagerung des Jejunums in die mit vorgewärmter Ringer-Laktat-Lösung gefüllte Mikroskopkammer. Je 7-10 Arteriolen und Venolen pro Tier wurden über 30 Sekunden mit dem 40× Wasserimmersions-Objektiv innerhalb von 45 Minuten aufgezeichnet. Thrombozyten, die während der gesamten Beobachtungszeit eines Gefäßes stationär blieben, wurden als adhärent definiert und pro mm² Gefäßoberfläche angegeben. Rollende Thrombozyten waren definiert als intermittierend adhärent oder wiesen eine signifikant reduzierte Flußgeschwindigkeit auf und wurden pro mm Gefäßdurchmesser pro Sekunde angegeben. Weitere Tiere wurden bis zu 7 Tage zur Beurteilung der Überlebensrate nachbeobachtet oder eine Stunde nach Reperfusion zur Gewinnung von Serum- und Gewebeproben euthanasiert.

Ergebnisse

60% der unbehandelten wildtyp Mäuse überlebten den IRS nicht und verstarben innerhalb von 24 Stunden nach Reperfusion mit erheblichem Dünndarmödem. Hingegen zeigten alle Tiere nach Apyrase Behandlung eine sofortige, rosige Reperfusion und überlebten den IRS langfristig (p = 0,038). Entsprechend der makroskopischen Qualität der Reperfusion zeigte sich in der IVM eine Reduktion der adhärenten Thrombozyten in behandelten $cd39^{+/+}$-Mäusen im Vergleich zu unbehandelten Tieren (Arteriolen: 1/mm² vs. 3/mm², p = 0,662; Venolen: 3/mm² vs. 28/mm², p = 0,014). Die Anzahl rollender Thrombozyten unterschied sich hingegen nicht. Deutliche, jedoch nicht signifikante Differenzen in diesen beiden Gruppen fanden sich weiterhin bereits 60 Minuten nach Reperfusion für das in wesentlichen Teilen von EC sezernierte Interleukin-6 (IL-6, 962 pg/ml vs. 1889 pg/ml) sowie für das histologische IRS-Grading (5 vs. 7, Skala: 0–15).

Unbehandelte $cd39$-defiziente Mäuse entwickelten nach 60-minütiger Ischämie und Reperfusion eine massive intestinale Hämorrhagie und überlebten das Stundenintervall zumeist nicht. In der IVM fand sich ein nahezu stagnierender intestinalen Blutfluß, qualitativ ohne wesentliche Thrombozyten-EC-Interaktionen. Durch Apyrase Applikation vor Reperfusion ließ sich auch in $cd39^{-/-}$-Tieren eine Überlebensrate von 100% erreichen.

Diskussion

In früheren Publikationen konnten wir zeigen, daß oxidativer Streß die NTPDase-Aktivität von EC vermindert [3] und die Applikation von löslicher NTPDase das Überleben von Xenotransplantaten verlängert [7]. Neuere Daten zeigen, daß der Verlust der NTPDase-Aktivität bereits unmittelbar nach Organreperfusion eintritt [8]. Somit liegt der Schluß nahe, daß protektive Effekte der Substitution von ekto-Nukleotidasen in Transplantationsmodellen primär durch Verminderung des IRS zustande kommen. Tatsächlich konnten wir in unserem Modell der experimentellen Dünndarm-Ischämie eine signifikante Verbesserung der Überlebensrate erreichen. Dabei scheint in Apyrase behandelten wildtyp Mäusen die Verminderung der Thrombozyten-Adhäsion als protektiver Mechanismus im Vordergrund zu stehen. Das durch die Expression von P-Selectin vermittelte Thrombozyten-Rolling bleibt weitgehend unbeeinflußt. Jedoch lassen die schon früh nach Reperfusion reduzierte IL-6-Sekretion und das verbesserte histologische Grading auf eine zusätzliche EC-Komponente schließen.

Die massive Dünndarm-Hämorrhagie nach IRS in $cd39^{-/-}$-Tieren scheint die letale Konsequenz einer unkontrollierten, akzellerierten EC-Aktivierung in Kombination mit der vorbestehenden Thrombozyten-Dysfunktion zu sein, und konnte durch Apyrase-Substitution ausgeglichen werden.

Sollte sich die EC-protektive Wirkung der Apyrase Behandlung bestätigen lassen, so bietet sich perspektivisch die therapeutische Applikation von Nukleotidasen nicht nur bei ischämischen Insulten und Organtransplantationen sondern auch bei primär inflammatorischen Geschehen an.

Zusammenfassung

Hintergrund: Ekto-Nukleotidasen eliminieren unter physiologischen Bedingungen effektiv ADP, einen bedeutenden Faktor für die Rekrutierung und Aktivierung von Thrombozyten, und halten somit die Gerinnungshomöostase im Kapillarstrombett aufrecht. Oxidativer Streß, wie beim Ischämie-Reperfusions-Schaden (IRS), vermindert die lokale endotheliale Nukleotidase-Aktivität (NTPDase-1, CD39) und fördert die Ausbildung von Mikrothrombosen. Der systemische Nukleotidasemangel in der *cd39*-knockout-Maus hingegen führt zur Desensibilisierung purinerger Thrombozyten-Rezeptoren. Das Potential vaskulärer Nukleotidasen zur Modulation des Ausmaßes des IRS ist Gegenstand der folgenden Untersuchung.

Methodik: In wildtyp- und *cd39*-knockout-Mäusen wurde eine 60-minütige Dünndarm-Ischämie induziert. Vor Reperfusion erhielten alle Tiere entweder 0,2 U/g Apyrase (lösliche Nukleotidase) oder ein äquivalentes Volumen 0,9%-ige Kochsalzlösung. Die Beurteilung der Thrombozyten-Endothelzell-Interaktionen erfolgte durch intravitale Videomikroskopie (IVM) mit fluoreszierend markierten Spender-Thrombozyten. Die Charakterisierung des Ausmaßes des Ischämie-Reperfusions-Schadens erfolgte durch Bestimmung der Überlebensraten in den verschiedenen Versuchsgruppen und die Analyse von 60 Minuten nach Reperfusion gewonnenen Serum- und Gewebeproben.

Ergebnisse: Die Überlebensrate unbehandelter wildtyp-Mäuse betrug 40%, während alle Apyrase behandelten Tiere überlebten. Entsprechend der makroskopisch deutlich verbesserten Reperfusionsqualität nach Apyrase Applikation, fand sich in der IVM eine signifikante Reduktion der adhärenten Thrombozyten in postkapillären Venolen. Ebenso waren die Interleukin-6-Konzentrationen und das histologische IRS-Grading schon früh nach Reperfusion tendenziell vermindert. Unbehandelte *cd39*-knockout-Mäuse zeigten eine letale Dünndarm-Hämorrhagie und konnten ebenfalls durch Substitution der intravasalen Nukleotidase-Aktivität gerettet werden.

Schlußfolgerung: Ekto-Nukleotidasen reduzieren das Ausmaß des experimentellen IRS des Dünndarmes. Neben der Reduktion der Thrombozyten-Adhäsion in postkapillären Venolen finden sich Hinweise auf einen zusätzlichen Endothelzell-protektiven Effekt.

Abstract

Background: Ectonucleotidases (NTPDase-1, CD39) expressed on quiescent endothelial cells (EC) effectively hydrolyze ADP, and prevent platelet activation and recruitment by providing an anti-thrombotic vascular surface. Ischemia-reperfusion injury (IRI)-induced oxidative loss of nucleotidase activity has been demonstrated previously and will cause localized microthrombus formation. In constrast, systemic deficiency of nucleotidase activity in *cd39*-deficient mice is associated with platelet purinergic receptor desensitization. Potential modulatory effects of vascular nucleotidases on the extent of small intestinal IRI will be studied in the following.

Methods: Wildtype and *cd39*-knockout mice were subjected to 60 min of intestinal ischemia. All animals were injected with either 0.2 U/g apyrase (soluble nucleotidase) or an equivalent volume of 0.9% saline before blood flow was recommenced. Platelet-EC interactions were studied by intravital videomicroscopy using fluorescent-labeled wildtype donor platelets. Further, characterization of induced IRI was achieved by observing survival rates and analysis of serum and tissue samples taken 60 min after blood flow re-establishment.

Results: Survival rates in untreated wildtype mice were 40%, while all apyrase-treated animals survived long-term. This correlated with macroscopically observed improved reperfusion after apyrase administration, and IVM demonstrated significantly reduced numbers of adherent platelets in postcapillary venules. Further, interleukin-6 concentrations were decreased and histological IRI grading was improved early after blood flow release in apyrase-treated animals. Untreated *cd39*-deficient mice developed lethal intestinal hemorrhage but could be rescued by prior apyrase treatment.

Conclusion: Ectonucleotidases decrease the extent of experimentally induced intestinal IRI. In addition to reducing the numbers of adherent platelets in postcapillary venules, we also showed evidence for a protective effect on vascular endothelial cells.

Literatur

1. Thiagarajan RR, Winn RK, Harlan JM (1997) The role of leukocyte and endothelial adhesion molecules in ischemia-reperfusion injury. Thromb Haemost 78:310–314
2. Plesner L (1995) Ecto-ATPases: identities and functions. Int Rev Cytol 158:141–214
3. Robson SC, Kaczmarek E, Siegel JB, Candinas D, Koziak K, Millan M, Hancock WW, Bach FH (1997) Loss of ATP Diphosphohydrolase activity with endothelial cell activation. J Exp Med 185:153–163
4. Candinas D, Koyamada N, Miyatake T, Siegel J, Hancock WW, Bach FH, Robson SC (1996) Loss of rat glomerular ATP diphosphohydrolase activity during reperfusion injury is associated with oxidative stress reactions. Thromb Haemost 76:807–812
5. Enjyoji K, Sevigny J, Lin Y, Frenette PS, Christie PD, Esch JS 2nd, Imai M, Edelberg JM, Rayburn H, Lech M, Beeler DL, Csizmadia E, Wagner DD, Robson SC, Rosenberg RD (1999) Targeted disruption of cd39/ATP diphosphohydrolase results in disordered hemostasis and thromboregulation. Nat Med 5:1010–1017
6. Robson SC, Candinas D, Hancock WW, Wrighton C, Winkler H, Bach FH (1995) Role of endothelial cells in transplantation. Int Arch Allerg Immunol 106:305–322
7. Koyamada N, Miyatake T, Candinas D, Hechenleitner P, Siegel J, Hancock WW, Bach FH, Robson SC (1996) Apyrase administration prolongs discordant xenograft survival. Transplantation 62:1739–1743
8. Imai M, Takigami K, Guckelberger O, Enjyoji K, Lin Y, Csizmadia E, Sévigny J, Smith RN, Rosenberg RD, Bach FH, Robson SC (1999) Modulation of Nucleotide Triphosphate Diphosphohydrolase-1 (NTPDase-1)/cd39 in Xenograft Rejection. Mol Med 5:743–752

Korrespondenzadresse: Dr. Olaf Guckelberger, Immunobiology Research Center, Beth Israel Deaconess Medical Center, HMS 99 Brookline Avenue, RN 359 Boston, MA 02215, USA

Inhibition der induzierten NO-Synthase vermindert bakterielle Translokation während akuter GVHD nach allogener Dünndarmtransplantation

Inhibition of inducible NO synthase reduces bacterial translocation during GVHD after allogenic small bowel transplantation

J. M. Langrehr[1], C. Machens[1], S. Koch[1], E. Zill[2], K. Leder[3] und P. Neuhaus[1]

[1] Klinik für Allgemein-, Viszeral- und Transplantationschirurgie
[2] Institut für Mikrobiologie
[3] Institut für Pathologie, Charité Campus Virchow-Klinikum, Humboldt-Universität, Berlin

Einleitung

Die Inzidenz der schwierig zu behandelnden akuten Graft-Versus-Host Reaktion (GVHD) nach allogener Dünndarmtransplantation ist wegen der großen Menge immunkompetenter Zellen im Dünndarmtransplantat gegenüber anderen soliden Organtransplantaten deutlich erhöht [1]. Da gezeigt wurde, dass erhöhte Synthese von induziertem Stickoxid (NO) im Darm zur Dysfunktion der intestinalen Barrierefunktion beiträgt [2], wurde untersucht, ob der Antagonist der induzierbaren NO-Synthase Aminoguanidine (AG) die während der GVHD auftretende bakterielle Translokation vermindern kann.

Methodik

Orthotope Dünndarmtransplantation wurde im semiallogenen Model der GVHD mit mikrochirurgischen Standardmethodiken durchgeführt [3]. In der ersten Gruppe (DALF$_1$ zu DALF$_1$; syngene Kontrolle; n = 6) wurde postoperativ AG injiziert (200 mg/kg KG/Tag alle 8 Std.), in der zweiten Gruppe (L zu DALF$_1$; allogene Behandlungsgruppe; n = 6) wurde postoperativ ebenfalls AG injiziert (200 mg/kg KG/Tag alle 8 Std.) und in der dritten Gruppe (L zu DALF$_1$; allogene Kontrollgruppe; n = 6) erhielten die Empfänger postoperativ NaCl (alle 8 Std.). Der 24-Std. Urin wurde täglich zur Bestimmung der NO_2^-/NO_3^--Urinkonzentrationen (stabile Metabolite des NO-Stoffwechsels) asserviert.

Zusätzlich wurden bei jeweils 3 Tieren in jeder Gruppe an den postoperativen Tagen 3, 6 und 9 die bakterielle Translokation bestimmt. Für die mikrobiologischen Untersuchungen wurden Abstriche aus der Abdominalhöhle, Organhomogenisate und Blut entnommen. Es wurden Columbiablutplatten, Natrium-Azidplatten (Selektivplatte für Enterokokken), Sabouraud-Dextroseplatten (Pilze) und McConkeyplatten (Selektivplatte für gramnegative Stäbchen) beimpft und nach Inkubation semiquantitativ ausgewertet. Zusätzlich wurden jeweils 1 Schädlerbouillon und 1 Thioglycolatbouillon mit der gleichen Probenmenge beimpft. Zur biochemischen Differenzierung der angezüchteten Keime wurden aus 1–2 Kolonien einer Reinkultur Suspensionen hergestellt und zum Nachweis spezifischer Keime wurden kommerziell erhältliche Differenzierungssysteme verwendet [4].

Tabelle 1. Beginn der GvH-Symptome und Überleben während GVHD bei Empfängern syngener oder semiallogener Dünndarmtransplantate mit und ohne AG-Behandlung

Spender	Empfänger	n	Therapie*	Beginn GvH	Tod
$DALF_1$	$DALF_1$	6	AG	–	alle > 100
Lewis	$DALF_1$	6	NaCl	$5{,}2 \pm 0{,}3$	$10{,}5 \pm 1{,}1$
Lewis	$DALF_1$	6	AG	$7{,}0 \pm 0{,}4°$	$14{,}8 \pm 0{,}6°$

* AG wurde in Gruppe 1 und 3 jeweils 3× täglich insgesamt in einer Dosierung von 200 mg/kg Körpergewicht/Tag verabreicht und 0,9% NaCl-Lösung wurde in gleicher Menge und Anzahl wie AG den Tieren in der zweiten Gruppe injiziert.

° Statistisch signifikant unterschiedlich wenn verglichen mit Lewis $DALF_1$-Kombination ohne AG-Behandlung (Mann-Whitney-Test $p \leq 0{,}02$)

Wurden Escherichia coli, Klebsiellen, Morganellen, Enterobacter, Proteus, Citrobacter, Enterokokken oder Chlostridien nachgewiesen, definierten wir eine stattgehabte bakterielle Translokation [5].

Ergebnisse

Der Beginn der Symptome der GVHD und der Todeszeitpunkt waren mit AG signifikant verzögert (Tabelle 1). In der AG-behandelten allogenen Gruppe konnten die NO_2^-/NO_3^--Spiegel am Tag 2–9 signifikant gegenüber der mit NaCl behandelten und der Kontrollgruppe gesenkt werden. Zusätzlich zeigten die mit AG behandelten Tiere am Tag 3 eine signifikant geringere bakterielle Translokation sowohl in Spender als auch in Empfänger mesentrische Lymphknoten und am Tag 9 eine signifikant geringere bakterielle Translokation in Empfänger mesenterische Lymphknoten und die Milz. Die bakterielle Translokation von enteralen Keimen am Tag 6 und in Leber und Blut war im Trend in der mit AG behandelten Gruppe ebenfalls niedriger, jedoch erreichte Sie nicht statistische Signifikanz.

Diskussion

Unsere Daten zeigen, dass die erhöhte induzierte NO-Synthese im Rahmen einer akuten GVHD nach allogener Dünndarmtransplantation zumindest zum Teil ursächlich an der erhöhten bakteriellen Translokation beteiligt ist und das die Inhibition dieser NO-Synthese durch AG den Beginn der GVHD und das Überleben der Empfängertiere signifikant verbessert.

Als Konsequenz aus den vorliegenden Untersuchungsergebnissen soll zunächst in experimentellen Studien und gegebenenfalls später in der klinischen Transplantationsmedizin die Modulierung der induzierten NO-Produktion als Adjunkt zur immunsuppressiven Standardtherapie der GVHD untersucht werden. Insbesondere die im Moment in der Entwicklung befindlichen Organ-selektiven NO-Inhibitoren und -Donatoren könnten in naher Zukunft eine individuelle Modulation der NO-Produktion und damit positive therapeutische Effekte bei einer Vielzahl von pathologischen Situationen ermöglichen.

Zusammenfassung

Hintergrund: Um die biologische Signifikanz der NO-Synthese während der GVHD nach allogener Dünndarmtransplantation zu untersuchen wurde im Rattenmodell der orthotopen Dünndarmtransplantation ein kompetitiver Hemmer der NO Synthese, Aminoguanidin (AG) verabreicht.

Methodik: Empfänger allogener Dünndarmtransplantate wurden in drei Gruppen aufgeteilt. Zwei allogene Gruppen wurden mit Kochsalz oder AG behandelt (200 mg/Tag AG verteilt auf 3 Dosen) und eine syngene Kontrollgruppe erhielt ebenfalls AG in der gleichen Dosierung.

Ergebnisse: Die AG-Behandlung konnte die NO-Produktion signifikant reduzieren. Der Beginn der klinischen GVHD Symptomatik war in der mit AG behandelten, allogenen Gruppe ebenso signifikant verzögert wie auch die Überlebenszeit der Empfänger. Gleichzeitig war die bakterielle Translokation in der AG-behandelten, allogenen Gruppe an verschiedenen Untersuchungszeitpunkten signifikant vermindert.

Schlußfolgerung: Die Inhibition der NO-Synthese während akuter GVHD nach allogener Dünndarmtransplantation führte in unserem Modell zu einer signifikanten Reduktion der bakteriellen Translokation und konsekutiv zu einer signifikant verlängerten Überlebenszeit der Empfänger. Die Modulierung der induzierten NO-Produktion während immunologischer Reaktionen nach Transplantation sollte daher als Adjunkt zur immunsuppressiven Standardtherapie der GVHD auch im klinischen Modell untersucht werden.

Abstract

Background: To elucidate the biological significance of NO synthesis during GVHD after allogenic small bowel transplantation, we utilized the competitive inhibitor of NO production, aminoguanidine (AG), in the rat model of intestinal transplantation.

Methods: Recipients of allogenic small bowel transplants were divided into three groups. Two allogenic groups were treated with either AG (200 mg/day AG divided into three doses) or with saline, and one syngenic control group received AG at the same dosage.

Results: AG treatment reduced NO production significantly. The onset of clinical symptoms of GVHD was significantly prolonged as was the mean survival time of the recipients in the AG-treated group. At the same time the bacterial translocation was significantly reduced in the AG-treated, allogenic, group.

Conclusions: The inhibition of NO during acute GVHD after small bowel transplantation led to a significant reduction of bacterial translocation and consecutive prolongation of survival. The modulation of inducible NO synthesis during immunologic reactions after transplantation should therefore be evaluated as adjunct to the immunosuppressive standard therapy in the clinical setting.

Literatur

1. Schraut WH (1988). Current status of small bowel transplantation. Gastroenterology 94:525–533
2. Unno N, Wang H, Menconi MJ, Tytgat SHAJ, Larkin V, Smith M, Morin MJ, Chavez A, Hodin RA, Fink MP (1997) Inhibition of inducible nitric oxide synthase ameliurates endotoxin-induced gut mucosal barrier dysfunction in rats. Gastroenterology 113:1246–1257

3. Langrehr JM, Müller AR, Bergonia HA, Jacob TD, Lee TK, Schraut WH, Lancaster JR Jr., Hoffman RA, Simmons RL (1992) Detection of nitric oxide by EPR-spectroscopy during rejection and GVHD after smallbowel transplantation. Surgery 112:395–402
4. Langrehr JM, Machens C, Koch S, Zill E, Leder K, Nüssler A, Hoffman RA, Neuhaus P. Bacterial translocation during graft-versus-host disease after small bowel transplantation is reduced following inhibition of inducible NO synthesis. Transplantation in press
5. Deitch EA (1990) Bacterial translocation of gut flora: proceedings of NIH conference on advance in understanding trauma and burn injury. J Trauma 30 (Suppl): S184 – S188

Korrespondenzadresse: PD Dr. J. M. Langrehr, Klinik für Allgemein-, Viszeral- und Transplantationschirurgie, Charité Campus, Virchow-Klinikum, Humboldt-Universität zu Berlin, Augustenburger Platz 1, 13353 Berlin, Telefon: 49-30-450-52818, Fax: 49-30-450-52918, e-mail: Jan.Langrehr@charite.de

Chronische Transplantatdysfunktion und unbeeinflußtes Langzeitüberleben: Vergleichende Analyse immunologischer Phänomene am Beispiel eines experimentellen Dünndarmtransplantationsmodells mit FK 506 Therapie

Chronic allograft rejection and induction of tolerance after small bowel transplantation: comparative analysis of two different immunological situations with FK 506 therapy

M. Gasser[1], C. Otto[2], W. Timmermann[1], H.-J. Gassel[1], K. Ulrichs[2] und A. Thiede[1]

[1] Chirurgische Universitätsklinik
[2] Experimentelle Transplantationsimmunologie, Würzburg

Einleitung

Die chronische Transplantatabstoßung limitiert nach wie vor die Langzeitfunktion nach klinischer Organtransplantation. Unter den vaskularisierten Organen ist der Dünndarm hiervon besonders betroffen. Um die verantwortlichen Immunmechanismen dieses für die Transplantation immunologisch als schwierig zu betrachtenden Organs genauer zu klären, wurde gezielt ein chronisches Abstoßungs- sowie ein Langzeitfunktionsmodell für die Dünndarmtransplantation parallel nebeneinander etabliert und vergleichend analysiert. Ein Schwerpunkt war es, die Bedeutung intraepithelialer Lymphozyten als Indikatorpopulation für die Abstoßung zu untersuchen.

Methodik

Inzuchtratten der Stämme Brown Norway (BN), Lewis (LEW) und Dark Agouti (DA) mit einem Gewicht von 180–220 g wurden käuflich erworben (Fa. Charles River, Sulzfeld; Harlan Winkelmann, Borchen) und unter kontrollierten Bedingungen gehalten. Orthotope Dünndarmtransplantationen wurden in der allogenen Stammkombination BN-LEW in Einschritttechnik durchgeführt [1]. Vaskularisierte intraabdominelle Herztransplantationen wurden in langzeitüberlebenden Tieren vorgenommen. FK 506 wurde von der Fa. Fujisawa GmbH (München) zur Verfügung gestellt und in der Dosierung von 2 mg/kg von Tag 0–5 und von Tag 0–9 intramuskulär verabreicht. Zu definierten Zeitpunkten nach Transplantation wurden intraepitheliale Lymphozyten isoliert und durchflußzytometrisch analysiert [monoklonale Antikörper 10/78 für die Expression von NKR-P1A, OX-27 spezifisch für MHC Klasse I auf Zellen des Spenderstammes BN (Serotec, Oxford, UK), NDS-60 spezifisch für MHC Klasse I auf LEW-Empfängerzellen (zur Verfügung gestellt von Dr. M. Dallman, Dept. of Biology, Imperial College of Science Technology and Medicine, London, UK)]. Sekundäre abdominelle Herztransplantationen erfolgten spender- (BN) und drittstammspezifisch (DA) zur Überprüfung von Toleranz in vivo. Die Diagnose chronischer Abstoßung in Dünndarmtransplantaten sowie akuter Abstoßung in sekundär übertragenen Herztransplantaten wurden histologisch (H. E.) überprüft. Aus langzeitüberlebenden Tieren (> 250 Tage) wurden aus der Milz und peripheren Lymphknoten T-Lymphozyten isoliert und auf ihre Reaktivität gegen Spender- und Drittstammzellen (angereicherte antigenpräsentierende Zellen, APC) in der MLC getestet. Die humorale Reakivität wurde im Zytotoxizitätstest analysiert.

Ergebnisse

Tiere mit verkürztem immunsuppressivem Protokoll (FK 506 Tag 0–5) überlebten 98 ± 2,8 Tage, Tiere mit verlängerter Gabe überlebten langfristig (> 250 Tage). In beiden Modellen fand ein früher Austausch intraepithelialer Lymphozyten durch Empfängerzellen statt. Die physiologische Zusammensetzung der Zellen (CD4/CD8) in diesem Kompartiment war trotz Austausch spender- durch empfängereigener Immunzellen nicht verändert. Bis Tag 50 nach DDTx wurde jeweils ein geringer Anteil (10–15%) an NK-Zellen in beiden Modellen mit chronischer Abstoßung wie auch bei langzeitüberlebenden Tieren (> 250 Tage) ohne Abstoßung beobachtet. Ausschließlich im Abstoßungsmodell zeigte sich nach 50 Tagen ein kontinuierlicher NK-Zell-Anstieg (bis zu 50%) bei fortgeschrittener chronischer Abstoßung. In den Empfängern beider Modelle wurde eine zeitlich begrenzte Persistenz (bis maximal Tag 80 nach Transplantation) der aus dem Transplantat auswandernden Immunzellen des Spenders im Empfänger nachgewiesen. Spenderspezifische Indikatorherzen (BN) wurden von diesen Tieren langfristig (> 70 Tage) akzeptiert, während Drittstammherzen (DA) regulär innerhalb von 7–10 Tagen akut abgestoßen wurden. Im Gegensatz zu dem Ergebnis tolerierter sekundärer Herztransplantate in vivo fanden sich in diesen langzeitüberlebenden Tieren in vitro in der MLC persistierende transplantatreaktive T-Lymphozyten (Reaktivität gegen BN 33,587 ± 6,045 vs. Drittstamm DA 43,969 ± 5,031). In langzeitüberlebenden Tieren wurden im Gegensatz zu chronisch abstoßenden Tieren keine alloreaktiven anti MHC-Klasse I Antikörper im Serum der Empfänger detektiert.

Diskussion

Das Ziel nach klinischer Transplantation bleibt die Induktion transplantatspezifischer Toleranz ohne notwendige lebenslange Immunsuppression transplantierter Patienten. Die hohe Immunogenität des Dünndarms mit seinem lymphatischen Gewebe zwingt bislang besonders in der Frühphase nach Transplantation dieses Organs zur Vermeidung akuter Abstoßungsreaktionen sowie der Induktion chronischer Abstoßungsprozesse zu potenter Immunsuppression. Als Folge dieser hohen Immunsuppression kommt es nicht selten zu infektiösen Komplikationen des Empfängers und besonders im Kindesalter im Langzeitverlauf zu lymphoproliferativen Erkrankungsformen.

Spezifische Toleranz auf ein Transplantat scheint nach gegenwärtigem Verständnis, wie tierexperimentell in Langzeitmodellen untersucht, auf verschiedenen immunologischen Prozessen wie clonaler Deletion [2], clonaler Anergie [3] und zellulären Suppressormechanismen [4] zu beruhen. Der genaue Mechanismus für die Induktion von Toleranz nach Organtransplantation bleibt jedoch bislang weitgehend unklar. In der vorliegenden Untersuchung konnte gezeigt werden, daß mit einem temporären Protokoll einer verlängerten hochdosierten Gabe von FK 506 (2 mg/kg, Tag 0–9) ein Langzeitüberleben ohne Zeichen chronischer Abstoßung nach allogener Dündarmtransplantation erreicht wurde. Sekundäre Herztransplantate wurden in diesen langzeitüberlebenden Tieren spezifisch toleriert. Dagegen wiesen diese Tiere eine normale Reaktivität gegen Spenderantigen in vitro (MLC) auf. Verantwortlich für die in vivo Ergebnisse könnten regulatorische T-Lymphozyten sein. Diese könnten bei unbeeinflußtem Langzeitverlauf sowohl die im Vordergrund stehende indirekte – als auch die direkte – Alloantigenerkennung spezifisch unterdrücken.

In beiden Modellen scheint mit nahezu vollständigem Rückgang mitübertragener Spender-Immunzellen im Transplantat die Bedeutung der direkten Alloantigenerkennung nach Transplantation abzunehmen. Im Modell mit chronischer Abstoßung sind vermutlich die über die indirekte Alloantigenerkennung aktivierten T-Lymphozyten wesentlich verantwortlich für die Induktion chronischer Abstoßung [5, 6]. Der Nachweis alloreaktiver Antikörper in diesen Tieren läßt dies vermuten. Auf welche Weise besonders NK-Zellen, wie im intraepithelialen lymphatischen Kompartiment gesehen, bei chronischer Abstoßung an der Transplantatschädigung durch Zell-Lyse beteiligt sind, ist bislang unbekannt. Die Zunahme an NK-Zellen könnte auch ein sekundäres Phänomen aufgrund bakterieller Besiedlung der Darmwand bei fortgeschrittener Abstoßung sein.

Der Nachweis eines aktiven zellulären Suppressormechanismus für die indirekte Alloantigenerkennung bei unbeeinflußtem Langzeitüberleben könnte bedeutsam für die weitere Entwicklung selektiver Immuntherapeutika zur Verbesserung des Transplantat- und Patientenüberlebens sein.

Zusammenfassung

Hintergrund: Die chronische Transplantatabstoßung (CR) limitiert nach wie vor die Langzeitfunktion nach klinischer Dünndarmtransplantation. In der vorliegenden Untersuchung wurde dazu gezielt ein chronisches Abstoßungsmodell und ein Langzeitfunktionsmodell für dieses Organ tierexperimentell etabliert und vergleichend untersucht.

Methodik: Orthotope Dünndarmtransplantationen (DDTx) wurden in der allogenen Stammkombination BN-LEW in Einschrittechnik durchgeführt. Vaskularisierte intraabdominelle Herztransplantationen wurden in langzeitüberlebenden Tieren vorgenommen. FK 506 wurde in der Dosierung von 2 mg/kg von Tag 0–5 und von Tag 0–9 intramuskulär verabreicht. Zu definierten Zeitpunkten nach Transplantation wurden intraepitheliale Lymphozyten isoliert und durchflußzytometrisch analysiert. Lymphozyten aus peripheren Lymphknoten und der Milz wurden auf ihre Reaktivität gegen Spender- und Drittstamm-Antigen in der Gemischten Lymphozytenkultur (MLC) überprüft.

Ergebnisse: Tiere mit verkürztem immunsuppressivem Protokoll (FK 506 Tag 0–5) überlebten 98 ± 2,8 Tage, Tiere mit verlängerter Gabe überlebten langfristig (> 250 Tage). In beiden Modellen fand ein früher Austausch intraepithelialer Lymphozyten durch Empfängerzellen statt, wobei die physiologische Zusammensetzung der Zellen (CD4/CD8) unverändert blieb. Bis Tag 50 nach DDTx wurde jeweils ein geringer Anteil (10–15%) an NK-Zellen in Tieren mit CR wie auch mit Langzeitüberleben beobachtet. Ausschließlich im Abstoßungsmodell zeigte sich ein kontinuierlicher NK-Zell-Anstieg (bis zu 50%) bei fortgeschrittener chronischer Abstoßung. In den Empfängern beider Modelle wurde eine zeitlich begrenzte Persistenz (bis maximal Tag 80 nach Transplantation) der aus dem Transplantat auswandernden Immunzellen des Spenders im Empfänger nachgewiesen. Spen-

260

derspezifische Indikatorherzen (BN) wurden von diesen Tieren langfristig (> 70 Tage) akzeptiert, während Drittstammherzen (DA) regulär innerhalb von 7-10 Tagen einer akuten Abstoßung unterlagen. In langzeitüberlebenden Tieren fanden sich in der MLC persistierende transplantatreaktive T-Lymphozyten (Reaktivität gegen BN 33.587 ± 6.045 vs. Drittstamm DA 43,969 ± 5,031). In langzeitüberlebenden Tieren wurden im Gegensatz zu chronisch abstoßenden Tieren keine alloreaktiven anti MHC-Klasse I Antikörper im Serum der Empfänger detektiert.

Schlußfolgerung: In beiden Modellen scheint mit Rückgang mitübertragener Spender-Immunzellen die Bedeutung der direkten Alloantigenerkennung nach Transplantation abzunehmen. Im Modell mit CR sind vermutlich die über die indirekte Alloantigenerkennung aktivierten T-Lymphozyten wesentlich verantwortlich für die Induktion der Abstoßung. Der Nachweis eines aktiven zellulären Suppressormechanismus für die indirekte wie auch die direkte Alloantigenerkennung bei unbeeinflußtem Langzeitüberleben könnte ein bedeutsamer Mechanismus für die Entwicklung selektiver Immuntherapeutika zur Verbesserung des Transplantatüberlebens sein.

Abstract

Background: Functional long-term allograft survival after clinical small bowel transplantation (SBT) is limited by chronic rejection. In this study we compared in vivo and in vitro two experimental models using FK 506 immunosuppression with either chronic rejection (CR) or long-term survival of the SB allografts.

Methods: One-step orthotopic SBT was performed in an allogeneic BN-LEW rat strain combination. SB recipients received a daily intramuscular injection of FK 506 at a dose of 2 mg/kg per day from day 0–5 or 0–9. Secondary heart transplantations were performed in long-term surviving recipients. Lymphoid cells from the intraepithelial lymphatic compartment (IEL), the peripheral lymph nodes and spleen were isolated on different postoperative days and analysed by flow cytometry and mixed lymphocyte reaction (MLR).

Results: Mean survival time in animals with CR (short-term immunosuppression day 0–5) was 98 ± 2.8 days, in long-term functioning animals without CR it was > 250 days. Long-term surviving animals showed evidence for donor-specific tolerance. Whereas heterotopic DA hearts were rejected regularly within 7–10 days after grafting on day 180, BN hearts survived indefinitely (> 70 days). In contrast to the in vivo data, isolated T-cells from these animals revealed reactivity against donor-antigen in the MLR. The amount of NK cells within the IEL increased during the process of CR (nearly 50% between day 80 and 100).

Conclusion: Initial high-dose immunosuppression after SBT with FK 506 prevents acute rejection and under certain conditions likewise CR. The nearly complete exchange of graft lymphoid cells through recipient cells within the graft terminates the process of direct allorecognition during the first 100 days. The fact that a secondary heart transplant is tolerated after primary SBT implicates an active suppressive cell mechanism in this situation of both the direct and indirect pathway of allorecognition. These data may be a novel approach to understand the mechanisms of tolerance induction in small bowel transplantation.

Literatur

1. Timmermann W, Gasser M, Meyer D, Kellersmann R, Gassel HJ, Otto C, Thiede A (1999) Progress in experimental intestinal transplantation in small animals. Acta Gastroenterologica Belgicae LXII: 216–220
2. Bretscher P, Cohn M (1970) A theory of self-nonself discrimination: paralysis and induction involve the recognition of one and two determinants on an antigen, respectively. Science 169:1042–1049
3. Van Parijs L, Perez VL, Buickians A, Maki RG, London CA, Abbas AK (1997) Role of interleukin 12 and co-stimulators in T cell energy in vivo. J Exp Med 186:1119–1128
4. Kruisbeek AM, Amsen D (1996) Mechanisms underlying T-cell tolerance. Curr Opin Immunol 8:233–244
5. Liu Z, Sun Y, Xi Y, Maffei A, Reed E, Harris P, Suciu-Foca N (1993) Contribution of direct and indirect recognition pathways to T cell alloreactivity. J Exp Med 177:1643–1650
6. Waaga AM, Chandraker A, Spadafora-Ferreira M, Iyengar AR, Khoury SJ, Carpenter CB, Sayegh M (1998) Mechanisms of indirect allorecognition: characterization of MHC class II allopeptide-specific T helper cell clones from animals undergoing acute allograft rejection. Transplantation 65:876–883

Korrespondenzadresse: Dr. med. M. Gasser, Surgical Research, Bldg. E-1, Rm 142, c/o Prof. Dr. N. Tilney, Harvard Medical School, 260 Longwood Ave., Boston, MA 02115, USA, Telefon: 617-738-0223, Fax: 617-732-5254, e-mail: m.gasser@usa.net

Untersuchungen zur Immunogenität und Immunmodulation von MHC-Klasse-II Peptiden der Ratte in vitro und nach orthotoper Dünndarmtransplantation

Studies about immunogenicity and immunomodulation of rat MHC class II peptides in vitro and after orthotopic small bowel transplantation

W. Timmermann[1], C. Otto[2], A. C. Rohde[2], M. Gasser[3], H.-J. Gassel[1], A. M. Waaga[3], K. Ulrichs[2] und A. Thiede[1]

[1] Chirurgische Universitätsklinik
[2] Experimentelle Transplantations-Immunologie, Würzburg
[3] Havard Medical School, Brigham and Women's Hospital, Laboratory of Immunogenetics and Transplantation, Boston, USA

Einleitung

Die Transplantatabstoßung wird durch alloreaktive T-Lymphozyten initiiert, die Unterschiede in den vom Haupthistokompatibilitätskomplex (MHC) des Spenders codierten Molekülen erkennen und eine gegen das Transplantat gerichtete Immunantwort auslösen. Die direkte Alloantigen-Erkennung erfolgt über die Interaktion des T-Zell-Rezeptors von $CD8^+$- und $CD4^+$-T-Lymphozyten des Empfängers mit dem Allo-MHC-Klasse-I bzw. MHC-Klasse-II Komplex auf der Zelloberfläche antigenpräsentierender Zellen (APC) aus dem Transplantat. Bei der indirekten Alloantigen-Erkennung werden prozessierte Allo-MHC-Peptide des Spenders im Komplex mit Selbst-MHC-Klasse-II-Molekülen auf der Zelloberfläche von Empfänger APC den eigenen $CD4^+$-T-Lymphozyten präsentiert [1]. In nierentransplantierten Patienten mit chronischer Transplantatdysfunktion wurden alloreaktive $CD4^+$-T-Lymphozyten nachgewiesen, die über die indirekte Allo-Antigenerkennung aktiviert wurden [2]. Um die Bedeutung von Allo-MHC-Peptiden für die Abstoßung zu verstehen, wurden synthetische MHC-Klasse-II Peptide auf ihre Immunogenität und Fähigkeit zur Immunmodulation in vitro und nach experimenteller orthotoper Dünndarmtransplantation in der allogenen Rattenstammkombination Wistar Furth ($RT1^u$) auf Lewis ($RT1^l$) untersucht.

Methodik

Die synthetischen Peptide wurden aus der β-Kette der MHC-Klasse-II-Loci $RT1^u$.B und $RT1^u$.D gewählt. Die Sequenzen der Peptide $RT1^u$.D2 und $RT1^u$.B2 entsprechen den Aminosäurepositionen 20–44 aus der β-Faltblattstruktur [3]. Orthotope Dünndarmtransplantationen (DDTx) in Einschrittechnik wurden unter Isoflurannarkose in der Stammkombination Wistar Furth (WF) auf Lewis (LEW) durchgeführt. Cyclosporin A (CsA) wurde postoperativ in einer Dosis von 5 mg/kg an Tag 0–7 und 1 mg/kg an Tag 8–30 subkutan verabreicht. Die Allopeptide wurden subkutan 7 Tage vor DDTx und intraoperativ gegeben:

Gruppe I: Peptid RT1^u.D2; Gruppe II: Peptid RT1^u.B2; Gruppe III erhielt kein Peptid. Für den indirekten Lymphozyten-Proliferations-Assay (LPA) wurden LEW-Ratten subkutan mit 100 µg Allopeptid in Freund'schem Adjuvans (CFA) immunisiert und nach 7 Tagen die stimulierten T-Zellen aus den poplitealen Lymphknoten isoliert. Aus Milzen naiver LEW-Ratten angereicherte dendritische Zellen (DC) wurden mit den Peptiden inkubiert, um ihre MHC-Klasse-II Moleküle mit Peptid zu beladen. Anschließend wurden diese DC mit den stimulierten Lymphozyten für 72 Stunden cokultiviert. Die Lymphozyten-Proliferation wurde durch Einbau von [^{3}H]-Thymidin bestimmt.

Ergebnisse

Die synthetischen Peptide RT1^u.D2 und RT1^u.B2 wurden auf ihre Immunogenität und Fähigkeit zur Immunmodulation getestet. Durch Immunisierung mit jedem der beiden Peptide wurden im Vergleich zur Kontrolle, bei der ausschließlich Adjuvans verabreicht wurde, T-Lymphozyten stimuliert. Unterschiede zeigten sich in der Stärke der T-Zell-Proliferation nach Restimulierung der isolierten T-Lymphozyten in vitro. T-Lymphozyten, die aus RT1^u.D2 immunisierten Tieren isoliert wurden, proliferierten im LPA bei Präsentation des gleichen Peptids durch autologe DC am stärksten, während die Antworten auf RT1^u.B2 und ein Gemisch beider Peptide geringer waren. Nach Immunisierung mit RT1^u.B2 konnte im LPA auf RT1^u.B2 wie auch auf RT1^u.D2 eine gleichermaßen erhöhte T-Zell-Proliferation beobachtet werden. Beide Peptide wurden auch in vivo nach orthotoper DDTx getestet. Die durchschnittliche Transplantatfunktionszeit (TFZ) betrug unter der angegebenen Immunsuppression in Gruppe III, die kein Peptid erhielt, 53 ± 11,5 Tage. Klinisch zeigten die Tiere in der Abstoßungsphase einen konstanten Gewichtsverlust von 1–2% an 5 aufeinanderfolgenden Tagen. Dies korrelierte histologisch mit einer Verbreiterung der Muscularis mucosae, Zottenatrophie und Vaskulopathie. Mit einer TFZ von 51 ± 10,1 Tagen unterschieden sich die Tiere der Gruppe I, welche präoperativ das Peptid RT1^u.D2 erhielten, nicht von denen der Gruppe III. Im Gegensatz dazu wiesen 43% der Tiere in Gruppe II, die mit RT1^u.B2 immunisiert wurden, eine TFZ von mehr als 62 Tagen auf.

Diskussion

Die Daten dieser Studie deuten darauf hin, daß die Applikation bestimmter MHC-Klasse-II Peptide eine neue Strategie zur Immunintervention darstellen könnte. In in vitro Proliferationsversuchen konnten wir zeigen, daß durch die Immunisierung mit RT1^u.D2 bzw. RT1^u.B2 jeweils ein unterschiedliches Lymphozytenrepertoire propagiert wird. Peptid RT1^u.B2 führt zur Aktivierung eines breiteren Spektrums alloreaktiver T-Lymphozyten als Peptid RT1^u.D2. Mit RT1^u.B2 stimulierte T-Lymphozyten erkennen sowohl indirekt präsentiertes RT1^u.B2 als auch RT1^u.D2. Durch Immunisierung mit diesem Peptid werden peptidreaktive Klone vor DDTx aktiviert. Die postoperative CsA-Gabe bewirkt die Inaktivierung dieser Klone, unter denen sich auch transplantatreaktive befinden, was die deutliche Verlängerung der Transplantatfunktionszeit (TFZ) erklärt. Durch die Immunisierung mit RT1^u.D2 werden offensichtlich keine für die Transplantatabstoßung relevanten Klone stimuliert, da die TFZ unbeeinflußt bleibt.

Zusammenfassung

Bei der indirekten Alloantigen-Erkennung werden prozessierte Allo-MHC-Peptide des Spenders in Kombination mit Selbst-MHC-Klasse-II Molekülen auf der Zelloberfläche antigenpräsentierender Zellen des Empfängers von eigenen $CD4^+$-Lymphozyten erkannt. Immunogenität und Immunmodulation zweier synthetischer MHC-Klasse-II Peptide wurden untersucht. Die beiden Peptide $RT1^u$.D2 und $RT1^u$.B2 sind immunogen und werden indirekt durch autologe dendritische Zellen präsentiert. Die Immunisierung mit diesen Peptiden stimuliert jeweils ein unterschiedliches T-Lymphozyten-Repertoire. Die Transplantatfunktionszeit (TFZ) nach orthotoper Dünndarmtransplantation wurde durch die einmalige präoperative Immunisierung mit dem Peptid $RT1^u$.B2 deutlich auf mehr als 62 Tage verlängert, während Peptid RT1.D2 keinen Einfluß auf die TFZ hatte.

Abstract

Rejection of allografts is mediated by T cells recognizing incompatibilities within allo-MHC molecules. In the indirect pathway of allorecognition, processed graft MHC alloantigens are recognized by $CD4^+$ T -cells in the context of self -class II MHC. In this study we have shown that synthetic rat class II MHC peptides are able to modulate allograft function after small bowel transplantation. The two class II MHC allopeptides $RT1^u$.D2 and $RT1^u$.B2 are presented by autologous antigen-presenting cells and are immunogenic. When used for immunization, both peptides stimulate different populations of T-cells. A single preoperative immunization with the peptide $RT1^u$.B2 prolonged small bowel allograft survival.

Literatur

1. Sayegh MH, Watschinger B, Carpenter CB (1994) Mechanisms of T cell recognition of alloantigen. Transplantation 57:1295–1302
2. Vella JP, Spadafora-Ferreira M, Murphy B, Alexander SI, Harmon W, Carpenter CB, Sayegh MH (1997) Indirect allorecognition of major histocompatibility complex allopeptides in human renal transplant recipients with chronic graft dysfunction. Transplantation 64:795–800
3. Sayegh MH, Khoury SJ, Hancock WW, Weiner HL, Carpenter (1992) Induction of immunity and oral tolerance with polymorphic class II major histocompatibility complex allopeptides in the rat. Proc Natl Acad Sci 89:7762–7766

Korrespondenzadresse: Dr. W. Timmermann, Chirurgische Universitätsklinik Würzburg, Josef-Schneider Str. 2, 97080 Würzburg, Fax: 0931-201-3225, e-mail: timmermann@chirurgie.uni-wuerzburg.de

Portalvenöse Drainage bei der Pankreastransplantation – technische Variante oder sinnvolle Alternative

Portalvenous drainage in clinical pancreas transplantation – technical variation or helpful alternative

R. Viebahn, M. J. Sessler, C. Maiwald und H. D. Becker

Chirurgische Universitätsklinik, Abteilung für Allgemeine Chirurgie, Eberhard Karls Universität, Tübingen

Einleitung

Durch die Einführung der exokrinen Blasendrainagetechnik vor etwa 15 Jahren ist die klinische Pankreastransplantation in Kombination mit der Transplantation einer Niere zum Standardverfahren der Behandlung des Diabetes mellitus Typ I im Spätstadium geworden. Während Normoglykämie und eine normale Nierenfunktion sicher erzielt werden können [4], besteht jedoch weiterhin die Gefahr der rasch progredienten Entwicklung der Spätkomplikationen, der chronischen Zystitis sowie die Notwendigkeit einer außerordentlich komplizierten und langdauernden Operation. Das Problem der chronischen Zystitis ist mit der kürzlich erneut eingeführten exokrinen Dünndarmdrainagetechnik gelöst. Die rasche Progredienz von Spätkomplikationen wird unter anderem auf die nach Pankreastransplantation bestehende periphere Hyperinsulinämie zurückgeführt – diese ist Folge der systemisch-venösen Drainage des Organs, das heißt, der Einleitung des venösen Blutes des Pankreas in den systemischen Kreislauf in Form der Anastomose zwischen dem vorderen Stumpf des Pankreastransplantates und der Vena iliaca. Eine Alternative zur physiologischen Einleitung des Pankreasblutes in den Kreislauf stellt die portal-venöse Drainage dar: Hier wird das venöse Blut des Pankreastransplantates durch eine Anastomose zwischen dem Pfortaderstumpf des Pankreas und einer zentral gelegenen Mesenterialvene in den Pfortaderkreislauf eingeleitet und somit ein physiologischer Firstpass durch die Leber erzielt. Dieses Verfahren wurde erst kürzlich eingeführt, so dass Langzeitbeobachtungen an größeren Fallzahlen nicht zur Verfügung stehen [1, 2]. Das Ziel der vorliegenden Untersuchung war daher, die Auswirkungen dieses Verfahrens auf den intra- und perioperativen Verlauf zu untersuchen.

Methodik

Bei einer konsekutiven Serie von zehn kombinierten Ersttransplantationen von Niere und Pankreas bei Typ I-Diabetikern im Spätstadium wurden die Parameter Operationsdauer,

Tabelle 1. Verteilung wesentlicher Parameter in der Gruppe der Patienten nach portalvenöser Drainage und der Kontrollgruppe

	Syst.-ven. Drainage	Portalvenöse Drainage	p
Anzahl	10	10	n. s.
Alter	37 Jahre	39 Jahre	n. s.
Diabetesdauer	27 Jahre	28 Jahre	n. s.
Nierenersatzverf. (HD/CAPD)	8/2	7/3	n. s.
Abd. Voroperationen	0	0	n. s.
Per. Neuropathie/Laser/Amput.	10/8/2	10/7/3	n. s.

intraoperativer Transfusionsbedarf, Anzahl der Revisionen wegen Transplantatpankreatitis, Verweildauer, Anzahl der Abstoßungen und Transplantatfunktion von Niere und Pankreas erhoben. Diese Daten wurden mit den Daten einer Kontrollgruppe verglichen, die aus einer konsekutiven Serie von 25 Ersttransplantationen der genannten Organe aus den Jahren 1997 und 1998 generiert wurde: Beobachtungs- und Kontrollgruppe unterschieden sich nicht im Alter der Patienten, Geschlechtsverteilung, Diabetesdauer, Inzidenz der Behandlung von Spätkomplikationen (Laserbehandlungen der Retina oder Amputationen) sowie der Dialysedauer und der Dialyseverfahren (Tabelle 1). In beiden Gruppen wurde die enterale Drainage standardmäßig durchgeführt.

Das operative Vorgehen in der Beobachtungsgruppe begann mit der üblichen Präparation des Pankreastransplantates, bei dem in vier Fällen der Aortenpatch bestehend aus Abgang der A. mesenterica superior und des Truncus coeliacus zur Anastomosierung verwendet wurde. In den anderen Fällen wurde eine Verlängerungsplastik durch die mitgegebenen Iliacalgefäße des Spenders durchgeführt. Die Transplantation begann mit einer langen medianen Laparotomie sowie der Darstellung eines großen Mesenterialvenenastes an der Mesenterialwurzel und der Darstellung der A. iliaca communis. Als nächstes erfolgte die Platzierung des Pankreas in der sogenannten „Tail-down"-Position. Die Arterie des Pankreastransplantates wurde durch eine Inzision im distalen Mesenterium geführt. In End-zu-Seit-Technik wurde eine Anastomose zur A. iliaca communis hergestellt. Im Anschluß erfolgte eine spannungsfreie End-zu-Seit-Anastomose zwischen dem Pfortaderstumpf des Pankreastransplantats und der freigelegten Mesenterialvene. Nach Überprüfung der Bluttrockenheit erfolgte die Freigabe beider Anastomosen, die Blutstillung am Pankreastransplantat und die exokrine Darmdrainage in Form einer Seit-zu-Seit-Anastomose zwischen dem Duodenalstumpf des Spenderorgans und der Pars III des Duodenums des Empfängers oder einer oberen Jejunalschlinge. Diese wurde in zweireihiger Nahttechnik durchgeführt. Im Anschluß erfolgte die intraperitoneale Nierentransplantation in Standardtechnik.

Beide Gruppen erhielten für eine Woche eine Quadruple-Immunsuppression, die Gabe von Mofetil-Mycophenolat erfolgte vor Operationsbeginn, die Gabe von ALG mit der Narkoseeinleitung.

Ergebnisse

In der Gruppe der portalvenösen Drainage ergab sich eine signifikante Verkürzung der Operationszeit, des intraoperativen Transfusionsbedarfs, der Krankenhausverweildauer,

Tabelle 2. Klinische Parameter nach kombinierter Nieren-Pankreastransplantation in unterschiedlicher venöser Drainagetechnik

	Syst.-ven. Drainage	Portalvenöse Drainage	p
OP-Dauer (min)	312	233	0,01
Bluttransfusionen	5,8	3,5	0,01
Revisionsoperationen	1,8	0,2	0,001
Eintritt Euglycämie (min)	60	185	0,05
Abstoßungsinzidenz (%)	40	10	0,05
Verweildauer	28	38	0,05
TX-Funktion Niere (8 Mon.)	100	100	n. s.
TX-Funktion Pankreas (8 Mon.)	80	100	0,05

der Anzahl der Revisionen wegen akuter Pankreatitis sowie der Inzidenz von Abstoßungen (Tabelle 2). Lediglich der Zeitraum zwischen der Eröffnung der Gefäßanastomosen des Pankreas und dem Eintritt der Normoglykämie war mit 185 min deutlich länger als bei Kontrollverfahren. Bei einer mittleren Beobachtungszeit von 8 Monaten sind alle Pankreastransplantate und alle Nierentransplantate in der Gruppe mit portal-venöser Drainage in Funktion, in der Kontrollgruppe gingen zwei Transplantate verloren (Abstoßung, Pankreatitis).

Diskussion

Die vorliegende Untersuchung zeigt an einer kleinen Anzahl von Patienten, dass die Herstellung einer physiologischen Einleitung des Pankreasblutes bei der Pankreastransplantation zumindest im Hinblick auf das chirurgische Komplikationsspektrum eine deutlich günstigere Charakteristik aufweist als die bisher etablierten Standardverfahren. Besonders die kurze Operationszeit, die kürzere Verweildauer, der geringe intraoperative Transfusionsbedarf und der geringe Bedarf an Revisionsoperationen verringern die Belastung des Patienten in erheblicher Weise und führt zu einer kostengünstigeren Versorgung. Über die langfristigen Effekte des günstigeren Verlaufs der Spätkomplikationen kann zu diesem Zeitpunkt nur spekuliert werden [3, 5, 6].

Zusammenfassung

Hintergrund: Die bisher standardmäßig durchgeführte systemisch-venöse Drainage des Pankreastransplantats führt zu einer peripheren Hyperinsulinämie, die ihrerseits die Progredienz diabetischer Spätkomplikationen nach der Transplantation verstärken kann. In dieser Analyse sollen die Ergebnisse einer ersten Serie von kombinierten Nieren-Pankreastransplantationen mit portalvenöser Drainage des Pankreas mit denen einer Gruppe konventionell durchgeführter Transplantationen verglichen werden.

Methodik: Seit 10/1998 wurden 10 kombinierte Nieren-Pankreastransplantationen bei Typ-I-Diabetikern mit portalvenöser Drainagetechnik und enteraler Drainage der Duodenalmanschette vorgenommen. Aus einer Gruppe von 25 Patienten mit systemisch-venöser Drainage (V. iliaca) wurde eine gleich große Kontrollgruppe gebildet mit vergleichbarem Alter, Geschlecht und Diabetesdauer der Empfänger sowie vergleichbarer Ischämiezeit, HLA-Match und Immunsuppression. Verglichen wurden OP-Dauer, Anzahl der Bluttransfusionen, Anzahl der Revisionsoperationen wg. Transplantatpankreatitis, Transplantatfunktion der Niere und des Pankreas sowie der Zeitraum zwischen Reperfusion des Pankreas und Eintritt der Euglycämie.

Ergebnisse: Bis auf einen durch die Leberpassage verursachten späteren Eintritt der Euglycämie erwiesen sich alle untersuchten Parameter nach portalvenöser Drainage als günstiger: Die Operationszeit reduzierte sich auf unter 4 h, ebenso der Transfusionsbedarf und die Verweildauer, Abstoßungsepisoden traten seltener ein.

Schlussfolgerung: Bei der kombinierte Nieren-Pankreastransplantation stellt die portalvenöse Drainage nicht nur die Perspektive einer physiologischeren Einleitung des Insulin in den Empfänger mit Verhinderung der peripheren Hyperinsulinämie dar. Es entsteht ein günstigeres Spektrum perioperativer technischer, biochemischer und immunologischer Parameter.

Abstract

Background: In clinical pancreas transplantation the present standard is a systemic venous drainage of the transplant which causes peripheral hyperinsulinemia and may be a trigger for progression of late diabetic complications even after successful transplantation. The following analysis compares a first series of pancreas transplantations using portalvenous drainage (via connection of the transplant vein to the superior mesenteric vein of the recipient) with a historic series of systemic venous drainage to the iliac vein.

Methods: Since October 1998 ten combined kidney-pancreas transplantations were performed using portalvenous drainage. From 25 transplantations performed in 1998/99 with systemic drainage a control group of another 10 patients was created with a comparable distribution of age, sex, duration of diabetes, CIT, immunosuppression and HLA match. Both groups were compared for duration of surgery, blood substitution, relaparotomy rate due to pancreatitis, hospitalisation, transplant function and time between declamping the pancreas and onset of normoglycemia.

Results: Except time until onset of normoglycemia (due to liver first pass effect) all parameters were more favourable in the group of portalvenous drainage: duration of surgery could be reduced below 4 h, less transfusions and a shorter hospitalisation as well as less rejection were observed.

Conclusion: In combined kidney pancreas transplantation portalvenous drainage of the pancreas does not only give the perspective of more physiological inflow of insulin but the spectrum of perioperative parameters is much more favourable.

Literatur

1. Bartlett-ST, Kuo-PC, Johnson-LB, Lim-JW, Schweitzer-EJ (1996) Pancreas transplantation at the University of Maryland. Clin-Transpl. 271–280
2. Busing-M, Martin-D, Schulz-T, Heimes-M, Klempnauer-J, Kozuschek-W (1998) Pancreas transplantation with bladder and intestinal drainage technique with systemic-venous and initial experiences with portal venous drainage. Which technique can be recommended today? Chirurg. 69(3): 291–297
3. Nymann-T, Hathaway-DK, Shokouh-Amiri-MH, Gaber-LW, Abu-el-Ella-K, Abdulkarim-AB, Gaber-AO (1998) Patterns of acute rejection in portal-enteric versus systemic-bladder pancreas-kidney transplantation. Clin-Transplant. 12(3): 175–183

4. Pfeffer-F, Nauck-MA, Erb-M, Benz-S, Hopt-UT (1997) Absence of severe hyperinsulinemia after pancreas/kidney transplantation with peripheral venous drainage. Transplant-Proc. 29(1-2): 645–646
5. Reddy-KS, Stratta-RJ, Shokouh-Amiri-MH, Elmer-D, Gaber-AO (1999) Surgical complications after pancreas transplantation with portal-enteric drainage. Transplant-Proc.31(1-2): 617–618
6. Stratta-RJ, Gaber-AO, Shokouh-Amiri-MH, Reddy-KS, Alloway-RR, Egidi-MF, Grewal-HP, Gaber-LW, Hathaway-D (1999) Evolution in pancreas transplantation techniques: simultaneous kidney-pancreas transplantation using portal-enteric drainage without antilymphocyte induction. Ann-Surg. 229(5): 701–708

Korrespondenzadresse: Priv.-Doz. Dr. R. Viebahn, Chirurgische Universitätsklinik, Abteilung für Allgemeine Chirurgie, Hoppe-Seyler-Straße 3, 72076 Tübingen, Telefon: 07071-2986600, Fax: 07071-44532, e-mail: Richard.Viebahn@med.uni-tuebingen.de

Transplantatfunktion nach Langzeitkonservierung von NHBD-Lungen

Pulmonary graft function after long-term preservation of NHBD lungs

F. Löhe[1], C. Müller[1], T. Annecke[1], A. Siebel[1], I. Bittmann[2], K. Meßmer[3] und F. W. Schildberg[1]

[1] Chirurgische Klinik und Poliklinik
[2] Institut für Pathologie
[3] Institut für Chirurgische Forschung, Klinikum Großhadern der Ludwig-Maximilians-Universität München

Einleitung

Die zunehmende Diskrepanz zwischen steigendem Bedarf und andererseits einem konstanten Organmangel führte zu erneutem wissenschaftlichen Interesse an nicht herzschlagenden Spendern (NHBD), bei denen es im Gegensatz zum hirntoten Spender mit einer erhaltenen Kreislauffunktion (HBD) zu einem Erliegen der Herzaktion vor Organentnahme kam [1]. Die kontinuierliche Extraktion von Sauerstoff in den Alveolen während der Ischämie ermöglicht eine Aufrechterhaltung des Metabolismus und macht daher die Lunge möglicherweise zu einem geeigneten Spenderorgan eines nicht herzschlagenden Spenders [2]. In tierexperimentellen Transplantationsmodellen erzielten Lungen nicht herzschlagender Spender eine gute Transplantatfunktion nach einer warmen Ischämiezeit von 30 Minuten [3] bis zu 2 Stunden [1]. Die nach Organentnahme anschließende hypotherme Lagerung war allerdings in diesen Untersuchungen mit 1,5 bzw. 4 Stunden relativ kurz.

Daher ist es das Ziel der vorliegenden Studie, die Transplantfunktion von LPD-perfundierten Lungen nicht herzschlagender Spender (NHBD), mit anschließender Langzeitkonservierung im Vergleich zu Spenderlungen ohne warme Ischämiezeit vor Explantation (HBD) zu untersuchen.

Methodik

12 Hausschweine (25–30 kg) dienten als Organspender. In der HBD-Gruppe (n = 6) wurden die Lungen sofort nach Induktion des Herztodes (durch Injektion von 20 ml einer 1 molaren Kaliumchloridlösung in die abgeklemmte Aortenwurzel) mit 60 ml/kg 4 °C kaltem Perfadex® (Xvivo Transplantation Systems, Göteborg, Schweden) über einen Katheter im Truncus pulmonalis perfundiert. Nach Entnahme erfolgte eine hypotherme Lagerung der Lungen bei 4 °C für 18 Stunden.

In der NHBD-Gruppe wurden die Lungen (n = 6) nach Induktion des Herztodes für 90 Minuten in situ belassen, anschließend mit 4 °C kaltem Perfadex® (60 ml/kg) perfundiert und hypotherm gelagert.

Nach einer Ischämiezeit von 18 Stunden erfolgte eine linksseitige orthotope Einzellungentransplantation (12 Empfängertiere, 20–30 kg). In einer 5 stündigen Beobachtungsphase nach Reperfusion wurden der pulmonale Gasaustausch (paO_2, $paCO_2$), die pulmonale Hämodynamik (MPAP, CO, PVR) sowie die Compliance (C_{dyn}) während isolierter Ventilation und Perfusion der Transplantatlunge (durch Abklemmen der rechten A. pulmonalis sowie des rechten Schenkels des Doppellumentubus) gemessen. Die Beatmung erfolgte mit einem Atemminutenvolumen von 240 ml/kg bei einem PEEP von 5 cmH_2O und einem FiO_2 von 1,0.

Nach Beendigung der Beobachtungsphase wurden Gewebeproben des Ober- und Unterlappens der Transplantatlunge sowie der Nativlunge zur histologischen Untersuchung (HE-Färbung) und zur Bestimmung des Feucht-/Trockengewichts entnommen. Die Auswertung der histologischen Befunde erfolgte mit Hilfe eines semiquantitativen Score [4].

Um die Auswirkungen einer kompletten Denudierung des Lungenhilus auf die Lungenfunktion abschätzen zu können, wurde bei 6 Tieren (nTX-Gruppe) bei analogem Vorgehen wie bei der Empfänger-Operation auf eine Pneumonektomie und Transplantation verzichtet.

Alle Werte werden als Mittelwerte und Standardfehler angegeben. Der Vergleich zwischen den Gruppen erfolgte mit Hilfe des One-Way Anova und einem Student-Newman-Keuls Test. $p < 0,05$ wurde als signifikant bewertet.

Ergebnisse

Die gesamte Ischämiedauer der Transplantatlunge einschließlich der Implantationsdauer bis zur Reperfusion ergab keinen Unterschied zwischen der HBD-Gruppe ($19 \pm 0,1$ Std.) und der NHBD-Gruppe ($18,8 \pm 0,08$ Std.).

Der paO_2 in der NHBD-Gruppe war ab der 2. Stunde nach Reperfusion signifikant ($p < 0,05$) niedriger als in der HBD-Gruppe. Die mittleren $paCO_2$-Werte in der NHBD-Gruppe während isolierter Ventilation und Perfusion der Transplantatlunge waren gegenüber den Werten der nTX-Gruppe und HBD-Gruppe ab der 2. Stunde nach Beginn der Reperfusion signifikant ($p < 0,05$) erhöht (Tabelle 1).

Der Quotient aus mittlerem pulmonal-arteriellen Druck und mittlerem arteriellen Druck (MPAP/MAP) zeigte einen identischen Verlauf der HBD- und NHBD-Gruppe und war ab der 4. Stunde nach Reperfusion signifikant höher ($p < 0,05$) als in der nTX-Gruppe. Wegen des gering erhöhten Herzzeitvolumens (CO) war der pulmonal vaskuläre Widerstand (PVR) in der NHBD-Gruppe signifikant niedriger ($p < 0,05$) als in der HBD-Gruppe und zeigt einen ähnlichen Verlauf wie in der nTX-Gruppe (Tabelle 1).

Tabelle 1. Meßwerte während isolierter Ventilation und Perfusion der Transplantatlunge 2 und 5 Stunden nach Transplantatreperfusion. *$p < 0,05$ NHBD vs HBD und TX, #$p < 0,05$ HBD vs NHBD und nTX, +$p < 0,05$ nTX vs NHBD und HBD

	2 Std. nach Reperfusion			5 Std. nach Reperfusion		
	HBD (n=6)	NHBD (n=6)	nTX (n=6)	HBD (n=6)	NHBD (n=6)	nTX (n=6)
MAP [mmHg]	$69,7 \pm 4,1$	$58 \pm 3,3$	$66 \pm 4,5$	$62,8 \pm 2,1$	$54,7 \pm 4,8$	$63,5 \pm 1,8$
MPAP [mmHg]	$36,8 \pm 3,4$	$30,8 \pm 1,8$	$27,3 \pm 0,8$	$37,3 \pm 1,1$	$35 \pm 3,9$	$30,6 \pm 0,9$
MAP/MPAP	$0,53 \pm 0,04$	$0,54 \pm 0,05$	$0,43 \pm 0,03$	$0,6 \pm 0,03$	$0,64 \pm 0,04$	$0,48 \pm 0,02^+$
CO [l/min]	$1,9 \pm 0,1$	$2,2 \pm 0,2$	$2 \pm 0,1$	$1,7 \pm 0,05$	$2,3 \pm 0,2$	$2,1 \pm 0,1$
PVR [dyne $\cdot$ s $\cdot$ cm^{-5}]	1073 ± 102	790 ± 82	751 ± 29	$1313 \pm 47^\#$	846 ± 92	1022 ± 24
PaO_2 [mmHg]	$465 \pm 19^\#$	$280 \pm 73^*$	543 ± 9	$439 \pm 32^\#$	$289 \pm 62^*$	540 ± 19
$PaCO_2$ [mmHg]	$42,2 \pm 2,9$	$51 \pm 1,2^*$	$39,1 \pm 2,8$	$44,4 \pm 2,1$	$48 \pm 1,3^*$	$38,4 \pm 1,8$
C_{dyn} [ml/cmH_2O]	$8,1 \pm 0,5$	$6,1 \pm 0,5^*$	$9,3 \pm 0,6$	$7,3 \pm 0,7^\#$	$5,6 \pm 0,4^*$	$9 \pm 0,3$

Der Vergleich des Feucht-/Trockengewicht Quotienten der Transplantatlungen zeigte keinen Unterschied zwischen den Gruppen. Die histologischen Veränderungen der Transplantatlungen ergaben ebenfalls keinen Unterschied zwischen den Gruppen. Im Vergleich zu den Nativlungen waren die Veränderungen des Endothels sowie die Leukozytenadhäsion in den Gewebeproben der Transplantatlungen deutlicher ausgeprägt (p< 0,05).

Diskussion

In neuerer Zeit konnten Greco et al. [5] zeigen, daß nach einer warmen Ischämiezeit von 90 Minuten bei der Transplantatfunktion keine Unterschiede des pulmonalen Gasaustauschs und der pulmonalen Hämodynamik im Vergleich zu Transplantatlungen herzschlagender Spender ohne warme Ischämiezeit festzustellen waren. Allerdings betrug die hypotherme Lagerung der Spenderlungen in dieser Untersuchung maximal 1,5 Stunden. Die Ischämietoleranz von Lungen nicht herzschlagender Spender konnte einerseits durch zusätzliche NO-Beatmung der Spender- und Empfängertiere [6] oder dem Zusatz von Radikalfängern zur Perfusionslösung [7] weiter verbessert werden, jedoch war die Dauer der hypothermen Lagerung in allen Untersuchungen anderer Arbeitsgruppen mit maximal 4 Stunden relativ kurz. Mit unserer Untersuchung demonstrierten wir erstmals den Einfluß einer 90 minütigen warmen Ischämiezeit am Anfang einer langfristigen gesamten Ischämiedauer von 19 Stunden auf die Transplantatfunktion.

Nach Langzeitkonservierung zeigten die Lungen der HBD-Gruppe nach Reperfusion eine sehr gute Transplantatfunktion. Der pulmonale Gasaustausch war im Vergleich zur nTX-Gruppe nur gering eingeschränkt. Eine deutlichere Einschränkung des pulmonalen Gasaustauschs zeigte sich bei den Transplantatlungen der NHBD-Lungen, die jedoch nach Langzeitkonservierung immer noch eine gute Transplantatfunktion aufwiesen. Sowohl in der histologischen Untersuchung als auch im Feucht-/Trockengewicht der Transplantatlungen konnte kein wesentlicher Unterschied zwischen den Gruppen festgestellt werden.

Unsere Ergebnisse zeigen eine erfolgreiche Transplantation von NHBD-Lungen mit guter Transplantatfunktion nach einer Kombination aus warmer Ischämiezeit und anschließender Langzeitkonservierung. Durch die Erweiterung des Spenderpools um NHBD-Lungen wäre eine Verkürzung der gesamten Ischämiezeit nicht zwingend erforderlich.

Zusammenfassung

Hintergrund: Das geringe Organangebot in der Lungentransplantation könnte durch den Einsatz von Lungen nicht herzschlagender Spender (NHBD) erweitert werden. Ziel der vorliegenden Studie war die Untersuchung der Transplantatfunktion von NHBD-Lungen nach Langzeitkonservierung.

Methodik: An 12 Hausschweinen (20–30 kg) wurde eine linksseitige Einzellungentransplantation durchgeführt. In der Gruppe herz-schlagender Spendertiere (HBD) wurden die Lungen sofort nach Induktion des Herzstillstandes explantiert. In der NHBD-Gruppe wurden die Lungen vor Explantation erst einer warmen Ischämiezeit von 90 Minuten unterworfen. Nach einer gesamten Ischämiezeit von 19 Stunden wurden die Transplantatlungen in beiden Gruppen reperfundiert und die Transplantatfunktion während einer Beobachtungsperiode von 5 Stunden beurteilt. Alle Werte wurden ebenfalls an schein-operierten Tieren erhoben.

Ergebnisse: Die Transplantatfunktion war in der HBD-Gruppe sehr gut. Hingegen war der pulmonale Gasaustausch in der NHBD-Gruppe vermindert, aber immer noch gut. Die histologische Untersuchung und Bestimmung des Feucht-/Trockengewichts ergaben keinen Unterschied zwischen den Gruppen.

Schlußfolgerung: NHBD-Lungen (90 Min. warme Ischämiezeit) bieten die Möglichkeit den Spenderpool ohne Reduktion der hypothermen Ischämiedauer zu erweitern.

Abstract

Background: Critical organ shortage in lung transplantation could be attenuated by the use of non heart beating donor (NHBD) lungs. The aim of this study was to investigate pulmonary graft function of NHBD lungs after long-term hypothermic storage.

Methods: Twelve native-bred pigs (body weight, 20–30 kg) underwent left lung allotransplantation. In the heart beating donor (HBD) group, lungs were harvested immediately after cardiac arrest. In the NHBD group, lungs were subjected to a warm ischemic period of 90 min before harvesting. After a total ischemic time of 19 h pulmonary grafts in both groups were reperfused and pulmonary graft function was assessed during an observation period of 5 h. All values were compared to a sham-operated control group.

Results: Pulmonary graft function in the HBD group was excellent. In the NHBD group pulmonary gas exchange was impaired, but still provided a good graft function compared to the excellent graft function in the HBD group. Histologic alteration and W/D ratio did not differ significantly between the HBD and NHBD group.

Conclusion: NHBD lungs (90 min warm ischemic time) have the potential to alleviate organ shortage in lung transplantation even after an extended total ischemic time.

Literatur

1. Egan TM, Lambert CJ, Reddick R, Ulicny KS, Keagy BA, Wilcox BR (1991) A strategy to increase the donor pool: use of cadaver lungs for transplantation. Ann Thorac Surg 52: 1113–1121
2. Binns OAR, DeLima NF, Buchanan SA, Nichols GE, Cope JT, King RC, Marek CA, Tribble CG, Kron IL (1996) Impaired bronchial healing after lung donation from non-heart-beating donors. J Heart Lung Transplant 15: 1084–1092
3. Buchanan SA, DeLima NF, Binns OAR, Mauney MC, Cope JT, Langenburg SE, Shockey KS, Bianchi JD, Parekh VI, Tribble CG, Kron IL (1995) Pulmonary function after non-heart-beating lung donation in a survival model. Ann Thorac Surg 60: 38–46
4. Müller C, Hoffmann H, Bittmann I, Isselhard W, Messmer K, Dienemann H, Schildberg FW (1997) Hypothermic storage alone in lung preservation for transplantation. A metabolic, light microscopic and functional analysis after 18 hours of preservation. Transplantation 63: 625–630
5. Greco R, Cordovilla G, Sanz E, Benito J, Criado A, Gonzalez M, De Miguel E (1998) Warm ischemic time tolerance after ventilated non-heart-beating lung donation in piglets. Eur J Cardio Thorac Surg 14: 319–325
6. Bacha EA, Sellak H, Murakami S, Mazmanian G-M, Détruit H, DeMontpreville V, Chapelier AR, Libert J-M, Dartevelle PG, Hervé P (1997) Inhaled nitric oxide attenuates reperfusion injury in non-heartbeating-donor lung transplantation. Transplantation 63: 1380–1386
7. Egan TM, Ulicny KS, Lambert CJ, Wolcox BR (1993) Effect of a free radical scavenger on cadaver lung transplantation. Ann Thorac Surg 55: 1453–1459

Korrespondenzadresse: Dr. med. F. Löhe, Chirurgische Klinik und Poliklinik, Klinikum Großhadern der Ludwig-Maximilians-Universität München, Marchioninistr. 15, D-81377 München, Fax: 089-7095-8893, e-mail: Florian.Loehe@gch.med.uni-muenchen.de

Die Lebertransplantation als Therapieoption bei intrahepatisch lokalisiertem Morbus Osler

Liver transplantation for therapy of intrahepatic Osler's disease

R. Pfitzmann, M. Heise, S. C. Schmidt, J. M.Langrehr, S. Jonas, R. Neuhaus, W. O. Bechstein und P. Neuhaus

Klinik für Allgemein-, Viszeral- und Transplantationschirurgie, Charité, Campus Virchow-Klinikum, Humboldt-Universität zu Berlin

Einleitung

Bei der Manifestation des Morbus Osler in der Leber kann es aufgrund beträchtlicher arterio-venöser Shunt-Volumina (Links-Rechts-Shunt) neben der Hepatomegalie und unspezifischen Oberbauchbeschwerden zur Rechtsherzbelastung und Ausbildung einer sekundären pulmonalen Hypertonie mit konsekutiver Rechtsherzinsuffizienz kommen [1–3]. Bisherige Therapieformen wie Embolisationsverfahren bzw. Drossellungsoperationen stellen nach derzeitigen Berichten und Ergebnissen sowie eigenen Erfahrungen nur eine intermediäre Therapieform dar [4–7,10]. In Hinblick auf die Prognose der Erkrankung sollte beim Nachweis einer Leberbeteiligung bei Morbus Osler die Bestimmung des intrahepatischen Shunt-Volumens sowie der Rechtsherzfunktion erfolgen, um einerseits die Prognose der Erkrankung einschätzen zu können und andererseits ggf. die Lebertransplantation (oLTx) als mögliche Therapie in Betracht zu ziehen [9, 10].

Methodik

4 Patienten wurden bei ausgeprägtem intrahepatischem M. Osler zwischen 1995–99 in unserer Klinik erfolgreich orthotop lebertransplantiert. Klinisch standen bei den betroffenen Patienten eine ausgeprägte Herzinsuffizienz (NYHA III/IV) und Dyspnoe mit Z. n. mehrfachen kardialen Dekompensationen im Vordergrund. Zwei Patienten wurden zuvor dearterialisiert bzw. embolisiert, die klinische Symptomatik verbesserte sich jedoch nur kurzfristig.

Ergebnisse

Bei vier Patientinnen im Alter zwischen 45 und 69 Jahren wurden präoperativ intrahepatische Shuntvolumina zwischen 50–70% und Ruhe-Herzzeitvolumina zwischen 3,0–13,3 l/min bestimmt. Die präoperativen Pulmonalisdruckmessungen ergaben Mittelwerte zwischen 14–35 mmHg, systolisch bis 65 mmHg. In allen Fällen kam es nach der oLTx zur Normalisierung der Ruheherzzeitvolumina (4,0–6,3 l/min), der rechtsventrikulären Diameter (< 30 mm) sowie nach 4–6 Wochen wieder zur Normalisierung der Pulmonalisdruckwerte (im Mittel 15 mmHg) (s. Tabelle 1). Alle Patientinnen erhielten Tacrolimus und

Tabelle 1. Übersicht über die prä- und postinterventionelle sowie prae- und postoperative Hämodynamik der vier Patienten mit intrahepatischem M. Osler

	Patient 1	Patient 2	Patient 3	Patient 4
Alter (Jahre)	45	69	54	55
Geschlecht	w	w	w	w
Shuntvolumen %	50	55	65	53–70
Ruhe-HZV präop.	8,8 l/min	13,3 l/min	12,0 l/min	3,0 l/min
Ruhe-HZV postop.	5,8 l/min	6,3 l/min	4,5 l/min	4,0 l/min
PA-Drücke präop.	44/19/27 mmHg	52/24/30 mmHg	65/25/35 mmHg	25/7/14 mmHg
PA-Drücke postop.	25/8/16 mmHg	34/11/21 mmHg	43/18/26 mmHg	22/6/12 mmHg
ZVD präop.	10 mmHg	12 mmHg	18 mmHg	6 mmHg
ZVD postop.	5 mmHg	7 mmHg	12 mmHg	4 mmHg
RV-Diameter präop.	29 mm enddias.	40 mm enddias.	58 mm enddias.	38 mm enddias.
RV-Diameter postop.	25 mm enddias.	34 mm enddias.	48 mm enddias.	25 mm enddias.
Symptomatik	Rechtsherzbelast., Dyspnoe, Oberbauchschmerzen, Gewichtsverlust, Ikterus	Rechtsherzdekomp., GIT-Blutungen, Aszites, rez. Lungenarterienembolien, chron. HBV-Infektion	Rechtsherzdekomp., pulm. Hypertonie, TI III – IV. Grades, Aszites, Dyspnoe, Beinödeme, Epistaxis	kardiale Dekompensationen, Lungenödem, Pleuraergüsse bds.
Dearterialisierungen/ Embolisierungen	ja, 1× A. hep. prop. + akzess.li.Art.hep.	nein	ja, 6× + 1× Drosselungs-OP A.hep.com.	nein
Komplikationen	Gallengangsischämie, Cholestase, rez. Ösophagusvarizenblutungen	–	weiterhin Rechtsherzdekompensationen, Dyspnoe, Beinödeme	–
Tx-Datum	06/95	09/98	02/99	08/99
Komplikationen postop.	keine	keine	frühpostoperativ vorübergehende Dialyse bei Oligo-Anurie; Pneumonie	keine

HZV = Herzzeitvolumen; PA = Pulmonalisdrücke; ZVD = zentralvenöser Druck; RV = rechtsventrikulärer Durchmesser.

Steroide als Immunsuppression und zeigten bis auf eine Patientin mit intermediärer Dialysepflichtigkeit für 2 Wochen bei Oligo-Anurie, einen unauffälligen postoperativen Verlauf. Die Nierenfunktion der Patientin erholte sich wieder vollständig. Alle Patientinnen wiesen zum Zeitpunkt der Nachuntersuchung (6–60 Monate) eine normale Transplantatfunktion auf und waren kardiopulmonal wieder gut belastungsfähig.

Diskussion

Für die Indikation zur Lebertransplantation bei intrahepatischem M. Osler lassen sich keine klaren Empfehlungen oder Richtlinien formulieren. Vielmehr sollte sich die Entscheidung zur oLTx individuell nach der klinischen Symptomatik, d. h. der Rechtsherzbelastung aufgrund der hohen intrahepatischen Shuntvolumina, richten, bevor es zu einer sekundären fixierten pulmonalen Hypertonie kommt, die dann letztendlich eine kombinierte Leber- und Herz-Lungen-Transplantation erfordern würde. Diese Patienten sollten frühzeitig evaluiert und transplantiert werden, um auch die möglichen postoperativen Komplikationen nach oLTx durch die vorbestehende Rechtsherz- und Lungenstrombahnbelastung zu minimieren. Embolisationsverfahren bzw. Drosselungsoperationen stellen nach bisherigen Berichten und Ergebnissen in der Literatur, und auch nach eigenen Erfahrungen bei einer Patientin (10), nur eine intermediäre Therapieform dar [4–7]. Einerseits zeigt der intrahepatische Morbus Osler trotz Embolisierungs- bzw. Dearterialisierungsverfahren die Tendenz zur Neubildung von arterio-venösen Fisteln [10], so daß die genannten Verfahren nur eine temporäre Verbesserung der klinischen Symptomatik bieten, andererseits besteht, durch die hauptsächlich arterielle Versorgung des Gallengangsystems, die Gefahr der Gallengangsischämie und Gallengangsnekrosen sowie zusätzlich von Cholangitiden, wie sie schon bei lebertransplantierten Patienten mit einer frühpostoperativen Thrombose der Art. hepatica beobachtet wurden. Zudem besteht die Gefahr der Induktion eines akuten Leberversagens, zumal nach Angaben in der Literatur in einigen Fällen der intrahepatische M. Osler mit einer Fibrose oder Zirrhose vergesellschaftet ist. Die Embolisierungs- bzw. Dearterialisierungsverfahren sollten daher eher als „brigde-to-transplant" verstanden werden, bis ein geeignetes Spenderorgan für Patienten mit ausgeprägter klinischer Symptomatik zur Verfügung steht. Anhand unserer Ergebnisse nach orthotoper Lebertransplantation bei vier Patienten mit ausgeprägter klinischer Symptomatik bei intrahepatischem Morbus Osler stellt die oLTx eine erfolgversprechende Therapieoption dar.

Zusammenfassung

Hintergrund: Beim intrahepatisch lokalisierten Morbus Osler kann es aufgrund beträchtlicher arterio-venöser Shuntvolumina (Links-Rechts-Shunts) zur sekundären pulmonalen Hypertonie mit Rechtsherzbelastung bzw. -insuffizienz kommen. Bisherige Therapieformen wie Embolisationsverfahren bzw. Drosselungsoperationen stellen nach derzeitigen Berichten sowie eigenen Erfahrungen nur eine intermediäre Therapieform dar. Die Lebertransplantation bietet eine mögliche Therapiealternative mit guten Ergebnissen.

Methodik: Wir berichten über vier Patientinnen, die bei ausgeprägten intrahepatischen arterio-venösen Shunts bei M. Osler in unserer Klinik zwischen 1995 und 1999 erfolgreich lebertransplantiert wurden. Klinisch standen bei den betroffenen Patientinnen eine ausgeprägte Herzinsuffizienz (NYHA III/IV) und Dyspnoe mit Z. n. mehrfachen kardialen Dekompensationen im Vordergrund. Zwei Patientinnen wurden zuvor dearterialisiert bzw. embolisiert, die klinische Symptomatik verbesserte sich jedoch nur kurzfristig.

Ergebnisse: Bei den vier Patientinnen im Alter zwischen 45 und 69 Jahren wurden präoperativ intrahepatische Shuntvolumina zwischen 50–70% und Ruhe-Herzzeitvolumina zwischen 3,0–13,3 l/min bestimmt. Die präoperativen Pulmonalisdruckmessungen ergaben Mittelwerte zwischen 14–35 mmHg, systolisch bis 65 mmHg. In allen Fällen kam es nach der oLTx zur Normalisierung der Ruheherzzeitvolumina (4,0–6,3 l/min), der rechtsventrikulären Diameter (<30 mm) sowie nach 4–6 Wochen wieder zur Normalisierung der Pulmonalisdruckwerte (im Mittel 15 mmHg). Alle Patientinnen erhielten Tacrolimus und Steroide als Immunsuppression und zeigten bis auf eine Patientin mit intermediärer Dialysepflichtigkeit für 2 Wochen bei Oligo-Anurie, einen unauffälligen postoperativen Verlauf. Die Nierenfunktion der Patientin erholte sich wieder vollständig. Alle Patientinnen

wiesen zum Zeitpunkt der Nachuntersuchung (6–60 Monate) eine normale Transplantatfunktion auf und waren kardiopulmonal wieder gut belastungsfähig.

Schlussfolgerung: Bei Osler-Patienten mit intrahepatischen Shuntvolumina > 50% und
der daraus resultierenden Rechtsherzbelastung, mit der möglichen Folge einer sekundären
pulmonalen Hypertonie, muß die Indikation zur orthotopen Lebertransplantation recht-
zeitig gestellt werden, bevor es zu einem irreversiblen (fixierten) pulmonalen Hochdruck
mit manifester Rechtsherzinsuffizienz kommt, die dann letztendlich nur durch eine Herz-
Lungen-Transplantation, bzw. in Hinblick auf die Ursache, durch eine kombinierte Leber-
und Herz-Lungen-Transplantation suffizient therapiert werden kann. Die guten Ergebnisse
nach Lebertransplantation unterstützen diesen Therapieansatz.

Abstract

Background: Intrahepatic localized Osler's disease with multiple arteriovenous fistulas and
high intrahepatic left-to-right shunt volumes can lead to secondary pulmonary hypertension followed by right heart stress or at least right heart insufficiency. Till now, therapy with
arterial embolization or throttling of the hepatic arteries is still limited and shows unsat-
isfactory long term results. Liver transplantation offers a therapeutic option.

Methods: We report on four patients with intrahepatic Osler's disease who were successfully liver-transplanted in our institution between 1995 and 1999. All patients had high intrahepatic shunt volumes (> 50%) with right heart insufficiency NYHA III–IV, dyspnea and
multiple cardiac decompensations. One patient received embolization therapy, another
throttling of the main hepatic artery before tranplantation. In both patients clinical symptoms improved for only a few months.

Results: All patients (age, 45–69 years) had intrahepatic shunt volumes between 50% and
70% and cardiac output was measured between 3.0 and 13.3 l/min preoperatively. Preoperative pressure of the pulmonary artery was 14–35 mmHg in the mean, systolic pressure up
to 65 mmHg. After liver transplantation cardiac output and right heart diameter normal-
ized quickly and pulmonary pressure reached normal range after 4–6 weeks. All patients
received tacrolimus or cyclosporine for immunosuppression. In one case, intermediated
hemodialysis was necessary for 2 weeks after surgery, but renal function recovered completely. After 6–60 months all patients showed normal graft function and good cardio-pul-
monary exercise condition.

Conclusion: Indication for liver transplantation in patients with intrahepatic Osler's disease and high shunt volumes (> 50%) should be considered as soon as possible before irreversible fixed pulmonary hypertension leads to right heart insufficiency and failure which
can only be treated successfully with combined liver and heart-lung transplantation. Our
therapeutic regimen of liver transplantation in the case of intrahepatic Osler's disease
showed good results.

Literatur

1. Danchin N, Thisse JY, Neimann JL, Faivre G (1983) Osler-Weber-Rendu disease with multiple intrahepatic arteriovenous fistulas. Am Heart J 105: 856–859
2. Razi B, Beller BM, Ghiodini J, Linh JW, Talley RC, Urban E (1971) Hyperdynamic circulatory state due to
   intrahepatic fistula in Osler-Weber-Rendu disease. Am J Med 50: 809–815

3. Bernard G, Mion F, Henry L, Plauchu H, Paliard P (1993) Hepatic involvement in hereditary hemorrhagic teleangiectasia: clinical, radiological, and hemodynamic studies of 11 cases. Gastroenterology 105(2): 482–487
4. Gothlin JH, Nordgard K, Jonson K, Nyman U (1982) Hepatic teleangiectasia in Osler's disease treated with arterial embolization: a report of two cases. Eur J Radiol 2: 27–30
5. Caselitz M, Wagner S, Chavan A, Gebel M, Bleck JS, Wu A, Schlitt HJ, Galanski M, Manns MP (1998) Clinical outcome of transfemoral embolisation in patients with arteriovenous malformations of the liver in hereditary hemorrhagic teleangiectasia (Weber-Rendu-Osler disease). Gut 42(1): 123–126
6. Whiting JH, Morton KA, Datz FL, Patch GG, Miller FJ (1992) Embolization of hepatic arteriovenous malformations using radiolabeled and nonradiolabeled polyvinyl alcohol sponge in a patient with hereditary hemorrhagic teleangiectasia: a case report. J Nucl Med 33(2): 260–262
7. Haitjema T, Westermann CJ, Overtoom TT, Timmer R, Disch F, Mauser H, Lammers JW (1996) Hereditary hemorrhagic teleangiectasia (Osler-Rendu-Weber disease): new insights in pathogenesis, complications, and treatment. Arch Int Med 156(7): 714–719
8. Zieren J, Buttemeyer R, Müller JM (1998) Adjustable banding of the hepatic artery in treatment of shunt-induced heart failure in Osler-Rendu-Weber disease. Chirurg 69(9): 639–641
9. Odorico JS, Hakim MN, Becker YT, Van der Werf W, Musat A, Knechtle SJ, D'Allessandro AM, Kalayoglu M (1998) Liver transplantation as definitive therapy for complications after arterial embolization for hepatic manifestations of hereditary hemorrhagic teleangiectasia. Liver Transpl Surg 4(6): 483–490
10. Neumann UP, Knoop M, Langrehr JM, Keck H, Bechstein WO, Lobeck H, Vogl T, Neuhaus P (1998) Effective therapy for hepatic M. Osler with systemic hypercirculation by ligation of the hepatic artery and subsequent liver transplantation. Transpl Int 11: 323–326

Korrespondenzadresse: Dr. med. R. Pfitzmann, Klinik für Allgemein-, Viszeral- und Transplantationschirurgie, Charité, Campus Virchow-Klinikum, Humboldt-Universität zu Berlin, Augustenburger Platz 1, 13353 Berlin, Telefon: 030-450-52108, Fax: 030-450-52900, e-mail: robert.pfitzmann@charite.de

Die Chirurgische Leberdenervation – Einfluß auf den hepatischen, oxidativen Stress bei Hirntod und Lebendspende

Influence of surgical denervation on the hepatocellular oxidative stress in brain dead and living donors

M. Golling[1], A. Mehrabi[1], H. Kellner[1], Th. Kraus[1], M. M. Gebhard[2], Ch. Herfarth[1] und E. Klar[1]

[1] Chirurgische Universitätsklinik
[2] Abteilung für Experimentelle Chirurgie der Universität Heidelberg

Einleitung

Transplantatdys- und Nonfunktionen infolge von Präkonservierungsschäden kommen nach Lebertransplantation in 5–30% der Fälle vor und sind kausal – infolge der zeitlichen Latenz und multifaktorieller Ursachen – nur schwer einzuordnen [1]. Neben organspezifischen Risikofaktoren (Leberverfettung, Zirrhose) subsummieren hierunter u. a. Hirntod-, Katecholamin- oder Präparations-induzierte Schädigungen der Leber. Dem Hirntod folgen in der Regel ausgeprägte Schwankungen der Kreislaufparameter (Hyper/Hypotension), Tachykardie, Widerstandsänderungen im Splanchnikus und pulmonalen Stromgebiet sowie neuroendokrine Störungen [2]. Liegt keine systemische Minderperfusion durch Hypotension vor, ist die Leberschädigung am ehesten durch eine *zentrale* Beeinträchtigung der Stoffwechselfunktion und Mikrozirkulation über efferente, vornehmlich sympathische *nervale* Komponenten bedingt.

Ziel unserer Untersuchungen war es den intrahepatischen, oxidativen Stress unter Hirntod und Lebendspendebedingungen a) zu quantifizieren sowie b) den möglichen protektiven oder schädigenden Einfluß der Präparation/Denervation im Rahmen der Leberentnahme im Schweinemodell zu verifizieren.

Material und Methodik

Für die Versuche wurden insgesamt 14 deutsche Läuferschweine (Gewicht 22,8 ± 2,9 kg) verwendet und in eine Hirntodgruppe (HT: n = 8) und Lebendspendegruppe (LS: n = 6), die gleichzeitig als Kontrolle fungierte, eingeteilt. Die Hirntodinduktion erfolgte nach Anlage dreier Bohrlöcher links temporal (Codman-Drucksonde, epidural), rechts temporal (Tiemann-Katheter, epidural) sowie li. frontal (Thermodiffusionssonde[TD], intraparenchymatös) durch fraktionierte Injektion von NaCl-Lösung (1 ml/5 min) in den Tiemann-Katheter, wobei in der Regel Volumina von 6–10 ml erforderlich waren (ca. 30–60 min). Die Diagnose Hirntod erfolgte anhand der klinischen Untersuchung (nicht reagibel, weite Pupillen) und der Quantifizierung der cerebralen Perfusion mittels Thermodiffusion (TD< 20 ml/100 g/min). In der Lebendspendegruppe wurden identische Präparationsschritte allerdings ohne Hirntodinduktion durchgeführt. Die chirurgische Denervation (DE) orientierte sich an der Standardpräparation zur Organentnahme im Tiermodell und erfolgte 2 Std. nach HT-Induktion. Die 3 Messzeitpunkte lagen vor HT-Induktion, 2 Std. nach HT und 2 Std. nach DE.

Glutathionmessung: Die Gewebeproben der Leber wurden durch Keilbiopsien entnommen, unmittelbar in Flüssigstickstoff schockgefroren und in Cryocubes bei $-80\,°C$ gelagert. Zur Analyse wurden die Proben mit 2,5%-iger Sulphosalicylsäure behandelt, danach kurz sonifiziert und für 10 min auf Eis inkubiert. Nach der Zentrifugation (10 min, 4 °C, 12 000g) wurde das Sediment in der Methode nach Lowry auf den Proteingehalt, der Überstand in der Methode nach Tietze auf den Glutathiongehalt getestet[3]. Die Konzentration des reduzierten Glutathions [$rGSH_L$] erhält man danach durch die Beziehung [$rGSH_L$] = [Gesamtglutathion; $tGSH_L$] – [oxidiertes Glutathion; $GSSG_L$]. Der oxidative Stress wurde als Redoxquotient aus $rGSH_L$ und $GSSG_L$ (Redoxquotient = [$rGSH_L$]/[$GSSG_L$]) angegeben [4]. Statistik: Wilcoxon- bzw. U-Test von Mann-Whitney, Spearman-Korrelation, Angaben als MW ± SEM.

Ergebnisse

In der HT-Gruppe fand sich eine stabile Normotension (mittlerer arterieller Druck; HT: 69,2 ± 18,2 mmHg vs LS: 58,4 ± 7,1 mmHg, n. s.), eine erhöhte Herzfrequenz jedoch vergleichbare aortale Flußwerte zu den LS-Tieren. Von den hepatozellulären Laborparametern wies lediglich die GOT nach HT eine signifikante Erhöhung auf (HT: 49 ± 20 U/l vs LS: 26 ± 7 U/l; p< 0,01), die übrigen Cholestase- und Synthesewerte waren sämtlich unverändert. Die Denervation hatte sowohl auf die systemischen Kreislaufparameter als auch auf die Leberwerte keinen Einfluß.

Im Lebergewebe verhielten sich $rGSH_L$ und $GSSG_L$ gegenläufig (negative Korrelation: r = –0,5432, p< 0,001). Im Vergleich mit den LS waren die $rGSH_L$-Spiegel 2 Std. nach Hirntod signifikant erniedrigt (19 ± 1,5 [HT] vs 32 ± 1 [LS]; p< 0,01), die $GSSG_L$-Spiegel (1,7 ± 0,4 [HT] vs 0,7 ± 0,05 [LS]; p< 0,01 [HT] erhöht und das Redoxpotential ($rGSH_L$/$GSSG_L$) deutlich reduziert (11,5 ± 1 [HT] vs 43,1 ± 0,8 [LS]; p< 0,001). Der systemische, oxidative Stress (Gesamtes Glutathion) korrelierte mit dem hepatischen oxidativen Stress (r = 0,4004, p = 0,019).

Nach Denervation fiel der oxidative Stress in der HT-Gruppe ($rGSH_L$: 31 ± 1 (p< 0,01); $GSSG_L$: 0,96 ± 0,2 (p< 0,05); $rGSH_L$/$GSSG_L$: 31,3 ± 0,6 (p< 0,01)) während er in der LS-Gruppe anstieg ($rGSH_L$: 15 ± 7 (p< 0,01); $GSSG_L$: 1,1 ± 0,2 (p< 0,05); $rGSH_L$/$GSSG_L$: 13,8 ± 0,5 (p< 0,01)).

Diskussion

Täglich werden ca. 5% des verbrauchten Sauerstoffs in toxische Komponenten wie $O_2^{·-}$, $HO_2^{·}$-, H_2O_2-, $ONOO^{-}$- und $OH^{·}$- Radikale umgebaut [3]. Die Neutralisation erfolgt durch multiple Antioxidantien, die eine wesentliche Schutzfunktion für die Zellintegrität darstellen. Das Tripeptid Glutathion (γ-Glutamyl-Cysteinyl-Glycin, GSH) gilt als das wichtigste, intrazelluläre Antioxidans [3,4]. Unter 'oxidativem Stress' wird eine metabolische Situation verstanden, in der die antioxidative Kapazität nicht mehr in der Lage ist die produzierten oxidierenden Substrate (Prooxidantien) in Form von Sauerstoffradikalen zu neutralisieren [3,4]. Die Messung kann prinzipiell direkt oder indirekt über antioxidative Parameter erfolgen.

In Abhängigkeit von der Equilibrationskonstante und der Substratmengen können sich Redoxsysteme gegenläufig oder gleichgerichtet verändern. Bezogen auf das Glutathion-System bezeichnet man den oxidativen Stress dann entweder als '*prooxidativ*' ($\downarrow$GSH, $\uparrow$GSSG) oder '*depletiv*' ($\downarrow$GSH/$\downarrow$GSSG) [4]. Die Aufrechterhaltung des Redoxquotienten, aber auch die absolute Menge an intrazellulärem GSSG ist für die Zelle essentiell. Vermutlich hat die Fähigkeit GSSG zu exportieren mit der Sensitivität gegenüber oxidativem Stress zu tun. Aber auch die fallenden GSH-Spiegel sind Zeichen der extrazellulären Verlagerung und damit erhöhten Vulnerabilität der Leberzelle [3,4,5].

Unter Hirntodbedingungen zeigte sich ein erhöhter, kombiniert prooxidativer und depletiver Stress der Leber im Vergleich zur LS-Gruppe. Unsere Ergebnisse und die Tatsache, dass der $rGSH_L$-Spiegel unter ischämischen Bedingungen intrazellulär nur geringfügig abfällt, gleichzeitig interstitiell-extrazellulär um den Faktor 6–8 steigt [5], lassen suffiziente Enzymsysteme und am ehesten eine Substratdepletion (GSH-Synthese, NADPH) vermuten.

Bei Unterbrechung der efferenten, hepatischen Bahnen ist von einer schädigenden [6] oder protektiven [7] Wirkung auf das betroffene Organ, abhängig vom Grundzustand, auszugehen. Während für die cardiale Denervation unter Hirntodbedingungen bereits histologisch und funktionell [8] ein Benefit gezeigt wurde, wird dies für die Leber allenfalls vermutet [7,9].

Die Aggravation des oxidativen Stress bei LS ist unter Berücksichtigung der Manipulationen (Präparation) erklärbar, die neben Vasospasmen [10] auch eine temporäre Nervenstimulation induzieren können [6,7]. Wir konnten erstmals für die HT-Gruppe eine Reduktion des oxidativen Stress nach Denervation zeigen. Aus der Literatur wäre der reduzierte Glutathionefflux am ehesten multikausal, u. a. über eine Verbesserung der portalen Perfusion, einer Normalisierung des intestinalen pHi mit verminderter Endotoxinfreisetzung [1,6,7], auf zellulärer Ebene über eine Membranstabilisierung [4], zu erklären. Der gegenläufige Effekt unter Lebendspendebedingungen untermauert den potentiell protektiven Effekt der Denervation nach Hirntod. Übertragen auf die Klinik erscheint somit eine frühzeitige Leberdenervation im Rahmen der Organexplantation bei Hirntod hepatoprotektiv.

Zusammenfassung

Hintergrund: Die Leberfunktion nach Hirntod wird im wesentlichen durch den zentralen Einfluß sympathischer Nerven sowie durch eine makrohämodynamische Minderperfusion der Nativleber bestimmt. Wir untersuchten den spezifischen Einfluß der chirurgischen Leberdenervation [DE] auf den intrahepatischen, oxidativen Stress (reduziertes [rGSH] und oxidiertes [GSSG] Glutathion) bei kreislaufstabilen, hirntoten Tieren [HT] und Lebendspendetieren [LS] im Schweinemodell.

Methodik: Die HT-Induktion wurde bei 8 Schweinen durch kontinuierliche NaCl-Inflation eines epidural plazierten Tiemann-Katheters (1 ml/5 min) induziert und mit einer Kontrollgruppe (LS; n = 6) verglichen. Bestimmt wurde die hepatische Makro-und Mikroperfusion sowie systemische und intrahepatische Glutathionspiegel ($rGSH_L$, $GSSG_L$ nmol/mg Protein) 2 Std nach HT und 2 Std nach DE. Statistik: Wilcoxon, Mann-Whitney U-Test [MW ± SEM], Signifikanzniveau p< 0,05.

Ergebnisse: Im Vergleich mit den LS sind die $rGSH_L$-Spiegel 2 Std. nach Hirntod signifikant erniedrigt (19 ± 1,5[HT] vs 32 ± 1[LS]; p< 0,01), die $GSSG_L$-Spiegel (1,7 ± 0,4[HT] vs

0,7 ± 0,5[LS]; p< 0,01[HT] erhöht und das Redoxpotential (rGSH$_L$/GSSG$_L$) deutlich reduziert (11,5 ± 1[HT] vs 43,1 ± 0,8[LS]; p< 0,001). Nach Denervation fällt der oxidative Stress in der HT-Gruppe (rGSH$_L$: 31 ± 1 (p< 0,01); GSSG$_L$: 0,96 ± 0,2 (p< 0,05); rGSH$_L$/GSSG$_L$: 31,3 ± 0,6 (p< 0,01)) während er in der LS-Gruppe ansteigt (rGSH$_L$: 15 ± 7 (p< 0,01); GSSG$_L$: 1,1 ± 0,2 (p< 0,05); rGSH$_L$/GSSG$_L$: 13,8 ± 0,5 (p< 0,01)).

Schlußfolgerung: Der intrahepatische, oxidative Stress ist bei kardiozirkulatorisch stabilen, hirntoten Tieren im Vergleich zur Lebendspende erhöht. Die chirurgische Denervation reduziert den oxidativen Stress nur beim Hirntod, bei der Lebendspende fällt der GSH-Spiegel und der Redoxstatus (erhöhter oxidativer Stress) ohne Veränderung der Mikroperfusion. Die Ergebnisse unterstreichen die Bedeutung des Präkonservierungsschadens in Abhängigkeit von der Ausgangssituation des Spenders und implizieren den Nutzen der frühzeitigen hepatischen Denervierung unter HT- Bedingungen.

Abstract

Background: The liver function following brain death (BD) is mainly influenced via the central action of sympathetic nerves and changes in systemic and portal perfusion. We examined the specific influence of surgical denervation [DE] on the intrahepatic oxidative stress (reduced [rGSH$_L$] and oxidized [GSSG$_L$] glutathione) in cardiocirculatory stable BD animals and living donors (LD) in a porcine model.

Methods: BD ($n = 8$) was induced via continuous NaCl inflation of an epidurally placed Tieman-catheter (1 ml/5 min) and compared to the control group ($n = 6$) of living donors. Measurements of the hepatic microperfusion (thermodiffusion probe: ml 100 g^{-1} min^{-1}), and the intrahepatic glutathione [rGSH$_L$, GSSG$_L$; nmol/mg protein] were performed 2 h following BD and 2 h following denervation of the liver. For statistical analysis the Wilcoxon and Mann-Whitney U-Test was used ($P< 0.05$).

Results: In comparison with LD, BD animals showed a reduced rGSH$_L$ (19 ± 1.5[BD] vs. 32 ± 1[LD]; $P< 0.01$), an increased GSSG$_L$ (1.7 ± 0.4[BD] vs. 0.7 ± 0.05[LD]; $P< 0.01$) and a severely reduced redox potential (rGSH$_L$/GSSG$_L$: 11.5 ± 1.0[BD] vs. 43.1 ± 0.08[LD]; $P< 0.001$). Surgical denervation resulted in a reduction of oxidative stress in the BD group [BD: rGSH$_L$: 31 ± 1 ($P< 0.01$); GSSG$_L$: 0.96 ± 0.02 ($P<0.05$); rGSH$_L$/GSSG$_L$: 31.3 ± 0.06 ($P< 0.01$)] while it increased in the living donors [LD: rGSH$_L$: 15 ± 0.7 ($P< 0.01$); GSSG$_L$: 1.1 ± 0.02 ($P< 0.05$); rGSH$_L$/GSSG$_L$: 13.8 ± 0.05 ($P< 0.01$)].

Conclusion: Intrahepatic oxidative stress is increased in cardiocirculatory stable BD animals compared to living donor animals. Surgical denervation of the liver will reduce the oxidative stress only in BD animals while it increases in living donors. The results imply a potential benefit of surgical denervation of the liver before explantation in brain death only.

Literatur

1. Clavien PA, Harvey PR, Strasberg SM (1992) Preservation and reperfusion injuries in liver allografts. An overview and synthesis of current studies. Transplantation 53(5): 957–978
2. Lin H, Okamoto R, Yamamoto Y, Maki A, Ueda J, Tokunaga Y, Yamamoto S, Mori K, Tanaka K, Yamaoka Y, Ozawa K (1989) Hepatic tolerance to hypotension as assessed by the changes in arterial ketone body ratio in the state of brain death. Transplantation 47(3): 444–448
3. Meister A in A Larssons, Orrenius S, Holmgren A und Mannervik B (Editors) (1983) Functions of Glutathione: Biochemical, Physiological, Toxicological and Clinical Aspects. Raven Press, New York: 1–22

4. Häussinger D, Stehle T, Gerok W, Sies H (1987) Perivascular nerve stimulation and phenylephrine responses in rat liver. Metabolic effects, Ca2$^+$ and K$^+$ fluxes. Eur J Biochem 163(1): 197–203
5. Yang CS, Chen Wy, Cheng FC, Kuo JS (1995) Determination of extracellular glutathione in livers of anaesthetized rats by microdialysis with on-line HPLC. J Chromatogr B 667: 41–48
6. Gardemann A, Püschel GP, Jungermann K (1992) Nervous control of liver metabolism and hemodynamics. Eur J Biochem 207: 399–411
7. Schemmer P, Bunzendahl H, Raleigh JA, Thurman RG (1999) Graft survival is improved by hepatic denervation prior to organ harvest. Transplantation 67(10): 1301–1307
8. Novitzky D, Wicomb WN, Cooper DK, Rose AG, Reichart B (1986) Prevention of myocardial injury during brain death by total cardiac sympathectomy in the Chacma baboon. Ann Thorac Surg 41(5): 520–524
9. Schiffner H, Kemmer Ch, Kunze KD, Koprasch S Orlik H (1984) Biochemische und ultrastrukturelle Veränderungen der Leber bei zerebralem Funktionsausfall. Z Exp. Chir. Transplant künstl Organe 17: 38–45
10. Klar E, Kraus T, Osswald BR, Bleyl J, Fernandes L, Mehrabi A, Newman W, Gebhard MM, Herfarth C, Otto G (1995) Induction of impaired hepatic microcirculation by in situ hilus preparation in liver transplantation. Zentralbl Chir 120(6): 482–484

Korrespondenzadresse: Dr. M. Golling, Chirurgische Universitätsklinik, Im Neuenheimer Feld 110, 69120 Heidelberg

Auxiliäre partielle orthotope Lebertransplantation (APOLT) als Therapie des akuten Leberversagens an der Ratte

Auxiliary partial orthotopic liver transplantation (APOLT) for the treatment of acute liver failure in rats

D. Palmes[1], H. Freise[1], H. Herbst[2] und H. U. Spiegel[1]

[1] Abteilung Chirurgische Forschung der Klinik und Poliklinik für Allgemeine Chirurgie
[2] Institut für Pathologie der Westfälischen Wilhelms-Universität Münster

Einleitung

Das Konzept der APOLT stellt eine attraktive Therapiealternative zur orthotopen Lebertransplantation in der Therapie des akuten Leberversagens dar, da nach erfolgter Regeneration der Eigenleber das Transplantat entfernt und auf eine lebenslange Immunsuppression des Patienten verzichtet werden kann [1]. In dieser Studie wurde die Therapie des akuten Leberversagens an der Ratte durch die APOLT untersucht mit dem Ziel, die Funktion der Eigenleber durch das auxiliäre Transplantat bis zu ihrer Regeneration zu überbrücken.

Methodik

40 Lewis Ratten (250 bis 300 g) wurden in eine Kontrollgruppe, in der ein akutes Leberversagen durch eine 90%-Hepatektomie induziert wurde und eine Therapiegruppe, in der konsekutiv die Unterstützung der Funktion der Eigenleber durch APOLT erfolgte, aufgeteilt. Im postoperativen Verlauf wurde das Survival beobachtet und die NH_3-Spiegel bestimmt. Nach 14 und 28 Tagen wurden Eigenleber und Transplantat makroskopisch begutachtet und Biopsien entnommen.

Operationstechnik

In der Kontrollgruppe erfolgte die Induktion des akuten Leberversagens durch die Resektion aller Leberlappen bis auf den Lobus quadratus.

In der Spenderoperation wurde der linke Leberlappen explantiert, der als auxiliäres Transplantat diente. Die A. hepatica wurde doppelt ligiert und abgesetzt. Nach portaler Perfusion erfolgte das Absetzen der linken Lebervene, Segmentpfortader und des Gallengangs. Aus der V. cava inferior wurde ein 0,5 cm langes Segment entnommen, das in der Empfängeroperation als Veneninterponat fungierte. Die Empfängeroperation begann in Analogie zur Kontrollgruppe mit der Induktion des akuten Leberversagens. Hierbei wurde die linke Segmentpfortader und Lebervene jedoch nicht ligiert, sondern mit Mikrogefäßklemmen ausgeklemmt. Die Implantation begann mit der End-zu-End-Anastomose des Veneninterponats an die linke Lebervene des Empfängers. Anschließend wurde das Transplantat orthotop in den Empfängersitus positioniert und die Transplantatvene mit 8-0 Mo-

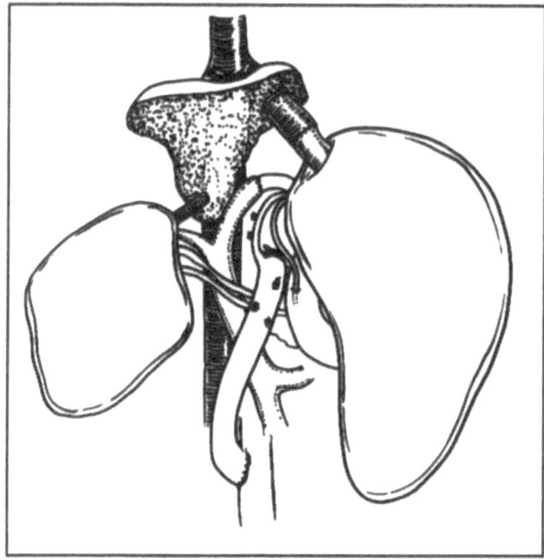

Abb. 1. Operationssitus nach APOLT

nofil an das Veneninterponat genäht. Die Transplantatpfortader wurde mit 10-0 Monofil fortlaufend an die linke Segmentpfortader des Empfängers anastomosiert und anschließend reperfundiert. Die Implantation des Transplantatgallengangs in das Duodenum erfolgte nach der Technik von *Lee* [3].

Ergebnisse

In der Kontrollgruppe starben 90% der Tiere innerhalb der ersten drei Tage. Sie zeigten eine blaß verfärbte Eigenleber, die histologisch ein hypoxisches Schädigungsmuster mit feintröpfiger Verfettung und Hepatozytendegeneration aufwies. Zwei Tiere überlebten das akute Leberversagen bis zur Opferung am 28. Tag. Die NH_3-Spiegel stiegen am 3. postoperativen Tag bis auf $612,7 \pm 188,8$ µg/dl und damit auf das 10-fache der Ammoniakwerte vor Induktion des akuten Leberversagens ($72 \pm 8,9$ µg/dl) an. In der Therapiegruppe überlebten 85% der Versuchstiere. Die NH_3-Spiegel blieben im postoperativen Verlauf signifikant niedriger ($104,3 \pm 30,0$ µg/dl am 3. Tag). Am 28. postoperativen Tag war die Eigenleber der überlebenden Tiere bei regelrechter Architektur und hypertrophischen Läppchen ca. 10-fach vergrößert. Alle Transplantate waren am 14. postoperativen Tag gut perfundiert. Am 28. Tag zeigte sich bei fehlender Perfusion das Bild einer sekundären biliären Fibrose/Zirrhose II.–IV. Grades (nach Ruwart).

Diskussion

Die Untersuchung der Therapie des akuten Leberversagens an der Ratte durch die APOLT setzt sowohl die Etablierung eines experimentellen Modells zur Induktion des akuten Leberversagens als auch die Konvertierung der klinisch anspruchsvollen Operationstechnik der APOLT auf die Ratte voraus.

Die Induktion des akuten Leberversagens durch eine 90%-ige Hepatektomie stellt eine einfache und schnell durchzuführende Methode dar. Durch die exzessive portale Perfusion der Restleber und der Exposition gegenüber großen Mengen von Endotoxinen, Fettsäuren und anderen Substraten aus dem portalvenösen Blut wird die Kapazität der Restleber überschritten [2]. Der Zusammenhang zwischen dem Ausfall der Leberfunktion und dem konsekutiven Tod der Tiere konnte durch den exzessiven Anstieg der Ammoniakwerte nach subtotaler Hepatektomie nachgewiesen werden. Histologisch zeigte sich ein hypoxisches Schädigungsbild der Leber, das mit einer feintröpfigen Verfettung und Hepatozytendegeneration einherging. Die Reversibilität des Schädigungsprozesses konnte sowohl an den beiden überlebenden Tieren in der Kontrollgruppe und an der Regeneration der Eigenlebern in der Therapiegruppe gezeigt werden, die am 28. Tag vergrößerte, hyperplastische Leberlobuli als Zeichen einer kompensatorischen regeneratorischen Hyperplasie aufwiesen.

Bei der Konvertierung der APOLT-Technik auf die Ratte erfolgten zwei Modifikationen. Die Anastomosierung der Transplantatpfortader erfolgte End-zu-End, da mit der in der Klinik üblichen End-zu-Seit-Anastomose keine ausreichende Transplantatperfusion erzielt werden konnte. Durch den Mangel an Gefäßstrecke der intraparenchymal verlaufenden linken Lebervene des Empfängers war der Einsatz eines Veneninterponats notwendig. Außerdem wurde auf eine Rearterialisierung des auxiliären Transplantats verzichtet. Hiermit gelang die temporäre Überbrückung bis zur Regeneration der geschädigten Eigenleber, allerdings kam es im Langzeitverlauf zu degenerativen Transplantatveränderungen, die aus biliären Komplikationen resultierten [3]. Hypothetisch kann hierbei angenommen werden, daß durch die fehlende Rearterialisierung eine Wandnekrose verursacht wird und daraus eine Lumenverlegung der Transplantatgallenwege resultierte. Der dadurch induzierte Proliferationsreiz der Gallengänge führte schließlich zu einer höhergradigen biliären Fibrose/Zirrhose, aus der durch intrahepatische Umbauvorgänge schließlich eine ausbleibende Transplantatperfusion mit konsekutiver Transplantat-Nichtfunktion resultierte [4]. Aus diesen Beobachtungen erscheint es sinnvoll, in weiteren Studien besonders bei Langzeitversuchen die APOLT mit Rearterialisierung durchzuführen, um o. g. pathophysiologische Veränderungen zu vermeiden.

Zusammenfassend konnte mit dem vorliegenden Modell die in der Klinik etablierte APOLT-Technik nahezu identisch auf die Ratte konvertiert werden. In Zukunft können mit diesem Modell klinisch relevante Fragestellungen, wie z. B. Leberregeneration und -kompetition nach APOLT, untersucht werden.

Zusammenfassung

Hintergrund: In der Therapie des akuten Leberversagens stellt die APOLT eine attraktive Therapieoption dar, da durch sie die Regeneration der Eigenleber ermöglicht und dadurch eine Immunsuppression unnötig wird. In dieser Studie wurde die Therapie des akuten Leberversagens an der Ratte durch die APOLT untersucht mit dem Ziel, die Funktion der Eigenleber durch das auxiliäre Transplantat bis zur Regeneration zu überbrücken.

Methodik: In der Kontrollgruppe wurde bei 20 Lewis-Ratten (250–300 g) ein akutes Leberversagen durch eine 90%-ige Hepatektomie induziert. In der Therapiegruppe (n = 20)

292

wurde konsekutiv eine APOLT in mikrochirurgischer Technik durchgeführt. Im postoperativen Verlauf wurde das Survival beobachtet und die NH_3-Spiegel bestimmt. Nach 14 und 28 Tagen wurden Eigenleber und Transplantat makroskopisch begutachtet und Biopsien entnommen.

Ergebnisse: In der Kontrollgruppe starben 90% der Tiere innerhalb der ersten drei Tage. Sie zeigten eine blaß verfärbte Eigenleber mit dem histologischen Bild einer hypoxischen Leberschädigung. Die NH_3-Spiegel stiegen am 3. postoperativen Tag bis auf $612{,}7 \pm 188{,}8$ µg/dl an. In der Therapiegruppe überlebten 85% der Versuchstiere mit signifikant niedrigeren NH_3-Spiegeln ($104{,}3 \pm 30{,}0$ µg/dl am 3. Tag). Am 28. postoperativen Tag war die Eigenleber bei regelrechter Architektur und hypertrophischen Läppchen ca. 10-fach vergrößert. Alle Transplantate waren am 14. postoperativen Tag gut perfundiert. Am 28. Tag zeigte sich bei fehlender Perfusion das Bild einer sekundären biliären Firbrose/Zirrhose.

Diskussion: Mit dem vorliegenden Modell der APOLT an der Ratte konnte die Überbrückung der Funktion der Eigenleber im akuten Leberversagen bis zu ihrer Regeneration ermöglicht werden. Damit ist die Konvertierung der klinisch anspruchsvollen Technik der APOLT auf die Ratte gelungen. In Zukunft können mit diesem Modell klinisch relevante Fragestellungen, wie z. B. Leberregeneration und -kompetition nach APOLT, untersucht werden.

Abstract

Background: In the therapy of acute liver failure, APOLT represents an attractive therapeutic option since it enables recovery of the host liver and a consecutive withdrawal of immunosuppression. The aim of this study was to induce acute liver failure in rats and provide the recovery of the native liver by bridging its function using APOLT.

Methods: In the control group, acute liver failure was induced in 20 Lewis rats (250–300 g) by resecting 90% of the liver tissue. In the therapy group, the same procedure was carried out but the impaired liver function was temporarily bridged by APOLT. In the postoperative course the survival and NH_3 levels were determined. After 14 and 28 days, the macroscopic aspects of the livers were determined and specimens taken.

Results: In the control group, 90% of all animals died within 3 days showing pale-coloured livers with histological patterns of hypoxic damage. The NH_3 levels increased up to 612.7 ± 188.8 µg/dl on the 3rd postoperative day. In the therapy group, 85% of all animals survived showing significantly lower NH_3 levels in the postoperative course (104.3 ± 30.0 µg/dl on the 3rd postoperative day). On day 28, the native liver was up to tenfold enlarged showing a regular histologic structure with hypertrophic liver lobes. All grafts were well-perfused on the 14th postoperative day, whereas they were no longer perfused on the 28th postoperative day and showed histologically a secondary biliary fibrosis/cirrhosis.

Discussion: Acute liver failure, induced by a subtotal hepatectomy, can be successfully treated by APOLT in rats. Furthermore, regeneration of the native liver could be completely provided, as proven by the survival of rats although the auxiliary graft was not perfused after 28 days. This model is suitable to study liver regeneration and competition after APOLT in future projects.

Literatur

1. Bismuth H, Azoulay D, Samuel D, Reynes M, Grimon G, Majno P, Castaing D (1996) Auxiliary partial orthotopic liver transplantation for fulminant hepatic failure. The Paul Brousse Experience. Ann Surg 224: 712–726
2. Emond JC, Renz JF, Ferrell LD, Rosenthal P, Lim RC, Roberts JP, Lake JR, Asher NL (1996). Functional analysis of grafts from living donors. Implications of the treatment of older patients. Ann Surg 224, 544–554
3. Spiegel HU, Palmes D (1998) Surgical techniques of orthotopic rat liver transplantation. J Invest Surg 11, 83–96
4. Spiegel HU, Schleimer K, Kranz D, Diller R (1997) Orthotopic rat liver transplantation and bile duct reconstruction by a splint technique. Eur Surg Res 29, 421–428

Danksagung. Die Autoren danken Dr. Martin Langer für seine hervorragende Zeichnungen und Frau Annette Janning für ihre freundliche Unterstützung.

Korrespondenzadresse: D. Palmes, Abteilung Chirurgische Forschung, Klinik und Poliklinik für Allgemeine Chirurgie, Westfälische Wilhelms-Universität Münster, Waldeyer Straße 1, 48149 Münster, Telefon: 0251/835 6301, Fax: 0251/835 6366, email: palmes@uni-muenster.de

Die Mikrodialyse als innovatives Messverfahren der interstitiellen Stoffwechselveränderung im Rahmen des Präkonservierungsschadens der Leber

Microdialysis as an innovative method for measuring changes in interstitial metabolism within the prepreservation injury of the liver

A. Mehrabi[1], M. Golling[1], Ch. Busch[2], C. Jahnke[2], Th. Kraus[1], M. M. Gebhard[1], Ch. Herfarth[1] und E. Klar[1]

[1] Chirurgische Universitätsklinik Heidelberg
[2] Institut für Experimentelle Chirurgie der Universität Heidelberg

Einleitung

Das primäre Transplantatversagen mit einer Inzidenz von 7% nach Lebertransplantation ist multifaktoriell bedingt und zumeist Ausdruck eines Ischämie/Reperfusions- oder Präkonservierungsschadens. Die chirurgische Präparation spielt im Rahmen des Präkonservierungsschadens eine entscheidende Rolle für die Qualität des Transplantats. Mittels der Thermodiffusionssonde konnte während der chirurgischen in-situ-Präparation im Großtiermodell eine Störung der Mikroperfusion quantifiziert werden [1]. Des weiteren konnte im Rattenmodell gezeigt werden, dass die Präparation sowie Manipulation der Leber die Überlebensrate der Tiere nach Transplantation vermindert [2]. Inwieweit die präparationsbedingte Mikroperfusionsstörung mit konsekutiver Hypoxie pathobiochemische Auswirkungen auf die Funktion der Hepatozyten hervorruft, ist bis dato nicht ausreichend geklärt. Unsere Arbeitsgruppe konnte unterschiedliche Auswirkungen des hepatischen oxidativen Stresses nach Präparation bzw. Denervation bei lebenden Spendertieren sowie hirntoten Spendertieren feststellen [3]. Die Mikrodialyse erlaubt als mikroinvasive Methode eine direkte kontinuierliche quantitative Erfassung von Stoffwechselprodukten im Interstitium parenchymatöser Organe. Mittels einer ins Gewebe eingebrachten Sonde mit selektiv-permeabler Membran (< 20 000 Dalton) kann über einen definierten Zeitraum Dialysat gesammelt und anschließend auf bestimmte Stoffe hin untersucht werden.

Ziel dieser Untersuchung war es, mittels der Mikrodialyse die Auswirkungen der Präparation auf den interstitiellen Glukosestoffwechsel der Leber zu erforschen.

Material und Methodik

Zwanzig deutsche Hausschweine (24,9 ± 3,7 kg) wurden unter Intubationsnarkose (Isofluran, Lachgas und Fentanyl) laparotomiert. Hiernach erfolgte die Implantation der Mikrodialysesonden (CMA/20; CMA/Microdialysis, Solna, Sweden) im linken M. psoas, sowie im medialen linken Leberlappen. Zur Messung der hepatischen Mikrozirkulation wurde eine Thermodiffusionssonde (Thermal Technologies Inc., Cambridge, USA) im Abstand von 2,5–3,0 cm zu der Mikrodialysesonde in das Leberparenchym eingebracht.

Tabelle 1. Aufgeführt sind die mittels der Mikrodialyse erfassten interstitiellen hepatischen Glukose- und Laktatkonzentrationen [mmol/l] der Versuchs- und Kontrollgruppe. Des weiteren ist die mittels der Termodiffusionssonde (TD) erfasste hepatische Mikrozirkulation [ml/100 g/min] in der Versuchs- und Kontrollgruppe dargestellt. Statistische Analyse: Mittelwert ± SEM; t-Test; *=p< 0.05; **=p< 0,01.

	Versuchsgruppe (n = 10)				
	Nullwert	n. 30′ Präparation	n. 60′ Präparation	n. 30′ Erholung	n. 60′ Erholung
Glukose [mmol/l]	0,52 ± 0,17	2,68 ± 0,23*	0,84 ± 0,22	0,58 ± 0,17	0,44 ± 0,16
Laktat[mmol/l]	0,35 ± 0,08	1,03 ± 0,20*	0,83 ± 0,12	0,53 ± 0,08	0,54 ± 0,10
TD [ml/100 g/min]	87,2 ± 3,00	74,6 ± 3,80*	65,6 ± 2,90**	84,0 ± 2,40	86,1 ± 2,30
	Kontrollgruppe (n = 10)				
	Nullwert	n. 30′ Erholung	n. 60′ Erholung	n. 90′ Erholung	n. 120′ Erholung
Glukose [mmol/l]	0,51 ± 0,12	0,48 ± 0,16	0,54 ± 0,15	0,46 ± 0,11	0,47 ± 0,13
Laktat [mmol/l]	0,38 ± 0,09	0,40 ± 0,12	0,42 ± 0,10	0,36 ± 0,10	0,41 ± 0,11
TD [ml/100 g/min]	86,3 ± 2,27	83,7 ± 3,16	82,2 ± 2,40	85,4 ± 4,08	84,7 ± 3,51

Nach der Kalibrierungsphase der Mikrodialysesonde wurde in der Versuchsgruppe (n = 10) die Leberpräparation sowie die Durchtrennung aller ligamentären Verankerungen über 60 min durchgeführt. An die Leberpräparation schloss sich eine Erholungsphase von einer Stunde an. In der Kontrollgruppe (n = 10) wurde keine Leberpräparation, sondern lediglich eine zweistündige Ruhephase durchgeführt. Das Dialysat wurde zu Beginn des Versuches kontinuierlich nach einer Sammelzeit von 15 min aliquotiert. Simultan wurde die Mikroperfusion [ml/100 g/min] mittels der Thermodiffusionsonde online quantifiziert und dokumentiert. Darüber hinaus wurden zu verschiedenen Zeitpunkten über den venösen Zugang Blutproben entnommen. Die interstitielle Konzentration von Glukose [mmol/l] und Laktat [mmol/l] wurde mit Hilfe eines kommerziellen CMA600-Analysers bestimmt und parallel die systemischen Konzentrationen von Glukose und Laktat ermittelt (Statistische Analyse: Mittelwert ± SEM; t-Test; *=p< 0,05; **=p< 0,01).

Ergebnisse

Während der Präparation der Leber nahmen die interstitielle Glukose- und Laktatkonzentrationen im Vergleich zum Ausgangswert signifikant zu (p< 0,05). Eine halbe Stunde nach Beginn der Präparation war ein signifikanter Glukose- und Laktatanstieg zu verzeichnen. Über die vollständige Präparationszeit fiel die hepatische Mikroperfusion kontinuierlich ab und blieb über das gesamte Präparationsintervall signifikant vermindert (p< 0,05). In der anschließenden Erholungsphase sanken die Glukose- und Laktatkonzentration nahezu auf Ausgangswerte, während sich die Mikrozirkulation erholte und ebenfalls auf das Ausgangsniveau einstellte (s. Tabelle 1).

In der Kontrollgruppe konnte über das komplette Versuchsintervall keine Veränderung des interstitiellen Glukose- und Laktatspiegels, sowie der hepatischen Mikroperfusion festgestellt werden. Die Glukose- und Laktatkonzentrationen im Muskelgewebe und venösen Blut blieben sowohl in der Versuchs- als auch Kontrollgruppe im Vergleich zu den Ausgangswerten über die gesamte Beobachtungszeit konstant.

Diskussion

Die erstmals im Jahre 1974 beschriebene Methode der Mikrodialyse [4] erlaubt die Bestimmung des biochemischen Milieus des extrazellulären Raumes in lebenden Geweben. Die Methode wurde ursprünglich für experimentelle und klinische Studien im ZNS entwickelt, ist aber inzwischen auch zur Erfassung von Störungen im Energiemetabolismus der Niere [5] und in einem Peritonitismodell der Leber [6] eingesetzt worden. Der Vorteil besteht in der mikroinvasiven kontinuierlichen direkten Erfassung des Stoffwechselmilieus in Geweben, ohne relevante Beeinträchtigung des biochemischen Gleichgewichtes.

In der vorliegenden Studie konnte während der Organpräparation parallel zu einer Mikrozirkulationsstörung ein signifikanter Anstieg der interstitiellen hepatischen Glukose- und Laktatkonzentration beobachtet werden. Aus der Literatur ist bekannt, dass die Präparation der Leber eine Stimulation der Lebernerven bewirkt [7, 8]. Der Pathomechanismus wird kontrovers diskutiert. Einerseits ist eine direkte Interaktion zwischen Nervenendigungen und Hepatozyten mit Freisetzung von Glukose nach Erhöhung der zytosolischen Kalziumkonzentration beschrieben [9], andererseits rufen primär sympathikotone Stimuli nach Präparation Mikrozirkulationsstörungen hervor [10]. Der Anstieg des Glukose- und Laktatspiegels basiert somit auf pathophysiologischen (Zellpermeabilitätsveränderungen) bzw. pathobiochemischen (gesteigerte Glykogenolyse bzw. Gluconeogenese, anaerobe Glykolyse) Reaktionen der Leberzellen [11]. Nach unseren Daten scheinen sowohl Schädigungs-, als auch Erholungsvorgänge weitgehend parallel zu verlaufen.

Inwiefern der Grundzustand der Leber dabei eine Rolle spielt, ist ebenfalls Gegenstand von Diskussionen. In unseren Versuchen, die an einem „gesunden Lebendspendemodell" durchgeführt wurden, konnten während der Präparation trotz optimaler Bedingungen signifikante Mikrozirkulationsstörungen evaluiert werden. In der klinischen Situation muss vor der Präparation des Organs von einem erheblichen Präkonservierungsschaden (Alter, Fettleber, AVK, Hirntod, etc.) ausgegangen werden, obwohl interessanterweise in einem isolierten Hirntodmodell am Großtier nach Präparation eine Verbesserung der Mikrozirkulation sowie des oxidativen Stresses beobachtet werden konnte [3]. Bezogen auf die klinische Situation bestätigt unsere Untersuchung die Empfehlung einer zeitlichen Latenz von 15 min zwischen Leberentnahme und Präparation zur Verbesserung der Organperfusion [1], zumindest bei Lebendspendern. Weitere Untersuchungen der Mikrodialyse zur Leberpräparation bei hirntoten Tieren könnte experimentell als auch klinisch eine wertvolle Methode zur Erfassung des Präkonservierungsschadens darstellen.

Zusammenfassung

Beim Schwein führt die in-situ Präparation der Leber vor Explantation zu einer Beeinflussung des hepatischen Glukosestoffwechsels und Mikrozirkulationsstörung. Mittels der Mikrodialysesonde konnte in der Versuchsgruppe während der Organpräparation ein Anstieg der interstitiellen Glukosekonzentration von initial $0{,}52 \pm 0{,}17$ mmol/l auf einen Maximalwert von $2{,}68 \pm 0{,}23$ mmol/l beobachtet werden ($p < 0{,}05$). Parallel stieg der Laktatspiegel von $0{,}35 \pm 0{,}08$ mmol/l auf einen Höchstwert von $1{,}03 \pm 0{,}2$ mmol/l an ($p < 0{,}05$), während die hepatische Mikrozirkulation von anfangs $87{,}2 \pm 3{,}0$ ml/100 g/min auf einen Tiefstwert von $65{,}6 \pm 2{,}9$ ml/100 g/min sank ($p < 0{,}05$). In der anschließenden Erholungsphase kehrten alle Werte auf das Ausgangsniveau zurück, was für eine Erholung der Leber spricht. In der

Kontrollgruppe waren keine signifikanten Veränderungen zu erkennen. Unsere Daten suggerieren den Vorteil einer zeitlichen Latenz von ca. 15 min zwischen Leberpräparation und Perfusion zur Vermeidung von Organkonservierungsstörungen. Die Mikrodialyse ist ein innovatives Verfahren zur Messung metabolischer interstitieller Stoffwechselveränderungen im Lebergewebe, das indirekt Veränderungen der Mikrozirkulation widerspiegelt und somit auch für die Beurteilung des Präkonservierungsschadens hilfreich sein könnte.

Abstract

The in-situ-preparation of the porcine liver before explantation impairs the hepatic glucose metabolism and microcirculation. Using a microdialysis probe a significant increase in glucose concentration from initially 0.52 ± 0.17 mmol/l to 2.68 ± 0.23 mmol/l was found during liver preparation ($P < 0.05$). Simultaneously, the lactate concentration increased from 0.35 ± 0.8 mmol/l to a maximum of 1.03 ± 0.2 mmol/l ($P < 0.05$), whereas hepatic microcirculation decreased from 87.2 ± 3.0 ml/100 g per min to 65.6 ± 2.9 ml/100 g per min ($P < 0.05$). In the following recovery phase, all parameters returned to baseline values. In the control group all parameters remained stable during the entire course of the experiment. Our results suggest the potential benefit of a latency period between liver preparation and perfusion in order to reduce perfusion and organ preservation damage. Microdialysis is an innovative method to assess the interstitial metabolism in liver tissue, which indirectly reflected microperfusion changes and may thus prove useful in evaluating prepreservation damage.

Literatur

1. Klar E, Kraus T, Osswald B, Mehrabi A, Bleyl J, Herfarth C, Otto G (1996) Necessity of a recovery phase after in situ liver preparation to improve hepatic microcirculation prior to organ preservation. Transplant Proc. 28 (3):1867–1868
2. Schemmer P, Bunzendahl H, Raleigh JA and Thurman R (1999) Graft survival is improved by hepatic denervation before organ harvesting. Transplantation 67:1301–1307
3. Golling M, Mehrabi A, Kellner H, Jahnke C, Blum K, Kraus T, Gebhard MM, Herfarth Ch und Klar E (2000) Die chirurgische Leberdenervation – Einfluss auf den hepatischen, oxidativen Stress bei Hirntod und Lebendspende. Langenbeck's Archiv Surg (Suppl. Chirurgisches Forum) 2000 in Druck
4. Ungerstedt U, Pycock C (1974) Functional correlates of dopamine transmission. Bull. Schweiz. Akad. Med. Wiss. 128: 1–13
5. Eklund T, Wahlberg J, Ungerstedt U, Hillered L (1991) Interstitial lactate, inosine and hypoxanthine in rat kidney during normothermic ischemia and recirculation. Acta Physiol. Scand. 143: 279–286
6. Rasmussen I, Hillered L, Ungerstedt U and Haglund U (1994) Detection of liver ischemia using microdialysis during experimental peritonitis in pigs. Shock 1: 60–66
7. Ji S, Beckh K, Jungermann K (1984) Regulation of oxygen consumption and microcirculation by alpha-sympathetic nerves in the isolated perfused rat liver. FEBS Lett. 167(1): 117–122
8. Hartmann H, Beckh K, Jungermann K (1982) Direct control of glycogen metabolism in the perfused rat liver by sympathetic innervation. Eur. J. Biochem. 123: 521–526
9. Häussinger D, Stehle T, Gerok W, Sies H (1987) Perivascular nerve stimulation and phenylephrine responses in rat liver. Metabolic effects, Ca^{2+} and K^+ fluxes. Eur. J. Biochem. 163: 197–203
10. Gardemann A, Püschel G and Jungermann K (1992) Nervous control of liver metabolism and hemodynamics. Eur. J. Biochem. 207: 399–411
11. Beckh K, Beuers U, Engelhardt R, Jungermann K (1987) Mechanism of action of sympathetic hepatic nerves on carbohydrate metabolism in perfused rat liver. Biol. Chem. Hoppe-Seyler 368: 379–386

Korrespondenzadresse: Dr. A. Mehrabi, Chirurgische Universitätsklinik Heidelberg, Im Neuenheimer Feld 110; 69120 Heidelberg; Fax: 0049-6221-765964, e-mail: arianeb_mehrabi@med.uni-heidelberg.de

Intraoperative Quantifizierung der hepatischen Mikroperfusion bei klinischer Lebertransplantation als Prädiktor der Transplantatqualität

Intraoperative quantification of hepatic microperfusion as predictor of early graft function in clinical liver transplantation

G. Weiss, Ch. Zapletal, M. Angelescu, R. Demir, M. Golling, Th. Kraus, Ch. Herfarth und E. Klar

Chirurgische Universitätsklinik Heidelberg

Einleitung

Durch die Entwicklung verbesserter Konservierungstechniken, die Einführung neuer Immunsuppressiva oder erweiterte Möglichkeiten der intensivmedizinischen Behandlung konnten die Ergebnisse der orthotopen Lebertransplantation (OLT) in den letzten Jahren deutlich verbessert werden. Dennoch stellt die primäre Transplantatdysfunktion (primary dysfunction – PDF) bzw. das primäre Transplantatversagen (primary non-function – PNF) bis heute eine schwere Komplikation in der Initialphase nach OLT dar [1]. Klinisch führend sind bei der PDF als auch der PNF eine minimale Galleproduktion mit signifikantem Anstieg des Serumbilirubins und der Transaminasen sowie eine nur schwer oder nicht korrigierbare Koagulopathie und Hypoglycämie [2–3]. Während diese Störungen bei der PNF definitionsgemäß nach sieben Tagen zum Tod des Patienten oder zu Retransplantation führen, erscheinen sie bei einer PDF weniger schwer und können nach einer Phase erhöhter Morbidität mit verlängerter intensivmedizinischer Behandlung in eine vollständige Remission münden [4]. Wegen des Fehlens einheitlicher klinischer Definitionen variieren die Angaben zur Inzidenz der PDF bzw. PNF in der Literatur jedoch erheblich zwischen 5–35% bzw. 2–23% [5].

Als eine der Hauptdeterminanten der initialen Transplantatfunktion wird der Ischämie-Reperfusions (I/R)-Schaden angesehen, der heute erst postoperativ an Hand des Transaminasenverlaufs und der histopathologischen Veränderungen in der kurz nach arterieller Reperfusion gewonnen Gewebeprobe, der sog. Nullbiopsie, beurteilt werden kann. In diesem Zusammenhang konnten wir mit Hilfe der von uns etablierten Methode der Thermodiffusion zeigen, daß das Ausmaß des I/R-Schadens eng mit einer bereits intraoperativ meßbaren Abnahme der hepatischen Mikroperfusion einhergeht [6].

Vor dem Hintergrund eines zunehmenden Mangels an Spenderorganen sollte daher in dieser Studie evaluiert werden, ob die Quantifizierung der intraoperativen hepatischen Mikroperfusion eine valide Prädiktion der initalen Transplantatfunktion ermöglicht, um durch frühere intensivmedizinische Interventionen den Verlauf der PDF positiv beeinflussen oder die Notwendigkeit einer frühen Retransplantation sicherer abschätzen zu können.

Patienten und Methoden

Bei 70 orthotopen Lebertransplantationen bei 63 Patienten zwischen 1/1996 und 12/1998 wurde die Indikation zur OLT auf Grund folgender Grunderkrankungen gestellt: Hepatitis-C-Zirrhose (n = 15), alkoholbedingte Leberzirrhose (n = 14), hepatocelluläres Karzinom (n = 7), PNF (n = 6), Amyloidose (n = 5), primär biliäre Zirrhose (n = 4), Hepatitis-B-Zirrhose (n = 4), M. Wilson (n = 3), kryptogene Leberzirrhose (n = 3), fulminante Hepatitis-B (n = 2), Leberzirrhose bei Autoimmunhepatitis (n = 2), sekundäre biliäre Zirrhose (n = 1), toxisches Leberversagen (n = 1), Oxalose (n = 1), fibrolamelläres Karzinom (n = 1), M. Byler (n = 1). Das Alter der Patienten betrug durchschnittlich 44 Jahre (43,9 ± 14,7 Jahre; MW ± SD), alle Organe wurden standardisiert entnommen, in UW-Lösung aufbewahrt und nach einer durchschnittlichen Dauer „kalter Ischämie" von 10,6 ± 4,1 Stunden (MW ± SD) arteriell reperfundiert. Die hepatische Mikroperfusion wurde mit Hilfe der Thermodiffusion (7) eine Stunde nach arterieller Reperfusion bestimmt.

Als klinische Indikatoren der initialen Transplantatfunktion wurden der Transaminasenpeak für GOT und GPT, die Thromboplastinzeit (Quick-Wert) in den ersten drei postoperativen Tagen sowie der Bedarf an Gerinnungsfaktoren (II, VII, IX und X) in Form von FFP-(fresh-frozen-plasma)-Äquivalenten (1 FFP = 250 I. E. PPSB) in der ersten Woche bestimmt.

Entsprechend der initialen Transplantatfunktion wurden drei Funktionsgruppen für A: gute initiale Transplantatfunktion – GF (n = 55), B: primäre Transplantatdysfunktion – PDF (n = 8) und C: primäres Transplantatversagen – PNF (n = 7) definiert. Dabei wurde die PDF über den Bedarf von > 6 FFP-Äquivalenten (> 1500 I. E. PPSB) pro Tag über die Dauer von 72 h und/oder einen GOT-Peak > 2000 U/L definiert. Das primäre Transplantatversagen (PNF) führte definitionsgemäß innerhalb von 7 Tagen zum Tod des Patienten oder zur frühen Retransplantation. Abschließend wurde die intraoperative hepatische Mikroperfusion (TD-op) mit den postoperativen Transaminasenpeaks von GOT und GPT sowie dem Substitutionsbedarf an FFP-Äquivalenten am ersten und zweiten postoperativen Tag verglichen. Die statistische Auswertung wurde mit Hilfe des ANOVA-Rank-Test, des Fishers Exact Test, des Chi²-Test und der Pearson-Korrelation durchgeführt.

Ergebnisse

Im postoperativen Verlauf von 8/70 (11%) Lebertransplantationen war eine primäre Transplantatdysfunktion, bei 7/70 (10%) ein primäres Transplantatversagen aufgetreten. Eine gute initiale Leberfunktion zeigte sich bei 55/70 (79%) der OLT's.

Der Vergleich der klinischen Verlaufsparameter ergab für den GOT-Paek einen signifikanten Unterschied zwischen den drei Funktiongruppen (ANOVA, p< 0,0001). Hinsichtlich des GPT-Peaks und des Substitutionsbedarfs pro Tag (1.–3. postoperativer Tag) unterschied sich die GF-Gruppe jeweils signifikant von der PDF- bzw. PNF-Gruppe (t-Test, p< 0,01), zwischen der PDF- und PNF-Gruppe bestand hier jeweils kein signifikanter Unterschied (Tabelle 1).

Bei der Analyse der intraoperativ quantifizierten hepatischen Mikroperfusion (TD-op) zeigten sich damit übereinstimmend signifikante Unterschiede zwischen den einzelnen Funktionsgruppen (GF: 72,1 ± 13,7 ml/100 g/min, PDF: 50,3 ± 9,5 ml/100 g/min, PNF: 36,8 ± 13,3 ml/100 g/min, ANOVA, p< 0,0001).

Tabelle 1. Vergleich der klinischen Verlaufsparameter und der intraoperativen hepatischen Mikroperfusion zwischen den drei Funktionsgruppen (gute initiale Transplantatfunktion – GF, primäre Transplantatdysfunktion – PDF und primäres Transplantatversagen – PNF), Angaben als MW ± SD

	GOT (U/l)	GPT (U/l)	I. E. PPSB/d (1.–3. dp)	TD-op (ml/100 g/min)
GF	527 ± 343	508 ± 463	356 ± 478	72,1 ± 13,7
PDF	1630 ± 1075	1088 ± 731	4173 ± 3031	50,3 ± 9,5
PNF	3364 ± 1604	1896 ± 128	5904 ± 2460	36,8 ± 13,3

Tabelle 2. Statistischer Vergleich der klinischen Parameter und der intraoperativen hepatischen Mikroperfusion zwischen den drei Funktionsgruppen (GF, PDF und PNF), statistische Signifikanz bei $p < 0{,}05$

GOT (U/l)	p ANOVA	GPT (U/l)	p (t-Test)	I. E. PPSB/d (1.–3. dp)	p (t-Test)	TD-op (ml/100 g/min)	p ANOVA
GF *vs.* PDF	< 0,001	GF *vs.* PDF	< 0,05	GF *vs.* PDF	< 0,0001	GF *vs.* PDF	< 0,0001
GF *vs.* PNF	< 0,001	GF *vs.* PNF	< 0,05	GF *vs.* PNF	< 0,0001	GF *vs.* PNF	< 0,0001
PDF *vs.* PNF	< 0,001	PDF *vs.* PNF	0,16	PDF *vs.* PNF	0,06	PDF *vs.* PNF	< 0,0001

Es konnte ein Grenzwert von 53 ml/100 g/min definiert werden, dessen Überschreiten mit einer positiven Prädiktion von 98,2% mit einer guten Transplantatfunktion, dessen Unterschreiten jedoch mit einer negativen Prädiktion von 92,8% mit dem Auftreten einer PDF bzw. PNF einher ging (Fishers Exact Test: Odds Ratio für GF bei TD-op > 53 ml/100 g/min: 172,3 und für PNF bei TD-op < 53 ml/100 g/min: 97,9; $p < 0{,}0001$).

Gleichzeitig konnte eine signifikante negative Korrelation zwischen der intraoperativen hepatischen Mikroperfusion im Bereich zwischen 0 und 53 ml/100 g/min und den Transaminasenpeaks von GOT und GPT sowie dem Substitutionsbedarf an Gerinnungsfaktoren gezeigt werden (Tabelle 1). Keine signifikante Korrelation ergab der Vergleich der TD-op-Werte ≥ 53 ml/100 g/min mit den o. g. klinischen Parametern.

Diskussion

Trotz der Fortschritte bei der Entwicklung von neuer Konservierungstechniken, verbesserter intensivmedizinischer Therapiemöglichkeiten und moderner Immunsuppressiva stellt die primäre Transplantatdysfunktion oder das primäres Transplantversagen noch eine häufige und schwere Komplikation in der Frühphase nach klinischer Lebertransplantation dar [5]. Ein Grund dafür ist, daß bei zunehmendem Mangel an Spenderorganen, immer häufiger auch Organangebote von sog. „marginalen" Spendern akzeptiert werden, das heißt von Spendern, deren Organe aufgrund ihrer Vorerkrankungen, ihres Alters oder der Art und Dauer einer notwendigen intensivmedizinischen Behandlung zusätzliche Risikofaktoren für das Auftreten einer reduzierten Funktionsfähigkeit nach Transplantation aufweisen. So konnte für die Lebertransplantation gezeigt werden, daß bereits ein moderater Verfettungsgrad von > 30% signifikant häufer mit einer primären Transplantatdysfunktion einhergeht. Ebenso gelten eine kalte Ischämie-Zeit von > 18 h und ein Spenderalter > 60 Jahre als unabhänigige Risikofaktoren von Seiten des Organspenders [4]. Allen diesen Riskofaktoren gemeinsam ist ihr Einfluß auf den Ischämie-Reperfusion-

Schaden der transplantierten Leber. Er gilt als eine der Hauptursachen für die Entwicklung einer initialen Transplantatfunktionsstörung. Der I/R-Schaden führt über eine hypoxische Endothelschädigung u. a. über eine lokal Gerinnungsaktivierung und eine vermehrte Freisetzung von Zytokinen wie TNF-α, IL-1/6/8, IF-γ und Adhäsionsmolekülen wie ICAM-1 zu einer Abnahme der hepatischen Mikroperfusion und zu einer Steigerung der Antigenität des Transplantates durch eine MHC-I und -II vermittelte Aktivierung von CD8 -und CD4-T-Lymphozyten [9, 10].

Mit Hilfe der Thermodiffusion ist es möglich, diese Abnahme der hepatischen Mikroperfusion als Ausdruck einer initialen Transplantatdysfunktion bereits 1 Stunde nach Reperfusion zu quantifizieren. Damit steht ein valider Prädiktor zur Verfügung, mit dessen Hilfe die initiale Transplantatfunktion zu einem Zeitpunkt definiert werden kann, an dem durch Einleitung zusätzlicher Therapiemaßnahmen wie der Verabreichung des vasodilatatorisch wirksamen Prostaglandin E1 [4] der Verlauf einer primären Transplantatdysfunktion positiv beeinflußt und damit eine drohende Retransplantation verhindert werden kann.

Zusammenfassung

Der zunehmende Mangel an Spenderorganen führt immer häufiger dazu, auch sog. marginale Spenderorgane zu akzeptieren. Diese Entwicklung birgt jedoch auch die Gefahr zunehmender Inzidenzen von primären Transplantadysfunktionen (PDF) bzw. Transplantat-Nonfunktionen (PNF). Die frühe Diagnose dieser Funktionstörungen bleibt schwer, da sie auf der Einschätzung unspezifischer Parameter beruht und definitionsgemäß erst im späteren postoperativen Verlauf erfolgen kann. Es sollte deshalb evaluiert werden, ob die intraoperative Quantifizierung der hepatischen Mikroperfusion (TD-op) als möglicher früher Prädiktor der Transplantatfunktion dienen kann.

Bei 70 OLT bei 63 Patienten erfolgte eine Stunde nach Reperfusion mit Hilfe der Thermodiffusion die Quantifizierung der TD-op. Die Patienten wurden drei Funktionsgruppen zugeordnet: A) gute initiale Transplantatfunktion (GF, n = 55), B) primäre Transplantatdysfunktion (PDF, n = 8) und C) primäres Transplantatversagen (PNF, n = 7). Als PDF-Kriterien galten dabei ein Substitutionsbedarf von mehr als 6 FFP-Äquivalenten/ pro Tag (1 FFP = 250 I. E. PPSB) in den ersten drei postoperativen Tagen (>1500 I. E. PPSB/d) und/oder ein GOT-Peak > 2000 U/l. Eine PNF führte innerhalb von 7 Tagen zur Retransplantation des Patienten.

Die TD-op unterschied sich zwischen den drei Funktionsgruppen signifikant (GF: 72,1 ± 13,7, PDF: 50,3 ± 9,5, PNF: 36,8 ± 13,3 ml/100 g/min, ANOVA p< 0,0001). Gleichzeitig konnte ein Grenzwert von 53 ml/100 g/min definiert werden, dessen Überschreiten mit einer pos. Prädiktion von 98,2% mit einer GF, dessen Unterschreiten jedoch mit einer neg. Prädiktion von 92,8% mit einem PDF bzw. PNF einher ging. Damit übereinstimmend bestand eine signifikante negative Korrelation zwischen der TD-op zwischen 0 und 53 ml/100 g/min und den Peaks von GOT bzw. GPT und dem Substitutionsbedarfs am 1. und 2. postop. Tag (p< 0,001, Pearson-Korrelation).

Es konnte gezeigt werden, daß die Quantifizierung der intraoperativen hepatischen Mikroperfusion eine hohe prädiktive Wertigkeit für die Definition der initiale Transplantatfunktion hat. Somit kann die postoperative Therapie bei einer drohenden initialen Transplantatfunktionsstörung frühzeitig adaptiert werden, um dadurch das Outcome zu verbessern und die Zahl von Retransplantationen zu verringern.

Abstract

Background: The increasing number of liver transplant candidates and the persistent problem of donor shortage have led to more liberal donor selection criteria. But the accceptance of marginal donors might also include a higher risk of primary dysfunction (PDF) or non-function (PNF). Currently, no specific parameters are available for early definition of the initial graft function. Therefore we aimed at evaluating the prognostic value of intraoperative quantification of hepatic microperfusion (TD-op) as a predictor for early definition of the initial graft function. Using a thermodiffusion device we have quantified TD-op in 70 OLTs between 1/1996 and 12/1998. All patients were divided into three groups reflecting (good function – GF, primary dysfunction – PDF, primary non-function – PNF) the initial graft function according to the clinical parameters. PDF was defined as FFP replacement (1 FFP = 250 I. E. PPSB) of more than 1500 I. E. PPSB/d in the first 3 days after liver transplantation and/or an AST peak level > 2000 IU/l, PNF was defined as retransplantation due to initial graft non-function within 8 dp. Fifty-five patients (79%) were included in the GF group, 8 (11%) in the PDF and 7 (10%) in the PNF group.

There was a significant difference between all three graft function groups concerning the intraoperative TD-op (GF: 72.1 ± 13.7 ml/100 g per min, PDF: 50.3 ± 9.5 ml/100 g per min, PNF: 36.8 ± 13.3 ml/100 g per min, ANOVA test, $P < 0.0001$). Fisher's exact test analysis showed that a TD-op > 53 ml/100 g per min was strongly correlated with a good initial graft function (positive predictive value of 98.2%), a TD-op below this value was closely related to a primary dys- or non-function of liver graft (negative predictive value of 92.8%).

Our study has shown that intraoperative hepatic microperfusion is strongly correlated to clinical parameters reflecting initial graft function. Thermodiffusion measurement is of great predictive value for early definition of initial graft function after OLT. In case of PDF or PNF it could be a helpful method to initiate additional supportive therapy to increase the outcome after OLT and to reduce the number of retransplantations.

Literatur

1. Ploeg RJ, Dallessandro AM, Knechtel SJ, Stegall MD, Pirsch JG, Hoffmann RM, Sasaki T, Sollinger HW, Belzer FO, Kalayoglu M (1993) Risk Factors for primary dysfunktion after liver transplantation – a multivariate analysis. Transplantation 55: 807–813
2. Vacanti JP, Lillehei RL, Jenkins PK, Danahoe PK, Cosimi AB, Kleinmann R, Grand RJ, Cho SI (1987) Liver transplantation in children: the Boston Center Expierence in the first 30 month. Transplant Proc 19: 3261–3266
3. Shaw SW, Gordon RD, Iwatsuki S, Starzl TE (1985) Hepatic retransplantation. Transplant Proc 17: 264
4. Greig PD, Woolf GM, Sinclair SB, Abecassis M, Strasberg SM, Taylor BR, Blendis LM, Superina RA, Glynn FX, Langer B, Levy GA (1989) Treatment of primary liver graft nonfunction with prostaglandin E1. Transplantation 48: 447–453
5. Aolio AW, Agnes S, Chirico ASA, Castagneto M (1999) Transplantation Proceedings 31: 434–436
6. Klar E, Bredt M, Kraus T, Angelescu M, Mehrabi A, Senninger N, Otto G, Herfarth Ch (1997) Early assessment of reperfusion injury by intraoperative quantification of hepatic mircocirculation in patients. Transplant Proc 29: 362–363
7. Klar E, Kraus T, Bleyl J, Newmann WH, Bowmann HF, Hofmann WJ, Kummer R v , Bredt, Herfarth Ch (1999) Thermodiffusion for continuous quantification of hepatic microcirculation – validation and potential in liver transplantation. Microvasc Res 58, 156–166
8. Klar E, Kraus T, Bredt M, Osswald B, Senniger, Herfarth C, Otto G (1996) First clinical realization of continuous monitoring of liver mircrocirculation after transplantation by thermodiffusion. Transpl Int (Suppl 1): 140–143

9. Kiuchi T. Schlitt HJ, Oldhafer KJ, Nashan B, Ringe B, Kitai T, Tanaka a, Wonigeit K, Yamaoka Y, Pichlmayr R (1996) Backgrounds of early intragraft immune activation and rejection in liver transplant recipients. Transplantation 60: 49–55

10. Függer R, Hamil on G, Steininger R, Mirza D, Schulz F, Mühlbacher F (1991) Intraoperative estimation of endotoxin, TNFa and IL-6 in orthotopic liver transplantation and their relation to rejection and postoperative infection. Transplantation 52: 302

Korrespondenzadresse: Dr. med. Gunther Weiß, Chirurgische Universitätsklinik Heidelberg, Kirschner Straße 1, 69120 Heidelberg, Telefon: 06221-566110, Fax: 06221-565781

Einfluß der Perfusionsbedingungen auf die Calciumhomöostase im Zusammenhang mit dem Ischämie/Reperfusionsschaden des Pankreas

Homeostasis of intracellular calcium in ischemia/reperfusion injury of the pancreas of the rat and its modulations by different kinds of perfusion

B. Kortmann[1], H.-H. Hopp[2], L. Jonas[3], R. Obermaier[1], S. Pietsch[2]. S. Benz[1], Th. Noack[2] und U. T. Hopt[1]

[1] Chirurgische Universitätsklinik
[2] Institut für Physiologie
[3] Zentrum f. Elektronenmikroskopie der Universität Rostock

Einleitung

Nach postischämischer Reperfusion eines Pankreas (z. B. nach Transplantation) folgt der Ausbildung einer Mikrozirkulationsstörung eine sekundäre Ischämie, die für den definitiven Gewebeuntergang verantwortlich ist. Reaktive Sauerstoffspezies konnten u. a. als auslösende Faktoren für diese Mechanismen identifiziert werden [1, 2]. Im Verlauf des Ischämie-/Reperfusionsschadens (I/R-Schaden) kommt es allerdings auch zu einem unkontrollierten Einstrom von Calcium in die Zellen des Gefäßendothels und der Azinuszellen, wobei kontrovers diskutiert wird, ob es sich hierbei um Zeichen des Zelluntergangs oder einen Kofaktor für die Auslösung der Nekrose handelt. In Untersuchungen an Einzelzellpräparationen wurde diese postischämische Calciumüberladung von Azinuszellen als Mitauslöser für den I/R-Schaden durch Aktivierung von Enzymen und Proteasen angesehen [3, 4]. Entsprechende Untersuchungen am intakten Gewebeverband liegen bisher nicht vor. Wir entwickelten ein Modell, in dem erstmals mit dem fluoreszierenden Calciumindikator Fura-2 Veränderungen der intrazellulären Calciumkonzentration ($[Ca^{2+}]_i$) in der Azinuszelle unter Ischämie und Reperfusion im intakten Gewebeverband dargestellt werden können. Die vorgestellten Ergebnisse vergleichen zwei Untersuchungsgruppen, bei denen unterschiedliche Perfusionsbedingungen als Modell für unterschiedliche Wege der Organkonservierung gewählt wurden.

Methodik

Ein mit dem fluoreszierenden Calciumindikator Fura-2 beladenes perfundiertes Pankreasschwanzpräparat der Ratte wird in einer speziellen Messkammer perfundiert. Während

306

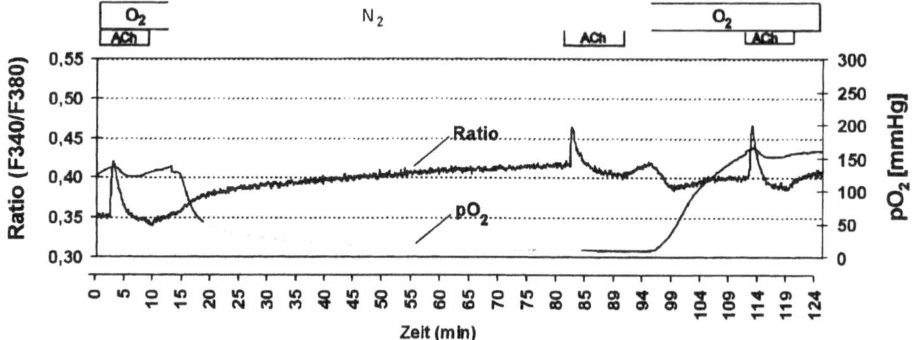

Abb. 1. Registrierbeispiel für die Veränderungen der [Ca²⁺]ᵢ (Ratio) bei O₂-Perfusion, unter Hypoxie (Anoxie) und nach Reoxygenierung (ACh – Acetylcholin; pO₂ – Sauerstoffpartialdruck)

des Versuchsablaufes werden kontinuierlich die basale [Ca²⁺]ᵢ der Zellen sowie ACh-induzierte Änderungen der [Ca²⁺]ᵢ bestimmt (Abb. 1).

Zeitgleich werden der Sauerstoffpartialdruck im Gewebe (Licox®-Sonde) und die Aktivität von Amylase und Lipase im Effluat bestimmt. Morphologische Kontrollen erfolgen durch Licht- und Elektronenmikroskopie.

In der Ischämiegruppe (n = 8) wurde das Gewebe nach der Kontrollphase einer zweistündigen Ischämiephase durch Perfusionsstop unterzogen, anschließend erfolgte die Reperfusion. In der Anoxiegruppe (n = 6) wurde das Gewebe nach der Kontrollphase für zwei Stunden mit N₂-begaster Tyrode perfundiert (anoxische Perfusion). Anschließend erfolgte die Reoxygenierung der Perfusionslösung.

Ergebnisse

Die Ischämiegruppe zeigte nach Ischämieinduktion einen Abfall des intrazellulären Calciums um 9% ± 1% des Ausgangsniveaus, das nach Reperfusion nahezu vollständig (98% ± 4%) wieder hergestellt wurde. Eine erhöhte postischämische [Ca²⁺]ᵢ wurde damit nicht nachgewiesen. Die Anoxiegruppe zeigte einen Anstieg der basalen Ratio in der Anoxiephase um 11,5% ± 1% über das Ausgangsniveau hinaus (p = 0,0001). Bei Reoxygenierung blieb diese Erhöhung bestehen (p = 0,012) (Abb. 2).

Funktionskontrollen durch Stimulation mit ACh zeigten in beiden Gruppen im Vergleich zur Kontrollphase sowohl eine verringerte postischämische Sekretionsantwort (Amylase/Lipase) als auch eine verringerte intrazelluläre Calciumantwort (p = 0,027 für Ischämie und 0,007 für Anoxie). Im Gruppenvergleich ergab sich kein signifikanter Unterschied nach O₂-Wiederversorgungsphase. Licht- bzw. elektronenmikroskopisch wiesen beide Gruppen eine Abrundung von Mitochondrien und Vakuolisierung als Ausdruck einer mäßigen ischämischen Schädigung sowie Ödem und Einzelzellnekrosen auf.

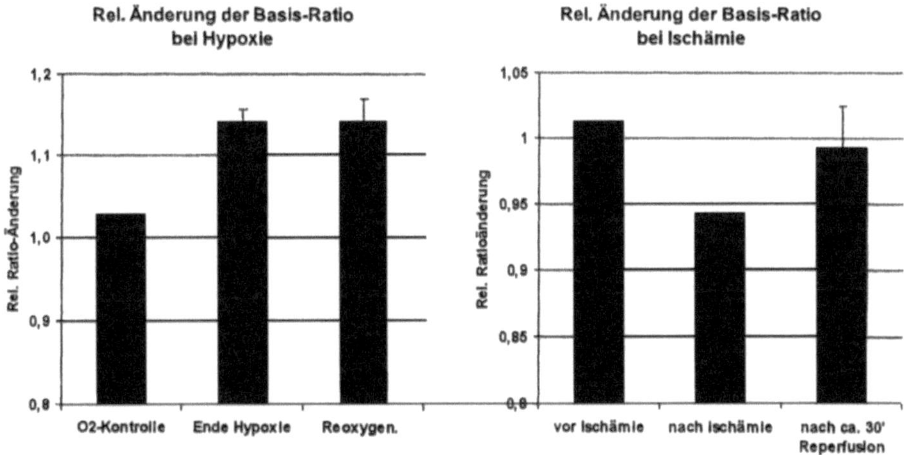

Abb. 2. Veränderung der basalen intrazellulären Calciumkonzentration (Basis-Ratio) bei Hypoxie/Reoxygenierung bzw. Ischämie/Reperfusion

Diskussion

Die von uns entwickelte Methode gewährleistet zuverlässige Messungen der $[Ca^{2+}]_i$ über mehrere Stunden im Gesamtorgan unter in-vivo-nahen Bedingungen. Es bietet die Möglichkeit bei Variation der Perfusionsbedingungen, neben der Messung weiterer zellulärer Parameter (z. B. pH) kausale Zusammenhänge durch Beeinflussung relevanter Signalwege (calciumfreie Perfusionslösung, Calcium-Kanal-Blocker, Thapsigargin) aufzuklären. Ob die nach Reperfusion eingeschränkte ACh-Antwort des intrazellulären Calciums und der Enzymsekretion auf einen Mangel an ATP zurückzuführen ist oder einen Ischämieschaden der Zellen darstellt, kann durch Veränderung der Perfusionsdauern geklärt werden. Unter den gezeigten Perfusionsbedingungen führen Reperfusion bzw. Reoxygenierung im Gewebeverband nicht zu einer Calciumüberladung, die eine irreversible Schädigung der Azinuszellen zur Folge hat.

Zusammenfassung

Hintergrund: Bei postischämischen Zuständen des Pankreas wird eine Calciumüberladung der Azinuszellen als mitauslösende Ursache des Ischämie/Reperfusionsschadens diskutiert. Ergebnisse auf Organebene liegen nicht vor.

Methodik: Es wird ein neues Pankreasschwanzpräparat der Ratte vorgestellt, in dem unter kontrollierten Ischämie- und Perfusionsbedingungen fluoreszenzmikroskopisch die Calciumhomöostase von postischämischen Azinuszellen untersucht werden kann.

Ergebnisse und Schlussfolgerung: Das basale intrazelluläre Calcium zeigt in Abhängigkeit vom Perfusionsmodus signifikante Unterschiede. In der Reperfusion ist neben der Calciumhomöostase auch die Sekretionsfunktion verändert. Im Gewebeverband läßt sich keine dauerhaft schädigende postischämische Calciumüberladung der Azinuszellen feststellen.

Abstract

Background: Intracellular calcium overload is suggested to be a trigger of ischemia/reperfusion injury. Up to now investigations in perfused preparations of the pancreas concerning the role of intracellular calcium in ischemia/reperfusion injury have not been successfully performed.

Methods: We developed a perfused ex-vivo model (rat pancreas) that enables direct investigation of calcium homeostasis in acinar cells using a calcium-sensitive dye (Fura-2).

Results and Conclusion: It is shown that calcium homeostasis in acinar cells is disturbed in dependence on perfusion mode. In reperfusion both calcium homeostasis and secretory function are modified. In our ex-vivo preparation no damaging intracellular calcium overload is induced after ischemia/reperfusion.

Literatur

1. Hirano T, Furuyama H, Kawakami Y, Ando K, Tsuchitani T (1995): Protective effects of prophylaxis with a protease inhibitor and a free radical scavenger against a temporary ischemia model of pancreatitis. Can. J. Surg. 38: 241–248
2. Kuroda T, Shiohara E, Homma T, Furukawa Y, Chiba S (1994): Effects of leukocyte and platelet depletion on ischemia–reperfusion injury to dog pancreas. Gastroenterology 107: 1125–1134
3. Weber H, Roesner JP, Nebe B, Rychly J, Werner A, Schröder H, Jonas L, Leitzmann P, Schneider K-P, Dummler W (1998): Increased cytosolic calcium amplifies oxygen radical-induced alterations of the ultrastructure and the energy metabolism of isolated rat panreatic acinar cells. Digestion 59: 175–185
4. Ward JB, Peterson OH, Jenkins SA, Sutton R (1995): Is an elevated concentration of acinar cytosolic free ionised calcium the trigger for acute pancreatitis? Lancet 346 (8981): 1016–1019

Korrespondenzadresse: Dr. med. B. Kortmann, Chirurgische Universitätsklinik Rostock, Schillingallee 35, 18055 Rostock, Telefon: 0381-494-6014, Fax: 0381-494-6002, e-mail: BeKortmann@AOL.com

Validierung des „OPS imaging" Verfahrens an der Rattenleber

Validation of the OPS imaging technique in the rat liver

S. Langer[1], A. G. Harris[1,2], P. Biberthaler[1], F. Krombach[1] und K. Meßmer[1]

[1] Institut für Chirurgische Forschung, Ludwig-Maximilians-Universität München, Klinikum Großhadern
[2] Cytometrics Inc., One Independence Mall, 615 Chestnut St., Philadelphia, PA 19106, USA

Einleitung

Chirurgische Eingriffe an der Leber erfordern die zeitlich begrenzte Unterbrechung der Blutversorgung des Organs. Die Ischämie sowie die postischämische Reperfusion mit sauerstoffreichem Blut resultieren in einer Reduktion der nutritiven Mikroperfusion der Leber, dem sog. Ischämie-Reperfusionsschaden (I/R) (Post und Meßmer, 1996). Die quantitative Analyse der Mikrozirkulation der Leber mittels Intravitalmikroskopie (IVM) konnte zur Aufklärung grundlegender pathophysiologischer Mechanismen des I/R Schadens beitragen (Post et al., 1993; Kondo et al., 1998). Aufgrund der Größe der zur Verfügung stehenden Intravitalmikroskope sowie der erforderlichen Applikation von potentiell toxischen Fluoreszenzfarbstoffen war diese Methode auf Tiermodelle beschränkt. Die neuartige Technik der OPS-Bildgebung bedient sich eines optischen Verfahrens, bei dem orthogonal polarisiertes Licht (OPS-imaging) die erythrozytengefüllten Mikrogefäße positiv kontrastiert (Groner et al., 1999). Da Fluoreszenzfarbstoffe dabei nicht benötigt werden, ermöglicht dies die Anwendung am Menschen. Ziel der vorliegenden Untersuchung war die Validierung der OPS-Bildgebung im Vergleich zur konventionellen Intravitalmikroskopie.

Methoden

Tiermodell

Männliche Sprague-Dawley Ratten (n = 9; 220–250 g) wurden unter Pentobarbitalnarkose (50 mg/kg KG; i. p.) auf einem beheizbaren Kleintieroperationstisch gelagert, tracheotomiert und mechanisch mit einem Lachgas/Sauerstoffgemisch beatmet (F_iO_2 35–38%). Nach querer Laparotomie wurde das Ligamentum hepatoduodenale freipräpariert, der linke Leberlappen auf einem Organhalter ausgelagert und mit einem speziellen Deckglas versehen, welches die Relokalisation der identischen mikrovaskulären Areale mittels eines eingravierten Koordinatensystems über den gesamten Versuchsablauf erlaubt (Kondo et al., 1998).

OPS-Bildgebung

Polarisiertes Licht der Wellenlänge 548 nm wird bei diesem Verfahren zur Visualisierung der erythrozytengefüllten Mikrogefäße verwendet (Groner et al., 1999). Das optische System ist in einen Handapparat (CYTOSCAN™ A/R) implementiert, der bei einer Gesamtlänge von 15 cm einfach und unter sterilen Kautelen anzuwenden ist. Das Objektiv wurde mittels spezieller steriler Plastikhülsen zum Einmalgebrauch geschützt. Für die intraoperative Anwendung kann das Gerät, ähnlich einem Endoskopieinstrument, in einer sterilen Kunstoffolie an den Operationstisch gereicht werden. Während den Untersuchungen wird die Optik des CYTOSCAN™ A/R in *no-touch* Technik ca. 3 mm vom Objekt entfernt lokalisiert, um das zu untersuchende Gewebe nicht zu verändern.

Versuchsprotokoll

Nach der Präparation wurde das Tier auf den computergesteuerten XY-Tisch des Intravitalmikroskops gelagert (Harris et al., 1994). Durch die Befestigung des CYTOSCAN™ A/R am IVM war es möglich, durch einfaches Umsetzen des XY-Tisches die identischen mikrovaskulären Areale der Leberoberfläche mit beiden Techniken zu untersuchen. Für die fluoreszenzmikroskopischen Aufnahmen wurde Natrium-Fluorescein (10^{-6} M kg^{-1}, Merck, Darmstadt) zur Kontrastverstärkung i. v. injiziert; nach einer Stabilisierungsphase wurden 10 Leberacini sowie 10 postsinusoidale Venolen pro Leber unter Ausgangsbedingungen (BL) mit IVM und OPS-Bildgebung visualisiert und auf Videoband dokumentiert. Anschließend wurde für 20 Minuten eine normotherme lobäre Ischämie induziert. Während der postischämischen Reperfusion (0, 30, 60 und 120 min) konnten die identischen Acini und Venolen computergesteuert relokalisiert und erneut auf Videoband aufgezeichnet werden. Die quantitative Analyse der Videoaufnahmen erfolgte *off-line* mittels des computergestützten Auswerteprogrammes Caplmage® (Klyscz, 1997).

Mikrozirkulatorische Parameter und Statistik

Die quantitative Analyse der Mikrozirkulation umfaßte die Anzahl der perfundierten Sinusoide je Leberacinus [n/Acinus] sowie den Durchmesser der postsinusoidalen Venolen [µm]. Der statistische Vergleich erfolgte mittels Regressionsanalyse und dem Verfahren nach *Bland-Altman* (Bland und Altman, 1986).

Ergebnisse

Die OPS-Bildgebung liefert Aufnahmen der Mikrozirkulation der Rattenleber von exzellenter Bildqualität und Kontrast sowohl unter Ausgangsbedingungen (BL) als auch während der postischämischen Reperfusionsphase (RP). Anhand dieser Aufnahmen ist quantitative Analyse der Mikrozirkulation möglich und erfordert die identische Zeitdauer wie die Auswertung konventioneller IVM-Aufnahmen. Der statistische Vergleich mittels *Bland-Altman* Verfahren zeigte eine gute Übereinstimmung der Messwerte der mit IVM und CYTOSCAN™ A/R erhobenen Messwerte, da mehr als 95% der Einzelwerte beider untersuchter Parameter innerhalb des 95%-Konfidenzintervalls lagen. Die lineare Regressionsanalyse ergab für den Durchmesser der Venolen (r^2_{BL}: 0,92 vs. r^2_{RP}: 0,90) sowie für die Anzahl der perfundierten Sinusoide (r^2_{BL}: 0,85 vs. r^2_{RP}: 0,87) eine enge Übereinstimmung der mit beiden Methoden ermittelten Messwerte.

Diskussion

Die Ergebnisse unserer Untersuchung demonstrieren, dass die Visualisierung der hepatischen Mikrozirkulation der Ratte mittels OPS-Bildgebung möglich ist, und dass die Ergebnisse der quantitative Analyse mit den Messwerten der konventionellen Fluoreszenz-Intravitalmikroskopie sehr gut übereinstimmen. Eine lobäre Ischämie des linken Leberlappens für 20 Minuten resultierte in unserem Modell in einem sinusoidalen Perfusionsausfall (9,6%, midzonal), der in ähnlicher Ausprägung bereits in früheren Arbeiten dokumentiert wurde (Vollmar et al., 1994).

Schlußfolgerung

Die OPS-Bildgebung liefert qualitativ hochwertige Aufnahmen der Mikrozirkulation der Rattenleber unter Ausgangsbedingungen sowie während der postischämischen Reperfusionsphase. Weitere Untersuchungen müssen zeigen, ob CYTOSCAN™ A/R auch an der menschlichen Leber die quantitative Analyse der Mikrozirkulation ermöglicht.

Zusammenfassung

Hintergrund: Störungen der hepatischen Mikrozirkulation sind wesentlich an der Pathophysiologie der postischämischen Organdysfunktion nach Leberchirurgie sowie Transplantation beteiligt. Die quantitative Analyse der Mikrozirkulation war bisher jedoch nur am Tiermodell möglich.

Methodik: Das neue „OPS imaging" Verfahren könnte erstmals auch die quantitative Analyse der Mikrozirkulation der menschlichen Leber ermöglichen. Vor einem klinischen Einsatz muss jedoch die Validierung an einem Tiermodell erfolgen. An der ausgelagerten Rattenleber (n = 9) wurde an identischen mikrovaskulären Arealen die Mikrozirkulation mit OPS-Bildgebung und mit IVM aufgenommen und die Messwerte miteinander korreliert.

Ergebnisse: Mit dem „OPS imaging" Verfahren ist es möglich, qualitativ hochwertige Bilder der Mikrozirkulation der Rattenleber anzufertigen. Der statistische Vergleich zeigte eine sehr gute Übereinstimmung der Messwerte der beiden Instrumente.

Schlußfolgerung: Die OPS-Bildgebung konnte am Tiermodell validiert werden. Die klinische Evaluierung steht noch aus.

Abstract

Background: Quantitative analysis of the liver microcirculation can be performed by means of intravital fluorescence microscopy (IVM). However, because of the largeness of the instrumentation and the necessity of fluorescent dyes for contrast enhancement, the observation and analysis of the liver microcirculation has been limited to animal models so far.

Methods: The CYTOSCAN™ A/R presents as a portable intravital microscope. Using this method the contrast is obtained through the absorption of polarized light (OPS imaging) from hemoglobin so that no dyes are required. Validation in an animal model is necessary prior to clinical use. Therefore the purpose of this study was the validation of the CYTO-SCAN™ A/R against IVM in the rat liver. Under pentobarbital anesthesia the microcirculation of the left liver lobe was observed. Images were recorded prior to and after the induction of a warm lobar ischemia.

Results: From the CYTOSCAN™ A/R images it is possible to make accurate quantitative measurements of vessel diameter and sinusoidal perfusion rate. The statistical analysis of the data revealed a very good agreement between the two methods, indicating that the CYTOSCAN™ A/R can be used to make quantitative measurements of the microcirculation.

Conclusion: OPS imaging can successfully be used to determine postsinusoidal venular diameter and perfused sinusoids in the rat liver during baseline and postischemic reperfusion. The instrument has the potential to allow quantitative microcirculatory measurements in patients.

Literatur

Bland JM, Altmann DG (1986) Statistical Methods for assessing agreement between two methods of clinical measurement. Lancet i: 307–310

Groner W, Winkelmann JW, Harris AG, Ince C, Bouma GJ, Messmer K, Nadeau R, Orthoganal Polarization Spectral Imaging (OPS Imaging) A new method for study of the microcirculation
Nature Medicine 1999; 5: 1209–1213

Harris AG, Hecht R, Peer F, Nolte D, Messmer K (1997) An improved intravital microscopy system Int J Microcirc 17: 322–327

Klyscz T, Jünger M, Jung F, Zeintl H (1997)Cap Image – a newly developed computer aided videoframe analysis sytem for dynamic capillaroscopy. Biomed Technik 42: 168–175

Kondo T, Todoroki T, Hirano T, Schildberg FW, Messmer K (1998) Impact of ischemia-repefusion injury on dimensional changes of hepatic microvessels. Res Ex Med 198: 63–72

Post S, Palma P, Rentsch M, Conzales AP, Menger MD (1993) Differential impact of Carolina rinse and University of Wisconsin solution on microcirculation, leukocyte adhesion, Kupffer cell activity and biliary excretion after liver transplantation. Hepatology 18: 1490–1497

Post S und Meßmer K (1996) Die Rolle des Reperfusionsschadens Chirurg 67: 318–323

Vollmar B, Glasz J, Leiderer R, Post S and Menger M (1994) Hepatic microcirculation perfusion failure is a determinant of liver dysfunction in warm ischemia-reperfusion. Am J Pathol 145: 1421–1431

Korrespondenzadresse: Dr. med. S. Langer, Institut für Chirurgische Forschung, Ludwig-Maximilians-Universität München, Klinikum Großhadern, Marchioninistr. 15, 81366 München, Telefon: 089/7095-4355, Fax: 089/7095-4353, e-mail: slanger@icf.med.uni.muenchen.de

Hypotherme Oxygenierung der Rattenleber reguliert Heat shock Protein Expression sowie Apoptose Induktion

Reduced expression of heat shock protein HSP70 and apoptosis after hypothermic oxygenation of the rat liver

P. Dutkowski[1], D. Prawitt[2], T. Görres[1], M. Burbach[1] und Th. Junginger[1]

[1] Klinik für Allgemein- und Abdominalchirurgie, Universität Mainz
[2] Molelulare Genetik, Klinik für Pädiatrie, Universität Mainz

Einleitung

Im Rahmen der Lebertransplantation wird derzeit als Standardmethode eine kalte (4 °C) anaerobe Lagerung in Konservierungslösungen angewandt (UW-Lösung oder HTK Lösung). Diese Methode der Organkonservierung verursacht eine rasche metabolische Depletion mit Akkumulation von glykolytischen Endprodukten (Laktat) und Abfall der zellulären Energy charge (EC). Als Alternativmethode der Organkonservierung wurden experimentell Methoden zur Organoxygenierung nach Organentnahme entwickelt (oxygenierte Perfusion [1], retrograde Sauerstoffpersufflation [2]), die die Vorteile eines aeroben Stoffwechsels nutzen durch Aufrechterhaltung der zellulären Energy charge und Protektion der Membranverhältnisse. Durch die Oxygenierung unter hypothermen Bedingungen (4 °C) ist es zudem möglich eine vorbestehende Sauerstoffschuld abzubauen mit resultierender Energy charge Resynthese [3]. Reperfusionsexperimente am Modell der isolierten Rattenleber nach einer solchen hypothermen Oxygenierung sollten das Ausmaß des frühen Oxidationsschaden zeigen im Vergleich zu der reperfundierten Leber nach herkömmlicher anaerober kalter Lagerung. Durch eine azelluläre (Granulozytenfreie) Reperfusion sollten die Entstehungsmechanismen der Sauerstoffradikale sowie deren Korrelation mit dem zellulären Redoxzustand untersucht werden. Durch mRNA Isolierung sollte zusätzlich auf molekularer Ebene die Expression von Heat Shock Proteinen (HSP70) und Apoptose Faktoren (p53) verglichen werden nach hypothermer Oxygenierung und anaerober kalter Lagerung.

Methodik

Verwendet wurden männliche Brown Norway Ratten (250 g). Nach Flush der Leber mit kalter modifizierter UW-Lösung und Leberresektion in Äthernarkose wurde eine konventionelle kalte Organ-Lagerung über 10 h bei 4 °C in modifizierter UW-Lösung durchgeführt (n = 12) sowie in einer zweiten Experimentreihe eine hypotherme (4 °C) oszillierende oxygenierte Perfusion über 10 h durchgeführt (n = 12) mit modifizierter UW-Lösung. Am Ende der Konservierungsperiode wurden in einigen Versuchen aus Lebergewebe Parameter des Zellmetabolismus untersucht (Energy charge, Laktat, Glykogen). Anschließend erfolgte in beiden Experimentgruppen eine azelluläre ex vivo Reperfusion bei 37 °C mit Ringer Lösung + 50 μM oxidiertem Cytochrom c zur photometrischen Bestimmung von Superoxid-

Tabelle 1. Zellmetabolismus nach 10 h kalter Organkonservierung und nach Reperfusion

(je n = 6)	MDA (nmol/g Leber ww)	Glykogen (μmol/g Leber ww)	Laktat (μmol/g Leber ww)	Energy charge	Gallefluß (g/100 g Leber ww)
Nach 10 h kalter Lagerung	290,8 ± 8,8	181,8 ± 5,4	$9,3 ± 0,6^a$	$0,18 ± 0,02^a$	–
Nach 10 h oxygenierter Perfusion	282,9 ± 25,6	176,2 ± 19,3	2,9 ± 0,3	0,86 ± 0,04	–
Nach 10 h kalter Lagerung und Reperfusion	$451,7 ± 20,3^a$	26,5 ± 8,9	2,2 ± 0,2	$0,39 ± 0,03^a$	$0,44 ± 0,1^a$
Nach 10 h oxygenierter Perfusion und Reperfusion	340,5 ± 10,9	71,8 ± 13,8	2,6 ± 0,2	0,54 ± 0,04	0,74 ± 0,2

^{a} p < 0,01 (10 h Perfusion vs 10 h kalte Lagerung).

Anionen. Jeweils nach 40 Minuten ex vivo Reperfusion wurde aus Lebergewebe mRNA isoliert. Mit Hilfe der RT PCR wurde die Expression von HSP70 (Heat Shock Protein 70) und p53 untersucht. Die mRNA Isolierung erfolgte mit Quiogen Kits, die Primer wurden spezifisch für HSP70 und p53 augewählt und synthetisiert (MWG Biotechnical). Nach Überprüfung der cDNA durch die Expression von β-Actin erfolgte die Untersuchung auf Expression von HSP70 und p53 (Gelelektrophorese). Bei positivem Nachweis erfolgte in beiden Fällen eine Sequenzierung des Genprodukts. Weiterhin erfolgte die Bestimmung von thioreaktiven Barbituraten (MDA) und die Messung der Galleproduktion in der Reperfusion.

Ergebnisse

Die zelluläre Energy charge war nach kalter Lagerung signifikant depletiert (0,18 ± 0,02) im Gegensatz zu physiologischen Werten nach hypothermer Oxygenierung (0,83 ± 0,02) (Tabelle 1). Der Glygogenabbau war in beiden Gruppen nicht signifikant unterschiedlich während der Konservierungsperiode (Tabelle 1). Während der hypothermen Oxygenierung ebenso wie auch während der anaeroben kalten Lagerung kam es zu keiner signifikanten Lipidperoxidation (Tabelle 1). Bei der azellulären normothermen Reperfusion war die Formation von Superoxid Anionen signifikant geringer nach hypothermer Oxygenierung im Vergleich zur Reperfusion nach kalter Lagerung (Abb. 1). Die Lipidperoxidation und die Freisetzung intrazellulärer Enzyme (LDH) war ebenfalls signifikant höher in der Reperfusion nach kalter Lagerung (Tabelle 1). Keine der perfundierten Leberproben zeigte nach ex vivo Reperfusion die Expression von HSP70 oder p53, korrelierend zu der geringen Formation von Superoxid-Anionen. Bei Reperfusion von kalt gelagerten Organen hingegen wiesen alle Leberproben nach ev vivo Reperfusion eine deutliche Expression von HSP70 und p53 auf (Abb. 2), der Gallefluß war signifikant geringer nach kalter Lagerung im Vergleich zur oxygenierten Leber (0,44 ± 0,1 vs 0,74 ± 0,2 g Galle /100 g Leber ×40 min).

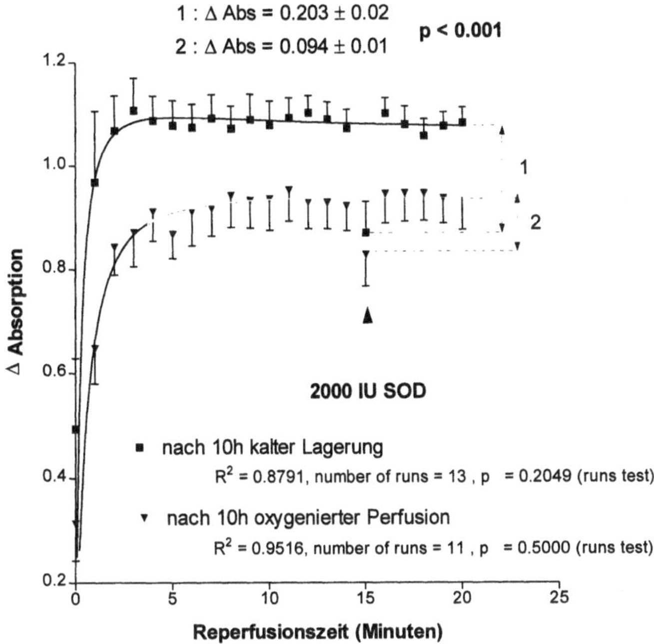

Abb. 1. Superoxid Anion Formation bei azellulärer normothermer Reperfusion nach 10 h oxygenierter Perfusion oder 10 h kalter Lagerung

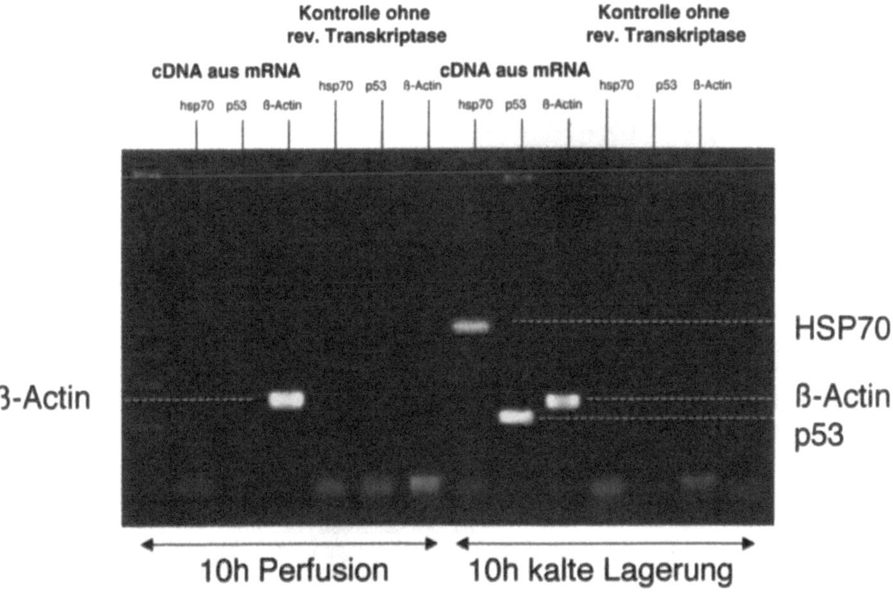

Abb. 2. Expression von HSP70 und p53 nach hypothermer oszillierender oxygenierter Perfusion und kalter Lagerung

Diskussion

Die vorgestellte Studie untersucht den Zusammenhang zwischen zellulärem Redoxzustand vor Reperfusion und dem Oxidationsschaden in der Reperfusion. Während der hypothermen Oxygenierung nach der vorgestellten Technik besteht dabei kein Hinweis auf eine Entstehung von Sauerstoffradikalen. Ein Oxidationsschaden zeigt sich jedoch in der azellulären Reperfusion auch ohne Präsenz von polymorphkernigen Leukozyten. Dies entspricht den Ergebnissen anderer Arbeitsgruppen, die die hauptsächliche Entstehung von reaktiven Sauerstoffspezies in Mitochondrien favorisieren [4]. Die jetzigen Ergebnisse bestätigen dabei eine Korrelation der Formation von Superoxidanionen und der Lipidperoxidation mit der zellulären Energy charge. Erklärbar ist dieser Effekt dadurch, daß bei hypothermer Oxygenierung das Potential von reduzierten elektronenübertragenden Coenzymen (NADH) verringert werden kann und möglicherweise dann in der Reperfusionsphase eine Leckage von Elektronen innerhalb der mitochondrialen Atmungskette verhindert wird.

Eine Beeinflussbarkeit des Oxidationsschadens durch eine Änderung des Redoxzustands eines Organs während der Konservierungsphase könnte daher durch eine hypotherme Oxygenierung realisiert werden. Einer solchen Konditionierung vorgeschädigter Organe kommt eine große Bedeutung zu: Eine nicht invasive quantitative Determinierung des Redoxzustands eines zu transplantierenden Organs könnte eine Prognose des zu erwartenden Oxidationsschadens ermöglichen und so gezielt marginale bisher nicht transplantierbare Organe nach einer definierten Periode einer postischämischen Oxygenierung zur Transplantation verwendet werden.

Zusammenfassung

Hintergrund: Ziel dieser Studie war es festzustellen, ob die Formation von Sauerstoffradikalen als initiierender Faktor des Reperfusionsschadens und des programmierten Zelltods (Apoptose) beeinflusst werden kann durch eine hypotherme Oxygenierung.

Methodik: Verwendet wurden Brown Norway Ratten (250 g). Es wurde eine konventionelle kalte Organ-Lagerung über 10 h bei 4 °C in modifizierter UW-Lösung durchgeführt (n = 12) sowie in einer zweiten Experimentreihe eine hypotherme (4 °C) oxygenierte Perfusion über 10 h durchgeführt (n = 12). Anschließend erfolgte in beiden Experimentgruppen eine azelluläre ex vivo Reperfusion bei 37 °C mit Ringer Lösung + 50 μM oxidiertem Cytochrom c über 40 Minuten zur photometrischen Bestimmung von Superoxid-Anionen. Untersucht wurde die Expression von HSP 70 (Heat Shock Protein 70) und p53. Weiterhin erfolgte die Bestimmung von thioreaktiven Barbituraten (MDA) und die Messung der Galleproduktion in der Reperfusion.

Ergebnisse: Die zelluläre Energy charge war nach kalter Lagerung signifikant depletiert (0,18 ± 0,02) im Gegensatz zu physiologischen Werten nach hypothermer Oxygenierung (0,83 ± 0,02). Keine der perfundierten Leberproben zeigte nach ex vivo Reperfusion die Expression von HSP70 oder p53, korrelierend zu einer geringen Formation von Superoxid-Anionen. Bei Reperfusion von kalt gelagerten Organen hingegen bestand eine deutlich gesteigerte Freisetzung von Superoxid-Anionen, alle Leberproben dieser Experimentgruppe wiesen außerdem nach ev vivo Reperfusion eine deutliche Expression von HSP70 und p53 auf, der Galllefluß war signifikant geringer (0,44 ± 0,1 vs 0,74 ± 0,2 g Galle /100 g Leber × 40 min).

Schlußfolgerung: Die Ergebnisse bestätigen, daß nach Resynthese der Energy charge eine signifikant geringere Sauerstoffradikalfreisetzung bei der ex vivo Reperfusion besteht. Dies führt weiterhin auf zellulärer Ebene zu einer verminderten Expression von Heat Shock Proteinen und Apoptose-Faktoren. Eine Beeinflussung des Zellmetabolismus sowie des Reperfusionsschadens erscheint daher möglich durch eine hypotherme Oxygenierung und könnte dadurch eine neue Perspektive der Konditionierung ischämischer Organe vor Transplantation eröffnen.

Abstract

Background: The aim of this study was to investigate whether oxidative stress during reperfusion of the rat liver after a certain preservation period could be modified by the technique of hypothermic oxygenated perfusion.

Methods: Male brown Norway rats were used. Two experimental groups were chosen: 10-h cold storage ($n = 12$) and 10-h oxygenated perfusion ($n = 12$) with modified UW solution. Normothermic acellular reperfusion was performed over a period of 40 min using Ringer solution with 50 µM oxidized cytochrome c to measure the rate of superoxide anions. After reperfusion mRNA was isolated and the expression of HSP70 and p53 was studied. Metabolites such as energy charge, lipid peroxidation, lactate and glycogen were measured before and after reperfusion and compared between both experimental groups.

Results: Energy charge was depleted after cold storage and resynthesized during oxygenated perfusion. During reperfusion the formation of superoxide anions and the amount of lipid peroxidation was significantly less following hypothermic perfusion as compared to simple cold storage. This correlated with no expression of hsp70 and p53 after hypothermic perfusion as compared to strong expression of hsp70 and p53 after cold storage.

Conclusion: The results show that significantly less oxidative stress occurred after resynthesis of cellular energy charge during organ preservation by oxygenated perfusion. Because energy charge resynthesis is possible even in depleted organs, this is a new aspect in conditioning ischemic organs and thus diminishing reactive oxygen substances during transplantation.

Literatur

1. Dutkowski P, Schönfeld S, Odermatt B, Heinrich T, Junginger T (1998) Rat liver preservation by hypothermic oscillating liver perfusion compared to simple cold storage. Cryobiology 36: 61–70
2. Minor T, Isselhard W (1996) Synthesis of high energy phosphates during cold ischemic rat liver preservation with gaseous oxygen insufflation. Transplantation 61: 20–24
3. Dutkowski P, Odermatt B, Heinrich T, Schönfeld S, Watzka M, Winkelbach V, Krysiak M, Junginger T (1998) Hypothermic oscillating liver perfusion stimulates ATP Synthesis prior to transplantation. J Surg Res 80: 365–372
4. Skulachev VP (1998) Cytochrome c in the apoptotic and antioxidant cascades. FEBS Letters 423: 275–280

Korrespondenzaddresse: Dr. P. Dutkowski, Klinik für Allgemein- und Abdominalchirurgie, Universität Mainz, Langenbeckstraße 1, 55101 Mainz, Telefon: 06131 177291, Fax: 06131 176630

Prävention des Ischämie-/Reperfusionsschadens nach Lebertransplantation durch anti-apoptotische Therapie

Prevention of ischemia/reperfusion injury after liver transplantation with anti-apoptotic therapy

A. Meyer zu Vilsendorf[1], A. Jörns[2], H. K. Biesalski[3] und E. Nagel[1]

[1] Klinik für Abdominal- und Transplantationschirurgie, Medizinische Hochschule Hannover
[2] Zentrum Anatomie, Medizinische Hochschule Hannover
[3] Institut für Biologische Chemie und Ernährungswissenschaften, Universität Hohenheim, Stuttgart

Einleitung

Mit elektronenmikroskopischen und molekularbiologischen Methoden wurden neuerdings apoptotische Zellen in Biopsien nach klinischer Lebertransplantation nachgewiesen [1]. In diesem Zusammenhang stellt sich nun die Frage, ob die Apoptose im Lebertransplantat durch Abstoßungsreaktionen verursacht oder im Rahmen des Ischämie-/Reperfusionsschadens induziert wurde. Um immunologische Ursachen bei der experimentellen Untersuchung systematisch ausschließen zu können, wurden orthotope Lebertransplantationen im syngenen Transplantationsmodell an der Ratte durchgeführt. Die differentielle morphologische Betrachtung des Zelltods nach hypothermer Organkonservierung und Reperfusion sollte im Hinblick auf die Art des Zelltods – Nekrose vs. Apoptose – sowie im Hinblick auf die spezielle Schädigung parenchymatöser bzw. nicht-parenchymatöser Zellen im transplantierten Organ erfolgen. Insbesondere sollten therapeutische Optionen zur Verhinderung einer apoptotischen Endothelschädigung evaluiert werden. Dazu wurde eine Versuchsgruppe präoperativ mit Vitamin E behandelt.

Methode

Arterialisierte orthotope Lebertransplantationen wurden bei männlichen syngenen Lewis Ratten (n = 46) mit einem durchschnittlichen Körpergewicht von 261 (± 32) g durchgeführt. Die Organkonservierung erfolgte in 4° HTK Lösung. Die Dauer der hypothermen Ischämie betrug 4 h. Die Gefäßanastomosen wurden mit fortlaufender Nahttechnik (Venen) bzw. Einzelstichnähten (Arterie) fertiggestellt [2]. Nach 3, 6, 12 oder 24 h Reperfusion wurden die Tiere getötet und Transplantatbiopsien entnommen. Nekrotische Zellen auf den Schnitten wurden mit dem Trypan Blau Exklusionstest detektiert. Zur Abschätzung des hepatozellulären Schadens wurde die Freisetzung hepatozellulärer Enzyme in das Serum gemessen. Apoptotische Leberzellen wurden molekularbiologisch mit der in situ end labelling Methode (TUNEL-Test) sowie ultrastrukturell mittels Elektronenmikroskopie (EM) auf den Schnitten nachgewiesen. In weiteren Versuchsgruppen wurden Donor (n = 12) und/oder Empfänger (n = 12) mit einer wasserlöslichen Applikationsform des antioxidativen Vitamins α-Tocopherol (Vitamin E) behandelt. Die Tiere erhielten die Vitamininfusion 24 h präoperativ.

Ergebnisse

Unter den gewählten Versuchsbedingungen fanden sich in der Gruppe der unbehandelten Tiere mit dem Trypan Blau Exklusionstest nur sehr vereinzelt nekrotische Zellen im Lebertransplantat. Mit dem TUNEL Test konnten jedoch apoptotische Zellen bei allen Kontrolltieren nachgewiesen werden. Die ersten apoptotischen Zellen konnten 3 h nach Reperfusion nachgewiesen werden, ein Maximum fand sich nach 24 h. TUNEL positive Zellkerne wurden vor allem im Bereich des sinusoidalen Endothels detektiert ($25{,}1 \pm 2{,}1$ TUNEL positive Zellkerne von Endothelzellen pro mikroskopischem Feld). Nur sehr vereinzelt fielen positive Zellkerne von Hepatozyten auf. TUNEL positive Endothelzellkerne fanden sich besonders ausgeprägt im perizentralen Bereich. Vereinzelt wurden Kupffersche Sternzellen mit TUNEL positiven Einschlüssen im Zytoplasma gefunden als Hinweis auf eine Phagozytose von apoptotischen Körperchen. Die apoptotischen Veränderungen endothelialer Zellen konnten elektronenmikroskopisch bestätigt werden. Hier fanden sich intakte Zellkerne von Hepatozyten mit dem typischen Chromatinmuster. Veränderungen, die für eine Apoptose typisch sind, wie Kondensation des Chromatins und Anzeichen der Kernfragmentierung, fanden sich dagegen bei den Endothelzellen, von denen einige zudem aus dem Gewebeverband gelöst waren. Nach Vorbehandlung der Spender (n = 12), nicht aber der Empfänger (n = 12), mit dem Antioxidans α-Tocopherol wurde die Apoptose endothelialer Zellen deutlich gehemmt. So war nach Vorbehandlung der Spender die Anzahl TUNEL positiver Zellkerne von Endothelzellen pro mikroskopischem Feld ($5{,}4 \pm 0{,}4$) im Vergleich zu den Kontrollen signifikant reduziert. Parallel fand sich dazu eine verringerte Freisetzung hepatozellulärer Enzyme in dieser Gruppe.

Diskussion

Nach Lebertransplantation wurde eine spezifische apoptotische und keine nekrotische Schädigung endothelialer Sinusoidalwandzellen *in vivo* gefunden. Damit konnten die Ergebnisse von Untersuchungen an Zellkulturen bestätigt werden, wonach eine hypotherme Organkonservierung spezifisch die Apoptose von Endothelzellen induziert [3]. *In vivo* bedingt die Apoptose von Endothelzellen möglicherweise die Entwicklung folgenschwerer Mikrozirkulationsstörungen im Rahmen des Ischämie-/Reperfusionsschadens. Da im syngenen Kleintiermodell Abstoßungsreaktionen systematisch ausgeschlossen werden können, kann die Apoptoseinduktion hier allein auf Ischämie- und Reperfusion zurückgeführt werden. Therapeutisch konnte durch Vorbehandlung der Spender mit dem Antioxidans α-Tocopherol, welches sich in den Endothelzellen anreichert, eine Inhibition der Apoptose endothelialer Zellen, sowie eine signifikante Reduktion des Ischämie-/Reperfusionsschadens erzielt werden. Der Nachweis einer Verringerung der apoptotischen Schädigung nach Vitamin E Behandlung bei Lebertransplantation ist ein Hinweis dafür, daß Vitamin E möglicherweise auch bei anderen Formen chirurgisch bedingter Ischämie eine protektive Rolle spielen könnte.

Zusammenfassung

In einer tierexperimentellen Arbeit wurde das Auftreten von Apoptose beim Ischämie-/Reperfusionsschaden nach Lebertransplantation untersucht. Rattenlebern wurden nach hypothermer Organkonservierung in HTK Lösung syngen transplantiert und anschließend das Ausmaß der Apoptose bestimmt. Dabei konnte gezeigt werden, daß es nach hypothermer Ischämie und Reperfusion zu einer apoptotischen Schädigung vor allem endothelialer Zellen kommt. Nach Vorbehandlung mit α-Tocopherol konnte die Apoptose endothelialer Zellen signifikant gehemmt werden. Wir vermuten, daß die apoptotische Endothelzellschädigung in der frühen Reperfusionsphase eine wichtige Rolle in der Pathogenese des Ischämie-/Reperfusionsschadens nach Lebertransplantation spielt.

Abstract

The incidence of apoptosis during ischemia/reperfusion injury after liver transplantation was studied in the syngeneic rat model. After organ preservation in hypothermic HTK solution rat livers were grafted orthotopically. The incidence of apoptosis was examined at different time points after reperfusion. Shortly after reperfusion we found apoptotic cell death in endothelial cells. After pretreatment with α-tocopherol apoptosis of endothelial cells could be prevented. Thus we conclude that endothelial cell apoptosis during the early reperfusion period is a key event during ischemia/reperfusion injury after liver transplantation.

Literatur

1. Borghi-Scoazec G, Scoazec JY, Durand F, Bernuau J, Belghiti J, Feldmann G, Henin D, Degott C (1997) Apoptosis after ischemia-reperfusion in human liver allografts. Liver Transpl. Surg. 3(4): 407–415
2. Engemann R, Technique for orthotopic rat liver transplantation. In: Thiede A, Deltz E, Engemann R and Hamelmann H (1985) Microsurgical models in rats for transplantation research. Springer Verlag, Berlin, Heidelberg, S. 69–89
3. Rauen U, Polzar B, Stephan H, Mannherz HG, De Groot H (1999) Cold-induced apoptosis in cultured hepatocytes and liver endothelial cells: mediation by reactive oxygen species. FASEB (13): 155–168

Korrespondenzadresse: Dr. med. Andreas Meyer zu Vilsendorf, Dipl. Biol., Klinik für Viszeral- und Transplantationschirurgie, Medizinische Hochschule Hannover, 30625 Hannover, Telefon: 0511-532-6312, Fax: 0511-532-4010, e-mail: meyer.andreas@mh-hannover.de

Systematische Analyse der Temperaturabhängigkeit des mikrovaskulären Ischämie-Reperfusionsschadens der Leber

Influence of organ temperature during ischemia on hepatic microvascular I/R injury

P. Biberthaler, B. Luchting, S. Langer, F. Krombach und K. Meßmer

Institut für Chirurgische Forschung, Ludwig-Maximilians-Universität München, Klinikum Großhadern

Einleitung

Der Ischämie-Reperfusionsschaden (IRS) stellt ein relevantes Problem bei Lebertransplantation und Leberresektion bei passagerer Blutsperre sowie bei der Primärtherapie nach hämorrhagischem Schock dar. Der IRS beeinträchtigt die hepatische Mikrozirkulation; es entwickeln sich ein kapilläres Perfusionsdefizit und Leukozyten-Endothelzell-Interaktionen in den postsinusoidalen Venolen mit Parenchymschaden und konsekutiver Funktionseinschränkung. Bekannt ist, daß sich dieser mikrovaskuläre IRS der Leber durch Hypothermie während der Ischämie reduzieren läßt [1]. Eine systematische in vivo Analyse der Temperaturabhängigkeit des IRS liegt bislang jedoch nicht vor. Ziel der Studie war es daher, mittels intravitaler Fluoreszenzmikroskopie (IVM) den Einfluß der Organtemperatur während der Ischämie auf den mikrovaskulären IRS der Leber quantitativ zu analysieren.

Methodik

Es wurden weibliche C57BL/6 Mäuse (Alter: 6–8 Wochen, Gewicht: 20–25 g) in Inhalationsanaesthesie (FiO$_2$: 35%, N$_2$O: 63%, Isoflurane 2%) auf einer Heizplatte positioniert. In die A. carotis communis und in die V. jugularis interna wurden Polyethylenkatheter (PE 50, ID 0,28 mm, Portex, Hythe, GB) zur Messung des mittleren arteriellen Blutdruckes (MAP) sowie zur Flüssigkeitssubstitution und Applikation von Fluoreszenzfarbstoffen eingebracht. Nach querer Laparotomie wurde der linke Leberlappen auf einer Kunststoffschale ausgelagert und eine isolierte, reversible 90-minütige Ischämie durch das Abklemmen des versorgenden Gefäß-Nerven-Bündels mit einem Mikrogefäßclip (Branchenlänge: 4 mm) induziert. Um hypotherme Bedingungen während der Ischämie zu gewährleisten wurde mittels kontinuierlicher Superfusion mit kalter NaCl-Lösung der isolierte Lappen jeweils bei Temperaturen von 4 °C, 15 °C und 26 °C gehalten. Bei den Tieren der Kontrollgruppe (n = 7) betrug die Organtemperatur 37 °C. Tiere ohne Induktion einer Ischämie (Sham) dienten zur Kontrolle (n = 7) der Stabilität des Modells. Nach 30 min bzw. 240 min Reperfusion wurde die hepatische Mikrozirkulation nach intravenöser Applikation von FITC-Dextran (0,1 ml, 5%, MWG 150 000, Sigma Aldrich, St. Louis, USA) anhand des sinusoidalen Perfusionsindex (SPI) beurteilt. Zur Visualisierung der Leukozyten-Endothelzell-Interaktion wurde Rhodamin-6G (0,1 ml, 0,05%, MWG 479, Sigma

Aldrich, St. Louis, USA) i. v appliziert und adhärente Leukozyten, welche länger als 20 Sekunden an einer identischen Stelle in den postsinusoidalen Venolen anhafteten als „Sticker" pro mm² Endothelzelloberfläche bestimmt. Die mittels IVM gewonnenen Bilder wurden auf Video aufgezeichnet und off-line computergestützt ausgewertet (CapImage [4]). Zur Quantifizierung des Leberzellschadens wurde den Tieren am Versuchsende Blut abgenommen, um im Serum die Aktivitäten der Enzyme GOT und GPT in IU/L zu bestimmen.

Ergebnisse

Der SPI der Tiere der Sham-Gruppe betrug nach 30 min Reperfusion 93 % bzw. 84 % nach 240 min Reperfusion. In der normothermen Kontrollgruppe reduzierte sich der SPI nach 30 min Reperfusion im Vergleich zur Sham-Gruppe signifikant um 15 %, während in den hypothermen Gruppen lediglich eine Reduktion von 1 %–4 % gemessen wurde. Nach 240 min Reperfusion war der SPI in der 37 °C-Gruppe mit 34 % signifikant gegenüber der Sham-Gruppe vermindert, während bei den hypothermen Gruppen nur eine Einschränkung von 1 %–2 % zu beobachten war. Die Anzahl der adhärenten Leukozyten in den postsinusoidalen Venolen war in der 37 °C-Gruppe nach 30 min Reperfusion mit 194 [1/mm²] und nach 240 min mit 256 [1/mm²] im Vergleich zu den hypothermen Gruppen signifikant erhöht. Die Aktivität der GOT betrug in der Sham-Gruppe wie in den hypothermen Gruppen zwischen 506 und 970 IU/L, die der GPT zwischen 62 und 165 IU/L. Im Gegensatz waren die Aktivitäten der GOT und GPT nach normothermer Ischämie mit 6190 IU/L bzw. 1186 IU/L signifikant gegenüber allen anderen Gruppen erhöht.

Diskussion

Unsere Ergebnisse zeigen, daß der mikrovaskuläre IRS der Leber durch Hypothermie während Ischämie im Vergleich zu normothermer Ischämie signifikant reduziert werden konnte. Dabei fand sich an der Mäuseleber die optimale Protektion vor Beeinträchtigung der mikrovaskulären Perfusion bereits bei 15 °C. Post et al. [1] haben anhand der sinusoidalen Perfusion gezeigt, daß der mikrovaskuläre hepatische IRS unter hypothermen Bedingungen bei 4 °C signifikant geringer ist. Diese Ergebnisse spiegeln sich in der Analyse des SPI wider, wobei die optimale Ischämietemperatur bereits bei 15 °C erreicht scheint. Die Leukozyten-Endothelzell-Interaktion findet sich bereits bei 15 °C gegenüber normothermer Ischämie signifikant reduziert, ebenso war die Freisetzung von Leberenzymen als Indikator eines hepatozellulären Zellunterganges in Normothermie gegenüber der Sham-Gruppe signifikant erhöht.

Zusammenfassung

Eine systematische Analyse der Temperaturabhängigkeit des mikrovaskulären Ischämie-Reperfusionsschadens der Leber liegt bislang nicht vor, daher ist die optimale Temperatur für die Leberprotektion nicht bekannt.

Methodik: An der Maus wurde eine isolierte reversible Ischämie für 90 min gefolgt von 240 min Reperfusion induziert. Die Temperatur des ischämischen Organs wurde mittels Superfusion kontrolliert. 3 Versuchsgruppen (n = 7) mit einer Organtemperatur von 4 °C, 15 °C und 26 °C wurden einer normothermen Gruppe (37 °C) und einer Sham-operierten Gruppe (n = 7) gegenübergestellt. Die Qualität der mikrovaskulären Perfusion wurde mittels Intravitaler Fluoreszenzmikroskopie (IVM) nach 30 min und 240 min Reperfusion analysiert, dabei wurden der sinusoidale Perfusionsindex (SPI) und die Leukozyten-Endothelzell-Interaktion in postsinusoidalen Venolen bestimmt. Am Ende des Versuches wurden die Aktivitäten der Leberenzyme GOT und GPT im Serum gemessen.

Ergebnisse: Die makrohämodynamischen Parameter und die Körperkerntemperatur waren in den Versuchsgruppen im Vergleich zur Sham-Gruppe nicht signifikant unterschiedlich. Durch hypotherme Ischämie konnte der mikrovaskuläre hepatische IRS signifikant reduziert werden. Die Serumaktivität der GOT und GPT war in der 37 °C-Gruppe gegenüber den übrigen Versuchsgruppen signifikant erhöht.

Schlußfolgerung: Die für die normotherme Ischämie bekannte Beeinträchtigung der sinusoidalen Perfusion und der hepatozellulären Integrität kann durch Hypothermie signifikant reduziert werden. An der Mäuseleber fand sich die optimale Protektion der mikrovaskulären Perfusion bei einer Temperatur von 15 °C. Das Modell erlaubt, die molekularen Initialmechanismen in Sinusoidal- und Endothelzellen zu studieren.

Abstract

Background: Ischemia-reperfusion (I/R) injury of the hepatic microcirculation is clearly reduced after hypothermic ischemia of the organ. However, no systematic investigation of the influence of the temperature of the ischemic organ exists so far. Therefore, the aim of our study was to investigate the temperature dependency of hepatic microvascular I/R damage using intravital fluorescence microscopy (IVM).

Methods: In C57BL/6 mice a reversible isolated ischemia of the left liver lobe was induced for 90 min followed by 240-min reperfusion. Ischemic organ temperature was adjusted using superfusion with NaCl (0.9%). In three groups organ temperature was kept at 4 °C, 15 °C and 26 °C as compared to the normothermic group at 37 °C and the sham-operated group. The hepatic microcirculation was analysed using IVM after 30-min and 240-min reperfusion by quantifying the sinusoidal perfusion index (SPI) and the leukocyte-endothelial cell interaction (LEI) in postsinusoidal venules. For determination of cellular damage the activities of GOT (AST) and GPT (ALT) were measured at the end of the experiment.

Results: After normothermic ischemia the hepatic microvascular perfusion was significantly impaired as compared to the sham-group. In the hypothermic liver this damage was significantly reduced and was not different from livers of the sham-group. The liver enzyme activity of the normothermic group was significantly higher than that of the sham-group and all hypothermic groups.

Conclusion: The microvascular perfusion of the liver is protected by exposure to hypothermic organ ischemia. In the liver of the mouse, this protective effect was encountered at an ischemic tissue temperature of 15 °C.

Literatur

1. Post S, Palma P, Rentsch M, Gonzalez AP, Menger MD. Hepatic reperfusion injury following cold ischemia in the rat: potentials of quantitative analysis by in vivo fluorescence microscopy. Prog Appl. Microcirc. Basel, Karger, 1993, 19: 152–166
2. Horie Y, Wolf R, Flores SC, McCord JM, Epstein CJ, Granger DN. Transgenic mice with increased copper/zinc-superoxide dismutase activity are resistant to hepatic leukostasis and capillary no-reflow after gut ischemia/reperfusion Circ Res. 1998;83: 691–696
3. Schlossberg-H; Zhang-Y; Dudus-L; Engelhardt-JF. Expression of c-fos and c-jun during hepatocellular remodeling following ischemia/reperfusion in mouse liver. Hepatology. 1996; 23: 1546–1555
4. Klyscz T, Jünger M, Jung F, Zeintl H. Cap Image – a newly developed computer aided videoframe analysis system for dynamic capillaroscopy. Biomed Technik 1997;42: 168–175

Korrespondenzadresse: Dr. med. Peter Biberthaler, Institut für Chirurgische Forschung, Klinikum Großhadern, Ludwig-Maximilians-Universität München, Marchioninistraße 15, 81366 München, Telefon: ++49-89-7095-4355, Fax: ++49-89-7095-4353, e-mail: bibe@chi.med.uni-muenchen.de

Vermindert Polynitroxyliertes Albumin (PNA) als Radikalfänger den Ischämie-/Reperfusionsschaden?

Effect of polynitroxylated albumin (PNA) on ischemia/reperfusion injury

G. Cernaianu[1], M. Steinbauer[2], M. Guba[2], M. Büchner[1], M. Anthuber[2] und K. W. Jauch[2]

[1] Chirurgische Forschung, Klinik und Poliklinik für Chirurgie
[2] Klinik und Poliklinik für Chirurgie, Regensburg

Einleitung

Die Bedeutung von freien Sauerstoffradikalen für die Entstehung des Ischämie-/Reperfusions (I/R)-Schadens konnte bereits vielfach gezeigt werden. Nitroxyle fanden als Radikalfänger aufgrund ihrer raschen Inaktivierung im Gewebe in vivo und aufgrund von hämodynamischen Nebenwirkungen bisher keine klinische Anwendung. Durch die Bindung von Nitroxylgruppen an Albumin konnte die Halbwertszeit verlängert und die Nebenwirkungen vermindert werden. Darüberhinaus konnter für PNA eine Verminderung des I/R Schadens nach cerebraler [1] und cardialer Ischämie [2] gezeigt werden.

Ziel dieser Studie war es mittels intravitalmikroskopischen Untersuchungen einen möglichen positiven Effekt von PNA auf den I/R Schaden zu beurteilen und die wirksamste Dosierung in vivo zu ermitteln.

Material und Methoden

Zwei Tage nach Implantation der transparenten Rückenhautkammer sowie eines arteriellen Carotis-Katheters und eines venösen Jugularis-Katheters am Syrischen Goldhamster in Ketamin/Xylazin Narkose (100 und 10 mg/kg Gesamtgewicht des Tieres (b. w.)) wurden mittels intravitaler Fluoreszenzmikroskopie (Fluoreszenzfarbstoffe: FITC-Dextran 150, Rhodamin 6G und Propidium Jodid) Funktionelle Kapillardichte (FCD), Leukozyten-Adhärenz und zellulärer Schaden 30 min sowie 2 h und 4 h nach einer 4stündigen Tourniquet-Ischämie untersucht. Parallel dazu wurden Herzfrequenz, mittlerer arterieller Blutdruck und Hämatokrit bestimmt. Die Tiere der 5 Gruppen (n = 6) erhielten 15 min vor Reperfusion eine 45minütige Infusion von entweder 0,5% b. w. Albumin 20% (BRK München), 0,5% b.w. PNA 20% (Braun, Melsungen), 1% b. w. Albumin 20%, 1% b.w. PNA 20% bzw. physiologische Kochsalzlösung.

Ergebnisse

Die Infusion von 1% b. w. Albumin und PNA führte zu einer signifikanten Hämodilution von 44% auf 33% 2 h nach Reperfusion. PNA bzw. Albumin in der Dosierung 1% b. w. verbessern die postischämische FCD und reduzieren die Leukocytenadhärenz im Vergleich zur NaCl-Gruppe. Zwischen Albumin und PNA zeigt sich jedoch kein Unterschied.

Lediglich der zelluläre Schaden 2 h und 24 h nach Reperfusion wird durch PNA (1% b. w.) im Vergleich zu Albumin vermindert (3,3 ± 1,0 vs. 8,3 ± 2,8 Propidium positiver Zellen n. 2 h sowie 41,4 ± 2,5 vs. 45,9 ± 5,3% n. 4 h). PNA und Albumin in der Dosierung 0,5% b. w. vermindern den zellulären Schaden im Vergleich zu NaCl, haben jedoch keine signifikante Wirkung auf FCD oder Leukocytenadhärenz.

Schlußfolgerung

PNA führt in der Dosierung 1% b. w. zu einer Reduktion des I/R-Schadens. Auch für Albumin in der Dosierung von 1 % b. w. konnte ein positiver Effekt nachgewiesen werden. Ein Teil der PNA-Wirkung dürfte deswegen nicht nur auf die gekoppelten Nitroxylgruppen zurückzuführen sein, sondern ist Folge der induzierten Hämodilution und einer eigenen Sauerstoffradikalfängerkapazität von Albumin [3]. Hämodilution führt über eine verbesserte Perfusion des Gewebes zu einer Steigerung des Sauerstoffangebotes im postischämische Gewebe um bis zu 66% [1].

Zusammenfassung

Hintergrund: Ziel der Studie war es die Wirkung des PNA auf die Begrenzung des Ischämie-Reperfusionsschadens zu untersuchen, und die dabei effektivste Dosierung zu ermitteln.

Methodik: Das Vesuchsmodell beinhaltete eine vierstündige Tourniquet-Ischämie am Modell der transparenten Rückenhautkammer des syrischen Goldhamsters.

Die intravitalmikroskopisch erfassten Parameter funktionelle Kapillardichte (FCD), Leukocytenadhärenz, sowie FITC-Dextran-Extravasation und Anzahl avitaler (Propidium-Jodid positiver) Zellen wurden vor Ischämie und $\frac{1}{2}$ h, 2 h und 24 h nach Reperfusion erhoben.

Ergebnisse: PNA und Albumin reduzierten den postischämischen mikrovaskulären Perfusionsausfall, die Leukozytenadhäsion sowie den zellulären Schaden. Die wirksamste Dosis war 1% b. w.

Schlußfolgerung: Die positiven Effekte von PNA auf den I/R Schaden sind damit nicht nur auf die Scavangerfunktion der Nitroxygruppen zurückzuführen, sondern auch auf eine induzierte Hämodilution und die Fähigkeit von Albumin Sauerstoffradikale zu eliminieren.

Abstract

Background: Oxygen radicals play a fundamental role in the development of ischemia/reperfusion (I/R) injury. This designates radical scavengers as a promising therapeutical approach. Polynitroxylated albumin (PNA) has been developed to withstand immediate degradation in the tissue and induce a protective impact on I/R injury.

The objectives of this study were to elucidate (1) whether the radical scavenger polynitroxylated albumin (PNA) is able to reduce ischemia/reperfusion injury, (2) what the most effective dose of PNA in vivo is.

Methods: Experiments were performed using a 4-h tourniquet ischemia model in the hamster dorsal skinfold chamber. Five groups ($n = 6$) of animals were randomized to receive a 45-min infusion of either 0.5% body weight (b.w.) albumin or PNA, 1% b.w. albumin or PNA or saline solution 15 min prior to reperfusion. Intravital fluorescence microscopy allowed for quantification of functional capillary density (FCD), leukocyte adherence and cellular viability (propidium jodide staining) prior to ischemia and 0.5 h, 2 h and 24 h after reperfusion.

Results: PNA effectively reduced postischemic microvascular perfusion failure, leukocyte adhesion and tissue injury. PNA was most effective at a dose of 1% b.w. However, the same effects could be demonstrated for albumin 1% b.w.

Conclusion: Although free oxygen radical scavenging seems to be the underlying mechanism for the beneficial effects of PNA on I/R injury, hemodilution and radical scavenging of albumin contribute at least in part to the observed effects.

Literatur

1. Beaulieu C, Busch E, Rother J, de Crespigny A, Hsia CJ, Moseley ME (1998) Polynitroxyl albumin reduces infarct size in transient focal cerebral ischemia in the rat: potential mechanisms studied by magnetic resonance imaging. J Cereb Blood Flow Metab 18: 1022–1031
2. Kuppusamy P, Wang P, Zweier JL (1996) Electron paramagnetic resonance imaging of rat heart with nitroxide and polynitroxyl-albumin. Biochemistry 35: 7051–7057
3. Holt ME, Ryall ME, Campbell AK (1984) Albumin inhibits human polymorphonuclear leucocyte luminol-dependent chemi-luminescence: evidence for oxygen radical scavenging. Br J Exp Pathol 65: 231–241

Korrespondenzadresse: G. Cernaianu, Chirurgische Forschung, Universitätsklinikum, Regensburg, Forschungsbau H4, 93042 Regensburg, Telefon: 0049-941-944-6980, Fax: 0049-941-944-6994, e-mail: grigore.cernaianu@klinik.uni-regensburg.de

Glycin verlängert das Überleben nach warmer Ischämie und Leberteilresektion im Tiermodell

Glycine improves survival after warm ischemia and liver resection in rats

P. Schemmer[1], H. Bunzendahl[2], R. G. Thurman[3], Ch. Herfarth[1] und E. Klar[1]

[1] Chirurgische Universitätsklinik Heidelberg, Abteilung 2.1
Depts. of [2]Surgery, [3]Pharmacology, University of North Carolina at Chapel Hill, USA

Einleitung

Der einzige kurative Therapieansatz bei Malignomen der Leber ist deren vollständige chirurgische Entfernung. Leberfunktionsstörungen bis hin zum Versagen des Restgewebes sind trotz optimierter chirurgischer Technik und postoperativer Behandlung nach Leberteilresektionen selbst dann zu beobachten, wenn das Volumen des verbleibenden Gewebes eine ausreichende Organfunktion gewährleisten könnte [3]. Die Ursachen für dieses Phänomen sind weitgehend unbekannt. Es gibt jedoch Hinweise für eine Beteiligung von aktivierten Kupfferzellen, die für die Entstehung von Leberfunktionsstörungen eine zentrale Rolle spielen [3]. Durch die zur Kontrolle des intraoperativen Blutverlustes häufig durchgeführte Unterbrechung des hepatischen Blutflusses kommt es zur Ischämie des Lebergewebes, die prinzipiell Kupfferzellen aktivieren kann [7].

Glycin, eine nicht-essentielle Aminosäure, minimiert hypoxische Leberschäden und verhindert die Aktivierung von Kupfferzellen im Perfusionsmodell [9]. In dieser Studie wird daher die Arbeitshypothese überprüft, daß Glycin die Überlebensrate im klinisch relevanten Resektionsmodell verbessert.

Methodik

Die Versuchstiere, weibliche Sprague-Dawley-Ratten (200–230 g), hatten freien Zugang zu Wasser und Tierfutter (Agway PROLAB RMH 3 000, Syracuse, NY). Einige Tiere wurden über 5 Tage vor den Versuchen mit 5%iger Glycin-Diät gefüttert. Diese Behandlung verhindert die Aktivierung von Kupfferzellen [8]. Tiere der Kontrollgruppe erhielten die gleiche Menge von Stickstoff-balanciertem Valin, einer Aminosäure ohne Einfluß auf Kupfferzellen [8]. Alle Eingriffe wurden in Inhalationsnarkose (Metofane®) durchgeführt.

Für diese Studie wurde warme Ischämie der Leber mit anschließender Leberteilresektion kombiniert. Eine subtotale Leberischämie wurde für 75 Minuten induziert. Anschließend wurde der nicht ischämische mediane und links-laterale Leberlappen im Sinne einer subtotalen Resektion (70% der Leber) entfernt [2]. Der postoperative Beobachtungszeitraum betrug eine Woche.

Acht Stunden nach Resektion wurde von der Schwanzvene 0,3 ml Blut entnommen. Im Serum wurden anschließend Aspartat-Aminotransferase (AST) und Alanin-Aminotransferase (ALT) enzymatisch bestimmt [1].

„One-Way-ANOVA" und „Fisher exact-Test" dienten zur statistischen Auswertung der als Mittelwert ± Standardabweichung dargestellten Ergebnisse.

Ergebnisse

Durch diätetisches Glycin (5%) für 5 Tage wurde die Serumkonzentration dieser Aminosäure 7-fach auf $2,9 \pm 0,2$ mM erhöht ($p < 0,05$).

Während die alleinige Resektion keinen Einfluß auf das Überleben hatte (100%) ($n = 8$), senkte 75minütige warme Ischämie mit anschließender Leberteilresektion das Überleben bereits nach 4 ± 1 Tagen signifikant auf 50% bei mit Valin behandelten Tieren ($n = 12$). Kupfferzellaktivierung, bedeutend für die Entwicklung von Leberschäden, kann durch Glycin verhindert werden. Durch Vorbehandlung mit Glycin überlebten alle Tiere (100%) ($n = 15$) die subtotale Leberresektion nach 75minütiger warmer Ischämie ($p < 0,05$).

Während in der mit Valin behandelten Kontrollgruppe AST und ALT im Serum 8 Stunden nach dem Eingriff auf 3854 ± 458 U/l und 2818 ± 258 U/l stiegen, waren die Werte in der Glycin-Gruppe mit 1190 ± 231 U/l und 1160 ± 290 U/l signifikant niedriger.

Diskussion

Während die Teilresektion eines verfetteten oder zirrhotisch umgebauten Organs fast immer zur deutlichen Einschränkung der Lebersyntheseleistung führt, sind Funktionsstörungen bis hin zum Organversagen auch dann zu beobachten, wenn das Restvolumen einer nicht pathologisch veränderten Leber zur Aufrechterhaltung einer suffizienten Funktion ausreichen würde [3]. Die Ursachen für dieses Phänomen sind weitgehend unklar.

In der Leberchirurgie korreliert der perioperative Blutverlust direkt mit der postoperativen Morbidität und Mortalität [4]. Durch vorübergehende Blockierung von Pfortader und Leberarterie innerhalb des Ligamentums hepatoduodenale und durch Ligatur der entsprechenden Lebervene lassen sich jedoch stärkere Blutungen während einer Leberteilresektion vermeiden. Eine wesentliche Leberschädigung tritt erst jenseits einer warmen Ischämie von 60 Minuten auf [5]. Ein mit Funktionsverlust einhergehender Gewebeschaden ist dennoch nach Freigabe der hepatischen Zirkulation und Reperfusion zu erkennen [6]. So waren auch in dieser Untersuchung AST und ALT im Serum bereits 8 Stunden nach warmer Ischämie und Leberteilresektion deutlich erhöht.

Bereits seit längerer Zeit ist bekannt, daß die Funktion *in vitro* perfundierter Nieren durch Aminosäuren prolongiert werden kann. Weinberg et al. waren die ersten, die den Schutz der proximalen Nierentubuli vor Hypoxie mit Glycin, einer nicht-essentiellen Aminosäure, in Zusammenhang brachten. Dieser Effekt war schon bei einer Konzentration von 2,0 mmol/l beobachtet worden. Darüber hinaus wurde für Glycin eine hepatoprotektive Wirkung nachgewiesen. Durch Zusatz von Glycin im Perfusat zeigten Lebern *in vitro* eine bessere Funktion im „low-flow-reflow"-Perfusionsmodell und wiesen nach Hypoxie geringere Schäden auf [9]. Des weiteren konnte sowohl klinisch als auch im Tierversuch der Reperfusionsschaden nach Lebertransplantation mittels Glycin reduziert werden [6, 8]. Dies liegt nicht nur daran, daß Glycin die intrahepatische Mikrozirkulation verbessert und vor Hypoxie schützt [8, 9], sondern vor allem an der Bindung von Glycin am Glycin-Rezeptor der Kupfferzellen. Hierdurch wird eine Aktivierung der Kupfferzellen, z. B. durch

Hypoxie, verhindert. Durch diesen Mechanismus verhindert Glycin den Kupfferzell-abhängigen Reperfusionsschaden [6, 8, 9].

Da warme Ischämie die Leber über eine Aktivierung von Kupfferzellen, die eine Hauptrolle bei der Entwicklung des Reperfusionsschadens spielen, schädigt, wurden die Versuchstiere in dieser Studie vor warmer Ischämie und Leberteilresektion mit Glycin gefüttert. Hierdurch wurde 100% Überleben nach 75-minütiger warmer Ischämie des Restgewebes und subtotaler Leberresektion erreicht. Tiere der stickstoffbalancierten Kontrollgruppe wurden mit diätetischem Valin (5%), das keinen Einfluß auf Kupfferzellen hat, vorbehandelt und wiesen unter gleichen Versuchsbedingungen eine 50%-ige Mortalität auf. Glycin scheint also im Resektionsmodell vor warmer Ischämie zu schützen. Da Glycin nicht toxisch ist, könnte auch bei klinischer Anwendung die präoperative orale Applikation vor postoperativen Leberfunktionsstörungen schützen. Auf dieser Basis erscheint die Glycin-Behandlung vor Leberteilresektion zur Verbesserung der postoperativen Leberfunktion auch bei klinischer Anwendung Erfolg zu versprechen.

Zusammenfassung

Hintergrund: Zur Kontrolle des intraoperativen Blutverlustes wird häufig der hepatische Blutfluß unterbrochen. Kupfferzellen spielen eine zentrale Rolle für die Entwicklung des folgenden Reperfusionsschadens.

Methodik: Die Versuchstiere wurden mit einer 5%igen Glycin-Diät gefüttert, um die Aktivierung der Kupfferzellen zu vermeiden. Tiere der Stickstoff-balancierten Kontrollgruppe wurden mit Valin, einer Aminosäure ohne Einfluß auf Kupfferzellen, gefüttert. Für diese Studie wurde warme Ischämie der Leber mit anschließender Leberteilresektion kombiniert. Eine subtotale Leberischämie wurde bei Sprague-Dawley-Ratten für 75 Minuten induziert. Anschließend wurden der nicht-ischämische mediane und links-laterale Leberlappen im Sinne einer subtotalen Resektion (70% der Leber) entfernt.

Ergebnisse: Fünfundsiebzig Minuten warme Ischämie mit anschließender Leberteilresektion senkten das Überleben auf 50%, während die Transaminasen AST und ALT 8 Stunden nach Resektion auf 3854 ± 458 U/l und 2818 ± 258 U/l anstiegen. Durch Vorbehandlung mit Glycin überlebten alle Tiere (100%) ($p < 0,05$) und die Werte für AST und ALT waren mit 1190 ± 231 U/l und 1160 ± 290 U/l signifikant niedriger.

Schlußfolgerung: Diese Studie zeigt erstmalig, daß Glycin das Überleben nach warmer Ischämie und Leberresektion durch Verringerung des Leberschadens verbessert.

Abstract

Background: Clamping of the hepatoduodenal ligament is performed during liver surgery to reduce blood loss. Kupffer cells play a pivotal role in subsequent reperfusion injury.

Methods: Dietary glycine (5%) was fed for 5 days before warm ischemia and subsequent partial liver resection to prevent Kupffer cell activation. Valine, an amino acid without effects on Kupffer cells, was used as nitrogenous control. To assess the influence of warm ischemia and subsequent partial liver resection, subtotal ischemia was induced in livers from Sprague-Dawley rats for 75 min. Subsequently, the non-ischemic median and left-lateral liver lobe (70% of total liver volume) were resected.

Results: Seventy-five minutes of warm ischemia decreased survival after resection to 50%. Further, 8 h after resection AST and ALT were elevated to 3854 ± 458 U/l and 2818 ± 258 U/l, respectively. Dietary glycine significantly reduced the effects of warm ischemia and liver resection on survival (100%) and enzyme release (AST: 1190 ± 231 U/l, ALT: 1160 ± 290 U/l).

Conclusions: These data indicate for the first time that dietary glycine prevents the detrimental effects of warm ischemia/reperfusion after partial liver resection.

Literatur

1. Bergmeyer HU (1988) Methods of Enzymatic Analysis. Academic Press, New York
2. Figueras J, Farran L, Benasco C, Ribas Y, Ramos E, Borobia FG, Fradera R, Castellvi J, Lama C, Jaurrieta E (1997) Vascular occlusion in hepatic resections in cirrhotic rat livers: an experimental study in rats. Liver Transplant Surg 3: 617–623
3. Fujiwara K, Ogata I, Mochida S, Yamada S, Hirata K, Tomiya T, Ohta Y (1990) Activated Kupffer cells as a factor of massive hepatic necrosis after liver resection. Hepatogastroenterology 37: 194–197
4. Hardy KJ, Tancheroen S, Shulkes A (1995) Comparison of continuous *versus* intermittent ischaemia-reperfusion during liver resection in an experimental model. Br J Surg 82: 833–836
5. Huguet C, Gavelli A, Addario Chieco P, Bona S, Harb J, Joseph JM, Jobard J, Gramaglia M, Lasserre M (1992) Liver ischemia for hepatic resection: Where is the limit ? Surgery 111: 251–259
6. Lemasters JJ, Thurman RG (1997) Reperfusion injury after liver preservation for transplantation. Annual Reviews in Pharmacology and Toxicology 37: 327–338
7. Lindert KA, Caldwell-Kenkel JC, Nukina S, Lemasters JJ, Thurman RG (1992) Activation of Kupffer cells on reperfusion following hypoxia: particle phagocytosis in a low-flow, reflow model. Am J Physiol 262: G345–G350
8. Schemmer P, Connor HD, Arteel GE, Raleigh JA, Bunzendahl H, Mason RP, Thurman RG (1999) Reperfusion injury in livers due to gentle *in situ* organ manipulation during harvest involves hypoxia and free radicals. J Pharmacol Exp Ther 290: 235–240
9. Zhong Z, Jones S, Thurman RG (1996) Glycine minimizes reperfusion injury in a low-flow, reflow liver perfusion model in the rat. Am J Physiol 270: G332–G338

Korrespondenzadresse: Dr. Peter Schemmer, Chirurgische Universitätsklinik, Kirschnerstraße 1 (Im Neuenheimer Feld 110), 69120 Heidelberg, Telefon: +49-6221-566110, Fax: +49-6221-565781, e-mail: Peter_Schemmer@med.uni-heidelberg.de

Die Heterogenität von multizentrischen Ergebnissen

Heterogenicity of multicenter results

J. Seifert und D. Tonner

Chirurgische Forschung der Klinik für Allgemeine Chirurgie und Thoraxchirurgie der Universität Kiel

Einleitung

Die erfolgreiche Behandlung einer Krankheit, wie die diffus-eitrige Peritonitis, liegt nicht allein darin begründet, daß die richtigen chirurgischen Maßnahmen bzw. die richtigen Medikamente zum richtigen Zeitpunkt eingesetzt werden, sondern ist auch abhängig von den Nebenwirkungen der Therapiemaßnahmen und nicht zuletzt vom Patienten selber. Diese heterogenen Bedingungen führen häufig dazu, daß ordnungsgemäß erarbeitete Ergebnisse einer Multizenterstudie durch nachfolgende Publikationen nicht bestätigt oder sogar widerlegt werden. Um die Ursachen solcher Diskrepanzen besser zu verstehen, wurden die Ergebnisse von einzelnen Kliniken einer multizentrischen Studie pro Zentrum einzeln analysiert. Dabei wurde nicht nur der Zielparameter Letalität, sondern auch der Schweregrad der Peritonitis sowie die wichtigsten therapeutischen Maßnahmen einer Einzelanalyse unterzogen.

Methodik

Eine Multizenterstudie, deren Planung [1] und Ergebnisse [2] publiziert sind mit dem Ziel, den Nutzen einer adjuvanten Gammaglobulintherapie bei Patienten mit einer fibrinös-eitrigen Peritonitis zu dokumentieren, war der Ausgangspunkt. Insgesamt haben 10 verschiedene Kliniken an der Multizenterstudie teilgenommen [1], die der Einfachheit halber nur nach ihrem Ort benannt werden sollen (A = Essen, B = Augsburg, C = Heidelberg, D = Erlangen, E = Kiel, F = Gießen, G = Mainz, H = München, I = Göttingen, K = Münster). Das Ergebnis dieser Studie mit 234 auswertbaren Patienten, die nach einem Sequentialplan [3] aufgebaut war, hat gezeigt, daß die Peritonitispatienten von der adjuvanten Gammaglobulinbehandlung keinen therapeutischen Nutzen hatten. Da eines der Einschlußkriterien das Vorhandensein einer fibrinös-eitrigen Peritonitis mit einer Ausdehnung über einen Quadranten des Peritonealraumes hinaus war, es sich also um eine schwere Form der Peritonitis handelte, lag die Letalität auch bei insgesamt 43%. Der Schweregrad der Erkrankung wurde nach einem Score beurteilt [4], bei dem maximal 115 Punkte vergeben werden konnten. Bei dem Beurteilungskriterium Organversagen handelt es sich um Lunge, Niere und Leber, deren Funktionszustand nach üblichen Laborwerten beurteilt wurde.

Ergebnisse

Der Schweregrad der Peritonitispatienten in den einzelnen Zentren, wie aus den Scorezahlen der Tabelle 1 ersichtlich, weicht in den einzelnen Zentren nicht sehr stark voneinander ab und die Patienten sind in der Ausdehnung der Peritonitis im Peritonealraum ebenfalls vergleichbar. Damit kann man von einem etwa einheitlichen Krankengut in den einzelnen Zentren sprechen. Trotzdem differiert die zentrumspezifische Letalität zwischen 28% und 64,5%. Zieht man dabei noch die adjuvante Behandlung mit Immunglobulinen in Betracht, so werden die Unterschiede noch offensichtlicher. Während im Zentrum K trotz Immunglobulingabe eine Letalität von 71% festgestellt werden mußte, liegt sie bei Patienten des Zentrums F bei 0%, im Zentrum B bei 18% und in den Zentren C, D, E und G bei 25%. Daraus kann abgeleitet werden, daß bei solch starken Schwankungen zwischen den Zentren eine pauschale Aussage zur Effektivität adjuvanter Immunglobuline auf sehr unsicherem Boden steht. Es fällt weiterhin auf, daß es sehr große Schwankungen in der Menge der Spüllösung gibt. Während im Zentrum F nur durchschnittlich mit 0,5 l gespült wurde, waren es im Zentrum A 12 l. Daß die Menge der Spüllösung möglicherweise Einfluß nimmt auf die Letalität, wird belegt durch die 5 Zentren mit der größten Letalität, die durchschnittlich mit 3 l gespült haben, während die 5 Zentren mit der geringeren Letalität durchschnittlich mit 7 l gespült haben.

Bei der Dauer der Antibiotikagabe zeigen sich ebenfalls starke Schwankungen in den einzelnen Zentren. Während das Zentrum C mit durchschnittlich 6 Tagen auskommt, verabreicht das Zentrum I dreimal so lange ein Antibiotikum. Sicherlich ist das von dem Schweregrad und dem individuellen Zustand des Patienten abhängig.

Bekannt ist der Zusammenhang der Letalität mit der Beatmungsdauer. Je länger beatmet werden muß, desto höher ist die Letalität, was sich auch in den vorliegenden Ergebnissen widerspiegelt. Die fünf Zentren mit der niedrigsten Letalität haben eine durchschnittliche Beatmungsdauer von 5,6 Tagen, während die 5 Zentren mit erhöhter Letalität durchschnittlich 11,2 Tage beatmet haben. Aber auch hier sind zwischen den Zentren erhebliche Unterschiede mit minimal 2 Tagen und maximal 14 Tagen, die sicherlich auch in Bezug auf die Letalität ihren Beitrag geleistet haben.

Eine sehr gute Korrelation ist zwischen der Letalität und dem Auftreten eines oder mehrerer Organversagen festzustellen, wobei die Minderfunktion von Lunge und Niere im Vor-

Tabelle 1. Ergebnisse einer Multizenterstudie mit 10 Zentren (A – K) zentrumspezifisch dargestellt

	Zentrum									
	A	B	C	D	E	F	G	H	I	K
Patienten (n)	18	14	9	15	17	8	25	46	41	31
Alter (J)	53	55	58	55,5	58	59,5	49	52	50	47,5
Geschlecht (m/w)	11/7	7/7	5/3	10/5	7/10	5/3	14/11	19/27	20/20	22/9
Schweregrad (Score)	80	86	80	88	90	70	97	115	87	98
Ausdehnung (Quadranten)	2	2	2	2	2	1	2	2	2	2
Spüllösungen (L)	12	4	5,5	4,5	4	0,5	2,5	6	4	3
Antibiotika-Dauer (Tage)	14	11	6	12	11	7,5	14,5	12,5	18	13,5
Beatmungsdauer (Tage)	9	6	2	7,5	5	6,5	14	14	10,5	11
Organversagen (%)	20	45	80	70	70	70	70	75	74	85
Letalität (%)	28	28	33	33	35	37,5	40	41	41	64,5

dergrund standen. Abgesehen von der guten Korrelation ist aber auch bei diesem Parameter eine sehr große Schwankungsbreite zwischen den Zentren festzustellen. Während im Zentrum A nur in 20% der Patienten ein Organversagen festzustellen ist, sind es im Zentrum K immerhin 85% der Patienten.

Diskussion

Diese zentrumsgerechte Datenanalyse einer Multizenterstudie mit 10 Zentren zeigt, daß sowohl Therapiemaßnahmen als auch patientenspezifische Parameter wie die Häufigkeit von Organversagen in den Zentren sehr starken Schwankungen unterlegen sind. Die individuellen Besonderheiten der Peritonitiserkrankung erfordern jedoch auch gewisse Unterschiede der Therapiemaßnahmen. So muß die Menge der Spüllösung abhängig gemacht werden von der Anwesenheit von Erregern, die Wahl des Antibiotikums von der Art des Erregers und die Beatmung von den Sauerstoffwerten im Blut. Bei der Heterogenität praktisch aller überprüfter Parameter zwischen den einzelnen Zentren der Multizenterstudie muß die Frage gestellt werden, ob damit überhaupt eine verbindliche Aussage formuliert werden kann. Dazu kommt, daß der Zielparameter „Letalität" durch eine Vielzahl dieser heterogenen Faktoren beeinflußt werden kann und möglicherweise für die Aussage über Erfolg oder Mißerfolg einer adjuvanten Immunglobulintherapie bei der diffus-eitrigen Peritonitis ungeeignet ist [6]. Auch bei anderen multizentrisch durchgeführten Therapiestudien mit Betablockern oder Ca-Antagonisten [7] hat sich gezeigt, daß ein sorgfältig erarbeitetes Studienergebnis von einer nachfolgenden Studie nicht bestätigt werden konnte. Unter diesem Aspekt müssen Zweifel angemeldet werden, ob Multizenterstudien in jedem Falle das richtige Instrument sind, um klinische Therapiefragen zu lösen.

Zusammenfassung

Hintergrund: Metaanalysen zeigen, daß multizentrisch erarbeitete Ergebnisse oft durch nachfolgende Untersuchungen nicht bestätigt werden können. Um die Ursachen herauszufinden, wurden die Ergebnisse von 10 einzelnen Zentren, die im Rahmen einer Multizenterstudie zusammen gearbeitet haben, separat analysiert.

Methodik: 234 Patienten einer Multizenterstudie zur adjuvanten Therapie einer fibrinös-eitrigen Peritonitis mit Gammaglobulinen wurden pro Zentrum einzeln analysiert und die Schwankungen zwischen den Zentren verglichen.

Ergebnisse: Bei einer Gesamtletalität von 42% schwanken die Daten in den einzelnen Kliniken zwischen 28% und 64,5%, obwohl der Schweregrad und die Ausdehnung in den einzelnen Zentren vergleichbar sind. Ähnlich heterogene Ergebnisse sind bei der Behandlung der Patienten mit Spüllösungen, Antibiotika und der Beatmung festzustellen. Die Häufigkeit des Organversagens schwankt zwischen 20% und 85%.

Schlußfolgerung: Da auch andere multizentrische Therapiestudien mit einer Vielzahl von heterogenen Faktoren belastet sind, die Einfluß nehmen auf das Therapieergebnis, muß bezweifelt werden, ob Multizenterstudien in jedem Fall das richtige Instrument sind, um klinische Therapiefragen zu lösen.

Abstract

Background: Metaanalyses show that multicenter results cannot often be confirmed by later investigations. To find the reasons for this fact, the results of ten centers which have produced a multicenter study were separately analyzed.

Methods: A total of 234 patients of a multicenter study about an adjuvant therapy of fibrino-purulent peritonitis with gammaglobulins were separately evaluated and the deviations compared between the centers.

Results: Although the severity of the disease and the extension of the infection were comparable in all centers, the lethality ranged between 28% and 64,5%. The overall lethality was 42%. Similar heterogenous results were observed with regard to the treatment with antibiotics, the quantity of lavage fluids and artificial ventilation. The frequency of organ failure was also very different in the centers, being between 20% and 85%.

Conclusion: Since other multicenter trials are also burdened with many heterogenous factors which have influence on the result of therapy, it must be doubted if multicenter studies are always the suitable instrument to solve therapeutic questions in the clinic.

Literatur

1. Jesdinsky HJ et al. (1983) Cooperative group of additional immunoglobulin therapy in severe bacterial infections. Klin. Wschr. 61: 445–450
2. Jesdinsky HK, Tempel G, Castrup HJ, Seifert J (1987) Cooperative group of additional immunoglobulin therapy in severe bacterial infections: results of a multicenter randomized trial in cases of diffuse fibrinopurulent peritonitis. Klin. Wschr. 65: 1132–1138
3. Armitage P (1975) Sequential medical trials. Blackwell, Oxford
4. Tonner D (2000) Untersuchungen zur Heterogenität von multizentrischen Ergebnissen am Beispiel einer Multizenterstudie über die adjuvante Immunglobulingabe bei einer diffus eitrigen Peritonitis. Inauguraldissertation, Kiel
5. Beger HG, Oettinger W, Kleine (1988) Stellenwert systemischer Zusatztherapie bei der Sepsis. In: Seifert J, Hamelmann H (Hrsg) Infektionsprobleme auf der Intensivstation
6. Cuttler MD, Jeffrey A (1989) Calcium channel blockers for hypertension – uncertainly continues. New Engl. J. Med. 338: 679–680

Korrespondenzanschrift: Prof. Dr. J. Seifert, Chirurgische Forschung, Klinik für Allgemeine Chirurgie und Thoraxchirurgie, Universität Kiel, Michaelisstraße 5, 24105 Kiel

Lebensqualität bei kolorektalen Karzinomresektionen – Überprüfung der Übereinstimmung von EORTC-QLQ-C30 und GLQI-Fragebogen

Quality of life in patients undergoing resection of colorectal carcinoma – comparing the results of EORTC-QLQ-C30 und GLQI questionnaire

J. Neudecker, W. Schwenk, O. Haase und J. M. Müller

Universitätsklinik für Allgemein-, Visceral-, Gefäß- und Thoraxchirurgie der Charité, Campus Mitte, Berlin

Einleitung

Zur Messung der Lebensqualität stehen zahlreiche, in unterschiedlichem Ausmaß validierte Messinstrumente zur Verfügung [4,7]. Im deutschen Sprachraum gelten zur Befragung von Patienten mit Tumoren des Gastrointestinaltraktes der EORTC-QLQ-C30 [7] und der gastrointestinale Lebensqualitätsindex (GLQI) [4] als validiert. Bislang ist nicht ausreichend untersucht worden, inwieweit die Ergebnisse der Lebensqualitätsmessung mit verschiedenen Fragebögen vergleichbare Ergebnisse erbringen. In einer prospektiven Studie sollte daher festgestellt werden, wie groß die Übereinstimmung der Messergebnisse bei der Lebensqualitätsmessung mit dem EORTC- und dem GLQI-Fragebogen ist.

Methodik

Patienten die sich einer elektiven R0-Resektion eines kolorektalen Karzinoms unterzogen, wurden in die vorliegende Untersuchung aufgenommen. Ausschlußkriterien waren: präoperative Ileuszustände, Medikamentenabusus. Zwei Tage vor dem geplanten Eingriff sowie am 7., 30. und 90. postoperativen Tag wurde die Lebensqualität der Patienten mit Hilfe des EORTC-QLQ-C30 (V 1.0) [7] und des Gastrointestinalen Lebensqualitätsindex-Fragebogens (GLQI) [4] erfragt. Gemäß der Vorgaben der EORTC wurden die Daten des QLQ-C30 ausgewertet und die „Globale Lebensqualität", „Physische Funktion", „Soziale Funktion" und „Emotionen" nach linearer Transformation in Einheiten zwischen 0 und 100 dargestellt. 0 bedeutet die kleinstmögliche und 100 die maximale Lebensqualität oder Funktion. Um einen Vergleich mit dem EORTC-QLQ-C30 zu ermöglichen, wurden die GLQI-Daten der „Gastrointestinalen Lebensqualität", „Physischen Funktion", „Emotionen" und „Sozialen Funktion" ebenfalls in Werte zwischen 0 und 100 transformiert. Die Übereinstimmung der Meßergebnisse erfolgte durch die von Altman und Bland [1, 2] beschriebene Methode. Das Hauptzielkriterium dieser Analyse ist die Differenz beider Lebensqualitätsmessungen im Verhältnis zum Mittelwert der einzelnen Messungen.

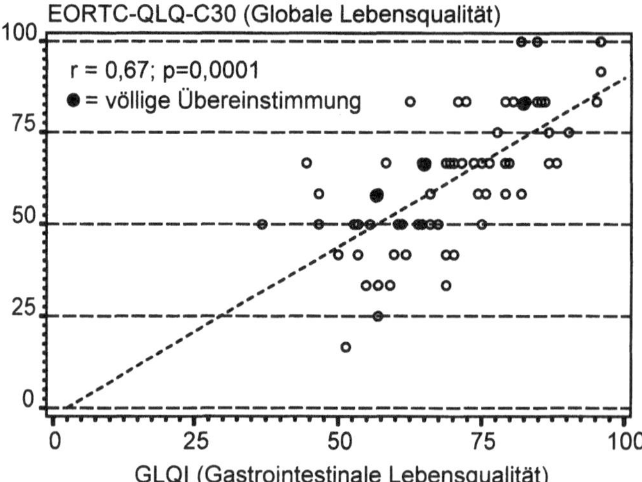

Abb. 1. Korrelation der „Gastrointestinalen Lebensqualität" des GLQI und der „Globalen Lebensqualität" des EORTC-QLQ-C30 (n = 89)

Tabelle 1. Übereinstimmung des EORTC-QLQ-C30 (V 1.0) und des GLQI für Lebensqualität, „Physische Funktion", „Emotionen" und „Soziale Funktion"

	Korrelations-koeffizient	p-Wert	Differenz beider Instrumente (EORTC-GLQI) Mittelwert (95%-Kofidenzintervall)
Lebensqualität	0,67	<0,01	−8% (−33%–17%)
„Physische Funktion"	0,55	<0,01	15% (−29%–59%)
„Emotionen"	0,68	<0,01	5% (−27%–38%)
„Soziale Funktion"	0,40	<0,01	9% (−52%–69%)

Ergebnisse

In die Studie wurden bis zum 1.12.1999 14 Frauen und 12 Männer im Alter von 64,3 (41–82) Jahren aufgenommen. Die Tumorresektion erfolgte durch Hemikolektomie rechts (n = 8), Sigmaresektion (n = 11) oder anteriore Rektumresektion (n = 7). Alle Patienten wurden präoperativ und am 7. postoperativen Tag befragt. Nach 30 bzw. 90 Tagen konnten bislang nur 23 bzw. 14 Befragungen durchgeführt werden. Insgesamt wurden 89 Befragungen analysiert. Abb. 1 zeigt die Korrelation zwischen der „Gastrointestinalen Lebensqualität" des GLQI und der „Globalen Lebensqualität" des EORTC-QLQ-C30. Die Berechnung des Pearson Korrelationskoeffizienten bestätigt, dass mit steigenden GLQI-Werten auch die EORTC-QLQ-C30-Werte zunehmen (r = 0,67; p< 0,01). In Abb. 2 wurde die Differenz der Messwerte beider Fragebögen (EORTC-GLQI) gegen den Mittelwert beider Meßwerte ([EORTC+GLQI]/2, als Annäherung an den unbekannten ‚wahren' Wert der Lebensqualität) aufgetragen. Die Messwerte des EORTC-QLQ-C30 waren durchschnittlich 18% größer als die des GLQI, so dass der Mittelwert der Differenz beider Messinstrumente + 18% beträgt. Das 95% Konfidenzintervall dieser Differenz beträgt −33% bis +17%. Die entspre-

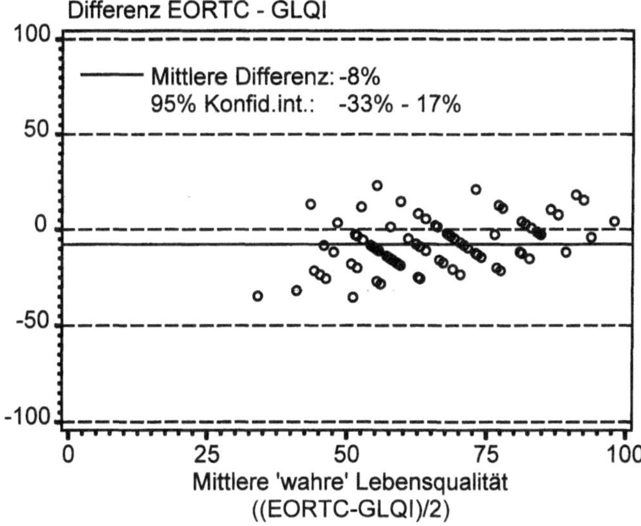

Abb. 2. Differenz der Lebensqualitätsmesswerte beider Fragebögen (EORTC-GLQI) und Mittelwert beider Messwerte als Annäherung an den unbekannten ‚wahren' Wert der Lebensqualität (n = 89)

chenden Daten der „Physischen Funktion", „Emotionen" und „Sozialen Funktion" sind in Tabelle 1 zusammengefasst. Die Differenzen zwischen den Ergebnissen beider Messungen betrugen von – 8% bis 15%. Dabei hatte das 95%-Konfidenzintervall der Messwertdifferenzen eine Größe von 50% (Lebensqualität) bis 121% (Soziale Funktionen).

Diskussion

Die Lebensqualität von Patienten und ihre Beeinflussung durch medizinische Maßnahmen ist in den letzten Jahren zunehmend Gegenstand wissenschaftlicher Untersuchungen gewesen [6]. Für die Befragung deutschsprachiger Patienten mit gastrointestinalen Tumoren bieten sich derzeit der EORTC-QLQ-C30 und der GLQI an, die in deutscher und englischer Sprache ausreichend validiert sind [3, 4, 7]. Bislang lagen jedoch keine ausreichend genauen Daten darüber vor, in welchem Maße die Messwerte verschiedener Lebensqualitätsfragebögen übereinstimmen bzw. voneinander abweichen. In der Literatur werden beim Vergleich der Ergebnisse verschiedener klinischer Messmethoden häufig Korrelationen angegeben. Die Analyse der Korrelation ist aber ebenso wie andere statistische Verfahren (Regressionsanalysen o. ä.) zur Untersuchung der Übereinstimmung zweier Meßverfahren nicht geeignet [1, 2]. Altman und Bland haben daher bereits 1983 ein alternatives Verfahren vorgeschlagen, daß inzwischen allgemeine Akzeptanz gefunden hat [1, 2]. Wir haben dieses Verfahren zur Beurteilung der Übereinstimmung der Messwerte des EORTC und GLQI-Fragebogens verwendet. Dabei zeigte sich, dass die Ergebnisse beider Fragebögen bezüglich der „Lebensqualität", „Physischen Funktion", „Emotionaler Funktion" und „Sozialen Funktion" in unterschiedlichem Ausmaß miteinander korreliert (r = 0,40–0,67) sind. Ähnliche Korrelationen wurden beim Vergleich des EORTC-QLQ-C30 mit dem „Sickness Impact Profile", „Cancer Rehabiliatation Evaluation System", „General Health Questionaire" [5] und des GLQI-Fragebogen mit dem Spitzer-Index [4] angegeben. Es besteht also ein linearer Zusammenhang zwischen den Ergebnissen beider Messinstrumente. Höhere Werte im EORTC gehen in der Regel mit höheren Werten im GLQI einher. Allerdings sagt der Korrelationskoeffizient nichts darüber aus, wie genau die einzelnen Messwerte übereinstimmen [1, 2]. Für die Lebensqualität zeigen der EORTC-QLQ-C30 und der GLQI nur bei 3 der 89 Messungen eine exakte Übereinstimmung, die auf der Winkelhalbierenden der Korrelationsgraphik liegen (Markierungen in Abbildung 1). Tatsächlich bestehen zwischen den Ergebnissen beider Lebensqualitätsfragebögen erhebliche Differenzen. Auch unter Berücksichtigung der geringen Fallzahl sind 95%-Konfidenzintervalle der Differenz beider Werte mit einer Weite von 50% („Lebensqualität") bis zu 121% („Soziale Funktion") nicht akzeptabel. Aus den vorliegenden Daten können daher folgende Schlußfolgerungen gezogen werden: Die Ergebnisse der Lebensqualitätsmessungen sind in hohem Maße vom verwendeten Messinstrument abhängig, so dass die Angabe des Messinstrumentes unverzichtbar ist. Der Vergleich von Daten aus Lebensqualitätsstudien mit unterschiedlichen Messinstrumenten ist höchst problematisch.

Zusammenfassung

Hintergrund: Die Lebensqualität von Patienten mit gastrointestinalen Tumoren kann mit dem Lebensqualitätsfragebogen der EORTC (EORTC-QLQ-C30) oder dem Gastrointestinalen Lebensqualitätsindex-Fragebogen nach Eypasch (GLQI) untersucht werden. Bislang wurde noch nicht untersucht, wie hoch das Maß der Übereinstimmung beider Instrumente bei der Messung postoperativen Lebensqualitätsdaten ist.

Methode: Prospektive Untersuchung der perioperativen Lebensqualität von Patienten mit elektiver Resektion kolorektaler Karzinome. Untersuchungszeitpunkte: 2 Tage präoperativ, 7, 30 und 90 Tage postoperativ. Messinstrumente: EORTC-QLQ-C30 und GLQI. Analyse folgender Lebensqualitätsdimensionen: „Lebensqualität", „Physische Funktion", „Emotionen", „Soziale Funktion" (jeweils als Werte von 0–100). Vergleich der Übereinstimmung beider Messungen nach Altman und Bland [1, 2].

Ergebnisse: 26 Patienten wurden untersucht. Es handelte sich um 12 Männer und 14 Frauen im Alter von 62 (50–80) Jahren. Die Messwerte einzelner Lebensqualitätsdimensionen sind in unterschiedlichem Ausmaß miteinander korreliert (Korrelationskoeffizient: 0,40–0,68, p jeweils < 0,01). Die Überprüfung der Übereinstimmung der Ergebnisse ergibt relativ hohe Differenzen von –8% (95% KI – 33%–17%) bis 15% (– 52%–69%) zwischen beiden Fragebögen.

Schlußfolgerung: Der Vergleich von EORTC-QLQ-C30 und GLQI zeigt eine erhebliche Differenz der Messergebnisse, so dass bei der Beurteilung der Lebensqualität die Angabe des Messinstrumentes unverzichtbar ist. Der Vergleich von Lebensqualitätsdaten verschiedener Instrumente scheint demnach äußerst problematisch.

Abstract

Background: The EORTC Quality of Life Core Questionaire (EORTC-QLQ-C30) and the Gastrointestinal Quality of Life Index (GQLI) are used to evaluate quality of life in patients undergoing surgery for gastrointestinal cancer. The agreement between the scores given by these two quality of life instruments has not been evaluated before.

Methods: 26 patients undergoing elective Ro-resections of colorectal tumors were evaluated. Quality of Life was assessed 2 days preoperatively, on the 7th, 30th and 90th postoperative day. EORTC-QLQ-C30 and GLQI were used simultaneously. The following quality of life dimensions were evaluated: "Quality of Life", "Physical Function", "Emotional Function", "Social Function" (after being linearily transformed to values between 0 and 100). Agreement between the scores from both instruments was evaluated with the method reported by Altman and Bland.

Results: 14 woman and 12 men in age of 62 (50–80) years were investigated. Correlation of the results of both instruments for quality of life and its dimensions varied considerable (Correlation Coefficient: 0.40–0.68, each $p < 0.01$). Agreement between both questionaires was not good with a mean difference between both instruments varing from –8% to +15%. 95% confidence intervals of the mean differences were wide with a range of –33%–17% to 52%–69%.

Conclusion: Measurement of agreement showed considerable differences between EORTC-QLQ-C30 and GQLI. Exact identification of the quality of life questionaire is mandatory in scientific studies. Comparison of quality of life data from different instruments are not easily comparable.

Literatur

1. Bland JM, Altman DG. Statistical methods for assessing agreement between two methods of clinical measurement. Lancet 1986; 1: 307–310
2. Bland JM, Altman DG. Comparing two methods of clinical measurement: a personal history. Int J Epidemiol 1995; 24 Suppl 1: S7–14
3. Eypasch E, Williams JI, Wood Dauphinee S, et al. Gastrointestinal Quality of Life Index: development, validation and application of a new instrument. Br J Surg 1995; 82: 216–222
4. Eypasch E, Wood Dauphinee S, Williams JI, Ure B, Neugebauer E, Troidl H. [The Gastrointestinal Quality of Life Index. A clinical index for measuring patient status in gastroenterologic surgery] Der Gastrointestinale Lebensqualitatsindex (GLQI). Ein klinimetrischer Index zur Befindlichkeitsmessung in der gastroenterologischen Chirurgie. Chirurg 1993; 64: 264–274
5. Niezgoda HE, Pater JL. A validation study of the domains of the core EORTC Quality of life Questionaire. Quality of Life Research 1993; 2: 319–325
6. Sanders C, Egger M, Donovan J, Tallon D, Frankel S. Reporting on quality of life in randomised controlled trials: bibliographic study. BMJ 1998; 317: 1191–1194
7. Sprangers MA, Cull A, Groenvold M, Bjordal K, Blazeby J, Aaronson NK. The European Organization for Research and Treatment of Cancer approach to developing questionnaire modules: an update and overview. EORTC Quality of Life Study Group. Qual Life Res 1998; 7: 291–300

Korrespondenzadresse: Dr. med. Jens Neudecker, Universitätsklinik für Allgemein-, Visceral-, Gefäß- und Thoraxchirurgie, Charité Campus Mitte, Schumannstraße 20/21, 10117 Berlin, Telefon: 030-2802 5048, Fax: 030-2802 4779, e-mail: jens.neudecker@charite.de

p53 Status als prognostischer Faktor bei gastrointestinalen Tumoren: eine Meta-Analyse

p53 as prognostic factor in gastrointestinal tumors: a meta-analysis

S. Petersen[1,3], H. D. Thames[2], C. Petersen[1] und C. Nieder[1]

[1] Department of Experimental Radiation Oncology, MD Anderson Cancer Center, University of Texas, Houston TX, USA
[2] Department of Biomathemathics, MD Anderson Cancer Center, University of Texas, Houston TX, USA
[3] Klinik für Allgemein- und Abdominalchirurgie, Krankenhaus Dresden-Friedrichstadt

Einleitung

Die wichtigsten Prognosefaktoren bei gastrointestinalen Tumoren sind die kurative Resektion und das Tumorstadium [1, 2]. Im vergangenen Jahrzehnt richtete sich die Aufmerksamkeit auf den prognostischen Wert molekulargenetischer Parameter wie p53 oder DNA-Ploidie u. a. [3]. p53 Mutationen sind häufige genetische Aberrationen bei gastrointestinalen Tumoren. Diese Mutationen können den Zellzyklus auf verschiedenen Ebenen beeinflussen und das Tumorwachstum begünstigen [4,5]. Obwohl der Einfluss von p53 Mutationen in experimentellen Studien hinreichend nachgewiesen wurde, ist der prognostische Wert einer p53 Mutation für die klinische Anwendung nicht gesichert.

Methoden

Mittels Medline Recherche wurde alle Publikationen ermittelt, die die Schlüsselworte ,p53' sowie ,prognosis' oder ,multivariate analysis' enthielten. Die von dieser Recherche ermittelten Veröffentlichungen wurden überprüft, ob eine definierte Therapie genannt wurde, wenn dies nicht der Fall war, wurde die Publikation ausgeschlossen. Es wurden sowohl Studien ausgewertet, die p53 Akkumulation mittels Immunohistochemie untersuchten als auch Studien, die p53 Aberrationen mittels PCR nachwiesen. Aus den Tabellen und Überlebenskurven der Publikationen wurden Rohdaten zum krankheitsfreien Überleben (KÜ) und Gesamtüberleben (GÜ) ermittelt. Die ermittelten Rohdaten wurden dann mittels einer Cochran Mantel Haenszel (CMH)-Statistik als relatives Risiko (RR) und 95% Confidence Interval (95%CI) zusammengefasst. Soweit in den einzelnen Publikationen eine multivariate Analyse vorlag, wurden das relative Risiko (RR) aus den Publikationen zu einem gemeinsamen RR zusammengefasst.

Ergebnisse

Von den insgesamt 82 Publikationen (Ösophagus & Magen & Pankreas n = 29, Kolorektal n = 53) mußten 42 wegen fehlenden Informationen zur Therapie ausgeschlossen werden. Aufgrund der geringen Anzahl von Studien konnte für Ösophagus- und Pankreas-Tumo-

Tabelle 1. Meta-Analyse zum p53 Status und klinischem Ergebnis mittels Cochran-Mantel-Haenszel Test

Endpunkt	p53 Detektion	Behandlung	Studien	Patienten	Zusammmenfassendes relatives Risiko (95% Vertrauensbereich)
GÜ	IHC	Chirurgie	14	2954	1,28* (1,08–1,51)
GÜ	DNA	Chirurgie	7	1172	1,65* (1,29–2,11)
GÜ	IHC & DNA	Chirurgie	18	4126	1,39* (1,21–1,60)
GÜ	IHC	Chirurgie & Strahlentherapie	2	223	1,29 (0,76–2,20)
KÜ	IHC	Chirurgie	7	728	1,52* (1,27–1,83)
KÜ	DNA	Chirurgie	2	172	0,72 (0,35–1,52)
KÜ	IHC & DNA	Chirurgie	9	900	1,32 (0,95–1,82)
KÜ	IHC	Chirurgie & Strahlentherapie	3	299	2,01* (1,09–3,71)

GÜ: Gesamtüberleben; *KÜ*: krankheitsfreies Überleben; *IHC*: Immunohistochemie; *DNA*: DNA Sequenzierung; *: statistisch signifikant.

ren keine Meta-Analyse durchgeführt werden. Für Magenkarzinome ergab die CMH-Statistik bei insgesamt 833 Patienten (6 Studien) einen signifikanten Einfluss von p53 Aberrationen bzw. Positivität auf das GÜ (RR = 2,64, 95%CI = 1,89–3,68).

Die Meta-Analyse der Publikationen zu kolorektalen Karzinomen von 28 Studien und 4579 Patienten ergab je nach Therapieform bzw. Endpunkt oder p53-Nachweismethode ein unterschiedliches Ergebnis mit sowohl signifikantem Einfluss vom p53 Status als auch nicht signifikantem Einfluss (Tabelle 1). Ähnlich heterogen war das Ergebnis der zusammenfassenden RR aus den multivariaten Analysen. Für den Endpunkt GÜ fand sich kein unabhängiger Einfluss von p53 bei 7 IHC-Studien (RR = 1,17, 95%CI = 0,96–1,43) jedoch ist p53 ein unabhängiger Prognosefaktor für GÜ in 4 DNA-Studien (RR = 2,01, 95%CI = 1,49–2,72).

Diskussion

p53-Mutationen stellen eine der häufigsten Mutationen bei Tumoren dar. Wie in *in vitro* Experimenten nachgewiesen wurde, führen p53 Mutationen auf mehreren Ebenen des Zellzyklus zu Störungen, welche die Tumorentstehung begünstigen können. So haben p53 Mutationen u. a. Einfluss auf den G1-Arrest, Apoptose und Angiogenese. Zum Nachweis von p53 Mutationen werden derzeit im wesentlichen zwei Methoden verwandt. Während mit Immunohistochemie der Nachweis von p53-Protein mit verlängerter Halbwertszeit erfolgt, wird die Mutation mittels DNA-Sequenzierung auf dem Chromosom 17 direkt nachgewiesen. Je nach Nachweismethode bestehen dabei eine Reihe von methodischen Problemen. Diese experimentellen Ergebnisse, die den Einfluss des p53 Status beschreiben, bedürfen der klinischen Überprüfung. Dabei muß insbesondere die Wertigkeit von p53 Aberrationen gegenüber bekannten Prognosefaktoren wie der kurativen Resektion oder dem Tumorstadium beurteilt werden [2, 6].

Für die Durchführung einer Meta-Analyse ist von besonderer Bedeutung, daß ein homogenes Patientenkollektiv zusammengefaßt wird [7]. Da keine Therapieform erwähnt wurde, mussten folglich die Hälfte aller gefundenen Publikationen ausgeschlossen werden. Die Meta-Analyse ergab sowohl in der CMH-Statistik als auch in der Zusammenfassung aus den multivariaten Analysen keinen einheitlichen Einfluss von p53 Status auf das KÜ oder das GÜ.

Obwohl unsere Übersicht in einzelnen Subgruppen einen Einfluss von p53 auf die Prognose bei gastrointestinalen Tumoren aufzeigt, erscheint es aufgrund der Heterogenität der Ergebnisse zum gegenwärtigen Zeitpunkt nicht sinnvoll den p53 Status in der klinischen Routinesituation einzusetzen. Insbesondere bedarf es der Standardisierung des p53 Nachweises [8]. Sollte sich zukünftig der prognostisch negative Einfluss einer p53 Mutation bestätigen, bleibt die Frage der therapeutischen Konsequenz.

Zusammenfassung

Hintergrund: Eine p53 Mutation wird in der Literatur sowohl als negativer – wie auch begünstigender Faktor für das Behandlungsergebnis bei gastrointestinalen Tumoren beschrieben. Zur Klärung der Frage, ob der p53 Status ein klinisch relevanter prognostischer Faktor ist, wurde eine Meta-Analyse der verfügbaren Literatur durchgeführt.

Methodik: Mittels Medline Recherche wurden Publikationen gesucht, die p53 Status und klinisches Ergebnis sowie eine definierte Therapiemodalität beinhalten. Aus den Rohdaten der Publikationen wurde eine Cochran-Mantel-Haenszel (CMH) Statistik durchgeführt und aus den einzelnen multivariaten Analysen ein gemeinsames relatives Risikio (RR) errechnet.

Ergebnisse: Insgesamt wurden 40 Studien ermittelt (Ösophagus n = 5, Magen n = 6, Pankreas n = 1, Kolorektal n = 28). Die CMH Statistik mit 833 Patienten für Magenkarzinome ergab einen signifikanten Einfluss von p53 Mutationen. Für die Meta-Analyse kolorektaler Karzinome konnten 4579 Patienten ausgewertet werden (Immunohistochemie (IHC) zur Darstellung des p53 Status in n = 23 Studien, DNA Sequenzierung (DNA) in n = 8). Bei Patienten in IHC-Studien, die ausschließlich chirurgisch behandelt wurden, beeinflusste der p53 Status das krankheitsfreie Überleben signifikant und das Überleben grenzwertig signifikant. Im Gegensatz dazu fand sich in DNA-Studien ein signifikanter Einfluss von p53 Mutationen für das Überleben, aber nicht für das krankheitsfreie Überleben.

Schlußfolgerung: Trotz des grenzwertig signifikanten Einflusses des p53 Status in der Meta-Analyse ist der routinemäßige Nachweis einer p53 Mutation bei gastrointestinalen Tumoren als prognostischer Marker im klinischen Alltag zum jetzigen Zeitpunkt nicht gerechtfertigt.

Abstract

Background: Both negative and positive influences of mutant p53 on treatment outcome for gastrointestinal cancers have been reported and we present here a meta-analysis of published studies where outcome was reported for defined treatment groups.

Methods: We identified publications on the effect of p53 status by treatment modality (esophagus *n* = 5, gastric *n* = 6, pancreas *n* = 1, colorectal *n* = 28). A common hazard ratio was estimated from studies that reported a multivariate analysis. We also estimated the numbers of patients expressing the endpoint at the mean/median follow-up time and calculated a pooled odds ratio.

Results: In the six studies about gastric cancer the CMH statistic revealed a significant influence of p53 positivity. Twenty-eight colorectal papers were evaluable [23 using immunohistochemistry (IHC) to detect overexpression of p53, and 8 using DNA sequencing (DNA)] for a total of 4579 patients. For patients treated with surgery only, the IHC studies showed a significant influence of p53 status on disease-free survival (DFS), and a marginally significant influence on overall survival (OS). In the studies using DNA, by contrast, there was a significant influence of p53 mutations on OS, but not DFS.

Conclusion: Although this pooled analysis of published studies where treatment was accounted for shows that there is a borderline significant hazard associated with p53 overexpression/mutation vs. p53 wildtype, it is unlikely that p53 can be applied in a routine clinical setting alongside factors such as T-stage and residual tumor, whose prognostic value is much stronger.

Literatur

1. Hermanek P, Wittekind C (1994) Residual tumor (R) classification and prognosis. Semin Surg Oncol 10: 12–20
2. Fielding LP, Arsenault PA, Chapuis PH, Dent O, Gathright B, Hardcastle JD, Hermanek P, Jass JR, Newland RC (1991) Clinicopathological staging for colorectal cancer: an International Documentation System (IDS) and an International Comprehensive Anatomical Terminology (ICAT). J Gastroenterol Hepatol 6: 325–344
3. Bosari S, Viale G (1995) The clinical significance of p53 aberrations in human tumours. Virchows Arch 427: 229–241
4. Greenblatt MS, Bennett WP, Hollstein M, Harris CC (1994) Mutations in the p53 tumor suppressor gene: clues to cancer etiology and molecular pathogenesis. Cancer Res 54: 4855–4878
5. Vogelstein B, Fearon ER, Hamilton SR, Kern SE, Preisinger AC, Leppert M, Nakamura Y, White R, Smits AM, Bos JL (1988) Genetic alterations during colorectal-tumor development. N Engl J Med 319: 525–532
6. Hermanek P (1999) Prognostic factor research in oncology. J Clin Epidemiol 52: 371–374
7. Gelber RD, Goldhirsch A (1991) Meta-analysis: the fashion of summing-up evidence. Part I. Rationale and conduct. Ann Oncol 2: 461–468
8. Viale G Prognostic and predictive value of p53 aberrations in tumours of the gastrointestinal tract and pancreas. *In:* J. G. M. Klijn (ed.) Prognostic and predictive value of p53, Vol. 1, pp. 131–141. Amsterdam; New York: Elsevier Science, 1997

Korrespondenzadresse: Dr. med. Sven Petersen, Klinik für Allgemein- und Abdominalchirurgie, Krankenhaus Dresden-Friedrichstadt, Städtisches Klinikum, Friedrichstraße 41, 01067 Dresden, Telefon: 49-351-4801520, Fax: 49-351-4801149, e-mail: petersen-sv@khdf.de

Die präoperative hochdosierte Methylprednisolon-Gabe in der Allgemeinchirurgie – eine systematische Nutzen-Risiko-Analyse

High-dose preoperative methylprednisolone in general surgery – a systematic risk-benefit analysis

S. Sauerland, M. Nagelschmidt und E. A. M. Neugebauer

Biochemische und Experimentelle Abteilung, II. Lehrstuhl für Chirurgie, Universität zu Köln

Einleitung

Ein interessantes neues Konzept zur beschleunigten und schmerzärmeren Rekonvaleszenz sowie Senkung der inflammatorischen Reaktion durch den operativen Eingriff ist die unmittelbar präoperative Einmal-Gabe von hochdosierten Glukokortikoiden bei großen bauchchirurgischen Eingriffen [1]. Diese ist bereits in der klinischen Prüfung [2]. Vor einem breitem Einsatz muß jedoch eine Nutzen-Risiko-Analyse stehen, um die Gefahr möglicher gravierender Nebenwirkungen nach Glukokortikoid-Gabe einschätzen zu können. Zu diesem Zweck wurde eine systematische Literaturübersicht mit Meta-Analyse durchgeführt.

Methodik

Wir suchten nach randomisierten placebo-kontrollierten Studien, die eine ultrahohe Einmaldosis Methylprednisolon (≥ 1 g oder ≥ 15 mg/kg i. v.) bei chirurgischen Patienten klinisch untersucht haben. Hierbei wurden zur Ermittlung von Nebenwirkungen abdominal-, thorax- und kardiochirurgische Studien sowie (neuro-)traumatologische Studien als relevant erachtet. Zur Literatursuche verwendeten wir PubMed für Medline, das Controlled Clinical Trials Register der Cochrane Library und Current Contents. Hierzu kombinierten wir das Schlagwort „Methylprednisolon" mit dem Publikationstyp „randomisierte kontrollierte Studie" und dem Textwort „Placebo". Hauptzielkriterien waren neben den Nebenwirkungen die postoperative Liegedauer und der Schmerz. Die statistische Analyse der extrahierten Daten erfolgte über das Poolen von Risikodifferenzen (RD) bzw. gewichteten Mittelwertsdifferenzen und ihren 95%-Konfidenz-Intervallen (95%-KI) in RevMan 4.0.3. Hierbei wurde ein Fixed-Effect-Modell verwendet, sofern nicht der χ^2-Test auf Heterogenität einen p-Wert kleiner 0,1 ergab.

Ergebnisse

Unter den insgesamt 8657 Artikeln zum Schlagwort Methylprednisolon fanden sich 643 randomisierte Studien, davon 187 placebo-kontrolliert. Die inhaltliche Prüfung dieser Ar-

Tabelle 1. Wirkungen und Nebenwirkungen von hochdosiertem Methylprednisolon im Vergleich zu Placebo

Zielvariable	Studien (n)	Ereignisse (n_1/n_2)	Patienten (N_1/N_2)	Summiertes Ergebnis mit 95%-Konfidenzintervall	Number-needed-to-harm/treat mit 95%-KI Grenze
Schmerz (Tag 1)	4			– Meßmethoden zu uneinheitlich –	
Fatigue (Tag 1)	2			– Zu wenig Daten verfügbar –	
Mobilisation	2			– Zu wenig Daten verfügbar –	
Krankenhausliegedauer	3	n. a.	35/36	– 3,7 Tage (– 9,2 to + 1,8)	n. a.
Gastrointestinale Blutung	29	10/7	796/825	RD + 0,4% (– 1,2 to + 2,0)	NNHarm: 250 (unteres KI: 50)
Wundkomplikationen	29	23/16	795/819	RD + 1,1% (– 0,8 to + 2,9)	NNHarm: 91 (unteres KI: 34)
Pulmonäre Komplikationen	29	71/100	796/825	RD – 2,9% (– 5,8 to + 0,0)	NNTreat: 34
Psychiatrische Komplikationen	29			– Keine Ereignisse berichtet –	
Gesamtmortalität	33	10/18	812/834	RD – 0,8% (– 2,5 to + 0,9)	NNTreat: 125 –

RD: Risiko Differenz; *CI:* 95%-Confidence Intervals; *NNHarm:* Number-Needed-to-Harm; *NNTreat:* Number-Needed-to-Treat; *n. a.:* nicht zutreffend.

tikel anhand unserer Ein- und Ausschlußkriterien resultierte in letzendlich 34 in der Analyse eingeschlossenen Studien. Diese Studien verteilten sich wie folgt auf die chirurgischen Subdisziplinen: Elektive Allgemeinchirurgie 9, Bypass-Chirurgie 16, Traumatologie 5, Rückenmarkstrauma 4 Studien (eine detaillierte Literaturliste kann von den Autoren angefordert werden). Von den 16 herzchirurgischen Studien waren 5 rein pathophysiologisch orientiert, so daß wir von diesen Studien keine klinischen Ergebnisse nutzen konnten. Drei Artikel in japanischer, französischer bzw. italienischer Sprache wurden übersetzt.

Zur Effektivität von Methylprednisolon hatten die 9 allgemeinchirurgischen Studien verschiedene Zielkriterien mit unterschiedlichen Methoden evaluiert, so daß quantitiativ nur für den Krankenhausaufenthalt eine Reduktion um – 3,7 Tage (95%-KI – 9,2 bis + 1,8) ermittelt werden konnte. Zum postoperativen Schmerz und Fatigue wiesen die Einzelstudien konsistente Vorteile für die Kortikosteroidgruppe auf.

Schwerwiegende Komplikationen traten insgesamt äußerst selten auf. Gastrointestinale Blutungen wurden nur bei 17 der insgesamt 1621 randomisierten Patienten beobachtet, was in einer absoluten Risikoerhöhung von + 0,4% (95%-KI – 1,2% bis + 2,0) resultierte. Dies bedeutet, daß durch die Steroidgabe keinesfalls mehr als eine zusätzliche Magenblutung auf 50 Patienten auftritt. Betont werden muß aber, daß diese Risikoerhöhung weit davon entfernt ist, signifikant zu sein. Wie in Tabelle 1 gezeigt, ergaben sich für die anderen Komplikationen ähnliche Zahlen. Auffällig ist die in Abb. 1 dargestellte fast signifikante Reduktion pulmonärer Komplikationen, die speziell auf eine deutliche Reduktion von embolischen Ereignissen bei Polytrauma-Patienten zurückzuführen ist.

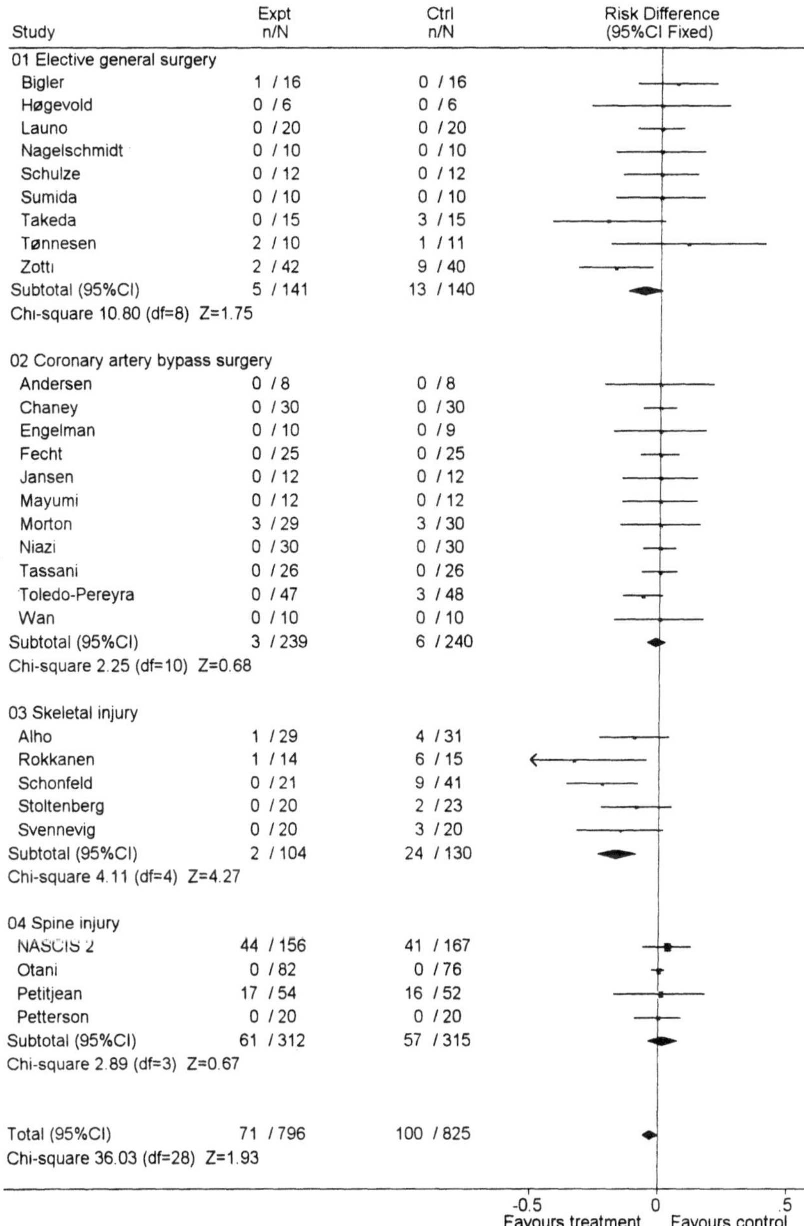

Abb. 1. Pulmonäre Komplikationen nach hochdosierter Methylprednisolon- versus Placebo-Gabe. Die Studien sind nach Spezialgebieten gruppiert. Die unerwünschten Ereignisse sind getrennt für Therapie- („*Expt*")
und Kontrollgruppe („*Ctrl*") aufgelistet

Diskussion

Die vorliegende Literaturübersicht zeigt, daß hochdosiertes Methylprednisolon als Einzeldosis in den verschiedensten Bereichen der Chirurgie eingesetzt wird. Die in einzelnen Studien reproduzierten Effekte von Kortikosteroiden auf eine schmerzärmere und beschleunigte Genesung nach elektiv-chirurgischen Eingriffen erscheinen vielversprechend, müssen allerdings noch in weiteren Studien überprüft werden. Die Nebenwirkungen einer Einmaldosis von 1 bis 2 g Methylprednisolon werden offenbar in Kenntnis der Nebenwirkungen bei längerfristiger Gabe überschätzt. Daß die klinischen Wirkungen allein auf die stimmungsaufhellende Wirkungskomponente des Kortikosteroids zurückzuführen wäre, erscheint sehr unwahrscheinlich angesichts der Tatsache, daß in keiner Studie irgendeine psychiatrische Nebenwirkung berichtet wurde.

Folgende Punkte schränken die Aussagekraft unserer Daten zum Teil etwas ein: Erstens war die Nachbeobachtungszeit in den Studien zu kurz, um eventuelle Spätkomplikationen, wie avaskuläre Knochennekrosen, zu erkennen. Zweitens ist es aufgrund der geringen Ereignisraten statistisch nur schwer möglich, den Einfluß einer Publikationsverzerrung auszuschließen (z. B. durch Erstellen eines Funnel-Plots). Auch sind die verschiedenen Effektmaße und statistischen Methoden der Meta-Analyse speziell für seltene und seltenste Ereignisse noch nicht ausreichend untersucht.

Ferner erlauben unsere Ergebnisse es zwar, das Patientenrisiko in zukünftigen Studien zuverlässig abzuschätzen, dies kann jedoch nicht auf die klinische Gesamtheit der Patienten übertragen werden, da bekanntermaßen das Kollektiv randomisierter Studien meist eine stark selektionierte und nicht repräsentative Auswahl darstellt. Somit könnten bei Patientenkollektiven, die spezielle Risikofaktoren mitbringen, die zu erwartenden Komplikationsraten höher liegen. Dies wird jedoch erst die breite Anwendung zeigen, die allerdings berechtigterweise noch nicht begonnen hat.

Zusammenfassung

Hintergrund: Die präoperative, hochdosierte, einmalige Gabe von Methylprednisolon (20 bis 30 mg/kg) wird vor allgemeinchirurgischen Operationen propagiert, weil sich eventuell durch eine Blockade der Stressantwort die Rekonvaleszenz verbessern läßt. Es werden jedoch auch Nebenwirkungen dieser Therapie befürchtet, so daß eine systematische Nutzen-Risiko-Analyse notwendig erschien.

Methodik: Wir führten eine Meta-Analyse der randomisierten placebo-kontrollierten Studien durch, die hochdosiertes Methylprednisolon bei chirurgischen Patienten einsetzten. Wir untersuchten die beobachteten Komplikationsraten, den postoperativen Schmerz und Fatigue, sowie die Krankenhausaufenthaltsdauer statistisch.

Ergebnisse: Es fanden sich 33 meist kleine Studien aus den Bereichen Allgemein- und Herzchirurgie, sowie Traumatologie. Insgesamt zeigten sich keine signifikant erhöhten Komplikationsraten. Es läßt sich ausschließen, daß Methylprednisolon mehr als eine zusätzliche Magendarmblutung bzw. eine Wundinfektion auf 50 bzw. 34 Patienten verursacht. Pulmonäre Komplikationen waren dagegen sogar vermindert (Risikodifferenz – 2,9%, 95%-Konfidenzintervall – 5,8% bis + 0,0%), speziell bei traumatologischen Patienten. Nur einzelne Studien haben bisher Schmerz und Fatigue untersucht.

Schlußfolgerungen: Zu den Vorteilen einer Methylprednisolongabe existieren bisher nur spärliche, aber vielversprechende Studienergebnisse. Dagegen lassen sich relevante Nebenwirkungen weitestgehend ausschließen.

Abstract

Background: Preoperative high doses of methylprednisolone (20–30 mg/kg) have been advocated in general surgery, because they may inhibit the surgical stress response and thereby improve postoperative outcome and convalescence. However, these potential clinical benefits must be weighted against possible side effects. In a risk-benefit analysis, we compared the complication rates as reported in all relevant publications with the benefits of glucocorticoids.

Methods: All randomised controlled trials of high-dose methylprednisolone in patients undergoing surgery or recovering from trauma were included. Outcome data on side-effects, postoperative pain and hospital stay were extracted and statistically pooled in fixed-effect model meta-analyses.

Results: We located 33 mostly small studies in general surgery, traumatology and cardiac surgery. Pooled data indicated non-significant increases in complication rates. Methylprednisolone may cause one additional gastrointestinal bleeding or wound complication in 250 or 91 patients, respectively (lower 95% confidence interval of the number-needed-to-harm: 50 or 34 respectively). There was a strong trend towards a reduced incidence of pulmonary complications (risk difference – 2.9%, 95% confidence interval: – 5.8 to + 0.0), mainly in trauma patients. Pain and fatigue were also diminished, but data are sparse.

Conclusions: On balance, limited evidence suggests some benefits of methylprednisolone, while harmful events can be largely excluded.

Literatur

1. Kehlet H (1993) Beneficial effects of stress response blockade on patients undergoing surgery. In: Faist E, Meakins JL, Schildberg FW (Hrsg) Host defense dysfunction in trauma, shock, and sepsis. Springer, Berlin, 67–71
2. Nagelschmidt M, Fu ZX, Saad S, Dimmeler S, Neugebauer E (1999) Preoperative high dose methylprednisolone improves patients' outcome after abdominal surgery. Eur J Surg 165: 971–978

Nachtrag der Autoren bei Drucklegung des Beitrages:
In speziellen Literaturrecherchen fanden wir 12 weitere Studien zum Thema. Hierdurch erhöht sich die Gesamtzahl der Patienten auf 2053, ohne daß sich die Ergebnisse hierdurch entscheidend ändern.

Korrespondenzadresse: Dr. med. S. Sauerland, Biochemische und Experimentelle Abteilung, II. Chirurgischer Lehrstuhl, Universität zu Köln, Ostmerheimer Straße 200, 51109 Köln, Telefon: 0221-989570, Fax: 0221-9895730, e-mail: S.Sauerland@uni-koeln.de

Therapie tiefer Beinvenenthrombosen mit dem niedermolekularen Heparin Reviparin: Ergebnisse der CORTES-Studie

Treatment of acute DVT with the low molecular weight heparin (LMWH) Reviparin – results of the Cortes study

V. Hach-Wunderle[1], H. K. Breddin[2], V. V. Kakkar[3] und R. Nakov[4]

[1] Institut für Gefäßmedizin, Frankfurt am Main
[2] International Institute of Thrombosis and Vascular Diseases, Frankfurt am Main
[3] Thrombosis Research Institute, London
[4] Knoll AG, Ludwigshafen/Rh.

Die Standardtherapie der akuten tiefen Beinvenenthrombose ist auch heute noch in vielen Ländern die intravenöse Infusion von unfraktioniertem Heparin (UFH) für 5–7 Tage, gefolgt von einer oralen Antikoagulation für 3 Monate bis zu einem Jahr. Niedermolekulare Heparine (NMH) haben eine deutlich bessere Bioverfügbarkeit als UFH und können deshalb subkutan (s. c.) verabreicht werden. In der Prophylaxe tiefer Thrombosen, insbesondere in der postoperativen Prophylaxe von Hochrisikopatienten, werden NMH inzwischen weltweit eingesetzt. Dabei werden NMH in der Regel einmal täglich s. c. verabreicht.

Mit dem Ziel zu belegen, daß NMH auch erfolgreich zur Therapie tiefer Beinvenenthrombosen eingesetzt werden können, wurden in den letzten 15 Jahren zahlreiche Studien mit NMH in höherer Dosierung und im Vergleich zu UFH durchgeführt. Ein besonderer Vorteil dieser Therapie ist, daß die Patienten früh mobilisiert werden können und daß eine Überwachung mit Laborparametern nicht notwendig ist. Die Mehrzahl der bisherigen Studien hat eine Gleichwertigkeit der Behandlung mit UFH oder NMH in der Verhütung von Rezidivthrombosen und Lungenembolien gezeigt.

Offen blieb bisher, ob eine verlängerte Behandlung mit NMH vielleicht zu einer gesteigerten Wiedereröffnung der thrombosierten Venen führen kann. Offen ist auch noch, ob die für eine Thrombosebehandlung notwendigerweise erhöhte Dosierung der NMH einmal oder zweimal täglich s. c. verabreicht werden sollte.

Es was das Ziel der in 104 Zentren in 10 Ländern weltweit durchgeführten CORTES-Studie zu prüfen, of das NMH Reviparin gleich wirksam und gleich sicher wirksam ist wie intravenös (i. v.) verabreichtes UFH bei der Behandlung der tiefen Beinvenenthrombose (TVT). Ein weiteres Studienziel war es zu prüfen, ob eine langdauernde Behandlung mit Reviparin einmal täglich zu einer gesteigerten Wiedereröffnung thrombosierter Venen führt.

In der CORTES-Studie erhielten die Patienten entweder UFH APTT-adjustiert, Reviparin 5–7 Tage lang zweimal täglich oder 28 Tage lang Reviparin als s. c. Einzeldosis. Die Dosierung des NMH erfolgte körpergewichtsadjustiert. Die tägliche Reviparindosis betrug bei einem Körpergewicht von 35–45 kg 7000 IU und bei 46–60 kg 8400 IU. Patienten über 60 kg erhielten 12600 IU. Alle Patienten wurden drei Monate lang oral antikoaguliert. Zu

Beginn der Studie und 21 Tage später erfolgte eine Phlebographie. Die Phlebogramme wurden zentral von einem studienunabhängigen Komitee ausgewertet, das nicht über die Behandlung der Patienten informiert war. Die symptomatischen klinischen Endpunkte (Rezidivthrombose und neue symptomatische Lungenembolien) mussten durch objektive Methoden gesichert sein.

Von Juli 1996 bis November 1998 wurden 1137 Patienten aufgenommen. Währen der dreimonatigen Beobachtungszeit traten neue Thrombosen oder Lungenembolien bei 24 der 375 Patienten (6,4%) der UFH-Gruppe (Gruppe A), bei 7 der 388 Patienten (1,8%), die zweimal täglich Reviparin (Gruppe B) und bei 13 der 374 Patienten (3,5%), die einmal täglich Reviparin (Gruppe C) erhielten.

Schwerwiegende Blutungen traten bei 2 Patienten der Gruppe A, bei 3 Patienten der Gruppe B und 2 Patienten der Gruppe C auf. Geringfügige Blutungen waren in den drei Behandlungsgruppen etwa gleich häufig.

Vor Studienbeginn wurden die Patienten als Responder definiert, bei denen zwischen der ersten und der zweiten Phlebographie der Marder Score um $\geq 30\%$ vermindert war. Nach dieser Responder-Definition waren 40,2% der Patienten der Gruppe A, 53,4% der Gruppe B und 53,5% der Gruppe C Responder. Die Unterschiede zwischen UFH und den Reviparin-Gruppen sind statistisch signifikant.

Zusammenfassend ist Reviparin sicher und mindestens so wirksam wie UFH zur Verhütung symptomatischer Rethrombosen und/oder Lungenembolien und wirksamer als UFH zur partiellen Wiedereröffnung verschlossener Venen bei Patienten mit TVT.

Korrespondenzadresse: Frau Prof. Dr. V. Hach-Wunderle, Institut für Gefäßmedizin, Zeil 51, 60313 Frankfurt/M.

Lebensqualität beim Rektumkarzinom:
Einführung von individuellen Patientenprofilen und regionalen Behandlungsoptionen 1 Jahr nach der Operation

Quality of life in rectal cancer patients: introduction of individual patient profiles and local treatment options 1 year after surgery

M. Koller[1], I. Kopp[2], S. Hainbach[1], B. Stinner[2], M. Ernst[3] M. Rothmund[2] und W. Lorenz[1]

[1] Institut für Theoretische Chirurgie, Philipps-Universität Marburg
[2] Klinik für Allgemeinchirurgie, Philipps-Universität Marburg
[3] Abt. f. Allgemein-, Thorax- und Viszeralchirurgie, Klinikum Neubrandenburg

Einleitung

Immer mehr Chirurgen erkennen, daß in der Therapie von Karzinompatienten die Erhaltung oder Verbesserung der Lebensqualität (LQ) eine wesentliche Rolle spielt [8, 9], Standardisierte Meßinstrumente zur LQ-Erfassung sind in der Literatur beschrieben und folgerichtig ist LQ mittlerweile eine etablierte Meßgröße in klinischen Studien geworden [5]. Weitgehend unbeachtet sind bislang hingegen praktische Aspekte der LQ-Messung: lassen sich LQ-Maße in der Praxis nutzen und können sie als Ausgangspunkt für eine verbesserte Therapiestrategie dienen [4, 6]?

Mit Unterstützung des Bundesgesundheitsministeriums (BMG) führen wir im Landkreis Marburg-Biedenkopf eine Feldstudie zur Evaluation des regionalen Versorgungsstandes von Patienten mit Rektumkarzinom durch [2, 7]. Ein wesentliches Element ist die routinemäßige Messung, Dokumentation und Analyse der LQ. Es wird untersucht, welche Probleme bei den Patienten in verschiedenen Phasen der Erkrankung und des Wiederherstellungsprozesses im Vordergrund stehen. Diese Problemanalyse erfolgt sowohl auf der Basis der Gesamtstichprobe als auch durch die Verlaufsanalyse individueller Patienten in Form von LQ-Profilen. Zusätzlich nehmen wir eine Bestandsaufnahme der in der Region verfügbaren Therapieoptionen vor, die geeignet erscheinen, die LQ der Patienten positiv zu beeinflussen.

Methodik

Studiendesign: Prospektive longitudinale Kohortenstudie. In den ersten beiden Studienjahren werden alle im Landkreis operierten Rektumkarzinompatienten erfaßt und über den 5-Jahres-Zeitraum der Feldstudie nachverfolgt. Die Studienregion ist definiert als der Landkreis Marburg-Biedenkopf mit 250 000 Einwohnern, 3 Krankenhäusern und 175 niedergelassenen Ärzten.

Einschlußkriterien: Eingeschlossen wurden in den ersten beiden Studienjahren alle neuerkrankten Rektumkarzinompatienten (n = 146).

Dokumentation: Ausführliche medizinische Dokumentation (Diagnostik, Tumorklassifikation, Therapie) bei Klinikentlassung, vereinfachte standardisierte Nachsorgedokumentation bei jedem Nachsorgetermin durch den behandelnden Arzt.

LQ-Messung: EORTC QLQ-C30 + CR38 [1] bei Klinikentlassung und bei jedem Nachsorgetermin. Die Patienten füllen den Bogen in der Nachsorgepraxis selbst aus und die niedergelassenen Ärzte übermitteln den Bogen an die Studienzentrale.

Datenmanagement: Die Patientendaten werden mit der Datenbank Access verwaltet und die statistische Analyse wird mit SPSS durchgeführt.

Ergebnisse

Stichprobe: In diese Auswertung wurden alle Patienten eingeschlossen, von denen bei Klinikentlassung und beim Nachsorgetermin nach 1 Jahr (follow-up) ein LQ-Bogen vorlag. Die Charakteristika der Stichprobe stellen sich wie folgt dar:

n = 45 Patienten (31% des Gesamtkollektivs); 31 Männer / 14 Frauen; Altersmittel 60,5 Jahre (± 10,8). Operative Verfahren: Anteriore Resektion (n = 34); Proktokolektomie (n = 1); Abdominoperineale Exstirpation (n = 10).

Tabelle 1 faßt den vorher-nachher-Vergleich zwischen Klinikentlassung und 1 Jahr follow-up zusammen. In der Mehrzahl der LQ-Dimensionen gab es Verbesserungen, wobei das Ansteigen der Mittelwerte in den Bereichen körperliche Leistungsfähigkeit, Müdigkeit und Schmerzen besonders auffällig sind. In einigen Bereichen, die in der Tabelle nicht aufgeführt sind, zeigten sich keine Unterschiede: soziale Funktion, Dyspnoe, Verstopfung, Durchfall und Finanzielles.

Tabelle 2 faßt die Hauptprobleme, die Patienten nach 1 Jahr angeben, zusammen. Als Problem-Kriterium wurde dabei ein Scorewert von unter 50 angenommen.

Tabelle 1. Veränderungen in der Lebensqualität (n = 45)

	Klinik-Entlassung	1 Jahr später	P
Globale LQ	55,0	64,4	0,05
Körperl. Leistungsfähigkeit	55,0	81,8	0,001
Emotion	59,7	73,6	0,001
Konzentration	76,3	86,3	0,02
Müdigkeit	44,1	74,8	0,001
Schmerzen	61,1	81,9	0,001
Übelkeit	86,7	96,3	0,02
Schlaflosigkeit	42,2	72,6	0,001
Appetitlosigkeit	57,8	93,3	0,001

0 = schlechtester, 100 = bester Wert
Alle Scores wurden so gepolt, daß höhere Werte höheres Wohlbefinden im genannten Bereich repräsentieren.

Tabelle 2. Hauptprobleme nach 1 Jahr (n = 45)

Prozentsatz der Patienten mit einem Score von schlechter als 50	
Zukunftssorgen	40%
Einschränkung im Alltag	27%
Schlaf	24%
Soziale Funktion	20%
Emotion	18%
Müdigkeit	18%
Globale LQ	16%

Patient:	37 Jahre, männlich, ASA 2
Diagnose:	Rektumkarzinom 8 cm ab ano, stenosierend, klin. $T_3N_0M_0$
Histologie:	Adeno-Ca G2 pT_3 pN_2 pM_1, lokal R0-reseziert
Primärtherapie:	tiefe anteriore Rektumresektion (TME), Leber- PE 19/08/97
	Relaparotomie und Adhäsiolyse bei Ileus 29/08/97
	Chemotherapie 6 Zyklen 5-Fu/Leukovorin 10/97 - 3/98
1. Nachsorge:	1/98
Status:	Anamnese, Klinik, Labor, US, Rö-Thorax
	Verträglichkeit der Chemotherapie gut; diskrete Regression der Filiae
Intervention:	keine
2. Nachsorge:	4/98
Status:	Anamnese, Klinik, Labor, US, Rö, CT (Th/Abd), Angio-CT, Rektoskopie
	Guter AEZ, Regression der Leberfiliae; 3 Läsionen Segmente 5/6/7
Intervention:	Hemihepatektomie re. 5/98, komplikationsloser post-op. Verlauf
3. Nachsorge:	7/98
Status:	Anamnese, Klinik, Labor, US -Abdomen
	Leichte Abgeschlagenheit, keine Progredienz des TU-Leidens
Intervention:	keine
4. Nachsorge:	10/98
Status:	Anamnese, Klinik, Labor, US-Abdomen, Rö-Thorax
	Wohlbefinden, kein Hinweis auf Rezidiv / Filialisierung / Progredienz
Intervention:	keine

a

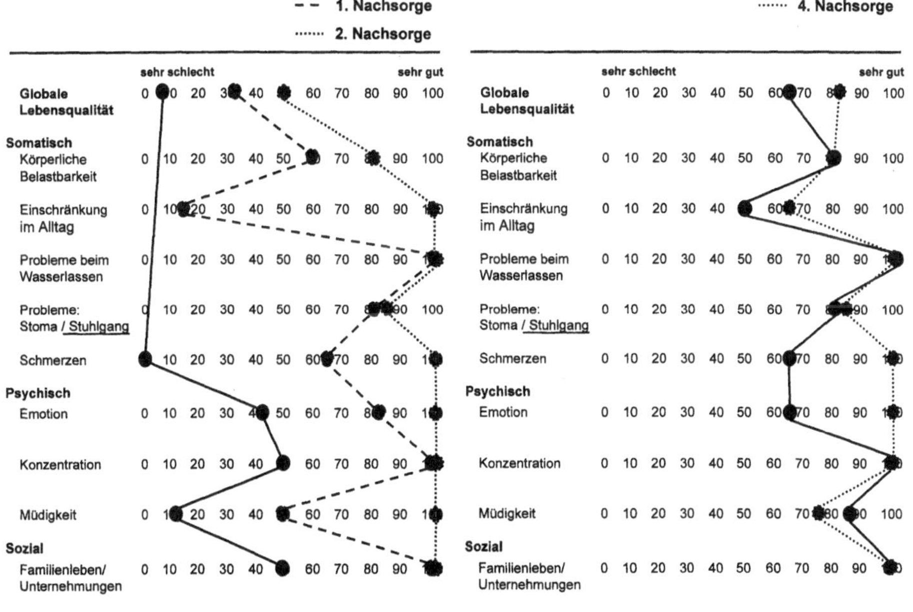

b

c

Abb. 1. a Epikrise, **b, c** Lebensqualitätsprofile

Einschränkungen der Funktionsfähigkeit im Alltag sowie Schlafprobleme werden am häufigsten angegeben. Auffällig ist auch, daß 40% der Patienten Zukunftssorgen haben. Typisch für Rektumkarzinompatienten sind auch Probleme beim Stuhlgang (sofern sie kontinenzerhaltend operiert wurden) oder Probleme mit dem Stoma. Hier handelt es sich um keine isolierten Störungen, sondern diese Problembereiche sind eng verknüpft mit Einschränkungen im sozialen Leben [3]. Die hohen Korrelationskoeffizienten zwischen sozialer Funktion mit Stuhlproblemen (r = 0,58, P < 0,001) und mit Stomaproblemen (r = 0,85, P < 0,001) machten dies deutlich.

Abbildung 1 zeigt, wie sich LQ-Profile zur Beschreibung eines individuellen Patienten nutzen lassen [7]. Die Epikrise (Abb. 1a) zeigt den Verlauf aus ärztlicher Sicht anhand der Tumordokumentation, parallel dazu die Sichtweise des Patienten, der zu jedem Zeitpunkt den LQ-Bogen ausgefüllt hat (Abb. 1 b und c). Die Einzelfragen des Bogens wurden nach inhaltlichen Gesichtspunkten aggregiert und von 0 auf 100 linear transformiert [4, 5]. Die so dargestellten Scores repräsentieren die wesentlichen LQ-Bereiche.

Diskussion

Als Hauptprobleme nach einem Jahr werden von den Patienten Zukunftssorgen, sowie Einschränkungen im Alltag und der sozialen Funktion angegeben. Probleme mit der Defäkation (gehäufter Stuhlgang bei kontinenzerhaltend operierten Patienten; Peinlichkeit und Angst vor dem Auslaufen des Stomas) gehen stark mit Einschränkungen der sozialen Funktion (Familienleben, Unternehmungen) einher.

Verbesserungen sind insbesondere vom somatischen Krankheitsverlauf und vom Faktor Zeit abhängig. Neben der Analyse der Veränderungen im Kollektiv ist jedoch die Betrachtung des individuellen Patientenverlaufs zum Verständnis der Problembereiche unabdingbar. Anhand des demonstrierten Falles wird deutlich, daß die Lebensqualität auch vom Wissen des Patienten über seine Prognose bestimmt wird; ebenso spielt der Aspekt der Betreuung eine wesentliche Rolle (Verbesserungen trotz aggressiver Therapie).

Durch die systematische Analyse der Lebensqualität und die übersichtliche Darstellung der individuellen Befunde in einem LQ-Profil lassen sich typische „Problempatienten" identifizieren und dem betreuenden Arzt in Klinik und Praxis rückmelden. Diese Patienten können nun einer gezielten problemorientierten Betreuung zugeführt werden.

Abstract

Background: Quality of life (QL) is increasingly being recognized as an important endpoint in clinical studies. It is still unclear, however, whether the QL concept can be incorporated into routine medical care of tumor patients. The Marburg-Biedenkopf field trial, sponsored by the German Federal Ministry of Health, was designed to analyze the QL-related main problems of patients with rectal cancer.

Methods: The cohort study included all patients operated on for rectal cancer in the county of Marburg-Biedenkopf within a 2-year period (*n* = 146). There was a 5-year follow-up period. Quality of life (EORTC QLQ-C30 + CR38) was assessed at discharge from the hospital and at every follow-up visit.

Results: This interim analysis is based on $n = 45$ patients for whom QL data were available at discharge from hospital and 1 year after surgery. In most QL areas significant improvements over 1 year were observed, particularly in physical functioning, emotional functioning and fatigue. QL areas that remained major problems (mean scores lower than 50) even 1 year after surgery were role functioning, insomnia and social functioning. Particularly, stoma- and stool-related complaints were correlated with poor social functioning. QL profiles for individual patients highlight individual problem areas and show how QL changes as a function of the improvement/progression of the disease.

Conclusion: Analyzing the major QL problem areas of a cohort of rectal cancer patients and identifying "problem patients" is a promising starting point for the improvement of tumor follow-up strategies.

Literatur

1. Aaronson NK, Ahmedzai S, Bergman B, Bullinger M, et al. (1993) The European organization for research and treatment of cancer QLQ-C30: A quality-of-life instrument for use in international clinical trials in oncology. J Natl Cancer Inst 85: 365–376
2. Junginger T, Hossfeld DK, Müller RP (1999) Leitlinien zur Diagnostik und Therapie von Tumoren des Gastrointestinaltrakts und der Schilddrüse. Demeter, Stuttgart
3. Koller M, Heitmann K, Kussmann J, Lorenz W (1999) Symptom reporting in cancer patients II: Relations to self-reported health behaviors and the role of social desirability and negative affect. Cancer 86: 1609–1620
4. Koller M, Kussmann J, Lorenz W, Rothmund M (1994) Die Messung von Lebensqualität in der chirurgischen Tumornachsorge: Methoden, Probleme und Einsatzmöglichkeiten. Chirurg 65: 333–339
5. Koller M, Kussmann J, Lorenz W, et al. (1995) Die Erfassung und Dokumentation der Lebensqualität nach Tumortherapie. In: Wagner G, Hermanek P (eds) Organspezifische Tumordokumentation. Springer, Heidelberg, p A2.1 – A2.12
6. Koller M, Lorenz W (1998) Quality of life research in patients with rectal cancer: traditional approaches versus a problem-solving oriented perspective. Langenbecks Arch Surg 383: 427–436
7. Kopp I, Koller M, Rothmund M, Lorenz W, Mitglieder des Qualitätszirkel. Evaluation der Therapie von Patienten mit Rektumkarzinom: Ziele des Heilens (Outcomes) und Implementierung des Konzepts Lebensqualität in die medizinische Gesamtversorgung. [In Press] Zentralbl Chir
8. Lorenz W, Troidl H, Solomkin JS, Nies C, et al. (1999) Second step: Testing-outcome measurements. World J Surg 23: 768–780
9. Troidl H, Kusche J, Vestweber KH, Eypasch E, et al. (1987) Quality of life: an important endpoint both in surgical practice and research. J Chron Dis 40: 523–528.

Korrespondenzadresse: PD Dr. M. Koller, Institut für Theoretische Chirurgie, Klinikum der Philipps-Universität, Baldingerstraße, 35033 Marburg, e-mail: koller@mailer.uni-marburg.de

Akute Appendizitis: eine prospektive Studie zur Evaluation des modifizierten Alvarado-Score

Acute appendicitis: a prospective study for evaluation of the modified Alvarado score

M. Schorr, B. Stumpf und K. Hallfeldt

Chirurgische Klinik und Poliklinik, Ludwig-Maximilians-Universität München

Einleitung

Die Entscheidung zur Operation bei klinischem Verdacht auf eine akute Appendizitis ist auch für erfahrene Chirurgen nicht leicht. Die „negative Appendektomierate", also der Anteil zu Unrecht entfernter Appendices, wird in der Literatur der letzten 10 Jahre mit 9–40% angegeben [1–3]. Verschiedene Score-Systeme sind entwickelt worden, um mit objektiven Kriterien die Entscheidung zur Operation bei Verdacht auf akute Appendizitis zu erleichtern und gleichzeitig die negative Appendektomierate zu senken. Ohmann et al. [4] haben mehrere Score-Systeme anhand standardisierter Kriterien überprüft und unter anderen den Alvarado-Score [5] für weitere klinische Prüfungen empfohlen.

Material und Methoden

In einer prospektiven, klinischen Studie wurden in einem Zeitraum von 2 Jahren Patienten eingeschlossen, die mit dem Verdacht auf eine akute Appendizitis operiert wurden und eine präklinische Schmerzdauer von weniger als 72 Stunden vor Aufnahme in die Klinik aufwiesen. Getestet wurde der Alvarado-Score, der sich aus einfachen klinischen Parametern zusammensetzt: Appetitlosigkeit, Übelkeit/Erbrechen, anamnestisch wandernder Schmerz in den rechten Unterbauch, Druckschmerz im rechten Unterbauch, Loslaßschmerz, Temperatur, Leukozytose, Linksverschiebung im Differentialblutbild. Der Alvarado-Score wurde aufgrund infrastruktureller Gegebenheiten in unserer Klinik geringgradig modifiziert, die maximale Punktzahl von 10 und die Einteilung in folgende 3 Kategorien sind gleichgeblieben: bei 7–10 Punkten wird die sofortige Appendektomie empfohlen, bei 4–6 Punkten wird eine abwartende Haltung und erneute klinische Untersuchung innerhalb von 6 Stunden angeraten, bei 1–3 Punkten kann der Patient nach Hause entlassen werden. Der Score wurde dem behandelnden Arzt als Entscheidungshilfe angeboten, die Indikation zur Operation konnte jedoch ohne Vorgabe durch das Score-System gestellt werden. Entscheidend für die endgültige Diagnose „akute Appendizitis" war das harte, histologische Kriterium der leukozytären Infiltration, wobei akut gangränöse Veränderungen bereits zu den Perforationen gerechnet wurden. Die Zielkriterien der Studie waren durch die von Ohmann et al. standardisierten „cut-off"-Werte definiert. Die initial negative Appendektomierate, also der Anteil der Patienten, die keine akute Appendizitis hatten und der Operationsgruppe (7–10 Punkte) zugeordnet wurden, sollte kleiner gleich 15% sein. Die potentielle Perforationsrate, also der Anteil der Patienten, die eine akute Appendizitis hatten und nicht der Operationsgruppe (1–6 Punkte) zugeordnet wurden, sollte kleiner gleich 35% sein. Die initial übersehene Perforationsrate, also der Anteil der Patienten mit perforiertem Appendix, die nicht der Operationsgruppe (1–6 Punkte) zugewiesen wurden, sollte kleiner gleich 15% sein. Die übersehene Appendizitisrate, also der Anteil der Patienten mit akuter Appendizitis, die nach Hause entlassen werden sollten (1–3 Punkte), sollte kleiner gleich 5% sein.

Ergebnisse

Es wurden 266 Patienten in die Studie eingeschlossen, 136 Frauen, 130 Männer von 11 bis 83 Jahren (Median: 28 Jahre). Laparoskopische Operationen wurden bei Männern in 20%, bei Frauen in 55% der Fälle durchgeführt. 80% (213/266) der Patienten hatten eine akute Appendizitis, 16% (35/213) waren perforiert. In 140 Fällen wurde in Übereinstimmung mit der Score-Empfehlung bei 7–10 Punkten sofort operiert. In 126 Fällen wurde bei Scorewerten von 1–6 entgegen der Score-Empfehlung sofort operiert. Die initial negative Appendektomierate war 9,3% (13/140), die potentielle Perforationsrate war 40% (86/213), die initial übersehene Perforationsrate war 26% (9/35) und die übersehene Appendizitisrate war 4,7% (10/213) (Tabelle 1).

Tabelle 1

Zielkriterium	Cut-off-Werte in %	Ergebnis in %
initial negative Appendektomierate	15	9,3
Potentielle Perforationsrate	35	40
Initial übersehene Perforationsrate	15	26
Übersehene Appendizitisrate	5	4,7

Diskussion

Der Alvarado-Score hat nur zwei der geforderten vier Zielkriterien erfüllt und erscheint somit auf den ersten Blick ungeeignet, eine akute Appendizitis zu diagnostizieren und mit gewissen Sicherheiten zu therapieren. Das wichtigste Kriterium der negativen Appendektomierate unter 15% kann mit Hilfe des Scores erreicht werden ohne den Anteil der übersehenen Appendizitiden über 5% anzuheben. Die potentielle und die initial übersehene Perforationsrate jedoch sind deutlich zu hoch, was sich eventuell auf das harte histologische Kriterium der Perforation bei noch gangränösen Veränderungen der Appendix zurückführen lassen kann. Prinzipiell ist der Score sehr einfach anzuwenden und speziell für den unerfahrenen Arzt eine gute Orientierungshilfe. Die Effizienz hinsichtlich der Diagnosestellung bei akuter Appendizitis muß jedoch erst an größeren Patientenkollektiven unter Beweis gestellt werden.

Zusammenfassung

Hintergrund: In retro- und prospektiven Studien der letzten 10 Jahre wird eine negative Appendektomierate von 9–40% beschrieben. Zur Reduktion dieser Zahl wurden verschiedene Score-Systeme entwickelt, deren Effizienz bisher nicht bewiesen werden konnte.

Methodik: In einer prospektiven Studie wurde der Alvarado-Score untersucht. Eingeschlossen wurden Patienten, die mit Verdacht auf akute Appendizitis und einer präklinischen Schmerzdauer von weniger als 72 Stunden operiert wurden. Der Score wurde dem behandelnden Arzt als Entscheidungshilfe angeboten, die Indikation zur Operation konnte durch den Operateur ohne Vorgabe durch das Score-System gestellt werden. Der Alvarado-Score wurde in gering modifizierter Form angewendet. Bei 7–10 Punkten wird die sofortige Appendektomie empfohlen, bei 4–6 Punkten wird eine abwartende Haltung und erneute klinische Untersuchung innerhalb von 6 Stunden angeraten, bei 1–3 Punkten kann der Patient nach Hause entlassen werden. Die endgültige Diagnose „akute Appendizitis" wurde histologisch festgelegt, wobei die leukozytäre Infiltration als entscheidender Faktor für die akute Entzündung gewertet wurde. Ein gangränös veränderter Appendix wurde bereits der Gruppe der perforierten Appendices zugeordnet. Zielkriterien waren die von Ohmann et al. angegebenen „cut-off" Werte: initial negative Appendektomierate kleiner gleich 15%, potentielle Perforationsrate kleiner gleich 35%, initial übersehene Perforationsrate kleiner gleich 15% und übersehene Appendizitisrate kleiner gleich 5%.

Ergebnisse: Es wurden 266 Patienten in die Studie eingeschlossen, von denen 80% (213/266) histologisch eine akute Appendizitis hatten, 16% (35/213) waren perforiert. In 140 Fällen wurde in Übereinstimmung mit der Score-Empfehlung bei Punkten von 7–10 sofort operiert. In 126 Fällen wurde bei Scorewerten von 1–6 entgegen der Score-Empfehlung sofort operiert. Die initial negative Appendektomierate war 9,3% (13/140), die potentielle Perforationsrate war 40% (86/213), die initial übersehene Perforationsrate war 26% (9/35) und die übersehene Appendizitisrate war 4,7% (10/213). Damit erfüllte das Score-System nur zwei der gesetzten vier Zielkriterien.

Schlußfolgerung: Durch die Anwendung des Scoresystems bei 7–10 Punkten hätte die negative Appendektomierate von 20% auf 9,3% gesenkt werden können. Hätten wir bei 1–3 Punkten gemäß der Score-Empfehlung die Patienten nach Hause geschickt, wären zehn akute Appendices und davon eine Perforation (0,5%) übersehen worden. Wären wir der Empfehlung zur stationären Aufnahme und Überwachung der Patienten bzw. Re-scoring nach 6 Stunden bei 4–6 Punkten nachgekommen, wären neun initial perforierte Appendices übersehen worden. Die Effizienz des Alvarado-Scores konnte in dieser Studie nicht bewiesen werden.

Abstract

Background: In retro- and prospective studies of the last 10 years the negative appendectomy rate ranges from 9% to 40%. Several scoring systems were developed to reduce the number of unnecessary laparotomies. However, the efficacy of these scoring systems is still not proved.

Methods: In a prospective, clinical study the Alvarado score was tested. The inclusion criteria were an operation because of acute appendicitis and abdominal pain, not lasting more than 72 h until admission. The surgeon's decision for laparotomy was independent of the recommendation of the scoring system. The Alvarado score was applied in a slightly modified manner. A score of 7–10 points requires surgery, patients with a score of 4–6 may be observed for at least 6 h, in patients with a score of 1–3 appendicitis is very unlikely, so they can be discharged. The diagnosis "acute appendicitis" was fixed histologically by infiltration of leukocytes into the tissue. Gangrenous appendicitis was taken as perforation. The aim of this study was the ability of the score to fulfill the following criteria of Ohmann et al.: initial negative appendectomy rate of 15% or less, a potential perforation rate of 35% or less, an initial missed perforation rate of 15% or less, and a missed appendicitis rate of 5% or less.

Results: A total of 266 patients were included in the study, 80% (213/266) had acute appendicitis, 16% (35/213) had a perforation. In 140 cases with a score of 7–10 surgery started immediately according to the score's recommendation, in 126 cases with scores of 1–6 laparotomy was done at once, although the score did not recommend an operation. The initial negative appendectomy rate was 9.3% (13/140), the potential perforation rate was 40% (86/213), the initial missed perforation rate was 26% (9/35), and the missed appendicitis rate was 4.7% (10/213). Thus, the Alvarado score fulfilled only two of the required four criteria.

Conclusion: The negative appendectomy rate could have been reduced from 20% to 9.3% if we had applied the score betweeen 7 and 10 points. In patients with 1–3 points we would have missed ten patients with acute appendicitis, including one perforation. In patients with 4–6 points there would have been nine initial perforations. The efficacy of the Alvarado score in discriminating patients with and without acute appendicitis is still not proven.

Literatur

1. Colson M, Skinner KA, Dunnington G (1997) High negative appendectomy rates are no longer acceptable. Am J Surg 174 (6) : 723–726
2. Hale DA, Molloy M, Pearl RH, Schutt DC, Jaques DP (1997) Appendectomy: a contemporary appraisal. 225 (3) : 252–261
3. Izbicki JR, Knoefel WT, Wilker DK, Mandelkow HK, Müller K, Siebeck M, Schweiberer L (1992) Accurate diagnosis of acute appendicitis: a retrospective and prospective analysis of 686 patients. 158 : 227–231
4. Ohmann C, Yang Q, Franke C and the Abdominal Pain Study Group (1995) Diagnostic scores for acute appendicitis. Eur J Surg 161 : 273–281
5. Alvarado A (1986) A practical sore for the early diagnosis of acute appendicitis. Ann Emerg Med 15 : 557–564

Korrespondenzadresse: Dr. med. Markus Schorr, Chirurgische Klinik und Poliklinik, Ludwig-Maximilians-Universität München, Standort Innenstadt, Nußbaumstraße 20, 80336 München; Telefon: 089/51602511, Fax: 089/51604187, e-mail: Markus.Schorr@ch-i.med.uni-muenchen.de

Knochendefekte an der Hand –
Teildemineralisierte Knochenmatrix im direkten Vergleich zur autogenen Spongiosatransplantation

Bony defects of the hand – partially demineralized bone matrix compared directly to autogenous cancellous bone grafting

M. Schieker, H. Stützle und W. Mutschler

Chirurgische Klinik und Chirurgische Poliklinik, Klinikum Innenstadt der LMU, München

Einleitung

Für die Behandlung von Knochendefekten durch benigne Knochentumore bzw. tumorähnliche Erkrankungen an der Hand stellt sich die Frage der optimalen Therapie. Im Allgemeinen wird die Curettage und Defektauffüllung mit autogener Spongiosa als „gold standard" angesehen. Wenn man allerdings die meist geringe Defektgröße und die Möglichkeit der Operation mit regionalen Anästhesieverfahren in Betracht zieht, bringt die autogene Spongiosatransplantation erhebliche Nachteile mit sich (Zweiteingriff zur Entnahme, verlängerte OP-Zeit, erhöhte Morbidität). Diese Nachteile können durch die Verwendung von humaner, teildemineralisierter Knochenmatrix (tDKM) vermieden werden. Bereits 1965 beschrieb Urist bei der Implantation von lyophilisierten, demineralisierten Knochensegmenten die Induktion von Knochenwachstum im heterotopen Lager [6]. Im weiteren wurden aus allogenem Knochen zunehmend induktive Matrixfaktoren angereichert und immunologisch aktive Komponenten extrahiert. Dies führte zur Entwicklung von allogenen demineralisierten Knochenmatrixpräparaten. Für die von uns verwendete humane, allogene tDKM konnten Hallfeldt et al. im Schafmodell gute osteogenetische Eigenschaften nachweisen [1]. Aufbauend auf diese Studien haben wir in einer prospektiven, randomisierten klinischen Studie die Verwendung von humaner tDKM im direkten Vergleich zur AS-Transplantation bei der Therapie von gutartigen Knochentumoren an der Hand untersucht.

Methodik

Die teildemineralisierte Knochenmatrix wurde, wie vormals beschrieben [2], in mehreren Schritten aus allogenem Knochen hergestellt und mittels Gamma-Bestrahlung sterilisiert. Nach Aufnahme in die Studie wurden die Patienten zufällig einer der beiden Auffüllungsgruppen zugeteilt und die Daten im weiteren in einem Verlaufsbogen dokumentiert. Intraoperativ erfolgte die Curettage des Defektes und Auffüllung mit tDKM oder mit AS. Die Spongiosa wurde hierbei vom Beckenkamm der Patienten in Vollnarkose entnommen. Die Auswertung der Ergebnisse stützte sich neben den klinischen Untersuchungen auf die in regelmäßigen Abständen angefertigten Röntgenaufnahmen in 2 Ebenen (vor und nach der Operation, sowie 1, 2 und 6 Monate post OP). Die Beurteilung der Röntgenaufnahmen geschah durch drei unabhängige Untersucher. Hierbei wurde anhand einer nach Hasselgren [3], Tordai [4] und Upton [5] modifizierten Beurteilungsskala die Auffüllungsqualität des Defektes nach der Operation und der Defektdurchbau im zeitlichen Verlauf evaluiert. In die Bewertung des klinischen Verlaufes floß neben den Ergebnissen der Untersuchungen auch die subjektive Einschätzung des Operationserfolges durch die Patienten in die Abschlußuntersuchung mit ein. Die statistischen Auswertungen erfolgten mit dem U-Test nach Mann-Whitney.

Ergebnisse

Insgesamt konnten 58 gutartige Knochendefekte am Handskelett in der Studie aufgefüllt werden. Hierbei handelt es sich um 41 Enchondrome und 17 Knochenzysten bzw. ähnliche Defekte, wovon 23 mit AS und 35 mit tDKM therapiert wurden. Das durchschnittliche Patientenalter betrug 39 Jahre (10–77 Jahre).

Die postoperative Beurteilung der Defektauffüllung im Röntgenbild ergab nur eine geringfügig bessere Bewertung der tDKM-Gruppe und ermöglicht somit eine vergleichende Beurteilung der beiden Gruppen bezüglich des Defektdurchbaus im Verlauf.

In der Bewertung des Durchbaus der Defekte konnte nach 4 Wochen in den mit tDKM aufgefüllten Defekten weniger Durchbau als in der Vergleichsgruppe nachgewiesen werden. Im weiteren Verlauf nahm der knöcherne Durchbau in der tDKM-Gruppe bis zur Auswertung nach 6 Monaten zu. Hingegen blieb der Durchbau in der AS-Gruppe nach 8 Wochen bis zur abschließenden Beurteilung nach 6 Monaten weitgehend unverändert. So konnte nach 6 Monaten kein statistisch signifikanter Unterschied bezüglich des Defektdurchbaus im Vergleich beider Auffüllungsgruppen mehr aufgezeigt werden.

Bei den klinischen Auswertungen konnten keine wesentlichen Unterschiede zwischen beiden Gruppen herausgearbeitet werden. Im Mittel erfolgte eine postoperative Ruhigstellung für 9 Tage. Es traten keine Abstoßungsreaktionen oder Infektionen auf. In der subjektiven Beurteilung des Operationserfolges durch die Patienten ergaben sich bessere Ergebnisse bei der Therapie mit tDKM.

Diskussion

Wir haben die tDKM an der bisher als „gold standard" geltenden autogenen Spongiosatransplantation bei der Auffüllung von gutartigen Knochendefekten an der Hand gemessen. In unseren Ergebnissen konnten wir zeigen, daß die tDKM bezüglich des knöchernen Durchbaus nach 6 Monaten der AS gleichwertig ist. Während die AS als primäres, vitales, zelluläres Transplantat sehr gute osteoinduktive, -konduktive und stimulative Wirkung aufweist, ist die tDKM azellulär mit osteoinduktiver und -stimulativer Wirkung. Diese Eigenschaften kommen jedoch bei der tDKM aufgrund der notwendigen Resorption und der daraus resultierenden Faktorenfreisetzung erst verzögert zur Geltung. Dadurch läßt sich der im Vergleich zur AS verzögert auftretende Durchbau der Defekte 4 Wochen nach tDKM Auffüllung erklären.

Besonders aufgrund der Lokalisation der Defekte an der Hand und der daraus resultierenden Möglichkeit zu regionalen Anästhesieverfahren muß aber auch die Verwendung der autogenen Spongiosa zur Defektauffüllung kritisch gesehen werden. Zusätzlich ergeben sich aus dem zur Entnahme notwendigen Zweiteingriff am Beckenkamm weitere Nachteile wie eine erhöhte Morbidität, längere Operationszeiten und daraus entstehende erhöhte Kosten. Durch die Vermeidung der für die AS beschriebenen Nachteile und bei zusätzlich guten klinischen Ergebnissen, kann die tDKM als Alternative zur Auffüllung von gutartigen Knochentumoren an der Hand empfohlen werden.

Zusammenfassung

Hintergrund: Als Gold Standard für die Behandlung von gutartigen Knochentumoren an der Hand gilt die Curettage und die Auffüllung der entstandenen Defekte mit autogener Spongiosa (AS). Diese Methode ist jedoch mit Nachteilen behaftet, die durch Applikation von teildemineralisierter Knochenmatrix (tDKM) vermieden werden können. Wir haben in einer prospektiven, randomisierten klinischen Studie die Verwendung von humaner, allogener tDKM im direkten Vergleich mit der AS zur Behandlung von gutartigen Knochentumoren an der Hand untersucht.

Patienten und Methode: 58 Knochentumore wurden behandelt. Nach Curettage erfolgte die Auffüllung entweder mit tDKM oder mit AS. Die Auswertung der Ergebnisse wurde anhand der klinischen, sowie radiologischen Untersuchungen prä- und post-OP, sowie 1, 2 und 6 Monate post-OP vorgenommen. Die Röntgenbilder bewerteten drei unabhängige Untersucher bezüglich Auffüllung und Durchbau der Knochendefekte im zeitlichen Verlauf.

Ergebnisse: Obwohl anfangs in der Gruppe mit tDKM weniger knöcherner Durchbau als in der Vergleichsgruppe stattfand, nahm dieser nach 8 Wochen bereits deutlich zu. In der AS-Gruppe hingegen blieb der Durchbau nach 8 Wochen bis zur 6-monatigen Beurteilung weitgehend unverändert. Am Ende des Untersuchungszeitraumes nach 6 Monaten konnte bezüglich des Defektdurchbaus kein statistisch signifikanter Unterschied ($p < 0.05$, Mann-Whitney-U-Test) zwischen den beiden Gruppen nachgewiesen werden. Darüber hinaus zeigten die klinischen Untersuchungen in beiden Gruppen vergleichbare Ergebnisse ohne Abstoßungsreaktionen oder Infektionen.

Schlußfolgerung: Wir konnten zeigen, daß 6 Monate post-OP beim Durchbau von aufgefüllten Knochendefekten die tDKM der als Gold Standard geltenden AS-Transplantation gleichwertig ist. Da die tDKM jedoch vor allem Vorteile wie unbegrenzte Verfügbarkeit, verkürzte OP-Zeiten, die Möglichkeit zu regionalen Anästhesieverfahren und den Wegfall des zur Spongiosagewinnung notwendigen Zweiteingriffes aufweist, stellt sie eine gute Alternative zur AS in der Behandlung von gutartigen Knochentumoren an der Hand dar.

Abstract

Background: The gold standard for treatment of benign bone tumors of the hand is thought to be curettage and filling with autogenous cancellous bone (ACB). There are considerable negative side-effects of ACB transplantation that can be avoided by the use of partially demineralized bone matrix (pDBM). We analyzed the use of pDBM, compared directly to ACB, in the treatment of benign bone tumors of the hand in a randomised, prospective clinical trial.

Methods: Fifty-eight benign bony defects of the hand skeleton were treated. After curettage, defects were either filled with pDBM or with ACB. Evaluation was carried out clinically and radiologically (before and after the operation and 1, 2 and 6 months post OP). X-rays were evaluated by three independent examiners concerning filling and defect regeneration over time.

Results: Initially, bony regeneration in pDBM treated defects was less than in the ACB-treated group. After 8 weeks there was a considerable increase of bony regeneration in the pDBM group. The regeneration in the ACB group, however, showed almost no changes between evaluation after 8 weeks and 6 months. After a 6-month comparison of both groups no statistically significant differences in bony defect regeneration were evident ($P < 0.05$, Mann-Whitney U-test). Clinical evaluation revealed similar results for both treatment methods. No transplant rejection or infections occurred.

Conclusion: We showed that 6 months after surgery pDBM is equivalent to ACB grafts concerning regeneration of bony defects. pDBM, however, exhibits unlimited availability, decreased operation time, the possibility of regional anesthesia, and no need for harvesting procedures. Therefore pDBM is a good alternative to ACB grafts in the treatment of benign bone tumors of the hand.

Literatur

1. Hallfeldt KKJ, Stützle H, Puhlmann M, Bulut N, Kessler S, Schweiberer L (1994) Die Uberbrückung langstreckiger Tibiaschaftdefekte durch teildemineralisierte Knochenmatrix (DKM). Unfallchirurg 97:518–524
2. Hallfeldt KKJ, Stützle H, Puhlmann M, Kessler S, Schweiberer L (1995) Sterilization of partially demineralized bone matrix: The effect of different sterilization techniques on osteogenetic properties. J Surg Res 59:614–620
3. Hasselgren G, Forssblad P, Törnvall A (1991) Bone grafting unnecessary in the treatment of enchondromas in the hand. J Hand Surg Am 16:139–142
4. Tordai P, Hoglund M, Lugnegard H (1990) Is the treatment of enchondroma in the hand by simple curettage a rewarding method? J Hand Surg Br 15:331–334
5. Upton J, Glowacki J (1992) Hand reconstruction with allograft demineralized bone: twenty-six implants in twelve patients. J Hand Surg Am 17:704–713
6. Urist MR (1965) Bone: formation by autoinduction. Science 150:893–899

Korrespondenzadresse: Dr. med. M. Schieker, Chirurgische Klinik und Chirurgische Poliklinik, Nußbaumstraße 20, 80336 München, Telefon: 089/5160-2511, Fax: 089/5160-3338, e-mail: Matthias.Schieker@ch-i.med.uni-muenchen.de

Vergleich parenteraler und früher enteraler Ernährung hinsichtlich postoperativer Komplikationen

Comparison of parenteral and early enteral nutrition regarding postoperative complications

N. Rayes [1], S. Hansen [1], K. Boucsein [1], A. R. Müller [1], S. Serke [2], M. Brammer [1], S. Bengmark [3] und P. Neuhaus [1]

[1] Klinik für Allgemein-, Viszeral- und Transplantationschirurgie
[2] Klinik für Haematologie und Onkologie, Charité Campus Virchow, Berlin
[3] Department of Surgery, Lund University, Ideon Research Center, Schweden

Einleitung

Nach viszeralchirurgischen Eingriffen kommt es bei bis zu 30% der Patienten zu Infektionen mit darmpathogenen Erregern wie Escherichia coli und Enterokokken [1, 2]. Eine Hypothese für die Pathogenese dieser Infektionen ist die bakterielle Translokation [3]. Diese wird durch eine rein parenterale Ernährung mit nachfolgender Atrophie der Colonmukosa begünstigt [4]. Kurzkettige Fettsäuren wie Acetat, Butyrat und Proprionat stellen die wichtigste Energiequelle der Colonmukosa dar. Diese werden von apathogenen Darmbakterien aus Ballaststoffen wie Pectin oder Inulin bereitgestellt. Eine Möglichkeit, die Translokation zu reduzieren, ist deshalb die frühe enterale Ernährung mit ballaststoffhaltiger Sondennahrung. Außerdem kann durch Zusatz von Laktobazillen die natürliche Darmflora unterstützt werden. Die Kombination von ballaststoffhaltiger Sondenkost und Laktobazillen, ggf. noch ergänzt durch Glutamin oder Arginin, wird dabei als Immunnutrition bezeichnet [4]. In einer prospektiv randomisierten placebokontrollierten Studie wurde frühe enterale Ernährung mit Immunnutrition und parenterale Ernährung bezüglich der Inzidenz von postoperativen Infektionen und anderen Komplikationen verglichen.

Methodik

Insgesamt wurden 90 Patienten (je 30 Patienten in drei Gruppen) im Studienzeitraum zwischen Oktober 1997 und März 1999 nach viszeralchirurgischen Eingriffen an Colon, Magen, Pankreas und Leber in die Studie eingeschlossen. Ein positives Votum der Ethikkommission lag vor, und alle beteiligten Patienten mußten ein schriftliches Einverständnis geben. Präoperativ wurden sie für eine der drei Gruppen randomisiert und nach Einteilung in die ASA-Klassifikation stratifiziert.

Gruppe 1: bei Darmanastomosen parenterale Ernährung mit einem Standardschema bis POD 5, dann stufenweiser Kostaufbau. Ohne Darmanastomose stufenweiser Kostaufbau ab POD 1. Antibiotische Prophylaxe direkt praeoperativ bis POD 5 mit 3 ×2 g Cefotaxim und 2 × 0,5 g Metronidazol intravenös.

Gruppe 2: bei Darmanastomose intraoperatives Einlegen einer Dünndarmsonde ins Jejunum, ohne Darmanastomose wurde die Jejunalsonde blind an POD 1 gelegt; enterale

Tabelle 1. Verteilung von Alter, ASA-Klassifikation und Art der Operation in den einzelnen Gruppen (ASA = Risikoscore der American Society of Anaesthetists)

	Gruppe 1	Gruppe 2	Gruppe 3
Alter (Mittelwert in Jahren)	62	60	61
ASA 1	3	1	3
ASA 2	18	21	18
ASA 3	9	8	9
Leberteilresektion	13	9	7
Pankreasresektion	10	7	9
Magenresektion	6	8	8
Colonresektion	0	4	5
andere Operationen	1	2	1

Tabelle 2. Dauer des stationären Aufenthaltes, Abführverhalten und Anzahl der Infektionen und sonstigen Komplikationen in den einzelnen Gruppen

	Gruppe 1	Gruppe 2	Gruppe 3
Stationärer Aufenthalt (Mittelwert, Tage)	16	14	15
Tage Antibiotikagabe (Mittelwert)	8	4	7
1. Abführtag (Mittelwert)	5	4	4
Anzahl Patienten mit postoperativen Infekten	9 (30%)	3 (10%)	3 (10%)
Anzahl Patienten mit Komplikationen	9 (30%)	4 (13%)	5 (17 %)

Ernährung über Sonde von POD 1 bis POD 6 mit ballaststoffhaltiger Lösung (Nutrison L. E. N. fibre, Fa. Pfrimmer Nutricia) stufenweise bis 2 Liter pro Tag, zusätzlich zweimal täglich Gabe von Laktobazillus plantarum 299. Praeoperativ single shot Antibiose, danach Antibiotikagabe nur bei Infektionen.

Gruppe 3: wie Gruppe 2, anstelle von Laktobacillus plantarum wurden abgetötete Laktobazillen gegeben.

Präoperativ und an den postoperativen Tagen 1, 5 und 10 wurden Routinelaborparameter (Chemie, Blutbild, Gerinnung) sowie Präalbumin im Serum bestimmt. Außerdem wurde das Abführverhalten dokumentiert. Vergleichsparameter waren postoperative Infektionen und andere Komplikationen.

Ergebnisse

Das mittlere Alter, die Art der Operation und die Verteilung der ASA-Klassifikation für die drei Gruppen ist in Tabelle 1 aufgeführt. Hinsichtlich dieser Parameter gab es keine entscheidenden Unterschiede, außer daß sich in Gruppe 1 mehr Patienten nach Leberteilresektion befinden, dafür in Gruppen 2 und 3 mehr Colonresektionen. Tabelle 2 zeigt die Dauer des stationären Aufenthaltes, den ersten postoperativen Tag, an dem die Patienten abgeführt haben, die Dauer der Antibiotikagabe sowie die Anzahl von postoperativen Infektionen. Unterschiede finden sich vor allem bei letzterem Punkt. Trotz deutlich kürzerer Antibiotikagabe vor allem in der enteral ernährten Gruppe mit Laktobazillen traten in den Gruppen 2 und 3 weniger Infektionen auf als in der parenteral ernährten Gruppe. Die Infektionen und Komplikationen teilten sich auf wie folgt:

Tabelle 3. Verteilung der mittleren Präalbuminwerte in den drei Gruppen

	Gruppe 1	Gruppe 2	Gruppe 3
Präalbumin präoperativ (Mittelwert in mg/dl)	20,2	20,6	19,9
Präalbumin postoperativ Tag 5	9,4	15,8	14,2
Präalbumin postoperativ Tag 10	11,6	18	18,6

Gruppe 1: Infekte: vier Pneumonien, ein Wundinfekt, eine Peritonitis, drei unklare fieberhafte Infekte.

Komplikationen: zwei Pankreasfisteln, zwei Leberinsuffizienzen, zwei revisionspflichtige Nachblutungen, ein drainagepflichtiges Serom.

Gruppe 2: Infekte: zwei Pneumonien, ein Harnwegsinfekt.
Komplikationen: ein Galleleck, ein Biliom, eine Pankreasfistel, eine Chylusfistel.

Gruppe 3: Infekte: eine Sepsis, eine Pneumonie, ein Tubenkatarrh.
Komplikationen: eine Pankreasfistel, eine Chylusfistel, eine Dünndarmperforation, eine Duodenalstumpfinsuffizienz.

Die häufigsten isolierten Keime waren Enterokokken (90%) und Pseudomonaden.

In keiner der Gruppen trat eine Anastomoseninsuffizienz auf. Die enterale Ernährung wurde gut vertragen.

Der mittlere prä- und postoperative Präalbuminwert im Serum für die drei Gruppen ist in Tabelle 3 abgebildet. Er ist bei annähernd gleichem präoperativen Wert in allen Gruppen postoperativ in den enteral ernährten Gruppen deutlich höher als in der parenteral ernährten Gruppe.

Diskussion

In dieser prospektiv randomisierten placebokontrollierten Studie wurden trotz kürzerer Dauer der Antibiotikagabe weniger postoperative Infektionen in den enteral ernährten Gruppen versus der parenteral ernährten Gruppe beobachtet. Wie bereits von vielen Autoren postuliert, wurden die meisten Infektionen auch in dieser Studie von enterogenen Erregern verursacht [4]. Dabei war die Anzahl der Infektionen und Komplikationen in der Gruppe mit Laktobazillen und mit Placebo in etwa gleich. Es muß jedoch berücksichtigt werden, daß die Verumgruppe Antibiotika über einen noch kürzeren Zeitraum erhielt als die Placebogruppe. Auch der postoperative Präalbuminwert lag im Mittel bei gleichem präoperativen Ausgangswert in den enteral ernährten Gruppen höher als in der parenteral ernährten Gruppe. Präalbumin dient als Marker für den Ernährungszustand der Patienten.

Vorteile der sogenannten Immunnutrition sind vor allen Dingen bei kritisch Kranken zu erwarten [5]. Der überwiegende Teil unserer Studienpatienten war präoperativ in gutem Allgemeinzustand mit wenigen Risikofaktoren. Außerdem wurden nur 30 Patienten pro Gruppe untersucht. Dies könnte die fehlenden Unterschiede zwischen der Gruppe mit und ohne Laktobazillen erklären. In Einzelfällen konnte auch in unserem Patientengut ein Vorteil der Gabe von Laktobazillen bei Patienten mit vielen Begleiterkrankungen und präoperativer Mangelernährung nach großen Operationen beobachtet werden. Bei dieser Gruppe von Patienten sollten weitere Studien durchgeführt werden.

Zusammenfassung

Hintergrund: Frühe enterale Ernährung mit ballaststoffhaltigen Nährlösungen und Gabe von Laktobazillen soll die bakterielle Translokation und damit die Entstehung von Infektionen nach großen operativen Traumen vermindern.

Methodik: In einer prospektiv randomisierten, placebokontrollierten Studie mit Einschluß von 3 × 30 Patienten wurde die Inzidenz von postoperativen Infektionen und anderen Komplikationen bei parenteraler Ernährung versus enteraler ballaststoffhaltiger Ernährung mit Zusatz von Laktobazillen oder Placebo verglichen. Außerdem wurden Routineparameter im Blut und Präalbumin präoperativ und an den postoperativen Tagen 1, 5 und 10 bestimmt.

Ergebnisse: Patienten in den enteral ernährten Gruppen hatten bei kürzerer Dauer der Antibiotikagabe weniger postoperative Infektionen. In der Laktobazillengruppe wurden dabei Antibiotika im Mittel vier Tage postoperativ verabreicht, in der Placebogruppe sieben Tage. Auch der mittlere postoperative Präalbuminwert als Marker für den Ernährungszustand lag in diesen Gruppen bei gleichen präoperativen Ausgangswerten höher als in der parenteral ernährten Gruppe.

Schlußfolgerung: Frühe enterale Ernährung mit ballaststoffhaltigen Lösungen scheint einen positiven Einfluß auf den Ernährungszustand der Patienten zu haben. Außerdem führte sie zu einer verminderten Inzidenz von postoperativen Infektionen im Vergleich zu den parenteral ernährten Studienpatienten. Ein eindeutiger Vorteil des Zusatzes von Laktobazillen gegenüber Placebo konnte in dieser Studie nicht nachgewiesen werden. Weitere Studien mit kritisch Kranken sind geplant.

Abstract

Background: Early enteral nutrition with fibre-containing solutions plus lactobacilli is thought to reduce bacterial translocation and the incidence of infections after operative trauma.

Methods: In a prospective, randomised placebo-controlled trial including 3 × 30 patients we compared the incidence of postoperative infections and other complications under parenteral nutrition vs. enteral fibre-containing nutrition with lactobacilli or placebo. Routine parameters and prealbumin in the blood were measured preoperatively and on POD 1, 5 and 10.

Results: Patients with enteral nutrition developed fewer infections despite a shorter duration of antibiotic prophylaxis. In the lactobacillus group, patients received antibiotics for 4 days (mean) postoperatively, in the placebo group for 7 days. The mean postoperative prealbumin level as a marker for the nutritional status was also higher in the patients with enteral nutrition although the preoperative levels were not different.

Conclusion: Early enteral nutrition with fibre-containing solutions seems to have a positive effect on the nutritional status of the patients. It also reduces the rate of postoperative infections in comparison to parenteral nutrition. The application of lactobacilli did not show an advantage over placebo. We plan to perform further studies with critically ill patients.

Literatur

1. Emori TG, Gaynes RP (1993) An overview of nosocomial infections, including the role of the microbiology laboratory. Clin Microbiol Rev 6:428–444
2. Centers for Disease control (1992) Public health focus: Surveillance, prevention, and control of nosocomial infections. Morbidity and Mortality Weekly Reports 41:783–787
3. Sedman PC, Macfie J, Sagar P (1994) The prevalence of gut translocation in humans. Gastroenterol 107:643–649
4. Bengmark S (1998) Ecoimmunonutrition: A Challenge for the Third Millenium. Nutrition 14:563–572
5. Stoutenbeek CP, van Saene HKF (1994) Der Darm als zentrales Organ in der Sepsis. Anaesthesiol. Intensivmed. Notfallmed. Schmerzther. 29:259–263

Korrespondenzadresse: Dr. N. Rayes, Klinik für Allgemein-, Viszeral- und Transplantationschirurgie, Charité Campus Virchow, Augustenburger Platz 1, 13355 Berlin, Fax: 030/450-52900

Die neurogene Appendikopathie – eine eigene Krankheitsentität!

Neurogenic appendicopathy – a special entity of disease!

C. Franke[1], Ch. Ohmann[1], G. Heydrich[1], H.-D. Röher[1] und C.-D. Gerharz[2]

[1] Abteilung für Allgemeine und Unfallchirurgie, Heinrich-Heine-Universität, Düsseldorf
[2] Abteilung für Pathologie, Heinrich-Heine-Universität, Düsseldorf

Beteiligte chirurgische Kliniken: Evangelisches Krankenhaus, Düsseldorf, Marienhospital, Düsseldorf, St. Vinzenz Hospital, Düsseldorf, Evangelisches Krankenhaus, Mettmann

Einleitung

Die akute Appendizitis stellt nach wie vor die häufigste Diagnose bei Patienten dar, die sich notfallmäßig mit akuten Bauchschmerzen einem chirurgischen Eingriff unterziehen. Gleichzeitig ist die akute Appendizitis aber aufgrund der fehlenden histologisch zu verifizierenden, entzündlichen Veränderungen auch die häufigste Fehldiagnose bei Patienten, die wegen dieser Erkrankung appendektomiert werden. Negative Appendektomieraten bis 30% werden berichtet [7]. Neben zahlreichen Studien, die sich, sei es durch Zusatzlaboruntersuchungen oder andere, teilweise aufwendige und belastende Untersuchungen, wie CT, NMR, Szintigraphie und der Laparoskopie, mit der Verringerung der Anzahl der negativen Appendektomien befassen, ist bereits im Jahre 1921 zeitgleich durch zwei unabhängige Arbeitsgruppen (Masson und Maresch) eine andere Form der Erkrankung von Appendices vermutet worden, welche sich durch eine ähnliche Klinik aber eine völlig andere histologische Erscheinungsform präsentieren, beschrieben worden [4- 6]. Hierbei handelt es sich um die sog. neurogene Appendizitis, die später zahlreiche Synonyme erhielt und heute, aufgrund der fehlenden Entzündungszeichen, mit neurogener Appendikopathie (n. A.) bezeichnet werden sollte. In der Folgezeit wurden diese Beobachtungen von mehreren Autoren durch verschiedenste Färbemethoden und unter Verwendung von Licht- und Elektronenmikroskopen beobachtet [1, 3, 8].

Ziel unserer Beobachtungsstudie war es nun zunächst die Existenz und im weiteren die Häufigkeit, die klinische Präsentation und den Verlauf dieser Erkrankung zu untersuchen. Weiterhin wurde durch die entsprechende Referenzpathologie die Darstellbarkeit einer neurogenen Appendikopathie mit verschiedenen Färbemöglichkeiten evaluiert.

Patienten und Methode

In einer prospektiven Multizenterstudie wurden alle Patienten, die unter der Verdachtsdiagnose einer akuten Appendizitis appendektomiert wurden, nach festgelegten histopathologischen Kriterien (Referenzpathologie) auf das Vorliegen einer sog. neurogenen Appendikopathie (n. A.) untersucht. Ausgeschlossen wurden Patienten < 6 Jahre (keine einheitliche Anamneseerhebung möglich), Patienten bei denen die Appendektomie nicht den Haupteingriff darstellte und Patienten bei denen mehr als 10% der Daten fehlte.

Alle Patienten wurden anhand standardisierter Dokumentationsbögen erfaßt. Hierbei wurden auf einem Bogen Anamnese, klinischer und intraoperativer Befund festgehalten; auf einem zweiten Bogen der postoperative Verlauf bis zur Entlassung. Ein dritter Bogen wurde vom Referenzpathologen der Universität Düsseldorf (Prof. Dr. Gerharz) bezüglich des Vorliegens einer akuten Appendizitis (verschiedene Stadien der Entzündung) oder einer n. A. und der Befunde der verschiedenen Färbetechniken (HE vs. Immunhistochemie mit Nachweis des Proteins S-100) bei Vorliegen einer n. A. ausgefüllt. Ein vierter Bogen hielt den klinischen Verlauf nach Entlassung aus dem KH bis mind. ½ Jahr danach fest.

Ergebnisse

Insgesamt gingen 282 appendektomierte Patienten in die Studie ein. Eine akute Appendizitis konnte histologisch nur in 66% der Fälle bestätigt werden, d.h. die neg. Appendektomierate lag in unserer Studie bei 34% mit einer erheblichen Varianz zwischen den einzelnen Zentren (15% – 56,5%). Eine n. A. konnte bei 52 Patienten (18,4%) nachgewiesen werden. Der Anteil bei Patienten mit sog. neg. Appendektomie betrug 46,9%, mit akuter Appendizitis 3,8%. Ein statistisch signifikanter, klinisch aber schwer zu verwertender Unterschied zwischen den Gruppen der n. A. und der akuten Appendizitis konnte nur für die Parameter Abwehrspannung und Peritonismus ermittelt werden. Hier zeigten sich aber keine Unterschiede zur blanden Appendix. Die Untersuchungen des Referenzpathologen ergaben, daß in der Regel eine HE-Färbung ausreicht, um eine n. A. zu erkennen. Die Nachuntersuchung mind. ½ Jahr nach Entlassung aus dem Krankenhaus konnte keine Unterschiede der postoperativen Beschwerden im Vgl. zwischen der akuten Appendizitis, der n. A. und der neg. Appendektomie (ohne n. A.) aufzeigen.

Diskussion

Seit der zeitgleichen Erstbeschreibung der sog. „neurogenen Appendizitis" sowohl in durchgängigen als auch in obliterierten Blinddärmen durch Masson und von „neuromartigen Wucherungen" in obliterierten Wurmfortsätzen durch Maresch wurde diese Form der Nervenzellveränderung in Appendices bereits mehrfach bestätigt [1–6, 8]. Allein Masson hat bis 1932 vier Arbeiten zu diesem Thema verfaßt. Letztendlich hat dieses Krankheitsbild aber noch keine allgemeine Anerkennung gefunden. Vielmehr sind zahlreiche Studien unter teilweise immensem Aufwand durchgeführt worden, um die immer noch beträchtliche Zahl von neg. Appendektomien zu verringern ohne dabei die Zahl der Perforationen zu erhöhen [7]. Betrachtet man die Literatur zu diesem Thema, kommen verschiedene Autoren auf die Nervenwucherungen in Blinddärmen zurück und versuchen einerseits verschiedene Erscheinungsformen der neurogenen Appendikopathie (n. A.) zu beschreiben, andererseits eine klinische Relevanz im Bezug auf Diagnostik und Therapie herauszustellen [1, 3, 5, 10]. Hierbei wird immer wieder auf die Schwierigkeit hingewiesen, die n. A. von einer akuten Appendizitis klinisch zu unterscheiden, so daß eine präoperative Vorhersage dieser Erkrankung kaum möglich erscheint. Gleichzeitig wird aber aufgezeigt, daß ein Großteil der Patienten, welche unter der Verdachtsdiagnose akute Appendizitis appendektomiert werden und bei denen sich keine akute Entzündung, wohl aber eine n. A. nachweisen läßt, nach der OP beschwerdefrei sind [9, 10]. Eine Studie, in der die klinische

Relevanz, der histopathologische Nachweis und eine postoperative Nachuntersuchung erfolgte konnten wir bislang nicht finden. Nach unseren Ergebnissen existiert das Krankheitsbild einer n. A. als eigene histopathologische Entität. Klinisch besteht zwar ein geringer Unterschied zur akuten Appendizitis, jedoch nicht zur negativen Appendektomie ohne n. A. Somit kann man schlußfolgern, daß sich die n. A. präoperativ nicht von der blanden Appendix ohne n. A. (sog. neg. Appendektomie) mit entsprechender Beschwerdesymptomatik unterscheiden läßt und daß die Therapie der Wahl auch bei der n. A. aufgrund der postoperativen Beschwerdefreiheit eine Appendektomie ist.

Zusammenfassung

Hintergrund: die Erstbeschreibung einer n. A. erfolgte 1921 zeitgleich in Wien (Maresch) und Strasbourg (Masson).

Methodik: in einer prospektiven Multizenterbeobachtungsstudie haben wir dieses Krankheitsbild evaluiert und versucht es einerseits von der akuten Appendizitis andererseits von der neg. Appendektomie präoperativ und im postoperativen Verlauf zu trennen. Weiterhin wurden verschiedene histologische Nachweismethoden (HE-Färbung, S-100-Nachweis) untersucht.

Ergebnisse: in die Studie gingen 282 Patienten ein. Eine akute Appendizitis lag in 66% der Fälle vor, d. h. die neg. Appendektomierate lag bei 34%. Die n. A. wurde in 18,4% nachgewiesen, wobei sie in der Gruppe der akuten Appendizitiden mit 3,8% äußerst selten, in der Gruppe der neg. Appendektomien mit 46,9% fast in der Hälfte der Fälle vorkam. Weder klinisch (präoperativ) noch im postoperativen Verlauf ließen sich greifbare Unterschiede in den verschiedenen Gruppen ausmachen.

Schlußfolgerung: Die n. A. stellt unseres Erachtens ein eigenständiges, histologisch bestätigtes Krankheitsbild dar, welches sich jedoch von der akuten Appendizitis klinisch kaum trennen läßt. Unter Annahme dieser „neuen" Krankheitsentität reduziert sich in der vorliegenden prospektiven Multizenterstudie die negative Appendektomierate von 34% auf 15,6%.

Abstract

Background: In 1921 the first description of a neurogenic appendicopathy (n. A.) was made by two pathologists in Vienna (Maresch) and Strasbourg (Masson) at the same time.

Methods: In a prospective multicenter study we evaluated the disease of n. A. and tried to get a distinction pre- and postoperatively of acute appendicitis and so-called negative appendectomy. In addition two histological techniques (HE-staining, S-100 immunochemistry) were performed.

Results: A total of 282 patients were evaluated in this study. We found an acute appendicitis in 66% (the negative appendectomy rate was 34%). N. A. was detected in 18.4% of all cases, in the group of acute appendicitis in 3.8% and in the group of negative appendectomies in 46.9%. There were no differences in pre- or postoperative presentation of disease in the different groups.

Conclusion: There is a histopathological entity of n. A., a clinical distinction of the groups acute appendicitis, n. A. or negative appendectomy is lacking. With this new disease entity we were able to reduce the negative appendectomy rate from 34% to 15.6%.

Literatur

1. Di Sebastiano P, Fink Th, Weihe E, Friess H, Beger HG, Büchler M (1995) Changes of protein gene product 9.5 (PGP 9.5) immunoreactive nerves in inflamed appendix. Dig Dis Sci 40 (2) : 366–72
2. Gerharz CD, Gabbert HE (1997) Pathomorphologische Aspekte der akuten Appendizitis. Chirurg 68 : 6–11
3. Höfler H (1980) Neurogene Appendikopathie - eine häufige, aber selten diagnostizierte Krankheit. Langenbecks Arch Chir 351 : 171–78
4. Maresch R (1921) Ueber das Vorkommen neuromartiger Bildungen in obliterierten Wurmfortsätzen. Wiener klinische Wochenschrift 34 (16) : 181–82
5. Masson MP (1921) Les lésions nerveuses de láppendicite chronique. C R Acad Sci (Paris) : 262–264
6. Masson P (1924) Appendicite neurogène et carcinoides. Annales d'Anatomie Pathologique Medico-Chirurgicale. ed: Masson et Cie, Libraires de l'académie de médecine, St. Germain, Paris : 3–59
7. Ohmann C, Yang Q, Franke C (1995) Diagnosticscores for acute appendicitis: Abdominal pain study group. Eur J Surg 161 : 273–81
8. Olsen BS, Holck S (1987) Neurogeneous hyperplasia leading to appendiceal obliteration: an immunohistochemical study of 237 cases. Histopathology 11 : 843–49
9. Quell M, Horvath W (1987) Die neurogene Appendicopathie – langfristige Ergebnisse nach Appendektomie. Chirurg 58 : 597–600
10. Triska H (1951) Spätresultate nach Appendektomienmit besonderer Berücksichtigung der Appendicite neurogéne. Wiener Medizinische Wochenschrift 32/33 : 611–13

Korrespondenzadresse: Dr. med. C. Franke, Abteilung für Allgemeine und Unfallchirurgie, Heinrich-Heine-Universität, Moorenstraße 5, 40225 Düsseldorf, Telefon: 0211-8116399 oder 8117376, Fax: 0211-8117359

Ist der perioperative Einsatz von rekombinantem humanem Wachstumshormon (rhGH) sinnvoll?

Is perioperative application of human growth hormon (rhGH) useful?

D. Decker[1], W. Springer[2], A. Low[1], P. Decker[1], A. Hirner[1] und A. von Rücker[2]

[1] Klinik und Poliklinik für Allgemein-, Viszeral-, Thorax- und Gefäßchirurgie der Universität Bonn
[2] Institut für Klinische Biochemie der Universität Bonn

Einleitung

Die katabole Stoffwechsellage nach einem Trauma oder elektiven chirurgischen Eingriff ist ebenfalls von einer Suppression der zell-vermittelten Immunabwehr gekennzeichnet, die die Patienten empfänglich für postoperative infektiöse Komplikationen macht [1]. Dieser Zustand kann durch eine Verschiebung des Verhältnisses der T-Helfer-1 zu den T-Helfer-2 Zellen (TH-1/TH-2 Zellen) charakterisiert werden, die die zelluläre bzw. humorale Immunität steuern. In früheren Studien konnten wir nachweisen, daß die Verschiebung des TH-1/TH-2-Gleichgewichtes nach TH-2 mit der Schwere des chirurgischen Traumas und der postoperativen Katabolie korreliert.

Seit Einführung des humanen rekombinanten Wachstumshormons (rhGH) wurde in vielen Studien versucht, das anabole Potential dieser Substanz in katabolen Situationen zu nutzen. Dadurch wurde die katabole Phase nach Traumen und schweren Operationen verkürzt. In den letzten Jahren ist ebenfalls beobachtet worden, daß die Applikation von rhGH die Immunabwehr positiv beeinflussen kann [2, 3]. Vor diesem Hintergrund haben wir den Effekt von Wachstumshormon auf die zelluläre und humorale Immunität bei elektiven gefäßchirurgischen Eingriffen untersucht.

Patienten und Methodik

In einer placebo-kontrollierten Doppelblindstudie erhielten 14 Patienten, davon sechs Frauen und acht Männer, mittleres Alter 68 Jahre (54–86) die, bei bestehendem Aortenaneurysma ein aorto-aortales Interponat erhielten, eine tägliche Dosis von 16 IU rhGH bzw. Placebo s.c. für 9 Tage. Die Therapie wurde zwei Tage vor der Operation begonnen und sieben Tage postoperativ fortgesetzt. Die Randomisierungspakete wurden von der Abteilung für Biostatistik und Datenmanagement der Fa. Pharmacia & Upjohn, Peptide Hormones (Stockholm, Schweden) zusammengestellt. In die Studie aufgenommen wurden lediglich Patienten ohne endokrine Vorerkrankung (Diabetes mellitus, Hypo-/Hyperthyreose) und ohne chronische Leber- oder Nierenerkrankung.

Die TH-1/TH-2 Zellen wurden u. a. durch Messung der intrazellulären Zytokinproduktion auf Einzelzellebene nach Immunophänotypisierung von T-Helfer-Zellen mit Hilfe der Durchflußzytometrie charaktisiert (TH-1: positiv für IFN–γ, CD4/CD3; TH-2: positiv für IL-4, CD4/CD3). Des weiteren erfolgte die durchflußzytometrische Messung spezifischer

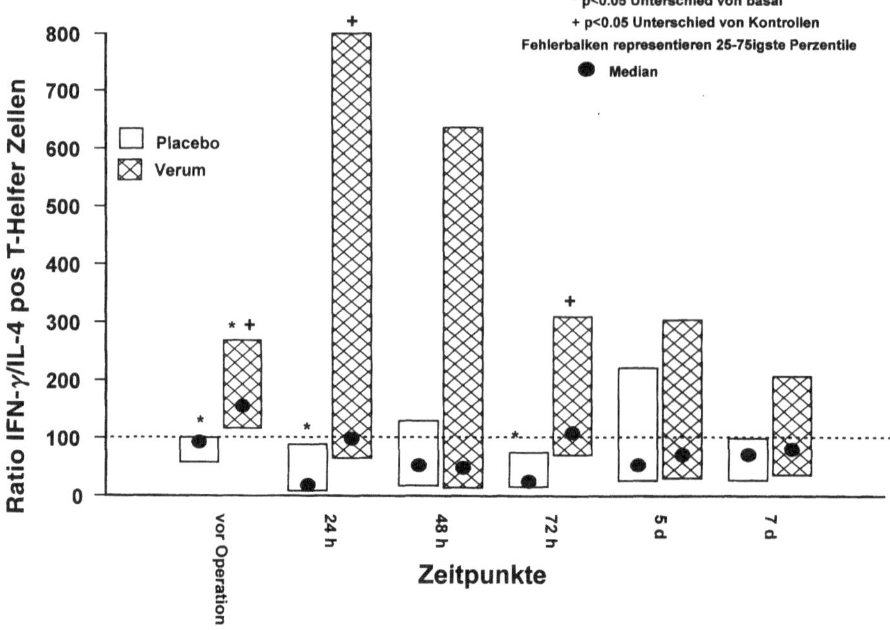

Abb. 1. Verhältnis der Cytokine Interferon-gamma (IFN-γ) und Interleukin-4 (IL-4) in Abhängigkeit vom Zeitpunkt der Blutentnahme

Zell-Oberflächenmerkmale, die durch IFN-γ (HLA-DR auf Monozyten) und IL-4 (CD23 auf B-Zellen) induziert werden. Die Studie wurde in Übereinstimmung mit dem deutschen Arzneimittelgesetz, den GCP-Regeln der Europäischen Union und den Empfehlungen der „Deklaration von Helsinki" durchgeführt.

Die Detektion der intrazellulären Zytokine erfolgte nach der von Jung et. al. [4] beschriebenen Methode. In Kürze: nach Zellisolierung (Schichtung von heparinisiertem Vollblut über Ficoll und Zentrifugation) und stimulierender Zellkultur (Kulturmedium RPMI 1640 versetzt mit 10% autologem Serum sowie Phorbolester und Ionomycin) wurden die Zellen in der Folge für 30 Minuten bei Raumtemperatur nach Zugabe von 3 μg/ml monoklonalen Zytokinantikörpern inkubiert. Folgende Antikörper wurden verwendet: Anti-IL-4 (Klon: D4-8, Pharmingen), Anti-IFN-γ (Klon: GZ-4, Böhringer Mannheim). Um die T-Zell-Subpopulationen zu messen, wurden simultan zur intrazellulären Zytokinbestimmung die Oberflächenmarker CD3 und CD4 mit Fluoreszenzantikörper markiert.

Die Zelloberflächenmoleküle CD23 auf B-Lymphozyten und HLA-DR auf Monozyten wurden entsprechend einem standardisierten Firmenprotokoll mit Hilfe kommerziell erworbener monoklonaler fluoreszierender Antikörper (CD 23: Klon 9P25; HLA-DR: Klon Dreg65; beide Dianova) bestimmt. Alle Zellmessungen wurden an einem Durchflußzytometer der Fa. Becton Dickinson (FAScan) durchgeführt.

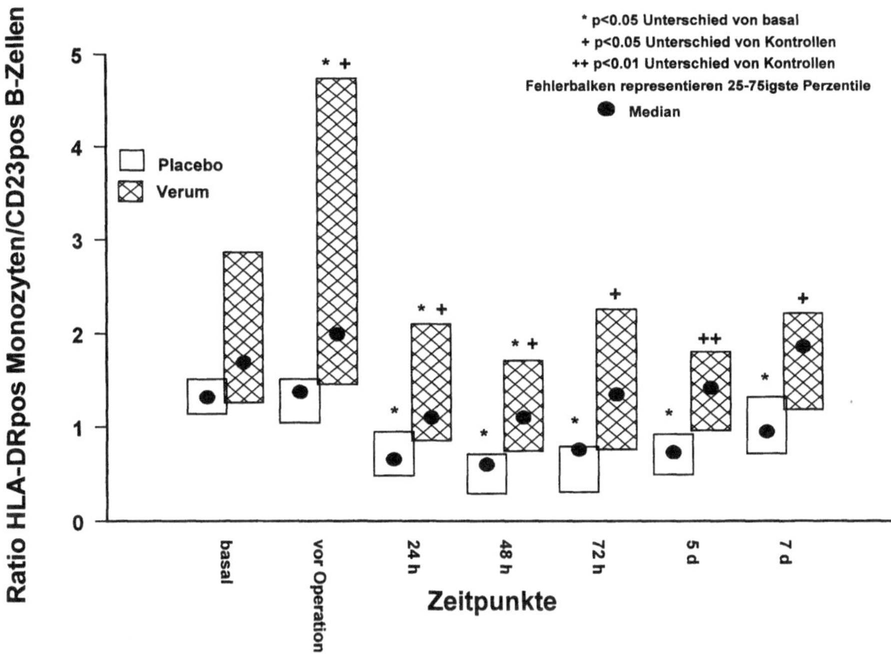

Abb. 2. Verhältnis der Zelloberflächenmoleküle HLA-DR auf Monozyten und CD23 auf B-Zellen in Abhängigkeit vom Zeitpunkt der Blutentnahme

Ergebnisse

Die Applikation von rhGH wurde durch einen signifikanten Anstieg des Serum IGF-1 verifiziert. In der Verum-Gruppe fand sich ein Anstieg von 121; 98–145 ng/ml (Median; 25. und 75. Perzentile) am 1. Tag der Messung auf 212; 103–282 ng/ml am 7. postoperativen Tag ($p < 0{,}05$), während bei den Placebo-Patienten keine signifikanten Veränderungen zu verzeichnen waren (122; 48–202 ng/ml versus 98; 32–193 ng/ml; $p > 0{,}05$).

Als Nachweis für eine relative Erhöhung der TH-1 Zytokin-Produktion wurde das Verhältnis von IFN-γ zu IL-4 (Ausgangswert = 100%) bestimmt (Abb. 1). Dieses war bereits 24 h nach Beginn der rhGH-Behandlung (d. h. 24 h vor OP-Beginn) in der Verum Gruppe signifikant höher als in der Placebo Gruppe (155%; 116–268% vs. 93%; 55–99%; $p < 0{,}05$). Das chirurgische Trauma führte in beiden Gruppen zu einer relativen Reduktion der TH-1 Immunreaktion. Die geringere Suppression in der Verum-Gruppe konnte bis 72 h nach dem Trauma (108%, 73–309% vs. 25%, 15–74%, $p < 0{,}05$) beobachtet werden. Diese Ergebnisse wurden durch die Bestimmung des Verhältnisses der Zelloberflächenmoleküle HLA-DR auf Monozyten und CD23 auf B-Zellen, deren Expression durch IFN-γ bzw. IL-4 bedingt sind, unterstüzt (Abb. 2). 24 h nach Beginn der rhGH Gabe bis zum 5. postoperativen Tag zeigte sich in der Verum Gruppe ein signifikant höherer HLA-DR/CD23-Quotient. Die Werte 24 Stunden nach Beginn der Behandlung, d. h. vor Operationsbeginn, lagen bei 1,99, 1,45–4,73 vs. 1,37, 1,04–1,51; $p < 0{,}05$, am 7. Tag bei 1,86; 1,18–2,21 vs. 0,95, 0,72–1,32.

Nebenwirkungen traten nicht auf. Klinisch d. h. bezüglich Wundheilung, Infektionsrate und Krankenhausaufenthaltsdauer zeigten sich keine Unterschiede zwischen den beiden Patientenkollektiven.

Diskussion

Viele Studien haben gezeigt, daß eine rhGH-Substitution bei Patienten einen positiven Effekt auf die *body composition,* die Knochendichte, kardiovaskuläre Funktionen, den Lipid- und Proteinstoffwechsel und die Lebensqualität haben kann [5, 6].

Eine immunologische Wirkung von rhGH ist öfters betont worden, jedoch ist die spezifische Bedeutung von rhGH im Rahmen des Immungeschehens noch Gegenstand von Untersuchungen. Einige Autoren konnten bei älteren GH-defizienten Patienten unter GH-Substitution eine Normalisierung der IL-6 und IFN-γ Spiegel zeigen [3, 7]. Vara-Thorbeck et al. [6] fanden bei der perioperativen Behandlung von 180 Patienten mit hGH, daß die sonst zu beobachtende postoperative Suppression der Spätreaktion nach Kutantestung (gemessen mittels Intrakutan-Prick-Test) verhindert wurde.

In der vorliegenden Studie konnte beobachtet werden, daß durch den Einsatz von rhGH die postoperative Verschiebung der TH-1/TH-2 Zytokinproduktion zugunsten der TH-2-Immunreaktion vermindert wird. Gerade bei älteren Patienten könnte der Einsatz von Wachstumshormon folglich sinnvoll sein, da ältere Erwachsene (>50 J), die sich in der Somatopause befinden und einen relativen GH-Mangel besitzen, oft erniedrigte Plasmaspiegel von TH-1-Zytokinen (IL-2, IFN-γ) und eine Erhöhung der TH-2-Zytokinspiegel (z. B. IL-4) aufweisen. Die molekularen Mechanismen, die der Wirkung von rhGH zugrunde liegen, werden derzeit noch untersucht.

Schlußfolgerung: Unsere Ergebnisse zeigen, daß die Applikation von rhGH bei älteren Patienten die normalerweise postoperativ auftretende Verschiebung der Immunantwort in Richtung humorale TH-2 Immunität vermindert und die zelluläre TH-1 Immunabwehr fördert. Die Verbesserung der zellulären Immunität durch rhGH macht dessen Einsatz bei Patienten, die eine abgeschwächte zelluläre Immunkompetenz besitzen (d. h. u. a. bei älteren Patienten), interessant. Die Daten sollten an größeren Patientenkollektiven überprüft werden.

Zusammenfassung

Der Effekt von Wachstumshormon auf die zelluläre und humorale Immunität wurde bei elektiven chirurgischen Eingriffen untersucht.

Material und Methoden: In einer placebo-kontrollierten Doppelblindstudie wurde 14 Patienten, die ein aorto-aortales Interponat erhielten, eine tägliche Dosis von 16 IU rhGH bzw. Placebo s.c. für 9 Tage appliziert. Als Maß für die zelluläre und humorale Immunität wurde die TH-1/TH-2 Zytokinproduktion (IFN-γ, IL-4) auf Einzelzellebene durch intrazelluläre Zytokinmessung und durch Messung der Zelloberflächenmoleküle HLA-DR auf Monozyten und CD23 auf B-Zellen mittels Durchflußzytometrie charakterisiert.

Ergebnisse: Die Applikation von rhGH wurde durch einen signifikanten Anstieg des Serum IGF-1 verifiziert. Das Verhältnis von IFN-γ zu IL-4 und HLA-DR/CD23 war bereits 24 h nach Beginn der rhGH-Behandlung in der Verum Gruppe signifikant höher als in der Placebo Gruppe. Postoperativ kam es in beiden Gruppen zu einer Suppression der TH-1 Immunität, die in der Verum-Gruppe bis 72 h nach dem Trauma geringer ausgeprägt war.

Schlußfolgerung: Die postoperativ auftretende Verschiebung des TH1/TH2 Gleichgewichtes in Richtung humoraler TH2 Immunität kann durch die perioperative rhGH Applikation vermindert werden.

Abstract

Background: The effect of rhGH on cellular and humoral immune response in patients undergoing elective surgery was determined.

Materials and Methods: In a double-blind placebo-controlled study 14 patients received a daily dosage of 16 IU rhGH or placebo for 9 days. To determine cellular and humoral immune response, TH-1/TH-2 cytokine production (IFN-γ, IL-4) was measured flow-cytometrically by intracellular cytokine staining on a single-cell level, and by determining the cell surface molecules HLA-DR on monocytes and CD23 on B-cells, respectively.

Results: rhGH treatment was verified by a significant increase of serum IGF-1 levels. Already after 24 h of rhGH treatment the ratios IFN-γ/IL-4 and HLA-DR/CD23 were significantly higher in the verum group than in the placebo group. Surgical trauma revealed a suppression of TH-1 immunity in both groups. In the verum group a minor suppression occurred until 72 h after surgery.

Conclusions: Postoperative shift in the TH-1/TH-2 balance towards TH-2 can be attenuated by rhGH treatment.

Literatur

1. Berguer R, Bravo CN, Bowyer M, Egan C, Knolmayer T, Ferrick D (1999) Major surgery suppresses maximal production of helper T-cell type-1 cytokines without potentiating the release of helperT-cell type 2 cytokines. Arch Surg 134:540–544
2. Dardenne M, Mello-Coelho V, Gagnerault MC, Postel-Vinay MC (1998) Growth Hormone receptors and immunocompetent cells. Ann N Y Acad Sci 1; 840:510–517
3. Heemskerk VH, Daemen MA, Buurman WA (1999) Insulin-like growth factor-1 (IGF-1) and growth hormone (GH) in immunity and inflammation. Cytokine Growth Factor Rev 10:5–14
4. Jung T, Schauer U, Heusser C, Neumann C, Rieger C (1993) Detection of intracellular cytokines by flow cytometry. J Immunol Methods 159:197–207
5. Saito H (1999) Anabolic agents in trauma and sepsis: repleting body mass and function. Nutrition 14(6):554–556
6. Vara-Thorbeck R, Guerrero JA, Rosell J, Ruiz-Requenta E, Capitan JM (1993) Exogenous growth hormone: effects on the catabolic response to surgically produced acute stress and on postoperative immune function. World J Surg 17:530–538
7. Burgess W, Liu Q, Zhou J, Tang Q, Ozawa A, VanHoy R, Arkins S, Dantzer R, Kelley KW (1999) The immune-endocrine loop during aging: role of growth hormone and Insulin-like growth factor-1. Neuroimmunomodulation 6:56–68

Die Studie wurde durch Pharmacia & Upjohn GmbH, Erlangen, finanziell unterstützt.

Korrespondenzadresse: Priv.-Doz. Dr. Dorothee Decker, Klinik und Poliklinik für Allgemein-, Viszeral-, Thorax- und Gefäßchirurgie der Universität Bonn, Sigmund-Freud-Str. 25, 53127 Bonn

Tierexperimente mit einem neuen Konzept (CMRT) als Ergänzung einer randomisierten klinischen Studie: Einfluß von Antihistaminikaprophylaxe und kolloidalen Plasmasubstituten auf postoperative Infektion und Letalität

Animal experiments following a new concept (CMRT) in addition to a randomised clinical trial: Influence of antihistamine-prophylaxis and colloidal plasma substitutes on postoperative infection and mortality

I. Celik[1], C. Nies[2], B. Stinner[2], D. Krackrügge[1], J.-H. Krömer[1] und W. Lorenz[1]

[1] Institut für Theoretische Chirurgie, Philipps-Universität Marburg
[2] Klinik für Allgemeinchirurgie, Philipps-Universität Marburg

Einleitung

Das postoperative Outcome von chirurgischen Patienten hängt nicht nur von den unterschiedlichen Therapieverfahren (z. B. Operationsverfahren) ab [1], sondern auch von perioperativen Maßnahmen wie z. B. medikamentöse Prophylaxen (Antibiotika, Heparin etc.). In einer randomisierten, kontrollierten klinischen Studie an 240 allgemeinchirurgischen Patienten konnte gezeigt werden, dass eine perioperative $H_1 + H_2$-Antihistaminikaprophylaxe versus Placebo die Rate an kardiorespiratorischen Störungen im Narkoseverlauf signifikant senkt [2]. Mangano et al. [3] konnten nachweisen, dass sich die kardiorespiratorische Stabilität des Narkoseverlaufs auf das postoperative Ergebnis auswirkt. In ihrer Studie war die Rate an postoperativen Herzinfarkten bis zu 2 Jahre nach intraoperativen kardiovaskulären Instabilitäten (z. B. Hypotension) signifikant erhöht [3]. Eine weitere begleitende Therapiemaßnahme, die derzeit sehr kontrovers diskutiert wird [4], ist die Gabe von kolloidalen Plasmasubstituten wie z. B. Albumin. Die Metaanalyse der Cochrane Collaboration zu diesem Thema [5] ergab einen generellen Nachteil (erhöhte Letalität) nicht nur für Albumin, sondern auch für andere kolloidale Plasmasubstitute im Vergleich zu kristalloiden Lösungen.

In der oben erwähnten klinischen Studie [2] wurde nicht nur die Effektivität der perioperativen Antihistaminikaprophylaxe untersucht, sondern auch Haemaccel-35 als kolloidales Plasmasubstitut im Vergleich mit Ringerlösung. Vor dem Hintergrund der eingangs erwähnten Überlegungen, wurde in dieser Studie das postoperative Outcome (Komplikationsrate bis 30 Tage nach Operation) dieser Patienten in einer weiterführenden Auswertung analysiert.

Des weiteren stellte sich die Frage nach dem Einfluss der $H_1 + H_2$-Antihistaminikaprophylaxe auf das postoperative Outcome. Dieses wurde, statt eine neue aufwendige klinische Studie durchzuführen, mit dem neuen Konzept der klinik-modellierenden randomisierten Studien am Tier (CMRT = clinic modelling randomised trial) [6, 7] in der Situation einer abdominellen Infektion und Sepsis untersucht.

Material und Methoden

Die Methodik der randomisierten klinischen Studie wurde bereits publiziert [2]. Die postoperativen Komplikationen (Tod, 15 weitere Arten von Komplikationen und einen Index für den Schweregrad (McPeek)) wurden prospektiv im postoperativen Verlauf von 240 Patienten (4 Gruppen × 60) in Anlehnung an das publizierte Studienprotokoll [2] dokumentiert. Die Komplikationsraten wurden für die Gruppen mit Antihistaminikaprophylaxe (n = 118) versus Placebo (n = 117) bzw. mit kristalloidem (Ringerlösung, n = 119 Patienten) oder kolloidalem (Haemaccel-35, n = 116 Patienten) Volumenersatz ermittelt.

Die Studienbedingungen der Tierexperimente wurden in Anlehnung an klinische, randomisierte Studien geplant und durchgeführt [8]. Männliche Wistar-Ratten wurden nach Fallzahlberechnung in einfacher, balancierter Randomisierung (Zweiblockdesign) den 2 Gruppen zugewiesen. Die Experimentatoren (Operateure) waren verblindet. Die Anästhesie wurde mit Fentanyl/Droperidol (0,2/10 mg/ml i.p.) durchgeführt, die Tiere erhielten eine Volumensubstitution mit Ringerlösung und eine klinisch relevante Antibiotikaprophylaxe (Co-amoxiclav 10 mg/kg i.v.) eine Stunde vor (– 1 h) und nach (+ 1 h) der Operation. Die postoperative Analgesie erfolgte mit subkutaner Gabe von Tramadol (20 mg/kg). Zum Zeitpunkt 0 (Operation) erfolgte ein operativer Zugang (0,5 cm Laparotomie) zur Bauchhöhle mit anschließender Inokulation einer standardisierten humanen Stuhlsuspension in das kleine Becken, welche zu einer dosisabhängigen und reproduzierbaren postoperativen Peritonitis und Sepsis im weiteren Verlauf führte [6, 7].

In diesem Szenario wurde der Einfluss einer Prophylaxe mit einer $H_1 + H_2$-Antihistaminika-Kombination (Dimetinden 0,1 mg/kg und Cimetidin 5 mg/kg i.v., 15 min präoperativ) versus Placebo (NaCl 0,9%) auf die Mortalität getestet. Die Tiere wurden für 5 Tage postoperativ beobachtet und die Mortalitätsrate wurde in diesem Zeitraum dokumentiert. Entsprechend der klinischen Realität wurde in 2 Versuchsserien durch Titrierung der inokulierten Stuhlsuspensionsmenge eine niedrige (20–30%) oder hohe (40–60%) Mortalitätsrate eingestellt. Diese unterschiedlichen Letalitätsraten spiegeln den Schweregrad der Erkrankung wider (Sepsis bzw. septischer Schock). Die statistische Auswertung erfolgte mit dem Chi²-test und Kaplan-Meier Überlebenskurven. Ein p-Wert < 0,05 wurde als statistisch signifikant angesehen.

Ergebnisse

In der klinischen Studie zeigte sich bei der Analyse der postoperativen Komplikationsraten (bis zu 30 Tage nach Operation) hinsichtlich der Infektionsrate und Wundheilungsstörungen ein statistisch signifikanter Unterschied von p = 0,02 (Chi²-test, df = 1) zugunsten der kolloidalen Lösung (Haemaccel-35). Für die Patientengruppe mit einer Antihistaminikaprophylaxe versus Placebo fand sich ein deutlicher Trend zugunsten der Patienten mit Antihistaminikaprophylaxe (p = 0,07, Chi²-test, df = 1), der jedoch keine statistische Signifikanz erreichte.

In den CMRT's an Ratten konnte die Mortalitätsrate durch die perioperative $H_1 + H_2$-Antihistaminikaprophylaxe signifikant gesenkt werden, sowohl in der Gruppe mit niedriger Letalität als auch in der Gruppe mit hoher Letalität. In der niedrigen Letalitätsgruppe fand sich eine Letalitätsrate für die Placebogruppe von 25% (5 von 20) versus 0% (0 von 20) mit $H_1 + H_2$-Prophylaxe (n = 20/Gruppe, p < 0,02 im Chi²-test, Freiheitsgrad = 1).

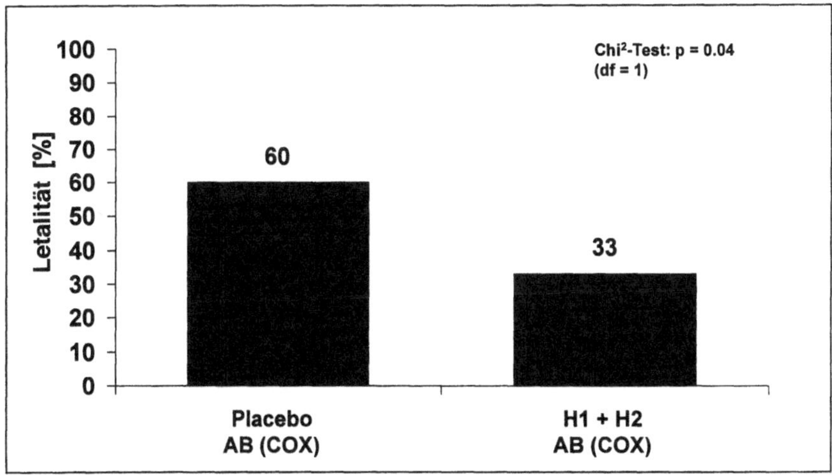

Abb. 1. CMRT's in Ratten: Vergleich Placebo versus $H_1 + H_2$-Antihistaminika Prophylaxe bei postoperativer Peritonitis und Sepsis (n = 30 Ratten/Gruppe). *AB (COX)* = i.v. Antibiotikaprophylaxe mit Co-amoxiclav, *df* = degree of freedom (Freiheitsgrad)

In dem Experiment mit hoher zu erwartender Letalitätsrate (Abb. 1) fand sich in der Placebogruppe eine Letalitätsrate von 60% (18 von 30) versus 33% (10 von 30) mit $H_1 + H_2$-Antihistaminikaprophylaxe (n = 30/Gruppe, p = 0,04 im Chi^2-test, Freiheitsgrad = 1).

Diskussion

Der positive Trend der Antihistaminikaprophylaxe auf die postoperative Infektion und Wundheilungsstörung, der in der klinischen Studie festgestellt wurde, konnte in den klinikmodellierenden randomisierten Studien am Tier (CMRT) bestätigt und statistisch gesichert werden. Diese Ergebnisse zeigen, dass eine Mastzellaktivierung bzw. Histaminfreisetzung nicht nur zu intraoperativen Komplikationen führen kann [2], sondern auch Auswirkungen auf den postoperativen Verlauf und das Outcome des Patienten hat. Die Ergebnisse unserer klinischen Studie [2] im Hinblick auf die Reduktion der 30 Tage Komplikationsrate durch das kolloidale Plasmasubstitut (Haemaccel-35), lassen Zweifel an der Metaanalyse der Cochrane Collaboration [5] aufkommen. Die vorgetragene Kritik bezieht sich sowohl auf die Methoden der Metaanalyse als auch auf die klinische Expertise der Autoren [4]. Die Debatte um das Für und Wider der Gabe von kolloidalen Plasmasubstituten ist sicherlich noch offen und bedarf einer abschließenden Klärung.

Zusammenfassung

Chirurgisches Outcome hängt nicht nur von verschiedenen Therapieverfahren (Operationen) ab, sondern auch von vielen begleitenden Maßnahmen wie z. B. verschiedene Prophylaxen (Antibiotika, Heparin etc.) und deren komplexen Interaktionen. Der positive Einfluss der Antihistaminikaprophylaxe auf den Verlauf der Narkose, konnte bereits erfolgreich in einer klinischen Studie mit H1 + H2-Antihistaminkaprophylaxe und Volumensubstitution (kolloidal versus kristalloid) gezeigt werden.

Die Frage nach dem Einfluss der H1 + H2-Antihistaminikaprophylaxe auf die postoperative Infektion (Peritonitis und Sepsis) wurde statt in einer neuen klinischen Studie mit dem neuen Konzept von klinik-modellierenden randomisierten Tierstudien an Ratten untersucht (CMRT). Der derzeit kontrovers diskutierte Einfluss einer weiteren Begleittherapie, nämlich der von kolloidalen versus kristalloiden Plasmasubstituten auf die postoperative Komplikationsrate (Infektion, Wundheilungsstörung, Letalität), konnte mit Hilfe der Daten der klinischen Studie in einer zusätzlichen Auswertung analysiert werden.

In der klinischen Studie fand sich ein signifikanter Unterschied zugunsten der kolloidalen Plasmasubstitute und ein positiver Trend für die Patienten mit einer Antihistaminikaprophylaxe bei der postoperativen Komplikationsrate.

In den tierexperimentellen Untersuchungen wurde eine signifikante Reduktion der Mortalitätsraten (Peritonitis und Sepsis) durch eine perioperative H1 + H2-Antihistaminikaprophylaxe nachgewiesen.

Eine perioperative Mastzellaktivierung/Histaminfreisetzung beeinflusst das postoperative Outcome (Infektion etc.). Die Ergebnisse der klinischen Studie bezüglich der kolloidalen Plasmasubstitute lassen Zweifel an dem Ergebnis der entsprechenden Metaanalyse der Cochrane Collaboration aufkommen.

Abstract

Background: Surgical outcome depends not only on different therapies, but also on different additionally applied measures like prophylaxis (antibiotics, heparin) and their complex interaction. The positive effect of antihistamine prophylaxis on cardio-respiratory disturbances during anaesthesia and surgery was demonstrated in a randomised clinical trial with antihistamine prophylaxis and colloidal vs. crystalloid volume loading in the past.

Methods: The influence of an H1 + H2-antihistamine prophylaxis on postoperative complications like peritonitis and sepsis was investigated in the new concept of clinic modelling randomised trials (CMRT) in animals (rats), instead of a new and time consuming clinical trial. The debate about the influence of colloidal vs. crystalloid plasma substitutes (albumin debate) on postoperative complications and mortality could also be investigated with the data of our above mentioned clinical trial.

Results: In this clinical trial a positive trend for the patients with an antihistamine prophylaxis was found. A significant reduction of the postoperative complication rate (infection, disturbances of wound healing) was found for patients with the colloidal plasma substitute (Haemaccel-35). In the animal experiments the mortality rate was significantly reduced by H1 + H2-antihistamine prophylaxis. The postoperative outcome (infection) was influenced by perioperative mast cell activation/histamine release.

Conclusion: Our results from the clinical trial concerning colloidal plasma substitute should be discussed against the results from the meta-analysis of the Cochrane Collaboration (increased mortality with colloidal plasma substitutes).

Literatur

1. Lorenz W, Troidl H, Solomkin JS, Nies C, Sitter H, Koller M, Krack W, Roizen M F (1999) Second Step: Testing – Outcome Measurements. World J. Surg. 23, 768–780
2. Lorenz W, Duda D, Dick W, Sitter H, Doenicke A, Black A, Weber D, Menke H, Stinner B, Junginger T, Rothmund M, Ohmann, C, Healy MJR, and the Trial Group Mainz/Marburg (1994) Incidence and clinical importance of perioperative histamine release: randomised study of volume loading and antihistamines after induction of anaesthesia. Lancet 343:933–940
3. Mangano DT, Layug EL, Wallace A, Tateo I (1996) Effect of atenolol on mortality and cardiovascular morbidity after noncardiac surgery. N Engl J Med 335:1713–1720
4. Soni N (1998) Human albumin administration in critically ill patients. Validity of review methods must be assessed. Brit Med J 317:883–884
5. Schierhout G, Roberts I (1998) Fluid resuscitation with colloid or crystalloid solutions in critically ill patients: a systematic review of randomised trials. Brit Med J 316:961–964
6. Lorenz W, Reimund K-P, Weitzel F, Celik I, Kurnatowski M, Schneider C, Mannheim W, Heiske A, Neumann K, Sitter H, Rothmund M (1994) Granulocyte colony-stimulating factor prophylaxis before operation protects against lethal consequences of postoperative peritonitis. Surgery 116:925–934,
7. Bauhofer A., Lorenz W, Celik I, Stinner B, Solovera J, Lorijn R (1998) Hematopoietic cytokines, G-CSF and abdominal surgery. In: Cytokines and the Abdominal Surgeon, M. Schein, L. Wise (Eds.), R. G. Landes Company, Austin, Texas, USA, p. 117–141
8. Pocock SJ (1983) Clinical Trials. Chichester, New York: John Wiley & Sons, 1–266

Korrespondenzadresse: I. Celik, Institut für Theoretische Chirurgie, Philipps-Universität Marburg, Baldingerstraße, 35033 Marburg/Lahn, Telefon: 06421/2862229, Fax: 06421/2868926, e-mail: celik@mailer.uni-marburg.de

Einfluss der Operationstechnik bei akuter Aortendissektion Typ A auf Frühletalität und Schlaganfall

*Influence of surgical technique in acute aortic dissection type A
on early mortality and stroke*

F. Bernet[1], F. Rüter[1], M. Grapow[1], F. Gambazzi[2] und H.-R. Zerkowski[1]

[1] Klinik für Herz- und Thoraxchirurgie
[2] Klinik für Allgemeine Chirurgie, Universitätsklinik Basel, Schweiz

Einleitung

Die operative Therapie der akuten Aortendissektion Typ A ist in den vergangenen Jahren einem Wandel der Operationsstrategie und der Einführung neuer Hilfsmittel unterworfen, deren Einfluss auf die Letalität und postoperative Komplikationsrate einer kritischen Betrachtung bedarf. In den letzten Jahren haben sich die Ergebnisse nach operativer Korrektur akuter Aortendissektion Typ A auf Grund von Fortschritten im Bereich des prothetischen Materials, antifibrinolytischer Medikamente, biologischer Klebstoffe sowie durch verbessertes intra- und postoperatives chirurgisches wie anästhesiologisches Management deutlich verbessert. Wir untersuchten, ob die Art des Operationsverfahrens Einfluss auf die Frühmortalität und postoperative Schlaganfallrate hat.

Methodik

Im Zeitraum von Januar 1990 bis Juni 1999 wurden in der Klinik für Herz- und Thoraxchirurgie der Universitätskliniken Basel 71 Patienten wegen einer akuten Aortendissektion Typ A notfallmässig operiert. 4 Patienten konnten nicht ausgewertet werden. Nach der eingesetzten Operationstechnik wurden die Patienten in zwei Gruppen eingeteilt: In Gruppe 1 (n = 36, 1990–1995) wurde primär die proximale Anastomose bei geklemmter Aorta durchgeführt. In 17 Fällen konnte auch die distale Anastomose bei geklemmter Aorta ohne Kreislaufstillstand angelegt werden. Im Kreislaufstillstand und tiefer Hypothermie (16–21 °C Körperkerntemperatur) wurden die übrigen 19 Patienten operiert, davon in 12 Fällen die distale Anastomose bei (sekundär) geöffneter Aorta. Der kardiopulmonale Bypass erfolgte grundsätzlich über die venöse Kanülierung des rechten Vorhof und arteriell retrograd über eine femorale Kanülierung. In der Gruppe 2 (n = 31 Pat., 1995–1999) wurde die distale Anastomose in tiefer Hypothermie mit Kreislaufstillstand bei primär offener Aorta und retrograder Hirnperfusion genäht. Danach erfolgte die Umkanülierung mit anschliessender an-

Tabelle 1. Demographische und klinische Daten der untersuchten Patientengruppen. *SJM-Composite-graft; **mit letalem Ausgang bei je einem Patienten; n.s. = nicht signifikant

		Gruppe 1 n = 36	Gruppe 2 n = 31	p-value
Geschlecht	M	26 (72%)	24 (77%)	n.s.
	W	10 (28%)	7 (23%)	n.s.
Alter		59 ± 8,5	54 ± 10,2	n.s.
Operation	Ascendensersatz	32 (89%)	17 (77,5%)	n.s.
	OP nach Bentall*	4 (11%)	5 (16%)	n.s.
	Bogenersatz	0	2 (6,5%)	n.s.
Bypass-Dauer	Min	133 ± 31	179 ± 50	P < 0,0001
Schlaganfall		5** (14%)	4** (13%)	n.s.
Letalität (30 d)		10 (28%)	3 (10%)	P = 0,0035

tegrader Perfusion über die Prothese und sekundärer Anfertigung der proximalen Anastomose.

Ergebnisse

Von den verbleibenden 67 Patienten erhielten 55 (82%) einen isolierten Ascendensersatz mit Resuspension der Aortenklappe, in 2 Fällen (3%) mußte der Aortenbogen mit ersetzt werden. Bei 10 Patienten (15%) erfolgte die Korrektur mittels Composite-Graft und Re-Implantation der Koronarostien nach Bentall. 9 Patienten (13%) waren präoperativ neurologisch auffällig (Hemisyndrom 5×, Paraparese 2×, Grand mal 1×, komatös 1×). Der postoperative Verlauf wurde hinsichtlich der 30-Tages-Mortalität sowie dem Auftreten (neurologischer) Komplikationen beobachtet. Intraoperativ verstarben 5 Patienten (7,5%). Die 30-Tages-Letalität betrug 19% (13 Patienten). Wurden die Patienten mit akuter Typ A Dissektion von 1990 bis 1995 mit primär abgeklemmter Aorta und kontinuierlicher retrograder arterieller Perfusion operiert, wurde diese Technik zugunsten der primär „offenen" distalen Anastomose im Kreislaufstillstand in tiefer Hypothermie (Körperkerntemperatur 19–22 °C) und sekundär antegrader arterieller Perfusion verlassen. Ergänzt um eine über die A. femoralis während der Stillstandsphase durchgeführte retrograde Hirnperfusion und antegrade Umkanülierung nach Fertigstellung der distalen Anastomose konnten postoperativ tendenziell bessere Ergebnisse hinsichtlich der 30-Tages-Mortalität und dem Auftreten von cerebrovaskulären Insulten erzielt werden. Die demographischen und intraoperativen Daten sind in Tabelle 1 wiedergegeben. Alle Patienten erhielten perioperativ ein antifibrinolytisches Medikament (Aprotinin, Tranexamsäure). Für die Rekonstruktion der Aortenbasis sowie der distalen Aorta wurde in Gruppe 2 bei allen Patienten biologischer Kleber verwendet, jedoch nur bei 47% in Gruppe 1.

Diskussion

Unter kritischer Berücksichtigung der kleinen Patientenzahl und der unterschiedlichen Todesursachen (Blutung, Pumpversagen, Multiorganversagen) führt die „offene" Technik mit tiefer Hypothermie, Kreislaufstillstand [3] und antegrader Perfusion nach Umkanülierung tendenziell zu besseren postoperativen Ergebnissen [1]. Obwohl die Perfusionszeiten der Gruppe 2 durch den höheren technischen Aufwand und den Einsatz biologischer Kleber [2] länger ist, ist die postoperative Letalität geringer. Die postoperative Morbidität wird hauptsächlich durch neurologische Störungen bestimmt und deren Inzidenz scheint durch die Operationstechnik unbeeinflusst.

Zusammenfassung

Hintergrund: Die Operationstechnik zur Behandlung der akuten Aortendissektion vom Typ A ist in den vergangenen Jahren durch Einführung neuer prothetischer Materalien, antifibrinolytischer Medikamente und biologischer Kleber sowie die Verbesserung des perioperativen chirurgischen und anästhesiologischen Managements einem Wandel unterworfen. Wir untersuchten retrospektiv, ob die Art des Operationsverfahrens Einfluss auf die Frühletalität und postoperative Schlaganfallrate hat.

Methodik: Von 71 im Zeitraum von 1990 bis 1995 an unserer Klinik notfallmässig wegen einer akuten Aortendissektion operierten Patienten konnten 67 nach Art des durchgeführten Operationsverfahrens in zwei Gruppen ausgewertet werden: In Gruppe 1 (n = 36) wurde die distale Anastomose nach primär angelegter proximaler Anastomose bei geklemmter (oder erst sekundär offener) Aorta angefertigt. In Gruppe 2 (n = 31) wurde die „offene" distale Anastomosierung bei Kreislaufstillstand in tiefer Hypothermie und retrograder Hirnperfusion eingeführt.

Ergebnisse: Die demographischen und intraoperativen Daten sind in Tabelle 1 wiedergegeben. Alle Patienten erhielten perioperativ ein antifibrinolytisches Medikament (Aprotinin, Tranexamsäure). Für die Rekonstruktion der Aortenbasis wurde bei allen Patienten der Gruppe 2 ein biologischer Kleber verwendet, jedoch nur bei 47% der Patienten in Gruppe 1. Die 30-Tages Letalität lag in Gruppe 1 bei 28% gegenüber 10% in Gruppe 2. Das Auftreten eines Schlaganfalls war mit 14% respektive 13% vergleichbar.

Schlussfolgerung: Unter Berücksichtigung der kleinen Patientenzahl und der unterschiedlichen Todesursachen (Blutung, Pumpversagen, Multiorganversagen) führt die „offene" Technik mit tiefer Hypothermie und Kreislaufstillstand zu einem signifikant besseren Ergebnis hinsichtlich der Überlebensrate. Die postoperative Morbidität wird hauptsächlich durch neurologische Störungen bestimmt, deren Inzidenz durch die Operationstechnik unbeeinflusst zu sein scheint.

Abstract

Background: Results of surgical correction of acute aortic dissection type A have improved due to progress in the scope of prosthetic material, antifibrinolytic drugs, biologic glue and also the enhancement of the intra- and postoperative surgical and anesthesiological management. We retrospectively analyzed if there is an influence of the kind of surgical procedure on the rate of early mortality or incidence of postoperative stroke.

Methods: There were 71 patients operated for acute aortic dissection type A between January 1990 and June 1999. Four patients were lost to follow-up. The 67 remaining patients were divided into two groups: in 36 patients (group 1, 1990–1995) the distal anastomosis was performed with clamped aorta (or secondary open aorta), 31 patients (group 2,

396

1995–1999) were operated on in deep hypothermia under circulatory arrest with retrograde cerebral perfusion.

Results: Table 1 shows the demographic and intraoperative data. Perioperatively, all patients received antifibrinolytic drugs (aprotinin, tranexam acid). Biologic glue for reconstruction of the aortic root and the distal aorta was used for all patients in group 2 but only for 47% in group 1.

Conclusion: With regard to the small number of patients and the varying causes of death (bleeding, pump failure, multiorgan failure), there is a trend towards improving postoperative results by the "open" surgical technique with deep hypothermia and circulatory arrest. Postoperative morbidity seems to be caused in general by neurologic malfunction which is not influenced by surgical technique.

Literatur

1. David TE, Armstrong S, Ivanov J, Barnard S (1999) Surgery for acute type A aortic dissection. Ann Thorac Surg 67:1999–2001
2. Fukunaga S, Karck M, Harringer W, Cremer J, Rhein C, Haverich A (1999) The use of gelatin-resorcin-formalin glue in acute aortic dissection type A. Eur J Cardiothorac Surg 15 (5):564–569
3. Yamashita C, Okada M, Ataka K, Yoshida M, Yoshimura N, Azami T, Nakagiri K, Wakiyama H, Yamashita T (1997) Open distal anastomosis in retrograde cerebral perfusion for repair of ascending aortic dissection. Ann Thorac Surg 64 (3):665–669

Korrespondenzadresse: Dr. med. F. Bernet, Klinik für Herz- und Thoraxchirurgie, Spitalstraße 21, Universitätskliniken – Kantonsspital – Basel, 4031 Basel, Schweiz, Fax: + 41 61 265 7537, e-mail: fbernet@usa.net

Klinischer Einsatz eines roboterunterstützten Instrumentier- und Endoskopiesystems zur Durchführung endoskopischer koronarer Bypassanastomosen

Clinical use of a robotic-assisted endoscopy and instrumentation system for coronary artery bypass grafting

D. H. Boehm[1], H. Reichenspurner[1], H. Gulbins[1], C. Detter[1], H. Habazettl[2] und B. Reichart[1]

Herzchirurgische Klinik[1] und Institut für Chirurgische Forschung[2], Klinikum Grosshadern der Ludwig-Maximilians Universität München

Einleitung

Ziel der minimal invasiven Bypasschirurgie ist die komplett endoskopisch durchgeführte Operation und Anastomose. Minimal invasive Verfahren dienen letztendlich dazu, die Invasivität des Eingriffes und folglich Morbidität und Hospitalisierungsdauer der Patienten zu verringern. Eine mögliche Lösung der technischen Probleme, die mit manueller Arbeitsweise einhergehen, stellt die Telemanipulation dar, die Chirurgen mit dem nötigen Instrumentarium ausstattet, um komplett endoskopische Koronaranastomosen durchführen zu können. Roboterunterstützte Systeme und 3D-Visualisierung schaffen die notwendigen Grundlagen. Ziel der klinischen Studie war es, nach ausführlicher präklinischer Evaluierung im Phantom- und Tiermodell – die Durchführbarkeit endoskopischer Bypasschirurgie mit dieser neuen Technologie zu evaluieren.

Patienten und Methodik

Das chirurgische Robotersystem ZEUS™ (Computer Motion Inc., Goleta, CA) besteht aus drei interaktiven Roboterarmen, welche am Operationstisch befestigt werden, sowie einer Kontrolleinheit und einer ergonomisch optimierten Steuerkonsole für den Chirurgen (Abbildung 1). Einer der Roboterarme (AESOP™, Computer Motion Inc., Goleta, CA) positioniert das Endoskop durch einfache Stimmkommandos des Chirurgen. Die anderen beiden Roboterarme bewegen die chirurgischen Instrumente unter der direkten Sicht des Chirurgen. Der Chirurg kann in ergonomisch günstiger Sitzposition an der Steuerkonsole den Operationssitus in 3D über den Videohelm verfolgen. Die Bewegungen der chirurgischen Instrumente werden durch Eingabeinstrumente, die konventionellen chirurgischen Instrumenten gleichen, gesteuert. Dabei können die Bewegungen skaliert werden und jeglicher natürliche Tremor wird herausgefiltert, so daß komplett endoskopische und präzise mikrochirurgische Eingriffe möglich sind. Die Endeffektoren sind speziell entwickelte Instrumente wie Nadelhalter oder Pinzette, die in wenigen Sekunden mit Scheren oder Skalpellen ausgetauscht werden können. Die visuelle Kontrolle kann entweder mit 3D (Zeiss GmbH, Oberkochen, Deutschland) oder 2D (Karl Storz GmbH, Tuttlingen, Deutschland)

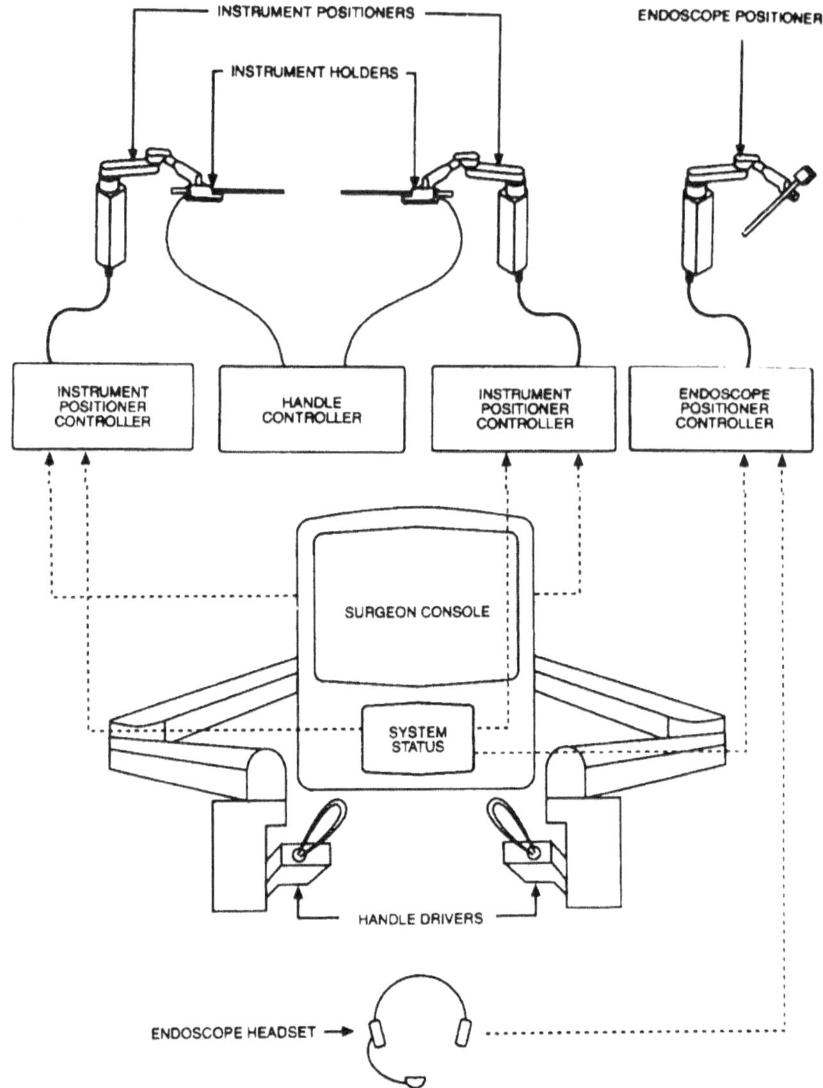

Abb. 1. Schemazeichnung des ZEUS-Systems mit der Steuerkonsole und den drei interaktiven Roboterarmen, die am Operationstisch fixiert werden (detaillierte Beschreibung im Text)

Endoskopen oder alternativ mit der VISTA-Stereo-Matchboxkamera (VISTA-Medical-Technologies Inc., West-Borrow, MA) erfolgen.

Bei fünf Patienten, die nur eine proximale LAD Stenose aufwiesen, wurde die LIMA endoskopisch durch drei linkslaterale Ports im 4., 5. und 7. Interkostalraum präpariert. Der 10 mm Kameraport wurde in Höhe der vorderen Axillarlinie, die zwei 5 mm Instrumentenports auf Höhe der mittleren Axillarlinie eingeführt. Die linke A. mammaria wurde manuell mit dem Elektrokauter und durch Klipsetzung der Seitenäste präpariert. Unterstützt wurde die Präparation durch rechtsseitige Ein-Lungenbeatmung und CO_2 Insufflation bis zu einem maximalen Druck von 12 mmHg.

Bei zwei der Patienten erforderte die anatomische Position der LAD den Anschluß an die HLM und die kardioplegische Stillegung des Herzens. Der Anschluß erfolgte über A. und V. femoralis mit den speziellen Port-Access™ Kanülen. Nach Plazierung der arteriellen Kanüle wurde der Endo-Ballonkatheter mittels Fluoroskopie und TEE Kontrolle in der Aorta ascendens plaziert, der eine Aortenokklusion und kardioplegischen Arrest durch herzferne Kanülierung ermöglicht.

Sechs weitere Patienten wurden am schlagenden Herzen ohne HLM operiert. Nach erfolgter endoskopischer LIMA Präparation und einer Minithorakotomie im 4. Interkostalraum wurde das LAD-Zielareal entweder mit dem Octopus™ (Medtronic GmbH, Düsseldorf, Deutschland) Saugsystem stabilisiert, oder alternativ mit dem CTS (Cardiothoracic Systems, Cupertino, USA) Druckstabilisatorsystem. Zwölf weitere Patienten benötigten zusätzliche Bypässe zur distalen RCA oder/und zu Diagonalisästen; in diesen Fällen erfolgte der Zugang über eine Sternotomie und offener A. mammaria Präparation, sowie konventionellem Anschluß an die HLM.

Ergebnisse

In den mit Port-Access-System operierten Fällen wurde die LIMA zwischen 51 und 73 Minuten präpariert. Das Setup der ZEUS-Instrumente wurde parallel zur Installation des Port-Access-Bypass-Systems vorgenommen. Die Zeiten für das Setup des ZEUS-Systems waren zwischen 17 und 29 Minuten. Die Zeit der Kreislaufunterstützung mit der Herz-Lungen-Maschine war zwischen 82 und 95 Minuten. Die Aortenokklusionszeit betrug 45 und 51 Minuten und die Zeiten für die endoskopischen Koronaranastomosen zwischen 40 und 42 Minuten. Der Dopplerfluß betrug zwischen 110 und 36 ml/min. Für die ohne Herz-Lungen-Maschine mit regionaler Wandstabilisierung operierten Patienten betrugen die Anastomosenzeiten 24, 30 bis 40 Minuten, die transit-time Flußmessungen des Grafts zwischen 93 und 74 ml/min.

Der postoperative Intensivaufenthalt betrug zwischen 8 Stunden und 2 Tagen, die komplette Hospitalisierungszeit variierte zwischen 5 und 12 Tagen. Alle Patienten wurden in gutem Allgemeinzustand entlassen. Die postoperative Nachuntersuchung nach 6 Wochen ist in 18 Fällen vollständig und die Patienten hatten keine Anzeichen von Wundinfektionen, Wundschmerzen oder wiederkehrender Angina pectoris. Postoperative Koronarangiographien wurden in allen Fällen 4–6 Wochen postoperativ durchgeführt und zeigten adäquate Anastomosenverhältnisse bei allen Patienten.

Diskussion

Endziel der minimal-invasiven Koronarchirurgie ist die endoskopisch über 5–10 mm Ports durchgeführte Anastomose am schlagenden Herzen. Damit kann die herzchirurgische Intervention als alternatives Verfahren zur Katheter-Intervention konkurrieren. Der Vorteil des ZEUS-Systems ist in dem einfachen Transport und der raschen Montage der Arme am Operationstisch zu sehen. Die Setup Zeit betrug in unserer Serie im Mittel 25 Minuten. Das

System ist relativ einfach zu handhaben und benötigt für die technische Wartung lediglich einen Techniker. Während der klinischen und präklinischen Einsätze traten keine technischen Fehler auf. Ausreichende Erfahrung in der MIDCAB Technik [1, 2], der endoskopischen A. mammaria Präparation [3] und in der Port Access Kanülierungstechnik [4] sind notwendige Voraussetzungen. In den Tierversuchen konnten wir zeigen, daß die endoskopische Bypassanlage in Kombination mit der Heartport-Technologie möglich ist. Sowohl in den Tierversuchen als auch in der klinischen Studie konnten wir die endoskopischen Bypassanastomosen ohne Komplikationen mit dem telemetrischen System ZEUS erfolgreich durchführen. Aus Sicherheitsgründen wurde zum derzeitigen Zeitpunkt noch nicht auf eine Minithorakotomie verzichtet, um dem Assistenten die Möglichkeit der Intervention zu geben. Die Anastomosenzeiten sind derzeit noch länger als bei manuell durchgeführter Technik, jedoch werden auch in der klinischen Situation die Zeiten mit zunehmender Erfahrung kürzer wie auch in den vorklinischen Studien gezeigt werden konnte.

Unter Verwendung der endoskopischen LIMA Präparation, der Port Access Kanülierung und dem stimmkontrollierten und computerassistierten System ZEUS ist die Basis für komplett endoskopische Bypassoperationen gegeben.

Zusammenfassung

Hintergrund: Ziel der minimal invasiven Bypasschirurgie ist die Durchführung von endoskopischen Koronaranastomosen. In dieser Studie wurde ein computer- und sprachunterstütztes Instrumentier- und Endoskopie-System (Zeus, Computer Motion Inc., Goleta, CA) klinisch bei der Durchführung von endoskopischen koronaren Bypassanastomosen getestet.

Patienten und Methoden: Das chirurgische Robotersystem Zeus besteht aus drei interaktiven, am OP-Tisch befestigten Roboterarmen; die Einführung der Instrumente erfolgt über zwei transthorakale 5 mm Ports. Die visuelle Darstellung erfolgt über ein 3D-Endoskop (Zeiss GmbH, Oberkochen), die Wiedergabe erfolgt in 3D über ein headset (Vista Technologies, Westborough, MA). Weitere Bestandteile des Systems sind eine spezielle Kontrolleinheit und eine Steuerungskonsole. Nach ausreichender präklinischer Evaluierung des Systems erfolgte der klinische Einsatz bei 20 Patienten. Zwei Patienten wurden nach endosopischer IMA-Präparation über drei linkslaterale Ports (Ein-Lungenventilation und CO_2-Insufflation) femoral an das Port-Access Kanülierungssystem für die Herz-Lungenmaschine angeschlossen. Nach kardioplegischem Herzstillstand durch Okklusion des endoaortalen Ballonkatheters in der Aorta ascendens wurde die Koronaranastomose (LIMA auf LAD) dann endoskopisch mit dem System Zeus vorgenommen. Bei 6 Patienten wurde die Anastomose am schlagenden Herzen mittels regionaler Stabilisierungshilfen ohne Einsatz der HLM durchgeführt. Der Zugang erfolgte über eine linksanteriore Minithorakotomie bzw. Sternotomie bei zusätzlicher Versorgung weiterer Koronararterien. Weitere 12 Patienten wurden in der initialen Phase mittels Sternotomie und routinemäßig durchgeführtem kardioplegischem Herzstillstand operiert. Bei diesen 12 Patienten wurden insgesamt 36 Anastomosen durchgeführt, davon 16 telemetrisch mit dem System Zeus.

Ergebnisse: Die Installierungszeiten für das System lagen im Median bei 25 min (14–50). Die LIMA-Präparationszeiten betrugen 51–73 min (Median, 59 min) und die Anastomosierungszeiten lagen bei 21 min (14–50). Die Dopplerflussmessungen ergaben im Median

63 ml/min (28–135). Postoperativ durchgeführte Kontrollangiographien sind bisher bei 15/20 Patienten durchgeführt und zeigen einwandfreie Anastomosenverhältnisse.

Diskussion: Unter Verwendung eines 3D Visualisierungssystem und computerunterstützter Technologie ist eine vollständig endoskopische Versorgung der LAD mit einem IMA-Bypass möglich. Eine ausgiebige Einarbeitungs- und Trainingszeit ist essentiell. Die telemetrische Anastomose kann sowohl am stillgelegten wie am schlagenden Herzen sicher durchgeführt werden.

Abstract

Background: With the aim of a completely endoscopic coronary bypass anastomosis, we performed a study with endoscopic robotic instrumentation and camera guidance using 3D-visualization.

Methods: The surgical robotic system ZEUS consists of three interactive robotic arms and a control unit allowing the surgeon to move the instrument arms in a scaled down mode. The third arm (AESOP) positioned the endoscope via voice control. Twenty patients were operated on with the ZEUS system. Following endoscopic LIMA harvesting and CPB via the Port-Access system, the bypass graft (LIMA to LAD) was anastomosed endoscopically with the ZEUS system through three thoracic ports (two on the arrested heart, six on the beating heart). In a further 12 patients requiring additional grafts, access was through a sternotomy and conventional cardioplegic arrest. In this group of patients, 6 telemetric anastomoses were performed.

Results: The median time for installation of the system was 25 min (14–50). IMA preparation times were between 51–73 min (59, median) and times for anastomosis 14–50 min (21, median). Doppler flow rates ranged between 28 and 110 ml/min. All patients had an uneventful angiographic control and postoperative course.

Conclusion: Using sophisticated robotic technology, a completely endoscopic anastomosis of LIMA to LAD is possible on the arrested, as well as the beating heart, allowing a technically precise operation within acceptable time limits.

Literatur

1. Benetti FJ, Ballester C. (1995) Use of thoracoscopy and a minimal thoracotomy, in mammary-coronary bypass to left anterior descending artery, without extracorporeal circulation. J Cardiovasc Surg (Torino) 36:159–161
2. Calafiore AM, Vitolla G, Mazzei V. (1998) The LAST Operation: Techniques and Results Before and After the Stabilization Era. Ann Thorac Surg 66:998–1001
3. Nataf P, Lima L, Benarim S. (1997) Video-assisted coronary bypass surgery: clinical results. EJCTS 11:865–869
4. Reichenspurner H, Boehm DH, Welz A. (1998) Minimally Invasive Coronary Artery Bypass Grafting: Port-Access Approach Versus Off-Pump Techniques. Ann Thorac Surg 66:1036–1040

Korrespondenzadresse: Dieter H. Boehm, MD, PhD, Herzchirurgische Klinik, Universitätsklinikum Grosshadern, Marchioninistr. 15, 81377 München, Telefon: + 49/89/7095-3464, Fax: + 49/89/7095-3465, e-mail: boehm@hch.med.uni-muenchen.de

Antiangiogenetische Behandlung des humanen nicht-kleinzelligen Bronchialkarzinoms (NSCLC) im murinen Xenotransplantationsmodell

Antiangiogenic treatment of human non-small cell lung cancer (NSCLC) in a murine xenotransplant model

A. S. Böhle, P. Dohrmann, H. Kalthoff und D. Henne-Bruns

Klinik für Allgemeine Chirurgie und Thoraxchirurgie, Arbeitsgruppe Molekulare Onkologie, Christian-Albrechts-Universität zu Kiel

Einleitung

Das Bronchialkarzinom ist die häufigste zum Tode führende Tumorerkrankung der westlichen Hemisphäre. In den frühen Tumorstadien stellt die radikale chirurgische Resektion das Therapieverfahren mit kurativer Intention dar, für die fortgeschrittenen Tumorstadien stehen mit Radio- und Chemotherapie lediglich palliative Behandlungsoptionen zur Verfügung.

Die zunehmende Kenntnis molekularbiologischer Mechanismen in der Biologie maligner Erkrankungen eröffnet neue therapeutische Optionen. Das Wachstum eines soliden Tumors oberhalb eines Volumens von 2 mm^3 ist unabdingbar an die Neubildung von Tumorkapillaren geknüpft [1], da die nutritive Versorgung der Tumorzellen durch Diffusion nicht mehr gewährleistet ist. War bisher die unmittelbare Schädigung der DNS der Tumorzelle Ziel radio- oder chemotherapeutischer Behandlungen, so zielt die antiangiogenetische Behandlung auf eine indirekte Hemmung des Tumorwachstums durch Inhibition der Angiogenese und/oder einer Destruktion präexistenter Tumorkapillaren, mit dem Ziel der Induktion eines konsekutiven Tumorzelltodes. Die Vorteile antiangiogenetischer Therapien liegen in (i) der einfachen Erreichbarkeit des endothelialen Kompartimentes für antiangiogenetisch wirksame Substanzen, (ii) der Behandlung einer im Gegensatz zu Tumorzellen genetisch stabilen Zellpopulation mit einem dadurch gesenkten Risiko einer erworbenen Resistenz, und (iii) einer Potenzierung des therapeutischen Effektes, da eine Gefäßendothelzelle das Wachstum von 50–100 Tumorzellen unterstützt [2].

Ziel dieser Untersuchung war die Evaluation des therapeutischen Effektes des experimentellen Antiangiogenetikums Combretastatin-A4 Prodrug (CA4PD) auf das Wachstum des nicht-kleinzelligen humanen Bronchialkarzinoms im murinen Xenotransplantationsmodell.

Methodik

Zur Evaluation des Effektes von CA4PD auf das Wachstum eines primären NSCLC erfolgte die heterotope, subcutane Xenotransplantation eines humanen NSCLC in die rechte Flanke von immundefizienten SCID bg Mäusen. Dazu wurden die Zellinien KNS-62, repräsentativ für das humane Plattenepithelkarzinom der Lunge und Colo-699, repräsentativ für des humane Adenokarzinom der Lunge in-vitro unter standardisierten Bedingungen kultiviert. Für die Xenotransplantation wurden die Zellen unter Verwendung von Trypsin EDTA isoliert, in PBS Puffer gewaschen und in einer Menge von 2×10^6 in 50 µl serumfreiem Kulturmedium in die Subcutis der rechten Flanke injiziert.

Die Tiere wurden in jeweils zwei Behandlungsgruppen (n = 6, humanes Adenokarzinom und n = 6, humanes Plattenepithelkarzinom) und zwei korrespondierende Kontrollgruppen (n = 6 + 6) aufgeteilt. Das Volumen der subcutan induzierten Tumore wurde gemäß der Formel $V = L \times B^2 \times 0{,}52$ (V – Volumen, L – Länge, B – Breite) bestimmt. Bei Erreichen eines Tumorvolumens von 100 mm³ wurde in den Behandlungsgruppen mit der systemischen Applikation von CA4PD in 0,9% NaCl durch tägliche intraperitoneale Injektion für 21 Tage in einer Dosierung von 50 µg/g Körpergewicht begonnen, die Kontrolltiere wurden mit physiologischer Kochsalzlösung in korrespondierenden Volumina intraperitoneal injiziert. Nach Abschluß der Behandlung wurden die Tiere durch CO_2 Inhalation sakrifiziert und die Tumoren zur histologischen Untersuchung entnommen. Die histologische Aufarbeitung der Präparate erfolgte durch Formalinfixation und Hematoxillin-Eosin Färbung.

Zur Untersuchung einer möglichen Verlängerung der Überlebenszeit durch antiangiogenetische Behandlung mittels systemischer CA4PD Applikation erfolgte die Induktion eines orthotop intrapulmonal wachsenden und sekundär metastasierenden humanen Bronchialkarzinoms. Dazu erfolgte die chirurgische Exposition der linken Thoraxwand am anästhesierten Tier (Avertin 240 µg/g) mit anschließender transpleuraler Injektion von 2×10^6 Zellen der vorgenannten Zellinien in 50 µl serumfreiem Injektionsmedium unter die Pleura visceralis. Korrespondierend zum subcutanen Tumormodell wurden die Tiere in 2 Behandlungsgruppen und zwei Kontrollgruppen aufgeteilt. Die systemische Behandlung erfolgte ab dem 10. postoperativen Tag durch intraperitoneale Injektion von CA4PD in einer Dosierung von 50 µg/g Körpergewicht. Die Kontrolltiere wurden durch intraperitoneale Injektion physiologischer Kochsalzlösung in korrespondierenden Volumina behandelt. Die Tiere wurden täglich klinisch kontrolliert und beim Auftreten einer respiratorischen Insuffizienz sakrifiziert und die Tumore zur histologischen Untersuchung entnommen.

Zum Ausschluß einer erworbenen Immunkompetenz wurden kryokonservierte und acetonfixierte Tumorschnitte mit 50 µl Serum der Versuchstiere überschichtet. Anschließend wurden die Präparate mehrfach mit PBS Lösung gespült und zum Nachweis spezifisch gebundener Antikörper mit einem Peroxidase-gekoppelten Kaninchen-anti-Maus Antikörper inkubiert und abschließend durch Zugabe von Peroxidase-H_2O_2-Diaminobenzidin Substratlösung gefärbt.

Ergebnisse

Die Injektion von 2×10^6 Zellen hatte sich in vorangegangenen Experimenten als suffizient zur Induktion eines subcutanen Tumors erwiesen, der als solitärer subcutaner Tumor ohne systemische Metastasierung wuchs. Die Implantationsrate bei subcutaner Tumorinduktion betrug 100%, es wurde keine verfahrensbedingten Komplikationen beobachtet.

Nach 17 (KNS-62) bzw. 23 Tagen (Colo-699) erreichten die Tumore ein mittleres Volumen von 100 mm³. Nach systemischer Behandlung mit CA4PD wurde eine signifikante

Wachstumsverzögerung der subkutan induzierten Tumore beobachtet. In der Gruppe der Kontrolltiere betrug das mittlere Volumen des humanen Plattenepithelkarzinoms (KNS-62) nach 42 Tagen 6036 mm^3 ($\pm$1655 SD) im Vergleich zu 313 mm^3 ($\pm$166 SD) nach Behandlung (p < 0,05, Mann-Whitney-U test). In der Kontrollgruppe der Tiere mit einem subcutanen Adenokarzinom der Lunge (Colo-699) betrug das mittlere Tumorvolumen nach 38 Tagen 1834 mm^3 ($\pm$704 SD) im Vergleich zu 578 mm^3 ($\pm$447 SD) nach Behandlung (p < 0,05).

Nach orthotoper intrapulmonaler Injektion von 2 × 10^6 Tumorzellen kam es am Injektionsort zur Ausbildung eines Primärtumors, welcher dann sekundär in beide Lungen, die Pleurahöhlen und das Mediastinum metastasierte. Schlußendlich führte eine progrediente respiratorische Insuffizienz zum Tode der Tiere. Im Falle der orthotopen Tumorinduktion betrug die Implantationsrate ebenfalls 100%, die operationsbedingte Mortalität betrug 2,8%. In der Kontrollgruppe der Tiere mit einem orthotop xenotransplantierten Adenokarzinom verstarben die Mäuse im Mittel nach 22,3 Tagen ($\pm$3SD), systemische Behandlung mit CA4PD verlängerte das Überleben im Mittel um 29% auf 28,8 Tage ($\pm$5,5SD) (p < 0,05). Nach Xenotransplantation eines Plattenepithelkarzinoms der Lunge verstarben die Kontrolltiere im Mittel nach 25 Tagen ($\pm$2SD), systemische Behandlung mit CA4PD prolongierte das Überleben um 35% auf 33,8 Tage ($\pm$2,2SD)(p < 0,01).

Diskussion

Combretastatine wurden initial aus der Rinde der afrikanischen Weide isoliert [3]. Das Derivat Combretastatin A4 (CA4) zeigte einen ausgeprägten antimitotischen Effekt auf proliferierende Endothelzellen durch Inhibition des Tubulusapparates mit konsekutiver Apoptoseinduktion [4]. Die Löslichkeit in wässeriger Lösung war gering und konnte durch Bindung einer Phosphatgruppe verbessert werden. Diese Phosphatgruppe wird unter physiologischen Bedingungen durch endogene unspezifische Phosphatasen abgespalten und die Substanz so in ihre biologisch wirksame Form überführt [5]. Im Gegensatz zu Kolchizin und vergleichbaren Tubulin-bindenden Substanzen, deren klinischer Einsatz durch eine sehr geringe therapeutische Breite limitiert ist, ist CA4 bereits bei einem Zehntel der maximal tolerierten Dosis im murinen Modell biologisch aktiv und besitzt damit eine große therapeutische Breite. Combretastatin A4 wurde in vorangegangenen Untersuchungen als potenter antivasculärer Wirkstoff beschrieben, der zum Verschluß des Tumorgefäßbettes durch einen selektiven Effekt auf die Tumorgefäßendothelien führt mit der konsekutiven Induktion ausgedehnter Tumornekrosen [6].

Im Rahmen dieser Untersuchung konnte der biologische Effekt des experimentellen Antiangiogenetikums CA4PD auf das Wachstum xenotransplantierter humaner nicht-kleinzelliger Bronchialkarzinome demonstriert werden. Im Falle der subcutan induzierten Tumore konnte durch systemische antiangiogenetische Behandlung der Tiere eine signifikante Wachstumsverzögerung sowohl für das Plattenepithelkarzinom als auch für das Adenokarzinom erreicht werden. Diese Tumore eignen sich für tumorbiologische Untersuchungen, spiegeln die klinische Wirklichkeit jedoch nur unzureichend wider, da sie nur lokal wachsen, eine geringe Infiltration des umliegenden Gewebes aufweisen und nicht systemisch metastasieren.

Daher wurde im Rahmen eines kürzlich etablierten, lethal verlaufenden orthotopen Tumormodells [7] untersucht, ob die im subcutanen Modell beobachtete Wachstumsverzögerung sich auch in einer Verlängerung der Überlebenszeit widerspiegelt. Durch systemische Behandlung der Tiere mit CA4PD konnte hier eine Verlängerung des Überlebens um 29% bzw. 35% erreicht werden. Es wurde wiederholt über eine Reduktion der Metastasierung infolge antivasculärer Behandlung spekuliert, da die Wahrscheinlichkeit des Eintretens von Tumorzellen in die Zirkulation behandlungsbedingt reduziert werde. Diese Hypothese konnte in unserem Modell nicht verifiziert werden, vielmehr zeigte sich, daß bei Eintreten der respiratorischen Insuffizienz keine Unterschiede hinsichtlich der intrathorakalen Tumormasse zwischen den Tieren der Kontrollgruppe und der Behandlungsgruppe bestand. Diese Beobachtung kann durch die makroskopische und immunhistochemische Beobachtung erklärt werden, daß die Metastasen in der Behandlungsgruppe bevorzugt als avasculäre Läsionen bis zu einem Durchmesser von 2 mm wuchsen.

Zusammenfassend kann festgestellt werden, daß die Applikation des experimentellen Antiangiogenetikums CA4PD zu einer signifikanten Verzögerung des Verlaufes der Tumorerkrankung in murinen Xenotransplantationsmodell führte. Es bleibt Gegenstand weiterer Untersuchungen, ob sich dieser Effekt durch Kombination mit anderen Therapiemodalitäten potenzieren läßt.

Zusammenfassung

Hintergrund: In der vorliegenden Untersuchung sollte der biologische Effekt des antiangiogenetischen Wirkstoffes CA4PD auf das Wachstum humaner nicht-kleinzelliger Bronchialkarzinome (NSCLC) im murinen Xenotransplantationsmodell untersucht werden.

Methodik: Im Rahmen eines heterotopen, subcutanen Tumormodells und eines lethalen orthotopen Tumormodells erfolgte die systemische Behandlung humaner NSCLC durch den antiangiogenetischen Wirkstoff CA4PD.

Ergebnisse: Durch systemische Applikation des Wirkstoffes CA4PD konnte im subcutanen Tumormodell eine signifikante Verzögerung des Tumorwachstums induziert werden, nach intrapulmonaler Tumorinduktion konnte eine Verlängerung der Überlebenszeit um 29% bzw. 35% beobachtet werden.

Schlußfolgerung: Die systemische antiangiogenetische Therapie führt im murinen Xenotransplantationsmodell des humanen NSCLC zu einer signifikanten Verzögerung des Tumorwachstums und einer Verlängerung der Überlebenszeit.

Abstract

Background: The aim of this study was to evaluate the biological effect of the antiangiogenic agent CA4PD on human non-small cell lung cancer (NSCLC) in a murine xenotransplant model.

Methods: Human NSCLC were treated by systemic administration of the antiangiogenic agent CA4PD in a heterotopic, subcutaneous tumor model and a lethal, orthotopic human lung cancer tumor model.

Results: Systemic administration of the agent CA4PD resulted, in subcutaneously induced tumors, in a significant reduction of tumor growth. After orthotopic tumor induction in the lung, survival was prolonged by 29% and 35%, respectively.

Conclusion: Systemic antiangiogenic treatment of human NSCLC in the murine xeno-transplant model is effective in significantly reducing tumor proliferation and prolonging animal survival.

Literatur

1. Böhle AS, Kalthoff H (1999) Molecular mechanisms of tumor metastasis and angiogenesis. Langenbeck's Arch Surg 384:133–140
2. Dhanabal M, Ramchandran R, Waterman MJF, Lu H, Knebelmann B, Segal M, Sukathme VP (1999) Endostatin induces endothelial cell apoptosis. J Biol Chem 274:11721–11726
3. Pettit GR, Singh SB, Hamel E, Lin CM, Alberts DS, Garcia-Kendal D (1989) Isolation and structure of the strong cell growth and tubulin inhibitor combretastatin A-4. Experientia 45:209–211
4. Iyer DS, Chaplin DJ, Rosenthal DS, Boulares AH, Li LY, Smulson M (1998) Induction of apoptosis in proliferating endothelial cells by the tumor-specific antiangiogenesis agent combretastatin A-4. Cancer Res 58:4510–1514
5. Pettit GR, Temple C, Narayan VL, Varma R, Simpson MJ, Boyd MR, Rener GA, Bansal N (1995) Antineoplastic agents 322. Synthesis of combretastatin A4-prodrugs. Anticancer Drug Design 10:299–309
6. Dark GG, Hill SA, Prise VE, Tozer GM, Pettit GR, Chaplin DJ (1997) Combretastatin A4, an agent that displays potent and selective toxicity towards tumor vasculature. Cancer Res 57:1829–1834
7. Böhle AS, Dohrmann P, Leuschner I, Kalthoff H, Henne-Bruns D (1999) An improved orthotopic xenotransplant procedure of human lung cancer in SCID bg mice. Ann Thor Surg, in press

Korrespondenzadresse: Dr. med. A. S. Böhle, Klinik für Allgemeine Chirurgie und Thoraxchirurgie der Christian-Albrechts-Universität zu Kiel, Arnold-Heller-Strasse 7, 24105 Kiel, Telefon: 0431 - 597 1987, Fax: 0431 - 597 4586, e-mail: boehle@surgery.uni-kiel.de

sCR1sLex vermindert den Ischämie/Reperfusions-Schaden nach experimenteller Lungentransplantation

sCR1sLex reduces ischemia/reperfusion injury in experimental lung transplantation

U. Stammberger[1], S. Hillinger[2], J. Hamacher[3], W. Weder[2] und R. A. Schmid[1]

[1] Abteilung für Thoraxchirurgie, Universitätsspital Bern, Schweiz
[2] Abteilung für Thoraxchirurgie, Universitätspital Zürich, Schweiz
[3] Institut für Biochemische Pharmakologie, Fakultät für Biologie, Universität Konstanz

Einleitung

Der Ischaemie/Reperfusionsschaden nach Lungentransplantation wird akzentuiert durch die Aktivierung des unspezifischen Immunsystemes.

Das Komplementsystem als einer der wesentlichen Mediatoren der humoralen unspezifischen Immunabwehr spielt direkt durch die endotheliale Schädigung durch das Endprodukt der Komplementkaskade (Membrane Attack Complex, MAC, C5b-C9), und indirekt durch die Freisetzung der Anaphylatoxine C3 und C5, welche die neutrophilen Granulozyten aktivieren, eine entscheidende Rolle im Reperfusionsschaden nach Organtransplantation. Die Aktivierung der neutrophilen Granulozyten resultiert in endothelialer Dysfunktion, gesteigerter Gefässpermeabilität und Vasokonstriktion. sCR1sLe^X (Avant Immunotherapeutics, Needham, MA, USA) ist eine neue Substanz, bei der die unspezifischen Zuckeranteile des löslichen Komplementrezeptors Typ 1 (sCR1) durch den Selektinliganden sialyl Lewis X (sLe^X) substituiert wurden. Somit blockiert dieses Glykoprotein das Komplementsystem und reduziert die Adhäsion und darauffolgende Migration der PMN ins Transplantat. In dieser Studie evaluierten wir den Effekt von sCR1sLe^X auf den Reperfusionsschaden nach prolongierter Ischämie in einem Modell der unilateralen Lungentransplantation in der Ratte.

Methodik

Die unilaterale orthotope linksseitige Lungentransplantation wurde in männlichen Ratten mit einem Gewicht zwischen 200–250 g (Brown Norway zu Fischer F344) nach einer Gesamtischämiezeit von 20 Stunden durchgeführt. Für die Gefässanastomosen wurde die ‚Cuff-Technik‘ verwendet, die Bronchusanastomose genäht. Das Versuchsprotokoll war in Übereinstimmung mit der European Convention of Animal Care und ist vom lokalen Tierversuchskomitee genehmigt worden.

Studiengruppen

In jeder Gruppe wurden 5 Transplantationen zur Evaluation der Transplantatfunktion mittels arterieller Blutgasanalyse sowie 5 Transplantationen zur Bestimmung der

Myeloperoxidase-Aktivität (MPO) als Mass der Neutrophilenmigration und der thiobarbitursäure-reaktiven Substanzen (TBARS) zur Quantifizierung der Lipidperoxidation durchgeführt.

Gruppe I diente als Kontrollgruppe ohne jede spezifische Behandlung. Den Empfängern in Gruppe II wurde 15 Minuten vor Reperfusion sCR1 (10 mg/kg) und in Gruppe III sCR1sLe^X (10 mg/kg) intrakardial injiziert. Um Normalwerte für die MPO-Aktivität und TBARS zu erhalten, wurde natives Lungengewebe von 4 Tieren direkt nach Entnahme des Herz-Lungen-Blocks untersucht.

Lungenentnahme

Die Spender wurden via Tracheotomie beatmet (Tidalvolumen 10 ml/kg; FiO$_2$ 1.0; Atemfrequenz 65/min). Nach Durchtrennen von Vena cava inferior und linkem Herzohr wurden beide Lungen mit 20 ml Präservationslösung (Perfadex®, XVIVO, Uppsala, Schweden) unter einem Druck von 20 cm H$_2$O gespült. Nach Entnahme des Herz-Lungen-Block wurden Cuffs aus 14 gauge Venenverweilkathetern an Pulmonalarterie und -vene befestigt, die Lunge bei 4 °C gelagert.

Implantation

Unter Inhalationsnarkose wurde eine linksseitige Thorakotomie sub IV durchgeführt und der linke Hilus präpariert. Pulmonalarterie und -vene wurden mit wiederverwendbaren Mikrogefässclips okkludiert und gespült, die Cuffs eingeführt und mit 6-0 Seide fixiert. Die native Lunge wurde entfernt und die Bronchusanastomose fortlaufend mit 9-0 Monosof® (Auto Suture, Schweiz) genäht. Die Transplantatlunge wurde reventiliert, dann retrograd und anterograd reperfundiert. Als Thoraxdrainage wurde ein dünner Siliconschlauch eingelegt und die Thorakotomie mehrschichtig verschlossen.

Messungen

Arterielle Blutgasanalyse: 24 h nach Reperfusion und nach Ausschalten der nativen Lunge durch Ligatur von rechter Pulmonalarterie und Hauptbronchus wurde der arterielle Sauerstoffpartialdruck bestimmt (Tidalvolumen 8 ml/kg; FiO$_2$ 1.0; Atemfrequenz 100/min).

Myeloperoxidase-Aktivität (MPO) und Thiobarbitursäure-reaktive Substanzen (TBARS): Bei diesen Empfängertieren wurden die Lungen 24 h nach Reperfusion mit 20 ml Kochsalzlösung über die Pulmonalarterie gespült und die Transplantatlunge in Stickstoff gefroren. TBARS wurden nach der Methode von Ohkawa et al., MPO wie bereits beschrieben bestimmt.

Statistische Analyse

Alle Messgrössen sind als Mittelwert ± Standardfehler des Mittelwertes angeben. Varianzanalyse (ANOVA) mit geplantem Vergleich (Kontrastvektoren) zwischen den Gruppen wurde unter Verwendung des Programmes STATISTICA 4.5 (StatSoft®, Tulsa, OK, USA) durchgeführt, ein p-Wert kleiner 0,05 als statistisch signifikant erachtet.

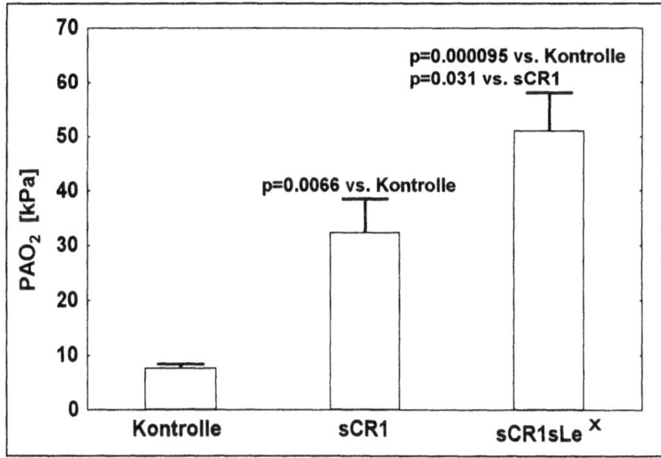

Abb. 1. Arterieller Sauerstoffpartialdruck (PaO$_2$) der Transplantatlunge 24 h nach Reperfusion (Mittelwert ± Standardfehler des Mittelwertes)

Ergebnisse

Die warme Ischämiezeit betrug zwischen 19,4 ± 1,0 und 20,8 ± 0,6 Minuten; ohne statistisch signifikante Unterschiede zwischen den Gruppen.

Drei Tiere in der Kontrollgruppe und ein Tier in Gruppe II (sCR1) entwickelten ein ausgeprägtes Reperfusionsödem und verstarben innerhalb von 3 h nach Reperfusion aufgrund von Aspiration auf die Gegenseite. Ein Empfängertier in Gruppe III verstarb wegen technischer Probleme mit der Bronchusanastomose. Diese Tiere wurden dem Protokoll entsprechend von der Analyse ausgeschlossen und durch weitere Transplantationen ersetzt.

Blutgasanalyse

Der Sauerstoffpartialdruck war 24 h nach Reperfusion in der Kontrollgruppe sehr niedrig (Gruppe I, 7,5 ± 0,88 [kPa]). Die Behandlung mit sCR1sLe^X (Abb. 1) führte zu einer deutlich verbesserten Transplantatfunktion im Vergleich zur Kontrollgruppe (51,1 ± 7,0 [kPa]; p = 0,000095). Die Verabreichung von sCR1 verbesserte die Transplantatfunktion signifikant weniger gut (32,4 ± 6,1 [kPa], p = 0,0066 vs. Gruppe I; p = 0,031 vs. Gruppe III).

MPO

In Transplantatlungen von Tieren ohne spezifische Behandlung (Gruppe I) war die Neutrophilenmigration signifikant gegenüber Lungengewebe, das keinen Reperfusionsschaden durchgemacht hat, erhöht (1,03 ± 0,087 vs. 0,22 ± 0,047 [ΔOD/mg/min]; p = 0,00000094). In den mit sCR1sLe^X behandelten Empfängern war die Myeloperoxidase-Aktivität hochsiginifikant reduziert (0,33 ± 0,051 [ΔOD/mg/min]; p = 0,0000024 vs. Gruppe I), der Unterschied zur nativen Lunge nicht signifikant (p = 0,33). Die Gabe von sCR1 führte zu einer geringeren Reduktion der Neutrophilenmigration (0,48 ± 0,074 [ΔOD/mg/min]; p = 0,000036 vs. Gruppe I).

TBARS

Das Ausmass der Lipidperoxidation war 24 h nach Reperfusion deutlich erhöht in der Kontrollgruppe im Vergleich zu Lungengewebe, das direkt nach Entnahme eingefroren wurde (10,65 ± 0,54 vs. 3,94 ± 0,75 [pmol/g]; p = 0,0000047). TBARS waren geringfügig reduziert in Gruppe II (8,32 ± 0,89; p = 0,022 vs. Gruppe I). Die Behandlung mit sCR1sLe^X führte zu einer signifikanten Verminderung der Lipidperoxidation nicht nur im Vergleich zur Kontrollgruppe (6,23 ± 0,38; p = 0,00021), sondern auch im Vergleich zu mit sCR1 behandelten Tieren (p = 0,037).

Diskussion

In einem Modell der unilateralen orthotopen Lungentransplantation in der Ratte nach prolongierter Ischämie verbessert sCR1sLe^X den Gasaustausch des Transplantates 24 h nach Reperfusion signifikant. Das Ausmass der Neutrophilenmigration in das Transplantat und der Lipidperoxidation als Indikator für den durch freie Radikale induzierten Gewebsschaden ist deutlich reduziert.

Der Komplementrezeptor 1 (CR1; CD35; C3b/C4b-Rezeptor) dient auf Phagozyten der initialen Bindung von mit aktivierter Komplementkomponente 3 (C3b) beschichteten Partikeln, um diese dann im Zellinneren abzubauen [1]. CR1 ist nicht nur ein Komplementrezeptor, sondern auch potenter Inhibitor des klassischen und alternativen Weges der Komplementaktivierung. Leukozyten können ähnlich wie Selektine den extrazellulären Teil von CR1 (soluble CR1; sCR1) abspalten, so dass das effizienteste komplementregulierende Protein freigesetzt wird [1, 2]. Die Aktivierung des Komplementsystems schützt den Organismus vor der Invasion von Mikroorganismen, besitzt aber auch das Potential, körpereigene Zellen zu lysieren [3]. Die Relevanz der Komplementaktivierung nach Lungentransplantation konnte kürzlich experimentell [4] sowie klinisch in einer doppelblinden, placebokontrollierten Multicenter-Studie bestätigt werden [5].

Die Komplementaktivierung bewirkt durch Mediatoren wie C5a eine Neutrophilenaktivierung und -migration. Somit wird der posttransplantäre Reperfusionsschaden durch Komplementaktivierung nicht nur direkt, sondern auch über die Aktivierung von Neutrophilen gesteigert.

Adhäsionsmoleküle der Gruppe der Selektine sind neben denjenigen der Beta-2-Integrine und Immunglobulin-Supergenfamilie wichtige Effektoren der Leukozytenmigration nach Lungenschädigung unterschiedlichster Aetiologie [6]. Das Oligosaccharid sialyl Lewis X (sLe^X) ist ein gemeinsamer Ligand aller Selektine und somit zur kompetitiven Inhibition selektinabhängiger Adhäsion besonders geeignet [7]. In einer Säugetierzelllinie konnte durch posttranslationelle Glykosylierung von sCR1 (TP10) mit sLe^X die adhäsionsblockierende Substanz sCR1sLe^X (TP20) hergestellt werden, die alle komplementblockierenden Eigenschaften von sCR1 behielt [8]. Die Wirksamkeit der Substanz konnte in vivo in einem Mausmodell anhand des protektiven Effektes 24 Stunden nach experimentellem ischämischem Hirninsult [9] aufgezeigt werden. Während diese Studie eine klare Überlegenheit von sCR1sLe^X gegenüber sCR1 aufzeigt, erwies sich in einem Myokardinfarktmodell in der Ratte [10] die Applikation von sCR1sLe^X der von sCR1 alleine nicht deutlich überlegen. Ob dies durch eine fraglich weniger wichtige Rolle der Selektine bei der Adhäsion in der Reperfusionsphase nach Myokardischämie oder vermutlich eher durch die mit 2 Stunden nur kurzzeitige Reperfusion und entsprechend gering ausgeprägte Neutrophilentransmigration erklärbar ist, bleibt offen.

In dieser Studie konnte der hervorragende Effekt von sCR1sLe^X auf den Reperfusionsschaden nach experimenteller Lungentransplantation gezeigt werden, der in diesem Modell der alleinigen Blockade des Komplementsystemes mit sCR1 deutlich überlegen ist. Nachdem bereits die klinische Relevanz der alleinigen Blockade des Komplementsystemes auf den Reperfusionsschaden nach Lungentransplantation gezeigt werden konnte [5], erscheint sCR1sLe^X als äusserst erfolgversprechende Substanz für die klinische Anwendung.

Zusammenfassung

Hintergrund: Der Ischämie/Reperfusionsschaden (I/R) nach Organtransplantation wird durch die Aktivierung einer unspezifischen Immunantwort vermittelt, insbesondere des Komplementsystems (CS) und der neutrophilen Granulozyten (PMN). Der Effekt der Blockade des CS und der PMN-Adhäsion mit der Substanz sCR1sLe^X (Avant Immunotherapeutics, Needham, MA, USA) wurde untersucht.

Methode: Die linksseitige unilaterale orthotope Lungentransplantation in der Ratte wurde nach einer Ischämiezeit von 20 h durchgeführt (BN zu F344; n = 10/Grp.). Den Empfängern in Gruppe II wurde sCR1 (10 mg/kg) und in Gruppe III sCR1sLe^X (10 mg/kg) injiziert. 24 h nach Reperfusion wurde die kontralaterale Lunge okkludiert, um den Gasaustausch des Transplantates zu messen (n = 5). Zur weiteren Quantifizierung des I/R (n = 5) wurde die Myeloperoxidase-Aktivität (MPO; PMN-Migration) sowie Thiobarbitursäurereaktive Substanzen (TBARS; Lipidperoxidation) im Transplantat bestimmt.

Ergebnisse: Die Behandlung mit sCR1sLe^X führte zu einer verbesserten Transplantatfunktion im Vergleich zu sCR1 (32,4 ± 6,1 [kPa]; p = 0,031) und Kontrollgruppe (51,1 ± 7,0 [kPa] vs. Gruppe I, 7,5 ± 0,88 [kPa]; p = 0,000095). MPO-Aktivität (0,33 ± 0,05 vs. Gruppe I, 1,0 ± 0,09 [ΔOD/mg/min]; p = 0,0000024) und TBARS (6,2 ± 0,37 vs. Gruppe I, 10,6 ± 0,54 [pmol/g]; p = 0,00021) waren signifikant reduziert.

Schlussfolgerung: Die kombinierte Blockierung des CS und der PMN-Adhäsion mit sCR1sLe^X reduziert den Reperfusionsschaden nach experimenteller Lungentransplantation signifikant.

Abstract

Background: The nonspecific immune response with activation of the complement system (CS) and polymorphonuclear leukocytes (PMN) is critical for the mediation of reperfusion injury. We investigated the combined blockade of CS and PMN adhesion by a novel drug, sCR1sLe^X (Avant Immunotherapeutics, Needham, MA., USA).

Methods: Orthotopic single left lung transplantation was performed in rats (BN to F344) after 20-h ischemia. Control recipients did not receive any specific treatment. Treatment groups received either sCR1 (10 mg/kg) or sCR1sLe^X (10 mg/kg) prior to reperfusion. Twenty-four hours after reperfusion, the contralateral lung was occluded to assess isolated

414

gas exchange of the graft. In additional animals $(n = 5/\text{group})$, lung tissue was frozen 24 h after reperfusion and assessed for myeloperoxidase activity (MPO; PMN migration) and thiobarbituric acid-reactive substances (TBARS; lipid peroxidation).

Results: PaO$_2$ in recipients treated with sCR1sLe^X was superior not only to controls $(383 \pm 53$ vs. 56 ± 7 mmHg, $P = 0.000095)$, but also to sCR1 $(243 \pm 45$ mmHg, $P = 0.031)$. A significant reduction of PMN migration $(0.33 \pm 0.05$ vs. control, 1.0 ± 0.09 ΔOD/mg per min, $P = 0.0000024)$ and lipid peroxidation $(6.2 \pm 0.37$ vs. control, 10.6 ± 0.54 pmol/g, $P = 0.00021)$ was noted.

Conclusion: Our data indicate that combined inhibition of the complement system and leukocyte adhesion with sCR1sLe^X reduces reperfusion injury significantly.

Literatur

1. Fearon DT (1991) Anti-inflammatory and immunosuppressive effects of recombinant soluble complement receptors. Clin Exp Immunol 86 Suppl 1: 43–46
2. Weisman HF, Bartow T, Leppo MK, Marsh HC, Jr, Carson GR, Concino MF, Boyle MP, Roux KH, Weisfeldt ML, Fearon DT (1990) Soluble human complement receptor type 1: in vivo inhibitor of complement suppressing post-ischemic myocardial inflammation and necrosis. Science 249: 146–151
3. Lachmann PJ (1991) The control of homologous lysis. Immunol Today 12: 312–315
4. Schmid RA, Zollinger A, Singer T, Hillinger S, Leon-Wyss JR, Schob OM, Hogasen K, Zund G, Patterson GA, Weder W (1998) Effect of soluble complement receptor type 1 on reperfusion edema and neutrophil migration after lung allotransplantation in swine. J Thorac Cardiovasc Surg 116: 90–97
5. Zamora MR, Davis RD, Keshavjee SH, Schulman L, Levin J, Ryan U, Patterson GA (1999) Complement inhibition attenuates human lung transplant reperfusion injury: a multicenter trial. Chest 116: 46S
6. Ward PA, Mulligan MS, Vaporiciyan AA, Eppinger MJ (1996) Adhesion molecules in experimental lung inflammatroy injury. In: Ward PA, Fantone JC (Hrsg) Adhesion molecules and the lung. Marcel Dekker Inc., New York, Basel, Hong Kong, S. 159–176
7. Schmid RA, Yamashita M, Boasquevisque CH, Ando K, Fujino S, Phillips L, Cooper JD, Patterson GA (1997) Carbohydrate selectin inhibitor CY-1503 reduces neutrophil migration and reperfusion injury in canine pulmonary allografts. J Heart Lung Transplant 16: 1054–1061
8. Rittershaus CW, Thomas LJ, Miller DP, Picard MD, Geoghegan-Barek KM, Scesney SM, Henry LD, Sen AC, Bertino AM, Hannig G, Adari H, Mealey RA, Gosselin ML, Couto M, Hayman EG, Levin JL, Reinhold VN, Marsh HC, Jr. (1999) Recombinant glycoproteins that inhibit complement activation and also bind the selectin adhesion molecules. J Biol Chem. 274: 11 237–11 244
9. Huang J, Kim LJ, Mealey R, Marsh HC, Jr., Zhang Y, Tenner AJ, Connolly ES, Jr., Pinsky DJ (1999) Neuronal protection in stroke by an sLex-glycosylated complement inhibitory protein. Science 285: 595–599
10. Zacharowski K, Otto M, Hafner G, Marsh Jr HC, Thiemermann C (1999) Reduction of myocardial infarct size with sCR1sLex, an alternatively glycosylated form of human soluble complement receptor type 1 (sCR1), possessing sialyl Lewis x. Br J Pharmacol 128: 945–952

Korrespondenzadresse: U. Stammberger, Abteilung für Thoraxchirurgie, Inselspital, 3010 Bern, Schweiz, Telefon: + 41-31-632 23 30, Fax: + 41-31-632 23 27, e-mail: uz.stammberger@insel.ch

Vaskuläre photodynamische Therapie hemmt die Migration von Fibroblasten durch die Modulation extrazellulärer Matrix: Implikationen zur postinterventionellen Restenosehemmung

Vascular photodynamic therapy inhibits fibroblast migration by modulation of the extracellular matrix: implications for inhibiting postinterventional restenosis

J. Heckenkamp [1,2], M. Overhaus [2], S. Kossodo [2] und G. M. LaMuraglia [2]

[1] Klinik und Poliklinik für Visceral- und Gefäßchirurgie der Universität zu Köln
[2] Wellman Laboratories of Photomedicine and Department of Surgery, Division of Vascular Surgery, Massachusetts General Hospital, Harvard Medical School, Boston, USA

Einleitung

Die Ausbildung hämodynamisch signifikanter Gefäßstenosen durch Intimahyperplasie und „Constrictive Remodeling" nach Operation oder Angioplastie stellt ein wesentliches Hindernis für befriedigende Langzeitfunktionsraten dar. Im Verlauf der Wundheilungsantwort nach Gefäßinterventionen ist die Migration von glatten Muskelzellen, Myofibroblasten und Fibroblasten durch die Gefäßwand zur Subintima eine wesentliche Komponente [1]. Daher spielt die Hemmung der Zellmigration eine wichtige Rolle bei Therapiestrategien zur Verhinderung vaskulärer Restenosen. Bei diesen experimentellen Therapieansätzen wurden u. a. Inhibitoren von Metalloproteinasen (MMPs), essentielle Enzyme für invasive Zellmigration, Matrixreparaturvorgänge und Remodelingprozesse untersucht. Studien belegen, daß die Applikation von MMP-Inhibitoren jedoch nur temporär die Entwicklung einer Intimahyperplasie hemmt [2]. Diese Ergebnisse unterstreichen die Komplexität der vaskulären Wundheilungsantwort und machen deutlich, warum dies ein bisher ungelöstes Problem darstellt.

Photodynamische Therapie (PDT) ist ein vielversprechender Therapieansatz zur Restenosehemmung, der momentan in ersten klinischen Studien evaluiert wird [3]. Hierbei handelt es sich um ein Verfahren, bei dem biologisch zunächst inerte Farbstoffe (Photosensitizer) durch Bestrahlung mit Licht einer definierten Wellenlänge zur lokalen Bildung freier Radikale angeregt werden. Dies führt zur Zelleradikation in der Gefäßwand und langfristiger Hemmung von Intimahyperplasie, ohne eine inflammatorische Folgereaktion oder strukturelle Instabilität der Gefäßwand zu induzieren [4].

Da es nach vaskulärer PDT zwar zur Repopulation der Adventitia, jedoch nicht der Media kommt, untersucht die vorliegende Arbeit die Hypothese, daß PDT durch die Modulation von extrazellulärer Matrix eine Barriere für invasive Zellmigration bildet.

Methodik

Unbehandelte bovine aortale adventitielle Fibroblasten (Pass. 2–5, 1×10^5 Zellen/cm^3, DMEM Medium + 10% fetales Kalbserum) wurden immunhistochemisch charakterisiert

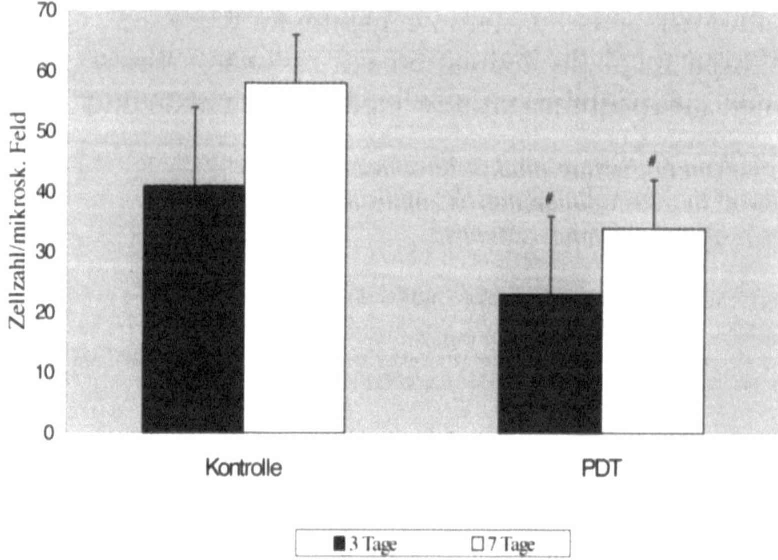

Abb. 1. Invasive Migration von Fibroblasten in Kontroll- und PDT-behandelten Kollagen Typ I Matrices. Dargestellt ist die Anzahl der Zellen, die pro mikroskopisches Feld in das Gel migriert sind. Die Daten sind als Mittelwert ± Standardabweichung dargestellt. Die Migration wurde nach 3 und 7 Tagen gemessen, # bezeichnet $p < 0{,}001$ Kontrollen vs. PDT zu beiden Zeitpunkten, $n = 10$ in allen Gruppen

und auf dreidimensionalen (3D) Kontroll und PDT behandelten Kollagen Typ I Matrices (1,5 mg/ml) kultiviert (PDT: 100 J/cm², $\lambda = 660$ nm, Chloraluminium sulfoniertes Phthalocyanin, 5 µg/ml) [5].

Nach 3 und 7 Tagen wurde die invasive Zellmigration in die 3D Matrices (kalibrierte Phasenkontrast Mikroskopie) quantifiziert. Die MMP-1 Sekretion der Zellen auf Matrices (ELISA „sandwich" assay für humane MMP-1) wurde nach 7 Tagen untersucht. Um die endogene Serum MMP-1 Aktivität zu eliminieren, wurden die Zellen ab Tag 6 mit lediglich 0,5% Kalbserum kultiviert.

In separaten Experimenten wurden PDT-induzierte molekulare Veränderungen von Kollagen untersucht. Eine Gel-Elektrophorese (SDS-PAGE) von unbehandelten und PDT-behandelten Kollagen Matrices wurde durchgeführt.

Die statistische Auswertung der dargestellten Ergebnisse (Mittelwert ± Standardabweichung, $n = 10$/Gruppe) erfolgte anhand des ANOVA und Tukey's HSD post hoc Test und des Student t-Test für unverbundene Stichproben.

Ergebnisse

Fibroblasten bildeten innerhalb von 48 Stunden eine homogene Zellschicht auf Kontroll- und PDT-behandelten Matrices aus. Nach 3 Tagen migrierten 41 ± 13 Zellen und nach 7 Tagen 58 ± 13 Zellen pro mikroskopisches Feld in die unbehandelten Kollagen Matrices. PDT führte zu einer Hemmung der invasiven Migration von 56% nach 3 Tagen und 59% nach 7

Tagen (p < 0,001; Abb. 1). Dabei zeigte die MMP-1 Sekretion unbehandelter Fibroblasten auf Kontroll- und PDT-behandelten Matrices jedoch keine signifikanten Unterschiede (Optische Dichteeinheiten: Kontrolle: 104 ± 4,9; PDT: 99 ± 2,6; p < 0,16).

Die Gelelektrophorese der PDT behandelten Kollagen Matrices zeigte eine Verlagerung der molekularen Verbindungen zu höheren Gewichten oberhalb der α- und β-Ketten im Sinne von Proteincrosslinking.

Diskussion

Diese Studie konnte zeigen, daß PDT durch eine Modulation von extrazellulärer Matrix zu einer Barriere für die invasive Migration von Fibroblasten führt. Die Migration periadventitieller und adventitieller Zellen in die Subintima als Folge von Gefäßinterventionen und Bypassanlage spielt eine wesentliche Rolle in der Entwicklung und Progression von Intimahyperplasie und „constrictive remodeling" [1]. PDT führt zur Hemmung von Intimahyperplasie durch eine akute Zelleradikation im therapierten Gefäßabschnitt mit fehlender Repopulation der Media [3]. Die in dieser Arbeit untersuchten Mechanismen dieser Migrationshemmung durch die Gefäßwand waren bisher jedoch nur unvollständig bekannt.

Die Zellen in diesem 3D Matrixmodell wurden selbst nicht PDT behandelt, um die periadventitiellen Zellpopulationen *in vivo* zu simulieren. Obwohl es zu keiner Änderung der MMP-1-Sekretion dieser Zellen kam, führte PDT von Matrix zu einer hochsignifikanten Hemmung der invasiven Migration. Es muß jedoch angemerkt werden, daß MMP-1 nicht die einzige MMP ist, die in der Degradation von Kollagen Typ I eine Rolle spielt [6].

Um die Mechanismen dieser Migrationshemmung weiter aufzuklären, wurden molekulare Veränderungen der Kollagenmatrix untersucht. Es zeigte sich in der SDS-PAGE ein Shift zu höheren molekularen Verbindungen im Sinne von Proteincrosslinking. Es ist bekannt, daß Crosslinks zu einer erhöhten Resistenz gegenüber proteolytischen Enzymen führen [7], was die Hemmung der Migration erklären kann.

Dieser neu identifizierte Mechanismus vaskulärer PDT auf Matrix, in Zusammenhang mit weiteren PDT Effekten, wie der Inaktivierung von Zytokinen und Wachstumsfaktoren in der Gefäßwand [8], können wichtige und erforderliche Mechanismen in der langfristigen Hemmung von Intimahyperplasie sein. Aufgrund dieser vielfältigen Effekte ist PDT ein vielversprechender therapeutischer Ansatz zur Vermeidung postinterventioneller Restenosen.

Zusammenfassung

Hintergrund: Postinterventionelle Gefäßrestenosen stellen ein wesentliches Hindernis für befriedigende Funktionsraten dar. Experimentelle Studien belegen eine Restenosehemmung durch photodynamische Therapie (PDT). Die zugrundeliegenden Mechanismen sind jedoch nur unvollständig bekannt.
Methodik: Unbehandelte bovine aortale Fibroblasten wurden auf Kontroll- und PDT behandelter 3D Kollagen Matrix (1,5 mg/ml) kultiviert (PDT: 100 J/cm², λ = 660 nm, Chloraluminium sulfoniertes Phthalocyanin, 5 µg/ml). Nach 3 und 7 Tagen wurden die invasive

Zellmigration (kalibrierte Phasenkontrast Mikroskopie) und die Metalloproteinase-1 (MMP-1) Sekretion (ELISA) quantifiziert. Zudem wurden die molekularen Veränderungen von Kollagen untersucht (SDS-PAGE).

Ergebnisse: PDT und Kollagenmatrix führte zu einer Hemmung der Migration um 56% nach 3 Tagen und um 59% nach 7 Tagen (p < 0,001). Diese Hemmung erfolgte ohne signifikante Änderung der MMP-1 Sekretion (Optische Dichteeinheiten: Kontrolle: 104 ± 4,9; PDT: 99 ± 2,6; p < 0,16). Die Gelelektrophorese PDT-behandelten Kollagens zeigte eine Verlagerung der molekularen Verbindungen zu höheren Gewichten oberhalb der α- und β-Ketten (Crosslinking).

Schlußfolgerung: PDT-behandelte Kollagenmatrix bildet durch Crosslinking eine Barriere für die invasive Migration von Fibroblasten *in vitro*. Die vorliegende Studie zeigt erstmals diesen wichtigen Mechanismus vaskulärer PDT zur Restenosehemmung und unterstreicht das klinische Potential dieses Therapieansatzes.

Abstract

Background: Photodynamic therapy (PDT) inhibits experimental intimal hyperplasia. The mechanisms are not fully understood. This study was designed to test the hypothesis that PDT alters the vascular wall matrix to inhibit invasive fibroblast migration.

Methods: Untreated fibroblasts were seeded on control and PDT-treated (100 J/cm^2, photosensitizer: CASPc, 5 µg/ml) 3D collagen matrix gels. Invasive cell migration was temporally quantitated by calibrated phase contrast microscopy. ELISA assessed MMP-1 levels. Molecular changes of gel proteins were analyzed by SDS-PAGE.

Results: PDT of isolated 3D matrix gels led to a 56% and 59% reduction of invasive fibroblast migration after 3 and 7 days, respectively ($P < 0.001$), but did not significantly affect secretion of MMP-1. PDT induced collagen matrix changes including crosslinking.

Conclusion: These data suggest that PDT of matrix gels generates a barrier to fibroblast migration. This newly identified effect on matrix proteins underscores its pleiotropic actions on the vessel wall, and underlines PDT's potential therapeutic value to inhibit restenosis.

Literatur

1. Shi Y, O'Brien JE, Fard A, Mannion JD, Wang D, Zalewski A (1996) Adventitial myofibroblasts contribute to neointimal formation in injured porcine coronary arteries. Circulation 94:1655–1664
2. Bendeck MP, Irvin C, Reidy MA (1996) Inhibition of matrix metalloproteinase activity inhibits smooth muscle cell migration but not neointimal thickening after arterial injury. Circ Res 78:38–43
3. Jenkins MP, Buonaccorsi GA, Raphael M, Nyamekye I, McEwan JR, Bown SG, Bishop CCR (1999) Clinical study of adjuvant photodynamic therapy to reduce restenosis following femoral angioplasty. Br J Surg 86:1258–1263.9
4. LaMuraglia GM, ChandraSekar NR, Flotte TJ, Abbott WM, Michaud N, Hasan T (1994) Photodynamic therapy inhibition of experimental intimal hyperplasia: acute and chronic effects. J Vasc Surg 19:321–331
5. Heckenkamp J, Leszczynski D, Schiereck J, Kung J, LaMuraglia GM (1999) Different effects of photodynamic therapy and gamma irradiation on vascular smooth muscle cells and matrix: Implications for inhibiting restenosis. Arterioscler Thromb Vasc Biol 19:2154–2161
6. Sukhova GK, Schonbeck U, Rabkin E, Schoen FJ, Poole AR, Billinghurst RC, Libby P (1999) Evidence for increased collagenolysis by interstitial collagenases-1 and -3 in vulnerable human atheromatous plaques. Circulation 99:2503–2509

7. Shen H-R, Spikes JD, Kopeceková P, Kopecek J (1996) Photodynamic crosslinking of proteins. I. Model studies using histidine- and lysine-containing N-(2-hydroxypropyl) Methacrylamide copolymers. J Photochem Photobiol 34:203–210
8. Statius van Eps RG, Adili F, Watkins MT, Anderson RR, LaMuraglia GM (1997) Photodynamic therapy of the extracellular matrix stimulates endothelial cell growth by inactivation of matrix-associated transforming growth factor-beta. Lab Invest 76:257–266

Korrespondenzadresse: Dr. J. Heckenkamp, Klinik und Poliklinik für Visceral- und Gefäßchirurgie der Universität zu Köln, Joseph-Stelzmann-Straße 9, 50931 Köln, Fax: 0221/4786258, e-mail: j_heckenkamp@hotmail.com (DFG Stipendiat He 2926/1-1)

Differentielle Genexpression humaner artikulärer Chondrozyten in Monolayerkultur

Differential gene expression of cultured human articular chondrocytes

M. Schnabel[1], S. Marlovits[2], G. Suske[3], G. Eckhoff[1], O. Klinger[1], V. Vécsei[2], L. Gotzen[1] und J. Schlegel[4]

[1] Klinik für Unfallchirurgie der Philipps-Universität Marburg
[2] Klinik für Unfallchirurgie des AKH der Universität Wien
[3] Inst. für Molekularbiologie und Tumorforschung der Philipps-Universität Marburg
[4] Institut für Pathologie der Technischen Universität München

Einleitung

Artikuläres Knorpelgewebe zeichnet sich durch seine hervorragenden biomechanischen Eigenschaften aus, verfügt jedoch über eine nur mangelhafte Reparationsfähigkeit. Die hohe Inzidenz von Knorpelschäden, die gravierenden Folgen für den Patienten und die volkswirtschaftliche Bedeutung begründen die Suche nach geeigneten Therapiemöglichkeiten. Die bisherigen Behandlungsverfahren führen zu einer Defektheilung mit überwiegend minderwertigem Reparaturgewebe [1, 3, 6]. Die autologe Chondrozytentransplantation (ACT) gewinnt als neues Therapiekonzept zunehmend an Aufmerksamkeit, da mit der ACT Gelenkknorpeldefekte möglicherweise zur Ausheilung gebracht werden können [1, 3, 6]. Trotz ermutigender Ergebnisse sind eine Vielzahl von grundlegenden Fragen der ACT unbeantwortet. Ein wesentliches Problem ist die typische Veränderung der humanen artikulären Chondrozyten (HAC) nach 14 – 28 Tagen in Monolayerkultur. Die HAC nehmen dann ein fibroblastenähnliches Aussehen an [3, 4, 9]. Da die ACT auf der Kultivierung der HAC zur Zellvermehrung beruht, kommt der Klärung der regelmäßig zu beobachtenden Zellveränderungen, die auch in Arbeiten über die klinische Anwendung der ACT dokumentiert sind, zur Validierung der Methode große Bedeutung zu [4, 9].

Ziel der Arbeit: Phänotypischer, histologischer und immunzytochemischer Vergleich sowie Analyse der komperativen differentiellen Genexpression von HAC und fibroblastenähnlichen Zellen in Monolayerkultur.

Material und Methode

Humaner artikulärer Knorpel wurde aus makroskopisch unveränderten Anteilen von Hüftköpfen von Patienten mit Schenkelhalsfraktur, die endoprothetisch versorgt wurden, gewonnen (Genehmigung der Ethikkommission der Universität Wien; Projekt Nr. 184/98).

Knorpelchips wurden mit einem Durchmesser von 5 mm und einer Schnittdicke von 1 mm abgehoben und in sterilen 50 ml Plastikgefäßen in DMEM mit Antibiotikazusatz von 4 µg/ml Amphotericin-B und 100 µg/ml Gentamicin aufbewahrt. Für die enzymatische Isolierung der Knorpelzellen wurden die Knorpelscheiben mechanisch zerkleinert, dreimal in PBS gewaschen und mit 100 U/ml Kollagenase II in DMEM mit Antibiotikazusatz unter ständiger mechanischer Rotation enzymatisch verdaut. Nach 48 Stunden wurde die Zellsuspension durch ein 40 µm Nylonnetz zur Elimination unverdauter Matrixanteile gefiltert, mit PBS dreimal gewaschen und bei 1200 U/min für 10 min zentrifugiert. Nach Bestimmung der Zellzahl und der Vitalität mittels Trypanblaufärbung in der Bürker-Türk Zählkammer wurden die Zellen in DMEM Medium unter Zusatz von 10% FCS, 2 mM/ml L-Glutamin und 50 µl/ml Ascorbinsäure in Zellkulturflaschen in einer Dichte von $1,5 \times 10^4$ Zellen/cm² angesetzt und bei 37 °C und 5% CO_2 kultiviert. Zur Bestimmung des Chondrozyten-Phänotyps wurden u. a. an den Tagen 7 und 28 der Monolayerkultur Untersuchungen mit dem Phasenkontrastmikroskop und immunzytochemische Färbungen mit monoklonalen Antikörper gegen Kollagen Typ II, Kollagen Typ I, Protein S 100 und Chondroitin-4-Sulfat mit der Avidin Biotin Technik durchgeführt [4]. Für die molekularbiologischen Untersuchungen wurde nach Lyse der Zellen die Gesamt-RNA der HAC (Kulturdauer 7 – 11 Tage) und der fibroblastenähnlichen Zellen (Kulturdauer 28 – 73 Tage) mit dem kommerziellen RN-Easy Kit isoliert [8]. Die Technik der molekularbiologischen Untersuchungen mittels RNA-AP-PCR und spezifischer RT-PCR wurden wie bereits beschrieben durchgeführt [5, 7, 8]. Um möglichst viele Genexpressionen spezifisch beurteilen zu können, wurde ein „Atlas human cDNA Expression Array" der Firma Clonetech verwendet (588 cDNAs). Je 5 µg der isolierten Gesamt-RNA wurden mittels reverser Transkription (MMLV Reverse Transkriptase und ein 5x Reaktionspuffer mit DTT) mit ^{32}P radioaktiv markiert. Durch Säulenchromatographie über eine Chroma Spin-200 DEPC-H_2O wurden die freien Nucleotide und kleine DNA-Fragmente von der markierten Probe abgetrennt. Die Membran wurde für 30 Minuten bei 68 °C in einer Lösung aus 97% ExpressHyb und 3% denaturierter Heringssperma-DNA prähybridisiert. Die Hybridisierung erfolgte über Nacht bei 68 °C nach Zugabe der Hybridisierungslösung (2×10^6 cpm der radioaktiv markierten cDNA Proben, 10 × Denaturierungslösung (1 M NaOH/10 mM EDTA), C_0t-1 DNA und 2 × Neutralisierungslösung). Nach dem Waschen der Membran mit 2 × SSC/1% SDS, 0,1 × SSC/0,5% SDS und 2 × SSC wurde ein Autoradiogramm angefertigt. Die quantitative Auswertung erfolgte mittels Phosphor-Imager und computergestützter densidometrischer Auswertung. Zur Anfertigung der Northern Blots wurden 7 µg der Gesamt-RNA in einem Agarosegel (0,9% Agarose, 2,2 M Formaldehyd) aufgetrennt und auf eine Nylonmembran transferiert. Die Prähybridisierung der Membran wurde in einem Gemisch (5x SSC, 5x Dehnhardt's-Lösung, 50 mM Natriumphosphat (pH 6,4), 0,1% SDS, 250 µg/ml denaturierter Heringssperma-DNA und 50% Formamid) bei 42 °C für 3 Stunden durchgeführt. Für die Hybridisierung bei 42 °C wurden zu der Reaktionslösung (4x SSC, 2,5x Dehnhardt's-Lösung, 20 mM Natriumphosphat (pH 6,4), 0,1% SDS, 100 µg/ml denaturierte Heringssperma-DNA, 50% Formamid und 10% Dextransulfat) mit ^{32}P radioaktiv markierte cDNA-Sonden (spezifische Aktivität 2×10^9 cpm/µg) für Kollagen II, Chondromodulin, GAPDH, TNF-1 Rezeptor, TGFβ-2 oder MCP-1 Rezeptor hinzugefügt.

Ergebnisse

HAC zeigen in der Licht- und Elektronenmikroskopie runde oder polygonale Zellformen und in der Immunzytochemie positive Reaktionen mit monoklonalen Antikörpern gegen Kollagen Typ II, Protein S 100 und Chondroitinsulfat. Bei Kultivierung in Monolayerkulturen nehmen die Zellen eine fibroblastenähnliche Form an und das knorpeltypische Kollagen Typ II wird durch das knorpeluntypische Kollagen Typ I ersetzt. Dieser Wechsel läßt sich mit immunhistochemischen Färbungen im Mittel um den 21. Tag (14–28) der Zellkultivierung regelmäßig nachweisen. In der RNA-AP-PCR zeigten sich eindeutige Unterschiede des mRNA Expressionsmusters zwischen den HAC (P0) und den Zellen (P2) die sich über mindestens 4 Wochen in Kultur befunden hatten feststellen. Die spezifischen RT-PCRs ergaben Expressionsunterschiede für Kollagen II, Chondromodulin, BMP-7 und BMP-8 die sich nur in den P0 Zellen fanden. Kollagen I und III wurde nur in den P2-Zellen detektiert. Für Vimentin und Chondroitin-4-Sulfat sowie Protein-S-100 fanden sich zwischen P0 und P2 keine sichtbaren Unterschiede. Auf beiden Atlasblots waren 59, im P0-Blot weitere 34 (u. a. ICAM-1, VEGF, hsp86, protein-c-inhibitor, IL-1 beta) und im P2-Blot zusätzliche 6 (u. a. TNF receptor 1, AXL tyrosine kinase receptor, cyclin D1) cDNA's nachweisbar. Die Northern Blots, bei denen die RNA, anders als mit der RT-PCR oder den cDNA Arrays, direkt nachgewiesen wird, bestätigten die Ergebnisse für Kollagen II, Chondromodulin, TGFβ-2, TNF receptor 1, MCP-1 receptor und GAPDH.

Diskussion

Die Ergebnisse der durchgeführten Untersuchungen zeigen deutliche Unterschiede zwischen HAC (P0) und Chrondrozyten nach mindestens vierwöchiger Kultivierung (P2), die dann ein fibroblastenähnlichen Aussehen annehmen. Man muß davon ausgehen, daß diese phänotypisch veränderten Zellen dedifferenziert sind, da sie die chondrozytenspezifische Fähigkeit zur Synthese von Kollagen-II und Chondromodulin verloren haben [4, 9]. Eine Vielzahl weiterer Faktoren zeigt ebenfalls, daß es sich bei den P2 Zellen nicht mehr um die ursprünglichen HAC handelt. Daher werden bei der ACT keine artikulären Chondrozyten im eigentlichen Sinne transplantiert. Auch ist ungeklärt, wieviele der transplantierten Zellen überhaupt überleben, am Transplantationsort verbleiben und tatsächlich zu funktionstüchtigen artikulären Chondrozyten redifferenzieren. Zu weiteren Fragen der ACT wie z. B. der Funktion des Periostlappens liegen divergierende experimentelle Ergebnisse vor [3, 4, 6]. Die vorliegenden klinischen, teils auch histologischen und elektronenmikroskopischen Befunde sind ebenfalls widersprüchlich [6]. Die autologe Transplantation kultivierter artikulärer Chondrozyten kann, solange nicht eindeutig geklärt ist, ob die transplantierten Zellen vor Ort zu funktionsfähigen Chondrozyten redifferenzieren, nicht als gesichertes Behandlungsverfahren angesehen und unkritisch zur Anwendung empfohlen werden [4, 9]. Vor der allgemeinen klinischen Nutzung der ACT sind grundlegende Untersuchungen zum Differenzierungsverhalten und Zellstoffwechsel notwendig. Wir sehen in der Kombination der ACT mit Biomaterialien als Trägersubstanz ein Potential zur Knorpeldefektsanierung, da die Zellen in 3-D-Kultur die größte Ähnlichkeit zu den HAC aufweisen [2]. Die molekularbiologische Charakterisierung der Zellen mit spezifischen Knorpel-Arrays, mit denen dann alle wesentlichen Gene parallel untersucht werden können, kann helfen die Veränderungen im Knorpelstoffwechsel besser zu verstehen und nach Möglichkeiten zur Beeinflussung des Differenzierungsverhaltens zu suchen. Wir gelangen abschließend zu der Auffassung, daß vor der klinischen Anwendung der ACT noch umfangreiche Grundlagenforschung nachzuholen ist.

Zusammenfassung

Hintergrund: Zur ACT werden HAC zur Zellzahlvermehrung kultiviert. Darunter nehmen die Zellen ein fibroblastenähnliches Aussehen an und verlieren ihre knorpelspezifischen Eigenschaften. Das gesamte Ausmaß der Veränderungen und die Reversibilität sind ungeklärt.

Methodik: HAC und dedifferenzierte Zellen wurden histologisch und immunzytochemisch sowie molekularbiologisch (RNA-AP-PCR, spezifischen RT-PCR, Atlas-Filter und Northern Blot) komparativ untersucht.

Ergebnisse: In Monolayerkultur ändern HAC ihren Phänotyp und verlieren u. a. die Fähigkeit zur Synthese von Kollagen II und Chondromodulin. Mit molekularbiologischen Verfahren wurden weitere Veränderungen der Genexpression u. a. für Kollagen I und III, BMP-7, BMP-8, TNF receptor 1, TGFβ-2, ICAM-1, VEGF und MCP-1 receptor nachgewiesen.

Schlußfolgerungen: Da HAC in Monolayerkultur dedifferenzieren und ihre knorpelspezifischen Eigenschaften verlieren, ist vor der Anwendung der ACT zur Validierung der Methode zunächst einmal umfangreiche Grundlagenforschung erforderlich.

Abstract

Background: For autologous chondrocyte transplantation (ACT) human articular chondrocytes (HAC) are cultivated in order to increase the number of cells. However, during this process they obtain a fibroblast-like appearance, while losing their chondrocyte-specific properties. Questions of the extent and reversibility of these changes are still unanswered.

Methods: HAC and dedifferentiated cells were investigated side-by-side using histological, immunocytochemical and molecular biological (RNA-AP-PCR, RT-PCR, specific PCR, Atlas Human cDNA Expression Array, and Northern blot) methods.

Results: Cultured in monolayers, HAC changed their phenotype and lost their ability to synthesize collagen II and chondromodulin. Further investigations with molecular biological techniques showed tremendous changes in gene expression of, among others, collagen I and III, BMP-7, BMP-8, TNF receptor 1, TGFβ-2, ICAM-1, VEGF and MCP-1 receptor.

Conclusion: Since cultured HAC dedifferentiate and lose their chondrocyte-specific properties, while the underlying mechanisms are unclear, ACT must be viewed as a putative method, which, however, needs further validation by basic research, before being put to clinical use.

Unterstützungen: Die experimentellen Untersuchungen zur biologischen Knorpelreparatur werden durch die Lorenz Böhler Gesellschaft (Projekt: 5/96), der Hochschuljubiläumsstiftung der Universität Wien (Projekt H-276/98) und dem Jubiläumsfonds der Österreichischen Nationalbank (Projekt Nr. 7991) unterstützt.

Literatur

1. Brittberg M, Lindahl A, Nilsson A, Ohlsson C, Isaksson O, Petterson L (1994) Treatment of deep cartilage defects in the knee with autologous chondrocyte transplantation. NEJM 331: 889 – 895
2. Grasslober M, Marlovits S, Truppe M, Vécsei V (1999) Eigenschaften von Biomaterialien als Trägersubstanz in 3-D-Knorpelzellkultur. Hefte zu der Unfallchirurg 275: 9 – 10
3. Löhnert J, Ruhnau K, Gossen A, Bernsmann K, Wiese M (1999) Autologe Chondrozytentransplantation (ACT) im Kniegelenk. Arthroskopie 12: 34 – 42
4. Marlovits S, Truppe, M, Grasslober M, Vécsei V (1999) Humane artikuläre Chondrozyten in Monolayerkultur und der Einfluß auf die Autologe Chondrozytentransplantation. Acta Chirurgica Austriaca, in press
5. McClelland M, Mathieu-Daude F, Welsh J (1995) RNA fingerprinting and differential display using arbitrarily primed PCR. Trends Genetics 11: 242 – 246
6. Messner K (1999) Knorpelersatzoperationen mit vorkultivierten Zellen. Orthopäde 28: 61 – 67
7. Schlegel J, Vogt T, Münkel K, Rüschoff J (1996) DNA fingerprinting of mammalian cell lines using non-radioactive arbitrarily primed PCR (AP-PCR). Biotechniques 20: 178 – 179
8. Schnabel M, Bortolussi G, Fichtel I, Kraus A, Gotzen L, Schlegel J (1998) Detection of differential gene expression in human osteoblastic cells by non-radioactive RNA arbitrarily primed PCR. Int J Mol Med 1: 593 – 595
9. Schnabel M, Marlovits S, Klinger O, Vécsei V, Gotzen L, Schlegel J (1999) Differentielle Genexpression humaner artikulärer Chondrocyten in Monolayer und 3-D-Alginate-Kultur. Hefte zu der Unfallchirurg 275: 2 – 3

Korrespondenzadresse: OA Dr. med. M. Schnabel, Klinik für Unfallchirurgie der Philipps-Universität Marburg, 35043 Marburg an der Lahn, Telefon: 06421 – 2 86 62 16, Fax: 06421 – 2 86 67 21, e-mail: schnabem@mailer.uni-marburg.de

Der resorbierbare Knochenzement Biobon®*
im Tibiasegmentdefekt beim Schaf –
Biomechanische und Röntgenergebnisse
nach 3, 6 und 12 Monaten Beobachtungszeit

*The resorbable bone cement Biobon® in a sheep tibia segmental defect –
Biomechanical- and X-ray results after 3, 6 and 12 month observation*

B. W. Wippermann[1], F. Zailskas[1], M. Fehr[2], K. Otto[3], F. C. Den Boer[4], T. Blokhuis[4], R. Wenz[5],
P. Patka[4] und H. Tscherne[1]

[1] Medizinische Hochschule Hannover, Unfallchirurgische Klinik
[2] Tierärztliche Hochschule Hannover, Klinik für kleine Haustiere
[3] Medizinische Hochschule Hannover, Zentrales Tierlabor
[4] Freie Universität Amsterdam, Chirurgische Universitätsklinik
[5] Merck Biomaterial GmbH, Darmstadt

Einleitung

Der Ersatz großer Knochendefekte stellt in der Chirurgie nach wie vor ein aktuelles Problem dar [1]. Die autologe Knochentransplantation ist für diese Indikation unumstritten die Methode der ersten Wahl. Durch die limitierte Verfügbarkeit sowie die Risiken des erforderlichen Eingriffs bei der Gewinnung des autogenen Transplantats ist es nötig [2], Alternativen zu diesem klassischen Knochentransplantationsverfahren zu entwickeln. Beim Einsatz von allogen und xenogen gewonnenen Materialien besteht einerseits eine Infektionsgefahr, andererseits stellt die Abstoßungsreaktion des Immunsystems des Empfängers ein Problem dar [3, 4]. Daher konzentrieren sich die wissenschaftlichen Bemühungen auf die Entwicklung von synthetisch hergestellten, biokompatiblen Knochenersatzstoffen, welche bei verschiedenen Indikationen bereits mit wechselndem Erfolg experimentell und klinisch eingesetzt werden.

Zielsetzung: In einem Vorversuch zu dieser Untersuchung hatten wir zeigen können, daß mit dem kaltsetzenden resorbierbaren HA-Zement Biobon® ein 3 cm langer Tibiasegmentdefekt beim Schaf zuverlässig überbrückt werden kann [5]. In dieser Studie sollte nun gezeigt werden, ob es mit längerer Beobachtungszeit zu einer Resorption des Zementes sowie zu einem Remodelling des Defektes kommt.

Methodik

Vor Beginn der Untersuchung wurde die Genehmigung der Bezirksregierung eingeholt. In Intubationsnarkose wurde ein linksseitiger 3 cm langer osteoperiostaler Tibiasegmentdefekt bei ausgewachsenen weiblichen Schwarzkopfmutterschafen mit einem sonderangefertigten, unaufgebohrten, statisch verriegelten Tibianagel stabilisiert. Der Defekt wurde mit Biobon® aufgefüllt. Die auswertbaren Tiere wurden 3 Monate (n = 8), 6 Monate (n = 5)

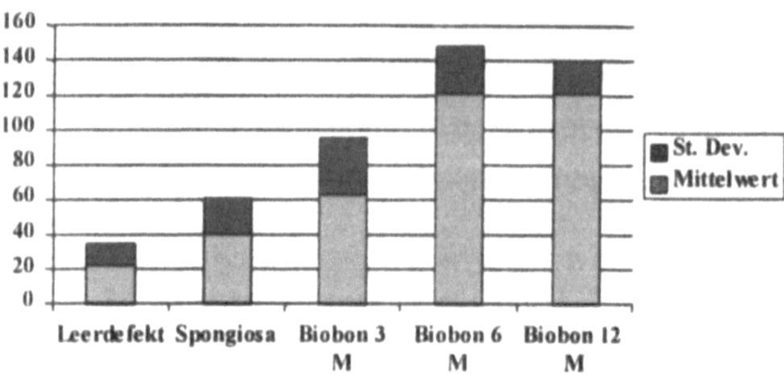

Abb. 1. Maximales Drehmoment, % der intakten Gegenseite

und 12 Monate (n = 6) beobachtet. Bei 5 von 6 Tieren in der 12-Monatsgruppe wurde nach 8 Monaten der Marknagel entfernt, bei dem 6. Tier in dieser Gruppe erschien der Defekt zu diesem Zeitpunkt noch nicht ausreichend überbrückt, so daß bei diesem Tier die Implantatentfernung erst nach der Tötung erfolgen konnte. Die Tiere wurden in Gruppen ohne Restriktion gehalten. Am Ende der Beobachtungszeit wurden die Tiere getötet, beide Tibiae explantiert und die Nägel entfernt. Es erfolgte die Torsionsprüfung der Tibiae in einer Materialprüfmaschine im Seitenvergleich bis zum Versagen mit einer Winkelgeschwindigkeit von 20°/Min, sowie die histologische Aufarbeitung der Defektbereiche.

Ergebnisse

Komplikationen: Bei drei Tieren brach der Marknagel, zwei Tiere entwickelten eine Osteomyelitis und bei einem Tier trat intraoperativ eine Tibiaschaftsprengung auf.

Es wurden die folgenden Mittelwerte und Standardabweichungen des maximal erreichten Drehmomentes (ausgedrückt in % der intakten Gegenseite) ermittelt. *Biobon®* *3 Monate* **63%** (±**31,7**), *Biobon® 6 Monate* **121,7%** (±**26,0**), *Biobon® 12 Monate* **121,9%** (±**16,3**). Der Kruskal-Wallis Test zeigte einen signifikanten Unterschied zwischen den Gruppen. In Vorversuchen wurde am gleichen Modell gezeigt, daß der leerbelassene Defekt bei 5 von 7 Tieren zu einer Pseudarthrose führte (max. Drehmoment 22%). Bei Auffüllung des Defektes mit autologer Spongiosaplastik wurden nach 3 Monaten etwa 40% erreicht (Abb. 1).

Röntgenologisch konnte während der Beobachtungszeit ein zunehmender Umbau des Knochenersatzmaterials bei gleichzeitiger Ausbildung eines zunächst voluminösen, im Verlauf dann aber zunehmend kortikalisierten, Kallus beobachtet werden. Die Interpretation der Röntgenaufnahmen eines 12-Monatstieres ließ den Schluß zu, daß dieses Schaf eine Pseudarthrose entwickelt hat. Die biomechanische Prüfung zeigte aber eine Stabilität von 135% gegenüber der gesunden Seite und die Steifheit war bei beiden Tibiae annähernd gleich. Nach 6 und 12 Monaten Beobachtungszeit waren von dem ursprünglich verpflanzten Material lediglich einzelne kleine Fragmente in Mikroradiographieaufnahmen erkennbar.

Histologisch kann bei den Dreimonatstieren eine Knochenentwicklung beobachtet werden, die eine gleichmäßige Verteilung von Geflechtknochen mit vermehrter zellulärer Aktivität darstellt. Der Knochenersatzstoff ist ungefähr zu 50% abgebaut.

Sechsmonats-Tiere: Die histologischen Präparate zeigen bei allen fünf Tieren einen vitalen Knochen ohne zellige Infiltration, die auf eine Entzündungs- oder Abstoßungsreaktion des Knochenersatzmaterials hinweisen. In den Schnitten finden sich kleine Inseln des restlichen α-BSMs, die scheinbar reaktionslos im neugebildeten Knochen integriert vorliegen. Die Knochenstrukturen bestehen hauptsächlich aus lamellären Knochen mit relativ gleichmäßigen Kittlinien. In wesentlich geringerem Ausmaß sind Areale zu finden, die eine fibrilläre Beschaffenheit aufweisen und somit auf Geflechtknochenstrukturen hinweisen. In einigen Schnitten sind kleine Reste von gebildetem Knorpelgewebe zu finden.

Bei dieser Versuchsgruppe hat sich ein noch unreifer kortikaler Knochen mit geringem Geflechtknochenanteil und wenigen, kleinen chondralen Arealen gebildet, der noch weitere Tendenz zur Ausreifung zeigt.

Zwölfmonats-Tiere: Die histologischen Präparate der Zwölfmonats-Tiere zeigen ebenfalls das Bild eines vitalen Knochens ohne inflammatorische Zellinfiltration. Es finden sich in wenigen Bereichen noch Reste des Knochenersatzmaterials, wobei der Degradationsgrad erheblich weiter fortgeschritten ist als bei den Sechsmonats-Tieren. Auch diese Areale zeigen keine Gefäßeinsprossung. Die mikroskopischen Strukturen bestehen aus lamellären Einheiten mit unregelmäßigen Kittlinien. In den Präparaten sind keine Anteile an Geflechtknochenstrukturen oder gar knorpeligem Gewebe zu finden. Es handelt sich hierbei um eine mikroskopisch vollständig abgeschlossene Frakturheilung mit lamellärem Knochen. Bei einem Tier (siehe auch Röntgen) ist in dem neugebildeten Knochen ein Bereich zu finden, der nicht vollständig knöchern durchbaut ist. In diesen Arealen findet sich narbiges Bindegewebe, das von chondroidalem Metaplasiegewebe umgeben ist. Es handelt sich hierbei um eine unvollständige Pseudarthrose.

Diskussion

Die Modellanordnung in diesem Versuch ist geeignet, die Eigenschaften von Biobon® in vivo zu testen. Einschränkend muß gesagt werden, daß die Stabilität den Schwachpunkt des Versuches darstellt. Der Knocherersatzstoff Biobon® wird also in 6 Monaten nahezu komplett durch biomechanisch voll belastbaren Knochen ersetzt, welcher auch nach der Entfernung des Osteosynthesematerials eine Stabilität aufweist, die der intakten Seite zumindest ebenbürtig ist. Die mechanischen Eigenschaften des Materials machen allerdings eine stabile Osteosynthese notwendig.

Zusammenfassung

Der Ersatz großer Knochendefekte, insbesondere im diaphysären Bereich, stellt in der Unfallchirurgie nach wie vor ein aktuelles Problem dar. Limitierte Verfügbarkeit des autologen Knochenmaterials sowie OP-Risiko bei der Entnahme erfordern alternative Ersatzmaterialien. Allogene und xenogene Transplantate bergen sowohl das Risiko einer Infektion als auch einer Abstoßungsreaktion des Empfängers. In dieser Studie sollte geklärt werden, ob der vollsynthetisch hergestellte $CaPO_4$-Zement Biobon® einen 3 cm langen diaphysären Tibiasegment-Defekt beim Schaf zuverlässig überbrückt und es zu einer Resorption des Zements sowie zu einem Remodelling des Knochens kommt.

Hierzu wurde in Intubationsnarkose bei 26 Tieren ein linksseitiger, 3 cm langer Tibiasegmentdefekt gesetzt und mit einem sonderangefertigten, unaufgebohrten, statisch verriegelten Tibianagel stabilisiert. Der Defekt wurde mit Biobon® aufgefüllt. Bei 3 Tieren brach der Marknagel, 2 entwickelten eine Osteomyelitis, bei einem Tier trat intraoperativ eine prox. Tibiaschaftsprengung auf. Für die Auswertung konnten in der 3-Monatsgruppe 8 Tiere, in der 6-Monatsgruppe 5 Tiere und in der 12-Monatsgruppe 6 Tiere herangezogen werden. Bei 5 Tieren der 12-Monatsgruppe wurde nach 8 Monaten der Tibiasegmentnagel entfernt. Bei dem 6. Tier erschien der Defekt noch nicht ausreichend überbrückt zu sein. Am Ende der Beobachtungszeit wurden die Tiere euthanasiert, beide Tibiae explantiert und die Nägel entfernt. Es erfolgte die Torsionsprüfung im Seitenvergleich bis zum Versagen mit einer Winkelgeschwindigkeit von 20°/Min. Es wurden folgende Mittelwerte und Standardabweichungen des max. erreichten Drehmoments (in % der intakten Gegenseite) gemessen.

3-Monatstiere	6-Monatstiere	12-Monatstiere
63±31,7	121,7±26,0	121,9±16,3

Die histologischen Schnitte zeigten bei den 3-Monatstieren einen aktiven Geflechtknochen mit 50% Biobon®-Resten. Die 6-Monatstiere wiesen einen unreifen lamellären Knochen mit Geflechtknochenanteilen und kleinen Resten von Knorpelgewebe auf. Das Biobon® ist bis auf ca. 10% degradiert. Bei den 12-Monatstieren hat sich ein reifer lamellärer Knochen ausgebildet. Nur bei einem Tier ist histologisch eine Pseudarthrose nachgewiesen worden. Der Knochenersatzstoff ist nur noch in ganz geringem Maß zu finden (ca. 2–5%).

Der Knocherersatzstoff Biobon® wird also in 6 Monaten nahezu komplett durch biomechanisch voll belastbaren Knochen ersetzt, welcher auch nach der Entfernung des Osteosynthesematerials eine Stabilität aufweist, die der intakten Seite zumindest ebenbürtig ist. Die mechanischen Eigenschaften des Materials machen allerdings eine stabile Osteosynthese während der Heilungsphase erforderlich.

Abstract

Background: The replacement of major bone deficiencies still poses a relevant problem in surgery. Limited availability of autogenous transplants as well as possible infection or rejection of allogenic and xenogenic transplants require research in synthetically produced and biocompatible bone replacement materials.

Methods: In this experiment, the cold setting absorbable HA-cement Biobon® of Biomet Merck, was assessed in a 3-cm long diaphysical defect of the tibia in sheep at 3, 6 and 12 months. During follow-up, the tibiae were stabilized by medullary nail ostheosynthesis. At the end of each period the animals were sacrificed, both tibiae explanted, the nails removed and tested in torsion. Afterwards, histological examination was done.

Results: Maximum torque expressed in percent of the intact contralateral tibia was 63% ± 31.7 after 3 months ($n = 8$), 121.7% ± 26 after 6 months ($n = 5$), and 121.9% ± 16.3 after 12 months ($n = 6$). Histology showed a degradation of Biobon® from 50% at 3 months to less than 5% after one year. At 3 months, woven bone was observed and remodeled into a ripe lamellar bone.

Conclusion: Within 6 months, the bone replacement material Biobon® is almost completely replaced by biomechanically competent bone with a stability that is comparable to natural bone. Nevertheless the mechanical properties of the material itself require a solid osteosynthesis.

Literatur

1. Younger EM, Chapmann M (1989) Morbidity at bone graft donor sites. J Orthop Trauma 3:192–195
2. Steeg S (1993) Komplikationen der Spongiosaentnahme am Beckenkamm. Dissertation, MHH
3. Schratt HE, Regel G, Kiesewetter B, Tscherne H (1996) HIV-Infektion durch kältekonservierte Knochentransplantate. Unfallchirurg
4. Tomford WW (1995) Transmission of disease through transplantation of musculoskeletel allografts. JBJS Am 77:1742–1754
5. Wippermann B, den Boer F, Schratt HE, Donow C, Haarman HJ, Tscherne H (1999) The resorbable calcium phosphate cement α-BSM in a sheep tibia segmental defect. Orthopaedic Research Society, 45th Annual Meeting

Korrespondenzadresse: Prof. Dr. B. Wippermann, Unfallchirurgische Klinik, Medizinische Hochschule, 30623 Hannover, Telefon: 0511/5 32 21 73, Fax: 0511/5 32 21 75, e-mail: Bwippermann@hotmail.com

Knochenneubildung durch freie Periostlappentransplantation im Knochenersatzstoff aus porösem Gips

Bone formation by free periosteal grafts in bone substitutes of porous plaster of paris

St. Assenmacher, G. Voggenreiter, M. Fischbacher und D. Nast-Kolb

Klinik und Poliklinik für Unfallchirurgie, Universitätsklinikum Essen

Vor jeder Untersuchung der Wirkung von Implantaten auf die Knochenneubildung müssen die Parameter des Implantatlagers definiert werden [2]. Wir kennen drei verschiedene Lager mit definierter biologischer Wertigkeit: ersatzstarkes Lager, ersatzschwaches Lager und ersatzunfähiges Lager. Zur biologischen Wiederherstellung knöcherner Defekte stehen prinzipiell 3 Stoffe zur Verfügung: autogener Knochen, allogener Knochen und Knochenersatzstoffe.

Die bisher klinisch verwendeten Knochenersatzstoffe aus Rinderknochen, Korallen oder synthetischem Hydroxylapatit haben die Nachteile eines komplizierten Herstellungsverfahrens, einer fehlenden bzw. schlechten Resorbierbarkeit und des hohen Preises. Aus der Literatur ist Gips seit langem als passagerer Knochenersatzstoff in der Behandlung von Knochendefekten unterschiedlicher Genese bekannt [6]. Nachteile der soliden Gipsplomben ist die fehlende Porosität und die schwierige Steuerung der Resorption.

Ziel unserer tierexperimentellen Untersuchungen war es zum einen, die Möglichkeit der Knochenneubildung durch freie Periostlappentransplantate in Verbindung mit Knochenersatzstoff im ersatzschwachen Muskellager zu prüfen. Zum anderen haben wir einen besonders harten, porösen Knochenersatzstoff aus Kalziumsulfat (Gips) entwickelt, bei dem wir die Knochenneubildung in unserem Experiment im Vergleich zu bereits bekannten Materialien verglichen haben.

Material und Methoden

Als Versuchstiere dienten erwachsene männliche Kaninchen (CHbb: CH, Thomae, Biberach/Riß). Sämtliche Versuche wurden nach Genehmigung durch die Bezirksregierung Düsseldorf in intramuskulärer Allgemeinnarkose (Ketamin/Xylazin) durchgeführt. Untersucht wurde ein poröser Knochenersatzstoff aus Kalziumsulfat (Porosität 60%) und die poröse Hydroxylapatitkeramik BioOSS® (Porosität 70%). Pro Gruppe wurden 8 zylindrische Probekörper der Größe 5×5×10 mm eingesetzt. Dazu wurde zunächst ein 7 mm breiter und 20 mm langer Perioststreifen von der Vorderfläche der Tibia abpräpariert und die Probekörper wurden anschließend mit diesem Perioststreifen ummantelt. Nachfolgend erfolgte die Implantation in den Bauch des M. gastrocnemius. Zur Darstellung der sequentiellen Knochenneubildung erfolgte die subcutane Applikation von fluorochromen Farbstoffen nach folgendem Schema: Xylenolorange 90 mg/kg KG

(Tag 5), Calceingrün 10 mg/kg KG (Tag 10), Alizarinkomplexon 10 mg/kg KG (Tag 15), Tetrazyclin 25 mg/kg KG (Tag 10). Die Tötung der Tiere erfolgte nach 21 Tagen durch Injektion von T61.

Die Probekörper wurden mit einem umgebenden Muskelmantel entnommen und in Methylmethacrylat eingebettet. Dann erfolgte die Anfertigung von 150 µm dicken Serienschnitten parallel zur Längsachse der Probe. Von sämtlichen Schnitten wurden mit einem Tischröntgengerät (Faxitron® Radiographic Inspection System Model 43805, Hewlett Packard, Inc., Mc Minnville, USA) Mikroradiographien mit Hilfe hochauflösender Röntgenplates (INTAS® High Resolution Plates 2 × 2 × 0,65 Zoll, Intas, Göttingen) angefertigt. Zur histologischen Aufarbeitung erfolgte die Oberflächenfärbung mit Toluidinblau unter Gegenfärbung mit Fuchsin. Die quantitative Auswertung der Serienschnitte wurde mittels eines computergestützten Bildanalysegerätes (KS 400, Fa. Kontron, Eching) durchgeführt. Folgende Parameter wurden bestimmt: Restmenge des Knochenersatzstoffes (mm³), Partikelzahl, Partikelgröße (mm²), Knochenvolumen (mm³), Trabekelzahl und Trabekelgröße (mm²). Nach Ermittlung von Mittelwerten und Standardabweichung erfolgte die statistische Analyse mit dem t-Test für unverbundene Stichproben (p < 0,05).

Ergebnisse

Das ersatzschwache Muskellager konnte durch unseren Versuchsaufbau erfolgreich in ein ersatzstarkes Lager umgewandelt werden. Ausgehend vom Periost kam es in allen 8 Probekörpern aus Kalziumsulfat zu einer Knochenneubildung, während diese bei 3 Präparaten aus Hydroxylapatit ausblieb. Die Gesamtmenge an neugebildetem Knochen pro Implantat war tendenziell bei Hydroxylapatit (7,29 ± 9,9 mm³) im Vergleich zu Gips (5,19 ± 5,44 mm³) vermehrt, jedoch statistisch nicht signifikant (p < 0,58). Im Vergleich zu Hydroxylapatit, welches keine Resorption zeigte, war am Versuchsende 75% des Gipses resorbiert. Dabei konnten histologisch weder bei Hydroxylapatit noch bei Gips osteoklastäre Reaktionen oder Fremdkörperreaktionen beobachtet werden. Zwischen beiden Knochenersatzstoffen waren aber deutliche Unterschiede in der Lokalisation der Knochenneubildung zu verzeichnen. So fand bei Hydroxylapatit die Knochenneubildung bekanntermaßen an der Oberfläche der interkonnektierenden Poren statt, wohingegen sich bei Gips neu entstandener Knochen ausschließlich im Bereich resorbierter Ersatzstoffareale fand. Die mittlere Größe der Knochentrabekel war bei Gips (0,175 ± 0,193 mm²) im Vergleich zu Hydroxylapatit (0,027 ± 0,023 mm²) höher, jedoch war dies statistisch nicht signifikant (p < 0,13). Die Anzahl der Trabekel war analog dazu im Gips vermindert. Die Resorption spiegelt sich verglichen mit BioOSS® in der erhöhten Ersatzstoff-Partikelzahl (1554 ± 674 vs. 388 ± 158) und der verminderten Partikelgröße (0,036 ± 0,01 mm² vs. 0,378 ± 0,286 mm²) wider (p < 0,01).

Diskussion

Die osteogenetische Potenz des Periostes ist seit langem bekannt. Viele Arbeiten zu dem Thema Periost gründen auf die umfangreichen Arbeiten von Axhausen [2], der schon damals die osteogene Wirkung von Periost nach Transplantation untersucht und beschrieben hat. Durch die freie Transplantation von Periost in ein ersatzschwaches Lager (M.

gastrocnemius des Kaninchens) konnten wir zum einen zeigen, daß das Periost revaskularisiert wird und überlebt und zum anderen seine osteogenetische Potenz behält, was durch die Knochenneubildung in unterschiedlichen Knochenersatzmaterialien zum Ausdruck kommt [1]. Ohne die Anwesenheit von Periost kam es zu keinerlei Knochenneubildung in den Ersatzmaterialien. Das Transplantatlager blieb schwach. Periost alleine transplantiert in die Muskulatur führt ebenfalls nicht zu einer Knochenneubildung, was die osteokonduktive Wirkung der untersuchten Knochenersatzmaterialien belegt und unterstreicht.

In der Literatur findet man Berichte über die Verwendung von Kalziumsulfat (Gips) in der Behandlung von Knochendefekten schon vor 100 Jahren. Kofmann [3] berichtete bereits 1925 über die erfolgreiche Behandlung von Pseudarthrosen mit Gips. Peltier [7] füllte Knochendefekte mit Gips auf und brachte sie zur Ausheilung. Lunatumnekrosen wurden von Nordmann [5] durch das Einbringen von Gipsplomben behandelt. All diesen Versuchen gemeinsam war die Verwendung von Gipsplomben, die jeweils in einen knöchernen Defekt eingebracht wurden. Diese Gipsplomben waren weder formstabil noch konnte man die Resorption zeitlich steuern. Auch fehlte ihnen eine Porosität, die für die osteokonduktive Wirkung von Knochenersatzmaterialien entscheidend ist. Meng-Hai [4] mischte 1996 dem Gips bovines Bone Morphogenetic Protein (BMP) bei und behandelte 16 Patienten mit nicht heilenden Oberschenkelschaftfrakturen. Auch hierbei handelte es sich wieder um Gipsplomben, denen diesmal ein Wachstumshormon beigemischt wurde. Viele weitere Versuche wurden mit Gips als Knochenersatzmittel oder auch als Träger anderer Substanzen (z. B. Antibiotika) durchgeführt, wobei die Fertigung der Gipspräparate und die dadurch bedingte Resorbierbarkeit eine zentralere Rolle spielten.

Der von uns entwickelte Knochenersatzstoff aus Gips (Kalziumsulfat) ist ähnlich formstabil wie herkömmliche, bereits in der Klinik verwendete Ersatzmaterialien aus Hydroxylapatit. Er besitzt eine Porosität mit interkonnektierenden Poren und ist resorbierbar.

Wie unsere Versuche gezeigt haben, ist die Menge der Knochenneubildung durch den von uns verwendeten Gips mit der in herkömmlichen Knochenersatzmaterialien zu vergleichen. Während sich in den herkömmlichen Knochenersatzmaterialien aus Hydroxylapatit der Knochen zunächst in der Peripherie des Ersatzmaterials bildet und von dort aus langsam in das Zentrum vorwächst, kommt es bei dem von uns verwendeten Gipsmaterial immer dort zu einer Knochenneubildung, wo der Gips resorbiert wurde. Der Gips wird also resorbiert und der Knochen wächst nach. Nach 3 Wochen war im Durchschnitt der Gips zu 75% resorbiert.

Der von uns entwickelte resorbierbare Knochenersatzstoff aus porösem Kalziumsulfat führt zusammen mit frei transplantiertem Periost zu einer Knochenneubildung, welche sich hinsichtlich der Knochenmengen nicht vom konventionellen Hydroxylapatit unterscheidet. Es findet sich somit eine interessante Alternative zu den bisher verfügbaren Ersatzmaterialien. Derzeit überprüfen wir unsere Präparate im ersatzstarken Lager der Femurcondyle des Kaninchens.

Zusammenfassung

Hintergrund: Nachteile der bisher verwendeten Knochenersatzstoffe sind das komplizierte Herstellungsverfahren, die fehlende oder schlechte Resorbierbarkeit und der hohe Preis.

Vor diesem Hintergrund haben wir einen porösen Knochenersatzstoff aus Kalziumsulfat entwickelt und tierexperimentell untersucht.

Methodik: Dazu wurden standardisiert Hydroxylapatit-Blöcke und Blöcke aus resorbierbarem Kalziumsulfat mit Periost von der Tibiavorderfläche des Kaninchens ummantelt. Dieses sogenannte „Sandwich" wurde in den Bauch des M. gastrocnemius implantiert. Nach einer Versuchsdauer von 3 Wochen erfolgte die quantitative histomorphometrische Bestimmung des neugebildeten Knochens.

Ergebnisse: Wir konnten zeigen, daß das Periost nach der Transplantation revaskularisiert wurde und seine osteogenetische Potenz behielt. Während es in den nicht resorbierbaren Knochenersatzstoffen aus Hydroxylapatit zu einer Knochenneubildung in der Peripherie kam, kam es bei dem resorbierbaren Gips dort zu einer Knochenneubildung, wo der Gips resorbiert wurde. Am Ende des Versuches waren 75% des Gipses resorbiert.

Schlußfolgerung: Der verwendete resorbierbare Knochenersatzstoff aus porösem Kalziumsulfat führt zu einer Knochenneubildung, welche sich hinsichtlich der Knochenmenge nicht von konventionellem Hydroxylapatit unterscheidet.

Abstract

Background: The limitations of currently available bone substitutes are their slow rate of bioresorption and the high price. We therefore developed a resorbable porous bone substitute based on calciumsulfate and evaluated this material experimentally.

Materials: Periosteal strips were harvested from the anterior aspect of the tibia of adult rabbits. The periosteum was then wrapped around cylinders of hydroxyapatite or porous calciumsulfate and these composites were implanted into the belly muscle of the *M. gastrocnemius*. After 3 weeks the animals were sacrificed and the newly formed bone was evaluated by quantitative histomorphometry.

Results: There was no significant difference in the amount of newly formed bone in hydroxyapatite (7.29 ± 9.9 mm^3) compared to porous calciumsulfate (5.19 ± 5.44 mm^3). In contrast to hydroxyapatite showing no signs of resorption, 75% of porous calciumsulfate was resorbed at the end of the experiment. While in hydroxyapatite bone formation was evident on the surface of the scaffold, in porous calciumsulfate new bone was located in areas of dissolved material.

Conclusion: Resorbable porous calciumsulfate enables heterotopic bone formation that is comparable to commercially available hydroxyapatite and it could therefore be an interesting alternative to those materials.

Danksagung. Besonderer Dank gilt Herrn Prof. Basedow und Herrn Dr. Seeger, Fa. Lohmann, Neuwied, für die zur Verfügung gestellten Probekörper aus porösem Gips.

Literatur

1. Assenmacher S, Klaes W, Stürmer KM, Schmit-Neuerburg KP (1991) Tierexperimentelle Untersuchungen zur Knochenneubildung durch freie Periosttransplantate. Hefte z Unfallchir 220: 686
2. Axhausen G (1909) Die histologischen und klinischen Gesetze der freien Osteoplastik auf Grund von Thierversuchen. Arch Klin Chir 55: 23 – 149
3. Kofmann S (1925) Gips als Plombenmaterial. Zentralbl Chir 52: 1817 – 1818

4. Meng-Hai B, Xing-Yan L, Bao-Feng G, Chao Y, Dong-An C (1996) An implant of a composite of bovine bone morphogenetic protein and plaster of paris for treatment of femoral shaft nonunions. Int Surg 81: 390–392
5. Nordmann O (1939) Die Behandlung der Lunatumnekrose und ähnlicher Erkrankungen mit der Gipsplombe. Zentralbl Chir 15: 834–839
6. Peltier LF (1961) The use of plaster of paris to fill defects in bone. Clin Orthop 21: 1–31
7. Peltier LF, Bickel EY, Lillo R, Thein MS (1957) The use of plaster of paris to fill defects in bone. Ann Surg 146: 61–69

Korrespondenzadresse: Dr. S. Assenmacher, Klinik und Poliklinik für Unfallchirurgie, Universitätsklinikum Essen, 45122 Essen, Fax: 0201 – 7 23-59 36, e-mail: stefan.assenmacher@uni-essen.de

Verletzung des N. radialis nach antegrader und retrograder Verriegelungsnagelung am Humerus – eine anatomische Studie

The incidence of radial nerve injury after anterograde and retrograde locked nailing of humerus. A cadaver study

A. Kolonja[1], M. Mousavi[1], N. Vécsei[2], I. Märk[3] und V. Vécsei[1]

[1] Universitätsklinik für Unfallchirurgie, AKH Wien, Österreich
[2] Abteilung für Unfallchirurgie und Sporttraumatologie, Allgemein-öffentliches Krankenhaus St. Pölten, Österreich
[3] Anatomisches Institut der Universität Wien (III. Unterrichtseinheit), Wien, Österreich

Einleitung

Die Behandlung der frischen Oberarmschaftfraktur (OASF) war bisher hauptsächlich die Domäne der konservativen Therapie. Die kurzfristige Ruhigstellung mit anschließender frühfunktioneller Mobilisierung führte zu guten Heilungsergebnissen nach diesen Frakturen [1, 2, 3]. Bei bestimmten Frakturformen und Begleitverletzungen ist jedoch die operative Versorgung dem konservativen Vorgehen vorzuziehen. Unserer Meinung nach besteht in folgenden Situationen eine absolute Indikation zur operativen Versorgung der Oberarmschaftfraktur: 1. OASF mit primärer Radialisparese; 2. sekundär auftretende Radialisparese im Rahmen der konservativen Behandlung; 3. Kettenverletzungen der oberen Extremität; 4. offene Frakturen, 5. OASF im Rahmen eines Polytraumas, 6. pathologische Frakturen. Als Operationsverfahren stehen die gesamte Palette der internen sowie der externen Osteosynthesemöglichkeiten (Verplattung, [Bündel]-Nagelung, Fixateur-externe) zur Verfügung. Die antegrade und retrograde Humerusnagelung stellt im Sinne der minimal-invasiven Stabilisierung mit übungsstabilem intramedullärem Kraftträger eine sinnvolle Versorgungsmöglichkeit dar. Dieses Verfahren ist jedoch mit gewissen Risiken und Komplikationen behaftet. Die antegrade Nagelung kann die Integrität der Schulterrotatorenmanschette verletzen und zu entsprechenden Beschwerden führen. Durch die retrograde Nagelung kann dieses Problem umgangen werden. Bei der distalen Verriegelung in der antegraden Nagelung besteht zusätzlich die Gefahr einer Verletzung der N. radialis. In dieser anatomischen Studie wurde die Häufigkeit der Verletzung des N. radialis nach distaler Verriegelung in ante- und retrograder Nagelung mit dem unaufgebohrten AO-Verriegelungsnagel (UHN) untersucht.

Methodik

In diese Studie wurden 20 Paare oberer Extremitäten von frischen Leichen aufgenommen und in 2 gleich große Gruppen geteilt. 8 obere Extremitätenpaare waren von weiblichen Leichen. Das Durchschnittsalter betrug 62 Jahre (55 – 78). Bei der Auswahl der Extremitäten wurden, sofern von der Anamnese erhebbar, ausschließlich nichtpathologisch-veränderte Präparate zur Untersuchung herangezogen. An 10 Präparatepaaren wurde die Nage-

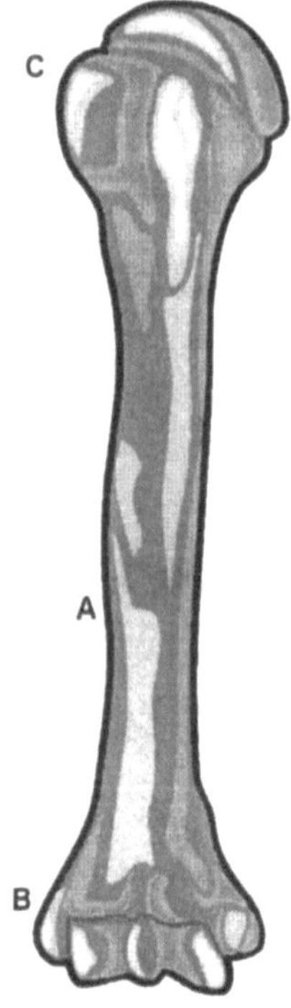

Abb. 1. Meßpunkte am Humerus (rechter Oberarmknochen in ap-Ansicht/schematisch), A = Durchtrittsstelle des N. radialis durch das Septum intermusc. laterale brachii, B = Epicondylus radialis humeri, C = Spitze des Tuberculum majus

lung mit einem 6,7 × 300 mm Titan-AO-UHN in antegrader Technik durchgeführt. Die retrograde Nagelung wurde an den 10 anderen Paaren mit einem 6,7 × 220 mm Titan-AO-UHN durchgeführt. Die verwendeten Bolzenstärken und -längen betrugen – in Abhängigkeit von ihrer Einbringungsstelle – 3,4 × 16 mm and 3,4 × 36 mm. Sämtliche operative Zugänge wurden gemäß der OP-Anleitung des Herstellers mit Original-Instrumenten durchgeführt. Alle Präparate wurden anschließend in 2 Ebenen röntgenisiert. Danach wurden die Extremitäten anatomisch präpariert und der N. radialis dargestellt. Folgende Parameter wurden vermessen: die Gesamtlänge des Humerus (Abb. 1; Strecke BC), die Distanz zwischen dem Perforationspunkt des Nervs durch das laterale intermuskuläre Septum (Abb. 1; Punkt A) und dem radialen Humerusepikondyl (Abb. 1; Punkt B), sowie die Distanz des distalen Bolzens zum Nerv. Die exakte Lage der Bezugspunkte wurde unter Durchleuchtung mittels Bohrdrahtanspickung bestimmt. Der Student's t-Test und Single Factor ANOVA wurden zur statistischen Auswertung herangezogen.

Ergebnisse

Die minimale Länge der vermessenen Oberarme betrug 235 mm, die maximale Länge 320 mm, der Durchschnitt lag bei 280 mm (Tabelle 1). In beiden Gruppen betrug das Verhältnis der Distanzen zwischen dem Perforationspunkt des N. radialis durch das laterale intermuskuläre Septum und dem radialen Humerusepikondyl einerseits (Abb. 1;

Strecke AB), zur Gesamtlänge des Humerus andererseits (Abb. 1; Strecke BC) 43,5% (Tabelle 2). In der antegraden Gruppe, in der die beiden distalen Bolzen quer (latero-medial) eingebracht worden waren, berührte der obere Bolzen den Nerv in 20% der Fälle (4/20). In 5% (1/20) konnte sogar eine partielle Läsion des Perineuriums beobachtet werden. In einem weiteren Fall durchschnitt der Bolzen den Nerv. In der retrograden Gruppe trat kein Fall von iatrogener Nervenläsion auf.

Tabelle 1. Humeruslängen

Minimalwert der gemessenen Humeruslänge	235 mm
Maximalwert der gemessenen Humeruslänge	320 mm
Mittelwert	280 mm

Tabelle 2. Abstand der Durchtrittsstelle des N. radialis durch das Septum intermusculare laterale brachii vom Epicondylus radialis humeri (Abb. 1; Strecke AB) in Abhängigkeit von der Gesamtlänge des Humerus (Abb. 1; Strecke BC) in % der Gesamtlänge

geringster Abstand	37,5%
größter Abstand	50,0%
Mittelwert	43,5%

Diskussion

Die intramedulläre Versorgung der Humerusschaftfrakturen, insbesondere bei polytraumatisierten, bzw. Schädel-Hirn-traumatisierten Patienten, hat aufgrund der minimal-invasiven Natur und kurzen Operationszeit einen besonderen Stellenwert inne. Die Verriegelungsnagelung führt zur Erhöhung der Rotationsstabilität der Fraktur und ermöglicht eine frühfunktionelle Behandlung im Rahmen der gesamten postoperativen Rehabilitation des schwerverletzten Patienten.

Die Verriegelungsnagelung stellt eine gute Alternative zur Stabilisierung von Humerusschaftfrakturen dar. Die Entscheidung, ob eine ante- oder retrograde Technik angewendet werden soll, hängt von den Begleitverletzungen und dem Zustand des Patienten ab. Unter Berücksichtigung der Ergebnisse in dieser Studie empfehlen wir, um eine iatrogene Verletzung der N. radialis zu vermeiden, die retrograde Nagelungstechnik mit Verriegelung in antero-posteriorer Richtung. Bei der anterograden Technik sollte die offene Verriegelung mit Freilegung des N. radialis, oder die Verriegelung durch das am weitesten distal gelegene Verriegelungsloch in latero-medialer Richtung erfolgen.

Zusammenfassung

Hintergrund: Die operative Versorgung der Humerusschaftfrakturen hat bei entsprechender Indikationsstellung wie z. B. bei Querfrakturen, kurzen Schrägbrüchen, Pseudarthrosen, Mehrfragmentfrakturen, und pathologischen Frakturen ihren besonderen Stellenwert. Intramedulläre Kraftträger werden in diesem Bereich zunehmend eingesetzt. Die meisten Implantate können sowohl ante- als auch retrograd eingebracht werden. Bei beiden Methoden wird in antero-posterior oder latero-medialer Richtung eine Verriegelung durchgeführt. Im Rahmen der distalen Verriegelung besteht jedoch das Risiko der Verletzung des N. radialis. Das Ziel dieser Studie war, die Häufigkeit der N. radialis-Verletzungen bei der distalen Verriegelung nach ante- oder retrograder Nagelung mit dem AO-Verriegelungsnagel (UHN) zu erfassen.

442

Methodik: 20 Paare oberer Extremitäten frischer Leichen wurden in 2 gleich große Gruppen geteilt. Die retrograde Nagelung (n = 10 Paare) wurde mit einem 6,7 × 220 mm AO-UHN, die antegrade Nagelung (n = 10 Paare) mit einem 6,7 × 300 mm AO-UHN durchgeführt. Die verwendeten Bolzenstärken und -längen betrugen in Abhängigkeit von ihrer Einbringungsstelle 3,4 × 16 mm und 3,4 × 36 mm. Sämtliche operativen Zugänge wurden gemäß der OP-Anleitung des Herstellers mit Original-Instrumenten durchgeführt. Danach wurden die Extremitäten anatomisch präpariert und der N. radialis dargestellt. Folgende Parameter wurden vermessen: die Gesamtlänge des Humerus, die Distanz zwischen dem Perforationspunkt des Nervs durch das laterale intermuskuläre Septum und dem radialen Humerusepikondyl, sowie die Distanz des distalen Bolzens zum Nerv. Der Student's t-Test und Single Factor ANOVA wurden zur statistischen Auswertung herangezogen.

Ergebnisse: In beiden Gruppen betrug das Verhältnis der Distanzen zwischen dem Perforationspunkt des N. radialis durch das laterale intermuskuläre Septum und dem radialen Humerusepikondyl einerseits, zur Gesamtlänge des Humerus andererseits 43,5%. In der antegraden Gruppe, in der die beiden distalen Bolzen quer (latero-medial) eingebracht worden waren, berührte der obere Bolzen den Nerv in 20% der Fälle. In 5% konnte sogar eine partielle Läsion des Perineuriums beobachtet werden. In einem Fall durchschnitt der Bolzen den Nerv. In der retrograden Gruppe trat kein Fall von iatrogener Nervenläsion auf.

Schlußfolgerung: Die Verriegelungsnagelung stellt eine gute Alternative zur Stabilisierung von Humerusschaftfrakturen dar. Die Entscheidung, ob eine ante- oder retrograde Technik angewendet werden soll, hängt von den Begleitverletzungen und dem Zustand des Patienten ab. Unter der Berücksichtigung der Ergebnisse in dieser Studie empfehlen wir die retrograde Nagelungstechnik mit Verriegelung in antero-posteriorer Richtung als die sicherere Methode zur Vermeidung von iatrogenen N. radialis-Verletzungen. Bei der antegraden Technik kann die offene Verriegelung mit Freilegung des N. radialis, zwecks Vermeidung einer iatrogenen Verletzung empfohlen werden.

Abstract

Background: While most humeral shaft fractures are usually best managed conservatively, those with non-union, transverse fractures, comminuted fractures and pathological fractures may be treated using an interlocking intramedullary nail. Most of the available implants can be applied by anterograde and retrograde techniques. The anterograde insertion technique may hurt the rotator cuff and the cartilage of the humeral head resulting in shoulder pain and loss of joint function. Distal latero-medial interlocking after antero- and retrograde nailing, however, can lead to postoperative radial nerve palsy. The purpose of this study was to determine the incidence of radial nerve injury after distal interlocking in retrograde and anterograde insertion techniques with the AO-Unreamed-Humeral-Nail (UHN).

Methods: Twenty pairs of fresh upper extremities were divided into two groups. Retrograde nailing (n = 10 pairs) was performed using the 6.7 mm × 220 mm, and anterograde nailing (n = 10 pairs) using the 6.7 mm × 300 mm AO-UHN. The bolts used for interlocking in each group were 3.4 mm × 16 mm and 3.4 mm × 36 mm, depending on their localization. Both approaches were performed according to the manufacturer's instructions with original instruments. The extremities were then anatomically dissected and the radial nerve exposed. The following parameters were measured: total length of humerus, distance between the emerging point of the radial nerve on the lateral intermuscular septum and the radial epicondyle, and the relation of the distal bolts to the radial nerve. Student's *t*-test and single factor ANOVA were used for the statistical analysis.

Results: In both groups, the ratio of the distance between the crossing point of the radial nerve with the lateral intermuscular septum and the radial epicondyle to the total length of the humerus was 43.5%. In the anterograde group, wherein both distal bolts were applied latero-medially, the upper bolt crossed the radial nerve in 20%. In 5%, partial damage to the perineurium of the radial nerve was observed. In one case, the bolt cut through the radial nerve. In the retrograde group with the distal bolts applied in the ap-plane no radial nerve injuries were observed.

Conclusion: The interlocking intramedullary nail provides an excellent means for stabilizing humeral midshaft fractures. The choice of either retrograde or anterograde nailing technique in these fractures depends, therefore, on the surgeon's preference according to concomitant injuries and the patient's condition. According to our results, retrograde nailing is a safer approach concerning the risk of local damage to the radial nerve during the interlocking procedure.

Literatur

1. Böhler L (1964) Gegen die operative Behandlung von frischen Oberarmschaftbrüchen. Lang Arch Klein Chir 308: 465
2. Rehn J (1972) Die Behandlung der Oberarmschaftbrüche. Mschr Unfallheilkunde 75: 469
3. Sarmiento A (1977) Functional bracing of fractures of the shaft of the humerus. JBJS 59-A: 596 – 601

Korrespondenzadresse: Dr. A. Kolonja, Allgemeines Krankenhaus der Stadt Wien, Universitätsklinik für Unfallchirurgie, Währinger Gürtel 18 – 20, 1090 Wien, Österreich, Telefon: (+431) 4 04 00 56 19, Fax: (+431) 4 04 00 59 49, e-mail: Alexander.Kolonja@akh-wien.ac.at

Vorhersage eines letalen Verlaufs nach Polytrauma durch die Reduktionskapazität des Serum

A novel assay of serum total reductive capacity allows the early assessment of outcome in trauma patients

U. C. Liener[1], J. Mayer[3], M. Marzinzig[2], L. Kinzl[1], H. G. Beger[3], U. B. Brückner[2], F. Gebhard[1]

[1] Abteilung für Unfall-, Hand- und Wiederherstellungschirurgie der Universität Ulm
[2] Sektion Experimentelle Chirurgie der Universität Ulm
[3] Abteilung für Allgemeinchirurgie der Universität Ulm

Einleitung

Die prognostische Aussagekraft biochemischer Mediatoren bei schwerverletzten Patienten ist limitiert [1, 3]. Zwar vermögen sie insbesondere in der präklinischen sowie frühen klinischen Phase den Schweregrad der Verletzung abzubilden, eine frühe und genaue Einschätzung der Prognose, einschließlich der Frühletalität, ist jedoch nicht möglich [1]. Dieses wäre jedoch wünschenswert, da daraus unmittelbar Entscheidungen über die weitere therapeutische Vorgehensweise abgeleitet werden könnten. Um zu überprüfen, ob die Reduktionskapazität des Serum Aussagen über die Prognose zuläßt, wurden Blutproben überlebender sowie verstorbener Patienten mit einem neuentwickelten Testkit untersucht.

Methodik

Nach Beratung durch die Ethikkommission wurden insgesamt 120 verletzte Patienten erfaßt. Ausschlußkriterien für die Studie waren eine bestehende Schwangerschaft, Alter < 18 bzw. > 75 Jahre, kardiopulmonale Reanimation am Unfallort sowie die Gabe größerer Mengen (> 500 ml) an Infusionslösungen am Unfallort. Die erste Blutabnahme erfolgte an der Unfallstelle, danach bei Ankunft im Schockraum, sodann 2stündlich und ab der 24. Stunde in täglichen Abständen. Die Proben wurden jeweils sofort (im RTH mittels Expeditionszentrifuge) zentrifugiert und der Überstand bei -70 Grad Celsius eingefroren. Aus den 120 Patienten wurden 34 in Kriterien Alter, Geschlecht und Verletzungsschwere vergleichbare Patienten mit einem ISS > 19 ausgewählt. Zur Bestimmung der Gesamtreduktionskapazität (TORC) diente mit Thiol markierte Arachidonsäure als Substrat, von dem durch reduzierende Aminosäuren wie Gluthation und die spezifische Aktivität der Phospholipasen A_2 freie Thiole abgespalten werden. Die freien Thiole können über ihre Fluoreszenz in einem herkömmlichen Fluorometer gemessen werden. Alle vorhandenen Proben wurden als Triplikate gemessen.

Ergebnisse

Das durchschnittliche Alter der 16 verstorbenen Patienten und der 18 Überlebenden lag bei 28,5 Jahren (18 – 64 J.). Unterschiede beider Gruppen bezüglich Verletzungsschwere ausgedrückt in ISS und PTS lagen nicht vor (Tabelle 1).

Die Gesamtreduktionskapazität des Serum der Patienten fiel bis 12 h nach Aufnahme ab, um dann langsam wieder auf normale Werte anzusteigen. Signifikante Unterschiede zwischen beiden Gruppen ergaben sich jeweils am Unfallort und bis 4 Stunden nach Aufnahme der Patienten (Tabelle 2). Danach konnten keine signifikanten Unterschiede mehr festgestellt werden.

Werden die Ergebnisse in einer ROC Kurve aufgetragen, ergibt sich bei einer Gesamtreduktionskapazität des Serum von $< 82,3$ ng/ml die in Tabelle 3 dargestellte Wertigkeit für Sensitivität und Spezifität sowie positiven und negativen Vorhersagewert (VHW).

Tabelle 1. Verletzungsschwere

ISS		
Verstorbene $\varnothing$ 33 (29 – 43)	Überlebende $\varnothing$ 31 (25 – 42)	n. s.
PTS		
Verstorbene $\varnothing$ 33 (29 – 43)	Überlebende $\varnothing$ 31 (25 – 42)	n. s.

Tabelle 2. Reduktionskapazität an der Unfallstelle bzw. bei Aufnahme

Unfallort		
Verstorbene $\varnothing$ 59,2 ng/ml $\pm$ 5	Überlebende $\varnothing$ 89,5 ng/ml $\pm$ 6,7	$p < 0,001$
Aufnahme		
Verstorbene $\varnothing$ 51,2 ng/ml $\pm$ 7	Überlebende $\varnothing$ 73,8 ng/ml $\pm$ 9	$p < 0,01$

Tabelle 3. Wertigkeit der Gesamtreduktionskapazität

Unfallort			
Sensitivität 88%	Spezifität 65%	Positiver VHW 70%	Negativer VHW 85%
Aufnahme			
Sensitivität 73%	Spezifität 69%	Positiver VHW 83%	Negativer VHW 73%

Diskussion

Nach schwerer Verletzung läßt sich nicht nur eine Erhöhung biochemischer Mediatoren, sondern auch ein vermehrter Anfall von freien Radikalen feststellen [1, 2, 4]. Es besteht auch ein Zusammenhang zwischen dem Verbrauch endogener Antioxidantien und dem Auftreten von MOF [2]. Nachteile in der Messung der o. g. Substanzen bestehen jedoch in der Komplexität der Meßmethoden, die häufig eine schnelle Messung nicht erlauben [3]. Durch unsere Untersuchung konnte gezeigt werden, daß mit einem neuentwickelten Testkit eine einfache und rasche Bestimmung der Reduktionskapazität des Serum möglich ist. Die Messung erlaubt in der Frühphase nach Trauma Aussagen über die Prognose. Es ist daher möglich, diesen Testkit für eine Prognoseeinschätzung zu verwenden. Die Ergebnisse dieser Studie müssen jedoch noch in einem größeren Kollektiv bezüglich des prädiktiven Unterscheindungswertes überprüft werden.

Zusammenfassung

Hintergrund: Die frühe Einschätzung der Gefährdung polytraumatisierter Patienten ist eine Voraussetzung für effektive Behandlung. Wegen der Unzulänglichkeit bisheriger klinischer oder chemischer Parameter haben wir einen neu entwickelten Test zur Messung der Gesamt-Reduktionskapazität (TORC) im Serum auf dessen prognostische Wertigkeit bei Polytrauma in einer prospektiven klinischen Studie untersucht.

Methodik: Bei polytraumatisierten Patienten wurde am Unfallort, bei Aufnahme in den Schockraum und nach 0,5 h, 2 h, 4 h, 6 h, 12 h, 24 h Serum gewonnen. Zur Bestimmung der Gesamtreduktionskapazität (TORC) dient mit Thiol markierte Arachidonsäure als Substrat, von dem durch reduzierende Aminosäuren wie Glutathion und die spezifische Aktivität der Phospholipasen A_2 freie Thiole abgespalten werden. Letztere können über ihre Fluoreszenz gemessen werden.

Ergebnisse: Von 34 in die Studie eingeschlossenen Patienten überlebten 16 ihre Verletzungen, 18 verstarben. Am Unfallort hatten Patienten mit tödlichem Verlauf signifikant niedrigere TORC-Werte als solche, die überlebten (59,2 ng/ml $\pm$ 5 vs. 89,5 ng/ml $\pm$ 6,7, p < 0,001). Dies bestätigte sich auch bei Aufnahme im Schockraum (51,2 ng/ml $\pm$ 7 vs. 73,8 ng/ml $\pm$ 9; p < 0,01). Am Unfallort und bei Aufnahme im Schockraum war TORC im Serum < 82,3 ng/ml prognostisch für einen tödlichen Verlauf (Unfallort: Sensitivität 88%, Spezifität 65%, positiver Vorhersagewert 70%, negativer VHW 85%; Aufnahme: Sensitivität 73%, Spezifität 69%, pos. VHW 83% und neg. VHW 74%).

Schlußfolgerung: Der neu entwickelte, schnelle und einfache Test zur Messung der Gesamtreduktionskapazität TORC im Blut ermöglicht das frühe Erkennen tödlicher Verläufe beim Polytrauma am Unfallort und bei Aufnahme in der Klinik.

Abstract

Background: Severity assessment of trauma patients is a prerequisite for effective treatment and triage. To allow early severity assessment, we developed a simple and fast substrate-based assay to measure total reductive capacity (TORC) in serum and examined its prognostic value in a clinical trial on patients with severe trauma.

Methods: From patients with severe trauma, blood was taken at the accident site, on admission, at 0.5 h, 2 h, 4 h, 6 h, 12 h, and 24 h. The activity assay for TORC is based on thiol-labeled arachidonic acid as substrate from which free thiols are released by reductive amino acids, such as glutathione, and the specific activity of phospholipase A_2. The free thiols are then measured by their fluorescence in a standard fluorometer.

Results: Of 34 patients entered into the study, 16 survived and 18 died. At the accident site, patients with a lethal course had significantly lower TORC than non-lethal cases (59.2 ng/ml $\pm$ 5 vs 89.5 ng/ml $\pm$ 6.7, P < 0.001). The same was found for values at admission (lethal 51.2 ng/ml $\pm$ 7 vs survival 73.8 ng/ml $\pm$ 9; P < 0.01). At the accident site and on admission TORC < 82.3 ng/ml was prognostic of lethal outcome (site of accident: sensitivity 88%, specificity 65%, PPV 70%, NPV 85%; admission: sensitivity 73%, specificity 69%, PPV 83% and NPV 74%).

Conclusion: The measurement of serum reductive potential is a useful parameter that allows the identification of potentially lethal outcome in severely traumatised patients at the trauma site or at admission.

Literatur

1. Brückner UB, Pfetsch H, Linzl L, Bock KH, Gebhard F (1999) Prognostic importance of preclinically evaluated biochemical mediator in polytrauma. Zentralbl Chir 124: 303 – 310
2. Kretzschmar M, Pfeiffer L, Schmidt C, Schirrrmeister W (1998) Plasma levels of glutathione, alpha-tocopherol and liquid peroxides in polytraumatized patients; evidence for a stimulating effect of TNF alpha on glutathione synthesis. Exp Toxicol Pathol 50: 477 – 483
3. Rose S, Marzi I (1998) Mediators in polytrauma – pathophysiological significance and clinical relevance. Langenbecks Arch Surg 383: 199 – 208
4. Schlag G, Redl H (1996) Mediators of injury and inflammation. World J Surg 20: 406 – 410

Korrespondenzadresse: Dr. U. C. Liener, Abteilung für Unfallchirurgie der Universität Ulm, Steinhövelstraße 9, 89075 Ulm, Telefon: 07 31 – 5 02 72 61, Fax: 07 31 – 5 02 67 42, e-mail: ulrich.liener@medizin.uni-ulm.de

Bedeutung des TNF-alpha und Stickstoffmonoxid bei der gestörten Wundheilung IFN-gamma defizienter Mäuse

Role of TNF-alpha and nitric oxide in the impaired wound healing of IFN-gamma-deficient mice

M. Schäffer[1], M. Bongartz[2], W. Hoffmann[3] und H. D. Becker[1]

[1] Chirurgische Universitätsklinik Tübingen
[2] Institut für Tropenmedizin Tübingen

Einleitung

Interferon-gamma (IFN-γ) spielt eine zentrale Rolle bei entzündlichen Gewebereaktionen und stimuliert die Synthese des biologischen Mediators Stickstoffmonoxid (NO) [1]. Diese Stimulation der NO-Synthese scheint dabei indirekt durch TNF-α vermittelt zu sein [2]. NO ist andererseits ein wichtiger Mediator bei der Kollagenbildung während der Wundheilung [1]. Die in vivo Regulation der NO-Synthese in Wunden ist jedoch unklar. Wir postulierten, daß IFN-γ ein Regulator der NO-Synthese in Wunden ist. Wir untersuchten daher IFN-γ knock out Mäuse und ihre Veränderungen bei der NO- und TNF-α Synthese während der Wundheilung.

Methodik

Bei 10 männlichen IFN-γ knockout Mäusen (homozygot DBA/1 Ifng^{tmlTs}) und 10 Wildtyp-Kontrolltieren erfolgte in Ketanest-Rompun-Narkose eine dorsale Hautlängsinzision, und vier Polyvinyl-Alkohol-Schwämmchen (je 30 mg) wurden beidseits der Wunde subkutan implantiert. Die Tiere wurden nach 10 Tagen eingeschläfert und der Hydroxyprolingehalt spektrophotometrisch als Maß der reparativen Kollagenbildung in den Schwämmchen bestimmt [3]. Aus einem Teil der Schwämmchen wurde Wundsekret gewonnen und auf stabile Oxidationsprodukte des NO, Nitrit (Griess-Reaktion) und Nitrat (Aspergillus-Nitratreduktasereaktion) sowie TNF-α (ELISA) untersucht.

Ergebnisse

Alle Tieren haben den Eingriff gut toleriert und nahmen gleichermaßen an Gewicht zu. Wundinfektionen traten nicht auf. Die reparative Kollagenablagerung in den subkutan implantierten Schwämmchen war in IFN-γ knock out Mäusen signifikant um 41% reduziert ($p < 0{,}05$) (Abb. 1). Gleichzeitig war die Konzentration von TNF-α im Wundsekret signifikant vermindert ($p < 0{,}05$) (Abb. 2). Die Wundheilungsstörung der IFN-γ defizienten Tiere ging außerdem mit verminderten Nitrit- ($p < 0{,}01$) und Nitrat-Spiegeln ($p < 0{,}05$) im Wundsekret als Ausdruck einer verminderten NO-Synthese in diesen Wunden einher (Abb. 3, 4).

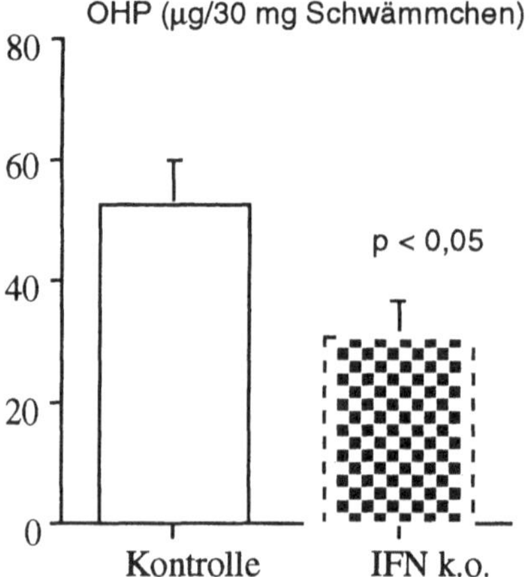

Abb. 1. Hydroxyprolingehalt (OHP) am 10. postoperativen Tag in subkutan implantierten Polyvinyl-Alkohol-Schwämmchen Tag von INF-γ knock out Mäusen und Wildtyp-Kontrolltieren (n = 10, p < 0,05, t-test)

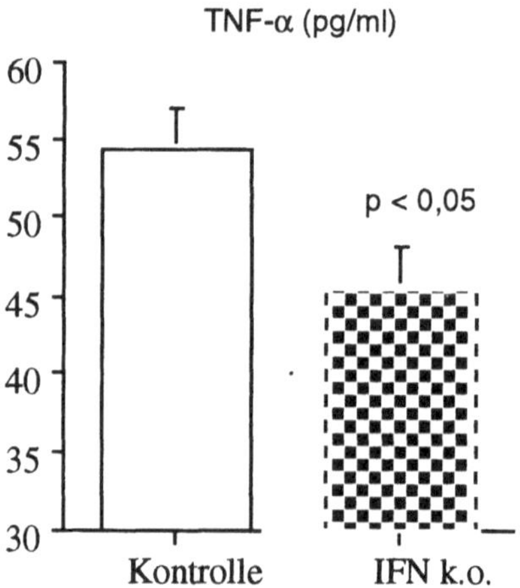

Abb. 2. TNF-α-Spiegel am 10. postoperativen Tag im Wundsekret von INF-γ knock out Mäusen und Wildtyp-Kontrolltieren (n = 10, p < 0,05, t-test)

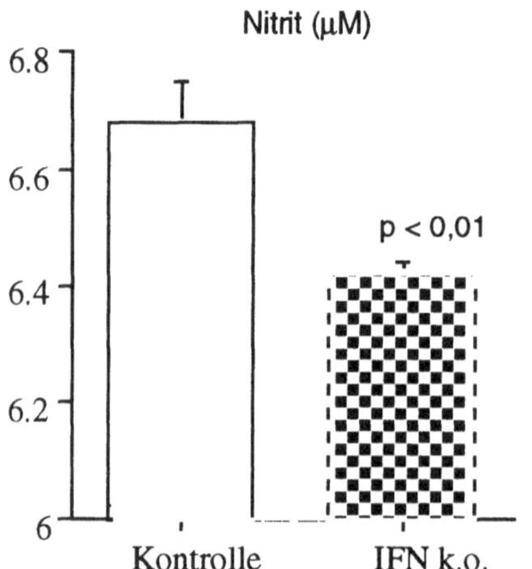

Abb. 3. Nitrit-Spiegel am 10. postoperativen Tag im Wundsekret von INF-γ knock out Mäusen und Wildtyp-Kontrolltieren (n = 10, p < 0,01, t-test)

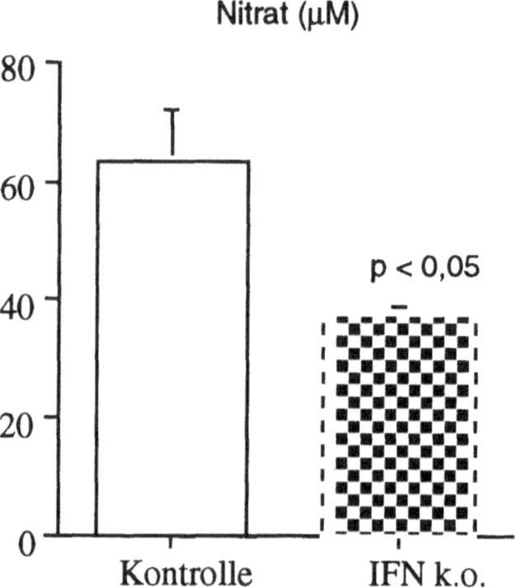

Abb. 4. Nitrat-Spiegel am 10. postoperativen Tag im Wundsekret von INF-γ knock out Mäusen und Wildtyp-Kontrolltieren (n = 10, p < 0,05, t-test)

Diskussion

Unsere Ergebnisse zeigen, daß sich die gestörte Heilung IFN-γ defizienter Mäuse in einer verminderten NO-Bildung in Wunden widerspiegelt. Dies untermauert die Hypothese, daß NO ein wichtiger Mediator bei der Wundheilung ist [4]. Exogen zugeführtes

IFN-γ führt in hoher Dosierung zu einer Hemmung der Heilung [5]. Andererseits scheint auch ein Mangel physiologischer IFN-γ Spiegel in unserem knock out-Modell zu einer Wundheilungsstörung zu führen. Dies ist möglicherweise auf eine reduzierte TNF-α Synthese zurückzuführen, die sekundär zu einer verminderten NO-Synthese und Heilungsstörung führt. Physiologische IFN-γ-Spiegel scheinen wichtig für eine normale Heilung zu sein.

Zusammenfassung

Hintergrund: Die Bedeutung des IFN-γ bei der in vivo Regulation des Stickstoffmonoxid (NO) während der Wundheilung ist nicht bekannt.

Methodik: Bei 10 IFN-γ knockout Mäusen und 10 Wildtyp-Kontrolltieren erfolgte eine dorsale Hautinzision, und PVA-Schwämmchen wurden subkutan implantiert. Nach 10 Tagen wurde der Hydroxyprolingehalt in den Schwämmchen bestimmt (Maß der reparativen Kollagenbildung) und Nitrit und Nitrat (Index der NO-Synthese) sowie TNF-α im Wundsekret untersucht.

Ergebnisse: Die reduzierte Kollagenablagerung (p < 0,05) in Wunden IFN-γ defizienter Mäuse spiegelte sich in verminderten Nitrit, Nitrat und TNF-α Spiegeln im Wundsekret wider (p < 0,05).

Schlußfolgerung: IFN-γ ist ein wichtiger Mediator bei der Wundheilung. Die Wirkung des IFN-γ ist möglicherweise über TNF-α und NO vermittelt.

Abstract

Background: The in vivo role of IFN-γ in the regulation of TNF-α and NO in wound healing is unknown.

Methods: 10 IFN-γ knockout mice and ten wild-type controls underwent a dorsal skin incision and PVA sponges were inserted s.c. After 10 days, the hydroxyproline content of sponges (OHP), an index of reparative collagen deposition, was determined. In wound fluid retrieved from sponges, TNF-α and nitrite and nitrate, an index of wound NO synthesis, were measured.

Results: Sponge OHP was significantly reduced in INF-γ knockout mice ($P < 0.05$). This was paralleled by decreased nitrite and nitrate levels and TNF-α in wound fluid ($P < 0.05$).

Conclusion: IFN-γ is a critical mediator in wound healing. The effect of IFN-γ on wound repair may be mediated through TNF-α and NO induction.

Literatur

1. Schäffer M, Efron PA, Thornton FJ, Klingel K, Gross SS, Barbul A (1997) Nitric oxide, an autokrine regulator of wound fibroblast synthetic function. J Immunol 158: 2375–2381
2. Frankova D, Zidek Z (1998) IFN-gamma-induced TNF-alpha is a prerequisite for in vitro production of nitric oxide generated in murine peritoneal macrophages by IFN-gamma. Eur J Immunol 28: 838–843
3. Woessner J (1961) The determination of hydroxyprolin in tissue and protein samples containing small proportions of this amino acid. Arch Biochem Biophys 93: 440–447

4. Schäffer M, Tantry U, Gross SS, Wasserkrug HL, Barbul A (1996) Nitric oxide regulates wound healing. J Surg Res 63: 237 – 240
5. Granstein RD, Murphy GF, Margolis RJ, Byrne MH, Amento EP (1987) Gamma-interferon inhibits collagen synthesis in vivo in the mouse. J Clin Invest 79: 1254 – 1258

Korrespondenzadresse: Dr. M. Schäffer, Chirurgische Klinik, Hoppe-Seyler-Straße 3, 72076 Tübingen, Telefon: 0 70 71/36 98 59, Fax: 0 70 71/36 98 59, e-mail: Mischaeff@aol.com

Die Bedeutung der MRT für Diagnostik und Therapie kindlicher epiphysärer Frakturen

The importance of MRI for diagnosis and therapy of epiphyseal fractures in children

M. Schädel-Höpfner[1], J. Iwinska-Zelder[2], N. Ishaque[2], L. Gotzen[1] und K. J. Klose[2]

[1] Klinik für Unfallchirurgie der Philipps-Universität Marburg
[2] Medizinisches Zentrum für Radiologie der Philipps-Universität Marburg

Einleitung

Bei 15 – 18% aller Frakturen im Kindesalter liegen Verletzungen der Epiphysenfuge vor. In 30% führen diese Verletzungen zu Wachstumsstörungen. Bei 2% der Wachstumsfugenfrakturen resultieren Funktionseinschränkungen [4, 6, 7]. Ursachen für Wachstumsstörungen können einerseits eine Steigerung oder Hemmung der Fugenfunktion und andererseits verbleibende Fehlstellungen der epiphysären Gelenkfläche sein. Um eine frühzeitige und adäquate Therapie der Frakturen vornehmen zu können, sind die vollständige Erfassung des Verletzungsmusters und die korrekte Klassifikation besonders wichtig.

Durch konventionelle Röntgenaufnahmen können epiphysäre Frakturen in vielen Fällen erkannt werden. Häufig wird aber das gesamte Verletzungsausmaß nur unvollständig abgebildet, über- oder unterschätzt. Die Computertomographie ermöglicht eine exakte Deskription auch komplexer Frakturen, ist aber wegen der Strahlenbelastung inbesondere für Kinder nachteilig. Die Magnetresonanztomographie verspricht dagegen eine Erfassung des Frakturausmaßes und möglicher Begleitverletzungen ohne unerwünschte Strahlenbelastungen [2, 5].

Patienten und Methode

In eine prospektive Studie wurden 36 konsekutive Patienten im Zeitraum vom 01.3.1997 bis 31.12.1998 eingeschlossen, bei denen anhand konventioneller Röntgenbilder Frakturen mit Beteiligung der Wachstumsfuge festgestellt oder vermutet worden waren. Es handelte sich um 11 Mädchen und 25 Jungen mit einem Durchschnittsalter von 13 Jahren (2 – 18). Häufigste Frakturlokalisationen waren der distale Unterschenkel (n = 21) und der distale Unterarm (n = 8). Andere Regionen wurden in sieben Fällen untersucht (proximaler und distaler Humerus, Ellenbogengelenk, Kniegelenk, proximale Tibia).

Zunächst erfolgte anhand der Röntgenbilder (Gelenk in zwei Ebenen) die Einteilung der Frakturen gemäß der Klassifikation von Salter und Harris [8]. Danach wurde bei allen Patienten innerhalb von drei Tagen nach dem Trauma eine Magnetresonanztomographie der verletzten Region mit einem 1.0 Tesla Magnetom Expert (Siemens) unter Verwendung einer Kniespule durchgeführt. Die Untersuchung erfolgte mit FLASH 2D T1-gewichteten Sequenzen (TR 360 – 480 msec, TE 12 msec, FA 30°) in koronarer, sagittaler und axialer Schnittführung und der fettsupprimierten TIR-Sequenz (TR 6200 msec, TE 60 msec, FA 180°) in koronarer Ebene. Die Schichtdicke betrug jeweils 2 mm. Die gesamte Untersuchung dauerte 20 bis 25 Minuten. Eine Sedierung der Kinder war in keinem Fall erforderlich.

Die Befunde der MRT wurden mit den radiologischen Befunden verglichen. Ermittelt wurde die Abweichung der MRT-Diagnose von der röntgenologischen Klassifikation. MRT-abhängige Änderungen des therapeutischen Procedere wurden eingeteilt in „major change" (Operation ja/nein) und „minor change" (Ruhigstellung ja/nein, Dauer der Ruhigstellung).

Ergebnisse

Änderung der Diagnose: In nur 12 von 36 Fällen wurde die röntgenologische Diagnose durch die MRT bestätigt. In den übrigen 24 Fällen (67%) mußte die Diagnose anhand der MRT geändert oder ergänzt werden. Im einzelnen erfolgte 9 × eine höhere bzw. 6 × eine niedrigere Klassifizierung gemäß der Einteilung von Salter und Harris sowie 6 × ein Frakturausschluß. In den übrigen 3 Fällen erlaubte die MRT den Ausschluß einer epiphysären Fraktur bzw. erst deren präzise Klassifikation. Bei 6 Patienten wurden durch die MRT therapierelevante Zusatzinformationen gewonnen (3 × Syndesmosenruptur, 1 × Diskusriß Typ Palmer 1D am Handgelenk, 2 × fibulare Bandläsion).

Änderung der Therapie: Bei der Hälfte (n = 18) der untersuchten Patienten beeinflußte die MRT das therapeutische Procedere. Ein „minor change" wurde in 8 Fällen definiert: 5 × Ruhigstellung wegen Frakturnachweises, 1 × Aufhebung der Ruhigstellung wegen Frakturausschlusses, 1 × Ausweitung des operativen Vorgehens und 1 × Wegfall von Verlaufskontrollen. Ein „major change" lag in 10 Fällen vor: Bei 5 Patienten wurde erst nach der MRT die Operationsindikation gestellt und bei weiteren fünf Patienten nach primärer Operationsindikation ein konservatives Vorgehen gewählt. Hinsichtlich der Lokalisation dominierte bei den Fällen mit „major change" die distale Tibia (n = 8) deutlich vor dem distalen Radius (n = 2).

Diskussion

Die Analyse von komplexen Frakturen durch Schnittbildverfahren gilt als diagnostischer Standard. Die Computertomographie eignet sich zwar zur exakten Frakturdeskription [1], ist aber wegen ihrer Strahlenbelastung insbesondere bei Kindern als bedenklich anzusehen. Die diesbezüglich unbedenkliche MRT dagegen erlaubte bei den von uns untersuchten Patienten eine genaue Darstellung der Frakturmorphologie.

Bemerkenswert ist, daß in 67% der von uns untersuchten Patienten die MRT zu einer Änderung der Frakturklassifikation führte. Hieraus kann übereinstimmend mit der Literatur [3, 7, 9] geschlußfolgert werden, daß konventionelle Röntgenbilder eine korrekte Diagnosestellung häufig nicht zulassen. Die Änderungen der Klassifikation hatten im untersuchten Kollektiv eine erhebliche therapeutische Relevanz. Dies wird durch die Tatsache belegt, daß bei der Hälfte der Patienten durch die MRT das Behandlungskonzept beeinflußt wurde, davon in zehn Fällen sogar erheblich.

Besonders wertvoll und indiziert erscheint die MRT bei Frakturen der distalen Tibiaepiphyse. Die hier wegen der exzentrisch fortschreitenden Fugenverknöcherung auftretenden Übergangsfrakturen sind diagnostisch und therapeutisch sehr anspruchsvoll. Die distale Tibiaepiphyse wurde deshalb in der vorliegenden Studie besonders häufig untersucht.

Ein weiterer wesentlicher Vorteil der MRT ist die Möglichkeit der Darstellung von Begleitverletzungen [7], die sich im eigenen Kollektiv in 17% fanden. Der Nachweis von Mikrofrakturen (bone bruise) ist nur durch die MRT möglich.

Zusammenfassend stellt die MRT nach unserer Auffassung bei kindlichen epiphysären Frakturen das diagnostische Schnittbildverfahren der Wahl dar und ist der Computertomographie durch die Möglichkeit der Darstellung von Begleitverletzungen bei fehlender Strahlenbelastung überlegen.

Zusammenfassung

Da die konventionelle Röntgendiagnostik eine ausreichende Beurteilung von kindlichen epiphysären Frakturen häufig nicht zuläßt, ist eine genauere Analyse durch Schnittbildverfahren empfehlenswert. In einer prospektiven Studie sollte ermittelt werden, ob durch den MRT-Befund eine Beeinflussung der Frakturklassifikation und des therapeutischen Vorgehens resultieren würde. Untersucht wurden 36 Patienten mit röntgenologisch festgestellter oder vermuteter wachstumsfugenbeteiligender Fraktur unterschiedlicher Lokalisation. Bei 67% der Patienten führte die MRT zu einer Änderung der Klassifikation. In der Hälfte der Fälle resultierte durch die MRT eine Änderung der Therapie. Dabei wurde in 8 Fällen aufgrund des MRT-Befundes die konservative Therapie der Fraktur modifiziert (minor change) und bei weiteren 10 Patienten anhand des MRT-Befundes die Indikationsstellung zur Operation geändert (major change). Zusätzlich zeigte die MRT in 6 Fällen relevante ligamentäre Verletzungen. Damit erlaubte die MRT eine genauere Klassifizierung kindlicher epiphysärer Frakturen und beeinflußte das therapeutische Vorgehen erheblich.

Abstract

Background: Epiphyseal fractures in children are often difficult to evaluate by plain radiography. In these cases a more detailed investigation is desirable.

Methods: Thirty-six patients who had obvious or suspected epiphyseal fractures on plain radiographs were prospectively examined by MRI.

Results: In 67%, MRI led to a change in fracture classification. In half of the cases, the therapy was altered due to MRI findings. We recorded eight cases with a modification of conservative fracture treatment (minor change). In ten cases, MRI findings caused a change in the indication for or against an operative treatment (major change). In addition, MRI revealed significant ligamentous lesions in six patients.

Conclusion: In conclusion, MRI not only provided an accurate evaluation and classification of epiphyseal fractures but also strongly influenced the therapeutic procedure.

456

Literatur

1. Feldman F, Singson RD, Rosenberg ZS, Berdon WE, Amodio J, Abramson SJ (1987) Distal tibial triplane fractures: diagnosis with CT. Radiology 164: 429 – 435
2. Iwinska-Zelder J, Schmidt S, Ishaque N, Hoppe M, Schmitt J, Klose KJ, Gotzen L (1999) Epiphysenfugenverletzung der distalen Tibia. Sinnvolle Mehrinformation durch die MRT? Radiologe 29: 25 – 29
3. Jaramillo D, Hoffer FA, Shapiro F, Rand F (1990) MR imaging of fractures of the growth plate. AJR Am J Roentgenol 155: 1261 – 1265
4. Mizuto T, Benson WM, Foster BK, Paterson DC, Morris LL (1987) Statistical analysis of the incidence of physeal injuries. J Pediatr Orthop 7: 518 – 523
5. Naranja RJ Jr, Gregg JR, Dormans JP, Drummond DS, Davidson RS, Hahn M (1997) Pediatric fracture without radiographic abnormality. Description and significance. Clin Orthop 342: 141 – 146
6. Ogden JA (1981) Injury to the growth mechanisms of the immature skeleton. Skeletal Radiol 6: 237 – 253
7. Rogers LF, Poznanski AK (1994) Imaging of epiphyseal injuries. Radiology 191: 297 – 308
8. Salter RB, Harris WR (1963) Injuries involving the epiphyseal plate. J Bone Joint Surg 45A: 587 – 622
9. Smith BG, Rand F, Jaramillo D, Shapiro F (1994) Early MR imaging of lower-extremity physeal fracture-separations: a preliminary report. J Pediatr Orthop 14: 526 – 533

Korrespondenzadresse: Dr. med. M. Schädel-Höpfner, Klinik für Unfallchirurgie, Philipps-Universität, Baldingerstraße, 35033 Marburg, Telefon: 0 64 21/2 86 62 16, Fax: 0 64 21/ 2 86 67 21, e-mail: schaedel@mailer.uni-marburg.de

Die Lebensqualität des alten Menschen nach coxaler Femurfraktur – Ergebnisse einer prospektiven Studie

Quality of life in elderly patients following hip fractures – results of a prospective evaluation

J. Raunest, R. Engelmann, M. Jonas und E. Derra

Abteilung für Allgemein- und Unfallchirurgie der Heinrich-Heine-Universität Düsseldorf

Einleitung

Die Inzidenz coxaler Femurfrakturen steigt mit zunehmendem Lebensalter exponentiell an und beträgt für 80jährige Frauen in Deutschland pro Jahr 1,3% [2]. Altenheimbewohner weisen mit einer jährlichen Inzidenz von 6 – 8% ein besonders hohes Risiko auf. In den letzten 25 Jahren hat sich die alterskorrigierte Rate coxaler Femurfrakuren verdoppelt [8]. In Folge der sich verändernden Altersstruktur ist in den nächsten Dekaden eine weitere Inzidenzzunahme zu erwarten.

Bedingt durch Verbesserungen in der Osteosynthesetechnik und der perioperativen Behandlung ist die Operation coxaler Femurfrakturen mit einer verhältnismäßig geringen Primärletalität von 6 – 10% behaftet [4], und die meisten Studien beschreiben günstige funktionelle Ergebnisse im Rahmen der stationären Erstbehandlung. Im Hinblick auf den weiteren Verlauf und die für den betagten Menschen verbleibende Lebensqualität liegen nur wenige Untersuchungen vor. In retrospektiven Studien wird die 1-Jahres-Letalität mit 30% geschätzt, womit sich ein Hinweis für eine einschneidende Verschlechterung des Gesundheitszustandes über die Dauer der stationären Behandlung hinaus ergibt [6].

In der vorliegenden prospektiven Studie wurde der Verlauf der medizinischen und sozialen Rehabilitation des alten Menschen nach operativ versorgter Hüftfraktur im Verlauf des ersten postoperativen Jahres analysiert, um Aufschluß über die Lebensqualität des Patienten zu gewinnen.

Patientengut und Methodik

Grundlage der Studie bildet eine konsekutive Serie von 278 Patienten mit einem Durchschnittsalter von 78,7 ± 6,2 Jahren, bei denen eine coxale Femurfraktur operativ behandelt wurde. Als Ausschlußkriterien waren definiert: Lebensalter zum Unfallzeitpunkt < 65 Jahre, pathologische Femurfraktur und Verletzung im Rahmen eines Polytraumas. Die Beurteilung der Lebensqualität und der sozialen Situation erfolgte nach Ablauf des ersten postoperativen Jahres auf der Grundlage des Functional Independence Measure (FIM) nach *de Langen* [5] sowie des Rehabilitationsscores (Reha-Score) nach *Harris* [3]. Die Hauptkriterien der angewandten Scores sind in Tabelle 1 aufgeführt. Die Qualität der physischen und sozialen Unabhängigkeit wurde mit der präoperativen medizinischen Disposition des Patienten sowie der Durchführung postoperativer Rehabilitationsmaßnahmen korreliert.

Tabelle 1. Kriterien der zugrundeliegenden Scorebeurteilungen

Rehabilitationsscore nach *Harris*	
Klinische Parameter	Schmerzen
	Kontrakturen/fixierte Fehlstellung
	Bewegungsumfang
Angewandte Funktion	Treppensteigen
	Anziehen
	Sitzen
	Beeinträchtigung des Gangbildes
	Fahren in öffentlichen Verkehrsmitteln
	Gehstrecke
	Verwendung von Gehhilfen

Functional Independence Measure (FIM) nach *de Langen*	
Selbstversorgung	Essen/Trinken
	Körperpflege
	Waschen/Baden
	Ankleiden
	Intimhygiene
Kontinenz	Blasenkontrolle
	Darmkontrolle
Transfer	Transfer Bett/(Roll-)Stuhl
	Transfer Toilettensitz
	Transfer Badewanne
Fortbewegung	Gehen/Rollstuhl
	Treppensteigen
Kommunikation	Verstehen
	Ausdruck
soziokognitive Fähigkeiten	soziales Verhalten
	Problemlösung
	Gedächtnis

Ergebnisse

Im Laufe des ersten postoperativen Jahres verstarben 76 Patienten, entsprechend einer Letalität von 27,3%. Die in dieser Rate enthaltene perioperative Letalität betrug 7,6%. Von den nachuntersuchten 202 Patienten befanden sich 137 (67,8%) in einem Alten- bzw. Pflegeheim; 65 Patienten (32,2%) lebten in ihrer eigenen Wohnung. Demgegenüber waren vor dem Unfall 167 Patienten (60,1%) in der Lage, ihren eigenen Haushalt zu führen und nur 39 Patienten (14,0%) waren auf eine Heimversorgung angewiesen.

Eine Evaluierung des funktionellen Ergebnisses auf dem Boden der Rehabilitationskriterien nach *Harris* ergibt am Entlassungstag einen mittleren Score von 51,5 ± 5,7 Punkten, nach Ablauf des ersten postoperativen Jahres von 73,9 ± 8,5 Punkten bei einem Scoremaximum von 100 Punkten. Der durch eigen- und fremdanamnestische Angaben errechnete präoperative Score betrug 76,5 ± 4,8 Punkte. Diese Daten belegen, daß der präoperative Ausgangszustand in bezug auf die Gelenkfunktion weitgehend wiederhergestellt werden konnte.

Eine Analyse der physischen Unabhängigkeit und soziokognitiver Fähigkeiten nach dem Functional Independence Measure (FIM) ergab, daß nach einem postoperativen 1-Jahres Intervall lediglich 19,3% der Patienten nicht hilfebedürftig waren (FIM: 75 – 100%); bei

Tabelle 2. Einflußgrößen auf das postoperative Rehabilitationsergebnis – Resultate der univariaten Analyse

Einflußvariablen		Reha-Score	FIM	Signifikanz	
Alter	< Durchschnitt	81,3	76,4		
	≥ Durchschnitt	68,1	59,1	p < 0,01	p < 0,01
Operation	Belastungsstabilität	83,2	72,1		
	Übungsstabilität	71,5	59,6	p < 0,01	p < 0,01
Komplikationen	periop. Komplik.	69,3	65,3		
	ohne Komplik.	75,1	67,9	p < 0,05	n. s.
Vorerkrankungen	< 3 Erkrankungen	82,9	77,3		
	≥ 3 Erkrankungen	66,3	62,9	p < 0,01	p < 0,05
Rehabilitation	postop. Reha.-Klinik	78,3	71,6		
	keine stationäre Reha.	70,2	62,1	p < 0,05	0 < 0,01

39,2% bestand eine deutliche Beeinträchtigung (FIM: 50 – 74%), während 41,5% der Patienten im Alltagsleben hilfe- bzw. pflegebedürftig waren. Eine dem präoperativen Status entsprechende Wiederherstellung war bei 41,5% der Patienten festzustellen.

Eine univariate Analyse ergibt, daß ungünstige funktionelle Ergebnisse und ein Verlust der physischen bzw. sozialen Unabhängigkeit mit folgenden Faktoren assoziiert ist (Tabelle 2): hohes Lebensalter (p < 0,01), Multimorbidität (p < 0,01), primär nicht belastungsstabile Osteosyntheseverfahren (p < 0,01) und Auftreten perioperativer systemischer Komplikationen (p < 0,05). Die poststationäre Nachbehandlung in einer Rehabilitationseinrichtung konnte nachweislich in bezug auf die funktionelle Unabhängigkeit eine signifikante Verbesserung erreichen (p < 0,05 bzw. p < 0,01).

Diskussion

Die Ergebnisse der vorliegenden Studie belegen über die klinische Versorgung hinaus die Problematik coxaler Femurfrakturen im hohen Lebensalter und bestätigen, daß ein derartiges Unfallereignis für die Mehrzahl der Patienten mit einer richtunggebenden Beeinträchtigung ihrer Unabhängigkeit verbunden ist. Basierend auf einer Untersuchung der Yale Universität über den funktionellen Status vor und 6 Monate nach Operation einer coxalen Femurfraktur bei 120 Patienten ergeben sich vergleichbar ungünstige Resultate: die Fähigkeit der Patienten, sich ohne pflegerische Hilfe anzuziehen, sank von 86% auf 49%, die Möglichkeit, allein aus dem Bett aufzustehen reduzierte sich von 90% auf 32%, und nur 15% der Verletzten waren in der Lage, ohne Hilfsmittel sicher zu gehen [1].

Diese ungünstigen Resultate sind auf dem Hintergrund des besonderen Risikoprofils der Patienten zu sehen. In umfangreichen epidemiologischen Untersuchungen konnten folgende Parameter als signifikante Risikofaktoren des alten Menschen für Stürze bzw. coxale Femurfrakturen isoliert werden: Gebrauch von Sedativa, Verschlechterung kognitiver Fähigkeiten, neurologische Erkrankungen, insbes. Gleichgewichtsstörungen und M. Parkinson, antikonvulsive Therapie und Sehstörungen [7, 8, 9]. Hiermit stellt die Gruppe der Risikopatienten für eine coxale Femurfraktur ein hochselektiertes Subkollektiv aus der Gesamtpopulation dar, das sich bereits vor dem Unfallereignis im Randbereich der Kompensation zum Erhalt seiner funktionellen Unabhängigkeit befindet. Es bedarf damit nur noch einer geringgradigen Befundverschlechterung, um den Zustand der Pflegebedürftigkeit zu erreichen.

In Anbetracht der therapeutisch nicht beeinflußbaren Grunddisposition des Patienten stehen im Gesamttherapiekonzept nur wenige Möglichkeiten zur Optimierung des Langzeitergebnisses zur Verfügung: der günstige Einfluß einer Rehabilitationsbehandlung konnte durch die vorliegenden Studienergebnisse in Teilaspekten belegt werden. Bei der Interpretation dieser Daten ist zu berücksichtigen, daß die Nachbehandlung in einer stationären Rehabilitationseinrichtung überwiegend den funktionell ungünstigen Behandlungsverläufen vorbehalten war, so daß sich eine Negativselektion ergibt. Die Entwicklung primär belastungsstabiler Osteosyntheseverfahren hat offensichtlich eine große Bedeutung für den Rehabilitationsverlauf. Schließlich ist ein unkomplizierter perioperativer Verlauf mit einem günstigeren Endergebnis verbunden, so daß den erhöhten Risiken des alten Patienten im Umfeld der Operation eine besondere Beachtung zu schenken ist.

Zusammenfassung

Ziel der vorliegenden prospektiven Studie ist eine Analyse der medizinischen und sozialen Rehabilitation des alten Menschen nach operativer Behandlung einer coxalen Femurfraktur.

Patientengut und Methodik: Eine konsekutive Serie von 278 Patienten (Durchschnittsalter: 78,7 ± 6,2 Jahre) mit einer operativ versorgten coxalen Femurfraktur wurde in einem postoperativen Intervall von 1 Jahr beobachtet. Die Beurteilung der medizinischen und sozialen Reintegration gründete sich auf die Scorekriterien nach *Harris* sowie den *Functional Independence Measure* (FIM).

Ergebnisse: Im perioperativen Verlauf verstarben 21 Patienten (7,6%); die 1-Jahres-Letalität betrug 27,3%. Von den nachuntersuchten 202 Patienten befanden sich 137 in einem Alten- oder Pflegeheim; 65 lebten in ihrer eigenen Wohnung. Vor dem Unfallereignis führten noch 167 Patienten einen eigenen Haushalt. Eine funktionelle Beurteilung nach dem *Harris*-Score (Maximum: 100 Punkte) ergibt am Tage aus der stationären Entlassung bzw. nach Ablauf des 1. postop. Jahres ein Mittel von 51,5 ± 5,7 bzw. 73,9 ± 8,5 Punkten, womit der präoperative Ausgangsstatus von 76,5 ± 4,8 Punkten weitgehend erreicht wurde. Nach dem FIM erreichten lediglich 41,5% der Patienten ihre vor dem Unfall bestehende funktionelle Unabhängigkeit. Die ungünstigen Ergebnisse sind mit folgenden Einflußgrößen assoziiert: präexistente Multimorbidität (≥ 3 Vorerkrankungen), Auftreten perioperativer Komplikationen und nicht belastungsstabile Osteosyntheseverfahren (p < 0,05 bzw. p < 0,01). Patienten, die nach der Akutversorgung in eine Rehabilitationsklinik verlegt wurden, erreichen in beiden Beurteilungssystemen ein signifikant besseres Ergebnis (p < 0,05 bzw. 0,01).

Schlußfolgerung: Trotz aller Fortschritte in der operativen Behandlung coxaler Femurfrakturen muß die medizinische und soziale Rehabilitation des alten Menschen als unzureichend bezeichnet werden. Neben einer belastungsstabilen und komplikationsarmen operativen Versorgung kommt der stationären Rehabilitationsmaßnahme eine große Bedeutung für das postoperative Ergebnis zu.

Abstract

In a prospective clinical study, the quality of functional and social reintegration following surgical treatment of hip fractures was analyzed with regard to the morbidity of elderly patients.

Methods: A consecutive series of 278 patients operated for a hip fracture (mean age at operation: 78.7 ± 6.2 years) was observed prospectively in a follow-up period of 1 year. The quality of social reintegration and the degree of functional impairment was assessed according to the rehabilitation index of *Harris* and the functional independence measure of *de Langen.*

Results: During the perioperative period 7.6% of the patients died. The mortality during the first postoperative year was 27.3%. At follow-up, 137 of 202 patients lived in a nursing home, only 65 patients were able to perform daily activities without medical or nursing support. Assessment of functional performance according to the criteria of the rehabilitation index resulted in a preoperative score of 76.5 ± 4.8, a minimum score of 51.5 ± 5.7 at the day of hospital discharge and a follow-up score of 73.9 ± 8.5, representing a good functional restoration. In the functional independence measure, only 41.5% of patients reached the preoperative degree of independence at 1 year follow-up. Multimorbidity and occurrence of perioperative complications were associated with poor results. The operative method of internal fracture stabilization and postoperative clinical rehabilitation had a significant influence concerning the functional result and the degree of independence.

Conclusion: In spite of advances in operative techniques and perioperative management the results in the treatment of hip fractures in elderly patients are not satisfying. To maintain functional and social independence rehabilitation treatment seems to be of utmost importance.

Literatur

1. Cooney LM, Maratolli RA (1993) Functional decline following hip fracture. In: Christiansen et al (eds) Osteoporosis. 4th International symposium on osteoporosis and consensus development conference. Hong Kong Proceedings 480–481
2. Cöster A, Haberkamp M, Allolio B (1994) Inzidenz von Schenkelhalsfrakturen in der Bundesrepublik Deutschland im internationalen Vergleich. Sozial Präventivmed 39: 287–292
3. Harris WH (1962) Traumatic arthritis of the hip after dislocation and acetabular fracture treatment by mold arthroplasty. J Bone Joint Surg 44-Br: 737
4. Kulka C, Heinz T, Gäbler C (1995) Akutversorgung hüftgelenknaher Frakturen beim geriatrischen Patienten. Wien klin Wochenschr 7: 5
5. de Langen EG (1995) Messung der funktionellen Selbständigkeit in der Rehabilitation mit dem FIM. Rehabilitation 34: 31
6. Lu-Yao GL, Baron JA, Berrett JA, Fisher ES (1994) Treatment and survival among elderly Americans with hip fractures: A population-based study. AM J Public Health 84: 1287–1291
7. Poor G, Atkinson EJ, O'Fallon M, Melton J (1995) Predictors of hip fractures in ederly men. J Bone Miner Res 10: 1900–1907
8. Runge M, Schacht E (1999) Proximale Femurfrakturen im Alter: Pathogenese, Folgen, Interventionen. Rehabilitation 38: 160–169
9. Tinetti ME, Speechley M, Ginter SF (1988) Risk factors for falls among elderly persons living in the community. New Engl J Med 319: 1701–1707

Korrespondenzadresse: Prof. Dr. med. J. Raunest, Abteilung für Allgemein- und Unfallchirurgie der Heinrich-Heine-Universität Düsseldorf, Moorenstr. 5, 40225 Düsseldorf

Der Einfluß anthropometrischer Größen auf die peroneale Reaktion

The influence of anthropometric data on peroneal reaction

K. Lipke[1], M. Tannheimer[1], S. Benesch[1], H. Gerngroß[1], L. Claes[2] und R. Schmidt[1]

[1] Bundeswehrkrankenhaus Ulm, Abteilung Chirurgie
[2] Universität Ulm, Abteilung Unfallchirurgische Forschung und Biomechanik

Einleitung

Die Läsion des Kapsel-Band-Apparates am oberen Sprunggelenk ist eine der häufigsten Sportverletzungen [1]. Unabhängig von der durchgeführten Primärtherapie klagen bis zu 40 von 100 Patienten nach akutem Umknicktrauma über eine andauernde Instabilität [2]. Diese muß hinsichtlich ihrer Ursache differenziert betrachtet werden. Neben der mechanischen Komponente hat die funktionelle vor allem in den vergangenen Jahren immer mehr an Bedeutung gewonnen. Pathophysiologisch liegt der mechanischen Instabilität ein mangelhafter ligamentärer Zusammenhalt des Sprunggelenkkomplexes zu Grunde. Die funktionelle Komponente hingegen wird durch einen Defekt im neuromuskulären Regelkreis des Sprunggelenkes verursacht [3]. Zur Beurteilung des propriozeptiven Defizites ist die peroneale Reaktionszeit (PRT) ein allgemein anerkannter Parameter. Die Ergebnisse bisheriger Studien divergieren jedoch erheblich: Löfvenberg [4] fand für den M. peroneus longus eine PRT von 49 ms, Fritschy [5] ermittelte Reaktionszeiten von 100 ms in einem gesunden Probandenkollektiv. Unklar war bisher, ob diese Unterschiede durch den Einfluss anthropometrischer oder extrinsischer Störgrößen verursacht werden können. In der vorliegenden Studie wurde diese Frage geklärt.

Methodik

In einer experimentellen Studie wurden 120 freiwillige männliche Probanden untersucht (Tabelle 1). Ausschlusskriterien zur Teilnahme an der Studie waren vorangegangene Umknicktraumata in den letzten zwölf Monaten, frühere Verletzungen oder Operationen an der unteren Extremität sowie neuromuskuläre Erkrankungen, Stoffwechselkrankheiten oder Beeinträchtigungen des Vestibularorgans. Als dominantes Bein wurde das Sprung-

Tabelle 1. Anthropometrische Daten des Studienkollektives; angegeben sind Median, Interquartilrange (IQR), Mittelwert und einfache Standardabweichung (Std.)

	Median	IQR ($Q_1 - Q_3$)	Mittelwert	±Std.
Alter [Jahre]	23	14	28,8	12,2
Größe [cm]	180	9	180,6	7,2
Gewicht [kg]	77	14,5	79,7	11,4
BMI [$kg \cdot m^{-2}$]	24	4,1	24,4	3,1

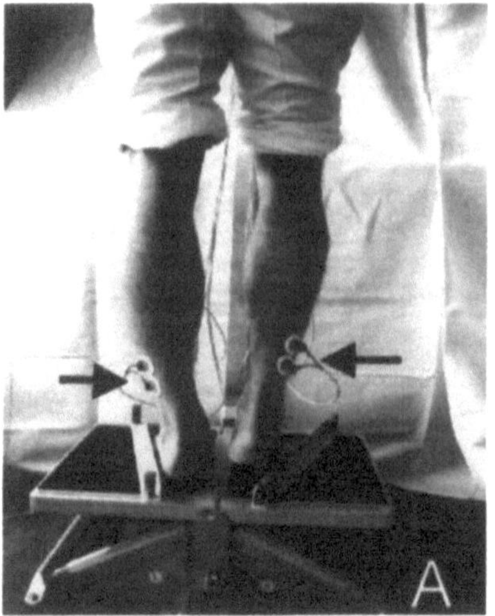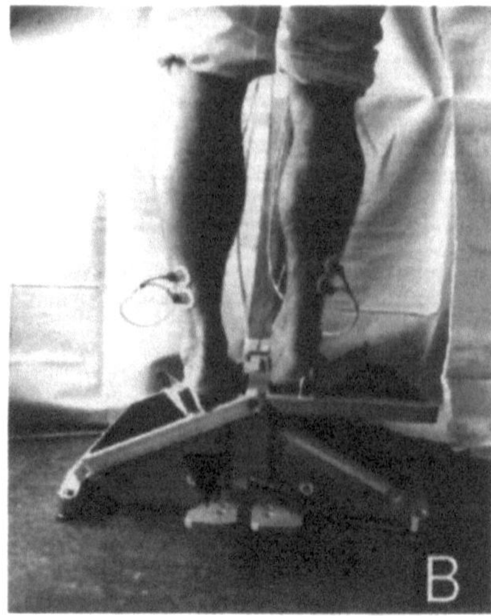

Abb. 1 A, B. Kippplattform mit Versuchsperson. Zu erkennen sind die Oberflächenelektroden am M. peroneus brevis (→). Das Abkippen konnte für den Probanden nicht sichtbar ausgelöst werden (▶). A Vor dem Abkippvorgang, B Nach dem Abkippvorgang

bein definiert. Auf einer neu entwickelten Kippplattform wurde eine elektromyographische Messung der Muskelaktivität der Peronealmuskeln auf einen standardisierten Umknickreiz durchgeführt. Die Kippplattform war so konstruiert, daß ein beidseitiges Abkippen mit einer Winkeländerung von 30° möglich war (Abb. 1). Der Abkippvorgang konnte für den Studienteilnehmer nicht sichtbar mittels eines Fußschalters ausgelöst werden. Die Kippbewegung wurde durch zwei Potentiometer in der Längsachse, das Auslösen des Abkippvorgangs durch ein Triggersignal angezeigt. Die Aufzeichnung der muskulären Reaktion erfolgte elektromyographisch (Noraxon®, USA). Die Potentialänderungen wurden mit Oberflächenelektroden (Typ P-00-S, Medicotest®, Deutschland) abgeleitet. Diese wurden über dem prominenten Muskelbauch der Mm. peronei longus (PL) et brevis (PB) appliziert. Die Auswertung der Daten erfolgte mit einem Computeralgorithmus, wobei als PRT die Zeit zwischen dem Beginn des Kippvorgangs und dem Einsetzen der muskulären Reaktion definiert wurde. Als Schwellwert wurde die zweifache Standardabweichung der in den ersten 30 ms der Messung ermittelten Ruhemuskelaktivität festgelegt. Bei allen Probanden erfolgten jeweils acht Messungen an beiden Beinen. Bei 50 Probanden wurde zusätzlich die PRT nach einer 10-minütigen Aufwärmphase auf dem Laufbandergometer gemessen. Die Belastung war individuell durch eine maximale Herzfrequenz von 130 Schlägen · min^{-1} vorgegeben.

In der statistischen Analyse des Seitenvergleiches und im Vergleich des Aufwärmzustandes wurde der Wilcoxon-Test, in der Auswertung des Einflusses von Größe, Gewicht und Alter der Spearman-Test und eine Regressionsanalyse angewandt. Aus den Parametern Größe und Gewicht wurde der BodyMassIndex [kg · m^{-2}] bestimmt und eine Kategorisierung in 4 Gruppen durchgeführt: Normbereich 20 – 24,9 kg · m^{-2}, Adipositas Grad 1 bis 29,9 kg · m^{-2}, Adipositas Grad 2 bis 39,9 kg · m^{-2} und Adipositas Grad 3 ab 40 kg · m^{-2}.

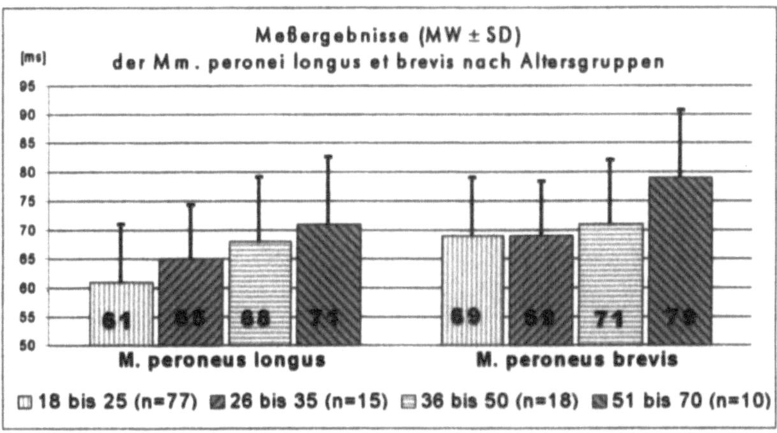

Abb. 2. Die Reaktionszeiten der Mm. peronei longus et brevis aufgeteilt nach vier Altersgruppen. Gruppe A: 18 bis 25 Jahre, Gruppe B: 26 bis 35 Jahre, Gruppe C: 36 bis 50 Jahre, Gruppe D: 51 bis 70 Jahre

Der Einfluss des BMI wurde mittels des Kruskal-Wallis-Test auf Signifikanz geprüft. Das Signifikanzniveau lag bei 0,05.

Ergebnisse

Die Ergebnisse der statistischen Auswertung zeigten, daß kein signifikanter Seitenunterschied im Links-Rechts-Vergleich nachzuweisen war (PL: $p = 0,14$; PB: $p = 0,07$). Die PRT lag im Gesamtkollektiv für den PL im Mittel bei 64,1 ms ($\pm 11,0$) und für den PB bei 70,5 ms ($\pm 9,6$). Der Vergleich der PRT bei zwei verschiedenen Aufwärmzuständen zeigte ebenfalls keinen signifikanten Unterschied. Gleiches gilt auch für die anthropometrischen Größen Gewicht, Körpergröße und BMI. Lediglich die Analyse des Einflusses des Alters auf die PRT zeigte eine signifikante Korrelation: mit zunehmenden Alter verlängerte sich die PRT signifikant (PL: $p < 0,0001$, $r = 0,36$; PB: $p = 0,004$, $r = 0,23$). Die folgende Alterseinteilung in 4 Altersgruppen A bis D bestätigte die Ergebnisse und zeigte eine Zunahme der Reaktionszeit im Vergleich der Gruppe A zu Gruppe D von 10 ms (Abb. 2).

Diskussion

Die chronische Instabilität hat seit der Arbeit von Freeman im Jahre 1965 [3] zunehmend an Beachtung gewonnen. Zahlreiche Studien haben sich mit der PRT als Diagnostikum der funktionellen Instabilität befaßt [4–9]. Konnte die Reliabilität bereits von Benesch [10], Hopper [9] und Lynch [8] nachgewiesen werden, so findet man nur bezüglich der Beindominanz [7–9] oder einer geschlechtsspezifischen Auswirkung [7, 9] einige Studien.

Die Ergebnisse der eigenen Studie zeigen, daß der objektive und reliable Parameter PRT stabil gegen extrinsische und anthropometrische Störgrößen ist. Jedoch muß auf der Basis der neu gewonnenen Erkenntnisse zwingend die PRT altersdifferenziert beurteilt werden. Diese Erkenntnisse können außerdem dazu beitragen, die Divergenzen verschiedener Studien [1, 4, 6, 7] hinsichtlich ihrer Ergebnisse zu erklären.

Zusammenfassung

Die chronische Instabilität des Sprunggelenkkomplexes stellt einen ernstzunehmenden Residualzustand nach akutem Supinationstrauma dar. Sie ist einerseits durch mangelhaften ligamentären Zusammenhalt, andererseits durch Defizite im neuromuskulären System begründet. Ein anerkannter Parameter zur Beurteilung des propriozeptiven Defizites ist die Peroneale Reaktionszeit (PRT). In einer experimentellen Studie mit 120 Probanden wurde der Einfluss anthropometrischer Größen auf die peroneale Reaktionszeit (PRT) untersucht. Die Studienteilnehmer wurden einer raschen Winkeländerung auf einer Kippplattform ausgesetzt. Die muskuläre Reaktion der Peronealmuskeln wurde anschließend elektromyographisch analysiert. Die Ergebnisse zeigen, daß der objektive Parameter PRT gegen extrinsische und intrinsische Einflussgrößen weitgehend stabil ist. Jedoch zeigt die vorliegende Studie eine mit zunehmendem Alter signifikante Verlängerung der PRT. Daraus ergibt sich zwingend für zukünftige Studien und für die klinische Anwendung eine altersdifferenzierte Betrachtung der PRT.

Abstract

Background: Chronic functional instability is a serious after-effect of acute ankle sprain. Reasons may be a weak ligamentous complex and deficits in the proprioceptive system. Other studies have shown that peroneal reaction time (PRT) is a method to quantify proprioceptive performance.

Methods: To test the influence of anthropometric data on PRT, an experimental study with 120 healthy volunteers was performed. Surface electrodes recorded the activity of the peroneal muscles after a sudden inversion on a tilting platform.

Results: It was found that PRT is not influenced by extrinsic or anthropometric data. However, the results prove significant slackening PRT with increasing age.

Conclusion: Therefore, the patient's age has to be considered when judging PRT.

Literatur

1. Fritschy D, Junet C, Bonvin JC (1987) Funktionelle Behandlung von Außenbandläsionen am oberen Sprunggelenk. J Traumatol Sport: 131–136
2. Verhagen RA, de Keizer G, van Dijk CN (1995) Long-term follow-up of inversion trauma of the ankle. Arch Orthop Trauma Surg 114: 92–96
3. Freeman MAR, Dean MR, Hanham IW (1965) The etiology and prevention of functional instability of the foot. J Bone Joint Surg Br 47: 678–685
4. Löfvenberg R, Kärrholm J, Sundelin G, Ahlgren O (1995) Prolonged reaction time in patients with chronic lateral instability of the ankle. Am J Sports Med 23: 414–417
5. Fritschy D, de Reynier JC, Blanc Y (1988) Plastie ligamentaire pour instabilité chronique externe de la chaville. Int Orthop 12: 239–247
6. Konradsen L, Bohsen Ravn J (1991) Prolonged peroneal reaction time in ankle instability. Int J Sports Med 13: 290–292
7. Karlsson J, Andreasson GO (1992) The effect of external ankle support in chronic lateral ankle joint instability. An electromyographic study. Am J Sports Med 20: 257–261

8. Lynch SA, Eklund U, Gottlieb D, Renstrom PAFH, Beynnon B (1996) Electromyographic latency changes in the ankle musculature during inversion moments. Am J Sports Med 24: 362 – 369
9. Hopper D, Allison G, Fernandes N, O'Sullivan L, Wharton A (1998) Reliability of the peroneal latency in normal ankles. Clin Orthop: 159 – 165
10. Benesch S, Pütz W, Rosenbaum D, Becker HP (2000) Reliability of Peroneal Reaction Time Measurements. Clin Biomech 15: 21 – 28

Korrespondenzadresse: cand. med. K. Lipke, Bundeswehrkrankenhaus Ulm, Abteilung Chirurgie, Oberer Eselsberg 40, 89081 Ulm, Telefon: (07 31) 1 71-20 21, Fax: (07 31) 55 31 00, e-mail: mail@klaus-lipke.de

Lokale Laktat- und Histaminveränderungen im Dünndarm im hämorrhagischen Schock: Eine tierexperimentelle Studie mittels Mikrodialyse am Schwein

Local lactate and histamine changes in small bowel circulation measured by microdialysis in pig hemorrhagic shock

D. Rixen[1], M. Raum[1], H. Goller[1], S. Heß[2], B. Holzgraefe[3], L. Tuomisto[4], E. Neugebauer[2] und AG Schock & Trauma[5]

[1] Chirurgische Abteilung
[2] Biochemische & Experimentelle Abteilung, II. Chirurgischer Lehrstuhl der Universität zu Köln
[3] Klinik für Anästhesie, Intensivmedizin und Schmerztherapie, BG Bergmannsheil, Bochum
[4] Abteilung für Pharmakologie & Toxikologie, Universität Kuopio, Kuopio, Finnland
[5] M. Afifi, A. Elbers, Z. X. Fu, H. J. Goller, S. Heß, B. Holzgraefe, T. Kall, B. Klosterhalfen, L. Muys, M. Nagelschmidt, E. Neugebauer, D. Raum, M. Raum, D. Rixen, U. Schäfer, G. Schmidt, M. Tryba, H. Wiebe und M. Zenz

Einleitung

Der hämorrhagische Schock geht mit einer inadäquaten Organperfusion und ischämisch-metabolischen Insuffizienz einher. Dieses führt zu einer Abnahme des zellulären Sauerstoffangebots, einem Anstieg der metabolischen Säuren und zu irreversiblen strukturellen Zellschäden. Als Indikatoren einer solchen Dekompensation werden metabolische Produkte (z. B. Laktat) und die Mediatorfreisetzung (z. B. Histamin) genannt [5, 6].

Die Messung *systemischer* Laktatspiegel stellt eine anerkannte Methode zur Beurteilung des Ausmaß eines Blutungsschocks dar [6, 7]. Obwohl nur wenige Studien zur Verfügung stehen, zeigt sich auch eine systemische Freisetzung von Histamin während einer Hämorrhagie oder eines Traumas [1, 3 – 5]. Die Erfassung systemischer Spiegel läßt jedoch keine Rückschlüsse auf *lokale* Laktat- oder Histamin-Veränderungen einzelner Organe zu.

Der Dünndarm wird als wichtiges Schockorgan angesehen („bakterielle Translokation"). So wurde die *Hypothese* formuliert, daß neben dem systemischen Anstieg von Laktat und Histamin im hämorrhagischen Schock auch ein lokaler Anstieg im Dünndarm stattfindet. Daher war es das Ziel der Studie, die lokale Produktion von Laktat und Histamin mittels Mikrodialyse im Dünndarm zu messen, mit den Plasmaspiegeln zu vergleichen und mit dem Ausmaß des Schockgeschehens zu korrelieren.

Methodik

In einer randomisierten Studie wurden 38 Schweine 5 verschiedenen Gruppen mit steigendem Ausmaß eines Blutungsschocks zugeteilt. Das Schockausmaß wurde mit Hilfe des systemischen Sauerstoffdefizits festgelegt (*Gruppe I*: 30 – 50, *Gruppe II*: 50 – 80, *Gruppe III*: 80 – 100, *Gruppe IV*: 100 – 120, *Gruppe V*: > 120 ml/kg). Dieses kumulative Sauerstoffdefizit wurde errechnet durch Addition der Differenzen zwischen minütlich gemessenem Sauerstoffverbrauch (VO$_2$) während der Hämorrhagie und dem Kontroll-VO$_2$ des stabilen „steady-state"-Zustands des jeweiligen Tieres [2, 6].

So wurden die Tiere nach einer „steady state"-Phase unter Narkose (Lachgas/ Ethomidat/ Fentanyl) über 60 Minuten in einen hämorrhagischen Schock überführt, anschließend wieder retransfundiert, stabilisiert und für weitere 140 Minuten unter Narkose gehalten. Es schloß sich danach ein 3-tägiger Beobachtungszeitraum an.

Neben der systemischen Messung von Laktat und Histamin wurden 3 Mikrodialyse-Sonden in die Darmwand des terminalen Ileums in subseröser, submuköser und intraluminaler Position eingebracht, alle 30 Minuten Proben bis zur 210. Minute entnommen und im Dialysat Laktat mittels Photometrie und Histamin mittels HPLC bestimmt. Die korrekte Plazierung der Mikrodialyse-Sonden wurde nach Autopsie durch histologische Untersuchung verifiziert.

Die Dünndarm Tonometrie (intestinaler pH: pH$_i$) wurde als Referenzverfahren ebenfalls durchgeführt.

Die statistische Analyse erfolgte mittels „analysis of variance" (ANOVA) und der posthoc Scheffe-Korrektur. Ein p-Wert kleiner 0,05 galt als signifikant.

Ergebnisse

Das Sauerstoffdefizit nahm während der 60-minütigen Hämorrhagie kontinuierlich zu und zeigte ein signifikantes Verhältnis zur Letalität (logistische Regression; p = 0,005). Als Referenzverfahren sank der pH$_i$ signifikant von 7,85 ± 0,15 (0 Min.) auf 6,98 ± 0,25 (60 Min.) ab. Nach Retransfusion und Stabilisierung kehrte der pH$_i$ auf Werte von 7,40 ± 0,27 (90 Min.) zurück.

Während der 60-min. Hämorrhagie zeigte sich ein signifikanter Anstieg des systemischen Laktats mit guter Korrelation zur Schockintensität. Parallel dazu stieg der lokale Laktatspiegel in der subserösen und submukösen Probe von 1,2 ± 0,36 bzw. 1,18 ± 0,34 auf 2,57 ± 0,94 bzw. 2,96 ± 1,69 mmol/l an. Die höchsten Laktat-Werte (> 3,5 mmol/l) wurden in der 90. und 120. Minute beobachtet. Ein signifikanter Laktatanstieg zeigte sich in der submukösen Probe nach 60, 90, 120 und 150 Minuten in der Gruppe mit der höchsten Schockintensität. Während sich die subserösen und submukösen Laktatwerte kaum unterschieden, zeigten sich die intraluminalen Laktatwerte signifikant vermindert mit einem Laktat von 0,27 ± 0,14 mmol/l in der 0. Minute und höchsten Werten von 2,45 ± 2,84 mmol/l in der 120. Minute.

Während in den systemischen Histamin-Messungen adäquate Veränderungen darstellbar waren, zeigten die lokalen Histamin-Messungen keine relevanten Veränderungen während der Hämorrhagie. Nach Abschluß der manuellen Manipulation des Darms sanken die Histamin-Spiegel ab und zeigten keine Korrelation zum Ausmaß des Schockgeschehens.

Diskussion

In Übereinstimmung mit der Literatur [1, 3 – 7] führte der hämorrhagische Schock zu einem Anstieg der *systemischen* Laktat- und Histaminspiegel. In dieser Studie wurde ein signifikantes Verhältnis zwischen Sauerstoffdefizit und Laktat in Korrelations- und Regressionsstatistiken gefunden.

Das Verfahren der Mikrodialyse erlaubt die Messung *lokaler* Laktat- und Histaminveränderungen im Dünndarm. Während der Hämorrhagie stieg der lokale Laktatspiegel im

Dünndarm als Ausdruck der verminderten Organperfusion und Umstieg auf den anaeroben Metabolismus an. Die submukösen Laktatspiegel im Darm zeigen eine besonders gute Korrelation zum Schockausmaß.

Lokale Veränderungen des Histamin-Spiegels im hämorrhagischen Schock konnten in dieser Studie nicht nachgewiesen werden. Eine Erklärung könnte die hohe Histaminfreisetzung durch die Sondenplazierung (mechanische Manipulation) vor der Hämorrhagie sein, die zu einer „Erschöpfung" der Mastzellen führte und eine Histaminfreisetzung während der Hämorrhagie verhinderte. So ist es zwar möglich eine lokale Histaminfreisetzung im Dünndarm mittels Mikrodialyse zu messen, doch sollten künftige Studien eine ausgedehntere „Erholungs-Phase" der mechanisch manipulierten Mastzellen berücksichtigen.

Zusammenfassung

Hintergrund: Der hämorrhagische Schock führt zur inadäquaten Organperfusion und Störung der Mikrozirkulation. Das Plasma-Laktat (L) ist ein anerkannter Parameter zur Beurteilung des Ausmaßes des systemischen Sauerstoffdefizits (SD), läßt jedoch keine Rückschlüsse auf lokale Veränderungen einzelner Organe zu. Somit war es das Ziel der Studie, die lokalen Veränderungen von L und Histamin (H) im Dünndarm zu messen, mit den systemischen Plasmaspiegeln zu vergleichen und mit dem Ausmaß des Schockgeschehens zu korrelieren.

Methodik: In einer randomisierten Studie wurden 38 Schweine 5 verschiedenen Gruppen mit steigendem SD (< 50 bis > 120 ml/kg) zugeteilt. Nach einer „steady state"-Phase unter Narkose wurden die Tiere über 60 Minuten in einen hämorrhagischen Schock überführt. Anschließend erfolgte eine Retransfusion, Stabilisierung für weitere 140 Minuten unter Narkose und Beobachtung für 3 Tage. Neben der systemischen Messung von L und H wurden 3 Mikrodialyse-Sonden in die Darmwand des terminalen Ileums in subseröser (*ss*), submuköser (*sm*) und intraluminaler (*il*) Position eingebracht, alle 30 Minuten Proben bis zur 210. Minute entnommen und L und H im Dialysat mittels Photometrie (L) und HPLC (H) bestimmt.

Ergebnisse: In der 60-minütigen Hämorrhagie stieg das L in der *ss*- und *sm*-Probe von 1,2 ± 0,36 bzw. 1,18± 0,34 auf 2,57± 0,94 bzw. 2,96± 1,69 mmol/l an. Die höchsten L-Werte konnten in der 90. und 120. Minute mit Werten $> 3,5$ mmol/l beoachtet werden. Während sich *ss*- und *sm*-Spiegel kaum unterschieden, zeigte sich die *il*-Probe signifikant vermindert mit einem L von 0,27± 0,14 mmol/l in der 0. Minute und höchsten Werten von 2,45± 2,84 mmol/l in der 120. Minute. Ein signifikanter L-Anstieg zeigte sich in der *sm*-Probe nach 60, 90, 120 und 150 Minuten in der Gruppe mit der höchsten Schockintensität (SD > 100 ml/kg). Parallel dazu zeigte sich ein signifikanter Anstieg des systemischen L mit guter Korrelation zur Schockintensität. Während in den systemischen H-Messungen adäquate Veränderungen im hämorrhagischen Schock darstellbar waren zeigten die lokalen H-Messungen keine relevanten Veränderungen und keine Korrelation zum Ausmaß des Schockgeschehens. Die höchsten H Werte zeigten sich nach Implantation der Mikrodialyse-Sonden (manuelle Manipulation des Darms).

Schlußfolgerung: Das Verfahren der Mikrodialyse erlaubt eine präzise Evaluation von lokalen L-Veränderungen im Dünndarm des Schweins im hämorrhagischen Schock. Submuköse L-Spiegel zeigen eine besonders gute Korrelation zum Schockausmaß. Lokale Veränderungen des H-Spiegels im hämorrhagischen Schock konnten in dieser Studie nicht nachgewiesen werden.

Abstract

Background: Hemorrhagic shock results in inadequate organ perfusion and tissue oxygenation. Plasma lactate (L) is a valid parameter to characterize the degree of systemic oxygen debt (OD), but gives no information on local changes. Thus, the aim was to characterize different degrees of hemorrhagic shock by microdialysis measurement of L and histamine (H) in small bowel circulation.

Methods: Thirty-eight pigs were randomized to one of five groups of increasing OD ($<$ 50 to $>$ 120 ml/kg). After steady state under anesthesia, the predetermined OD was accrued by hemorrhage uniformly over 60 min. This was followed by retransfusion, recovery under anesthesia for 140 min, and observation for 3 days. In parallel to plasma probes, subserosa (*ss*), submucosa (*sm*), and intraluminal (*il*) L and H probes were obtained by microdialysis at predefined regions of the small bowel every 30 min for 210 min. L was determined by photometry, H by HPLC.

Results: Within 60 min of hemorrhage *ss* and *sm* L increased from 1.2 ± 0.36 and 1.18 ± 0.34 to 2.57 ± 0.94 and 2.96 ± 1.69 mmol/l. The highest mean L > 3.5 mmol/l resulted 90 and 120 min after induction of hemorrhage. While *ss* and *sm* levels hardly differed, *il* L was significantly decreased with 0.27 ± 0.14 mmol/l at 0 min and highest mean L at 120 min: 2.45 ± 2.84 mmol/l. *Sm* L was significantly increased after 60, 90, 120, and 150 min of highest hemorrhage severity (OD > 100 ml/kg). In parallel, systemic L increased significantly during hemorrhage and correlated well with the severity of shock. While systemic H showed adequate changes, H dialysates showed no effect either over time or with the degree of hemorrhage. Highest H levels were found in steady state after tube insertion (manual manipulation of small bowel).

Conclusions: Microdialysis allows a precise evaluation of local L changes in the small bowel circulation in pig hemorrhagic shock. *Sm* L levels appear to correlate with the degree of shock. Local H changes were not observed during hemorrhagic shock in this study.

Literatur

1. Altura BM, Halevy S (1978) Circulatory shock, histamine and antihistamines: therapeutic aspects. In: Rocha e Silva M (Hrsg) Handbook of experimental pharmacology. Vol. 18/2 Berlin, Springer S. 575 – 602
2. Dunham CM, Siegel JH, Weireter L, Fabian M, Goodzari S, Guadalupi P, Gettings L, Linberg SE, Vary TC (1991) Oxygen debt and metabolic acidemia as quantitative predictors of mortality and the severity of the ischemic insult in hemorrhagic shock. Crit Care Med 19: 231 – 243
3. Ennis M, Sangmeister M, Neugebauer E, Knaepler H, Fischer M, Dietz W, Lorenz W (1990) Plasma histamine levels in polytraumatized patients. Agents Actions 30: 271 – 273
4. Johnson KB, Charya RV, Wiesmann WP, Pearce FJ (1995) Plasma and tissue histamine changes during hemorrhagic shock in the rat. Shock 3: 343 – 349
5. Rixen D, Siegel JH, Bertolini M, Espina N (1995) Histamine and cytokine relationships in posttrauma critical illness. Shock 3: 29 – 30
6. Rixen D, Raum M, Holzgraefe B, Neugebauer E, Shock & Trauma Study Group (1998) A pig hemorrhagic shock model: oxygen debt and metabolic acidemia as indicators of severity. Shock 10: 18
7. Siegel JH, Rivkind AI, Dala S, Goodarzi S (1990) Early physiologic predictors of injury severity and death in blunt multiple trauma. Arch Surg 125: 498 – 508

Korrespondenzadresse: Dr. D. Rixen, II. Chirurgischer Lehrstuhl der Universität zu Köln, Ostmerheimerstr. 200, 51109 Köln, Telefon: 02 21 – 8 90 70, Fax: 02 21 – 89 30 96, e-mail: D.Rixen@Uni-Koeln.de

Zyklische mechanische Dehnung humaner Fibroblasten – Einfluss unterschiedlicher Stressdauer auf die Zellproliferation

Cyclic mechanical strain of human fibroblasts – effects of various stress times on cell proliferation

J. Zeichen, M. van Griensven, M. Skutek und U. Bosch

Klinik für Unfallchirurgie, Medizinische Hochschule Hannover

Einleitung

Klinische und tierexperimentelle Untersuchungen haben den positiven Einfluss einer frühfunktionellen Behandlung nach Verletzungen des Binde- und Stützgewebes gezeigt [2, 7]. Mechanischer Stress in Form von Mobilisation und Belastung ist bei der Strukturoptimierung und Reparation von Verletzungen des Binde- und Stützgewebes von Bedeutung. Dehnung induziert bei Fibroblasten eine Reihe von Reaktionen, die zu Veränderungen bei den für den Heilungsprozess wichtigen Eigenschaften, wie Migration, Proliferation und Proteinsynthese führen [3]. Nach heutiger Vorstellung aktiviert Dehnung mechanosensitive Ionenkanäle und Oberflächenrezeptoren. Durch eine Serie komplexer Schritte wird der mechanische Stimulus als biologisches Signal von der Zellmembran in den Zellkern weitergeleitet. Hier können verschiedene Prozesse, wie die Zellteilung oder Zelldifferenzierung induziert werden [4]. Ziel der Studie war es, an humanen Fibroblasten aus unverletzten Sehnen den Einfluss von definierter, zyklischer mechanischer Dehnung auf die DNA-Synthese zu untersuchen. Im Mittelpunkt unseres Interesses stand zunächst die Stressdauer.

Methodik

Bei Operationen am Kniegelenk wurden von 9 Patienten ($\varnothing$ Alter 29 Jahre, 18–40 Jahre) standardisiert Gewebeproben aus der unverletzten Patellarsehne entnommen. Zur Kultivierung der Proben diente Dulbeccos Modified Eagle Medium (DMEM) mit Zusatz von 10%igem fetalem Kälberserum (FKS) und Antibiotika (Gentamycin/Amphotericin B). Die Inkubation erfolgte bei 37 °C in einer 5%igen CO_2 Atmosphäre bei 95% Luftfeuchtigkeit. In der 3. Passage wurden jeweils 500 000 Fibroblasten in Silikonschalen transferiert. Die Schalen wurden vorher bei 121 °C autoklaviert und 7 Tage lang mit DMEM inkubiert. Nach Subkonfluenz der Zellen wurde 24 Stunden vor zyklischer mechanischer Dehnung zur Synchronisation der Zellen die Serumkonzentration von 10 auf 1% reduziert. Mit dieser Maßnahme war die Mehrzahl der Zellen in der Ruhephase (Go/G1-Phase) des Zellzyklus. Die Silikonschalen wurden mit einem elektromechanischen Stimulationsgerät zyklisch mechanisch in der Längsachse gedehnt. Eine Dehnungsamplitude von 5% und die Frequenz 1 Hz wurden für alle Experimente gewählt. Die Dauer der zyklischen Dehnung wurde mit 15, 30 und 60 Minuten verändert. Nach insgesamt 6, 12 und 24 Stunden wurden die Versuche beendet. Als Maß für die Zellproliferation wurde der Einbau von 5-Bromo-2'-deoxyuridine (BrdU) in die DNA mit einem ELISA (Fa. Boehringer) bestimmt. 2 Stunden vor Stressbeginn wurde BrdU dem Medium zugegeben. Die Zellen wurden nach Versuchsende fixiert (70% Äthanol in 0,5 M HCl). Nach Detektion mit einem peroxidasekonjugierten, monoklonalen Maus-Antikörper gegen BrdU wurde die Immunreaktion mit dem löslichen, chromogenen Substrat ABTS sichtbar gemacht. Die Intensität der Farbreaktion wurde densitometrisch bei einer Wellenlänge von 405 nm und 490 nm bestimmt. Als Kontrolle dienten Fibroblasten, die unter den gleichen Versuchsbedingungen kultiviert (Silikonschale, Serumreduktion), jedoch nicht mechanisch gedehnt wurden. Die Ergebnisse wurden statistisch mit einer Multivarianzanalyse (MANOVA) ausgewertet. Signifikanzniveau: $p < 0{,}05$.

Ergebnisse

15 Minuten zyklische Dehnung führte nach 6 und 24 Stunden zu einer Zunahme der DNA-Synthese. Nach 12 Stunden war die Synthese gegenüber der Kontrolle geringfügig erniedrigt. 60 Minuten zyklische Dehnung zeigte ebenso einen biphasischen Verlauf. Nach 6 und 24 Stunden war eine Zunahme im Vergleich zu 12 Stunden vorhanden. 30 Minuten zyklische Dehnung hatte weder nach 6, 12 noch nach 24 Stunden einen positiven Einfluss auf die DNA-Synthese (Tabelle 1). Die DNA-Synthese war 6 und 24 Stunden nach 15 und 60 Minuten zyklischer Dehnung statistisch signifikant erhöht im Vergleich zu der nach 30 Minuten Dehnung.

Tabelle 1. Änderung der DNA-Synthese (Zellproliferation) im Vergleich zur nicht gedehnten Kontrollgruppe nach unterschiedlich langer zyklischer mechanischer Dehnung (15, 30, 60 Minuten); Dehnungsamplitude 5%, Frequenz 1 Hz. Relative Mittelwerte von 9 Zellpopulationen $\pm$ SEM

	6 h	12 h	24 h
15 min	1.45 ± 0.33*	0.97 ± 0.11	1.26 ± 0.21[a]
30 min	0.88 ± 0.06	0.91 ± 0.08	0.96 ± 0.1
60 min	1.27 ± 0.17*	0.97 ± 0.15	1.36 ± 0.23[a]

[a] signifikant unterschiedlich zu 30 Minuten

Diskussion

Die mechanische Stimulierung kultivierter Fibroblasten kann zu einer vermehrten Zellproliferation führen [1, 3]. Untersuchungen an Fibroblasten aus dem medialen Knieseitenband der Ratte ergaben nach 12 Stunden zyklischer mechanischer Dehnung eine signifikante Steigerung der DNA-Synthese und Zellzahl [5]. Die Zellproliferation kann durch Modifikation der Dehnungsamplitude und Frequenz beeinflusst werden. Upchurch et al. [6] konnten an Rattenendothelzellen aus der Aorta zeigen, dass es durch Veränderungen der Dehnungsamplitude zu einem biphasischen Verlauf der Zellproliferation kommt. Eine niedrige Dehnungsamplitude führte zu einer Abnahme der Zellproliferation im Vergleich zur nicht gedehnten Kontrolle. Bei Zunahme der Amplitude war die Zellproliferation statistisch signifikant erhöht. Eigene Untersuchungen haben gezeigt, dass die Proliferation von Fibroblasten auch durch eine unterschiedliche Stressdauer biphasisch moduliert wird. 15 und 60 Minuten zyklische mechanische Dehnung haben einen positiven Einfluss auf die Zellproliferation im Vergleich zu 30 Minuten. Bei längerer Stressdauer könnten dabei protektive Mechanismen induziert werden, die proproliferative Effekte zur Folge haben.

Zusammenfassung

Hintergrund: Zyklische mechanische Dehnung führt zu einer Reihe von Reaktionen, die für die Adaptation von Zellen und Geweben an unterschiedliche Belastungen und für den Heilungsprozess von Bedeutung sind.

Methodik: Bei 9 Patienten (Alter 18 – 40 Jahre) wurden bei Kniegelenksoperationen standardisiert Gewebeproben aus der unverletzten Patellarsehne entnommen. Zellen der 3. Passage wurden auf Silikonschalen transferiert. Nach Subkonfluenz der Zellen wurde zur Synchronisation der Zellen 24 h vor mechanischer Dehnung die Serumkonzentration von 10 auf 1% reduziert. Die Schalen wurden mit einem elektromechanischen Stimulationsgerät zyklisch mechanisch in der Längsachse gedehnt. Dehnung 5%, Frequenz 1 Hz, Stressdauer 15, 30 und 60 Minuten. Nach insgesamt 6, 12 und 24 Stunden wurde der Versuch beendet und die Proben aufgearbeitet. Zur Quantifizierung der Zellproliferation wurde der Einbau von 5-Bromo-2′-deoxyuridine (BrdU) in die DNA mit einem ELISA gemessen. Als Kontrolle dienten Fibroblasten aus gleicher Passage ohne mechanische Dehnung.

Ergebnisse: Nach 15 und 60 Minuten zyklischer Dehnung zeigte sich ein biphasischer Verlauf hinsichtlich der Zellproliferation. Nach 6 und 24 Stunden war eine Zunahme der Zellproliferation im Vergleich zu 12 Stunden vorhanden. 30 Minuten zyklische mechanische Dehnung hatte im Vergleich zur Kontrolle dagegen keinen positiven Einfluss auf die Zellproliferation.

Schlußfolgerung: Die Zellproliferation nach zyklischer mechanischer Dehnung ist u.a. abhängig von der Stressdauer. Eine längere Stressdauer induziert dabei potentiell Reaktionen, die eine protektive Wirkung für die Zellproliferation haben.

Abstract

Background: Dynamic strain plays an important role in regulating connective tissue structure and function during mechanical loading and ligament and tendon healing.

Methods: Patellar tendon specimens were obtained from nine patients (age, 18 – 40 years) during knee surgery. Third passage cells were transferred on silicone dishes. After the cells had reached subconfluency, the FCS concentration was reduced 24 h before cyclic stretching to 1% to synchronize the cells. The silicone dishes were exposed to a biaxial cyclic strain in an electromechanical strain device: 5% strain; frequency, 1 Hz; stress time 15, 30, 60 min. After having strained the fibroblasts, cells were tested for proliferation after 6, 12, and 24 h using incorporation of 5-bromo-2′-deoxyuridine. As a control, cells were grown on silicone dishes but did not receive any strain.

Results: A biphasic response in proliferation was observed for the 15- and 60-min strain periods. At 6 and 24 h the proliferation was increased compared to the controls. The proliferation was decreased at 12 h. After a strain duration time of 30 min, the proliferation was inferior to that of the controls at all times measured.

Conclusion: Application of cyclic strain to tendon fibroblasts results in an alteration of cellular proliferation depending on the stress time. A longer stress time may activate biochemical intracellular changes with an increase in protective processes.

Literatur

1. Almekinders LC, Banes AJ, Ballenger CA (1993) Effects of repetitive motion on human fibroblasts. Med Sci Sports Exerc 24: 603 – 607
2. Buckwalter JA, Grodzinsky AJ (1999) Loading of healing bone, fibrous tissue, and muscle: implications for orthopaedic practice. J Am Acad Orthop Surg 7: 291 – 299
3. Desrosiers EA, Methot S, Yahia L, Rivard CH (1995) Responses of ligamentous fibroblasts to mechanical stimulation. Ann Chir 49: 768 – 774
4. Duncan RL, Turner CH (1995) Mechanotransduction and the functional response of bone to mechanical strain. Calcif Tissue Int 57: 344 – 358
5. Sutker BD, Lester GE, Banes AJ, Dahners LE (1990) Cyclic strain stimulates DNA synthesis and collagen synthesis in fibroblasts cultured from rat medial collateral ligaments. Trans Orthop Res Soc 14: 103
6. Upchurch GR, Loscalzo J, Banes AJ (1997) Changes in the amplitude of cyclic load biphasically modulate endothelial cell DNA synthesis and division. Vasc Med 2: 19 – 24
7. Urschel JD, Scott PG, Williams HTG (1988) The effect of mechanical stress on soft and hard tissue repair; a review. British Journal of Plastic Surgery 41: 182 – 186

* Gefördert durch die Deutschsprachige Arbeitsgemeinschaft für Arthroskopie (AGA) und die Dr. h.c. Robert Mathys Stiftung

Korrespondenzadresse: Dr. med. J. Zeichen, Unfallchirurgische Klinik, Medizinische Hochschule Hannover, Carl-Neuberg-Strasse 1, 30625 Hannover, Fax: 05 11/5 32-58 77, e-mail: Zeichen.Johannes@MH-Hannover.de

Adenovirale Vektoren: Ein möglicher Einsatz für die Gentherapie in der Frakturversorgung

Adenoviral vectors: possible applications for gene therapy in fracture care

T. G. Gerich[1], P. Lobenhoffer[2], R. Fremerey[1], A. Barke[3], W. Lindemaier[4] und T. Adrian[3]

[1] Unfallchirurgische Klinik der Medizinischen Hochschule Hannover
[2] Klinik für Unfall- und Wiederherstellungschirurgie der Henriettenstiftung Hannover
[3] Institut für Virologie und Seuchenhygiene der Medizinischen Hochschule Hannover
[4] Gesellschaft für Biologische Forschung, Braunschweig

Einführung

Ausgedehnte posttraumatische Knochendefekte beeinträchtigen die Möglichkeiten zur operativen Stabilisierung und damit das funktionelle Ergebnis. Rekombinantes Bone Morphogenetic Protein-2 (BMP-2) kann die Frakturheilung beschleunigen und wird gegenwärtig in klinischen Studien eingesetzt. Diese Faktoren müssen jedoch in aller Regel wiederholt verabreicht werden, um eine Knochenneubildung zu erzielen (Kolbeck). Eine Expression dieser Faktoren in situ hat den theoretischen Vorteil einer physiologischeren und prolongierten Wirkung. Für diesen Zweck wurden Vektoren entwickelt, die die spezifische DNA kodieren. Vektoren werden nach ihrem viralen oder non-viralen Ursprung unterschieden. Unter den viralen Vektoren sind Adenoviren als Transfersystem weit verbreitet; sie infizieren teilende und nicht-teilende Zellen mit hoher Effektivität. Die DNA inkorporiert sich dabei nicht in das Genom, sondern geht nach einigen Zellteilungszyklen verloren. Experimentell ist gezeigt worden, daß ein adenoviraler BMP-2-Vektor die Knochenneubildung in einer Frakturzone stimulieren kann. In diesen Versuchen wurden allerdings pluripotente mesenchymale Stammzellen in einem ex vivo Ansatz verwendet; die Möglichkeiten des in vivo Ansatzes sind dabei nicht genützt worden (Liebermann). Obwohl gezeigt worden ist, daß diese Technik grundlegend geeignet ist, können einzelne Fragen derzeit nicht beantwortet werden. Es ist nicht bekannt, welche Zellen durch adenovirale Vektoren infiziert werden und wie sich diese Zellen während der Frakturheilung transformieren. Um solche Zellen über die Zeit zu verfolgen werden Markergene verwendet. Unter dieser Fragestellung wurden zwei Markergene in einem Frakturmodell eingesetzt und die Expression bis zur Frakturheilung beurteilt.

Material und Methodik

Für diese Studie wurden die replikationsinkompetenten Adenoviren Ad5cosgfpΔE1 und Ad5CMVlaczΔE1/ΔE3 verwendet. Die Viren wurden in 293 Zellen propagiert, die das E1-Protein konstitutiv produzieren. Die Plaquereinigung erfolgte dreimalig in 293 Zellen bis zu einer Ankonzentrierung auf 10^{12} pfu/ml (plaque forming units). In einem in vitro Assay wurde die lacZ und gfp Expression in Osteoblasten (Saos2) und Fibroblasten (RCJ3.1) dokumentiert. Die in vivo Untersuchung wurde an 35 Sprague Dawley Ratten durchgeführt.

15 Ratten wurden mit dem lacZ-Vektor, 15 Ratten mit dem gfp-Vektor untersucht. 5 Ratten dienten als Kontrolle und erhielten eine Injektion mit dem Wildtyp Av2. Die Einleitung der Anästhesie erfolgte mit Ketanest. Über einen lateralen Zugang wurde das Femur dargestellt; durch den Condylus wurde ein 1,2 mm Kirschner-Draht bis in die Trochanterregion eingeführt, anschließend wurde der Femur langstreckig frakturiert. Am 3. postoperativen Tag wurden 1 ml der Virussuspension in die Frakturzone injiziert, die Tiere wurden nach 1, 2, 3 und 4 Wochen durch intracordiale Injektion von KCl euthanasiert. In allen Fällen heilte die Fraktur komplikationslos; eine Dislokation des Drahtes wurde in 4 Fällen beobachtet. Die Femora und die umgebenden Weichteile wurden entnommen, entkalkt und für den β-Galaktosidase und gfp-Nachweis aufbereitet. Die Beurteilung der gfp-Expression erfolgte unter Fluoreszenzlicht bei 580 nm.

Ergebnisse

Da es sich bei dieser Untersuchung um die Transgenexpression im Gewebe handelt, wurde eine semiquantitative Auswertung vorgenommen. Eine exakte Bestimmung der Anzahl transduzierender Zellen ist nicht möglich. In der frühen Expressionsperiode konzentrierten wir uns auf die Expression im Granulationsgewebe. Zu diesem Zeitpunkt waren Knochenfragmente in einem homogenen, jedoch nicht organisiertem Gewebe eingebettet; bei beiden Transgenen bestand eine hohe Expression im zellreichen Gewebe, das aus Fibroblasten und mesenchymalen Stammzellen besteht. In den anhängenden Muskelfasern war keine Expression zu beobachten. Nach 1 und 2 Wochen wurde die Ossifikation und die Remodellierung des originären Knochens beobachtet. Chondrale Progenitorzellen exprimierten beide Transgene. Benachbart hierzu fanden sich transduzierte Osteoblasten und Osteoklasten. Beide Zelltypen waren aktiv im Vorgang der Fragmentresorption und Osteoidproduktion. Während des Ossifikationsvorganges wurden die differenzierten Zellen schrittweise in den neuen Knochen inkorporiert und blieben hier aktiv. Zum Zeitpunkt der Frakturkonsolidierung wurde der originäre Knochen von Geflechtknochen überbrückt. Typische lining cells exprimierten in einem unverändert hohen Ausmaß beide Transgene. Durch die Injektion war es zu einer Extrusion der Virussuspension bis in die subchondrale Grenzschicht gekommen, Zellen dieser Region produzierten gfp, die Grenzlamelle wurde allerdings nicht penetriert.

Die kontrolloperierten Tiere zeigten keine Expression.

Diskussion

In der letzten Dekade hat sich das Wissen über die Wirkung der Bone Morphogenetic Proteins kontinuierlich vergrößert (Cook, Rosen). Rekombinante Proteine werden derzeit in einer Vielzahl klinischer Studien eingesetzt. Es zeigt sich jedoch, daß die Einzelgabe oder die Verabreichung in einer Trägersubstanz nicht in der Lage ist, eine hohe Konzentration über einen ausreichend langen Zeitraum sicherzustellen. Die Produktion von BMP-2 durch adenovirale Vektoren in situ eröffnet hierbei neue Perspektiven (Lou). Für das durch Gentransfer in situ produzierte BMP-2 konnte gezeigt werden, daß der neu gebildete Knochen histologisch eine bessere Qualität zeigt als Knochen, der durch exogenes BMP gebildet worden ist (Liebermann). Bei Verwendung eines BMP-Vektors kann jedoch nicht bestimmt werden, welche Zelltypen transduziert werden und nach welchem Zeitraum die Expression abfällt. Autokrine und parakrine Wirkungen des Effektorproteins können daher nicht differenziert werden. In einem Frakturmodell mit dem Nachweis der Reportergene lacZ und gfp sollten diese Fragen beantwortet werden. Die starke Transgenexpression zu allen Zeitpunkten führen wir auf den Zeitpunkt der Injektion zurück. Für eine erfolgreiche Infektion ist ein rascher Kontakt des Virus mit der Zelle erforderlich, da dieser ansonsten inaktiviert wird; eine hohe Zelldichte begünstigt daher eine hohe Expressionsrate. Das Granulationsgewebe am 3. Tag mit einem hohen Anteil an mesenchymalen Zellen bietet hierfür die beste Bedingung. Es findet sich daher auch noch zum Zeitpunkt der Frakturheilung eine starke Expression in den differenzierten Zellen. Diese Beobachtung korreliert mit anderen Befunden in der Literatur, wo eine Expression bis zu 6 Wochen beschrieben wird. Gegenwärtig können wir nicht den Befund erklären, daß keine Transduktion in der Muskulatur möglich war; dieser Infektionsweg ist als typisch für Adenoviren beschrieben worden. Es muß daher abgeklärt werden, ob es sich hier nicht um eine zufällige Beobachtung handelt. Mit dieser experimentellen Studie haben wir gezeigt, daß alle Zellen des primären Kallus transduziert werden können und daß das Transgen während der weiteren Differenzierung zu Chondrozyten, Osteoblasten und Osteoklasten weitergegeben wird. Die Grundlage für ein Effektorgen, z. B. BMP, ist damit gegeben.

Zusammenfassung

Hintergrund: Zur Beschleunigung der Frakturheilung können rekombinante Wachstumsfaktoren verwendet werden oder Vektoren, die den Wachstumsfaktor in situ produzieren. Adenovirale Vektoren können zur Transduktion direkt appliziert werden. Gegenwärtig ist allerdings nicht bekannt, welche Zellen bevorzugt transduziert werden und über welchen Zeitraum das Transgen exprimiert wird.

Methodik: Es wurden die adenoviralen Vektoren Ad5CMVlacz und Ad5cos45gfp verwendet, die β-Galaktosidase und grün floreszierendes Protein kodieren. Bei 35 Sprague Dawley Ratten wurde der Femur mit einem Kirschner Draht stabilisiert und langstreckig frakturiert. 3 Tage postoperativ wurde die Virussuspension in die Frakturzone injiziert. 5 Tiere erhielten eine Kontrolloperation mit Wildtyp Av2. Die Tiere wurden dann nach 1, 2, 3 und 4 Wochen euthanasiert.

Ergebnisse: Die Frakturheilung verlief unkompliziert, bei 4 Tieren kam es zu einer Implantatdislokation. Innerhalb der ersten Woche hat sich Granulationsgewebe mit Fibroblasten und mesenchymalen Stammzellen ausgebildet; alle Zellen dieses Gewebes zeigten eine hohe Expression der Transgene. Benachbarte Muskelfasern zeigten keine Expression. Im Verlauf der Frakturheilung wurde die Expression von differenzierten Osteoblasten und Osteoklasten übernommen. Kontrolltiere zeigten keine Expression.

Schlußfolgerung: Wir haben gezeigt, daß Zellen des primären Kallus durch adenovirale Vektoren transduziert werden können. Das Transgen wird während der Differenzierung weitergeleitet und ermöglich damit die weitere Untersuchung von Effektorgenen wie BMP-2.

Abstract

Background: For enhancement of fracture healing, either growth factors as purified proteins or vectors for expression of growth factors in situ are used. Adenoviral vectors have the advantage of direct application to convert cells and express a transgene. However, it is not currently known which cell types are preferentially infected and the time of expression during fracture healing.

Methods: The adenoviral vectors used in this study were rendered replication incompetent by deletion of the E1 and E3 region. Ad5CMVlacz encodes β-galactosidase, Ad5cos45-gfp encodes green fluorescent protein; the vectors need to be propagated in 293 cells. In an experimental design, a fracture of the femur was created in 35 male Sprague Dawley rats. The fracture was than intramedullary stabilized with a Kirschner wire. Three days after surgery 1 ml of viral suspension (10^{12} pfu) was injected into the fracture zone. Five animals served as control and received an injection of adenovirus type 2. Animals were then sacrificed after 3 days and after 1, 2, and 4 weeks.

Results: The fracture had healed radiologically without complication within 2 – 3 weeks. A dislocation of the wire was observed in four animals. All specimens were examined for β-galactosidase and gfp expression. Within the first week, granulation tissue and callus developed. Fibroblasts and osteoblasts within this tissue displayed a high transgene expression. Adjacent muscle fibers, however, seemed not to be infected by adenovirus. A decrease of expression was observed during the 4-week period. The sham-operated side displayed only a slight background staining. Identical results were obtained using the fluorescent marker gene.

Conclusion: In this experimental study, we have demonstrated that all cells of the primary callus can be transduced using adenoviral vectors, thereby providing a tool to further investigate an effective cytokine such as BMP-2.

Literatur

1. Cook SD, Wolfe MW, Salkeld SL, Rueger DC (1995) Effect of recombinant human osteogenic protein-1 on healing of segmental defects in non-human primates. J Bone Joint Surg 77-A: 734 – 750
2. Kolbeck S, Bail H, Schmidmaier G, Remmler G, Raun K (1999) Rekombinantes Wachstumshormon bewirkt eine Beschleunigung der Heilung von tibialen Knochendefekten beim Minischwein. In: Hertel P, Rehm KE (Hrsg) Hefte zu der Unfallchirurg, Band 275, Springer, Berlin, S 141 – 142
3. Liebermann JR, Le LQ, Wu L, Finermann GA, Berk A, Witte ON, Stevenson S (1998) Regional gene therapy with BMP-2-producing murine stromal cell line induces heterotopic and orthotopic bone formation in rodents. J Orthop Res 16 (3): 330 – 339
4. Liebermann JR, Daluiski A, Stevenson S, Wu L, McAllister P, Po Y, Kabo M, Finermann GA, Berk AJ, Witte ON (1999) The effect of regional gene therapy with Bone Morphogenetic Protein-2-producing bone-marrow cells on the repair of segmental femoral defects in rats. J Bone Joint Surg (Am) 81-A (7): 905 – 917
5. Lou J, Xu F, Merkel K, Manske P (1999) Gene therapy: adenovirus mediated human bone morphogenetic protein-2 gene transfer induces mesenchymal progenitor cell proliferation and differentiation in vitro and bone formation in vivo. J Orthop Res 17: 43 – 50
6. Rosen V, Thies RS (1992) The BMP proteins in bone formation and repair. Trend Genet 8: 97 – 102

Korrespondenzadresse: Dr. T. Gerich, Unfallchirurgische Klinik der Medizinischen Hochschule Hannover, Carl-Neuberg-Straße 1, 30625 Hannover, Telefon: 05 11 – 5 32 20 26, Fax: 05 11 – 5 32 58 77, e-mail: torstengerich@yahoo.de

Untersuchungen humaner Präadipozyten angeheftet an Trägermaterialien in vitro und in vivo im Nacktmausmodell. Erste Ergebnisse eines autologen bioartifiziellen Weichgewebsfüllmaterials

In vitro and in vivo characterization of human adipose precursor cells attached to different matrices after transplantation to the nude mouse.
First results of an autologous bioartificial soft tissue filler material

D. von Heimburg[1], S. Zachariah[1], H. Kühling[1], I. Heschel[2] und N. Pallua[1]

[1] Klinik für Plastische Chirurgie, Hand- und Verbrennungschirurgie, Universitätsklinikum der RWTH Aachen
[2] Helmholtz-Institut für Biomedizinische Technik an der RWTH Aachen

Einleitung

Die Entwicklung eines autogenen Weichgewebsfüllmaterials ist Ziel des soft tissue engineering. Klinische Anwendungen sind v.a. posttraumatische oder idiopathische (Romberg-Syndrom) Defekte des subkutanen Fettgewebes. Synthetische Materialien sind Fremdkörper, biologische Materialien werden resorbiert und transplantiertes Fettgewebe verhärtet; Fibrose und Ölzysten bleiben zurück [1]. Es konnte gezeigt werden, daß delipidiertes verpflanztes Fettgewebe eine bessere Angehrate hat und die Zellen am neuen Ort wieder Lipide einlagern [2]. Die Differenzierung kultivierter humaner Präadipozyten (5–10 μm Durchmesser) zu reifen Adipozyten (50–100 μm Durchmesser) erfolgt nach der Transplantation nur bei geeigneter Porenstruktur der Matrix [3]. Ziel der Studie war es kultivierte humane Präadipozyten in undifferenziertem Zustand an verschiedene Matrices anzuheften und in immuninkompetente Nacktmäuse zu implantieren und durch in vitro und in vivo Untersuchung die optimierte Matrixstruktur zu definieren.

Methodik

Aus dem Fettgewebe junger Erwachsener wurden Präadipozyten modifiziert nach Rodbell isoliert und in vitro (DMEM 15% FCS + EGF 10 ng/ml) mit einer Dichte von 3×10^4 Zellen/cm² kultiviert [4]. Die undifferenzierten Präadipozyten wurden an Matrices ($7,5 \times 7,5 \times 5$ mm³) unterschiedlicher Zusammensetzung, Schwämme aus bovinem Kollagen Typ I [5] (CS+), Schwämme aus veresterter Hyaluronsäure (HS+, HYAFF®) und Vliese

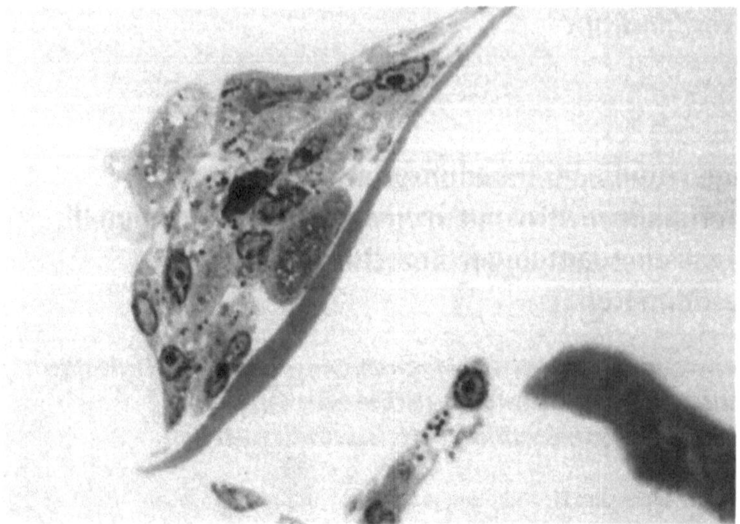

Abb. 1. Humane Präadipozyten angeheftet an die Lamellen eines Hyaluronsäureschwamms nach 24 Stunden in vitro. Die Zellen befinden sich im Anfangsstadium der Differenzierung, was durch die gespeicherten Lipidvakuolen zum Ausdruck kommt (Toluidinblau, 1000fache Vergrößerung)

(non-woven) aus veresterter Hyaluronsäure (HV+, HYAFF®) angeheftet (10^6 Zellen $\pm 5 \times 10^4$) und in 42 Nacktmäuse (NMRI nu/nu) implantiert. Zellfreie Schwämme (CS-, HS- und HV-) dienten als Kontrolle. Die Qualität der Kulturen wurde an Kontroll-Kulturplatten nach Markierung mit Anti-Adipophilin (clone AP125, IgG1, Cat Nr. 651102, Lot 802129, Progen) und Anreicherung des Mediums mit Dexamethason 250 nmol ml^{-1} und Insulin 5 µg ml^{-1} bestimmt.

Nach 3 und 8 Wochen wurden die Transplantate entnommen. Die Analyse der Konstrukte umfaßte die Zeitpunkte 24 Stunden in vitro, 3 und 8 Wochen in vivo. Neben der Lichtmikroskopie (HE, Giemsa, Ölrot) wurde die Anzahl und Eindringtiefe der humanen Zellen immunhistochemisch (mahv, cloneV9, Code Nr. M0725 Lot 057, DAKO) durch 3 unabhängige Untersucher ermittelt. Die Eindringtiefe der differenzierten Fettzellen wurde der Eindringtiefe der undifferenzierten Präadipozyten gegenübergestellt. Die Gefäßneubildung wurde semiquantitativ bestimmt.

Ergebnisse

In vitro: Die Präadipozytenkulturen wiesen konstant einen Reinheitsgrad von 80 – 85% auf. Die Anheftung der Zellen an die Matrices zeigte keine Unterschiede zwischen den Materialien. Bei Präadipozyten angeheftet an Hyaluronsäurematrices wurde der Beginn der Differenzierung früher als bei den Kollagenmatrices beobachtet (Abb. 1).

Makroskopisch: Alle Präadipozytentransplantate zeigten zahlreiche einsprossende Gefäße und waren dunkler im Vergleich zu den Kontrollen.

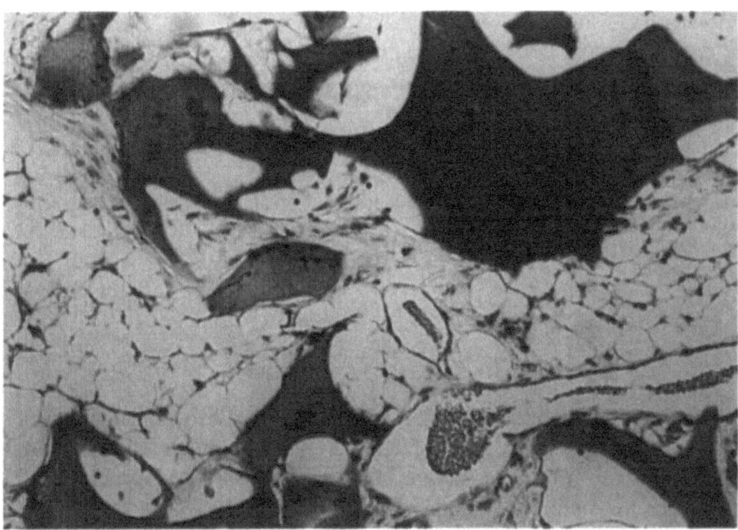

Abb. 2. Differenzierte humane Adipozyten in der Hyaluronsäurematrix (Schwammstruktur) nach 3 Wochen in der Nacktmaus. Die Differenzierung der Präadipozyten ist immer mit eingesprossten Blutgefäßen verbunden bzw. die Gefäßneubildung ist in der Nähe der transplantierten Präadipozyten erhöht (HE, 200fache Vergrößerung)

Gewicht: Nach der Implantation zeigte sich eine Gewichtsabnahme bei den Kollagenschwämmen und Hyaluronsäurevliesen (CS+, HV+) während bei der Serie der Hyaluronsäureschwämme (HS+) eine Gewichtszunahme verzeichnet wurde. In allen Gruppen wiesen die Präadipozytenkonstrukte (CS+, HV+, HS+) ein höheres Gewicht als die Kontrollen (CS−, HV−, HS−) auf, dies konnte für HS+ und HV+ signifikant dargestellt werden.

Mikroskopisch: Nach 3 Wochen in vivo zeigte sich die höchste unspezifische Zellzahl pro Gesichtsfeld bei HV+ (195) im Vergleich zu CS+ (97) und HS+ (95). Nach 8 Wochen nahm die Zelldichte in allen Transplantaten ab: HV+ (134), HS+ (87) und CS+ (77). Die spezifische Zellzahl der transplantierten humanen Präadipozyten reduzierte sich von der 3. zur 8. Woche bei HV+ (115 auf 27) und CS+ (60 auf 40) deutlich, bei HS+ war dagegen eine Zunahme (52 auf 53) festzustellen. Die Eindringtiefe der humanen Zellen war bei den Hyaluronsäureschwämmen (HS+) am größten. Zwischen der 3. und 8. Woche nahm bei HS+ (2158 ± 897 auf 2227 ± 706 µm) und bei CS+ (1188 ± 489 auf 1433 ± 685 µm) die Eindringtiefe der humanen Präadipozyten zu während bei HV+ eine leichte Abnahme der Eindringtiefe zu verzeichnen war (1460 ± 447 auf 1446 ± 482 µm).

Die Menge reifer Fettzellen war am größten in den Schwammstrukturen, hier konnten Konglomerate reifen Fettgewebes nachgewiesen werden (Abb. 2), während die Anzahl unreifer Präadipozyten in den Vliesstrukturen am höchsten war. Dies konnte durch die maximalen Eindringtiefen der reifen Fettzellen im Vergleich 3. zu 8. Woche dargestellt werden: HS+ (1400/1800 µm), CS+ (290/350 µm), HV+ (170/280 µm). In den Kontrolltransplantaten fand sich kein Fettgewebe. Die besiedelten Schwämme waren allesamt stärker vaskularisiert, v. a. in der Nähe der Fettzellen (Tab. 1). Die Ausbildung extrazellulärer Matrix war in den Präadipozytenkonstrukten deutlich höher als in den Kontrollen.

Tabelle. 1. Gefäßneubildung in verschiedenen Matrices

Neovaskularisierung	CS+	CS–	HS+	HS–	HV+	HV–
3 Wochen in vivo	+	–	++	+	+	–
8 Wochen in vivo	+	–	+	+	+	–

(– keine Gefäße, + Gefäße an mind. einer Oberfläche, ++ zentrale Gefäße, +++ homogen mit Gefäßen durchsetzt; angegeben ist der Median). CS+ = Kollagen mit Präadipozyten, CS– = Kollagen ohne Zellen, HS+ = HYAFF-Schwamm mit Präadipozyten, HS– = HYAFF-Schwamm ohne Präadipozyten, HV+ = HYAFF-Vlies mit Präadipozyten, HV· = HYAFF-Vlies ohne Zellen

Diskussion

Der Einfluß parakriner Mediatoren auf Präadipozyten und deren Differenzierungsverhalten in Primärkultur ist in vielen Studien untersucht [6]. Diese umfassenden Erkenntnisse machen rasche Fortschritte im soft tissue engineering möglich. Unterschiede des Fettgewebes zwischen Mensch und Tier müssen dabei allerdings beachtet werden; während die Ratte bis zu 50% der Zellen des Fettgewebsstromas Präadipozyten aufweist, sind dies beim Menschen weniger als 0,1% [7]. Die Isolierung einer größeren Anzahl humaner Präadipozyten ist dadurch erschwert und die Ergebnisse jüngster Untersuchungen [8] sind nicht auf den Menschen übertragbar. Die Differenzierung humaner Präadipozyten konnten wir erstmals im Nacktmausmodell darstellen [3], dabei zeigte sich die Bedeutung der Matrix auf das Differenzierungsverhalten. In den vorliegenden Ergebnissen war die Eindringtiefe der humanen Präadipozyten deutlich größer als die Eindringtiefe der differenzierten Adipozyten. Die Schwammmatrix aus veresterter Hyaluronsäure zeigte unter den untersuchten Konstrukten die optimalen Bedingungen für die differenzierenden Präadipozyten. Je geringer die Porengröße der Matrix, desto mehr undifferenzierte Zellen fanden sich. Die Angiogenese hat entscheidenden Einfluß auf die Formation und die Zunahme von Fettgewebe [9]. Die Ergebnisse zeigen, daß umgekehrt auch die Menge der transplantierten mesenchymalen Vorläuferzellen die Entwicklung neuer Gefäßstrukturen positiv beeinflußt (Tabelle 1). Dadurch bedingt fand sich die größte Gefäßdichte stets in der Nähe der differenzierten Fettzellen (Abb. 1). Der Einfluß der Matrix auf die Bildung extrazellulärer Matrix konnte in den vorliegenden Ergebnissen ebenfalls gezeigt werden. Die Analyse der Qualität der gebildeten Extrazellulärmatrix ist Inhalt laufender Experimente.

Die Transplantation humaner Präadipozyten und die Differenzierung in reife Fettzellen nach dem Einwachsen am neuen Ort ist eine erfolgversprechende Methode des soft tissue engineering. Die ideale Matrix muß große, homogene Poren aufweisen und mittelschnell biodegradabel sein. Die Studie ist ein weiterer Schritt in der Entwicklung eines dauerhaften autogenen Weichgewebsersatzes.

Zusammenfassung

Hintergrund: Die Entwicklung eines autogenen Weichgewebsfüllmaterials ist Ziel des soft tissue engineering. Klinische Anwendungen sind v. a. posttraumatische oder idiopathische (Romberg-Syndrom) Defekte des subkutanen Fettgewebes. *Ziel der Studie* war es kultivierte humane Fettgewebsvorläuferzellen in undifferenziertem Zustand an verschiedene

Matrices anzuheften und in immuninkompetente Nacktmäuse zu implantieren und durch in vitro und in vivo Untersuchung die optimierte Matrixstruktur zu definieren.

Methodik: Humane Präadipozyten wurden isoliert und in vitro kultiviert. Die undifferenzierten Präadipozyten wurden an Matrices unterschiedlicher Zusammensetzung (Kollagen, veresterte Hyaluronsäure) und unterschiedlicher Struktur (Schwamm, Vlies) angeheftet (10^6 Zellen) und in 42 Nacktmäuse implantiert. Zellfreie Schwämme dienten als Kontrolle. Nach 3 und 8 Wochen wurden die Transplantate entnommen. Die Analyse der Konstrukte umfaßte die Zeitpunkte 24 Stunden in vitro, 3 und 8 Wochen in vivo. Neben der Lichtmikroskopie (HE, Giemsa, Ölrot) und der TEM wurde die Anzahl und Eindringtiefe der humanen Zellen immunhistochemisch (MAH Vim) ermittelt. Die Gefäßneubildung wurde semiquantitativ bestimmt.

Ergebnisse: In vitro begann die Differenzierung der Präadipozyten an Hyaluronsäurematrices früher. In vivo zeigten alle Präadipozytentransplantate zahlreiche einsprossende Gefäße. Die Hyaluronsäurekonstrukte wiesen höhere Zelldichten auf. Die Menge reifer Fettzellen war am größten in den Schwammstrukturen, während die Anzahl unreifer Präadipozyten in den Vliesstrukturen am höchsten war. Die Zellen konnten in die Hyaluronsäurekonstrukte tiefer und homogener eindringen. Die besiedelten Schwämme waren allesamt stärker vaskularisiert, v. a. in der Nähe der Fettzellen. Die Menge der transplantierten Vorläuferzellen hat besonderen Einfluß auf die Entwicklung neuer Gefäße. Um die Präadipozyten fanden sich große Mengen von Kollagen und eine aktive Faserbildung durch die Präadipozyten wird diskutiert.

Schlussfolgerung: Die Transplantation humaner Präadipozyten und die Differenzierung in reife Fettzellen am neuen Ort ist eine erfolgversprechende Methode des soft tissue engineering. Die ideale Matrix muß große, homogene Poren aufweisen und mittelschnell biodegradabel sein. Die Studie ist ein weiterer Schritt in der Entwicklung eines dauerhaften autogenen Weichgewebsersatzes.

Abstract

Background: Currently, there is no adequate implant material for soft tissue replacement for idiopathic or posttraumatic defects of subcutaneous tissue. The aim of the study was to evaluate the differentiation of adipose precursor cells attached to different matrices in vitro and in vivo to define the optimal scaffold.

Methods: Human preadipocytes were isolated and cultured. We seeded 10^6 preadipocytes onto different scaffolds (collagen, hyaluronic acid) and different structures (sponge, non-woven). These were then implanted in 42 nude mice. Scaffolds without cells served as controls. After 3 and 8 weeks the grafts were explanted. Macroscopical impression, weights, thickness, microscopy, immunohistochemistry, and TEM (scaffold structure, cellularity, penetration depth of the seeded cells, vascularization) were assessed and evaluated.

Results: In vitro preadipocytes differentiated earlier when attached to hyaluronic acid scaffolds. In vivo, all preadipocyte constructs presented numerous vessels macroscopically. The hyaluronic acid/preadipocyte constructs showed the highest cell density. The number of mature adipocytes was highest in the sponges, while the number of undifferentiated preadipocytes was higher in the non-woven structures. Penetration was deeper and more homogeneous in hyaluronic acid scaffolds. All preadipocyte grafts had better vascularization. Vessel formation was more pronounced around mature adipocytes. The numbers of transplanted precursors show important influence on new vessel formation. ECM formation by preadipocytes is discussed.

Conclusion: In vitro cultured human preadipocytes in collagen sponges differentiate into adipose tissue. This promising method may be used for future reconstruction of soft tissue defects. Preadipocytes need optimized scaffolds to differentiate into mature adipocytes.

Teile der hier präsentierten Studie wurden durch START (3/97) der medizinischen Fakultät der Rheinisch-Westfälisch-Technischen Hochschule Aachen gefördert.

Literatur

1. Billings E, May JW (1989) Historical review and present status of free fat graft autotransplantation in Plastic and Reconstructive Surgery. Plast Reconstr Surg 83: 368 – 381
2. Heimburg von D, Lemperle G, Dippe B, Krüger S (1994) Free transplantation of fat autografts expanded by tissue expanders in rats. Br J Plast Surg 47: 470 – 476
3. Heimburg von D, Kühling H, Zachariah S, Pallua N (1999) Grafting of human preadipocytes seeded on collagen sponges in nude mice – preliminary observations. Eur J Plast Surg 22: 349
4. Rodbell M (1964) Metabolism of isolated fat cells. J Biol Chem 239: 375 – 380
5. Schoof H, Apel J, Heschel I, Rau G (1998) Influence of the freezing process on the porous structure of freeze-dried collagen sponges. Cryobiology 37: 409
6. Hauner H, Rohrig K, Petruschke T (1995) Effects of epidermal growth factor (EGF), platelet-derived growth factor (PDGF) and fibroblast growth factor (FGF) on human adipocyte development and function. Eur J Clin Invest 25: 90 – 96
7. Pettersson P, Cigolini M, Sjostrom L, Smith U, Björntorp P (1984) Cells in human adipose tissue developing into adipocytes. Acta Med Scand 215: 447 – 451
8. Patrick CW, Chauvin PB, Hobley J, Reece GP (1999) Preadipocyte seeded PLGA scaffolds for adipose tissue engineering. Tissue Eng 5: 139 – 151
9. Kawaguchi N, Toriyama K, Nicodemou-Lena E, Inou K, Torii S, Kitagawa Y (1998) De novo adipogenesis in mice at the site of injection of basement membrane and basic fibroblast growth factor. Proc Natl Acad Sci USA 95: 1062 – 1066

Korrespondenzadresse: Dr.med. D. von Heimburg, Klinik für Plastische Chirurgie, Hand- und Verbrennungschirurgie, Universitätsklinikum Aachen der RWTH, Pauwelsstraße 30, 52057 Aachen, Telefon: 02 41/8 08 97 06, Fax: 02 41/8 88 84 48, e-mail: D.v.Heimburg@plastchir.rwth-aachen.de

Gesteigertes dreidimensionales Endothelzellwachstum in einer Kollagenmatrix nach Gabe von rekombinantem VEGF und liposomalem Gentransfer mit VEGF-165

Increased three-dimensional endothelial cell growth in a collagen matrix following stimulation with recombinant VEGF and liposomal gene transfer with VEGF-165

K.-J. Walgenbach[1], A. W. Riabikhin[1], G. Martiny-Baron[2], K. Bittner[1], D. Marme[2] und G. B. Stark[1]

[1] Abteilung Plastische und Handchirurgie, Chirurgische Universitätsklinik, Freiburg
[2] Institut für Molekulare Medizin, Klinik für Tumorbiologie, Freiburg

Einleitung

Im Rahmen des Tissue Engineering ist die Vaskularisation von dreidimensionalen zellulären Konstrukten essentiell. Ein möglicher Weg, die Voraussetzung dafür zu bilden, ist die Schaffung eines dreidimensionalen kapillarähnlichen Konstruktes. In ersten Versuchen gelang die Etablierung einer dreidimensionalen kapillarähnlichen Struktur in einem Kollagenschwamm. Ziel dieser Studie ist es, den Einfluß eines potenten angiogenen Wachstumsfaktors (VEGF) auf dreidimensionales Endothelzellwachstum in dieser Kollagenmatrix zu untersuchen.

Methodik

Humane Umbilikalvenen Endothelzellen (HUVEC) wurden in zweidimensionaler sowie in dreidimensionaler Kultur kultiviert. Der proliferative Effekt von VEGF wurde in allen Kulturen analysiert. Dazu wurden den Kulturen rekombinantes VEGF jeden 2. Tag zugesetzt. In einer weiteren Versuchsreihe erfolgte die liposomale Transfektion der implantierten Endothelzellen mit humanem VEGF-165. Zum Nachweis eine Stimulation nicht transfizierter Endothelzellen durch transfizierte Zellen erfolgten Trennkammerversuche. Die Messung des proliferativen Effektes erfolgte durch Auszählung der Zellen unter dem Mikroskop nach 7 Tagen. Die Expression von VEGF wurde mittels ELISA bestimmt. Die statistische Analyse erfolgte mittels des student t-tests.

Ergebnisse

Sowohl nach Stimulation der Endothelzellen mit rekombinanten VEGF als auch nach Transfektion zeigte sich eine signifikant höhere Proliferation sowohl in zwei- als auch in dreidimensionaler Kultur. Das nach Transfektion exprimierte VEGF führte in den Trennkammerversuchen zu einer signifikant erhöhten Proliferation der nicht-transfizierten Endothelzellen. Das Protein wurde über 7 Tage exprimiert, wobei die höchsten Konzentrationen an Tag 1 (254 pg/ml) und Tag 2 (193 pg/ml) gemessen wurden.

Diskussion

Die Proliferation von Endothelzellen in einer dreidimensionalen Kollagenmatrix kann sowohl durch Zugabe von rekombinantem VEGF, als auch durch Transfektion mit hVEGF-165 deutlich gesteigert werden. Nach Transfektion kommt es zu einer parakrinen Stimulation nicht transfizierter Zellen. Diese Verfahren können weiterhin zur Proliferationsstimulation von Ko-Kulturen mit parenchymatösen Zellen genutzt werden, welche zur Etablierung eines vaskularisierten Gewebekonstruktes und zur Behandlung chronischer Wunden eingesetzt werden können.

Zusammenfassung

Hintergrund: Zur Vaskularisation dreidimensionaler zellulärer Konstrukte erfolgte die Etablierung eines dreidimensionalen kapillarähnlichen Konstruktes in einer Kollagenmatrix. In dieser Studie wird der Einfluß von VEGF auf dieses Konstrukt untersucht.

Methodik: HUVEC wurden zwei- und dreidimensional kultiviert. Die Stimulation der Proliferation erfolgte mittels rekombinantem VEGF oder durch Transfektion mit VEGF-165.

Ergebnisse: Sowohl die Stimulation mit rekombinantem VEGF als auch die Transfektion mit VEGF-165 führte zu einer deutlichen Zunahme der Proliferation.

Schlußfolgerung: Sowohl durch Zugabe von rekombinantem VEGF als auch nach Transfektion mit VEGF-165 kann das Endothelzellwachstum in dreidimensionaler Kultur signifikant gesteigert werden.

Abstract

Background: For vascularization of a three-dimensional tissue-engineered cellular construct, a 3D endothelial cell culture was established. In this study the influence of VEGF on such a construct is investigated.

Methods: HUVEC were cultured two- and three-dimensionally. Proliferation was stimulated using recombinant VEGF and transfection with VEGF-165.

Results: Stimulation with recombinant VEGF as well as transfection with VEGF-165 led to a significant increase in endothelial cell proliferation.

Conclusion: Addition of recombinant VEGF as well as transfection with VEGF-165 can significantly stimulate endothelial growth and proliferation in a three-dimensional culture.

Literatur

1. Langer RS, Vacanti JP (1993) Tissue engineering. Science 260: 920–926
2. Risau W (1997) Mechanisms of angiogenesis. Nature 386: 671–674

3. Heits F, Katschinski DM, Wiedemann GJ, Weiss C, Jelkmann W (1997) Serum vascular endothelial growth factor, a prognostic indicator in sarcoma and carcinom patients. Int J Oncol 10: 333–337
4. Satake S, Kuzuya M, Ramos MA, Kanda S, Iguchi A (1998) Angiogenic stimuli are essential for survival of vascular endothelial cells in three-dimensional collagen lattice. Biochem Biophys Res Commun 244(3): 642–646
5. Williams S (1993) Angiogenesis in three-dimensional cultures (Editorial), Lab Invest 69(5): 491–493

Korrespondenzadresse: Dr. K.-J. Walgenbach, Abteilung Plastische und Handchirurgie, Chirurgische Universitätsklinik, Hugstetterstraße 55, 79106 Freiburg, Telefon: 07 61/2 70-28 17, Fax: 07 61/2 70-25 01, e-mail: walgen@ch11.ukl.uni-freiburg.de

Drug-Delivery-Systeme zur peripheren Nervenregeneration – *In vitro* Transfektion von Schwann-Zellen und Fibroblasten mit neurotrophen Faktoren

Drug delivery systems and peripheral nerve regeneration –
In vitro transfection of Schwann cells and fibroblasts with neurotrophic factors

T. J. Galla[1], S. Hermann[1], A. A. Huber[1], M. Humar[2], M. Schmidt[3], C. Andree[1], G. R. D. Evans[3] und G. B. Stark[1]

[1] Abteilung Plastische und Handchirurgie, Albert-Ludwigs-Universität Freiburg
[2] Sektion für Experimentelle Anästhesie, Albert-Ludwigs-Universität Freiburg
[3] Department of Plastic Surgery, The University of Texas, M. D. Anderson Cancer Center, Houston TX, USA

Einleitung

Trotz wesentlicher Verbesserungen bei den mikrochirurgischen Nahttechniken sind die funktionellen Ergebnisse nach der Versorgung peripherer Nervenläsionen häufig enttäuschend. Eine inadäquate und unvollständige axonale Regeneration führt hierbei zu bleibenden Funktionsverlusten. Experimentelle Ansätze zur Verbesserung der peripheren Nervenregeneration konzentrieren sich deshalb auf die Manipulation der biochemischen Vorgänge des regenerierenden Axons [1]. Besonders interessant hierbei sind NGF (Nerve Growth Factor) und LIF (Leukemia Inhibitory Factor), da für die rekombinanten Proteine dieser Faktoren positive Einflüsse auf die periphere Nervenregeneration beschrieben sind [2–3]. Insbesondere LIF wird als ein wichtiger „Läsionsfaktor" für die periphere Nervenregeneration bezeichnet, da er sowohl neurotrophe als auch myotrophe Eigenschaften besitzt [4].

Es war das Ziel dieser Arbeit, Fibroblasten und Schwann-Zellen mit NGF und LIF kodierenden Expressionsvektoren zu transfizieren, um gentechnologisch modifizierte „Drug-Delivery-Systeme" zu entwickeln.

Methodik

Die cDNA von Ratten-NGF und Ratten-LIF wurden mittels RT-PCR aus Schwann-Zellen bzw. dem Gehirn neonataler Ratten isoliert. Für die liposomale Transfektion wurden die cDNA von NGF und LIF in die liposomalen Expressionsvektoren pSecTagHygroC und PCMX-PL1 kloniert. Zusätzlich wurde für LIF ein retrovirale Expressionsvektor (pBabePuro/LIF) konstruiert, mit dem eine stabile Transfektion der Verpackungszelllinie TeFly AF13 erfolgte. Die in den Überstand abgegebenen Virionen dienten zur Transduktion der Schwann-Zellen. Die Effizienz verschiedener nicht-viraler (liposomaler und kationischer) Transfektionsmethoden sowie retroviraler Methoden wurde mittels des lacZ-Gens miteinander verglichen.

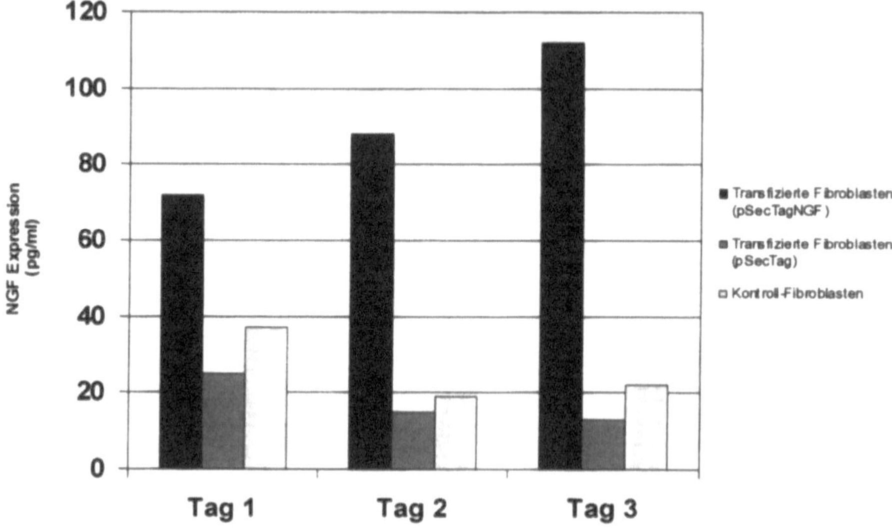

Abb. 1. NGF Konzentrationen (pg/ml) an verschiedenen Tagen nach der Transfektion. Bestimmung mittels ELISA

Tabelle 1. Transfektionseffizienzen (% transfizierter Zellen) für verschiedene Zelltypen und Transfektionsmethoden

	Transfectam®	Escort®	DOTAP®	FuGENE6®	retroviral
Fibroblasten	8 ± 2	3 ± 1	4 ± 2	25 ± 3	–
Schwann-Zellen	–	0	0	6 ± 2	60 ± 5

Ergebnisse

Bei Fibroblasten betrug die Effizienz nicht-viraler Transfektionen 3% bis 25%, wobei die höchsten Transfektionsraten mit dem kationischen Agenz FuGENE6® erreicht wurden (Tabelle 1). Bei Schwann-Zellen war mit liposomalen Agenzien keine Transfektion möglich. Lediglich mit dem kationischen FuGENE6® konnten 6% der Schwann-Zellen transfiziert werden. Im Gegensatz hierzu wurde durch retroviralen Gentransfer eine Transfektionrate von 60% erzielt. Die Proteinexpression der Wachstumsfaktoren wurde für NGF und LIF mittels ELISA bzw. Western Blot bestätigt. Die NGF-Expression transfizierter Fibroblasten war gegenüber nicht-transfizierten Fibroblasten signifikant erhöht (Abb. 1). Eine maximale NGF-Expression von 111 pg/ml wurde am Tag 3 nach der Transfektion gemessen. Die biologische Wirksamkeit der exprimierten Faktoren wurde durch Proliferationstests und Kokulturen der transfizierten Zellen mit isogenen organotypischen Gewebeschnittkulturen des Rückenmarks der Ratte überprüft.

Diskussion

Neurotrophe Faktoren können eine Verbesserung der peripheren Nervenregeneration erzielen. Die Therapie mit rekombinanten Proteinen erfordert jedoch eine Mehrfachapplikation und ist kostenintensiv. Durch gentherapeutische Ansätze kann eine kontinuierliche Expression dieser Faktoren am Läsionsort nach einmaliger Applikation mittels eines „Drug-Delivery-Systems" erzielt werden. In der vorliegenden Arbeit wurden zur Herstellung dieser Systeme sowohl dermale Fibroblasten als auch Schwann-Zell Kulturen verwendet. Die Transfektion von Fibroblasten war nicht-viral mit liposomalen und kationischen Reagenzien möglich. Schwann-Zellen hingegen konnten nur mittels retroviraler Transfektion effizient infiziert werden. Hierfür wurde erstmals ein retroviraler Expressionsvektor für Ratten-LIF hergestellt. Die Expression der Proteine und ihre biologische Aktivität wurden bestätigt.

Damit stehen „Drug-Delivery-Systeme" für neurotrophe Faktoren zur Verfügung, die in der peripheren Nervenregeneration eingesetzt werden können. Es ist geplant, tubuläre Biomaterialien (Nervenröhrchen) mit transfizierten Zellen zu besiedeln und ihren Einfluß auf die axonale Regeneration *in vivo* zu untersuchen.

Zusammenfassung

Hintergrund: Fibroblasten und Schwann-Zellen übernehmen bei der peripheren Nervenregeneration wichtige Funktionen, da sie in den Defekt migrieren, als Leitstruktur fungieren und neurotrophe Faktoren sezernieren. Besonders interessant hierbei sind NGF (Nerve Growth Factor) und LIF (Leukemia Inhibitory Factor). Es war das Ziel dieser Arbeit, Schwann-Zellen und Fibroblasten mit NGF und LIF kodierenden Expressionsvektoren zu transfizieren, um gentechnologisch modifizierte „Drug-Delivery-Systeme" zu entwickeln.

Methodik: Die cDNA von Ratten-NGF und -LIF wurden mittels RT-PCR hergestellt und in zwei liposomale Expressionsvektoren kloniert; zusätzlich wurde für LIF ein retroviraler Expressionsvektor konstruiert. Die Effizienz verschiedener nicht-viraler und retroviralen Transfektionmethoden wurde mittels des lacZ-Reportergens miteinander verglichen.

Ergebnisse: Bei Fibroblasten konnte mittels nicht-viraler Transfektion eine maximale Effizienz von 25% erzielt werden. Bei Schwann-Zellen betrug die maximale Effizienz mit nicht-viraler Transfektion lediglich 6%. Im Gegensatz hierzu wurden durch retroviralen Gentransfer 60% der Schwann-Zellen infiziert.

Schlußfolgerung: Die Transfektion von Fibroblasten ist mit nicht-viralen Transfektionsmethoden möglich, wohingegen Schwann-Zellen nur mittels retroviraler Transfektion effizient infiziert werden konnten. Es wurde erstmals ein retroviraler Expressionsvektor für Ratten-LIF hergestellt. Damit stehen „Drug-Delivery-Systeme" für neurotrophe Faktoren zur Verfügung, die in der peripheren Nervenregeneration eingesetzt werden können.

Abstract

Background: Schwann cells and fibroblasts have been shown to play a crucial role in peripheral nerve regeneration since they migrate into the defect, functioning as matrix and

494

expressing neurotrophic factors. Among these factors, NGF (nerve growth factor) and LIF (leukemia inhibitory factor) are of special interest. It was the aim of this study to establish gene therapeutical drug delivery systems by transfecting Schwann cells and fibroblasts with vectors encoding for NGF and LIF.

Methods: cDNA of rat-NGF and rat-LIF were obtained from neonatal rat Schwann cells and brain by RT-PCR. Thereafter, the cDNA was cloned in two liposomal expression vectors; in addition, a retroviral expression vector was constructed for the LIF-cDNA. The beta-galactosidase reporter gene was used to test the efficiency of different nonviral and retroviral cell transfection methods.

Results: In fibroblasts a maximal nonviral tranfection rate of 25% was achieved. In Schwann cells the maximal transfection rate of nonviral reagents was only 6%. However, by retroviral transduction, about 60% of cells were infected.

Conclusion: We were able to demonstrate successful transfection of rat fibroblasts and Schwann cells with nonviral and retroviral transfection methods. A retroviral expression vector for rat-LIF has been constructed for the first time. Thereby, different drug delivery systems for neurotrophic factors are available to be used in peripheral nerve regeneration.

Literatur

1. Terenghi G (1999) Peripheral nerve regeneration and neurotrophic factors. J Anat 194:1 – 14
2. Santos X, Rodrigo J, Hontanilla B, Bilbao G (1998) Evaluation of peripheral nerve regeneration by nerve growth factor locally administered with a novel system. J Neurosci Methods 85:119 – 127
3. Tham S, Dowsing B, Finkelstein D, Donato R, Cheema SS, Bartlett PF, Morrison WA (1997) Leukemia inhibitory factor enhances the regeneration of transected rat sciatic nerve and the function of reinnervated muscle. J Neurosci Res 47: 208 – 215
4. Finkelstein DI, Bartlett PF, Horne MK, Cheema SS (1996) Leukemia inhibitory factor is a myotrophic and neurotrophic agent that enhances the reinnervation of muscle in the rat. J Neurosci Res 46:122 – 128

Korrespondenzadresse: Dr. med. T. J. Galla, Abteilung für Plastische und Handchirurgie, Chirurgische Universitätsklinik, Hugstetter Straße 55, 79106 Freiburg i. Br., Telefon: 07 61 – 2 70-24 01, Fax: 07 61 – 2 70-25 01, e-mail:GallaTJ@gmx.net

Entwicklung dermal-epidermaler Hautäquivalente ("Komposithaut") durch organotypische Kultivierung humaner Keratinozyten in einer Kollagen-GAG Matrix (Integra™ Artificial Skin) und Evaluierung im athymischen Mausmodell

Development of dermal-epidermal skin-equivalents ("composite-skin") by organotypical cultivation of human keratinocytes in a collagen-GAG matrix (Integra™ Artificial Skin) and evaluation in the athymic mouse model

M. Kremer, E. Lang und A. Berger

Klinik für Plastische, Hand- und Wiederherstellungschirurgie – Zentrum für Schwerbrandverletzte, Medizinische Hochschule Hannover

Einleitung

Der künstliche Dermisersatz **Integra™ Artificial Skin,** bestehend aus einer Kollagen-Glycosaminglycan-Matrix und einer Silikonfolie, hat seit einiger Zeit zunehmende Verbreitung in der klinischen Behandlung von drittgradigen Verbrennungswunden und vollschichtigen Hautdefekten gefunden. Um für die Behandlung von ausgedehnten Verbrennungswunden die Zeit bis zur definitiven Defektdeckung signifikant zu verkürzen, die geringe autologe Spenderhaut optimal zu nutzen und die dauerhafte mechanische Qualität des Hautersatzes zu verbessern, ist es erstrebenswert, Wunden schwerbrandverletzter Patienten in einem Schritt mit einem Hautersatz aus einem *in-vitro* mit autologen Keratinozyten besiedelten Dermisäquivalent ("Komposithaut") zu decken, aus welchem *in-vivo* ein vollschichtiger Hautersatz entsteht. Ziel der experimentellen Studie war es eine Methode zu entwickeln, Keratinozyten reproduzierbar homogen hinsichtlich Flächenverteilung und Eindringtiefe in Integra™ einzubringen und zu kultivieren. Die besiedelten Komposittransplantate wurden zur Evaluierung ihrer Fähigkeit, einen vollschichtigen Hautersatz auszubilden, auf athymische Mäuse transplantiert.

Methodik

Zur Besiedelung wurde handelsübliche **Integra™ Artificial Skin** (Integra Lifesciences Corp., Plainsboro, USA) verwendet. Keratinozyten wurden aus der Haut eines einzigen Spenders gewonnen. Die Zellen wurden sequentiell trypsiniert und nach dem Protokoll von *Rheinwald und Green* kultiviert. Die Zellen wurden in einer Primärkulturphase bis zu einer 60%igen Konfluenz vermehrt und bis zur weiteren Verwendung in flüssigem Stickstoff gelagert. Zur Besiedlung der Integra™-Matrix wurden die Zellen auf die Matrix in einer Aussaatmenge von $10^5/cm^2$ aufgetragen. Die Zellen wurden durch Zentrifugation in die Matrix integriert. Die inokulierten Matrizes wurden anschließend in einer Medienperfusionskulturkammer für weitere fünf Tage kultiviert. Athymische Mäuse wurden unter sterilen Bedingungen transplantiert. Ein vollschichtiger Hautdefekt von 2,25 cm² wurde bis zur Faszie der Rückenmuskulatur gesetzt. Das Komposit-Transplantat wurde mit Einzelknopfnähten fixiert, der Wundbereich okklusiv mit einer sterilen Kompresse und Tegaderm™ verbunden und mit einem Pflasterverband gesichert. Die Transplantate wurden unter Einschluß von Rückenmuskelfaszie nach Tötung der Tiere nach 5, 10, 15 Tagen, nach 4 und nach 8 Wochen gewonnen.

Ergebnisse

Mit der beschriebenen Besiedelungstechnik konnte *in-vitro* reproduzierbar eine homogene Besiedelung der Integra™-Matrix mit Keratinozyten erreicht werden. Die Vitalität der inokulierten Keratinozyten betrug mehr als 80% (Trypanblaumessung). Die Keratinozyten verteilten sich in der Matrix relativ homogen, jedoch mit einer deutlich stärkeren Konzentration unterhalb der Silikonschicht. Die Keratinozyten zeigten histologisch eine teils haufenförmige Ansammlung, teils eine ringartige Auskleidung der Matrix bei sichtbaren Proliferationsmerkmalen. Alle transplantierten Komposite waren über den Beobachtungszeitraum auf dem Wundbett adhärent. Nach Entfernung des Verbandes konnte bei den besiedelten Transplantaten eine zunehmende Ansammlung von Keratingranula mit Verlust der Transparenz erkannt werden, die unbesiedelten Kontrollmatrizes hingegen blieben absolut transparent. Nach Entfernung der Silikonfolie nach 15 Tagen konnte makroskopisch das Vorhandensein einer durchsichtigen Epidermis festgestellt werden, die im weiteren Verlauf an Transparenz abnahm. Nach acht Wochen wiesen alle Transplantate feine Fältchen und klinische Zeichen einer Hyperkeratose mit Abschilferung von Hornhaut auf, was artspezifisch für humane Haut ist. Die transplantierte Haut war auf der Rückenmuskelfaszie verschieblich. Bei den unbesiedelten Kontrolltransplantaten hatte sich bis zum Zeitpunkt der Silikonfolien-Entfernung makroskopisch keine Epidermis ausgebildet, erst nach 5–6 Wochen war eine vollständige Epithelisierung vom Wundrand aus erfolgt. Die unbesiedelte Integra™ wies ansonsten die gleichen Adhärenz- und Elastizitätsmerkmale auf, eine Faltenbildung oder Hyperkeratose konnten jedoch nicht festgestellt werden.

Histologisch zeigte sich die Integra™-Matrix bereits nach 5 Tagen vollständig mit proliferierenden und migrierenden Keratinozyten („Keratomorula") durchsetzt. Die inflammatorische Reaktion erschien sehr stark verkürzt, da sich im geringen Infiltrat in der Übergangszone Wundgrund/Integra™ nur wenige polymorphkernige neutrophile Granulozyten (PMN), jedoch schon deutliche Anteile reorganisierender Fibroblasten nachweisen ließen. Nach 10 Tagen war die Integra™-Oberfläche mit einer geschlossenen Epidermis bedeckt. Weitere deutlich nach zentral keratinisierende Keratinozytenzysten entleerten sich zur Oberfläche hin („keratinocyte bubbling"), die Übergangszone Wundgrund/Integra™ war bereits fließend ausgebildet und vaskularisiert. Eine immunhistologische Färbung (Ratte-Anti-Human-AE 1/AE 3, Dako Diagnostics) konnte den humanen Ursprung der Neoepidermis eindeutig nachweisen. Auch nach acht Wochen persistierte die humane Epidermis und wies eine klare zelluläre Differenzierung in Stratum basale, Stratum granulosum und Stratum corneum auf. Keratomorulae waren nicht mehr sichtbar, die Integra™-Matrix erschien vollständig remodelliert.

In der unbesiedelten Integra™ ließen sich Anzeichen einer verzögerten Wundheilung im hohen Gehalt an PMN und dem erst späteren Auftreten einer geringeren Anzahl an Fibroblasten erkennen. Der oben beschriebene Prozeß der Epithelausbildung durch nach apikal migrierende Keratomorulae konnte nicht beobachtet werden.

Diskussion

Die in der Studie beschriebenen zellulären Vorgänge der Ausbildung einer intakten Epithelschicht *in-vivo* aus *in-vitro* mit Keratinozyten besiedelter Integra™ würden in der Klinik eine sekundäre Hauttransplantation überflüssig machen. Die für eine Deckung mit Keratinozyten-„Sheets" ansonsten notwendige parallele *in-vitro* Kultivierung von Keratinozyten geschieht praktisch in einem Schritt *in-vivo*. Durch eine solche „single-step" Wunddeckung könnte in der Klinik ein wertvoller Zeitvorteil sowie die Vermeidung eines zweiten operativen Schrittes erreicht werden. Die für die Herstellung von mit Keratinozyten besiedelter Integra™ nach unserem Verfahren notwendigen Arbeitsschritte im Labor sind weniger zeitintensiv und kostengünstiger als die Herstellung von Keratinozyten-„Sheets", da nach Zellisolierung und Besiedelung nur eine kurze Kultivierungszeit *in-vitro* notwendig ist, bis die Komposittransplantate ein Proliferations- und Konfluenzstadium erreicht haben, welches sie für die Verwendung zur Transplantation geeignet macht. Bei einer Besiedelungsdichte der Integra™ von 10^5 Keratinozyten/cm^2 und einer Extraktionsrate von etwa 2×10^6 Keratinozyten/cm^2 aus einer Hautbiopsie beträgt die nominelle Expansion ohne vorgeschalteten Kultivierungsprozeß das 20-fache. Hierbei ist jedoch noch die geringe Anwachsrate der Primärzellen von nur 1–15% zu berücksichtigen, was die reale Expansionrate auf das nur dreifache reduziert. Läßt man vor der Besiedelung einen Zeitraum für die Kultivierung und Vermehrung von Keratinozyten, wie in unserem Modell dargestellt, so können reale Expansionsraten von 20–200-fach und mehr erreicht werden, was den klinischen Anforderungen bei der plastischen Deckung ausgedehnter Verbrennungswunden entspricht. Ein weiterer Vorteil des vorgeschalteten Kultivierungsprozesses ist, daß im Gegensatz zur Besiedelung mit unkultivierten Keratinozyten ein höherer Anteil an teilungsfähigen Keratinozyten in die Integra™ inokuliert wird und sich hierdurch eine intakte Neoepidermis in kürzerer Zeit ausbildet.

Die dargestellten experimentellen Ergebnisse sind Grundlage für die Etablierung von Zellkulturverfahren zur Herstellung großflächiger Komposittransplantate („scale-up") und – in Zusammenschau mit den positiven klinischen Ergebnissen der Behandlung mit Integra™ – für die zunächst kontrollierte humane Anwendung im Rahmen klinischer Studien.

Zusammenfassung

Hintergrund: Das künstliche Dermisäquivalent **Integra™ Artificial Skin**, bestehend aus bovinem Kollagen, Chondroitin-6-Sulfat und einer Silasticfolie, hat seit einiger Zeit zunehmende Verbreitung in der klinischen Behandlung von drittgradigen Verbrennungswunden und vollschichtigen Hautdefekten unterschiedlicher Genese gefunden. Um für die Behandlung von ausgedehnten Verbrennungswunden die Zeit bis zur definitiven Defektdeckung signifikant zu verkürzen, die geringe autologe Spenderhaut optimal zu nutzen und die dauerhafte mechanische Qualität des Hautersatzes zu verbessern, ist es erstrebenswert, Wunden schwerbrandverletzter Patienten frühzeitig in einem Schritt mit einem

498

Hautersatz aus einem *in-vitro* mit autologen Keratinozyten besiedelten Dermisäquivalent („Komposithaut") zu decken, aus welchem *in-vivo* eine vollschichtiger Hautersatz entsteht. *Methodik:* Es wurde eine Methode entwickelt, mit der Keratinozyten homogen hinsichtlich Flächenverteilung und Eindringtiefe in Integra™ eingebracht werden konnten. Die besiedelten Komposittransplantate wurden zur Evaluierung ihrer Fähigkeit, einen vollschichtigen Hautersatz auszubilden, auf athymische Mäuse transplantiert.

Ergebnisse: Es konnte gezeigt werden, daß gemäß unserem Protokoll zugeführte humane Keratinozyten in der Integra™-Matrix reproduzierbar ein homogenes Verteilungsmuster aufweisen, adhärieren, proliferieren und konfluieren. Die Komposittranplantate zeigten im Modell eine gute Wundadhärenz, eine vollständige Einheilung, eine nur geringe Kontraktion und vermochten eine verschiebliche, elastische und stabile Haut auszubilden. Histologisch zeigte sich, daß die in der Matrix adhärenten humanen Keratinozyten in einer histomorphologisch einzigartigen Form (Keratomorula, „keratinocyte bubbling") migrierten und *in-vivo* eine persisitierende, mehrschichtige, verhornende Epidermis ausbildeten, welche immunhistologisch humanen Ursprungs ist.

Schlußfolgerung: Die experimentellen Ergebnisse sind Grundlage für die Etablierung von Zellkulturverfahren zur Herstellung großflächiger Komposittransplantate („scale-up") und – in Zusammenschau mit den positiven klinischen Ergebnissen der Behandlung mit Integra™ – für die zunächst kontrollierte humane Anwendung im Rahmen klinischer Studien.

Abstract

Background: The artificial skin equivalent Integra™ Artificial Skin, consisting of bovine collagen, chondroitin-6-sulphate, and a silastic sheet, has recently gained widespread use in the clinical treatment of third degree burn wounds and full-thickness skin defects of different etiology. In order to significantly shorten the time to definitive wound closure in the treatment of major burn wounds, to optimally use the sparse autologous donor skin resources, and to improve the durable mechanical quality of the skin substitute, it is desirable to cover major burn wounds early. This should be done in a single step by a skin substitute consisting of a dermal equivalent seeded in vitro with autologous keratinocytes („composite-skin") out of which a full-thickness skin substitute develops in vivo.

Methods: A method was developed by which keratinocytes could be homogeneously integrated into Integra™ regarding distribution and depth. The seeded composite grafts were grafted onto athymic mice in order to evaluate their potential to reconstitute a full-thickness skin substitute.

Results: It could be demonstrated that human keratinocytes seeded according to our protocol reproducibly showed a homogenous pattern of distribution, adherence, proliferation, and confluence. The composite grafts in this model exhibited good wound adherence, complete healing, only minor wound contraction, and had the potential to reconstitute an elastic and stable human skin. Histologically it was shown that inside the matrix, adherent human keratinocytes in vivo migrate in a histomorphologically unique pattern (keratomorula, „keratinocyte bubbling") and develop a persisting, multi-layered, keratinizing epidermis which immunohistologically is of human origin.

Conclusion: The experimental results are the basis for the establishment of cell culturing processes suitable for the production of large-scale composite grafts („scale-up") and

– in consideration of the positive clinical results of the treatment with Integra™ – for a controlled human application within clinical trials.

Literatur

1. Berger A, Burke JF (1987) Hauttransplantation oder künstlicher Hautersatz? Langenbecks Arch Chir 372: 343 – 348
2. Boyce ST, Hansbrough JF (1988) Biologic attachment, growth, and differentiation of cultured human epidermal keratinocytes on a graftable collagen and chondroitin-6-sulfate substrate. Surgery 103: 421 – 431
3. Burke JF, Yannas IV, Quinby WC, Bondoc CC, Jung WK (1981) Successful use of a physiologically acceptable artificial skin in the treatment of extensive burn injury. Ann Surg 194: 413 – 428
4. Bütler C, Orgill D, Yannas I, Compton C (1998) Effect of keratinocyte seeding of collagen-glycosaminoglycan membranes on the regeneration of skin in a porcine model. Plast Reconstr Surg 101: 1572 – 1579
5. Hansbrough JF, Boyce ST, Cooper ML, Foreman TJ (1989) Burn wound closure with cultured autologous keratinocytes and fibroblasts attached to a collagen-glycosaminoglycan substrate. JAMA 262: 2125 – 2130
6. Heimbach D, Luterman A, Burke JF, Cram A, Herndon DN, Hunt J, Jordan M, McManus W, Solem L, Warden G, Zawacki B (1988) Artifical dermis for major burns. A multi-center randomized clinical trial. Ann Surg 208: 313 – 320
7. Kremer M, Berger A (1999) Wundheilungsstörungen nach Plastischen Operationen – Wundmanagement und Auswirkungen für den Verletzten. Medizin und Praxis 2: 20 – 29
8. Rheinwald JG, Green H (1975) Serial cultivation of strains of human epidermal keratinocytes: the formation of keratinizing colonies from single cells. Cell 6: 331 – 344
9. Smola H, Stark H-J, Thiekötter G, Mirancea N, Krieg T, Fusenig NE (1998) Dynamics of basement membrane formation by keratinocyte-fibroblast interactions in organotypic skin culture. Exp Cell Res 239: 399 – 410
10. Yannas IV, Burke JF (1980) Design of an artificial skin. I: Basic design principles. J Biomed Mater Res 14: 65 – 81

Korrespondenzadresse: Dr. med. M. Kremer, Klinik für Plastische, Hand- und Wiederherstellungschirurgie, Zentrum für Schwerbrandverletzte, Medizinische Hochschule Hannover, OE 6260, Podbielskistraße 380, 30659 Hannover, Telefon: 05 11/9 06-37 92, Fax: 05 11/9 06-34 80, e-mail: kremer.michael@mh-hannover.de

Tissue Engineering zur Urethrarekonstruktion – Fibrinkleber als Matrix für die Transplantation von kultivierten autologen Urothelzellen

Tissue engineering for urethral reconstruction – fibrin as a matrix for the transplantation of cultured autologous urothelial cells

A. D. Bach[1,2], H. Bannasch[1], T. J. Galla[1], K. M. Bittner[2] und G. B. Stark[1,2]

[1] Abteilung für Plastische und Handchirurgie
[2] Valley TEC (Valley Tissue Engineering Center), Chirurgische Universitätsklinik Freiburg

Einleitung

Die Wiederherstellung von Defekten und Fehlbildungen im Bereich der Harnröhre z. B. bei Hypospadien, Epispadien, Zustand nach Trauma oder Tumorresektionen, oder der Penoidaufbau bei der Geschlechtsdysmorphophobie stellt ein bislang nicht zufriedenstellend gelöstes Problem für den Rekonstruktiven Chirurgen und den Urologen dar. Die bisherigen Möglichkeiten mit Hilfe von autologer Mundschleimhaut, Epidermis oder Blasenschleimhaut und synthetischen Materialien sind mit einer hohen Morbidität und einem unbefriedigenden funktionellen Ergebnis verbunden (Angermeier et al. 1994, Atala et al. 1999). Alle bisherigen Lösungsansätze der Rekonstruktion der Urethra, mit Hilfe von nicht-urothelialem Gewebe, verfügen nicht über die spezifische protektive Funktion des Urothels. Methoden der Gewebevermehrung und -Modifizierung, wie sie im Tissue Engineering Anwendung finden, könnten hier ein alternativer Ansatz sein (Mooney et al. 1997, Atala et al. 1999).

Durch Zellkulturtechnik können Urothelzellen aus kleinen Gewebeproben *in vitro* gezüchtet und erheblich vermehrt werden (Hutton et al. 1993, Petzoldt et al. 1994). Die kultivierten autologen Urothelzellen können dann in Fibrinkleber als „Transport-Matrix" suspendiert und zur Transplantation verwendet werden (Stark et al. 1995, Wechselberger et al. 1998).

Methodik

Bei 20 isogenen Ratten wurde ein Silikonkatheter proximal der Harnblase zwischen die Bauchhaut und den Panniculus carnosus implantiert. Hierdurch sollte die Bildung einer bindegewebigen Kapsel in Form einer Röhre induziert werden. Bei 10 weiteren isogenen Tieren wurde die Harnblase entnommen, die Urothelzellen isoliert, aufgearbeitet und *in vitro* expandiert. Bei 70–80%iger Konfluenz erfolgte die Resuspension der kultivierten Urothelzellen in einem Zweikomponentenfibrinkleber (Tissucoll®, Immuno, Heidelberg). 14 Tage nach Implantation des Silikonkatheters, wurde dieser entfernt, duch einen kleineren ersetzt und die gezüchteten Urothelzellen in den Hohlraum zwischen Bindegewebskapsel und Katheter, in Form der Fibrinklebersuspension eingebracht. 7, bzw. 14 und 28 Tage nach Transplantation der Zellen erfolgte eine histologische und immunhistochemische Aufarbeitung des Gewebes, welches das Urethra-Konstrukt enthielt. Die Urothelzellen wurden mit Hilfe eines Anti-Pan-Cytokeratin-Antikörpers immuncytochemisch nachgewiesen.

Ergebnisse

Die aus der Rattenharnblase gewonnenen Urothelzellen konnten *in vitro* kultiviert und innerhalb von 2 Wochen auf das 30-fache der Ausgangzahl expandiert werden. Durch die Implantation eines Silikonkatheters auf dem Panniculus carnosus der Tiere läßt sich die Bildung einer bindegewebigen Röhre mit starker Vaskularisation induzieren, welche ein ideales Transplantatlager für die Zellen darstellt. Mit Hilfe des Fibrinklebers als Transportmatrix zur Transplantation konnte mit den zuvor gezüchten Urothelzellen eine epitheliale Auskleidung der Röhrenstruktur erreicht werden. Die durchgeführten immunhistochemischen Untersuchungen zeigten, daß das Epithel, welches die bindegewebige Röhrenstruktur auskleidete urothelialer Herkunft war.

Diskussion

Aufgrund der häufigen Probleme, die bei den üblichen Methoden der Urethrarekonstruktion entstehen, könnte das Tissue Engineering eine mögliche Alternative darstellen (Mooney et al. 1997, Atala et al. 1999). In dieser Untersuchung wurde das Konzept der Urethrarekonstruktion mit Hilfe der Transplantation von *in vitro* kultivierten und vermehrten Urothelzellen vorgestellt. Durch die Implantation von Silikonkathetern unter die Bauchhaut wurde die Induktion einer bindegewebigen Kapselstruktur in Form einer Röhre *in vivo* bewirkt, welche ein ideales Transplantatlager darstellte (Wechselberger et al . 1998). Es konnte gezeigt werden, daß Fibrin eine geeignete Transportmatrix für die Transplantation der kultivierten Urothelzellen ist. Fibrin besitzt einige wichtige Grundvoraussetzungen als biologische Matrix für das Tissue Engineering: es ist sowohl biokompatibel, als auch biologisch abbaubar und es hat eine starke Potenz an biologischen Oberflächen zu adhärieren. Fibrin besteht im wesentlichen aus Fibrinogen und Fibronektin, welches ein Schlüsselprotein der Extrazellulärmatrix ist und fördert auf diesem Wege zum einen die Migration der Zellen, zum anderen erlaubt es die Diffusion von Wachstums- und Ernährungsfaktoren (Albeda et al. 1990, Horch et al. 1998). Dies sind wichtige Voraussetzungen für die Reimplantation von Zellen bis deren definitives Anwachsen und epitheliale Organisation stattfinden kann.

Das dargestellte Konzept könnte die Wiederherstellung von Defekten und Fehlbildungen der Harnröhre mit Methoden des Tissue Engineerings ermöglichen und ein neuer, alternativer Therapieansatz sein, um ein befriedigendes funktionelles Ergebnis bei der Rekonstruktion der Urethra zu erzielen.

Zusammenfassung

Hintergrund: Die Wiederherstellung von Defekten und Fehlbildungen im Bereich der Harnröhre stellt ein bislang nicht zufriedenstellend gelöstes Problem für den Rekonstruktiven

Chirurgen dar. Das Tissue Engineering könnte hier einen alternativen Ansatz bieten. Durch Zellkulturtechnik können Urothelzellen aus kleinen Gewebeproben *in vitro* gezüchtet, erheblich vermehrt und zur Transplantation verwendet werden.

Material und Methoden: Bei isogenen Ratten wurde ein Silikonkatheter proximal der Harnblase zwischen die Bauchhaut und den Panniculus carnosus implantiert. Hierdurch wurde die Bildung einer bindegewebigen Kapsel in Form einer Röhre induziert. Bei weiteren isogenen Tieren wurde die Harnblase entnommen, die Urothelzellen aufgearbeitet und *in vitro* vermehrt. 2 Wochen später wurden die kultivierten Urothelzellen in Fibrinkleber suspendiert und in den Hohlraum zwischen Kapselgewebe und Katheter in Form der Fibrinklebersuspension eingebracht. 14 und 28 Tage nach Transplantation der Zellen erfolgte eine histologische Aufarbeitung des Urethra-Konstruktes.

Ergebnisse: Die aus der Rattenharnblase gewonnenen Urothelzellen konnten *in vitro* kultiviert und expandiert werden. Durch die Implantation eines Silikonkatheters unter die Bauchhaut der Tiere läßt sich die Bildung einer bindegewebigen Röhre mit starker Vaskularisation induzieren, welche ein ideales Transplantatlager für die Zellen darstellt. Mit Hilfe des Fibrinklebers als Matrix läßt sich mit den zuvor gezüchten Urothelzellen eine Auskleidung der Röhre im Sinne einer Urethralschleimhaut bilden.

Schlußfolgerungen: Das dargestellte Konzept des Tisssue Engineerings könnte die Wiederherstellung von Defekten und Fehlbildungen der Harnröhre ermöglichen und ein neuer alternativer Therapieansatz sein, um ein befriedigendes funktionelles Ergebnis bei der Rekonstruktion der Urethra zu erzielen.

Abstract

Backround: Due to the limited supply of urothelium, urethral reconstruction using skin, buccal mucosa, or other biological or synthetic materials has been employed. However, the replacement of functional urethra and ureter is still a clinical challenge due to the high specialization of urothelium. The purpose of this study was to establish a tissue engineering approach for urethra reconstruction by the transplantation of in vitro expanded urothelium, with fibrin glue as a transport matrix, onto an in vivo prefabricated tube-like structure.

Methods: The study was conducted with inbred rats. Urothelial cells from the urinary bladder mucosa were harvested for culture. Other animals received a silicone tube under the abdominal skin, put deep to the panniculus carnosus muscle, to induce a tube-like structure for the urethra construct. The cultivated and in vitro expanded cells were reimplanted 14 days later onto this tube after the second cell-passage, using fibrin glue as delivery vehicle. Cross sections of the tissue containing the urethra constructs were performed for histomorphologic studies and immunohistochemical staining 2 and 4 weeks after cell transplantation to detect the reimplanted urothelium.

Results: The implanted silicone catheters induced a capsule formation with angiogenic response providing a favourable environment for the transplanted cells. The urothelial cells spontaneously reoriented themselves along the silicone tube surface and produced an adherent cell layer 2 weeks after grafting. The histology revealed viable epithelial structures of urothelium lining the inner surface of the preformed tube differentiating from one layer to several layers of thickness.

Conclusion: Harvested, cultured, and in vitro expanded urothelial cells can be successfully reimplanted onto an in vivo prefabricated tube-like structure with fibrin glue as delivery matrix, showing potential for urethral reconstruction and providing autologous urothelium for reconstructive surgery in the genitourinary tract.

Literatur

1. Albeda SM, Buck CA (1990). Integrins and other cell adhesion molecules. FASEB J 4: 2868 – 2880
2. Angermeier KW, Jordan GH and Schlossberg SM (1994). Complex urethral reconstruction. Urologic Clinics of North America 21 (3): 567 – 581
3. Atala A (1999). Future perspectives in reconstructive surgery using tissue engineering. Urologic Clinics of North America 26, 1: 157 – 165
4. Horch R, Bannasch H, Kopp J, Andree C, Stark GB (1998) Single-cell-suspensions of cultured human keratinocytes in fibrin-glue reconstitute the epidermis. Cell Transplantation 7 (3): 309 – 317
5. Hutton KA, Trejdosiewicz LK, Thomas DF and Southgate J (1993). Urothelial tissue culture for bladder reconstruction: an experimental study. J Urol 150: 721
6. Mooney, D, Kim BS, Vacanti J, Langer R (1997) Tissue Engineering: urogenital system. In: Langer R, Chick W (eds) Tissue engineering: Urogenital system Lanza r, San Diego: ACADEMIC Press, Inc, pp 591
7. Petzoldt JL, Leigh IM, Duffy PG and Masters JR (1994). Culture and characterization of human urothelium in vivo and in vitro. Urol Res 22: 67
8. Stark GB, Kaiser HW, Horch R, Kopp J, Spilker G (1995) Cultured autologous keratinocytes suspended in fibrin glue (KFGS) with allogenic overgraft for definitive burn wound coverage. Eur J Plast Surg 18: 267
9. Wechselberger G, Schoeller TH, et al (1998). Fibrin glue as a delivery vehicle for autologous urothelial cell transplantation onto a prefabricated pouch. J Urol 160: 583 – 586

Korrespondenzadresse: Dr. med. A. D. Bach, Abteilung für Plastische und Handchirurgie, Chirurgische Universitätsklinik, Hugstetter Straße 55, 79106 Freiburg i. Br., Telefon: 00 49-7 61-2 70-28 17, Fax: 00 49-7 61-2 70-25 01, e-mail: Bach@Ch11.ukl.uni-freiburg.de

Mikrozirkulationsstörungen der Dünndarmmucosa während Endotoxämie beim Schwein

Effect of endotoxemia on microcirculation of the small bowel mucosa in pigs

A. Stehr[1], I. Tugtekin [2], M. Matejovic[3], M. Theisen[2], F. Ploner[4], K. W. Jauch[1], M. Georgieff[2] und P. Radermacher[2]

[1] Klinik und Poliklinik für Chirurgie, Universitätsklinik Regensburg
[2] Abteilung für Anästhesiologie, Universitätsklinik Ulm
[3] Klinik Innere Medizin, Karls-Universität, Pilzen (Tschech. Republik)
[4] Abteilung für Anästhesiologie, Klinikum, Brixen/Südtirol

Einleitung

Die tonometrische Messung der arterio-mukosalen PCO_2-Differenz(Δa-rPCO_2) gilt als Parameter einer adäquaten nutritiven Perfusion des Gastrointestinaltrakts [1, 2]. Da der $PrCO_2$ auch metabolische Veränderungen erfaßt, haben wir die Bedeutung der Villusmikrozirkulation für die Entstehung einer mukosalen Azidose an einem Tiermodell untersucht. Die Mikrozirkulation wurde mit der orthogonalen Polarisationsspektrometrie (Cytoscan®) [3] erfaßt, welche die Visualisierung von Mikrozirkulationsstörungen *in vivo* ohne Translumination gestattet.

Methodik

Hausschweine beiderlei Geschlechts und einem mittleren Gewicht von 42 kg wurden nach 24 h Nahrungskarenz mit Wasser ad libidum mit Atropin (2,5 mg Atropinsulfat®, Braun, Melsungen) und Azaperon (150 – 200 mg; Stresnil®, Janssen, Neuss) prämediziert und eine Narkose mittels Pentobarbital iv. (10 mg kg^{-1}; Nembutal®, Sanofi Winthrop, Munich) und Ketamin (1,5 – 2,0 mg kg^{-1}; Ketavet®, Parke-Davis, Berlin) eingeleitet. Nach Intubation und maschineller Beatmung (FiO_2 0,4; PEEP 5 cm H_2O; Servo 900B, Siemens, Erlangen, PCO_2 zwischen 35 – 40 mmHg) wurde die Narkose mit einer kontinuierlichen Pentobarbitalinfusion, Analgesie mit Buprenorphin (0,3 mg; Temgesic®, Boehringer, Mannheim) und Relaxation mit Alcuronium (14 mg h^{-1}; Alloferin®, Hoffmann-La Roche AG, Basel) aufrechterhalten. Die Narkosetiefe wurde mit EEG-Spektralanalyse kontrolliert. Unter sterilen Kautelen wurde den Tieren ein zentraler Venenkatheter, ein Swan Ganz Katheter (Medex MX 80 pressure transducers, Medex Inc., Hillard, OH, USA), sowie ein arterieller Katheter implantiert. Über eine mediane Laparotomie wurde eine Ultraschallflußsonde (Transonic Systems, Ithaca, NY, USA) auf die Pfortader aufgebracht. Nach Anlage einer Ileostomie erfolgte der Verschluß des Abdomens. 16 Schweine wurden nach einer Erhohlungsphase von 8 h randomisiert in zwei Gruppen aufgeteilt und erhielten über 24 h entweder Endotoxin (ETX n = 10) oder Placebo (Sham n = 6). Das Endotoxin wurde so dosiert, daß der mittlere pulmonalarterielle Druck 35 – 40 mmHg betrug, die Volumensubstitution erfolgte mit Hydroxyethylstärke (Infukoll® 6% HAES 200/0,5, Serum-Werk Bernburg), eine etwaige Hypoglykämie wurde mittels Glucose und Xylit ausgeglichen (GX 20%, Pharmacia, Erlangen). Vor (0 h) bzw. 12 h und 24 h nach Start der Endotoxininfusion wurde der arterielle PCO_2, der Pfortaderblutfluß (Qpv) und über das Ileostoma der $PrCO_2$ (fiberoptischer Sensor) der Ileummucosa gemessen. Die Mikozirkulation der Ileumvilli wurden mit der orthogonaler Polarisations-Spektrometrie (Cytoscan®) erfasst. Zu jedem Meßzeitpunkt wurden 5 intravitale Videosequenzen angefertigt und bezogen der Anzahl perfundierter und nicht perfundierter Villi ausgewertet.

Ergebnisse

Die Endotoxininfusion bewirkte bei allen Schweinen eine statistisch signifikante Abnahme des mittleren arteriellen Blutdruckes sowie eine signifikante Steigerung des Herzzeitvolumens. Der Pfortaderblutfluß blieb in beiden Gruppen über den gesamten Versuch unverändert. In der ETX-Gruppe kam es zu einen deutlichen und nach 12 h signifikanten Anstieg der arterio-mucosalen PCO_2-Differenz, die mit einem deutlichen und signifikanten Anstieg der Anzahl nicht perfundierter Darmzotten sowohl nach 12 als auch nach 24 h einherging. Die Ergebnisse sind in Tabelle 1 zusammengefaßt.

Tabelle 1. Median (25/75%); # $p < 0,05$ vs. 0 h (Friedman-Anova); § $p < 0,05$ ETX vs. Sham (Mann-Whitney), HZV: Herzzeitvolumen, Qpv: Blutfluß der Pfortader, Hb-O_2cap: mucosale Hb-O_2-Sättigung, Δa-rPCO_2 : Arterio-mucosale PCO_2 Differenz, L/P pv: Laktat/Pyruvat Ratio im Pfortaderblut, n (Villi) perf/nicht perfundiert: Anzahl der perfundierten und Anzahl der nicht perfundierten Dünndarmvilli

		0 h ETX	12 h ETXk	24 h ETX
Art. Mitteldruck	ETX	102 (93; 107)	83 (74; 95) #	79 (61; 84) #§
	Sham	95 (91; 97)	97 (94; 99) §	108 (103; 108) §
HZV ml/min × kg	ETX	107 (97; 120)	160 (148; 170) #	162 (131; 200) #§
	Sham	115 (106; 124)	107 (103; 115) §	116 (110; 130) §
Qpv ml/kg × min	ETX	24 (21, 27)	27 (22, 31)	26 (20, 31)
	Sham	22 (18, 25)	26 (25, 29)	25 (22, 29)
Δa-rPCO_2 mmHg	ETX	15 (8, 17)	18 (15, 26) #§	22 (16, 33) #
	Sham	12 (9, 14)	10 (7, 15) §	13 (11, 14)
n (Villi) perf/	ETX	60 (46; 78)/0 (0; 0)	27 (0; 52)/22 (10; 36) #§	32 (16; 36)/19 (9; 32) #§
nicht perfundiert	Sham	73 (66; 130)/0 (0; 0)	62 (54; 82)/6 (2; 11) §	55 (27; 100)/0 (0; 4) §

Diskussion

Bei unserem Endotoxinmodell blieb durch die Erhaltung einer hyperdynamen Kreislaufsituation mit deutlich erhöhtem HZV der Pfortaderblutfluß konstant. Dennoch kam es zu erheblichen mikrozirkulatorischen und metabolischen Veränderungen in der ETX-

Gruppe. Eine derartige Dissoziation zwischen regionaler Makrozirkulation und mucosaler Mikrozirkulation wurde auch in anderen Untersuchungen beschrieben [4]. Der progrediente Anstieg der Δa-rPCO$_2$ muß angesichts der unveränderten makrozirkulatorischen Perfusion auf die verstärkte Heterogenität der nutritiven Villusdurchblutung mit Regionen fehlender kapillärer Zirkulation zurückgeführt werden [5]. Die etwaige Bedeutung einer beeinträchtigten intrazellulären O$_2$-Utilisation auf eine mögliche gestörte Energiebilanz kann nicht endgültig beurteilt werden. Um die Mikrozirkulation der Darmmucosa *in situ* zu visualisieren, stellt die orthogonalen Polarisationsspektrometrie (Cytoscan®) eine neuartige Methode dar, die es ermöglicht ohne Translumination, also ohne Verlagerung der Organe, mikrozirkulatorische Störungen zu beurteilen.

Zusammenfassung

Einleitung: Die tonometrische Messung der arterio-mukosalen PCO$_2$-Differenz (Δa-rPCO$_2$) gilt als Parameter einer adäquaten nutritiven Perfusion des Gastrointestinaltrakts. Da der PrCO$_2$ auch metabolische Veränderungen erfaßt, haben wir die Bedeutung der Villus-Mikrozirkulation für die Entstehung einer mukosalen Azidose untersucht.

Methodik: Nach Instrumentierung erhielten anästhesierte und beatmete Schweine über 24 h kontinuierlich Endotoxin (ETX, n = 10) oder Plazebo (Sham, n = 6). Vor (0 h) bzw. 12 und 24 h nach Start wurde der Pfortaderblutfluß (Qpv, Ultraschallflußsonden), sowie über ein Ileostoma die ileale Δa-rPCO$_2$ (fiberoptischer Sensor) und mit der orthogonalen Polarisations-Spektrometrie (Cytoscan®) Intravital-Videosequenzen von der Mikrozirkulation der Ileum-villi erfaßt (Anzahl perfundierter/nicht-perfundierter Villi).

Ergebnisse: Bei gleichbleibendem Pfortaderblutfluß sahen wir in der ETX Gruppe einen deutlichen und nach 12 h signifikanten Anstieg der arterio-mucosalen PCO$_2$-Differenz. Bei Betrachtung der Dünndarmvilli mittels Intravitalvideographie war in der ETX Gruppe ein deutlicher und signifikanter Anstieg der nicht perfundierten Darmzotten sowohl nach 12 als auch nach 24 h zu beobachten.

Schlußfolgerung: Der progrediente Anstieg der Δa-rPCO$_2$ ist angesichts der unveränderten makrozirkulatorischen Perfusion auf die verstärkte Heterogenität der nutritiven Villus-Durchblutung mit Regionen fehlender kapillärer Zirkulation zurückzuführen. Die etwaige Bedeutung einer beeinträchtigten intrazellulären O$_2$-Utilisation zur gestörten Energiebilanz kann nicht endgültig beurteilt werden.

Abstract

Background: The tonometric measurement of the arterio-mucosal difference (Δa-rPCO$_2$) is supposed to reflect adequate perfusion of the gastrointesinal tract. Because PrCO$_2$ records metabolic disorders, we investigated the importance of the mucosal microcirculation on the origin of mucosal acidosis.

Methods: After preparation 16 anesthetized pigs were randomly assigned to receive cosatinuously LPS (ETX, n = 10) or placebo (Sham n = 6) i.v. Before and as after 12 and 24 h we measured portalvenous blood flow and the ileal-arterial PCO$_2$ gap via an ileostomy (Paratrent Sensor). Intravital videosequences of the microcirculation of the ileum villi were recorded and analyzed for the number of perfused/non-perfused villi (orthogonal polarization spectral imaging).

Results: Median (25/75%); # $P < 0.05$ vs 0 h (Friedman-Anova); $P < 0.05$ ETX vs Sham (Mann-Whitney).

		0 h ETX	12 h ETXk	24 h ETX
MAP mmHg	ETX	102 (93; 107)	83(74; 95) #	79 (61; 84) #
	Sham	95 (91; 97)	97 (94; 99) §	108 (103; 108) §
CO ml/min × kg	ETX	107 (97; 120)	160(148; 170) #	162 (131; 200) #
	Sham	115 (106; 124)	107 (103; 115) §	116 (110; 130) §
Qpv ml/kg × min	ETX	24 (21, 27)	27 (22, 31)	26 (20, 31)
	Sham	22 (18, 25)	26 (25, 29)	25 (22, 29)
Δa-rPCO$_2$ mmHg	ETX	15 (8, 17)	18 (15, 26) #	22 (16, 33) #
	Sham	12 (9, 14)	10 (7, 15) §	13 (11, 14)
n (villi) perf/non perfused	ETX	60 (46; 78)/0 (0; 0)	27 (0; 52)/22 (10; 36) #§	32 (16; 36)/19 (9; 32) #§
	Sham	73 (66; 130)/0 (0; 0)	62 (54; 82)/6 (2; 11) §	55 (27; 100)/0 (0; 4) §

Conclusion: The progressive rise of the Δa-rPCO$_2$, by unchanged macrocirculatory blood flow probably results from increased capillary heterogeneity with a continual confirmation of non-perfused villi. We can only speculate about an additional cellular oxygen utilization defect.

Literatur

1. Brinkmann A, Calzia E, Träger K, Radermacher P: Monitoring the hepatosplanchnic region in the critically ill patient. Measurement techniques and clinical relevance
2. Walley KR, Friesen BP, Humer MF, Phang PT (1998) Small bowel tonometry is more accurate than gastric tonometry in detecting gut ischemia. J Appl Physiol, Nov, 85 (5): 1770 – 1777
3. Groner W, Winkelman JW, Harris AG, Ince C, Bouma GJ, Messmer K, Nadeau RG (1999) Ortogonal polarization spectral imaging: a new method for study of the microcirculation Nat Med Oct, 5 (10): 1209 – 1212
4. Drazenovic R, Samsel RW, Wylam ME, Doerschuk CM, Schumacker PT (1992) Regulation of perfused capillary density in canine intestinal mucosa during endotoxemia. J Appl Physiol, Jan, 72 (1): 259 – 265
5. Farquhar I, Martin CM, Lam C, Potter R, Ellis CG, Sibbald WJ (1996) Decreased capillary density in vivo in bowel mucosa of rats with normotensive sepsis. J Surg Res, Feb 15, 61 (1): 190 – 196

Unterstützt durch DFG, ESICM, DAAD, Land Südtirol.

Korrespondenzadresse: Dr. med. A. Stehr, Klinik und Poliklinik für Chirurgie, Klinikum der Universität Regensburg, Franz-Josef-Strauß-Allee 11, 93053 Regensburg, Fax: 09 41 – 9 44-68 03, e-mail: alexander.stehr@klinik.uni-regensburg.de

Rolle des CD95 Rezeptors und der Kaspasen-Aktivität für die Endotoxin-assoziierte Hepatotoxizität und Letalität

Role of CD95 and caspase activity for endotoxin-associated hepatotoxicity and lethality

G. A. Wanner[1,3], L. Mica[1], H. Hentze[4], G. Künstle[4], S. Kolb[2], O. Trentz[1] und W. Ertel[1]

[1] Klinik für Unfallchirurgie, Universitätsspital Zürich, Schweiz
[2] Departement Pathologie, Universitätsspital Zürich, Schweiz
[3] Klinik für Chirurgie, Universitätsklinik Lübeck
[4] Biochemische Pharmakologie, Universität Konstanz

Einleitung

Desintegration des mikrovaskulären Endothels und Leukozytenakkumulation sind charakteristische Zeichen der Endotoxin-assoziierten Hepatotoxizität [1]. Kaspasen sind eine Gruppe intrazellulärer Aspartat-spezifischer Cystein-Proteasen, die als inaktive Proenzyme synthetisiert und kaskadenartig aktiviert werden [2]. Kaspasen werden durch sogenannte „Todesrezeptoren" wie CD95 oder TNFR I getriggert [2, 3]. In einem murinen Endotoxin-Modell wurde gezeigt, daß Kaspasen entscheidend zum TNF- und Neutrophilen-vermittelten Leberschaden beitragen [4]. Die Expression von CD95 auf Leberzellen konnte *in vitro* durch Endotoxin stimuliert werden [5]. *In vivo* führte die Aktivierung von Kaspasen via CD95 (Fas/Apo-1) zur Apoptose sinusoidaler Endothelzellen und nachfolgendem mikrovaskulären Perfusionsversagen [6]. Ziel der Studie war, die Bedeutung des CD95-Rezeptors und der Kaspasen-Aktivität für die Endotoxin-vermittelte Mikrozirkulationsstörung der Leber sowie die Endotoxin-bedingte Letalität zu untersuchen.

Methoden

C3H/HeN Mäusen wurde LPS (E. coli; 10 mg/kg KG) oder NaCl (Kontrolle) intravenös appliziert. Weitere Tiere wurden 30 Minuten vor LPS-Applikation mit einem neutralisierenden CD95-Fusionsprotein (CD95-Fp, 2 µg/Maus) immunisiert oder nach LPS-Gabe mit dem Kaspase-Inhibitor z-VAD-fmk (z-Val-Ala-DL-Asp-fluoromethylketon; 0,25 mg i.v. 5 Minuten sowie 0,1 mg i.v. 1, 2, und 3 Stunden nach LPS-Applikation) behandelt. Nach 6 Stunden wurden die Tiere (n = 6/Gruppe) unter Rompun/Ketanest Narkose (90/25 mg/kg KG intraperitoneal) laparotomiert und der linke Leberlappen ausgelagert. Die Mikrozirkulation der Leber wurde mittels intravitaler Fluoreszenzmikroskopie [1, 6] untersucht. Dies umfasste die quantitative Analyse der sinusoidalen Perfusion (Na^+-Fluoreszein) und die Leukozyten-Adhärenz in postsinusoidalen Venolen (Rhodamin-6G). Am Versuchsende wurden die Tiere eingeschläfert und Blutproben sowie Lebergewebe gewonnen. Im Plasma wurden die Transaminasen gemessen, in Leberhomogenisaten die Aktivitäten von Kaspase-1- und -3 unter Verwendung spezifischer fluorometrischer Tests (WEHD-afc/DEVD-afc -Spaltung) [7]. Für die Überlebensstudie wurde je weiteren 9 Tieren LPS bzw. LPS und z-VAD-fmk appliziert. Die Ergebnisse sind als Mittelwerte $\pm$ SEM angegeben; One-way ANOVA und Student-Newman-Keuls Test. Das Signifikanzniveau wurde bei $p < 0{,}05$ festgelegt.

Ergebnisse

Die Mikrozirkulation der Leber war 6 Stunden nach LPS-Applikation durch eine ausgeprägte Reduktion der sinusoidalen Perfusion gekennzeichnet ($22{,}6 \pm 10{,}1\%$ nicht-perfundierte Sinusoide vs Kontrolle: $4{,}2 \pm 1{,}5\%$; $p < 0{,}01$). Parallel war die Adhärenz von Leukozyten in postsinusoidalen Venolen signifikant ($p < 0{,}05$) gesteigert ($166{,}9 \pm 31{,}4$ Zellen/ mm^2 Endothelzelloberfläche vs Kontrolle: $23{,}6 \pm 5{,}2$ Zellen/mm^2). Die Behandlung mit z-VAD-fmk verhinderte das ($p < 0{,}01$) mikrovaskuläre Perfusionsversagen ($6{,}7 \pm 1{,}0\%$ nicht-perf. Sinusoide) und reduzierte die Leukozyten-Adhärenz in postsinusoidalen Venolen ($66{,}2 \pm 10{,}4$ Zellen/mm^2), verbunden mit einer Hemmung ($p < 0{,}05$) des LPS-induzierten Transaminasenanstiegs im Plasma. Die Neutralisation des CD95-Rezeptors vor LPS-Gabe hatte keinen Einfluss auf die genannten Parameter. Während in allen Gruppen lediglich Grundaktivitäten der Kaspase-3 gemessen wurde, bewirkte LPS einen signifikanten ($p < 0{,}01$) Anstieg der Kaspase-1-Aktivität im Lebergewebe, der durch z-VAD-fmk, nicht aber durch CD95-Fp gehemmt wurde. Alle Tiere der LPS-Gruppe verstarben innerhalb von 24 Stunden, während 7 von 9 Tieren diesen Zeitraum nach z-VAD-fmk Behandlung überlebten.

Diskussion

Die Ergebnisse zeigen, dass die CD95-unabhängige Aktivierung von Kaspasen wesentlich zur Endotoxin-assoziierten Hepatotoxizität und Letalität beiträgt. Die Blockade spezifischer Kaspasen nicht jedoch die Neutralisation des CD95-Systems stellt möglicherweise ein neues therapeutisches Konzept zur Reduktion der Endotoxin-assoziierten Hepatotoxizität und Letalität dar.

Zusammenfassung

Hintergrund: Es war das Ziel dieser Studie, die Bedeutung des CD95-Rezeptors und der Kaspasen-Aktivität für die Endotoxin-vermittelte Mikrozirkulationsstörung der Leber sowie die Endotoxin-bedingte Letalität zu untersuchen.

Methoden: C3H/HeN Mäusen wurde LPS (10 mg/kg KG) oder NaCl (Kontrolle) i.v. appliziert. Weitere Tiere ($n = 6$/Gruppe) wurden vor LPS-Applikation mit einem neutralisierenden CD95-Fusionsprotein (CD95-Fp) immunisiert bzw. nach LPS-Gabe mit dem Kaspase-Inhibitor z-VAD-fmk behandelt. Nach 6 Stunden wurden sinusoidale Perfusionsrate und Leukozyten-Adhärenz in postsinusoidalen Venolen mittels intravitaler Fluoreszenzmikroskopie quantifiziert. Der Leberschaden wurde anhand der Transaminasen im Plasma quantifiziert, in Leberhomogenisaten wurden die Kaspase-1- und -3-Aktivitäten mittels fluorometrischer Tests (WEHD-afc/DEVD-afc-Spaltung) bestimmt. Für die Überlebensstudie wurde je weiteren 9 Tieren LPS bzw. LPS/z-VAD appliziert. MW $\pm$ SEM; ANOVA und Student-Newman-Keuls Test.

Ergebnisse: Die Mikrozirkulation der Leber war 6 Stunden nach LPS-Gabe durch eine ausgeprägte Reduktion der sinusoidalen Perfusion und eine Zunahme adhärenter Leukozyten in postsinusoidalen Venolen gekennzeichnet. Die Behandlung mit z-VAD-fmk verhinderte das mikrovaskuläre Perfusionsversagen und reduzierte die Leukozyten-Adhärenz in postsinusoidalen Venolen verbunden mit einer Hemmung des LPS-induzierten Transaminasenanstiegs im Plasma. Die Neutralisation des CD95-Rezeptors vor LPS-Gabe hatte keinen Einfluss auf die genannten Parameter. Während in allen Gruppen lediglich Grundaktivitäten der Kaspase-3 gemessen wurde, bewirkte LPS einen signifikanten Anstieg der Kaspase-1-Aktivität im Lebergewebe, der durch z-VAD-fmk, nicht aber durch CD95-Fp gehemmt wurde. Alle Tiere der LPS-Gruppe verstarben innerhalb von 24 Stunden, während 7 von 9 Tieren diesen Zeitraum nach z-VAD-fmk Behandlung überlebten.

Schlussfolgerung: Die Ergebnisse zeigen, dass die CD95-unabhängige Aktivierung von Kaspasen wesentlich zur Endotoxin-assoziierten Hepatotoxizität und Letalität beiträgt.

Abstract

Background: The aim of this study was to analyze the role of caspase activity and CD95 for endotoxin-mediated hepatic microvascular injury and endotoxin-associated lethality.

Methods: C3H/HeN mice were i.v. administered LPS (*E. coli*; 10 mg/kg b.w.) in the presence or absence of the caspase inhibitor z-VAD-fmk or a neutralizing CD95 fusion protein (CD95-Fp). Control animals received saline. After 6 h animals ($n = 6$/group) underwent laparotomy under rompun/ketanest anesthesia and hepatic microcirculation was analyzed using intravital fluorescence microscopy, including quantitative analysis of sinusoidal perfusion and leukocyte adherence in postsinusoidal venules. Liver injury was assessed by measuring plasma AST and ALT levels. Caspase-1-like and -3-like activities were measured using specific fluorometric assays. Finally, a survival study was performed, comparing LPS-treated mice with mice that received z-VAD-fmk ($n = 9$/group).

Results: Hepatic microcirculation after LPS administration was characterized by severe sinusoidal perfusion failure and increased adherence of leukocytes to the venular wall at 6 h. Repetitive administration of z-VAD-fmk inhibited sinusoidal perfusion failure and attenuated leukocyte accumulation in postsinusoidal venules. LPS-induced increase of liver enzymes was decreased by z-VAD-fmk. Neutralization of CD95 had no influence on any of these parameters. Caspase-3-like activities were comparable in all groups. In contrast, LPS induced an increase of caspase-1-like activity in liver tissue which was blocked by z-VAD-fmk but not by CD95-Fp. All animals of the LPS group died within 24 h while 7 out of 9 animals survived this time period after z-VAD-fmk treatment.

Conclusion: These data indicate that CD95-independent activation of caspases is a key event in LPS-associated hepatotoxicity. Caspase inhibition may represent a new therapeutic concept to counteract endotoxin-mediated liver injury and lethality.

Literatur

1. Vollmar B, Rüttinger D, Wanner GA, Leiderer R, Menger MD (1996) Modulation of Kupffer cell activity by gadolinium chloride in endotoxemic rats. Shock 6: 434–441
2. Cohen GM (1997) Caspases: the executioners of apoptosis. Biochem J 326:1–16

3. Ashkenazi A, Dixit VM (1998) Death receptors: signaling and modulation. Science 281: 1305 – 1308
4. Jäschke H, Fisher MA, Lawson JA, Simmons CA, Farhood A, Jones DA (1998) Activation of caspase 3 (CPP32)-like proteases is essential for TNF-α-induced hepatic parenchymal cell apoptosis and neutrophil-mediated necrosis in a murine endotoxin shock model. J Immunol 160: 3480 – 3486
5. Müschen M, Warskulat U, Douillard P, Gilbert E, Häussinger D (1998) Regulation of CD95 (Apo-1/Fas) receptor and ligand expression by lipopolysaccharide and dexamethasone in parenchymal and nonparenchymal rat liver cells. Hepatology 27: 200 – 208
6. Wanner GA, Mica L, Wanner-Schmid E, Kolb SA, Hentze H, Trentz O, Ertel W (1999) Inhibition of caspase activity prevents CD95-mediated hepatic microvascular perfusion failure and restores Kupffer cell clearance capacity. FASEB J 13: 1239 – 1248
7. Thornberry NA (1994) Interleukin-1β converting enzyme. Methods Enzymol 244: 615 – 631

Korrespondenzadresse: Dr. med. G. A. Wanner, Klinik für Chirurgie, Universitätsklinik Lübeck, Ratzeburger Allee 160, 23538 Lübeck, Telefon: 04 51 – 5 00-20 00, Fax: 04 51 – 5 00-20 69, e-mail: bruch@medinf.mu-luebeck.de

Eine mögliche Rolle von GPIIbIIIa bei der Entstehung systemischer Endothelschädigungen

A possible role of GPIIbIIIa in the development of vascular damage

W. Bergmeier, H. Schmidt, B. Nieswandt und H. Zirngibl

Abteilung für Molekulare Onkologie, Allgemeine Chirurgie, Universität Witten-Herdecke

Einleitung

Thrombozytopenie und/oder disseminierte intravaskuläre Koagulation stellen häufige Komplikationen bei systemischen Entzündungsreaktionen dar. Gegenwärtig wird der Abfall der Thrombozytenzahlen als sekundäre Komplikation betrachtet, die als Folge von Endothelschädigungen auftritt. Allerdings führte eine gezielte Thrombozytendepletion in vielen Tiermodellen systemischer Entzündung zu signifikant verringerter Morbidität und Mortalität, was auf eine aktive Rolle der Thrombozyten bei der Entstehung von Gefäßschädigungen hinweist (Mannel, Grau, 1997). In der vorliegenden Studie sollten die molekularen Mechanismen, die der Thrombozyten-abhängigen Gefäßschädigung zugrunde liegen, untersucht werden.

Methodik

Monoklonale Antikörper (mAk): Monoklonale Rattenantikörper gegen Maus-Thrombozytenantigene wurden hergestellt und mit Hilfe von Durchflußzytometrie, Immunpräzipitation, Western Blotting und Peptidsequenzierung charakterisiert.

In vivo-Experimente: Gruppen von je 5 Mäusen wurden intravenös (i.v.) je 30 µg mAk bzw. 100 µl anti-Thrombozyten Serum verabreicht. Die Zahl zirkulierender Thrombozyten wurde durchflußzytometrisch bestimmt. Die Messung der Körpertemperatur erfolgte rektal.

Immunhistologie und Histologie: Immunhistologische Untersuchungen der Organe wurden auf Aceton-fixierten Kryoschnitten mit HRP-markierten mAk und AEC-Substrat durchgeführt. Für histologische Untersuchungen wurden die Organe Formalin-fixiert, in Paraffin eingebettet und mit Hämatoxilin und Eosin gefärbt.

LPS-/TNF-Wirkung: Gruppen von je 5 Mäusen wurden die angegebenen Mengen LPS bzw. TNF-α intraperitoneal (i.p.) verabreicht.

Ergebnisse

Für eine Reihe von neuen monoklonalen Antikörpern (mAk) gegen Rezeptoren auf Mausthrombozyten wurden biochemisch (Immunpräzipitation und Western Blotting) die Antigen-Spezifitäten ermittelt: GPIIbIIIa, GPIba, GPIb-IX, GPV, PECAM, GPIaIIa und CD18.

Tabelle 1. Männliche NMRI-Mäuse wurden 24 h vor Antikörpergabe (30 µg mAk bzw. 100 µl anti-Thrombozyten Serum pro Maus) mit PBS, rekombinantem TNF-α (600 ng) oder LPS (10 µg) vorbehandelt. Die Körpertemperatur der Tiere wurde im Abstand von jeweils 15 min nach Antikörpergabe rektal bestimmt. Die angegebenen Werte zeigen den Durchschnittswert der maximalen Hypothermien von je 5 Mäusen ± Standardabweichung

mAk	Antigen	Isotyp	maximale Hypothermie (°C)		
			Vorbehandlung mit PBS	Vorbehandlung mit TNF-α	Vorbehandlung mit LPS
JON1	GPIIbIIIa	IgG1	6,2 ± 0,9	0,5 ± 0,4	0,4 ± 0,2
JON2	GPIIbIIIa	IgG2a	7,4 ± 0,6	0,3 ± 0,5	0,6 ± 0,3
JON3	GPIIbIIIa	IgG2b	6,1 ± 1,1	0,2 ± 0,4	0,4 ± 0,3
p0p3	GPIb	IgG2a	0,4 ± 0,1		
p0p4	GPIb	IgG2b	−0,1 ± 0,3	0,4 ± 0,3	0,1 ± 0,2
p0p1	GPIb-IX	IgG2a	0,5 ± 0,6	−0,1 ± 0,4	−0,2 ± 0,3
p0p2	GPIb-IX	IgG1	0,1 ± 0,3		
DOM1	GPV	IgG1	0,3 ± 0,8		
KIR1	PECAM	IgG1	0,1 ± 0,2	−0,2 ± 0,6	0,3 ± 0,3
LEN1	GPIaIIa	IgG2b	0,3 ± 0,3		
TON1	LFA-1	IgG2a	−0,2 ± 0,1		
α-Thrombozyten Serum			0,6 ± 0,7	0,3 ± 0,4	0,1 ± 0,3

Injektionen von 30 µg der jeweiligen mAk bzw. 100 µl anti-Thrombozyten Serum induzierte in den Tieren innerhalb von 24 h signifikante Thrombozytopenie. Hingegen waren nur in Tieren, die mAk gegen GPIIbIIIa verabreicht bekamen, innerhalb von wenigen Minuten starke Hypothermie (Tabelle 1), Ataxie, Zyanose und ein drastischer Abfall des Blutdrucks zu beobachten. Für immunhistologische und histologische Untersuchungen wurden den Tieren zu verschiedenen Zeitpunkten nach Verabreichung der GPIIbIIIa-spezifischen mAk Organe (Lunge, Leber und Niere) entnommen. Bereits nach wenigen Minuten waren stark erhöhte Thrombozytenzahlen in diesen Organen nachweisbar. Nach 1 h wies die Lunge erste Verdickungen der alveolaren Septen auf. Diese waren auf starke Ödembildung und eine erhöhte Zellularität, bestehend aus polymorphonukleären und mononukleären Zellen in den Kapillaren, zurückzuführen. Ungefähr 30% der Tiere entwickelten tubuläre Nekrosen in der Niere bzw. zentroazinäre Nekrosen in der Leber. Diese Tiere starben im Zeitraum von 36 h bis 72 h nach Antikörpergabe. Elektronenmikroskopisch konnten bereits nach 1 h deutliche Endothelschädigungen in Lunge und Leber festgestelllt werden.

Die Vorbehandlung mit 5 µg TNF-α bzw. 100 µg LPS (90 min vor Antikörpergabe) verstärkte die einsetzende Hypothermie, und alle Tiere starben innerhalb der ersten Stunde nach Antikörpergabe. Kontrolltiere, die mAk gegen andere Oberflächenrezeptoren (siehe oben) erhielten, zeigten keine Reaktion. Eine Vorbehandlung mit geringen Mengen TNF-α (600 ng/Maus) bzw. LPS (10 µg/Maus) 24 h vor Antikörpergabe schützte die Tiere komplett gegen die oben beschriebenen systemischen Komplikationen (Tabelle 1). Dieser Schutz war weder durch eine TNF-/LPS-induzierte Thrombozytopenie, noch durch veränderte Bindungseigenschaften der mAk begründet. *In vitro* Untersuchungen zeigten, daß die Bindung aller mAk gegen GPIIbIIIa zu einer Phosphorylierung von GPIIIa führten, dieses outside-in signaling jedoch nicht zu einer Aktivierung der Thrombozyten im klassischen Sinne führte.

Diskussion

Unsere Daten zeigen, daß mAk gegen GPIIbIIIa, nicht jedoch gegen andere Thrombozyten-Membranproteine massive Gefäßschädigungen und akuten Schock in Mäusen auslösen. Die Tatsache, daß in dieser Studie mAk unterschiedlicher Isotypen und Antigenspezifität verwendet wurden, die alle signifikante Thrombozytopenien in den Versuchstieren induzierten, macht Clearing Mechanismen als Auslöser der beobachteten Pathologie unwahrscheinlich. Vielmehr scheinen thrombozytäre Mechanismen verantwortlich zu sein. Diese Annahme wird durch die beobachtete Tyrosin-Phosphorylierung an GPIIIa nach Antikörperbindung bestärkt. Das schnelle Auftreten systemischer Komplikationen nach Antikörpergabe kann dadurch erklärt werden, daß binnen Minuten fast alle GPIIbIIIa-Moleküle zirkulierender Rezeptoren besetzt werden – eine Situation die normalerweise im Organismus so nicht auftritt. Bereits nach wenigen Minuten war ein starker Anstieg der Thrombozytenzahlen in Lunge und Leber detektierbar – Organe, die auch im Maus-Endotoxinmodell Zielort sequestrierender Thrombozyten sind (Shibazaki et al., 1999). Um zu untersuchen, ob die hier beschriebene GPIIbIIIa-spezifische Pathologie mit der Situation des Endotoxinschocks vergleichbar ist, wurden Tiere mit inflammatorischen Substanzen (TNF-α, LPS) vorbehandelt (McCuskey et al., 1996). In Korrelation zum Endotoxinmodell, verstärkte die Vorbehandlung mit einer hohen Dosis TNF-α bzw. LPS 90 min vor Antikörpergabe die GPIIbIIIa-spezifischen Komplikationen, wohingegen die Tiere nach Vorbehandlung mit einer geringen Menge TNF-α bzw. LPS, verabreicht in großem zeitlichen Abstand, geschützt waren (Tabelle 1).

Aufgrund der hier gezeigten Daten läßt sich folgern, daß die Bindung von anti-GPIIbIIIa mAk an zirkulierende Thrombozyten möglicherweise die Interaktion eines nicht bekannten Liganden mit GPIIbIIIa imitieren könnte.

Zusammenfassung

Fragestellung: Thrombozytopenie und/oder disseminierte intravaskuläre Koagulation stellen häufige Komplikationen bei systemischen Entzündungsreaktionen dar. In dieser Studie sollten die molekularen Mechanismen, die einer Thrombozyten-abhängigen Gefäßschädigung zugrunde liegen, untersucht werden.

Methodik: Monoklonale Antikörper (mAk) gegen Mausthrombozyten-Membranproteine wurden hergestellt und biochemisch, durchflußzytometrisch sowie funktional charakterisiert.

Ergebnisse: Ausschließlich mAk gegen GPIIbIIIa induzierten in den Tieren starke Hypothermie, Ataxie und einen drastischen Abfall des Blutdrucks. Histologische Untersuchungen zeigten schocktypische Veränderungen in verschiedenen Organen. Die mAk-induzierte Pathologie war durch Vorbehandlung mit TNF-α bzw. LPS komplett blockierbar. Anti-GPIIbIIIa mAk induzierten Phosphorylierung von GPIIIa.

Schlußfolgerung: Unsere Daten zeigen, daß mAk unterschiedlicher Isotypen gegen GPIIbIIIa, nicht jedoch gegen andere Thrombozyten-Membranproteine massive Gefäßschädigungen und akuten Schock in Mäusen auslösen. Dies deutet auf eine GPIIbIIIa-vermittelte spezifische Reaktion der Thrombozyten hin, die sich von der klassischen Aktivierung/Aggregation unterscheidet.

Abstract

Background: Most forms of shock and other states of systemic inflammation are accompanied by disseminated intravascular coagulation (DIC) and/or thrombocytopenia. The aim of this study was to identify molecular mechanisms by which platelets contribute to vascular damage under inflammatory conditions.

Methods: Monoclonal antibodies (mAbs) directed against mouse platelet antigens were generated and characterized by biochemical methods and flow cytometry. All mAbs were tested in vivo.

Results: Only GPIIbIIIa-specific mAbs induced strong hypothermia, ataxy, and a drastically reduced blood pressure. Histological investigations revealed shock-like alterations in different organs. Pretreatment with TNF-α or LPS rendered mice completely resistant to the mAb-induced pathology. Binding of GPIIbIIIa-specific mAbs induced tyrosine phosphorylation of GPIIIa.

Discussion: Our results show that mAbs against GPIIbIIIa, but not against other platelet antigens, induce acute shock-like reactions in mice. We suggest an active role of platelets in the development of vascular damage, triggered by GPIIbIIIa, that is different from classical platelet activation/aggregation processes.

Literatur

Mannel DN, Grau GE (1997) Role of platelet adhesion in homeostasis and immunopathology. Mol Pathol 50:175–185

McCuskey RS, Urbaschek R, Urbaschek B (1996) The microcirculation during endotoxemia. Cardiovasc Res 32:752–763

Shibazaki M, Kawabata Y, Yokochi T, Nishida A, Takada H, Endo Y (1999) Complement-dependent accumulation and degradation of platelets in the lung and liver induced by injection of lipopolysaccharides. Infect Immun 67:5186–5191

Korrespondenzadresse: W. Bergmeier, Klinikum Wuppertal, IMMI, AG Nieswandt, Heusnerstraße 40, 42283 Wuppertal, Telefon: 02 02-8 96 25 97, Fax: 02 02-8 96 20 44. e-mail: berwolf@klinikum-wuppertal.de

Bedeutung der Aktivierung von NF-κB in sinusoidalen Endothelzellen der Leber für Lebermikrozikulation, systemische Inflammation und Prognose in der polymikrobiellen Sepsis

NF-κB activation in liver sinusoidal endothelial cells (LSEC): impact on hepatic microcirculation, systemic inflammation, and prognosis in polymicrobial sepsis

R. Banafsche[1], R. Croner[1], L. Conzelmann[1], M. Kremer[1], M. M.Gebhard[2], C. Herfarth[1] und E. Klar[1]

[1] Chirurgische Klinik der Universität Heidelberg
[2] Experimentelle Chirurgie der Universität Heidelberg

Einleitung

In der Pathogenese der polymikrobiellen Sepsis werden multiple proinflammatorische Systeme aktiviert. Die Aktivierung einiger dieser Systeme wie Leukozyten-Endothel-Interaktion, Mediatorfreisetzung, Komplementaktivierung spiegeln sich in Störungen der Mikrozirkulation wider, für die am Beispiel der Leber die Aktivierung von sinusoidalen Endothelzellen maßgeblich ist. Außer für die Etablierung einer lokalen Dysfunktion [1] muß die hepatische Mikrozirkulationsstörung in der Sepsis auch für systemische proinflammatorische Effekte verantwortlich gemacht werden [2, 3]. Der bedeutendste endotheliale proinflammatorische Transskriptionsfaktor in den Lebersinusoiden ist NF-κB, dessen Transaktivierung zu gesteigerter Expression von Adhäsionsmolekülen und Zytokinen führt. In der vorliegenden Studie untersuchten wir daher in vivo und in vitro die Bedeutung der Aktivierung sinusoidaler Endothelzellen der Leber (LSEC) für die Etablierung einer polymikrobiellen Sepsis durch temporäre spezifische Gentherapie. Mit dem Einsatz von NF-κB-Antisense-Deoxy-Oligonukleotiden ließ sich in der Sepsis die Expression dieses für hepatische Leukozytenaktivierung, Mikrozirkulationsstörung und Mediatorfreisetzung relevanten Transskriptionsfaktors spezifisch in LSEC blockieren und damit die Expression NF-κB-abhängiger Gene (z. B. VCAM-1) reduzieren.

Methodik

Im Tiermodell wurden männliche Wistar-Ratten zur Untersuchung der hepatischen Mikrozirkulationsstörung und Quantifizierung von Sepsis-Parametern verwendet. In der Therapiegruppe erhielten die Tiere über 12 h 40 nmol Antisense in 230 µl gegen die p65-Untereinheit kodierende mRNA i.v. (AS-Gruppe, n = 8). Die Tiere der Kontrollgruppe erhielten entsprechend 230 µl Ringer Trägerlösung i.v. (Ri-Gruppe, n = 7), jeweils über eine osmotische Pumpe (8 µl/h). 6 h nach Beginn der AS-/Ri-Behandlung wurde eine CLP-Situation angelegt (Coecalligatur und antimesenteriale Punktion). Nach weiteren 6 h wurde die hepatische Leukozyten-Endothelinteraktion mittels intravitaler Videomikroskopie quantifiziert und anhand Leuko- und Thrombozytenzahlen aus Venenblut die Etablierung der Sepsis erfaßt. In vitro wurde an kultivierten murinen LSEC der Effekt der NF-κB-Blockade in der Sepsis mittels Inkubation mit der murinen Sequenz für 12 h und anschließender Stimulation mit LPS nachvollzogen. Die Zellen und der Kulturüberstand wurden nach 12 h asserviert und auf Adhäsionsmolekül- und Zytokin-Expression untersucht.

Ergebnisse

Die Intravitalmikroskopie zeigte die ausschließliche Antisense-Aufnahme in LSEC, was mittels FITC-markierten Oligonukleotiden gezeigt wurde und sich in der murinen Hepatozyten-LSEC-Kokultur bestätigen ließ. In vivo fand sich eine hochsignifikant erniedrigte sinusoidale und venoläre Leukozyten-Endothelinteraktion (p < 0,001). Die mittlere hepatozelluläre Enzymfreisetzung in vivo war deutlich geringer (GOT: AS 106 vs. Ri 136 U/l sowie GPT: AS 42 vs. Ri 78 U/l) . Die systemischen Sepsis-Parameter in AS (Thrombozyten- und Leukozytensturz) waren hier ebenfalls deutlich reduziert. In der LSEC-Kultur fand sich eine dosisabhängige reduzierte Expression von CD106 (VCAM-1) in der Fluß-Zytometrie der LSEC in der AS-Gruppe (Abb. 1).

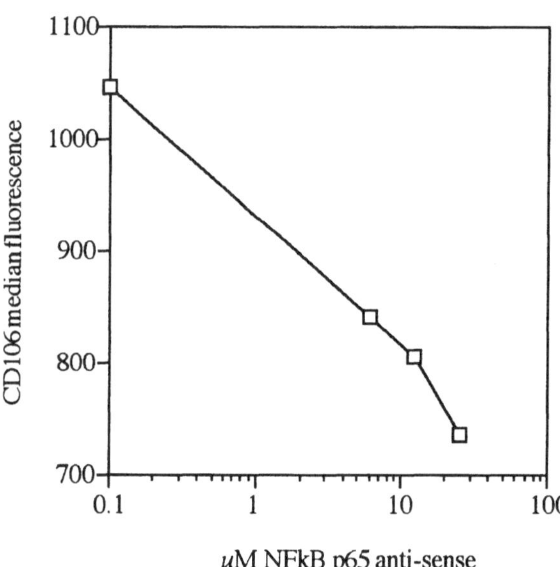

Abb. 1. CD 106 Expression auf mLSEC nach 12 h p65-Antisense-Vorbehandlung und 12 h LPS-Inkubation als Trigger ist in der Flußzytometrie dosisabhängig reduziert (kumulierte Daten aus 3 Versuchen)

Diskussion

Das Targetting der p65-mRNA in hepatischen sinusoidalen Endothelzellen (LSEC) mittels systemischer Applikation von Antisense-Deoxyoligonukleotiden ist technisch praktikabel und effektiv [4]. Ein hepatoprotektiver Effekt wird deutlich. Zum einen ist die hochsignifikante Reduktion der sinusoidalen Leukozyten-Endothelinteraktion evident. Zum anderen läßt sich bereits in der frühen Sepsis eine abgeschwächte systemische Komponente darstellen. Die reduzierte Expression proinflammatorischer Proteine und die damit verbundene reduzierte Chemotaxis und Aktivierung sinusoidal passierender Leukozyten zeigt die therapeutische Wertigkeit der Inhibition der LSEC-Aktivierung [2]. Durch eine deutlich abgeschwächte hepatische Adhäsionsmolekülexpression wird die Transformation einer lokalen Peritonitis in eine schwere polymikrobielle Sepsis verzögert [1, 2, 5].

Zusammenfassung

Hintergrund: Außer für die Etablierung einer lokalen Dysfunktion der Leber muß die gesteigerte hepatische Leukozyten-Endothelinteraktion (LEI) in der polymikrobiellen Sepsis auch für systemische proinflammatorische Effekte verantwortlich gemacht werden. Der in diesem Zusammenhang bedeutendste proinflammatorische Transskriptionsfaktor in den sinusoidalen Endothelzellen der Leber (LSEC) ist NF-κB (p50/p65), dessen Transaktivierung die Expression mehrerer Adhäsionsmoleküle und Zytokine steigert. Daher untersuchten wir die Bedeutung der Aktivierung von LSEC für die Etablierung einer polymikrobiellen Sepsis durch temporäre spezifische Gentherapie mittels systemischer Applikation von NF-κB-Antisense-Deoxy-Oligonukleotiden (p65-AS) und Blockade NF-κB-abhängiger Genexpression.

Methodik: Wistar-Ratten erhielten jeweils 230 µl Ringer bzw. p65-AS i.v. mit 8 µl/h (Ri, n = 7 vs. AS, n = 8). 6 h danach erfolgte die Coecalligatur und Punktion (CLP). Nach weiteren 6 h erfolgte die Quantifizierung von hepatischer LEI und Etablierung der Sepsis. In vitro wurde diese NF-κB-Blockade an kultivierten murinen LSEC mittels Inkubation mit der murinen Sequenz für 12 h und Stimulation mit LPS nachvollzogen.

Ergebnisse: Die ausschließliche p65-AS-Aufnahme in LSEC wurde mittels FITC-Markierung in vivo und in vitro verifiziert. In vivo erniedrigte p65-AS hochsignifikant die sinusoidale Leukozyten-Endothelinteraktion (AS: 22,1 vs. 67,2 Sticker/mm² Leberoberfläche, p < 0,001) und die Enzymfreisetzung (GOT: AS 106, Ri 136 U/l sowie GPT: AS 42, Ri 78 U/l), sowie die systemischen Sepsis-Parameter. In der LSEC-Kultur fand sich eine dosisabhängige Reduktion der CD106-Expression.

Schlußfolgerung: Die Protektion durch temporäre Gentherapie unterstreicht die Bedeutung der Transaktivierung von NF-$\varkappa$B in LSEC für die multifaktorielle Pathogenese der Sepsis und zeigt neue therapeutische Optionen auf.

Abstract

Background: Apart from the establishment of hepatic dysfunction in polymicrobial sepsis, the increased hepatic leukocyte endothelial interaction (LEI) was expected to be responsible for systemic proinflammatory changes. In this context, the liver sinusoidal endothelial cells (LSEC) transcription factor NF-κB (p50/p65) discloses its pivotal proinflammatory role by transactivation. NF-κB initiates the expression of adhesion molecules and cytokines. Therefore, we observed the role of LSEC activation in the establishment of polymicrobial sepsis using specific temporary gene therapy by means of systemic application of p65-Antisense (p65-AS) to achieve a blockade of NF-κB dependent gene transcription.

520

Methods: Wistar rats received 230 µl Ringer, p65-AS i.v., at 8 µl/h (Ri, $n = 7$ vs. AS, $n = 8$). Cecal ligation and punction (CLP) was applied 6 h later. After another 6 h, hepatic LEI and the establishment of sepsis were quantified. In vitro NF-κB blockade was realized in cultured murine LSEC by incubation with the murine sequece for 12 h and consecutive LPS stimulation.

Results: p65-AS uptake was restricted to LSEC as shown by FITC labeling in vivo and in vitro. In vivo we observed significantly reduced sinusoidal LEI (AS, 22.1 vs 67.2 sticker/mm^2 liver surface, $P < 0.001$), enzyme liberation (AST, AS 106; Ri 136 U/l and ALT, AS 42; Ri 78 U/l), and systemic sepsis parameters. In cultured LSEC, CD106 expression was reduced in a dose-dependent manner.

Conclusion: The observed protection by temporary gene therapy outlines the impact of LSEC NF-κB activation in the multifactorial pathogenesis of sepsis, thus indicating new therapeutic options.

Literatur

1. Vollmar B, Glasz J, Senkel A, Menger MD, Messmer K (1993) Role of leukocytes in the initial hepatic microvascular response to endotoxemia. Zentralbl Chir 118 (11): 691–696
2. Oliver FJ, Menissier-de Murcia J, Nacci C, Decker P, Andriantsitohaina R, Muller S, de la Rubia G, Stoclet JC, Murcia G (1999) Resistance to endotoxic shock as a consequence of defective NF-κB activation in poly (ADP-ribose) polymerase-1 deficient mice. EMBO J 18 (16): 4446–4454
3. Read MA, Whitley MZ, Williams AJ, Collins T (1994) NF-κB and IκBα: an inducible regulatory system in endothelial activation. Journal of Experimental Medicine 179: 503–512
4. Biessen EA, Vietsch H, Kuiper J, Bjsterbosch MK, Berkel TJ (1998) Liver uptake of phosphodiester oligodeoxynucleotides is mediated by scavenger receptors. Molecular Pharmacology 53 (2): 262–269
5. Essani NA, Fisher MA, Jaeschke H (1997) Inhibition of NF-κB activation by dimethyl sulfoxide correlates with suppression of TNF-α formation, reduced ICAM-1 gene transscription, and protection against endotoxin-induced liver injury. Shock 7 (2): 90–96

Korrespondenzadresse: Dr. med. R. Banafsche, Chirurgische Klinik, Universität Heidelberg, Im Neuenheimer Feld 110, 69120 Heidelberg, Fax: 0 62 21/56-52 28, e-mail: Ramin_Banafsche@med.uni-heidelberg.de

Einfluss von Hitzestress auf die hepatozelluläre Transportfunktion von Gallensäuren bei septischer Cholestase

Influence of heat stress on hepatocellular bile acid transport during septic cholestasis

U. Bolder[1], A. Schmidt[2], V. Kidder[2], S. Tange[1], W. , E. Thasler[1] und K.-W. Jauch[1]

[1] Klinik und Poliklinik für Chirurgie, Klinikum der Universität Regensburg
[2] Chirurgische Forschung, Klinik und Poliklinik für Chirurgie, Klinikum der Universität Regensburg

Einleitung

Ikterus und Cholestase sind häufige Begleitsymptome von Endotoxinämie und Sepsis. Die Retention gallepflichtiger Substanzen führt zu einer Akkumulation potentiell toxischer Moleküle im Organismus. Bedingt durch die Polarität der Hepatozyten mit einem basolateralen und einem apikalen Zellpol, der mit der apikalen Membran der gegenüberliegenden Zelle den Gallenkanalikulus bildet, erfolgt diese Akkumulation entweder in der systemischen Zirkulation oder im Zytoplasma. Darüber hinaus können Gallensäuren neben den lokal toxischen Wirkungen zur Apoptose und zur Einschränkung der Lebersynthese- und Lebertransportfunktion führen [1]. Der Transport von Gallensäuren erfolgt mittels spezialisierter Transportproteine, deren molekulare Struktur in den vergangenen Jahren aufgeklärt wurde. Der basolaterale Gallensäurentransporter, das Natrium-Taurocholat cotransportierende Polypeptid (ntcp), vermittelt die Aufnahme von Gallensäuren durch einen elektrogenen Transport aus dem Pfortaderblut [2]. Der erst kürzlich charakterisierte kanalikuläre Transporter (*Bile acid export pump* (bsep)) hingegen ist für einen ATP-abhängigen aktiven Transport über die apikale Hepatozytenmembran [3] verantwortlich. In Voruntersuchungen konnte gezeigt werden, dass bei einer septischen Cholestase beide Transportfunktionen vermindert sind. Als wahrscheinlichste Erklärung gilt eine Abnahme kompetenter Transportmoleküle im Bereich der jeweiligen Zellpole. Da hierbei die transkriptionelle Regulierung eine entscheidende Rolle spielen soll, wird diskutiert ob nicht auch posttranskriptionelle Prozesse die Expression der Gallensäurentransporter mitbeeinflussen.

In verschiedenen Tierexperimenten konnte gezeigt werden, dass ein Hitzeschock (HS) die Überlebensrate bei sonst letalen bakteriellen Infektionen erhöht. Diese Wirkung soll durch Hitzeschockproteine (HSPs) vermittelt werden, die einen protektiven Effekt auf zelluläre Funktionsproteine ausüben. Ziel der Untersuchungen war es daher zu überprüfen, ob ein Hitzestress die hepatozelluläre Transportfunktion für Gallensäuren unter den Bedingungen einer LPS-induzierten Sepsis verbessern kann. Darüber hinaus sollten Erkenntnisse über die molekularen Mechanismen gewonnen werden.

Material und Methoden

Die isoliert perfundierte Rattenleber (IPRL) diente als primäres Modell. Eine Sepsis wurde durch intraperitoneale Injektion von E. coli Lipopolysaccharid (LPS, 6 mg/kg) induziert. Die Tiere wurden 2, 6, 12 und 24 h vor LPS-Injektion einem Hitzestress ausgesetzt (42 °C für 10 min). Die hepatozelluläre Transportfunktion wurde 12 h nach LPS-Injektion durch Messung des Transportmaximums (T_{max}) für die natürliche Gallensäure Cholyltaurin (CT) ermittelt. In weiteren Transportstudien mit primär isolierten Rattenhepatozyten wurde der Einfluss auf den Na^+-abhängigen und -unabhängigen Transport mit einer nach Schwarz et al. modifizierten Methode untersucht [4]. Die Transportexperimente wurden in Na^+- bzw. Cholinchlorid-haltigem Inkubationsmedium durchgeführt. Die induzierte Expression von HSPs in der Rattenleber wurde in Western Blot-Analysen mit monoklonalen Antikörpern nachgewiesen. Der Nachweis der Membranexpression der Gallensäurentransporter ntcp und bsep erfolgte in isolierten basolateralen (blLPM) und kanalikulären (cLPM) Leberplasmamembranen mit poliklonalen Antikörpern, die durch Immunisierung von Kaninchen gewonnen wurden. Die transkriptionelle Regulation der HSPs und der Gallensäurentransporter unter LPS- und Hitzeschockbedingungen wurde in Northern Blot Analysen untersucht.

Ergebnisse

Durch Hitzestress konnte in Rattenhepatozyten in Abhängigkeit von der Zeit nach 12 h eine Überexpression der beiden Hitzeschockproteine HSP70 und HSP25 nachgewiesen werden, die in den darauffolgenden 72 h wieder abnahm. Wurde der Hitzestress 2 h vor LPS-Injektion verabreicht, verbesserte sich der CT-Transport in IPRLs von LPS-behandelten Tieren auf annähernd das Ausgangsniveau von gesunden Kontrolltieren. LPS-behandelte Tiere dagegen zeigten eine deutlich herabgesetzte Transportrate von CT. Bei Perioden von 6, 12 und 24 h zwischen Hitzestress und LPS-Injektion war der protektive Effekt geringer. Der in isolierten Rattenhepatozyten gemessene Na^+-abhängige Transport für CT verbesserte sich unter HS-Bedinungen gegenüber nicht hitzebehandelten Tieren nach LPS-Gabe auf Werte, die mit denen gesunder Kontrolltiere vergleichbar waren. Auch der geringere Na^+-unabhängige Transport zeigte eine herabgesetzte Transportrate unter LPS-Bedingungen, die durch HS deutlich verbessert wurde. Hitzestress führt also bei der LPS-induzierten Sepsis zu einem gesteigerten Gallensäurentransport.

Western Blot-Analysen mit blLPM und cLPM zeigten eine Abnahme des basolateralen Gallensäurentransporters ntcp und des kanalikulären Gallensäurentransporters bsep durch LPS. Hingegen war die Membranexpression beider Transporter nach HS+LPS vergleichbar mit der gesunder Kontrolltiere. HS alleine zeigte keinen Einfluß auf die Expression der beiden Transportproteine. Unter den Bedingungen der LPS-induzierten Sepsis führt Hitzestress demnach zu einem Erhalt der Gallensäurentransporter in der basolateralen und kanalikulären Membran.

Mit Northern Blot-Analysen konnte unter LPS eine starke Abnahme des RNA-Gehalts für die beiden Transportproteine ntcp und bsep nachgewiesen werden, die in gesunden und HS-behandelten Tieren nicht zu beobachten war. Auch führte der HS unter LPS-Bedingungen nicht zu einer Erhöhung des RNA-Signals der Transporter auf das Ausgangsniveau der Kontrolltiere, was auf posttranskriptionelle Regulationsmechanismen schließen läßt.

Diskussion

Vorausgegangene Experimente deuteten auf eine transkriptionelle Regulation der Membrantransporter für Gallensäuren und organische Anionen hin [5]. Die Ergebnisse unserer Studie zeigen jedoch, dass auch posttranskriptionelle Einflüsse die Anzahl der kompetenten Transporter verändern können. Das gewählte Modell, welches zu einer Überexpression von HSP70 und HSP25 führt deutet auf eine erhöhte Stabilität der Membrantransporter unter den Bedingungen der Sepsis hin. Beide HSPs reagieren mit kleineren Peptiden und vermitteln Chemo- und Thermoresistenz. Eine direkte Interaktion von HSPs mit den untersuchten Membrantransportern kann somit diskutiert werden. Für den Hepatozyten bedeutet dies, dass dessen Resistenz unter den simulierten Sepsisbedingungen erhöht werden kann. Die Akkumulation toxischer Substanzen, die zum einen auf die geringere kanalikuläre Sekretionsfläche im Vergleich zur basolateralen Absorptionsfläche, und zum anderen auf die stärkere Beeinträchtigung der ATP-abhängigen kanalikulären Transportsysteme zurückzuführen ist, könnte somit vermindert werden. Der direkte Beweis der Kolokalisation von HSPs und Transportproteinen intrazellulär oder im subkanalikulären Zellkompartiment wird in weiteren Experimenten erarbeitet.

Zusammenfassung

Hintergrund: Ikterus und Cholestase sind Symptome einer Sepsis, die zu Leber- und Multiorganversagen beitragen. Hitzestress ist ein Faktor, der in verschiedenen Sepsismodellen zu einer erhöhten Überlebensrate führt. Hierbei soll die Induktion von Hitzeschockproteinen einen protektiven Effekt gegenüber zellulären Funktionsproteinen haben.

Ziel unserer Untersuchung war es zu überprüfen, ob Hitzestress unter den Bedingungen der Sepsis einen Einfluß auf die Funktion der hepatozellulären Transportproteine für Gallensäuren hat.

Methoden: Experimente wurden in isoliert perfundierten Rattenlebern (IPRL), primären Hepatozyten und basolateralen (blLPM) bzw. kanalikulären (cLPM) Plasmamembranen ausgeführt. Die i.p. Injektion von E. coli-LPS (6 mg/kg) diente als Sepsismodell. Die Tiere wurden 2, 6, 12, und 24 h vor LPS-Injektion einem Hitzestress (HS) ausgesetzt (42 °C für 10 min). Die Transportfunktion wurde 12 h nach LPS-Injektion durch Messung des Transportmaximums (T_{max}) für die Markergallensäure Cholyltaurin (CT) bestimmt. Der Einfluss auf den Na^+-abhängigen und -unabhängigen Transport wurde in isolierten Hepatozyten in Na^+-haltigem und Na^+-freiem Medium untersucht. Die Expression des basolateralen (ntcp) und kanalikulären (bsep) Gallensäuretransporters wurde in Western und Northern Blot-Analysen ermittelt.

Ergebnisse: HS führte in Rattenhepatozyten nach 12 h zu einer Überexpression der Hitzeschockproteine HSP70 und HSP25, die in den darauf folgenden 72 h abnahm. HS verbesserte den CT-Transport in IPRLs von LPS-injizierten Tieren signifikant, wenn dieser 2 h vor LPS verabreicht wurde. Bei einer längeren Periode zwischen HS und LPS-Injektion war der protektive Effekt geringer. In isolierten Hepatozyten bewirkte HS eine Verbesserung des Na^+-abhängigen Transports für CT nach LPS. In Na^+-freiem Medium wurde der geringere CT-Transport ebenfalls durch LPS beeinträchtigt und zeigte sich durch HS kaum verändert. Western Blot-Analysen in blLPM zeigten eine Abnahme von ntcp durch LPS, wohingegen die Membranexpression dieses Transporters nach HS mit der von Kontrollen vergleichbar war. In cLPM ergab sich eine Abnahme von bsep nach LPS Injektion. Hingegen war die bsep Expression in cLPM von Kontrolltieren und nach HS + LPS vergleichbar. Northern Blot-Analysen zeigten eine Abnahme des RNA-Signals beider Transporter nach LPS, die in gesunden und HS + LPS behandelten Tieren nicht zu beobachten war.

Schlussfolgerung: Die septische Cholestase ist durch eine Abnahme der hepatozellulären Gallensäurentransportproteine bedingt. Hitzestress führt unter den Bedingungen der LPS-induzierten Sepsis zu einem Erhalt der Gallensäurentransporter und verhindert so die septische Cholestase. Teile der protektiven Eigenschaften werden durch HSP70 und HSP25 vermittelt.

Abstract

Background: Icterus and cholestasis are symptoms of endotoxemia contributing to liver failure. Heat stress (HS) has been shown in a variety of animal models to protect against lethal bacterial infections. The chaperoning effects of hyperthermia are conferred by heat shock proteins (HSPs).

Aim: We aimed to study whether the induction of HSPs has a protective effect against septic cholestasis and to investigate the potential mechanisms of the protective effects of HS applied prior to sepsis.

Methods: Experiments were performed in isolated perfused rat livers (IPRL), isolated hepatocytes and basolateral or canalicular plasma membranes. Sepsis was induced by i.p. injection of *E. coli* LPS (6 mg/kg). Body temperature was elevated to 42 °C for 10 min 2, 6, 12, and 24 h prior to LPS injection. Bile acid transport in IPRL was determined by measurement of the maximal transport rate (T_{max}) for the natural bile acid cholyltaurine (CT). Transport was further characterized in hepatocytes using Na^+-containing and Na^+-free incubation media. Expression and regulation of the basolateral sodium taurocholate cotransporting protein (ntcp) and the canalicular bile salt export pump (bsep) were studied in Western and Northern blot analyses.

Results: In hepatocytes, overexpression of HSP70 and HSP25 was observed 12 h after HS. In IPRLs of LPS-injected rats, CT transport was improved when HS was applied 2 h prior to LPS administration. Longer periods between HS and LPS did not affect CT transport in a similar way. Experiments in isolated hepatocytes showed a protection of Na^+-dependent CT transport after LPS due to HS. Na^+-independent transport was also reduced by LPS and improved by HS. Western blot analyses revealed a reduction of ntcp in blLPM of LPS-injected rats. blLPM from animals subjected to HS and LPS had almost normal ntcp levels. cLPM prepared from LPS livers showed a lower bsep expression than controls or following HS and LPS. In Northern blot analyses a marked decrease of RNA after LPS was found for ntcp and bsep. The RNA signal was not restored by HS.

Conclusion: HS results in an increased bile acid transport in LPS-induced sepsis. The protective properties affect basolateral and canalicular bile acid carriers on a posttranscriptional level. HSP70 and HSP25 are, at least in part, responsible for the protective effects of HSPs against septic cholestasis.

Literatur

1. Spivey JR, Bronk SF, Gores GJ (1993) Glycochenodeoxycholate-induced lethal hepatocellular injury in rat hepatocytes. Role of ATP depletion and cytosolic free calcium: J Clin Invest 92: 17 – 24
2. Hagenbuch B, Stieger B, Foguet M, Lubbert H, Meier PJ (1991) Functional expression cloning and characterization of the hepatocyte Na^+/bile acid cotransport system. Proc Natl Acad Sci USA 88: 10 629 – 10 633
3. Gerloff T, Stieger B, Hagenbuch B, Madon J, Landmann L, Roth J, Meier PJ (1998) The sister of P-glycoprotein represents the canalicular bile salt export pump of mammalian liver. J Biol Chem 273: 10 046 – 10 050
4. Schwarz LR, Burr R, Schwenk M, Pfaff E, Greim H (1975) Uptake of taurocholic acid into isolated rat-liver cells. Eur J Biochem 55: 617 – 623
5. Mosely RH, Wang W, Takeda H, Lown K, Shick L, Ananthanarayanan M, Suchy F (1996) Effect of endotoxin on bile acid transport in rat liver: a potential model for sepsis associated cholestasis. Am J Physiol 271: G137 – G146

Korrespondenzadresse: Dr. med. U. Bolder, Klinik und Poliklinik für Chirurgie, Klinikum der Universität Regensburg, Franz-Josef-Strauss-Allee 11, 93053 Regensburg, Fax: 09 41 – 9 44 68 02, e-mail: ulrich_bolder@yahoo.com

Einfluß der diffusen Peritonitis auf die Expression des Fc-Rezeptors III (CD16) von emigrierten und zirkulierenden polymorphkernigen Leukozyten

The expression of Fc receptor III (CD16) of emigrated, intra-abdominal, and circulating PMNL during diffuse human peritonitis

K. Holzer, D. Henrich, P. Konietzny, K. Wilhelm und A. Encke

Klinik für Allgemein- und Gefäßchirurgie der Johann Wolfgang Goethe-Universität, Frankfurt am Main

Einleitung

Fcγ-Rezeptoren (FcR I – III) auf polymorphkernigen Leukozyten (PMNL) sind für die Bindung und Phagozytose von IgG-opsonierten partikulären Antigenen wichtig. Untersuchungen von Schweinen mit einer Peritonitis haben gezeigt, daß die Inkubation von PMNL mit einem monoklonalen Antikörper gegen den Fc-Rezeptor III (CD16) zu einer signifikanten Abnahme der Phagozytoserate führte. Weniger Einfluß hatte die Blockade der FcI- und FcII-Rezeptoren auf den PMNL [1]. Ebenfalls war bei gesunden Probanden die Phagozytose von Staphylokokken durch Blockade des CD16 Rezeptors auf PMNL stark hemmbar [2]. In vitro Untersuchungen haben aber auch gezeigt, daß eine Aktivierung von PMNL mit löslichen und partikulären Stimuli zur deutlichen Abnahme von CD16 Rezeptoren auf PMNL führte (Internalisierung und Shedding) [3, 4].

Frage dieser Studie war es, ob die sekundäre Peritonitis bei Patienten zu einer Veränderung der numerischen Expression von CD16 auf zirkulierenden und emigrierten, intra-abdominalen PMNL (zPMNL, ePMNL) führt und welchen Einfluß dies auf die Phagozytosekapazität der ePMNL und zPMNL hat.

Methodik

Die CD16-Expression und die Phagozytosekapazität von ePMNL und zPMNL wurde bei Patienten mit einer sekundären Peritonitis (Gruppe 1, n = 15) und Kontrollpatienten (abdominalchirurgische Operationen ohne Infektion, Gruppe 2, n = 5) bestimmt. Gruppe 1 wurde sofort nach Eröffnung der Bauchhöhle Peritonealsekret entnommen, parallel dazu erfolgte die Blutentnahme. Postoperativ wurden bis zum 5. postoperativen Tag ePMNL (Drainagensekrete) und zPMNL untersucht. In Gruppe 2 konnte intraoperativ aufgrund geringer Sekretmengen und kleiner Zellzahlen keine emigrierten PMNL untersucht werden, so daß nur die CD16-Expression von zPMNL bestimmt wurde. Die weiteren Untersuchungen waren wie in Gruppe 1.

Die Phänotypisierung des CD16-Rezeptors auf ePMNL und zPMNL erfolgte mit monoklonalen Antikörpern (CD16: Klon CB16, IgG-Isotypkontrolle: Klon CBL 600 (Dianova)) und Durchflußzytometrie. Die Phagozytosekapazität von ePMNL und zPMNL erfolgte im Vollblut- und Sekretproben ohne Waschschritte. Es wurden 3,3′-Diooctadedyloxacarbocyanin-perchlorat (DiO) gefärbte, opsonierte E. coli Bakterien verwandt. Die Fluoreszenz von adhärenten, nicht-phagozytierten Bakterien wurde durch die Zugabe von Trypanblau gequencht.

Ergebnisse

Gruppe 1 hatte einen präoperativen APACHE II-Score von 12 (Range 2 – 22) und einen intraoperativen Mannheimer Peritonitis-Index (MPI) von 25 (Range 14 – 36). Im Vergleich zu der Kontrollgruppe war in Gruppe 1 die CD16-Expression der ePMNL und zPMNL signifikant erniedrigt (z. B.: Tag 2: ePMNL: 62 ± 20 MFI (mittlere Fluoreszenzintensität) vs. 266 ± 40 MFI, $p < 0,05$), (z. B.:Tag 2: zPMNL: 62 ± 20 MFI vs. 187 ± 33 MFI, $p < 0,05$). Trotz Herdsanierung nahm die die CD16-Expression der ePMNL und zPMNL in der Peritonitisgruppe nur langsam wieder zu (Tag 5: ePMNL: 81 ± 25 MFI, zPMNL 144 ± 41 MFI). Obwohl mit optimal opsonierten E. coli-Bakterien gearbeitet wurde, war die Phagozytosekapazität der ePMNL in Gruppe 1 deutlich niedriger als in der Kontrollgruppe (z. B.: Tag 2: ePMNL: 154 ± 41 MFI vs. 307 ± 62 MFI, $p < 0,05$). Die Phagozytosekapazität der zPMNL in Gruppe 1 war im Vergleich zur Kontrollgruppe weniger beeinflußt (z. B.:Tag 2: zPMNL: 182 ± 36 MFI vs. 235 ± 23 MFI, n. s.). Unterteilt man die Patienten mit Peritonitis in eine Gruppe mit niedrigen MPI (MPI < 26, n = 8) und einem hohen MPI (MPI $\geq$ 26, n = 7), so zeigten sich deutliche Unterschiede in der CD16-Expression in beiden Gruppen. Die schwere Peritonitis mit einem hohen intraoperativen Mannheimer Peritonitis-Index führte zu einer stark verminderten CD16-Expression auf ePMNL und zPMNL (z. B.: Tag 2: ePMNL: 50 ± 18 MFI, zPMNL 29 ± 11 MFI), die sich nur sehr langsam erholte. Im Gegensatz dazu ist die CD-16-Expression bei Patienten mit niedrigen MPI intraoperativ bereits höher und erholt sich postoperativ schneller (z. B.: Tag 2: ePMNL 71 ± 33 MFI, zPMNL 85 ± 32 MFI).

Diskussion

Abhängig vom Schweregrad der diffusen sekundären Peritonitis kam es zu einer stark verminderten Expression von CD16 auf ePMNL und zPMNL. Trotz makroskopischer Herdsanierung war die verminderte Expression von CD16 auf ePMNL und zPMNL über Tage nachweisbar. Obwohl mit optimal opsonierten Bakterien gearbeitet wurde, zeigte sich eine verminderte Phagozytosekapazität vor allem der ePMNL. Die verminderte Phagozytosekapazität der ePMNL könnte durch die Abnahme des CD16-Rezeptors mitbedingt sein. Eine endgültige Klärung kann aber nur nach Bestimmung der weiteren Fc-Rezeptoren (Fc-RI – II) und Komplementrezeptoren (CR1 und CR3) auf den PMNL erfolgen. Erste Daten zeigen, daß die numerische Expression von Komplementrezeptoren (CR1, CR3) auf ePMNL bei Peritonitis deutlich über den Werten von zPMNL liegt.

Neben dem bekannten Opsonierungsdefekt bei Peritonitis in der Bauchhöhle [5], scheint die langanhaltende, verminderte Expression von CD16 auf ePMNL zur adäquaten lokalen Infektabwehr bedenklich. Neben der Gabe von iv Immunglobulinen, muß vor allem bei der schweren Peritonitis über die zelluläre Modulation von ePMNL als Therapieoption nachgedacht werden.

Zusammenfassung

Hintergrund: Die Expression des Fc-Rezeptors III (CD16) auf polymorphkernigen Leukozyten ist, neben der optimalen Opsonierung von Mikroorganismen, für die Phagozytose wichtig. Ziel dieser Studie war es bei Patienten mit einer diffusen Peritonitis die Expression des CD16-Rezeptors und die Phagozytosekapazität von emigrierten und zirkulierenden PMNL zu untersuchen.

Methodik: Die Phänotypisierung des CD16-Rezeptors erfolgte mit monoklonalen Antikörpern und FACS-Analyse. Die Phagozytosekapazität der PMNL wurde mit fluoreszierenden, opsonierten E. coli Bakterien und FACS-Analyse bestimmt.

Ergebnisse: Im Vergleich zur Kontrollgruppe war in der Peritonitisgruppe die CD16-Expression intraoperativ und postoperativ auf emigrierten und zirkulierenden PMNL deutlich niedriger und nahm trotz Herdsanierung nur langsam zu. Die Phagozytosekapazität der emigrierten PMNL war niedriger als die der zirkulierenden PMNL.

Schlußfolgerung: Neben der Gabe von iv Immunglobulinen könnte bei der schweren Peritonitis die zelluläre Modulation von PMNL eine Therapieoption sein.

Abstract

Background: The expression of Fc RIII-receptor (CD16) on PMNL is necessary for IgG-mediated phagocytosis. The aim of the study was to characterize CD16 expression and phagocytosis capacity of emigrated and circulating PMNL during diffuse secondary peritonitis.

Methods: Monoclonal antibodies and FACS analysis were used to determine CD16 expression. For determination of phagocytosis capacity, DIO-labeled opsonized *E. coli* bacteria and FACS analysis were used.

Results: Diffuse peritonitis was associated with a strong decrease in CD16 expression on emigrated and circulating PMNL. In addition, phagocytosis of emigrated PMNL was markedly depressed.

Conclusion: Beside intravenous IgG during secondary peritonitis, modulation of the cellular function of PMNL might be considered.

Mit Unterstützung der DFG (Ho 1546/2-1).

Literatur

1. Simms HH, D'Amico R, Burchard K (1990) Untreated intra-abdominal sepsis: Lack of synergism between polymorphonuclear leukocyte (PMN) complement receptors CR1/CR3 and IgG receptor FcRIII. J Trauma 30: 1027 – 1031
2. Schutze GE, Hall MA, Baker CJ, Edwards MS (1991) Role of neutrophil receptors in opsonophagocytosis of coagulase-negative staphylococci. Infection and Immunity 59: 2573 – 2578
3. Leino L, Lilius E-M (1992) The up- and down-modulation of immunoglobulin G fc receptors and complement receptors on activated human neutrophils depends on the nature of activator. J Leukoc Biol 51: 157 – 163

4. Huizinga TWJ, Van der Schoot E, Jost C, Klaassen R, Kleijer M, von dem Borne AEGKr, Roos D, Tetteroo PAT (1988) The PI-linked receptor FcRIII is released on stimulation of neutrophils. Nature 333: 667 – 669
5. Billing AG, Fröhlich D, Konecny G, Schildberg FW, Machleidt W, Fritz H, Jochum M (1994) Local serum application: restoration of sufficient host defense in human peritonitis. Eur J Clin Invest 24: 28 – 35

Korrespondenzadresse: Dr. Katharina Holzer, Klinik für Allgemein- und Gefäßchirurgie, Klinikum der Johann Wolfgang Goethe-Universität Frankfurt, Theodor-Stern-Kai 7, 60590 Frankfurt, Fax: 0 69/63 01-74 52, e-mail: Holzer@em.uni-frankfurt.de

Interleukin-18-Spiegel (IL-18) in bronchoalveolärer Lavage (BAL) und IL-18-mRNA in peripheren Blut-Lymphozyten sind bei septischen Intensivpatienten erhöht

Interleukin-18 (IL-18) levels in bronchoalveolar lavage (BAL) and IL-18-mRNA in peripheral blood lymphocytes (PBL) are upregulated in septic ICU-patients

G. Mathiak[1], S. A. Böhm[1], T. Lübke[1], G. Grass[1], U. Schäfer[2] und A. H. Hölscher[1]

[1] Klinik und Poliklinik für Visceral- und Gefäßchirurgie der Universität zu Köln
[2] Biochemische und Experimentelle Abteilung, II. Lehrstuhl für Chirurgie der Universität zu Köln

Einleitung

Interleukin-18 (IL-18) ist ein 18,3 kD großes Cytokin, es wurde 1995 als zuletzt entdecktes Interleukin von Okamura [6] geklont. IL-18 weist eine große strukturelle Ähnlichkeit mit Interleukin-1β (IL-1β) auf und entfaltet seine Wirkungen über Signalwege, die stark denen von IL-1 gleichen. Zudem induziert IL-18 in Synergie mit IL-12 die Freisetzung von Interferon-gamma (INF-γ) durch T_{H1}-Lymphozyten, Natürliche Killer-Zellen (NK-Zellen) und auch durch Makrophagen und B-Lymphozyten [4]. Hier liegt eines der Hauptpotentiale im Gegensatz zu IL-1, welches nur ein schwacher Induktor von IFN-γ ist und nicht auf T_{H1}-Zellen wirkt. Aufgrund dieser Fähigkeit wurde IL-18 anfänglich als IFN-γ-induzierender Faktor bezeichnet [2].

Über die Bedeutung von IL-18 im Mediatoren-Netzwerk der Sepsis ist bislang wenig bekannt. Ziel der vorliegenden Studie war es, zu untersuchen, ob IL-18 bei septischen Intensivpatienten in der bronchoalveolären Lavage und im Serum vermehrt exprimiert und synthetisiert wird.

Patienten und Methode

Patienten

Nach Genehmigung durch die Ethikkommission der Medizinischen Fakultät der Universität zu Köln wurden Messungen von IL-18 im Serum und die Bestimmung von IL-18 in bronchoalveolärer Lavageflüssigkeit (BAL) bei 10 septischen Patienten auf der Chirurgischen Intensivstation durchgeführt. Als septisch wurden Patienten, entsprechend der Konsensus-Konferenz des American College of Chest Physicians and Critical Care von 1991 [1], mit mindestens 2 SIRS-Kriterien (Systemic Inflammatory Response Syndrome) und positivem Keimnachweis eingestuft. Als Kontrolle dienten für die Serummessungen 10 nicht septische Patienten auf der Chirurgischen Intensivstation, für die Messung in der BAL-Flüssigkeit 5 Kontrollpatienten ohne Infekt, Tumor oder Allergie.

IL-18-mRNA-Messung im Serum

15 Minuten nach der Blutentnahme erfolgte die Isolation der Lymphozyten durch Ficoll-Hypaque Dichtegradienten-Zentrifugation aus dem auf Eis gekühlten heparinisiertem Vollblut. Aus den Lymphozyten wurde die RNA extrahiert (RNEasy blood Kit, Qiagen, Hilden, Deutschland) und in flüssigem Stickstoff gelagert.

Die RT-PCR (Reverse Transcriptase-Polymerase Chain Reaction) aus 1 µg RNA mit Gen-spezifischen IL-18-Primern ergab ein 330 bp PCR-Produkt. Als interner Standard wurde Glyceraldehyde-3-phosphat-dehydrogenase (GAPDH) koamplifiziert. Die Quantifizierung erfolgte durch HPLC (High Performance Liquid Chromatography).

IL-18-Messung im Serum

Die Proben wurden direkt nach Entnahme auf Eis gekühlt, das Serum abzentrifugiert und bei – 80 °C gelagert. Zu einem späteren Zeitpunkt erfolgte die Bestimmung des IL-18 durch einen hochspezifischen ELISA-Kit (MBL, Japan).

IL-18-Messung in BAL-Flüssigkeit

Die bronchoalveoläre Lavageflüssigkeit (20 ml) wurde nach der Gewinnung durch flexible Bronchoskopie 10 Minuten bei 15.000 g zentrifugiert. Der Überstand wurde bei – 80 °C gelagert. Zu einem späteren Zeitpunkt erfolgte die Analyse der Proben durch einen hochspezifischen ELISA-Kits (MBL, Japan).

Statistik

Unterschiede zwischen der Gruppe der septischen und der nicht-septischen Patienten wurden jeweils durch den Wilcoxon-U-Test ermittelt (SPSS 8 für Windows). Das Signifikanzniveau wurde bei $p < 0,05$ festgelegt.

Ergebnisse

IL-18-mRNA-Messung im Serum

IL-18-mRNA wurde in den Lymphozyten septischer Patienten im Vergleich zu nicht-septischen Patienten vierfach stärker exprimiert (22,71 ng/µg RNA ± 2,04 ng/µg RNA vs. 5,32 ng/µg ± 5,5 ng/µg RNA, $p = 0,009$).

IL-18-Messung im Serum

Das IL-18 war weder bei septischen Patienten noch bei nicht septischen Intensivpatienten vermehrt nachweisbar.

IL-18-Messung in BAL-Flüssigkeit

In der BAL-Flüssigkeit wiesen septische Patienten eine signifikant höhere IL-18 Konzentration auf als Kontrollpatienten (475 pg/ml ± 321 pg/ml vs. 96 pg/ml ± 101 pg/ml, p = 0,01).

Diskussion

In der vorliegenden Studie konnte gezeigt werden, daß die Konzentration von IL-18 in BAL-Flüssigkeit bei septischen Intensivpatienten erhöht ist. IL-18-Protein war im Blut septischer Patienten nicht vermehrt nachweisbar, wohl aber die IL-18-mRNA Konzentrationen in peripheren Blut-Lymphozyten. Daraus läßt sich schließen, daß IL-18 eine pathophysiologische Bedeutung bei der Aktivierung von Lymphozyten im Verlauf der Sepsis hat und daß IL-18 Protein-Konzentrationen im Serum möglicherweise nur sehr kurzzeitig erhöht sind.

In *in vitro*-Experimenten konnte gezeigt werden, dass IL-18 aus Makropagen durch LPS (Lipopolysaccharid) und Toxinen Gram-positiver Bakterien ebenso freigesetzt wird wie andere proinflammatorische Cytokine (IL-1, TNF-α, IL-6, IL-10). Da in der angeborenen Immunantwort die IFN-γ-Produktion praktisch vollständig von IL-18 abhängt, nimmt IL-18 eine zentrale Stellung in der Infektabwehr ein. IL-18 induziert neben Cytokinen, Chemokinen und Adhäsionsmolekülen auch die Expression von CD95-Ligand (sFAS-Ligand), so daß es zur Apoptose in Zellen kommen kann, die CD95 exprimieren [3].

Montón und Mitarbeiter [5] konnten zeigen, daß TNF-α, IL-6 und IL-1β bei Patienten mit schwerer Pneumonie in der BAL-Flüssigkeit signifikant erhöht waren. TNF-α und IL-1β-Serum-Werte waren bei denselben Patienten jedoch nicht erhöht. Dies zeigt ebenso wie unsere Messungen, daß die Bestimmung von Mediatoren in immunologisch aktiven Organen (z. B. der Lunge) präzisere Informationen liefert als die Messung von Serumspiegeln. Die Bestimmung von IL-18-Konzentrationen in Serum und Organen an verschiedenen Zeitpunkten bei septischen Patienten könnte Informationen für die Entwicklung und den Verlauf der Sepsis liefern. Vom derzeitigen pathophysiologischen Verständnis über IL-18 erscheint es sinnvoll, zunächst experimentell eine überschießende Freisetzung von IL-18 zu blockieren.

Zusammenfassung

Hintergrund: Die Bedeutung von IL-18 im Mediatoren-Netzwerk der Sepsis ist unklar. Ziel der vorliegenden Studie war die Untersuchung, ob IL-18 bzw. IL-18-mRNA bei septischen Intensivpatienten in der bronchoalveolären Lavage und im Serum vermehrt nachweisbar sind.

Methodik: Bei 10 septischen chirurgischen Intensivpatienten wurde nach Blutentnahme periphere Lymphozyten aus dem Blut isoliert. Aus diesen wurde die RNA extrahiert und anschließend eine RT-PCR durchgeführt. Die Quantifizierung erfolgte durch HPLC. Mittels ELISA wurde die Konzentration des IL-18 Proteins im Serum und in der BAL-Flüssigkeit bestimmt.

Ergebnisse: IL-18-mRNA war in den Lymphozyten septischer Patienten im Vergleich zu den gesunden Probanden vierfach stärker exprimiert (22,71 ng/µg RNA ± 2,04 ng/µg RNA vs. 5,32 ng/µg ± 5,5 ng/µg RNA p = 0,009). Das aktive Protein war jedoch weder bei septischen Patienten noch bei den gesunden Probanden vermehrt nachweisbar. In der BAL wiesen septische Patienten eine signifikant höhere IL-18 Konzentration auf als nicht septische Patienten (475 pg/ml ± 321 pg/ml vs. 96 pg/ml ± 101 pg/ml, p = 0,01).

Schlußfolgerung: In der vorliegenden Studie konnte gezeigt werden, dass die Konzentration von IL-18 in BAL-Flüssigkeit erhöht ist. IL-18-Protein war im Blut septischer Patienten nicht vermehrt nachweisbar, wohl aber IL-18-mRNA in peripheren Blut-Lymphozyten. Dies deutet darauf hin, daß IL-18 eine pathophysiologische Bedeutung im Verlauf der Sepsis hat. Ferner zeigen die Messungen, daß die Bestimmung von Mediatoren in immunologisch aktiven Organen (z. B. der Lunge) präzisere Informationen liefert als die Messung von Serumspiegeln.

Abstract

Background: The role of interleukin-18 (IL-18) in the mediator network of sepsis remains unclear. Aim of this study was to check for elevated levels of IL-18 and IL-18-mRNA in the serum and BAL fluid of septic ICU patients.

Methods: Peripheral blood lymphocytes (PBLs) were isolated from septic ICU patients. RNA was extracted and RT-PCR performed. High liquid performance chromatography (HPLC) was used for quantification. IL-18 protein concentrations in serum samples and BAL fluid were measured using highly specific ELISA kits.

Results: Compared to non-septic ICU patients, there was a fourfold increase of IL-18-mRNA levels in PBLs of septic patients (22.71 ng/µg RNA ± 2.04 ng/µg RNA vs 5.32 ng/µg ± 5.5 ng/µg RNA, P = 0,009). In serum samples IL-18-protein was not detectable neither in septic nor in non-septic patients. In contrast, IL-18 concentrations in BAL fluid were significantly upregulated in septic patients (475 pg/ml ± 321 pg/ml vs 96 pg/ml ± 101 pg/ml, P = 0,01).

Conclusion: IL-18-mRNA expression is elevated in PBLs of septic ICU patients. IL-18 protein is upregulated in BAL fluid but not in serum samples of septic patients. IL-18 seems to play a major role in the pathophysiology of sepsis. Mediator measurement in immunological active organs might provide more detailed information than measuring serum levels.

Literatur

1. Bone RC, Balk RA, Cerra FB, Dellinger RP, Fein AM, Knaus, WA, Schein RM, Sibbald WJ (1992) Definitions for sepsis and organ failure and guidelines for the use of innovative therapies in sepsis. The ACCP/SCCM Consensus Conference Comittee. American College of Chest Physicians and Critical Care Medicine. Chest 101: 1644 – 1655
2. Dinarello CA (1999) IL-18: a TH1-inducing, proinflammatory cytokine and new member of the IL-1 family. J Allergy Clin Immunol 103: 11 – 24
3. Gillespie MT, Horwood NJ (1998) Interleukin-18 Perspectives on the newest interleukin. Cytokine Growth Factors Rev 9: 109 – 116

4. Kohno K, Kurimoto M (1998) Interleukin-18, a cytokine which resembles IL-1 structurally and IL-12 functionally but exerts its effect independently of both. Clin Immunol Immunopathol 86: 11 – 15
5. Montón C, Torres A, El-Elbiary M, Filella X, Xaubet A, Puig de la Bellacasa J (1999) Cytokine expression in severe pneumonia: a bronchoalveolar lavage study. Crit Care Med 27: 1745 – 1753
6. Okamura H, Tsutsi H, Komatsu T, Yutsudo M, Hakura A, Tanimoto T, Torigoe K, Okura T, Nukada Y, Hattori K, et al. (1995) Cloning of a new cytokine that induces IFN-gamma production by T-cells. Nature 378: 88 – 91

Die vorliegenden Forschungsarbeiten wurden gefördert durch das Forschungsprogramm Köln Fortune (51/98), Medizinische Fakultät, Universität zu Köln.

Korrespondenzanschrift: Dr. med. G. Mathiak, Klinik und Poliklinik für Visceral- und Gefäßchirurgie der Universität zu Köln, Joseph-Stelzmann-Straße 9, 50931 Köln, Telefon: 02 21/4 78-50 01, Fax: 02 21/4 78-62 58, e-mail: guenther.mathiak@uni-koeln.de

Interleukin-2 mindert den oxidativen Stress und stabilisiert das Verhältnis der Subpopulationen intraepithelialer Lymphozyten nach Ischämie/Reperfusion des Dünndarms

Interleukin-2 treatment leads to reduction of oxidative stress and stabilization of intraepithelial lymphocytes subset distribution after intestinal ischemia/reperfusion

J. O'Brien, B. Stange, A. R. Müller, P. Neuhaus und N. C. Nüssler

Klinik für Allgemein-, Viszeral- und Transplantationschirurgie, Charité Campus Virchow-Klinikum, Humboldt Universität zu Berlin

Einleitung

Ischämie und nachfolgende Reperfusion (I/R) eines Organs können zu schwerer Gewebeschädigung und Funktionseinschränkung bis hin zum Ausfall des betroffenen Organs führen [1]. Beim Dünndarm, einem gegenüber I/R besonders empfindlichen Organ, betrifft der Gewebeschaden insbesondere die Mukosa mit daraus resultierender Einschränkung der mukosalen Barrierefunktion. Zu diesem mukosalen Barrieresystem tragen neben unspezifischen Mechanismen auch die intraepithelialen Lymphozyten (IEL) bei [2]. Bislang ist allerdings wenig über phänotypische und funktionelle Veränderungen dieser Zellpopulation nach I/R bekannt.

Von entscheidender Bedeutung für das Ausmaß der Gewebeschädigung nach I/R scheint neben der Hypoxie insbesondere auch die nachfolgende inflammatorische Reaktion der Reperfusionsphase zu sein. Demzufolge wurde versucht, durch Hemmung dieser inflammatorischen Antwort eine Minderung des Gewebeschadens zu erreichen [3, 4]. Es ist aber anzunehmen, daß diese anti-inflammatorische Behandlung gleichzeitig auch zur Minderung der körpereigenen Immunantwort führt, die möglicherweise notwendig zur Überwindung des Ischämie/Reperfusionsschadens ist.

In der vorliegenden Studie wurde daher versucht die körpereigene Immunantwort nach I/R des Dünndarms durch Gabe von Interleukin-2 (IL-2) zu aktivieren und damit den I/R zu modulieren. Zur Analyse des Gewebeschadens wurden histologische Untersuchungen durchgeführt. Veränderungen der mukosalen Barrierefunktion wurden anhand von Phänotyp und Proliferation intestinaler IEL bestimmt. Als Maß für die Minderung des oxidativen Stresses wurde die Expression der induzierbaren Nitric-Oxide-Synthase (iNOS) im Darm untersucht.

Methodik

Männliche Lewis-Ratten (Gewicht ca. 300 g, mind. 5 Tiere je Gruppe) wurden einer 60 min. Dünndarmischämie durch selektives Abklemmen der A. mesenterica superior unterzogen. Kontrolltiere wurden nur laparatomiert. Vor Reperfusion erhielten die Tiere eine i.v. Injektion mit 40 µg/kg IL-2 oder NaCl. 1 Stunde und 24 Stunden nach Reperfusion wurde Dünndarmgewebe für Histologie, PCR und zur Isolierung der IEL entnommen. Die phänotypische Analyse der isolierten Lymphozyten erfolgte mittels Zweifarben-Durchflußzytometrie [5]. Die Proliferation der IEL *in vitro* wurde anhand der Inkorporation radioaktiv markierten [^{3}H]-Thymidins nach Stimulation der Zellen mit immobilisiertem anti-CD3 bestimmt. Die Expression der iNOS mRNA im Darm wurde mittels rt-PCR ermittelt [6].

Ergebnisse

Die Behandlung mit Interleukin-2 führte bei den Tieren zu einem makroskopisch verminderten Gewebeschaden des Darmes nach I/R (geringere Distension des Darmes, erhaltene Peristaltik bei den behandelten Tieren). Histologisch war jedoch kein Unterschied im Schweregrad des I/R-Schadens zwischen behandelten und unbehandelten Tieren nachweisbar.

Die phänotypische Analyse der isolierten Lymphozyten zeigte, daß IEL von Kontrolltieren überwiegend aus CD8$^+$ T-Zellen bestanden. Diese CD8$^+$ Zellen exprimierten zu etwa gleichen Teilen den homodimeren CD8$\alpha\alpha$ oder den heterodimeren CD8$\alpha\beta$ Rezeptor. Das Fehlen von B-Zellen in der aus der Mukosa isolierten Lymphozytenpopulation schloß eine Kontamination mit Lamina propria Lymphozyten aus. Eine Stunde nach Reperfusion war bei allen Tieren unabhängig von der IL-2 Gabe ein signifikanter (p < 0,01 vs. Kontrolle) Abfall der CD8$^+$ IEL zu beobachten. Bei den unbehandelten Tieren betraf dieser Verlust insbesondere die CD8$\alpha\alpha^+$ Subpopulation mit daraus resultierender signifikanter (p < 0,03 vs. IL-2 behandelte Tiere) Verringerung des CD8$\alpha\alpha^+$/CD8$\alpha\beta^+$ Quotienten. Im Gegensatz dazu blieb der CD8$\alpha\alpha^+$/CD8$\alpha\beta^+$ Quotient bei den mit IL-2 behandelten Tieren unverändert. 24 Stunden nach Reperfusion waren diese Veränderungen nicht mehr nachweisbar. Allerdings führte die Modulation des I/R durch IL-2 nach 24 Stunden zu einem signifikanten (p < 0,03 vs. Kontrolle) Anstieg der doppelt positiven CD4$^+$CD8$^+$ IEL. Ohne Einfluß blieb hingegen die Gabe von IL-2 auf die Proliferation isolierter IEL: bei allen Tieren war nach einer und nach 24 Stunden nach Reperfusion eine signifikant (p < 0,01 vs. Kontrolle) gesteigerte Proliferation der IEL zu beobachten.

Nach I/R fand sich die Expression der iNOS mRNA im Darm im Vergleich zu Kontrolltieren nur diskret erhöht, wohingegen die Modulation des I/R mit IL-2 zu einer deutlich erhöhten Expression der iNOS mRNA im Darm sowohl 1 Stunde als auch 24 Stunden nach Reperfusion führte.

Diskussion

I/R des Dünndarms führt zur Beeinträchtigung des mukosalen Barrieresystems, einem Schutzsystem gegenüber der Invasion pathogener Keime aus dem Darmlumen. Zu diesem Schutzsystem tragen die IEL durch Eliminierung veränderter Epithelzellen bei [2]. In der vorliegenden Studie konnte gezeigt werden, daß es nach I/R insbesondere zum Verlust der zytotoxischen CD8$^+$ IEL kommt, denen die Beseitigung der veränderten Epithelzellen zugeschrieben wird [7]. Der Verlust derartiger Effektorzellen könnte ein Faktor bei der Störung der Barrierefunktion nach I/R sein. Durch die Gabe von IL-2 konnte der Verlust der CD8$^+$ IEL zwar nicht verhindert werden, es war aber eine Stabilisierung des Verhältnisses der Subpopulationen zu erreichen. Zusätzlich war eine Zunahme der doppelt positiven CD4$^+$CD8$^+$ unreifen IEL nach IL-2 Gabe zu beobachten. Diese Zunahme der CD4$^+$CD8$^+$ IEL trägt möglicherweise zur Rekonstitution der IEL Subpopulationen bei.

Der positive Effekt der IL-2 Gabe auf den Verlauf nach I/R steht im Gegensatz zu bislang veröffentlichten Ergebnissen. Bisherige Strategien zur Minderung des I/R Schadens basierten auf der Hemmung der inflammatorischen Reaktion durch Gabe von Antikörpern gegen pro-inflammatorische Zytokine oder die Gabe von anti-inflammatorischen Zytokinen [3, 4]. Eine denkbare Erklärung für den überraschenden positiven Effekt von IL-2 bei I/R wäre die Aktivierung körpereigener Abwehrmechanismen. Es ist anzunehmen, daß diese Abwehrmechanismen notwendig zur Überwindung des I/R-Schadens sind, im Rahmen der bislang angewendeten anti-inflammatorischen Behandlungsstrategien aber unterdrückt werden.

Der positive Effekte der IL-2 Gabe nach I/R bestätigte sich auch bei der Beobachtung des klinischen Verlaufes: Tiere, die mit IL-2 behandelt worden waren, wiesen nach I/R sowohl eine erhaltene Peristaltik des Darmes, als auch eine geringere Distension der Darmschlingen als unbehandelte Tiere auf. Allerdings waren diese positiven Effekte vermutlich vor allem funktioneller Natur, da histologisch kein Unterschied zwischen behandelten und unbehandelten Tieren nachweisbar war.

Als weiterer positiver Effekt der IL-2 Gabe nach I/R ist die verstärkte Expression der iNOS mRNA im Darm zu sehen. Die verstärkte Expression der iNOS vermindert die toxische Wirkung von Sauerstoffradikalen [8] und reduziert damit den oxidativen Stress in Dünndarm nach I/R. Desweiteren führt die verstärkte Expression der iNOS im Darm und die damit verbundene vermehrte Bildung von Stickstoffmonoxid (NO) aufgrund des vasodilatatorischen Effekts von NO [9] zu einer Verbesserung der Mikrozirkulation. Gleichzeitig wird aber auch aufgrund der antimikrobiellen Wirkung von NO [10] eine Verbesserung der intestinalen Barrierefunktion nach I/R erreicht. Diese Ergebnisse deuten darauf hin, daß die Aktivierung der körpereigenen Immunantwort nach I/R notwendig zur Überwindung des I/R-Schadens ist.

Zusammenfassung

Hintergrund: Oxidativer Streß mit massiver Zellschädigung und konsekutiver Beeinträchtigung der mukosalen Barrierefunktion liegt dem Ischämie/Reperfusionsschaden (I/R) im Dünndarm zu Grunde. Wenig bekannt sind dabei die Veränderungen intraepithelialer Lymphozyten (IEL), einer zum Barrieresystem beitragenden Zellpopulation. In der vorliegenden Studie wurden daher bei I/R und nach Modulation des I/R durch Interleukin-2 (IL-2), Phänotyp und Proliferation intestinaler IEL, sowie die Expression der induzierbaren Nitric-Oxide Synthase (iNOS) im Darm untersucht.

Methodik: Männliche Lewis-Ratten wurden einer 60 min. Dünndarmischämie durch selektives Abklemmen der A. mes. sup. unterzogen. Kontrolltiere wurden nur laparatomiert. Vor Reperfusion erhielten die Tiere 40 µg/kg IL-2 i.v. 1 h und 24 h nach Reperfusion wurde Dünndarmgewebe für Histologie, PCR und zur Isolierung der IEL entnommen. Die phänotypische Analyse der IEL erfolgte mittels Zweifarben-Durchflußzytometrie. Die Proliferation der IEL wurde durch [^{3}H]-Thymidin-Inkorporation bestimmt. Die Expression der iNOS mRNA wurde mittels rt-PCR ermittelt.

Ergebnisse: IEL von Kontrolltieren waren überwiegend CD8$^+$ T-Zellen, die zu etwa gleichen Teilen aus CD8$\alpha\alpha^+$ und CD8$\alpha\beta^+$ bestanden. 1 h nach Reperfusion war bei allen Tieren unabhängig von der IL-2 Gabe ein signifikanter Abfall der CD8$^+$ IEL zu beobachten. Bei den unbehandelten Tieren betraf dies besonders die CD8$\alpha\alpha^+$ Subpopulation mit daraus resultierender signifikanter Verminderung des CD8$\alpha\alpha$/CD8$\alpha\beta$ Quotienten. Im Gegensatz dazu blieb der CD8$\alpha\alpha$/CD8$\alpha\beta$ Quotient bei den mit IL-2 behandelten Tieren unverändert. Die Modulation des I/R durch IL-2 führte außerdem zu einem signifikanten Anstieg der doppelt positiven CD4$^+$CD8$^+$ IEL 24 h nach Reperfusion. Ohne Einfluß blieb die Gabe von IL-2 auf die Proliferation isolierter IEL: bei allen Tieren war eine signifikant gesteigerte Proliferation der IEL zu beobachten. Die nach I/R fand sich die Expression der iNOS mRNA im Darm im Vergleich zu Kontrolltieren nur diskret erhöht, wohingegen nach Modulation des I/R mit IL-2 eine deutlich erhöhte Expression der iNOS mRNA im Darm zu beobachten war.

Schlußfolgerung: Die Eliminierung veränderter Epithelzellen zur Aufrechterhaltung der mukosalen Barrierefunktion wird den CD8$^+$ IEL zugeschrieben. Der Verlust dieser Effektorzellen nach I/R könnte zur verminderten Barrierefunktion nach I/R beitragen. Die Gabe von IL-2 bewirkte eine Stabilisierung des Verhältnisses der IEL Subpopulationen nach I/R. Diese überraschende Beobachtung eines positiven Effektes von IL-2 auf den I/R wurde durch die gesteigerten Expression der iNOS im Darm bestätigt.

Abstract

Introduction: Ischemia/reperfusion (I/R) injury of the small intestine is characterized by mucosal destruction and impairment of the intestinal barrier due to oxidative stress. Intestinal intraepithelial lymphocytes (IEL) are believed to contribute to the mucosal defense system, but little is known about the role of IEL in ischemia/reperfusion injury. In the present study, the effects of interleukin-2 (IL-2) treatment on the phenotypic and functional characteristics of isolated rat IEL and the expression of the inducible nitric-oxide synthase (iNOS) in the intestine after I/R were analyzed.

Methods: Male Lewis rats underwent 60 min of intestinal ischemia by clamping of the superior mesenteric artery. Control rats were sham operated. All animals received an IV bolus of either 40 µg/kg IL-2 or vehicle alone before reperfusion. Tissue samples for isolation of IEL, histology, and PCR were obtained 1 h and 24 h after reperfusion. Two-color flow cytometry was performed for phenotype analysis of IEL. Proliferation of IEL was determined by [^{3}H]thymidine incorporation and iNOS mRNA expression was analyzed by RT-PCR.

Results: In control animals, the majority of IEL consisted of CD4$^-$CD8$^+$ T-cells which were evenly split into CD8$\alpha\alpha^+$ and CD8$\alpha\beta^+$. In both groups, I/R resulted in a significant decrease of CD8$^+$ IEL 1 h after reperfusion. In untreated animals, this decrease of CD8$^+$ cells was mainly due to a loss of CD8$\alpha\alpha^+$ T-cells resulting in a significantly decreased CD8$\alpha\alpha$/CD8$\alpha\beta$ quotient. In contrast, this quotient remained unchanged in animals receiving IL-2 treatment. Furthermore, a significant increase of CD4$^+$CD8$^+$ double positive IEL was detectable in the IL-2 treated animals. iNOS expression in the intestine after I/R was only slightly increased in untreated animals compared to control animals, whereas IL-2 treatment resulted in a significantly increased expression of iNOS mRNA in the small intestine after I/R.

Conclusions: CD8$^+$ IEL are believed to play an important role in the mucosal barrier function by eliminating altered or infected epithelial cells. Therefore, the decrease of CD8$^+$ IEL during reperfusion injury may contribute to the impairment of the mucosal barrier function. IL-2 treatment stabilized the subset distribution of IEL and promoted the reconstitution of IEL by increasing immature double positive IEL. The positive effects of IL-2 treatment in I/R were probably also due to the increased expression of iNOS in the intestine, resulting in reduction of oxidative stress, improvement of microcirculation, and improvement of the intestinal barrier function.

Literatur

1. Haglund U (1994) Gut ischemia. Gut suppl 1: S73 – S76
2. Barrett TA, Gajewski TF, Danielpour D, Chang EB, Beagley KW, Bluestone JA (1992) Differential function of intestinal intraepithelial lymphocyte subsets. J Immunol 149: 1124 – 1130
3. Lane JS, Todd KE, Lewis MPN, Gloor B, Ashley SW, Reber HA, McFadden DW, Chandler CF (1997) Interleukin-10 reduces the systemic inflammatory response in a murine model of ischemia/reperfusion. Surgery 122: 288 – 294
4. Yamada T, Murase N, Maeda T, Ye Q, Sakamoto T, Terakura M, Starzl TE, Todo S (1998) Protective effect of TNF-α and IL-1β inhibitor FR167653 on ischemia-reperfusion injury in rat small intestinal transplantation. Transplant Proc 30: 2638
5. Cicalese L, Nüssler NC, Hoffman RA, Rastellini C, Neuhaus P, Simmons RL, Schraut WH (1998) Phenotypic and functional characteristics of intestinal intraepithelial lymphocytes during acute rejection of small intestinal allografts. Transplant Int 11: 102 – 109
6. Lüss H, Nüssler NC, Beger H-G, Nussler AK (1996) Expression and detection of inducible nitric oxide synthase in experimental models of inflammation. Methods 10: 51 – 60
7. Ishikawa H, Li Y, Abeliovich A, Yanamoto S, Kaufmann SHE, Tonegawa S (1993) Cytotoxic and interferon γ-producing activities of $\gamma\delta$ T cells in the mouse small intestinal epithelium are strain dependent. Proc Natl Acad Sci USA 90: 8204 – 8208
8. Nüssler AK, Wittel UA, Nüssler NC, Beger HG (1999) Leukocytes the Janus cells in inflammatory disease. Langenbeck's Arch Surg 384: 222–232
9. Gaboury J, Woodman RC, Granger DN, Reinhardt P, Kubes P (1993) Nitric oxide prevents leukocyte adherence: role of superoxide. Am J Physiol 265: H862 – H867
10. Nathan CF, Hibbs JB Jr (1991) Role of nitric oxide synthesis in macrophage antimicrobial activity. Curr Opin Immunol 3: 65 – 70

Diese Arbeit wurde durch die Deutsche Forschungsgemeinschaft (Nu-84/2-1) (N. C. N.) untcrstützt.

Korrespondenzadresse: Dr. med. N. C. Nüssler, Klinik für Allgemein-, Viszeral- und Transplantationschirurgie, Charité Campus Virchow-Klinikum, Humboldt Universität zu Berlin, Augustenburger Platz 1, 13353 Berlin, Telefon: 0 30/4 50-5 20 01, Fax: 0 30/4 50-5 29 60, e-mail: natascha.nuessler@charite.de

Der Einfluß von exogenem Laktat auf gemessene Plasmalaktatspiegel im hämorrhagischen Schock – eine kontrollierte Studie am Schwein

The influence of exogenic lactate on measured plasma-lactate levels after hemorrhagic shock – a controlled trial on pigs

M. Raum[1], B. Holzgraefe[3], D. Rixen[1], S. Gregor[1], R. Zander[4], T. Tiling[1], E. Neugebauer[2]
und die AG Schock und Trauma

[1] II. Chirurgischer Lehrstuhl der Universität zu Köln
[2] Biochemische und Experimentelle Abteilung des II. Chirurgischen Lehrstuhls der Universität zu Köln
[3] Klinik für Anaesthesiologie und Schmerztherapie Berufsgenossenschaftl. Krankenhaus Bergmannsheil
[4] Institut für Physiologie und Pathophysiologie Johannes-Gutenberg-Universität Mainz

Einleitung

Seit mehr als 40 Jahren wird Laktat kristalloiden Infusionslösungen als Anion zugesetzt. Nachdem in den 40iger Jahren die Bedeutung des Bikarbonatpools beschrieben wurde, zeigten experimentelle Arbeiten, daß ohne die Zugabe eines Anions in entsprechender Konzentration in einer Infusionslösung bei Masseninfusion eine Infusionsacidose entsteht [1]. Umfassende Untersuchungen in den 60iger Jahren zeigten letztlich den positiven Effekt des Ringer-Laktats® bei der Therapie hämorrhagischer Schockzustände [2, 3]. Seit dieser Zeit hat das Ringer-Laktat® seinen festen Platz in der Infusionstherapie und wird weltweit eingesetzt [4].

Auf der anderen Seite wird der Plasma-Laktat-Spiegel zur Beurteilung und Prognose von Schock- und Ischämiezuständen herangezogen [7–9] So kommt es im Schock wie in der Ischämie zu einem Mißverhältnis zwischen Sauerstoffbedarf und -angebot [5]. In der daraus resultierenden anaeroben Stoffwechsellage wird das Pyruvat in Laktat überführt was konsekutiv zu einem Laktatanstieg im Plasma führt [6].

In der Literatur findet sich kein Hinweis darüber, inwieweit das extern zugeführte Laktat in Form z.B. des Ringer-Laktats® einen Einfluss auf den Plasmaspiegel hat und somit möglicherweise physiologische Relevanz bekommt oder eine Therapieentscheidung beeinflussen kann.

Ziel der vorliegenden Untersuchung war es, in einer experimentellen Studie an Schweinen die Veränderung des Plasmalaktatspiegels durch extern gegebenes Laktat zu beobachten und die Bedeutung für die Klinik zu beurteilen.

Methodik

In einer experimentellen, kontrollierten Studie am Schwein (Deutsches Hausschwein, weiblich, mittleres Körpergewicht(KG) = 20 kg) wurden 3 Gruppen mit insgesamt 20 Tieren untersucht.

- Gruppe 1 (n = 5 Tiere Gesund-Kontrolle): 2minütige Infusion von 0,45 molarer Natrium-Laktat-Lösung (5 ml/kg KG) ohne vorherige Hämorrhagie.
- Gruppe 2 (n = 10 Tiere Hämorrhagie-Gruppe): 60minütige Hämorrhagie und anschließende Infusion von Ringer®/HAES®-Lösung ohne Laktatzusatz (50 ml/kg KG) und Blutretransfusion.
- Gruppe 3 (n = 5 Tiere Hämorrhagie-Laktat-Gruppe): 60minütige Hämorrhagie und anschließende Infusion von 0,45 molarer Natrium-Laktat-Lösung (10 ml/kg KG) und Blutretransfusion.

Die Tiere aller Gruppen wurden narkotisiert und intubiert, mit arteriellen Zugängen, einem zentral-venösen Zugang und einem Swan-Ganz-Katheter versorgt.

Nach einer Vorbereitungsphase wurde den Tieren der Gruppe 1 Natrium-Laktat in exakt 2 min infundiert und diese für 2 Stunden überwacht und anschließend eingeschläfert.

Die Tiere der Gruppen 2 und 3 wurden einem hämorrhagischen Schock ausgesetzt. Das Schockausmaß wurde mit Hilfe des systemischen Sauerstoffdefizits (70 ml/kg KG) festgelegt. Nach einer „steady state"-Phase unter Narkose wurden die Tiere über 60 min in einen hämorrhagischen Schock überführt. Anschließend wurden die Tiere der Gruppe 2 retransfundiert und einer laktatfreien Volumentherapie mit Ringer®/HAES® zugeführt. Die Tiere der Gruppe 3 erhielten nach der Hämorrhagie 10 ml/kg KG der 0,45 molaren Natrium-Laktat-Lösung in einem Zeitraum von exakt 2 min mit anschließender Blutretransfusion. Neben den Laktat-Spiegeln wurden Kreislauf (inklusive Pulmonaliskatheter), Vitalparameter und Organfunktionen überwacht. Nach der Stabilisation wurden die Tiere insgesamt 3 Stunden nach Gabe der Lösung beobachtet und dann getötet.

Ergebnisse

In den Gruppen 2 und 3 kam es während der Hämorrhagie erwartungsgemäß zu einem Laktatanstieg. Die maximale Laktaterhöhung lag bei 13,4 mmol/l in Gruppe 2 bzw. 12,4 mmol/l in Gruppe 3. Während es in der 2. Gruppe ohne externe Laktatgabe nach der Retransfusion zu einem stetigen Abbau des Laktats bzw. Verteilung in den Extravasalraum kam, führte die posthämorrhagische Laktatzufuhr in Gruppe 3 zu einem weiteren Anstieg des Laktats mit einem Spitzenwert von 58,4 mmol/l. Die entsprechenden Mittelwerte mit Standardabweichung sind Tabelle 1 zu entnehmen. In Gruppe 1, also den Tieren ohne vorherige Hämorrhagie, kam es zu einem maximalen Laktatanstieg von 51 mmol/l. Sowohl in Gruppe 1, als auch in Gruppe 3 zeigten sich bei dem Vergleich der 95%-Konfidenzintervalle ein signifikant höherer Laktatspiegel als in Gruppe 2 ohne extern zugeführtes Laktat ($p < 0{,}001$) (Tabelle 1).

Diskussion

Die Gabe von Ringer-Laktat® stellt nach wie vor einen Standard in der Volumentherapie dar [4], wobei der Beginn der laktathaltigen Infusionstherapie am Unfallort bzw. der Präklinik eingeleitet wird und sich bis zur Intensivstation fortsetzt. In nicht seltenen Fällen kann in den ersten 24 h ein Patient nach einem relevanten hämorrhagischen Schock bis zu 10 Liter Ringer-Laktat® erhalten. Ein Liter laktathaltiger Lösung enthält je nach Hersteller

Tabelle 1. Laktatspiegel im zeitlichen Verlauf in den unterschiedlichen Gruppen (Hämorrhagie grau unterlegt)

Zeitpunkt [min]	Laktat Gruppe 1 (Gesundkontrolle) [mmol/l]	Laktat Gruppe 2 (Hämorrhagie-Gruppe) [mmol/l]	Laktat Gruppe 3 (Hämorrhagie-Laktat-Gruppe) [mmol/l]
0	$1,7 \pm 0,8$	$2,1 \pm 0,6$	$1,0 \pm 0,3$
2	$29,1 \pm 14,2^{a}$		
30	$3,6 \pm 1,4$	$6,2 \pm 1,6$	$3,5 \pm 1,4$
60	$2,3 \pm 1,1$	$8,9 \pm 2,6^{b}$	$6,5 \pm 3,8^{b}$
62			$41,6 \pm 10,6^{a}$
90	$1,8 \pm 0,8$	$8,2 \pm 2,8$	$23,4 \pm 31,2$
120	$1,3 \pm 0,7$	$5,7 \pm 2,3$	$6,0 \pm 2,3$

[a] $p < 0,001$ zu Gruppe 2, [b] $p < 0,001$ zu Gruppe 1

zwischen 34–56 mmol Natrium-Laktat, so daß dies einer Menge von 340 mmol bis zu 560 mmol Natrium-Laktat entspreche. In diesem Tierversuch wurde somit in Gruppe 1 die Menge Natrium-Laktat entsprechend etwa 1 Liter Ringer-Laktat® (ca. 45 mmol) und in Gruppe 3 entsprechend 2 Liter Ringer-Laktat® (ca. 90 mmol) infundiert. Die Infusionszeit lag mit 2 min deutlich niedriger als in der klinischen Situation. Dadurch konnte die Messung des Laktats ermöglicht und der deutliche Laktatanstieg nach der Infusion des Natrium-Laktats gut gezeigt werden. Die Frage, ob extern zugeführtes Laktat in der regulären Laktatbestimmung in einem Kliniklabor miterfaßt wird, scheint somit beantwortet. Auf der anderen Seite konnte auch gezeigt werden, daß das Laktat rasch den Intravasalraum verließ. Eine renale Elimination konnte ausgeschlossen werden. Da das Laktat ausschließlich hepatisch abgebaut wird, folgte ein entsprechender Anstieg des Sauerstoffverbrauchs des Tieres. Inwieweit dies pathophysiologisch für einen Organismus nach hämorrhagischem Schock relevant ist, bleibt zu klären. Von einem Einfluss des zugeführten Laktats auf den Plasmaspiegel bei zudem kontinuierlicher Zufuhr auch auf der Intensivstation ist jedoch auszugehen.

Bei der Beurteilung eines Plasmalaktatspiegels sollte somit das extern zugeführte Laktat miteinbezogen werden.

Einen möglichen Ausweg stellen Infusionsregimes ohne laktathaltige Lösungen dar. Ob hier die hypertonen Kochsalzlösungen, wie sie von der Arbeitsgruppe um Kreimeier et al. 1991 propagiert werden [5], eine Lösung darstellen, bleibt zu prüfen.

Zusammenfassung

Einleitung: Seit mehr als 40 Jahren wird Laktat den Kristalloid-Lösungen als Anion zugesetzt und als Plasmasubstitut in Form des Ringer-Laktats weltweit eingesetzt. Zur Beurteilung einer anaeroben Stoffwechselsituation und als prognostischer Parameter kommt dem Plasmalaktatspiegel klinisch eine wichtige Bedeutung zu.

Ziel der vorliegenden Studie war es, den Einfluß des extern zugeführten Laktats auf den Plasmalaktatspiegel zu untersuchen und die Bedeutung für die Diagnostik zu beurteilen.

Material und Methoden: In einer experimentellen, kontrollierten Studie am Schwein (Deutsches Hausschwein, weiblich, KG = 20 kg) wurden 3 Gruppen untersucht.

Gruppe 1 (n = 5 Tiere Gesund-Kontrolle): Infusion von 0,45 molarer Natrium-Laktat-Lösung (5 ml/kg KG). Gruppe 2 (n = 10 Tiere Hämorrhagie-Gruppe): Infusion von Ringer/HAES-Lösung ohne Laktatzusatz (50 ml/kg KG)und Blutretransfusion. Gruppe 3 (n = 5 Tiere Hämorrhagie-Laktat-Gruppe): Infusion von 0,45 molarer Natrium-Laktat-Lösung (10 ml/kg KG) und Blutretransfusion.

Die Tiere aller Gruppen wurden narkotisiert und intubiert, mit arteriellen Zugängen, einem zentral-venösen Zugang und einem Swan-Ganz-Katheter versorgt.

Nach einer Vorbereitungsphase wurde den Tieren der Gruppe 1 Natrium-Laktat infundiert und diese für 2 Stunden überwacht.

Die Tiere der Gruppen 2 und 3 wurden einem hämorrhagischen Schock ausgesetzt. Das Schockausmaß wurde mit Hilfe des systemischen Sauerstoffdefizits (70 ml/kg KG) festgelegt. Nach einer „steady state"-Phase unter Narkose wurden die Tiere über 60 min in einen hämorrhagischen Schock überführt, einer Volumentherapie zugeführt und retransfundiert. Neben den Laktat-Spiegeln wurden Kreislauf, Vitalparameter und Organfunktionen überwacht. Nach der Stabilisation wurden die Tiere insgesamt 3 Stunden nach Gabe der Lösung beobachtet.

Ergebnisse: Bei den Tieren der Gruppe 1 wurde ein Plasma-Laktat-Wert von max. 51 mmol/l (MW 27 mmol/l ± 12 mmol/l) gemessen. In Gruppe 2 stieg während der Hämorrhagie der Laktat-Wert auf max. 13,5 mmol/l (MW 9,2 mmol/l ± 2,5 mmol/l). Die 3. Gruppe zeigte während des hämorrhagischen Schocks einen vergleichbaren Laktatspiegelanstieg wie Gruppe 2, nach der Laktatgabe stieg der der Plasmaspiegel jedoch deutlich auf Werte von max. 58,4 mmol/l (MW 37,5 mmol/l ± 12,7 mmol/l) an. Sowohl die Werte von Gruppe als auch von Gruppe 3 sind im Vergleich zu Gruppe 2 signifikant höher (p = 0,0001).

Schlußfolgerung: Extern zugeführtes Laktat wird bei der Plasmabestimmung des Laktats miterfaßt. Plasmalaktatspiegel bei Tieren ohne hämorrhagischen Schock haben höhere Werte als Tiere nach einer hämorrhagischen Schockphase. Bereits erhöhte Laktatwerte nach Blutungsschock werden durch extern zugeführtes Laktat noch gesteigert.

Somit kann der diagnostisch wertvolle „Laktatspiegel" in vielen klinischen Situationen durch iatrogene Einflüsse verfälscht und unbrauchbar gemacht werden. Als Alternative sind laktatfreie Lösungen zur Therapie von Störungen in der Mikrozirkulation zu diskutieren.

Abstract

Background: For over 40 years, resuscitation with lactated ringer-solution has been worldwide standard treatment of hemorrhagic shock. Plasma lactate is an important indicator of anaerobic metabolism and has high prognostic value in emergency medicine and intensive care. It still remains unclear whether externally supplied lactate has a relevant influence on the plasma lactate level. The aim of the study was to observe the influence of external lactate on the plasma lactate level and to evaluate the significance for daily clinical practice.

Methods: In a controlled randomized study 20 female pigs (Deutsches Hausschwein) with a mean weight of 20 kg were subdivided into 3 groups. Group 1 (n = 5 animals, sham group): infusion of 0.45 M sodium-lactate (5 ml/kg BW). Group 2 (n = 10 animals, hemorrhage group): infusion of Ringer®/HAES® solution without lactate (50 ml/kg body weight (BW)) and blood transfusion after a 60-min hemorrhagic shock. Group 3 (n = 5 animals, hemorrhage lactate group): infusion of 0.45 M sodium lactate (10 ml/kg BW) and blood transfusion after a 60-min hemorrhagic shock. Under anesthesia all catheters including a Swan-Gantz catheter were placed. In group 1 the animals received the sodium lactate solution after a steady state and were observed for 2 h. In group 2 and 3 hemorrhage was introduced after steady state. The endpoint of hemorrhage was defined by the level of oxygen debt (70 ml/kg BW) which was achieved uniformly during 60 min of hemorrhage. During hemorrhage no infusion was applied, except for the necessary narcotics. After 60 min, resuscitation was introduced. Lactate levels, vital parameters, and organ function were monitored continuously. After 3 h of observation following resuscitation, the animals were sacrificed.

Results: In group 1, the plasma lactate level increased up to a maximum of 51 mmol/l (mean 27 ± 12 mmol/l). In group 2, a maximum of 13.5 mmol/l (mean 9.2 ± 2.5 mmol/l) and in group 3 of 12.8 mmol/l (mean $6.5 \pm 3,8$ mmol/l) was observed in the 60th minute of hemorrhage. After the infusion of sodium-lactate in group 3, the lactate level increased up to 58.4 mmol/l maximum (mean 37.5 ± 12.7 mmol/l), while a decrease in group 2 could be observed. The lactate level in group 1 and 3 was highly significant compared to group 2 ($P < 0.001$).

Conclusion: Externally applied lactate has an influence on clinically measured plasma lactate levels. The observed lactate levels after infusion of sodium lactate are significantly higher than the lactate production in hemorrhagic shock. There is an increase of lactate levels after hemorrhagic shock when sodium lactate is infused. This leads to the conclusion that externally infused ringer-lactate can be of physiologic relevance and may influence the diagnostic value of plasma lactate levels. A possible solution to this problem might be a lactate-free volume therapy with, e.g., hypertonic saline.

Literatur

1. Shires GT, Holman J (1948) Dilution acidosis. Ann Intern Med 28: 557–559
2. Shires T, Coln D, Carrico CJ, et al. (1964) Fluid therapy in hemorrhagic shock. Arch Surg 88: 688
3. Dillon J, Lynch LJ, Myers R, Butcher HR, Moyer CA (1966) A bioassay of treatment of hemorrhagic shock. Arch Surg 93: 537–566
4. Kalbe P, Seekamp A, Tscherne H (1997) Erstmaßnahmen des Notarztes. In: Tscherne H (Hrsg) Unfallchirurgie Traumamanagement, Springer-Verlag Berlin-Heidelberg-NewYork, S. 190–221
5. Kreimeier U, Meßmer K (1991) Zum Einsatz hypertoner Kochsalzlösungen in der Intensiv- und Notfallmedizin – Entwicklungen und Perspektiven. Klin Wochenschr 69 (Suppl XXVI) 134–142
6. Löffler G (1988) Stoffwechsel der Glucose. In: Löffler G, Petrides PE (Hrsg) Physiologische Chemie. Springer Verlag, S. 350–356
7. Rixen D, Raum M, Holzgraefe B, Neugebauer E and the shock and trauma study group (1998) A pig hemorrhagic shock model: oxygen debt and metabolic acidemia as indicators of severity. Shock Supplement to Shock 10: 18
8. Siegel JH, Rivkind AI, Dalal S, Goodarzi S (1990) Early physiologic predictors of injury severity and death in blunt multiple trauma. Arch Surg 125:498–508
9. Schindler G, Bruch HP (1991) The current status of the diagnosis and therapy of nonocclusive intestinal ischemia. Rofo Fortschr Geb Roentgenstr Neuen Bildgebverfahr 155(2):123–127

Korrespondenzadresse: Dr. med. M. R. Raum, II. Chirurgischer Lehrstuhl der Universität zu Köln, Klinikum Merheim, Ostmerheimerstraße 200, 51109 Köln, Telefon: 49-2 21-89 07-0, Fax: 49-22 02-24 59 06, e-mail: Marcus.Raum@Uni-Koeln.de

Eignet sich die Immunmodulation für die Therapie der frühen akuten Pankreatitis?

Is there a place for immunomodulation in early acute pancreatitis?

J. M. Mayer[1], V. J. O. Laine[2], S. Kolodziej[1], T. J. Nevalainen[2], M. Storck[3] und H. G. Beger[1]

[1] Abteilung Allgemeine Chirurgie, Universität Ulm
[2] Abt. Pathologie, Universität Turku, Finnland
[3] Abt. Thorax- und Gefäßchirurgie, Universität Ulm

Einleitung

Die schwere systemische Entzündungsreaktion beeinflußt die Entstehung lokaler und systemischer Komplikationen in der Frühphase der schweren akuten Pankreatitis. Wir haben kürzlich zeigen können, daß eine CDE-Pankreatitis in SCID-Mäusen, die über kein spezifisches Immunsystem verfügen, mildere Verläufe aufweisen und weniger Komplikationen entwickeln [1]. Das Eindämmen der Entzündungsreaktion durch Immunmodulation, z. B. mittels des antiinflammatorischen IL-10 [2] oder eines Anti-ICAM-1-Antikörpers [3] kann Komplikationen reduzieren. Allen immunmodulatorischen Therapiekonzepten liegt die Beobachtung zugrunde, daß die frühe Lymphozyten-Aktivierung der entscheidende Schritt in der Entstehung systemischer Komplikationen bei akuter Pankreatitis ist [1]. Wir haben daher die Wirkung zweier klinisch gebräuchlicher, in die Lymphozyten-Aktivierung eingreifender Immunmodulatoren auf die experimentelle Pankreatitis untersucht: den Calcineurin-Antagonist FK506 (Tacrolimus®) und den CD3-Antikörper OKT3 (Orthoclone®).

Versuchstiere und Methoden

Gesunde Balb/C Mäusen (n = 36) wurden 14 Tage vor Versuchsbeginn unter normalen Bedingungen einem 12 h Tag-Nacht-Zyklus unterworfen. Während der Akklimatisierungs-Phase hatten die Tiere freien Zugang zu Wasser und gebräuchlichem Futter.

Nachdem die Tiere 12 h vor Versuchsbeginn nüchtern gelassen wurden, wurde eine akute Pankreatitis durch 7 intraperitoneale Injektionen von je 50 µg/kg Cerulein in stündlichem Abstand induziert [4]. Es erfolgte dann die zufällige Zuordnung zu der Kontrollgruppe oder eine der Versuchsgruppen (FK506 oder OKT3). Eine Stunde nach der letzten Cerulein-Injektion wurde den Tieren entsprechend ihrer Gruppenzugehörigkeit 50 µl NaCl 0,9% (Kontrolle, n = 12), 0,32 mg/kg FK506 (FK, n = 12) oder 0,6 mg/kg OKT3 (OKT, n = 12) subkutan gespritzt. Weitere 12 Stunden nach Induktion der Pankreatitis wurden die Mäuse durch Ausbluten getötet. Serum wurde durch sofortiges Abzentrifugieren des aufgefangenen Vollblutes (10 min bei 1400 g) gewonnen und bis zur Messung bei −70 °C asserviert. Pankreas und Lungen wurden entfernt. Das Pankreas wurde in toto in Formalin fixiert, später histologisch aufgearbeitet und Haematoxilin-Eosin gefärbt. Der linke Lungenflügel wurde ebenfalls histologisch aufgearbeitet, der rechte Lungenflügel diente zur Bestimmung der Myeloperoxidase-Aktivität wie vorbeschrieben [5].

An den histologischen Schnitten der Lunge wurde der mikroskopische Schädigungsgrad bezüglich struktureller Schädigung (Werte 0–3) und entzündlicher Infiltration (Werte 0–3) beurteilt. Die Pankreas-Schnitte wurden mittels des Spormann-Scores [6] nach Nekrose, Ödem, entzündliche Infiltration, Hämorrhagie und Fettgewebsnekrose bewertet. In HE-gefärbten Schnitten des Pankreas wurden zudem die Zahl vakuolisierter Azinuszellen und infiltrierender Leukozyten auf 1000 normale Azinuszellen bestimmt. Auf nativen Schnitten des Pankreas wurden apoptotische Zellen mittels der Darstellung von DNA-Strangbrüchen gefärbt und die durchschnittliche Anzahl der positiven Zellen in drei voneinander unabhängigen 5 mm² großen Feldern ausgezählt [1].

Ergebnisse

Alle Tiere überlebten die gesamte Versuchsdauer von 24 h. Im Serum zeigten sich erhöhte Amylase-Werte (Kontrolle 2369 U/l ± 167; FK 2269 U/l ± 368; OKT 3640 U/l ± 210, p < 0,05 vs. Kontrolle). Hämatokrit war bei FK (0,54 ± 0,02; p < 0,03) und OKT (0,50 ± 0,02; p < 0,001) niedriger als in der Kontrolle (0,62 ± 0,05).

Der Pankreas-Score war bei FK (4,5; p < 0,01) und OKT (5; p < 0,05) niedrigerer als in der Kontrolle [8]. Die Anzahl apoptotischer Zellen pro 5 mm² war höher in der Kontrolle (89,4 ± 9,3) als bei FK (48,0 ± 6,9; p < 0,006) und OKT (19,6 ± 4,2; p < 0,001). Kein signifikanter Unterschied zeigte sich bei der Anzahl vakuolisierter Azinuszellen (Kontrolle 16,0% ± 0,89; FK506 13,7% ± 1,1; OKT3 13,1% ± 1). Auf 1000 Azinuszellen fanden sich weniger infiltrierende Zellen bei FK (5,7% ± 0,26; p < 0,006) und OKT3 (4,83% ± 0,51; p < 0,001) als in der Kontrolle (10,1% ± 0,78).

Der histologische Lungenschaden war niedriger bei FK [1] und OKT [1] als in der Kontrolle (3; p < 0,01), ebenso wie die Myeloperoxidase-Aktivität in der Lunge (FK 126,6 mU/l ± 26, p < 0,02; OKT 46,7 mU/l ± 15, p < 0,001; Kontrolle 286,7 mU/l ± 34).

Zusammenfassung

Sowohl die Verhinderung der IL-2 vermittelten Th1-Antwort durch FK506 als auch die Dämpfung der Lymphozyten-Aktivierung durch OKT3 mildert den frühen Schweregrad der schweren akuten Pankreatitis, den Pankreatitis-assoziierten Lungenschaden und die Hämokonzentration. In der experimentellen Pankreatitis ist dieser Effekt selbst durch Einzeldosen nach Induktion der Pankreatitis zu erzielen. In der klinischen Therapie der frühen akuten Pankreatitis könnte daher die Immunmodulation durch gängige Medikamente Pankreatitis-assoziierte Komplikationen verhindern.

Abstract

Background: Pancreatic and systemic complications follow an early systemic inflammatory response in acute pancreatitis. The potential for anti-inflammatory drugs to reduce complications is as yet unclear. We therefore examined the potential of two immunomodulatory drugs: the calcineurin antagonist FK506 (Tacrolimus®) and the CD3-antibody OKT3 (Orthoclone®).

Methods: Balb/C mice ($n = 36$) were fasted overnight and injected every 7 h with 50 µg/kg cerulein i.p. Then 50 µl NaCl 0.9% s.c. (control, $n = 12$), 0.32 mg/kg FK506 s.c. (FK506, $n = 12$), or 0.6 mg/kg OKT3 s.c. (OKT3, $n = 12$) was injected. The mice were sacrificed 12 h after induction of pancreatitis.

Results: All animals survived, at 12 h serum amylase and IL-6 were increased in the control and FK506, but were highest in OKT3. Pancreatic score, apoptosis, and inflammatory infiltration were lower in FK506 and OKT3, but vacuolization of acinar cells was similar. Hematocrit was higher in the control than in FK506 and OKT3. Pulmonary damage was milder and pulmonary MPO was lower in OKT3 and FK506 than in the control.

Conclusion: The early severity of pancreatitis, pulmonary damage, and hemoconcentration can be reduced by single therapeutic doses of FK506 and OKT3 in mice. Treatment with single shot FK506 or OKT3 may present a new approach to prevent early pancreatitis-associated complications.

Literatur

1. Mayer J, Laine VJO, Rau B, Hotz HG, Foitzik T, Nevalainen TJ, Beger HG (1999) Systemic Lymphocyte Activation Modulates the Severity of Diet-Induced Acute Pancreatitis in Mice. Pancreas 19: 62 – 68
2. Kusske AM, Rongione AJ, Ashley SW, McFadden DW, Reber HA (1996) Interleukin-10 prevents death in lethal necrotizing pancreatitis in mice. Surgery 120: 284 – 288
3. Werner J, Z'graggen K, Fernandez del Castillo C, Lewandrowski K, Compton CC, Warshaw A (1999) Specific therapy for local and systemic complications of acute pancreatitis with monoclonal antibodies against ICAM-1. Ann Surg 229: 834 – 840
4. Willemer S, Elsasser HP, Adler G (1992) Hormone-induced pancreatitis. Eur Surg Res 24 Suppl 1: 29 – 39
5. Schoenberg MH, Beger HG (1996) Reperfusion injury after intestinal ischaemia. Dig Surg 13: 170 – 180
6. Spormann H, Sokolowski A, Letko G (1989) Effect of temporary ischemia upon development and histological patterns of acute pancreatitis in the rat. Path Res Pract 184: 507 – 513

Korrespondenzadresse: Dr. J. M. Mayer, Abt. Allgemeine Chirurgie der Universität Ulm, Steinhövelstraße 9, 89075 Ulm

Therapie von Mikrozirkulationsstörungen bei akuter Pankreatitis durch intravenöse systemische Infusion von bovinem Hämoglobin

Therapy of microcirculatory dysfunction in acute pancreatitis with intravenous infusion of bovine hemoglobin

T. Strate[1], H. Kleinhans[1], O. Mann[1], T. Standl[2], J. R. Izbicki[1] und C. Bloechle[1]

[1] Abteilung für Allgemeinchirurgie
[2] Klinik für Anästhesiologie, Universitätskrankenhaus Eppendorf, Hamburg

Einleitung

Während der frühen Phase der akuten Pankreatitis (aP) scheint eine Mikrozirkulationsstörung des Pankreasgewebes ein wesentlicher pathophysiologischer Mechanismus zu sein [4]. Es kommt zu einer Stase in den Kapillaren durch Aggregation von Leukozyten und anderen Zellen [1, 5]. Plasmaexpander haben einen positiven Effekt auf die pankreatische Mikrozirkulation (pM), da sie durch eine Verbesserung der rheologischen Eigenschaften mehr Sauerstoffträger an das geschädigte Gewebe heranbringen [3, 6]. Bovines Hämoglobin (bHb) verbessert durch seine kolloidale Eigenschaft ebenfalls die Fließeigenschaften des Blutes; zusätzlich kann bHb aufgrund der hohen Sauerstoff-Transportkapazität den Sauerstoffbedarf in einem ischämischen Gewebe ausgleichen [2]. Vor diesem Hintergrund könnte bHb eine interessante therapeutische Option in der Behandlung der aP sein.

Ziel der Studie war es, den therapeutischen Effekt von bHb auf die pankreatische Mikrozirkulation bei akuter intermediärer Pankreatitis zu untersuchen.

Methodik

Bei Wistar Ratten wurde in Vollnarkose nach Laparotomie und Mobilisation der Ductus pancreaticus transduodenal über die Papilla vateri kannüliert. Die pM wurde unter dem Fluoreszenz-Mikroskop (nach Leukozytenmarkierung mit Acridine Orange (1%, 2 ml)) beobachtet und auf Videoband gespeichert. Die Induktion einer aP erfolgte mittels Glycodeoxycholsäure (10 mmol/l, 1 ml/kg i.d.) und Cerulein (5 µg/kg/h i.v.). Nach 15 min erfolgte eine Blutentnahme (0,8 ml). Dann erhielten die Tiere nach Randomisierung (n = 10) 0,8 ml bHb (Oxyglobin, Biopure, USA), Hydroxyethylstärke 60 000 (HAES) oder 0,9% NaCl. Freies Hämoglobin wurde im Serum bestimmt. Die histopathologische Auswertung der Organschädigung (Pankreas) erfolgte nach einem validierten Score (0 – 16; keine – max. Schädigung) [7].

Ergebnisse

Das freie Hämoglobin lag in der bHb Gruppe bei 1,06 g/dl (HAES und NaCl 0,01 g/dl). Im Vergleich zur NaCl Gruppe zeigte sich eine signifikant verbesserte pM in der bHb Gruppe

(Leukozytenadhärenz (LA) 27 (±15,3) vs. 56% (±19); p = 0,004, funktionelle Kapillardurchblutung 84 (± 23,2) vs. 66% (± 15,4); p = 0,05) Der histologische Schädigungsgrad war ebenfalls signifikant verringert (6,25 (3 – 8,5) vs. 9,25 (8,25 – 10,25); p = 0,027)). Dieser therapeutische Effekt war in der HAES Gruppe nur teilweise nachweisbar. Die pM verbesserte sich nur hinsichtlich der LA (LA 37 (±7) vs. 56% (±18); p = 0,017). Die histologische Schädigung verringerte sich nur im Hinblick auf das Vorkommen von Fettgewebsnekrosen und Hämorrhagien (1,75 (1,5 – 2,75) vs. 2,75 (2,25 – 3,5); p = 0,036), jedoch nicht im Gesamtscore (8 (6,5 – 10,25) vs. 9,25, (8,25 – 10,25) (ns)).

Diskussion

Die einmalige therapeutische Gabe von bHb verbessert die pM und verringert histopathologisch nachweisbare Organschäden im Vergleich zur alleinigen NaCl-Gabe, während die therapeutische Gabe von HAES die pM und die Organschäden am Pankreas bei einer intermediären aP nur partiell verbessert. Dieser Effekt ist wahrscheinlich durch das zusätzliche Vorhandensein von nicht-korpuskulären Sauerstoffträgern (freies Hämoglobin) im Vergleich zur HAES Gabe (alleinige Verbesserung der Rheologie) erklärt.

Zusammenfassung

Hintergrund: Durch Aufrechterhalten oder Verbesserung der pankreatischen Mikrozirkulation (pM) könnte eine schwere Verlaufsform der akuten Pankreatitis (aP) verhindert werden. Dies ist durch Gabe von Kolloiden partiell möglich. Bovines Hämoglobin (bHb) verbessert ähnlich wie HAES die Rheologie (Kolloid). Zusätzlich transportiert es plasmagebundenen O_2 zur verbesserten Gewebsoxygenierung.
Ziel der Studie war es, den *therapeutischen* Effekt von bHb auf die pM bei akuter Pankreatitis zu untersuchen.

Methodik: Die pM wurde bei Wistar Ratten in Narkose unter dem Fluoreszenz-Mikroskop beobachtet. Mittels Glycodeoxycholsäure (10 mmol/l, 1 ml/kg i.d.) und Cerulein (5 µg/kg/h i.v.) wurde eine aP induziert. 15 min später erhielten die Tiere entweder 0,8 ml bHb, Hydroxyethylstärke 60 000 (HAES) oder 0,9% NaCl. Die histopathologische Auswertung der Organschädigung erfolgte nach einem validierten Score.

Ergebnisse: Im Vergleich zur NaCl Gruppe zeigte sich eine signifikant verbesserte pM in der *bHb Gruppe* (Leukozytenadhärenz (LA) und funktionelle Kapillardurchblutung). Die histologische Schädigung war ebenfalls signifikant verringert. In der *HAES Gruppe* verbesserte sich die pM lediglich hinsichtlich der LA. Die histologisch nachweisbaren Schädigungen verringerten sich nur im Hinblick auf das Vorkommen von Fettgewebsnekrosen und Hämorrhagien, nicht jedoch hinsichtlich des Gesamtscores.

Schlußfolgerung: Die einmalige therapeutische Gabe von bHb verbessert die pM und verringert histopathologisch nachweisbare Organschäden im Vergleich zur NaCl Gruppe, während die therapeutische Gabe von HAES die pM und die Organschäden am Pankreas bei einer intermediären aP nur partiell verbessert.

Abstract

Background: If pancreatic microcirculation (pM) is supported and maintained, severe and lethal consequences of acute pancreatitis (aP) can potentially be prevented. This can partially be achieved using colloids (e.g. HES). Like HES, bovine hemoglobin (bHb) improves rheology (colloid). But it also transports additional plasmabound oxygen that could improve tissue oxygenation.

The aim of this study was to investigate the therapeutic effect of bHb on pM in aP.

Methods: In Wistar rats, pM was measured under a fluorescence microscope. Through injection of Glycodeoxycholacid (10 mmol/l, 1 ml/kg i.d.) and Cerulein (5 µg/kg/h i.v.) an aP was induced. After 15 min, the animals received either 0.8 ml bHb, Hydroxyethylstarch 60 000 (HES) or 0.9 ml NaCl. A validated histological scoring system was used to assess the damage of the pancreas.

Results: When compared to the NaCl group there was a significant improvement regarding pM [leukocyte adherence (LA) and functional capillary density] in the bHb group. Histopathological damage improved as well. In the HES group, pM only improved regarding LA. Tissue damage was lower regarding fatty necrosis and hemorrhagic infiltrates within the pancreas, while no significant difference was seen in the total histological score.

Conclusion: The single therapeutic application of bHb improves pM and reduces histopathological damage in the pancreas when compared to administration of NaCl only, whereas this beneficial effect in acute pancreatitis is only partially displayed using HES.

Literatur

1. Bloechle C, Kusterer K, Kuehn R, Schneider C, Knoefel WT, Izbicki JR (1998) Inhibition of bradykinin B2 receptor preserves microcirculation in experimental pancreatitis in rats. Am J Physiol 274: G42 – G51
2. Horn EP, Standl T, Wilhelm S, Jacobs EE, Freitag U, Freitag M, Schulte am Esch J (1997) Bovine hemoglobin increases skeletal muscle oxygenation during 95% artificial arterial stenosis. Surgery 121: 411 – 418
3. Klar E, Foitzig T, Buhr HJ, Messmer K, Herfarth C (1990) Isovolämische Hämodilution mit Dextran 60 bei akuter Pankreatitis. Z Gastroenterol 9: A493
4. Kusterer K, Enghofer M, Zendler S, Bloechle C, Usadel KH (1991) Microcirculatory changes in sodium taurocholate-induced pancreatitis in rats. Am J Physiol 260: G346 – G351
5. Menger MD, Bonkhoff H, Vollmar B (1996) Ischemia-reperfusion-induced pancreatic microvascular injury. An intravital fluorescence microscopic study in rats. Dig Dis Sci 41: 823 – 830
6. Schmidt J, Fernandez-del Castillo C, Rattner DW, Lewandrowski K, Warshaw AL (1993) Hyperoncotic ultrahigh-molecular-weight dextran solutions reduce trypsinogen activation, prevent pancreatic necrosis, and lower mortality in rodent pancreatitis. Am J Surg 165: 40 – 45
7. Schmidt J, Rattner DW, Lewandrowski K, Compton CC, Mandavilli U, Knoefel WT, Warshaw AL (1992) A better model of acute pancreatitis for evaluating therapy. Ann Surg 215: 44 – 56

Korrespondenzadresse: PD Dr. med. C. Bloechle, Abteilung für Allgemeinchirurgie, UKE, Martinistraße 52, 20246 Hamburg, Fax: 0 40-4 28 03-44 01, e-mail: bloechle@uke.uni-hamburg.de

Quantifizierung der Thrombozytenkinetik in der pulmonalen Mikrozirkulation *in vivo*

Quantification of platelet kinetics in pulmonary microcirculation in vivo

M. E. Eichhorn[1], L. Ney[1,2], S. Maßberg[3] und A. E. Goetz[2]

[1] Institut für Chirurgische Forschung
[2] Klinik für Anästhesiologie, Klinikum Großhadern, Ludwig-Maximilians-Universität München
[3] Deutsches Herzzentrum und 1. Medizinische Klinik der TU-München

Einleitung

Das akute Lungenversagen (ARDS) ist nach wie vor mit einer hohen Letalität von 40 – 70% assoziiert und stellt daher für die moderne Intensivmedizin eine enorme Herausforderung dar. Als Ursache des akuten Lungenschadens kommen unter anderem Sepsis, Pneumonie oder auch der Konservierungs-Reperfusionsschaden nach Lungentransplantation in Betracht. Diskutiert werden als Kausalfaktoren der Erkrankung diverse Mediatorsysteme, vor allem aber Granulozyten, jedoch auch Thrombozyten [1]. Nicht nur die Okklusion von Mikrogefäßen durch Thrombozytenaggregate, sondern ebenso die Freisetzung chemotaktischer und vasokonstriktiver Mediatoren (Serotonin, AA, TXA_2) durch Thrombozyten könnte im Vordergrund der pathophysiologischen Mechanismen stehen. Voraussetzung und Folge der Mediatorfreisetzung ist die Interaktion der Thrombozyten mit Leukozyten und Endothelzellen in der pulmonalen Mikrozirkulation.

Um die pathophysiologische Rolle der Thrombozyten näher definieren zu können, ist eine detaillierte, quantitative Analyse der Thrombozytenkinetik und Thrombozyten-Endothelinteraktion in allen Segmenten der pulmonalen Mikrostrombahn *in vivo* notwendig.

Ziel der Studie war es deshalb, ein Modell zu etablieren, welches *in vivo* eine Visualisierung und Quantifizierung der Thrombozytenkinetik in pulmonalen Arteriolen, Alveolarkapillaren und Venolen ermöglicht.

Methodik

Die Untersuchungen wurden an 7 Weißen Neuseeländer Kaninchen (2900 ± 61 g KG) durchgeführt. Die Tiere wurden anästhesiert, tracheotomiert und druckkontrolliert beatmet. Der arterielle (AP) und pulmonal-arterielle (PAP) Blutdruck wurde kontinuierlich gemessen und das Herzzeitvolumen (HZV) mittels transpulmonalem Thermodilutionverfahren bestimmt. Nach Teilresektion der rechten 4. und 5. Rippe wurde ein Fenster in die Thoraxwand implantiert, das die Beobachtung der Mikrozirkulation in subpleural gelegenen pulmonalen Arteriolen, Venolen und Alveolarkapillaren mittels Intravitalmikroskopie zuläßt [4]. Zur Darstellung der Mikrohämodynamik wurden ex-vivo FITC-markierte Erythrozyten verwendet. Zur Visualisierung der Thrombozyten wurden nach abgeschlossener Präparation aus 20 ml Vollblut des Versuchstieres autologe Thrombozyten separiert und ex vivo mit Rhodamin-6G fluoreszenzmarkiert [6]. Nach Injektion der FITC-markierten Erythrozyten wurde zur Untersuchung der Thrombozytenkinetik in der pulmonalen Mikrostrombahn zunächst zum Zeitpunkt Baseline (BL) ein Bolus unstimulierter Thrombozyten (PLT) ($\sim 100 \cdot 10^7$ PLTs) injiziert und intravitalmikroskopische Aufnahmen angefertigt. Um die Wirkung einer Thrombozytenaktivierung auf Thrombozytenkinetik und Thrombozyten-Endothelinteraktion zu untersuchen, wurde nach 60 Minuten (Zeitpunkt 60') ein weiterer Bolus ($\sim 100 \cdot 10^7$ PLTs) *ex vivo* mittels Thrombin (10 U) aktivierter Thrombozyten (PLT_{akt}) appliziert und die Thrombozytenkinetik in denselben Gefäßsegmenten und Alveolararealen visualisiert.

Offline wurden mittels digitaler Bildverarbeitung folgende mikrozirkulatorische Parameter quantifiziert: In Arteriolen und Venolen die Erythrozytenfließgeschwindigkeit (V_{RBC}), Scherraten (γ), Thrombozytenfließgeschwindigkeit (V_{PLT}), sowie die Anzahl endothel-adhärenter Thrombozyten bezogen auf die Gefäßwandoberfläche (AD_{PLT}). In Alveolarkapillaren wurden Erythrozytenfließgeschwindigkeit, Thrombozytenfließgeschwindigkeit sowie die Anzahl permanent in Alveolarkapillaren retinierter Thrombozyten (AD_{ALV}) bezogen auf die Alveolarfläche bestimmt. Alle Ergebnisse sind als Mittelwert $\pm$ SEM angegeben. * $p < 0,05$ BL *vs.* 60', Wilcoxon Signed Rank Test.

Ergebnisse

Tabelle 1 faßt die Ergebnisse der Makrohämodynamik, Blutgasanalyse sowie der intravitalmikroskopisch quantifizierten Parameter zusammen. Über den gesamten Untersuchungszeitraum blieben sowohl Makrohämodynamik als auch Blutgaswerte, Erythrozytenfließgeschwindigkeit und Scherraten konstant. Die Kinetik der unstimulierten Thrombozyten zeigte über alle Gefäßsegmente eine strenge Korrelation mit der Erythrozytenfließgeschwindigkeit (Korrelationskoeffizient nach Spearman $r = 0,953$, Steigung der Korrelationsgeraden $\beta = 1,005$). In Arteriolen, Alveolarkapillaren und Venolen zeichnete sich nur eine sehr geringe Interaktion zwischen Endothel und unstimulierten Thrombozyten ab. Nach Aktivierung der Thrombozyten sank die Thrombozytenfließgeschwindigkeit in Arteriolen, Kapillaren und Venolen ab, die Korrelation zwischen V_{RBC} und V_{PLT} ($r = 0,756$) war geringer ausgeprägt, die Steigung der Korrelationsgeraden war deutlich niedriger ($\beta = 0,479$). Sowohl in Arteriolen und Venolen als auch in den Alveolarkapillaren konnte eine Zunahme endothel-adhärenter bzw. in Kapillaren permanent-retinierter Thrombozyten nach Aktivierung nachgewiesen werden.

Diskussion

Neben neutrophilen Granulozyten akkumulieren in der pulmonalen Mikrostrombahn auch Thrombozyten sowohl im Rahmen einer systemischen Inflammation [2] als auch während der Reperfusionsphase nach Lungentransplantation [7]. Durch Interaktion mit Leukozyten und Endothelzellen und der damit verbundenen Freisetzung inflammatorischer und vasokonstriktiver Mediatoren [8] könnten Thrombozyten maßgeblich an der Ausbildung eines Endothelschadens [5] und damit der progredienten Entwicklung des akuten Lungenschadens beitragen.

Tabelle 1. Systemische Parameter: arterieller Blutdruck (AP), pulmonal-arterieller Blutdruck (PAP), arterieller Sauerstoff (PaO_2)- bzw. Kohlendioxidpartialdruck ($PaCO_2$), Herzzeitvolumen (HZV); Erythrozyten (V_{RBC})- und Thrombozytenfließgeschwindigkeiten (V_{PLT}), Scherraten (γ), endothel-adhärente Thrombozyten (AD_{PLT} bzw. AD_{ALV}) in Arteriolen (Art.), Venolen (Ven.) und Kapillaren (Kap.); BL = Zeitpunkt Baseline, 60' = Zeitpunkt 60 Minuten; n = 7

Systemische Parameter

	AP [mmHg]	PAP [mmHg]	HZV [ml/min]	PaO_2 [mmHg]	$PaCO_2$ [mmHg]
BL	89 ± 4	16 ± 1	247 ± 7	172 ± 15	40 ± 4
60'	91 ± 4	15 ± 1	241 ± 6	166 ± 13	45 ± 5

Fließgeschwindigkeiten

	V_{RBC} Art. [µm/s]	V_{PLT} Art. [µm/s]	V_{RBC} Kap. [µm/s]	V_{PLT} Kap. [µm/s]	V_{RBC} Ven. [µm/s]	V_{PLT} Ven. [µm/s]
BL	2057 ± 308	2161 ± 313	505 ± 47	544 ± 75	1820 ± 290	1805 ± 297
60'	1935 ± 281	1564 ± 374	538 ± 58	411 ± 91	1861 ± 177	1111 ± 83^{a}

Scherraten und Adhärenz

	γ Art. [1/s]	γ Ven. [1/s]	AD_{PLT} Art. [mm^{-2}]	AD_{PLT} Ven. [mm^{-2}]	AD_{ALV} [mm^{-2}]
BL	331 ± 40	298 ± 78	0 ± 0	14 ± 14	18 ± 9
60'	312 ± 38	299 ± 25	99 ± 68	188 ± 59^{a}	143 ± 25^{a}

[a] p < 0,05 Bl *vs.* 60' Wilcoxon Signed Rank Test

Bislang gab es kein experimentelles Modell, das *in vivo* eine direkte Untersuchung der Thrombozyten-Endothelinteraktion (T/E-Interaktion) in der pulmonalen Mikrostrombahn zuläßt. Im Rahmen der vorliegenden Studie konnte in vivo die Thrombozytenkinetik und T/E-Interaktion mittels Intravitalmikroskopie in Kombination mit einem transparenten Thoraxfenster visualisiert und quantifiziert werden. In Abhängigkeit der Thrombozytenaktivierung erfolgte eine deutliche Änderung der Thrombozytenkinetik und T/E-Interaktion in der pulmonalen Mikrozirkulation. Sowohl Makrohämodynamik als auch die Scherraten in Arteriolen und Venolen blieben über den Untersuchungszeitraum konstant und können damit als Ursache der veränderten Thrombozytenkinetik aktivierter Thrombozyten ausgeschlossen werden. Die im Vergleich zur Beobachtung unstimulierter Thrombozyten reduzierte Fließgeschwindigkeit aktivierter Thrombozyten, sowie die geringere Korrelation mit der Erythrozytenfließgeschwindigkeit könnte auf eine verstärkte temporäre Interaktion der aktivierten, im Randstrom befindlichen Thrombozyten mit dem Gefäßendothel zurückzuführen sein.

Im Gegensatz zu Leukozyten, die bereits ohne zusätzliche inflammatorische Stimulation an der pulmonalarteriolären und -venolären Gefäßwand adhärieren und in den Alveolarkapillaren retiniert werden [3], konnte in Arteriolen keine, in Venolen und Alveolarkapillaren nur eine sehr geringe Interaktion der unstimulierten Thrombozyten mit der Gefäßwand beobachtet werden. Nach Aktivierung der Thrombozyten war dagegen eine gesteigerte Adhärenz bzw. Retention der Thrombozyten in allen 3 Gefäßsegmenten nachzuweisen. Ursächlich hierfür könnte eine vermehrte aktivierungsabhängige Präsentation thrombozytärer Adhäsionsmoleküle (GPIIb/IIIa, GPIb-IX, CD62-P) und die konsekutive Interaktion mit entsprechenden Liganden am pulmonalen Gefäßendothel sein. Ebenso kommen als Ursache der gesteigerten Thrombozytenretention in den Alveolarkapillaren vorwiegend Adhäsionsmolekül-vermittelte Mechanismen in Frage. Aufgrund des geringen Thrombozytendurchmessers im Verhältnis zum Kapillarlumen erscheint eine analog den Leukozyten mechanisch bedingte Retention von aktivierten Thrombozyten in den Alveolarkapillaren als unwahrscheinlich.

Aus den dargestellten Ergebnissen läßt sich schlußfolgern, daß das vorgestellte Modell erstmals eine direkte Visualisierung und Quantifizierung der Thrombozytenkinetik und Thrombozyten-Endothelinteraktion in der pulmonalen Mikrozirkulation ermöglicht. Die Thrombozytenaktivierung resultiert in einer gesteigerten Adhärenz von Thrombozyten am arteriolären und venolären Gefäßendothel, sowie in einer gesteigerten Retention der Thrombozyten in den Kapillaren. Das Modell erscheint geeignet, um die Rolle der Thrombozyten und die Mechanismen der T/E-Interaktion in der Pathogenese und Behandlung des akuten Lungenschadens näher zu untersuchen.

Abstract

Introduction: Platelets (PLTs) might play an important role in the pathogenesis of ARDS as well as preservation-reperfusion injury following lung transplantation. However, an in vivo method investigating platelet kinetics in the pulmonary microcirculation is lacking. Therefore, the aim of the present study was to develop a new model enabling a detailed analysis of platelet kinetics in pulmonary arterioles, capillaries, and venules.

Methods: Seven anesthetized rabbits were ventilated and 20 ml blood were withdrawn, platelets were separated and stained ex vivo with Rhodamin-6G. Reinjected PLTs and FITC-labeled erythrocytes were visualized in pulmonary microvessels through a transthoracic window by intravital microscopy. First unstimulated PLTs (PLT) were injected, after 60 min thrombin-activated PLTs (PLT_{akt}) were injected and followed in the indentical vessels as before. Platelet velocity (V_{PLT}), erythrocyte velocity (V_{RBC}), number of endothel-adherent PLTs related to vessel surface area (AD_{PLT}) or alveolar area (AD_{ALV}) were quantified off-line. Results are given as mean $\pm$ SEM, $^*P < 0.05$ PLT vs. PLT_{akt}.

Results: Macrohemodynamics and V_{RBC} in all microvascular segments remained constant. V_{PLT} was 2161 ± 131, 1805 ± 297, 544 ± 75 [µm/s] in arterioles, venules, and capillaries, respectively. In arterioles, number of AD_{PLT} was 0 in venules 14 ± 14 [PLTs/mm^{-2}]. AD_{ALV} was 18 ± 9 [PLTs/mm^2]. After injection of PLT_{akt}, V_{PLT} in arterioles slowed down to 1564 ± 374, in venules to $1111 \pm 59^*$, and in capillaries to 411 ± 91 [µm/s]. AD_{PLT} in arterioles was increased to 99 ± 68, in venules to $188 \pm 59^*$, and in capillaries to $143 \pm 25^*$ [PLTs/mm^{-2}].

Conclusion: The present model enables in vivo quantification of PLT kinetics in all segments of pulmonary microcirculation. The model seems to be suited to study the role of PLTs and the mechanisms of platelet–endothelium interaction during development of acute lung injury.

Literatur

1. Heffner JE, Sahn SA, Repine JE (1987) The role of platelets in the adult respiratory distress syndrome. Culprits or bystanders? Am Rev Respir Dis 135: 482 – 492

2. Itoh H, Cicala C, Douglas GJ, Page CP (1996) Platelet accumulation induced by bacterial endotoxin in rats. Thromb Res 83: 405–419
3. Kuebler WM, Kuhnle GE, Groh J, Goetz AE (1994) Leukocyte kinetics in pulmonary microcirculation: intravital fluorescence microscopic study. J Appl Physiol 76: 65–71
4. Kuhnle GE, Leipfinger FH, Goetz AE (1993) Measurement of microhemodynamics in the ventilated rabbit lung by intravital fluorescence microscopy. J Appl Physiol 74: 1462–1471
5. Lou J, Donati YR, Juillard P, Giroud C, Vesin C, Mili N, Grau GE (1997) Platelets play an important role in TNF-induced microvascular endothelial cell pathology. Am J Pathol 151: 1397–1405
6. Massberg S, Enders G, Leiderer R, Eisenmenger S, Vestweber D, Krombach F, Messmer K (1998) Platelet-endothelial cell interactions during ischemia/reperfusion: the role of P-selectin. Blood 92: 507–515
7. Okada Y, Marchevsky AM, Zuo XJ, Pass JA, Kass RM, Matloff JM, Jordan SC (1997) Accumulation of platelets in rat syngeneic lung transplants: a potential factor responsible for preservation-reperfusion injury. Transplantation 64: 801–806
8. Pfister SL, Deinhart DD, Campbell WB (1998) Methacholine-induced contraction of rabbit pulmonary artery: role of platelet-endothelial transcellular thromboxane synthesis. Hypertension 31: 206–212

Korrespondenzadresse: PD Dr. A. E. Goetz, Klinik für Anaesthesiologie, Ludwig-Maximilians-Universität, Marchioninistr. 15, 81366 München, e-mail: alwin.goetz@ana.med.uni-muenchen.de

Effekt der therapeutischen Gabe des Platelet-Activating Factor-Antagonisten WEB 2086 auf die Mikrozirkulation bei der akuten experimentellen Pankreatitis der Ratte

Therapeutic effect of microcirculatory disorders by administration of platelet-activating factor antagonist WEB 2086 in acute experimental pancreatitis

W. Tiefenbacher[1], O. Mann[1], C. Schneider[1], D. Kluth[2], J. R. Izbicki[1] und C. Bloechle[1]

[1] Abteilung für Allgemeinchirurgie, Universitäts-Krankenhaus Hamburg-Eppendorf
[2] Abteilung für Kinderchirurgie, Universitäts-Krankenhaus Hamburg-Eppendorf

Einleitung

Die schwere hämorrhagisch-nekrotisierende Pankreatitis ist nach wie vor mit einer Letalität von 10 – 50% belastet [1]. Die Kaskade pathophysiologisch relevanter Vorgänge ist noch immer weitestgehend unklar, wobei Mikrozirkulationsstörungen als ein pathogenetisch relevanter Faktor festgestellt wurden [2 – 4]. Dabei bildete PAF (Platelet-activating factor) einen wesentlichen Faktor in der experimentellen Pankreatitis mit graduierten Schweregraden [6, 7].

Ziel dieser Studie war es am Modell einer ödematösen, einer intermediären und einer hämorrhagisch-nekrotisierenden experimentell induzierten akuten Pankreatitis, den Einfluß des PAF-Antagonisten WEB 2086 auf die Pathomechanismen und die histopathologischen Veränderungen zu untersuchen.

Methodik

Weibliche Wistar-Ratten (200 – 250 g) wurden nach 24stündigem Fasten, bei freiem Zugang zu Wasser zufällig 8 Gruppen (je n = 8) zugeteilt. Nach Narkotisierung mit Thiobutabarbital und Ketamin (40 bzw. 10 mg/kg KG ip.) wurde eine Tracheostomie angelegt. In die A. carotis comm. und die V. jugularis int. wurde je ein Katheter plaziert und der mittlere arterielle Druck (MAP) und der zentralvenöse Druck (ZVD) kontinuierlich abgeleitet. Die arterielle O_2-Sättigung (aSO_2) wurde pulsoximetrisch an der Pfote bestimmt. Ringer-Laktat wurde als Flüssigkeitsersatz infundiert, um den MAP und Herzfrequenz konstant zu halten. Die rektale Körpertemperatur wurde während des gesamten Versuches konstant bei 37 °C gehalten.

Bei den Tieren mit intraduktaler Injektion wurde nach Laparotomie ein Katheter (Länge: 3 cm, Außendurchmesser: 0,8 mm. Volumen: < 0,1 ml) transduodenal in den Pankreasgang plaziert. Der Pankreas-Gallengang wurde im Leberhilus temporär unterbunden. Nach einer Äquilibrationszeit von 15 min wurde den Kontrolltieren Kochsalzlösung (0,9%, 0,4 ml, über 5 min, Injektionsdruck: 25 mm Hg) oder Na-Taurocholat (4%, 0,4 ml, über 5 min, 25 mm Hg) intraduktal injiziert zur Induktion einer schweren hämorrhagisch-nekrotisierenden Pankreatitis. Die Gruppe der intermediären Pankreatitis erhielt eine Kombination von Glycodeoxycholsäure (10 mmol/l, 1,0 ml/kg KG, über 5 min, 25 mm Hg) intraduktal und Cerulein (5 µ/kg KG/h für 6 h) intravenös infundiert. Versuchstieren bei denen eine ödematöse Pankreatitis vorgesehen war, wurde Cerulein (5 µ/kg KG/h für 6 h) intravenös infundiert.

Bei den Therapiegruppen und den NaCl-Kontrolltieren wurde der PAF-Antagonist WEB 2086 15 Minuten *nach* Induktion der akuten Pankreatitis bzw. nach dem Start der intravenösen und duktalen Kochsalz-Infusion, intravenös (0,1 ml/100 g KG; 1 mg/g KG) verabreicht. Mit einem Fluoreszenz-Mikroskop wurde in-vivo die Mikrozirkulation papillennah beobachtet und auf Videoband aufgezeichnet. Als Leukozytenmarker wurde Acridine Orange (1%, 1,2 ml kg^{-1} KG^{-1} i.v.) injiziert. Jedes Pankreas wurde zunächst auf eine Beeinträchtigung des kapillären Blutflusses oder eine Blutung hin untersucht, welche zu einem Ausschluß des Tieres führte. Zu jedem Zeitpunkt wurde eine Arteriole, eine Venole und 3 Kapillarfelder im Pankreaskopf untersucht.

Der kapilläre Fluß wurde anhand einer etablierten semiquantitativen Skala von 0 bis 4 bestimmt (0 = komplette Stase; 1 = stockender langsamer Fluß; 2 = kontinuierlicher langsamer Fluß; 3 = schneller Fluß: einzelne Blutzellen gerade noch verfolgbar; 4 = sehr schneller Fluß, einzelne Zellen nicht mehr erkennbar) [3]. Die Anzahl der perfundierten Kapillaren wurde bestimmt und ins Verhältnis zur Gesamtzahl der Kapillaren in einem definierten Untersuchungsareal gesetzt. Die Leukozytenadhärenz wurde als prozentualer Anteil der am Endothel postkapillärer Venolen für mindestens 30 sek anheftenden Leukozyten am Gesamtquerschnitt der Venole berechnet [2]. Der Beobachtungszeitraum war 60 min für die hämorrhagisch-nekrotisierende Pankreatitis und je 360 min für die intermediäre, sowie die ödematöse Verlaufsform. Danach erfolgte die Blutentnahme für die Amylase- und TAP-Bestimmung. Das Pankreas wurde zur histopathologischen Beurteilung in 3,5%iges Formalin eingelegt. Als Kriterien wurden Ödem, nekrotisch veränderte Azini, Hämorrhagien/Fettgewebsnekrosen, sowie leukozytäre Infiltrate herangezogen und jeweils auf einer Punkteskala von 0 bis 4 Punkten bewertet. Die jeweiligen Punkte wurden addiert. Der Höchstwert lag damit bei 16 Punkten [4].

Parametrische Daten wurden als Mittelwerte ± Standardabweichung und nicht-parametrische Daten als Mediane dargestellt. Normalverteilung wurde durch den Kolmogorov-Smirnov-Test geprüft. Statistische Signifikanz wurde durch ANOVA Analyse und den Wilcoxon Rank Test berechnet. Das Signifikanzniveau wurde als p < 0,05 festgelegt.

Ergebnisse

Intraduktale Kochsalz-Injektion

Bei den Kontrolltieren mit intraduktaler Kochsalz-Injektion kam es bei keinem der untersuchten Parameter zu einer signifikanten Veränderung.

Hämorrhagisch-nekrotisierende Pankreatitis

Bei der Therapie- und Kontrollgruppe und kam es innerhalb von 171 Sekunden zu einem totalen Zusammenbruch der kapillären Perfusion und einer Leukozytenadhärenz von 76%. Der histopathologische Schädigungsgrad betrug in der Therapiegruppe im Median 15 vs. 15,5 Punkte in der Kontrollgruppe (n.s.).

Intermediäre Pankreatitis

Die Kapillarperfusion lag bei der Therapie- und Kontrollgruppe jeweils bei 11% und der Kapillarfluß blieb jeweils im Median bei 1. Die Leukozytenadhärenz betrug 48%, die sich in der Therapiegruppe nicht signifikant änderte. Das Ausmaß der histologischen Organschädigung betrug 9,5 bei den behandelten Tieren vs. 11,0 Punkte bei den Kontrolltieren (n.s.). Die TAP-Konzentration reduzierte sich signifikant von $14,1 \pm 6,72$ nmol/l in der Kontrollgruppe auf $5,61 \pm 1,78$ nmol/l in der Therapiegruppe ($p < 0,05$). Die Amylase-Aktivität betrug $21\,000 \pm 9000$ U/l und änderte sich nicht signifikant.

Ödematöse Pankreatitis

Die Kapillarperfusion blieb in beiden Gruppen nahezu vollständig erhalten. Leukozytenadhärenz betrug 21% in der Therapiegruppe und unterschied sich nicht signifikant von der Kontrollgruppe. Der histologische Schädigungsgrad betrug 3,5 Punkte in der Therapie vs. 4,0 in der Kontrolle (n.s.). Die TAP-Konzentration konnte von $2,1 \pm 1,2$ nmol/l in der Therapiegruppe vs. $5,1 \pm 1,5$ nmol/l in der Kontrollgruppe reduziert werden ($p < 0,05$). Die Amylase-Aktivität wies einen Wert von $22\,000 \pm 14\,000$ U/l in der Therapiegruppe auf und änderte sich nicht signifikant zur Kontrollgruppe.

Diskussion

Im Entzündungsgeschehen der akuten Pankreatitis wurden hohe Konzentrationen an Platelet-activating factor nachgewiesen, welches Interventionen mit PAF-Antagonisten initiierten [6, 8, 10]. Für den Hetrazepin PAF-Antagonist WEB 2086 konnte bei prophylaktischer Gabe ein protektiver Effekt nachgewiesen werden [9]. Ramwell et al. stellen die Stereoselektivität der Hetrazepine als wichtigen Faktor im Bindungsverhalten bei Thrombozyten-Aggregation in den Vordergrund. Hierbei konnte ein stärkeres Wirkungspotential bei den (–)-Enantiomeren mit chiralem Zentrum (wie z.B. bei WEB 2170) nachgewiesen werden. Durch WEB 2086, einem (+)-Enantiomer konnte am Modell einer chronischen Kolitis bei Ratten eine Reduktion von Mukosaschäden erzielt werden [9]. Aber unter therapeutischer Gabe in der vorliegenden Studie konnte für PAF-Antagonist WEB 2086 kein protektiver Effekt bezüglich der Mikrozirkulation und histologischen Schädigungsgrad bei den verwendeten Pankreatitismodellen festgestellt werden.

Zusammenfassung

Hintergrund: Da PAF einen wesentlichen Entzündungsmediator darstellt, wurde die therapeutische Wirkung der intravenösen Gabe des PAF-Antagonisten WEB 2086 auf die Mikrozirkulation bei der akuten Pankreatitis unterschiedlicher Schweregrade untersucht.

Methodik: Nach Infusion von entweder NaCl (0,9%, 0,4 ml; i.d.) oder Na-Taurocholat (4%, 0,4 ml; i.d.), oder Glycodeoxycholsäure (10 mmol/l, 1,0 ml/kg KG; i.d.) und Cerulein (5 µ/kg KG/h, i.v.), oder nur Cerulein (5 µ/kg KG/h, i.v.) wurde die in-vivo Mikrozirkulation des Pankreaskopfes nach Applikation des Leukozytentracers Acridine Orange mit einem Fluoreszenzmikroskop beobachtet und auf Videoband aufgenommen.

Ergebnisse: Bei der *hämorrhagisch-nekrotisierenden Pankreatitis* kam es innerhalb von 171 Sekunden zu einem totalen Zusammenbruch der Mikrozirkulation. Die Leukozytenadhärenz lag bei 76%. Der histopathologische Schädigungsgrad betrug 15,5 Punkte und veränderte sich zur Kontrollgruppe nicht signifikant. Bei der *intermediären Pankreatitis* blieb eine Kapillarperfusion von 11% in der Therapiegruppe, die sich im Vergleich zur Kontrolle nicht änderte. Die Leukozytenadhärenz lag bei 48% und änderte sich n.s. zur Kontrollgruppe. Der histopathologische Schaden reduzierte sich von 9,5 vs. 11,0 Punkte bei den Kontrolltieren (n.s.). Eine TAP-Reduktion von 5,6 ± 1,7 nmol/l in der Therapiegruppe von 14,1 ± 6,7 nmol/l in der Kontrollgruppe konnte erzielt werden. Bei der *ödematösen Pankreatitis* blieb die Kapillarperfusion von 57% bei Therapie- und Kontrollgruppe gleichermaßen nahezu vollständig erhalten. Die Leukozytenadhärenz von 21% unterschied sich nicht signifikant zur Kontrollgruppe. Der histologische Schädigungsgrad betrug 4,0 vs. 3,5 Punkte (n.s.). Die TAP-Konzentration konnte von 5,1 ± 1,5 nmol/l in der Kontrollgruppe auf 2,1 ± 1,2 nmol/l in der Therapiegruppe reduziert werden.

Schlußfolgerung: Die therapeutische Gabe des PAF-Antagonisten WEB 2086 hat in keinem der Pankreatitismodelle einen Effekt auf die Mikrozirkulation.

Abstract

Background: PAF is a strong mediator of inflammation, therefore the therapeutic effect of PAF-antagonist WEB 2086 on pancreatic microcirculation was observed in acute pancreatitis of graded severity.

Methods: Pancreatitis was induced by infusion of normal saline (0.9%, 0.4 ml; i.d.), taurocholic acid (4%, 0.4 ml), the combination of glycodeoxycholic acid (10 mmol/l, 1.0 ml/kg KG) and cerulein (5 µ/kg KG/h, i.v.), or cerulein (5 µ/kg KG/h, i.v.) alone. After injecting acridine orange to label leukocytes, pancreatic microcirculation was observed in vivo with a epiluminescent microscope and recorded on videotape.

Results: In hemorrhagic necrotizing pancreatitis, breakdown of microcirculation occured within 171 s with a leukocyte adherence of 76%. There was no significant influence on the breakdown of microcirculation, histopathological damage, TAP, and amylase levels. In intermediate pancreatitis the number of perfused capillaries was 11% and leukocyte adherence 48% in controls and treated animals. TAP-level reduction was 14.1 ± 6.7 nmol/l vs 5.1 ± 1.7 nmol/l. The histopathological damage scored 9.5 vs 11.0 points. In Cerulein pancreatitis the number of perfused capillaries was 57% equally preserved in both groups. Leukocyte adherence was 21% and not significantly different in controls. Histological damage scored 4.0 vs 3.5 points (n.s.).

Conclusions: This study shows no benefit of the PAF-antagonist WEB 2086 in microcirculation at therapeutic intervention.

Literatur

1. Uhl W, Büchler MW, Malfertheiner P, Beger HG, Adler G, Gaus W (1999) A randomized, double blind, multicentre trial of octreotide in moderate to severe acute pancreatitis. Gut 45: 97 – 104
2. Bloechle C, Kusterer K, Kuehn R, Schneider C, Knoefel WT, Izbicki JR (1998) Inhibition of bradykinin B2-receptor mediated capillary stasis and postcapillary leukocyte adherence prevents pancreatic tissue injury in experimental acute pancreatitis in rats. Am J Physiol 274: G 42 – 51
3. Kusterer K, Enghofer M, Zendler S, Bloechle C, Usadel KH (1991) Microcirculatory changes in sodium taurocholate-induced pancreatitis in rats. Am J Physiol 260: G346 – G351
4. Schmidt J, Rattner DW, Lewandrowski K, Compton CC, Mandavilli U, Knoefel WT, Warshaw AL (1992) A better model of acute pancreatitis for evaluating therapy. Ann Surg 215: 44 – 56
5. Beger HG, Büchler M (1988) Diagnostic strategies of the pancreas. Langenbecks Arch Chir Suppl 2: 441 – 447
6. Kingsnorth AN (1996) Platelet-activating factor. Scand J Gastroenterol Suppl 219: 28 – 31
7. Flickinger B, Olson M (1999) Localization of the Platelet-activating Factor Receptor to Rat Pancreatic Microvascular Endothelial Cells. Am J Path 154: 1353 – 1358
8. Schmidt J, Fernandez-del Castillo C, Rattner DW, Lewandrowski K, Compton CC, Warshaw AL (1992) Trypsinogen activation peptides in experimental rat panreatitis: prognostic implications and histopathologic correlates. Gastroenterology 103: 1009 – 1016
9. Ramwell PW, Heuer HO, Meade CJ (1990) Platelet-activating factor Antagonists. New development for clinical application. Portofolio Publishing: 47 – 82
10. Nagai H, Heinrich H, Wünsch P-H, Fischbach W, Mössner J (1989) Role of pancreatic enzymes and their substracts in autodigestion of the pancreas. Gastroenterology 96: 838 – 847

Korrespondenzadresse: PD Dr. med C. Blöchle, Abteilung für Allgemeinchirurgie, Universitätskrankenhaus-Eppendorf, Martinistraße 52, 20246 Hamburg, Telefon: 0 40-4 28 03-44 01, Fax: 0 40-4 28 03-67 56

Etablierung eines neuen minimal-invasiven Modells zur repetitiven Messung der Organperfusion beim Kaninchen

Introduction of a new minimally invasive model for repetitive measurement of organ perfusion in the rabbit

S. Steinhagen[1], J. N. Hoffmann[1], D. Inthorn[1], S. Raab[1], H. P. Scheuber[2], M. Jochum[2],
F. W. Schildberg[1] und D. Nolte[3]

[1] Chirurgische Klinik und Poliklinik, Klinikum Großhadern, Ludwig-Maximilians Universität, München
[2] Abteilung für Klinische Chemie der Chirurgischen Klinik Innenstadt, Ludwig-Maximilians Universität, München
[3] Klinik für Mund-, Kiefer-, Gesichtschirurgie, Klinikum Innenstadt, Ludwig-Maximilians Universität, München

Einleitung

Durch die Entwicklung Fluoreszenz-markierter Mikrosphären (Latexkugeln, 15 μm Durchmesser) wurde die Messung der Organperfusion über mehrere Wochen möglich, wobei sich aus der Anzahl der im präkapillären Stromgebiet arretierten Mikrosphären der regionale Blutfluß in verschiedenen Organen qualitativ und quantitativ (ml·g Organgewebe^{-1}·min^{-1}) ermitteln läßt [1]. Die bisher häufig verwendeten radioaktiv-markierten Mikrosphären zeigten bei chronischen Messungen (> 2 Tage) einen Radioaktivitätsverlust, der zu einer falsch-niedrigen Wiederfindungsrate und damit zu falsch-niedrigen Perfusionswerten führte [2]. Bisher mußten die Mikrosphären zu jeder Messung entweder intrakardial injiziert werden, oder aber für jede Messung Injektionskatheter mittels Thorakotomie und Arteriotomie der A. carotis in den linken Vorhof bzw. die linke Herzkammer eingebracht werden. Ziel dieser Studie war es, die intraventrikuläre Mikrosphäreninjektion durch die Implantation s.c. arterieller Portsysteme so zu modifizieren, daß eine repetitive Injektion von Mikrosphären unter minimal-invasiven Bedingungen erfolgen kann.

Material und Methoden

Unter perioperativer Antibiotikaprophylaxe (Augmentan®, 30 mg/kg KG i.v.) wurden bei weißen Neuseeland Kaninchen (SPF Kaninchen, n = 11; 3,7 ± 0,3 kg KG) in Medetomidin (Domitor®: 40 μg/kg KG i.v.)/Ketamin (Ketavet®: 20 mg/kg KG i.m.) Anästhesie und zusätzlicher lokaler Betäubung (5 ml Xylocain 1%) speziell entwickelte arterielle Portsysteme nach operativer Freilegung der rechten A. carotis communis implantiert. Dies erfolgte unter kontinuierlicher intraarterieller Blutdruckmessung nach mikrochirurgischer Anlage einer Tabaksbeutelnaht (Prolene 8-0) im Bereich der Vorderwand der A. carotis communis unter Erhaltung der cerebralen Perfusion über die A. carotis und Insertion der Katheterspitze in den linken Ventrikel. Zur Prophylaxe der Okklusion der Portsysteme wurden die Katheter mit unfraktioniertem Heparin (50 I.E./kg KG) angespült. Der Eingriff erfolgte unter kontinuierlicher Sauerstoffapplikation (0,5 L/Min) und systemischer arterieller Blutdruckmessung (Ohrarterie) mit EKG Monitoring. Perioperativ wurden 10 ml/kg KG/h kristalline Lösungen kontinuierlich über eine Ohrvene substituiert und die i.v. Sedierung mit Medetomidin (40 µg/kg KG/Std. i.v) fortgeführt.

Ergebnisse

Die Anlage der Portkatheter war bei 11/11 (100%) Tieren innerhalb von 70 ± 3 min unter Spontanatmung problemlos möglich. Es kam intra- und postoperativ zu keinen signifikanten Katheter-assoziierten Rhythmusstörungen, Blutdruckabfällen (mittlerer art. Druck praeOP:70 ± 2 mmHg vs. postOP:68 ± 2; $p > 0,05$) oder Hypoxieereignissen (SaO_2 praeOP:$89 \pm 3\%$ vs. postOP:95 ± 2; $p > 0.05$). Durch die speziell modifizierte mikrochirurgische Technik war das Einbringen der Katheter im Bereich der Vorderwand der A. carotis communis unter Aufrechterhaltung der zerebralen Perfusion möglich. Das Ausgangsgewicht der Tiere wurde innerhalb weniger Tage wieder erreicht. Klinisch war bei keinem der Tiere eine postoperative zerebrale Ischämie nachweisbar. Durch Sektion wurde die Positionierung des Katheters im linken Ventrikel bei 10/11 (91%) der Tiere post experimentem verifiziert.

Diskussion

Die hier beschriebene Technik erlaubt die sichere wiederholte Injektion von Fluoreszenz-markierten Mikrosphären in den linken Ventrikel beim leicht sedierten Versuchstier über mehrere Wochen. Hierdurch werden 1) das erhebliche operative Trauma einer intrakardialen Injektion bzw. einer Thorakotomie und 2) die Notwendigkeit einer repetitiven Allgemeinanästhesie vermieden und somit die Belastung für die Tiere und etwaige Narkose, bzw. Operations-bedingte Ausfälle erheblich vermindert. Da in einem einzigen Tier die Organdurchblutung zu verschiedenen Zeitpunkten über Wochen gemessen werden kann, kann die Anzahl der notwendigen Versuchstiere zusätzlich reduziert werden. Das Einbringen der Katheter in der beschriebenen Technik trägt zur Verminderung des Risikos zerebraler Ischämien und kardiozirkulatorischer Dysregulationen bei. Die repetitive Messung des regionalen Blutflusses beim Kaninchen ist somit unter minimal-invasiven Bedingungen möglich und kann u.a. für chronische Untersuchungen der Wund- und Knochenheilung [3] sowie der Organperfusion bei Sepsis eingesetzt werden.

Zusammenfassung

Hintergrund: Seit kurzem stehen Fluoreszenz-markierte Mikrosphären (Latexkugeln, 15 µm Durchmesser) zur chronischen Bestimmung des regionalen Blutflusses zur Verfügung. Aus der Anzahl der im präkapillären Stromgebiet arretierten Mikrosphären kann der regionale Blutfluß in verschiedenen Organen qualitativ und quantitativ ($ml \cdot g$ Organgewebe$^{-1} \cdot min^{-1}$) erfaßt werden. Ziel dieser Studie war es, die intraventrikuläre Mikrosphäreninjektion durch die Implantation s.c. arterieller Portsysteme so zu modifizieren, daß eine minimal-invasive Messung der Organperfusion über Wochen und Monate möglich wurde.

Methodik: Unter perioperativer Antibiotikaprophylaxe wurden bei weißen Neuseeland Kaninchen (n = 11; 3,7 ± 0,1 kg KG) in Medetomidin/Ketamin-Anästhesie speziell entwickelte Portkatheter über die A. carotis communis mit der Katheterspitze in den linken Ventrikel unter kontinuierlicher intraarterieller Blutdruckmessung vorgeschoben. Der Eingriff erfolgte unter kontinuierlicher Sauerstoffapplikation (0,5 L/min) und systemischer arterieller Blutdruckmessung mit EKG Monitoring.

Ergebnisse: Die Anlage der links intraventrikulär inserierten Portkatheter war bei 11/11 (100%) Tieren innerhalb von 70 ± 3 min problemlos möglich. Es kam intra- und postoperativ zu keinen signifikanten Katheter-assoziierten Rhythmusstörungen, Blutdruckabfällen (mittlerer art. Druck praeOP:70 ± 2 mmHg vs. postOP:68 ± 2) oder Hypoxieereignissen (SaO_2 praeOP:89 ± 3% vs. postOP:95 ± 2). Durch eine speziell modifizierte mikrochirurgische Technik war das Einbringen der Katheter im Bereich der Vorderwand der A. carotis communis unter Aufrechterhaltung der zerebralen Perfusion möglich. Das Ausgangsgewicht der Tiere wurde innerhalb weniger Tage wieder erreicht. Klinisch war bei keinem der Tiere eine postoperative zerebrale Ischämie nachweisbar. Durch Sektion wurde die korrekte Katheterlage bei 10/11 (91%) der Tiere post experimentem verifiziert.

Schlußfolgerung: Die hier beschriebene Technik erlaubt *erstmals* die sichere wiederholte Injektion von Fluoreszenz-markierten Mikrosphären in den linken Ventrikel beim leicht sedierten Versuchstier über mehrere Wochen. Hierdurch wird 1) das erhebliche operative Trauma einer intrakardialen Injektion bzw. einer Thorakotomie und 2) die Notwendigkeit einer repetitiven Allgemeinanästhesie vermieden und somit die Belastung für die Tiere erheblich vermindert. Das Einbringen des Katheters mit Aufrechterhaltung der zerebralen Perfusion trägt zur Verminderung des Risikos zerebraler Ischämien und kardiozirkulatorischer Dysregulationen bei. Die repetitive Messung des regionalen Blutflusses beim Kaninchen ist somit unter minimal-invasiven Bedingungen möglich und kann für chronische Untersuchungen der Wund- und Knochenheilung sowie der Organperfusion bei Sepsis eingesetzt werden.

Abstract

Background: Fluorescent microspheres have been shown to be superior to radioactive microspheres during chronic blood flow measurements. This study describes a modified injection technique by using subcutaneously implantable port catheter systems which are introduced via the right carotid artery into the left ventricle thus allowing minimally invasive blood flow measurements over prolonged periods of time.

Methods: Specially constructed arterial port catheter systems were implanted in New Zealand rabbits ($n = 11$, 3.7 ± 0.1 kg) during Medetomidin/Ketamin anesthesia and single-shot antibiotic prophylaxis. The catheters were advanced into the left heart ventricle using blood pressure control. Mean systemic arterial pressure (MAP) and heart rate (HR) were continuously monitored and registered during the operation through indwelling ear catheters.

Results: Implantation of arterial port systems was performed in 11/11 (100%) of the animals without major complications with a mean operation time of 70 ± 3 min. We did not observe catheter-associated dysrhythmia, fall in systemic blood pressure (MAP before OP, 70 ± 2 Torr vs postOP, 68 ± 2), or change in arterial oxygen saturation (SaO_2 before OP, 89 ± 3% vs 95 ± 2). By using a specially modified microsurgical technique, the occlusion of the carotid artery and cerebral ischemia was effectively prevented as evidenced from post-mortem examinations.

Conclusion: This long-term access to the left ventricle for the first time allows repeated injections of fluorescent microspheres into the left ventricle over several weeks under sedation. In this way it is possible to reduce the surgical trauma of intracardial injections or repeated thoracotomy, and the perioperative stress of the animals. The introduction of the catheter under maintenance of the carotid artery blood flow minimizes the risk for cerebral ischemia and cardiocirculatory disturbances. This injection procedure allows measurements of the regional blood flow under minimally invasive conditions and may be used in chronic experiments to study organ perfusion under various experimental conditions.

Literatur

1. Glenny RW, Bernard S, Brinkley M (1993) Validation of fluorescent-labeled microspheres for measurement of regional organ perfusion. J Appl Physiol 74(5): 2585 – 2597
2. Van Oosterhout MFM, Prinzen FW, Sakurada S, Glenny RW, Hales JRS (1998) Fluorescent microspheres are superior to radioactive microspheres in chronic blood flow measurements. Am J Physiol 275 (Heart Circ Physiol 44): H110 – H115
3. Nolte D, Raab S, Thein E, Draenert K, Ehrenfeld M, Messmer K: Ein neues Modell zur repetitiven Messung der ossären Perfusion. Mund-Kiefer-Gesichtschir Suppl 1: S147 – S150

Korrespondenzadresse: Dr. med J. N. Hoffmann, Chirurgische Klinik und Poliklinik im Klinikum Großhadern, Marchioninistraße 15, 81377 München

Nur die prophylaktische, nicht die therapeutische Gabe von Granulozyten Kolonie-Stimulierendem Faktor (G-CSF) verringert den histologischen Schaden in der Na-Taurocholat-Pankreatitis der Ratte

Prophylactic, but not therapeutic application of granulocyte colony-stimulating factor (G-CSF) reduces tissue damage in sodium taurocholate pancreatitis in rats

C. G. Schneider[1], M. Hafemann[1], G. Lankenau[2], O. Mann[1], C. Bloechle[1] und J. R. Izbicki[1]

[1] Abteilung für Allgemeinchirurgie
[2] Institut für Pathologie, Universitäts-Krankenhaus Eppendorf, Hamburg

Einleitung

Obwohl die Pathogenese der akuten Pankreatitis nach wie vor unklar ist, besteht Einigkeit darüber, daß der Verlauf der akuten Entzündung durch die Aktivierung der Mediatorkaskaden bestimmt wird [2, 4]. Das anti-inflammatorische Zytokin Granulozyten Kolonie-Stimulierender Faktor (G-CSF) aktiviert und stabilisiert neutrophile Granulozyten. Die prophylaktische Gabe senkte in tierexperimentellen Sepsisstudien die Mortalität [3, 7] und reduzierte die Häufigkeit von Sepsisepisoden nach Lebertransplantation [1]. Auch in der Na-Taurocholat-Pankreatitis der Ratte konnte G-CSF mit positiven Effekt eingesetzt werden. Es reduzierte den histologischen Schaden wenn es 12 Stunden vor Pankreatitisinduktion appliziert wurde [6]. Der Mechanismus dieses Effektes ist bisher unbekannt. Er scheint von einer Unterdrückung überschießender TNF-Serumspiegel, mit der die entzündungsbegrenzende Wirkung von G-CSF in anderen Modellen erklärt wird, unabhängig zu sein. In der vorliegenden Studie wurde die therapeutische mit der prophylaktischen G-CSF-Gabe im Hinblick auf die Beeinflussung des Gewebeschadens verglichen und der Effekt auf die Mikrozirkulation untersucht.

Methodik

a) 40 weibliche 250 – 300 g schwere Sprague-Dawley Ratten wurden 12 Stunden vor (n = 10) oder 15 Minuten nach (n = 10) Pankreatitisinduktion entweder mit G-CSF (Neupogen®, zur Verfügung gestellt von AMGEN, Thousand Oaks, CA, USA) oder Ringer-Lsg. (jeweils n = 10) als Kontrolle behandelt. G-CSF wurde in einer Dosierung von 50 µg/kg KG verwendet und subkutan in die Nackenfalte injiziert. Die Narkose mit Ketamin und Xylacin i.m eingeleitet und nach dem Anlegen eines zentralvenösen Katheters mit Ketamin (30 mg/kg/h) und Xylacin (0,3 mg/kg/h) i.v. aufrechterhalten. Zur Pankreatitis-induktion wurden 400 µl 4%iger Na-Taurocholat-Lsg. in den Pankreasgang infundiert. Hierzu wurden die Tiere laparotomiert und der Pankreasgang transduodenal intubiert. Die Infusionsdauer betrug max. 5 Minuten, der max. Druck 25 cm H_2O. Für den Beobachtungszeitraum von 12 Stunden verblieben die Tiere in Narkose und wurden vor Auskühlung und Stress geschützt.

Nach Ablauf der Beobachtungszeit wurden sie durch eine Barbituratüberdosis getötet. Blutproben wurde kurz vor Pankreatitisinduktion und 2, 6 und 12 Stunden danach entnommen. Die TNF-Serumspiegel wurden mittels ELISA (rat TNF ELISA, No. 800.487.4885, Endogen, Woburn, USA) bestimmt. Nach dem Versterben der Tiere oder deren Tötung nach Ablauf der Beobachtungszeit das Pankreas entnommen und histologisch aufgearbeitet. Die Auswertung erfolgte lichtmikroskopisch nach einem etabliertem Score [5].

b) Die Parameter der Mikrozirkulation wurden nur bei der prophylaktischen Gabe untersucht, da diese innerhalb sehr kurzer Zeit zum Stillstand kommt. So wurde an 12 weiteren Tieren die *In-vivo*-Mikrozirkulation 12 Stunden nach der Gabe von G-CSF (n = 6) oder Ringerlösung (n = 6) untersucht. Nach Acridin-Orangemarkierung der Leukozyten wurde die Mikrozirkulation mit einem Epiluminiszensmikroskop beobacht. Die Auswertung erfolgte anhand der Videodokumentation. Hierbei wurde die Zeit bis zum vollständigen Zirkulationsstillstand gemessen und die Leukozytenadhärenz als Anteil des durch adhärente Leukozyten verlegten Gefäßlumens am Gefäßinnendurchmessers bestimmt.

Die statistische Analyse der Mittelwerte erfolgte bei normal-verteilten Daten mit der Varianzanalyse und bei ordinalen, unabhängigen Daten mit dem Mann-Whitney-U-Test. Die Analyse der Überlebenszeiten wurde mittels Kaplan-Meier-Analyse und Log-rank-Test durchgeführt.

Ergebnisse

Weder die prophylaktische (12 Stunden vor Pankratitisinduktion) noch die therapeutische (15 Minuten vor Pankratitisinduktion) Gabe von G-CSF hatte einen Einfluß auf das Überleben der Tiere im Vergleich mit der Kontrollgruppe. Während die prophylaktische Gabe den Gewebeschaden reduzierte

(G-CSF Median 4,5 (Range 3,0 – 5,5 Punkte) vs. Kontrolle 10,5 (4,0 – 15,0), $p < 0,001$) blieb dieser Effekt bei therapeutischer Gabe aus (G-CSF 12,5 (6,5 – 14,5) vs. Kontrolle 12,5 (9,5 – 15,0), $p > 0,05$). Die TNF-Serumspiegel wurden unabhängig vom Applikationszeitpunkt durch G-CSF nicht signifikant beeinflußt.

Eine vollständige kapilläre Stase wurde im Mittel in der G-CSF-Gruppe nach 105 und in der Kontrollgruppe nach 95 Sekunden erreicht ($p > 0,05$). Auch bei der Leukozytenadhärenz fand sich kein signifikanter Unterschied (G-CSF 82% vs. Kontrollen 77%, $p > 0,05$).

Schlußfolgerung

Die Reduktion des histologischen Schadens in der Na-Taurocholat-Pankreatitis der Ratte durch G-CSF ist nur bei der prophylaktischen Gabe zu beobachten. Das Ausbleiben dieses Effektes beim therapeutischen Einsatz deutet auf Mechanismen hin, die an die durch G-CSF erst aus dem Knochenmark rekrutierten Granulozyten gebunden sind oder sich an anderen Strukturen, z. B. dem Endothel erst entwickeln müssen. Eine Wirkung über die Beeinflussung der Mikrozirkulation konnte unwahrscheinlich gemacht werden.

Zusammenfassung

Einleitung: Die prophylaktische Gabe von Granulozyten Kolonie-Stimulierendem Faktor (G-CSF) reduziert den histologischen Schaden in der Na-Taurocholat-Pankreatitis der Ratte. In der vorliegenden Studie wurde der Effekt der prophylaktischen mit dem der therapeutischen Anwendung von G-CSF auf das Überleben, die Gewebeschädigung und die Mikrozirkulation untersucht.

Methodik: a) 40 Ratten wurden 12 Stunden vor oder 15 Minuten nach Pankreatitisinduktion mit 50 µg/kg G-CSF oder Ringer-Lsg. als Kontrolle behandelt. Die Tiere wurden anschließend 12 Stunden lang beobachtet. b) An 12 weiteren Tieren wurde die Mikrozirkulation 12 Stunden nach G-CSF-Gabe mit einem Epiluminiszenzmikroskop und Acridinorange-markierten Leukozyten untersucht.

Ergebnisse: Weder die therapeutische noch die prophylaktische Gabe von G-CSF hatte einen Einfluß auf das Überleben der Tiere im Vergleich mit der Kontrollgruppe. Wahrend die prophylaktische Gabe den Gewebeschaden reduzierte blieb dieser Effekt bei therapeutischer Gabe. Die TNF-Serumspiegel wurden unabhängig vom Applikationszeitpunkt durch G-CSF nicht signifikant beeinflußt. Im Hinblick auf die Entwicklung der vollständigen kapilläre Stase und dem Ausmaß der Leukozytenadhärenz konnte kein Unterschied zwischen Behandlungs- und Kontrollgruppe gefunden werden.

Diskussion: Die Reduktion des histologischen Schadens in der Na-Taurocholat-Pankreatitis der Ratte durch G-CSF ist nur bei der prophylaktische Gabe zu beobachten. Das Ausbleiben dieses Effektes beim therapeutischen Einsatz deutet auf Mechanismen hin, die an die durch G-CSF erst aus dem Knochenmark rekrutierten Granulozyten gebunden sind oder sich an anderen Strukturen, z. B. dem Endothel erst entwickeln müssen. Eine Wirkung über die Beeinflussung der Mikrozirkulation konnte unwahrscheinlich gemacht werden.

Abstract

Introduction: Prophylactically administered anti-inflammatory cytokine granulocyte colony-stimulating factor (G-CSF) reduced tissue damage in acute sodium taurocholate (ST) pancreatitis. The proposed mechanism, i.e., a suppression of tumor necrosis factor α (TNF), was not observed. Aim of this study was to correlate the prophylactic and therapeutic effects of G-CSF on survival, tissue damage, and microcirculation.

Methods: Forty rats were given G-CSF (50 µg/kg, s.c.) or Ringers solution as control, 12 h before or 15 min after induction of sodium taurocholate (ST) pancreatitis. Observation lasted 12 h. In 12 additional animals, in vivo pancreatic microcirculation was observed with an epiluminescent microscope and recorded on video tape. Acridine orange was used to label leukocytes. G-CSF was given 12 h before pancreatitis induction.

Results: Neither prophylactical nor therapeutical administration of G-CSF influenced survival. Overall tissue damage was reduced in the prophylactical (score by Schmidt 1992: 4.5 G-CSF vs 10.5 controls, median) but not in the therapeutical setting. TNF serum levels were not different in the treatment and control group. No differences were observed in the development of total capillary stasis and the extent of leukocyte adherence.

Discussion: Therapeutic administration of G-CSF failed in, ST pancreatitis, to reproduce its beneficial effect as observed when used prophylactically. Therefore, the effect seems to be mediated by currently recruited neutrophils or other structures and compartments, e.g., the endothelium. The positive effect in the prophylactical setting is not mediated by improvement of microcirculation, since microcirculatory changes were not observed.

Literatur

1. Foster PF, Mital D, Sankary HN, McChesney LP, Marcon J, Koukoulis G, Kociss K, Leurgans S, Whiting J, Williams JW (1995) The use of granulocyte colony-stimulating factor after liver transplantation. Transplantation 59: 1557 – 1563
2. Knoefel WT, Kollias N, Warshaw AL, Waldner H, Nishioka NS, Rattner DW (1994) Pancreatic microcirculatory changes in experimental pancreatitis of graded severity in the rat. Surgery 116: 904 – 913
3. Lorenz W, Reimund KP, Weitzel F, Celik I, Kurnatowski M, Schneider C, Mannheim W, Heiske A, Neumann K, Sitter H, Rothmund M (1994) Granulocyte colony-stimulating factor prophylaxis before operation protects against lethal consequences of postoperative peritonitis. Surgery 116: 925 – 934
4. Norman JG, Franz MG, Fink GS, Messina J, Fabri PJ, Gower WR, Carey LC (1995) Decreased mortality of severe acute pancreatitis after proximal cytokine blockade. Ann Surg 221: 625 – 631
5. Schmidt J, Rattner DW, Lewandrowski K, Compton CC, Mandavilli U, Knoefel WT, Warshaw AL (1992) A better model of acute pancreatitis for evaluating therapy. Ann Surg 215: 44 – 56
6. Schneider CG, Bloechle C, Strate T, Izbicki JR (1999) Granulozyten Kolonie-Stimulierender Faktor (G-CSF) vermindert den histologischen Schaden in der Na-Taurocholat- aber nicht in der Cerulein-Pankreatitis der Ratte. Langenbecks Archiv für Chirurgie, Forumband 1999, pp 236 – 241
7. Toda H, Murata A, Matsuura N, Uda K, Oka Y, Tanaka N, Mori T (1993) Therapeutic efficacy of granulocyte colony stimulating factor against rat cecal ligation and puncture model. Stem Cells Dayt 11: 228 – 234

Korrespondenzadresse: Dr. C. G. Schneider, Abteilung für Allgemeinchirurgie, Chirurgische Klinik/UKE, Martinistraße 52, 20246 Hamburg, Telefon: (0 40) 47 17-24 50, Fax: (0 40) 47 17-49 95

Insulin-Like Growth Factor-I in Kombination mit Insulin-Like Growth Factor Binding Protein-3 wirkt antiapoptotisch auf Hepatozyten

Insulin-like growth factor-I in combination with insulin-like growth factor binding protein-3 exerts anti-apoptotic effects in hepatocytes

M. G. Jeschke[1, 2], R. E. Barrow[1], R. Vita[1], K.-W. Jauch[2] und D. N. Herndon[1]

[1] Shriners Hospital for Children, University of Texas Medical Branch, Department of Surgery, Galveston, Texas
[2] Klinik und Poliklinik für Chirurgie, Universität Regensburg

Einleitung

Die hepatische Homöostase und somit Funktion der Leber spielt nach einem Verbrennungstrauma eine entscheidende Rolle. Die Homöostase eines Organs hängt von Proliferation und Apoptose ab. Apoptose und Proliferation werden durch verschiedene extra- und intrazelluläre Signale reguliert. In Studien ist gezeigt worden, daß pro-inflammatorische Zytokine, wie Interleukin-1β (IL-1β) und Tumor-necrosis factor-α (TNF-α) Signale sind die Apoptose induzieren [1–4]. Interleukine können die Fas Expression und den Fas Liganden erhöhen, welches „downstream" zu einer Aktivierung von Caspasen und somit so Apoptose führt [3, 4]. Ein neuer Ansatz um Apoptose zu steuern wäre die Verminderung der Signale, d. h. die IL-1β und TNF-α Konzentration.

Insulin-like growth factor-I (IGF-I) ist ein 7,7 kDa Protein welches im Serum zu 95–99% an die Insulin-like growth factor binding protein 1–6 (IGFBP-1–6) gebunden ist [5]. Durch die Bindung von IGF-I und IGFBP-3 entsteht ein Komplex der keine systemische Nebenwirkungen hat [6]. IGF-I/BP-3 stimuliert Zellerholung, Muskelprotein Synthese und ist ein pro-mitotischer Wachstumsfaktor [5]. Der Effekt von IGF-I auf pro-inflammatorische Zytokine, Apoptose und Proliferation in Hepatocyten ist nicht bekannt. Das Ziel dieser Studie war es den Effekt von IGF-I auf die hepatozelluläre Apoptose, Proliferation und auf die Zytokine IL-1β und TNF-α nach einem Verbrennungstrauma zu untersuchen.

Methodik

56 Sprague-Dawley Ratten erhielten eine 60% total body surface area (TBSA) Verbrennung um eine hepatozelluläre Apoptose zu induzieren und wurden danach in 2 Gruppen randomisiert um entweder NaCl (0,8 ml/die iv, n = 28) oder rhIGF-I/IGFBP-3 (10 mg/kg/die iv, n = 28) zu erhalten. Ratten wurden 1, 2, 5 und 7 Tage nach der Verletzung euthanasiert und Serum und Leber wurden entnommen. Leber Apoptose wurde mittels TUNEL (terminal deoxyuridine nick end labeling), hepatozytäre Proliferation mit PCNA (proliferating cell nuclear antigen) Immunhistologie untersucht. Serum IL-1β und TNF-α wurden durch ELISA (Biosource, California, USA) oder Bioassay bestimmt. Statistische Unterschiede wur-

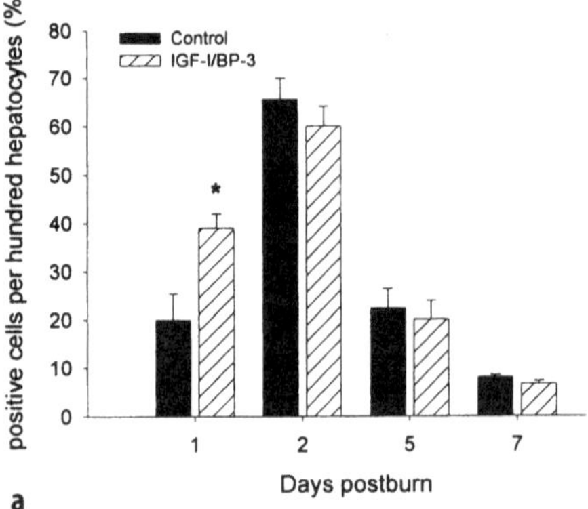

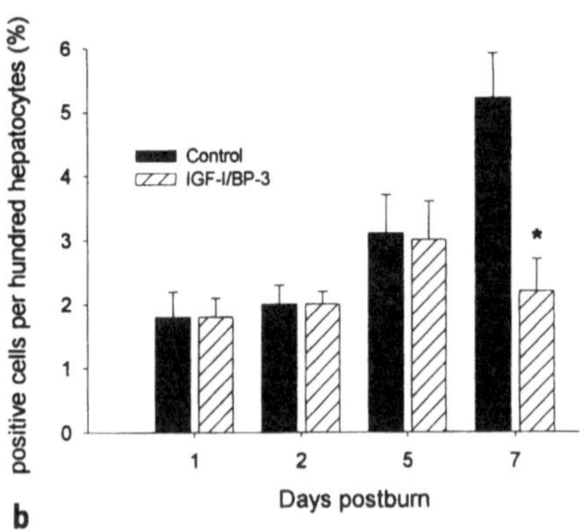

Abb. 1a, b. Hepatozytäre Proliferation (a) und Apoptose (b). IGF-I erhöht die Proliferation von Hepatozyten 1 Tag nach Trauma, und vermindert Apoptose 7 Tage nach Trauma im Vergleich zu NaCl, $p < 0.05$

den mit ANOVA oder dem Student's T-test mit der Bonferroni Korrektion ermittelt. Eine Signifikanz wurde bei einem $p < 0.05$ akzeptiert.

Ergebnisse

IGF-I/BP-3 verminderte die hepatozelluläre Apoptose 7 Tage nach Verbrennung und erhöhte den Anteil proliferierender Hepatozyten 1 Tag nach der Verbrennung im Vergleich zu NaCl, $p < 0.05$ (Abb. 1a und b). Eine erniedrigte Apoptose bei Ratten, die IGF-I/BP-3 erhielten, war mit einem erniedrigten Serum IL-1β am Tag 1 (IGF-I/BP-3: 36 ± 3 ng/ml vs. NaCl: 72 ± 7 ng/ml) und 2 Tage (IGF-I/BP-3: 48 ± 4 ng/ml vs. NaCl: 68 ± 8 ng/ml) nach dem Trauma gegenüber NaCl assoziiert, $p < 0.05$. Die TNF-α Konzentration war bei Ratten die IGF-I/BP-3 erhielten 1 Tag nach Trauma mit 23 ± 6 ng/ml erniedrigt verglichen mit Ratten die NaCl erhielten 62 ± 10 ng/ml, $p < 0.05$.

Diskussion

Apoptose ist ein ubiquitärer biologischer Prozess der eine kritische Rolle in einer Vielzahl von physiologischen und pathophysiologischen Zuständen spielt [4, 7, 8]. Apoptose kann durch multiple Stimuli ausgelöst werden und die exakte Rolle von Apoptose in der Pathophysiologie ist bis dato noch nicht vollständig geklärt. Allerdings beinhaltet die Modulation von Apoptose einen möglichen therapeutischen Ansatz [7]. In dieser Studie haben wir den Effekt von IGF-I auf die Apoptose und Proliferation von Hepatozyten und die assoziierten Signale untersucht. Um Apoptose zu induzieren haben wir das Verbrennungsmodell ausgewählt.

Wir konnten zeigen, daß IGF-I durch eine Erniedrigung von IL-1β und TNF-α antiapoptotische und pro-mitogene Effekte auf Hepatozyten hat. Die Ergebnisse zeigen, daß IGF-I in der Lage ist den apoptotischen Prozess „upstream" zu modulieren, welches

„downstream" möglicherweise zu einer verminderten Caspase Aktivität führt. Eine verminderte Rate von hepatozellulärer Apoptose verbessert die Homöostase und Funktion in der Leber. Die Funktion der Leber ist nach einem Trauma von äußerst wichtiger Bedeutung für das Überleben der Unfallopfer [6]. Nach einem Trauma interagiert die Leber mit dem verletzten Organ und steuert Immunfunktion, Entzündungsprozesse, Zytokinproduktion und die Akute Phase Reaktion. Die Produktion dieser genannten Mediatoren macht die Leber zu einem determinierenden Faktor für das überleben. Basierend auf dieser und vorausgegangenen Studien [6] hypothesieren wir, daß IGF-I die Leber Homöostase nach einem Verbrennungstrauma beeinflußt und somit die Organfunktion verbessert. Damit könnte sich IGF-I positiv auf die Morbidität und das Überleben von Traumapatienten auswirken.

Zusammenfassung

Hintergrund: Die hepatische Homöostase und somit Funktion der Leber spielt nach einem Verbrennungstrauma eine entscheidende Rolle. Die Homöostase eines Organs hängt von Proliferation und Apoptose ab. Pro-inflammatorische Zytokine, wie Interleukin-1β (IL-1β) und Tumor-necrosis factor-α (TNF-α) sind wichtige Signale die Apoptose induzieren [1–3]. Insulin-like growth factor-I (IGF-I) ist ein pro-mitotischer Wachstumsfaktor, der Effekt von IGF-I auf Apoptose ist allerdings nicht bekannt. Das Ziel dieser Studie war es den Effekt von IGF-I auf die hepatozytäre Apoptose und pro-inflammatorische Zytokine zu bestimmen.

Methodik: 56 Sprague-Dawley Ratten erhielten eine 60% total body surface area (TBSA) Verbrennung um eine hepatozytäre Apoptose zu induzieren und wurden danach in 2 Gruppen randomisiert um entweder NaCl (0,8 ml/die iv, n = 28) oder rhIGF-I/IGFBP-3 (10 mg/kg/die iv, n = 28) zu erhalten. Ratten wurden 1, 2, 5 und 7 Tage nach der Verletzung euthanasiert und Serum und Leber wurden entnommen. Hepatozytäre Proliferation und Apoptose wurden gemessen, sowie Serum IL-1β und TNF-α. Statistische Unterschiede wurden mit ANOVA oder dem Student's T-test mit der Bonferroni Korrektion ermittelt. Eine Signifikanz wurde bei einem p < 0,05 akzeptiert.

Ergebnisse: IGF-I/BP-3 verminderte die hepatozytäre Apoptose 7 age nach der Verbrennung und erhöhte die Hepatozyten Proliferation 1 Tag nach der Verbrennung im Vergleich zu NaCl, p < 0,05. Eine erniedrigte Apoptose bei Ratten, die IGF-I/BP-3 erhielten, war mit einer erniedrigten Serum IL-1β Konzentration 1 und 2 Tage nach dem Trauma gegenüber NaCl assoziiert, p < 0,05. TNF-α war gleichfalls erniedrigt bei Ratten die IGF-I/BP-3 erhielten verglichen mit Ratten die NaCl erhielten.

Schlußfolgerung: IGF-I hat eine pro-mitogene, anti-apoptotische Wirkung auf Hepatocyten. Dieser Effekt wird durch eine Erniedrigung der Signale IL-1β und TNF-α erzielt. IGF-I verbessert die Leber Homöostase nach einem Verbrennungstrauma und somit die Organfunktion. Damit könnte sich IGF-I positiv auf die Morbidität und das Überleben von Traumapatienten auswirken.

Abstract

Background: After a severe trauma an increase in hepatocyte apoptosis has been associated with impairment in hepatic function and thus increased morbidity and mortality. The purpose of this study was to determine whether insulin-like growth factor-I (IGF-I) in combination with its principle binding protein-3 (BP-3) affects the apoptotic-proliferative axis of hepatocytes and the associated signals through which these changes may occur. To induce hepatocyte apoptosis we used the model of a cutaneous thermal injury.

Methods: Sprague-Dawley rats (56 males) received a 60% TBSA third-degree scald burn and were randomly divided to receive either rhIGF-I/BP3 (10 mg/kg per day sc.) or saline (control). Rats were sacrificed on postburn days 1, 2, 5, and 7. Hepatocyte proliferation and apoptosis were measured on postburn days 1, 2, 5, and 7. Serum IL-1β and TNF-α were determined.

Results: IGF-I/BP-3 increased hepatocyte proliferation on the first day after burn and decreased hepatocyte apoptosis at day 7 postburn when compared with controls ($P < 0.05$). IGF-I/BP-3 decreased serum IL-1β, 1 and 2 days after burn when compared with controls ($P < 0.05$). IGF-I/BP-3 further decreased TNF-α concentration 1 day postburn when compared with controls ($P < 0.05$).

Conclusion: Recombinant hIGF-I in combination with its principle binding protein affects hepatocyte proliferation and apoptosis. These changes are associated with decreased pro-inflammatory cytokine expression. IGF-I/BP-3 may thus improve organ homeostasis and function in a state of increased hepatocyte apoptosis.

Literatur

1. Iimuro Y, Nishiura T, Hellerbrand C, Behrns KE, Schoonhoven R, Grisham JW, Brenner DA (1998) NF-kappa B prevents apoptosis and liver dysfunction during liver regeneration. J Clin Invest 101(4): 802 – 811
2. Beg AA, Sha WC, Bronson RT, Ghosh S, Baltimore D (1995) Embryonic lethality and liver degeneration in mice lacking the RelA component of NF-kB. Nature 376: 167 – 170
3. Behrns KE, Schrum LW, Que FG (1999) Apoptosis: cell death by proteolytic scalpel. Surgery 126: 463 – 468
4. Kuan NK, Passaro E Jr (1998) Apoptosis: programmed cell death. Arch Surg 133: 773 – 775
5. Humbel RE (1990) Insulin-like growth factor-I and factor-II. Eur J Biochem 190: 445 – 462
6. Jeschke MG, Herndon DN, Barrow RE (1999) Insulin-like Growth Factor-I plus insulin-like growth factor Binding Protein-3 attenuates the pro-inflammatory acute phase response in severely burned children. Ann Surg (in press)
7. Steller H (1995) Mechanisms and genes of cellular suicide. Science 267: 1445 – 1449
8. Patel T, Steer CJ, Gores GJ (1999) Apoptosis and the liver: A mechanism of disease, growth regulation and carcinogenesis. Hepatology 30: 811 – 815

Korrespondenzadresse: M. G. Jeschke, MD, MMS, Klinik und Poliklinik für Chirurgie, Klinikum der Universität Regensburg, Franz-Joseph-Strauss Allee 11, 93053 Regensburg, Telefon: 09 41-9 44-68 01, Fax: 09 41-9 44-68 02, e-mail: Mcjeschke@hotmail.com

Thalidomid führt zur Verbesserung der mikrokapillären Perfusion im TNBS-Colitis-Modell der Ratte

Thalidomide treatment improves microcapillary perfusion in TNBS-induced colitis in the rat

T. Stojanovic, B. Lienenlüke, T. Fiebig, A. Fayyazi, I. Leister, H. Becker und M. Hecker

Klinik und Poliklinik für Allgemeinchirurgie, Abteilung Pathologie, Abteilung Herz- und Kreislaufphysiologie, Universität Göttingen

Einleitung

Chronisch entzündliche Darmerkrankungen (CED) stellen nach wie vor ein bedeutendes klinisches Problem dar, das wegen seiner immer noch unklaren Pathogenese eine interdisziplinäre Zusammenarbeit erfordert. Diskutiert wird, neben genetischen Einflüssen [1, 2] und Umweltfaktoren [2, 3], eine Fehlregulation des intestinalen Immunsystems [4]. Diese führt zu einem Ungleichgewicht zwischen proinflammatorischen und antiinflammatorischen Zytokinen und zu einer Chronifizierung der Entzündung [5]. Die intestinale Mikrozirkulation ist in diesem Zusammenhang eine der Zielscheiben des Entzündungsgeschehens. Von den CED-Tiermodellen hat sich die Trinitrobenzosulfonsäure(TNBS)-Colitis durchgesetzt, da sie histologische Gemeinsamkeiten mit dem M. Crohn aufweist und ebenso wie dieser auf einer Th1-Zellantwort zu beruhen scheint [6]. Thalidomid wurde in den letzten Jahren erfolgreich als Immunmodulans bei einer Reihe von Entzündungserkrankungen eingesetzt [7, 8]. Als Wirkungsmechanismus werden unter anderem Effekte auf die Synthese bzw. Wirkung proinflammatorischer Zytokine diskutiert [9, 10].

Ziel dieser Studie war es, den Einfluß von Thalidomid auf die Mikrozirkulation des Colons im TNBS-Colitis-Modell der Ratte zu untersuchen.

Methoden

Die Colitis wurde durch einmalige intrarektale Applikation von 20 mg TNBS (in 35% Ethanol) in männlichen Wistar-Ratten induziert. Die Tiere wurden daraufhin 7 Tage mit Thalidomid (200 mg/kg KG) in Olivenöl gelöst per os behandelt. Unbehandelte Tiere und nur Olivenöl-behandelte Tiere dienten als Kontrollen. Anschließend wurde das Colon descendens der Tiere intravitalmikroskopisch untersucht, wobei die funktionelle Kapillardichte (FKD [cm^{-1}]), der Perfusionsindex (PI) als Parameter der mikrozirkulatorischen Funktion und die Leukozyten-Endothel-Interaktionen (LEI [Sticker/mm^2]) bestimmt wurden.

Ergebnisse

Thalidomid-behandelte Tiere (Th) zeigten eine signifikant höhere FKD im Vergleich zu nur Olivenöl (Ol)-behandelten Kontrollen (Th 80,4% vs. Ol 63,2% der unbehandelten Kontrolltiere, p < 0,01). Der PI war signifikant höher in der Thalidomid-therapierten Gruppe im Vergleich zu nur Olivenöl-behandelten Tieren (Th 93,8% vs. Ol 41,2% der unbehandelten Kontrolltiere, p < 0,01). Die LEI zeigte das umgekehrte Bild mit der signifikant höchsten Stickeranzahl in Olivenöl-behandelten Tieren (527% der unbehandelten Kontrolltiere) während diese durch die Thalidomid-Behandlung deutlich reduziert war (299% der unbehandelten Kontrolltiere, p < 0,01).

Diskussion

Thalidomid führt zu einer signifikanten Verbesserung der funktionellen Kapillardichte und des Perfusionsindex und der Leukozyten-Endothel-Interaktion im TNBS-Colitis-Modell der Ratte.

Zusammenfassung

Hintergrund: Die Pathogenese chronisch entzündlicher Darmerkrankungen (CED) ist nach wie vor nicht geklärt. Vermutet wird eine Imbalance zwischen pro- und antiinflammatorischen Zytokinen unter Einbeziehung des intestinalen mikrovaskulären Systems. Thalidomid könnte durch seine immunmodulatorischen Eigenschaften hier einen positiven Effekt ausüben.

Methodik: Mit Hilfe der Intravitalmikroskopie wurden am etablierten TNBS/Ethanol-Colitis-Modell der Ratte die mikrozirkulatorischen Veränderungen unter Thalidomid-Therapie untersucht.

Ergebnisse: Unter Thalidomid-Therapie kam es zu einer signifikanten Verbesserung der mikrozirkulatorischen Parameter im Vergleich zu Kontrolltieren.

Schlußfolgerung: Diese Untersuchung scheint die Rolle proinflammatorischer Zytokine bei Mikrozirkulationsstörungen im entzündeten Darm zu unterstreichen. Auch wenn es nicht zu einer vollständigen Restitutio ad integrum kommt, scheint der Einsatz von Immunmodulantien wie Thalidomid ein vielversprechender Ansatz zur Therapie chronisch entzündlicher Darmerkrankungen zu sein.

Abstract

Background: Inflammatory bowel disease (IBD) still represents a considerable clinical problem with an as yet ill-defined pathophysiology. Genetic and environmental influences are thought to play a role in the development of IBD. Additionally, a disturbance in the immunologic regulation of the intestine has been proposed which leads to a mismatch of pro- and anti-inflammatory cytokines that perpetuates the inflammation in the bowel and leads to a chronic inflammatory state with the intestinal microcirculation as one of the first targets. Thalidomide has repeatedly been used successfully as an immunomodulatory substance due to its possible effect on the synthesis and action of cytokines. Therefore, a model of IBD was chosen to investigate the effect of thalidomide on the intestinal microcirculation.

Methods: Colitis was induced in male Wistar rats by a single rectal application of TNBS/Ethanol (20 mg TNBS dissolved in 35% ethanol). Animals were then treated orally for 7 days with either thalidomide (Th: 200 mg/kg BW, dissolved in olive oil) or olive oil alone (Ol). Non-treated animals served as control. After 7 days, colonic microcirculation was investigated by means of intravital microscopy. Parameters of microcirculatory analysis were perfusion index (PI), functional capillary density (FCD $[cm^{-1}]$), and leukocyte-endothelial cell interaction (LEI $[sticker/mm^2]$).

Results: In comparison with the control, thalidomide-treated animals showed significantly higher values in PI and FCD than olive oil treatment alone (PI: Th 93.8% vs Ol 41.2%; FCD: Th 80.4% vs Ol 63.2% of the level in the control group; $P < 0.01$). Olive oil-treated animals showed the highest LEI (527% of control) whereas thalidomide treatment resulted in a significant reduction in LEI (299% of control, $P < 0.01$).

Conclusion: Thalidomide treatment leads to a significant improvement in functional capillary density, perfusion index, and leukocyte-endothelial cell interaction in TNBS-induced colitis in the rat. These results seem to underline the role of pro-inflammatory cytokines in the microcirculation of the inflamed gut. Although the use of thalidomide did not completely reverse colitis, the results suggest that modulating the inflammatory response seems to be a promising new strategy in the treatment of chronic IBD.

Literatur

1. Satsangi J, Jewell DP, Bell JI (1997) The genetics of inflammatory bowel disease. Gut 40: 572 – 574
2. Yang H, Rotter JI (1994) Genetics of inflammatory bowel disease. In: Targan SR, Shanahan F (eds) Inflammatory bowel disease: from bench to bedside. Williams & Williams, Baltimore, Philadelphia, Hong Kong, S 32 – S 64
3. Thomas GA, Rhodes J, Green JT (1998) Inflammatory bowel disease and smoking – a review. Am J Gastroenterol 93: 144 – 149
4. Sartor RB (1997) Pathogenesis and immune mechanisms of chronic inflammatory bowel disease. Am J Gastroenterol 92: 5S – 11S
5. Dignass A, Goebell H (1998) Fortschritte in der Ätiologie- und Pathogeneseforschung der chronisch entzündlichen Darmerkrankungen. Internist 39: 1004 – 1012
6. Elson CO, Sartoe RB, Tennyson GS, Riddel RH (1995) Experimental models of inflammatory bowel disease. Gastoenterology 109: 1344 – 1367
7. Waters MF, Laing AB, Ambikapathy A, Lennard-Jones JE (1979) Treatment of ulcerative colitis with thalidomide. Br Med J 24: 792
8. Handley J, Shields M, Dodge J, Walsh M, Bingham A (1993) Chronic bullous disease of childhood and ulcerative colitis. Pediatr Dermatol 10: 256 – 258
9. Hashimoto Y (1998) Novel biological response modifiers derived from thalidomide. Cur Med Chem 5: 163 – 178
10. McHugh SM, Rowland TL (1997) Thalidomide and derivatives: immunological investigations of tumour necrosis factor-alpha (TNF-alpha) inhibition suggest drugs capable of selective gene regulation. Clin Exp Immunol 110: 151 – 154

Korrespondenzadresse: Dr. T. Stojanovic, Klinik und Poliklinik für Allgemeinchirurgie, Universität Göttingen, Robert-Koch-Straße 40, 37073 Göttingen, Telefon: 05 51/39-61 70, Fax: 05 51/39-61 06, e-mail: tstojano@aol.com

Dreidimensionale Kulturbedingungen ermöglichen eine Differenzierung fetaler Hepatozyten

Early fetal hepatocytes are able to differentiate on three-dimensional culture matrices

S. Topp[1], A. Martin[2], P. Scheunemann[3], J. M. Pollok[1], P. M. Kaufmann[1], X. Rogiers[1] und D. Kluth[1]

[1] Abteilung für Hepatobiliäre Chirurgie
[2] Abteilung für Kinderchirurgie
[3] Abteilung für Allgemeinchirurgie,Universitäts-Krankenhaus Eppendorf, Hamburg

Einleitung

Die Mechanismen der hepatobiliären Organogenese sind nach wie vor nicht vollständig verstanden. Bei Ratten erfolgt die Differenzierung der Vorderdarmzellen zu Leber-Progenitorzellen etwa am 10. Tag nach Gestation (E10). Es wird angenommen, daß bis zum 15. Tag nach Gestation (E15) die meisten Leberzellen bipotent sind und mit Beginn des 15. Entwicklungstages in hepatische und biliäre Zellen differenzieren [1–3]. Bis zu diesem Zeitpunkt zeigen sich parenchymale Leberzellen morphologisch homogen, mit schmalem Zytoplasma und deutlichen Vakuolen. Die Zelldifferenzierung der Progenitorzellen zu funktionstüchtigen Hepatozyten oder Gallengangsepithelien ist erkennbar an Morphologie, spezifischer Expression von Proteinen wie z. B. Zytokeratinen (CK) oder Albumin sowie anhand metabolischer Funktionen. So ist CK18 nachweisbar in Hepatozyten und Gallengangsepithelien [4]. Alpha-Fetoprotein (AFP) und Albumin charakterisieren (fetale) Hepatozyten, während CK19 in Gallengangsepithelien nachweisbar ist [4]. Die Untersuchung hepatobiliärer Entwicklungsprozesse sowie die Isolation relevanter Zelltypen wird durch die Migration hämatopoetischer Zellen in die fetale Leber um den Tag E12 wesentlich erschwert. Die fetale Leber ist Hauptorgan der Hämatopoese, mit mehr als 50% hämatopoetischer Zellen [1]. Das Ziel dieser Studie war daher die Entwicklung einer zuverlässigen Isolationsmethode für fetale Hepatozyten sowie die Generierung einer hepatischen Zellinie aus frühen fetalen Hepatozyten mit der Option einer Zelldifferenzierung in funktionelle Hepatozyten und biliäre Zellen *in vitro*.

Methodik

Die Entnahme der fetalen Leber erfolgte nach Tötung trächtiger Wistar-Ratten am 15. oder 20. Tag nach Gestation (E15/E20). Die Zellisolation wurde nach einer Kollagenase/DNAse-Digestion der fetalen Leber, in Kombination mit Percoll-Dichtegradienten-Zentrifugation (spez. Dichte: 1,1 mg/ml bzw. 1,077 mg/ml) und „Magnetic Cell Sorting" (MACS) durchgeführt. Die MACS-Anreicherung der fetalen Hepatozyten aus der gewonnenen Zellsuspension erfolgte durch indirekte Markierung von hämatopoetischen und endothelialen Zellen mittels monoklonaler Antikörper (OX43/OX44, Fa. Serotec) gegen Makrophagen, endotheliale Zellen und CD53 sowie MicroBeads (Fa. Miltenyi). Die anschließende Charakterisierung der Zellen erfolgte durch immunzytochemische Färbungen mittels APAAP-Technik gegen CK18, CK19 und AFP sowie Glycogen-PAS-Färbung. Die Quantifizierung der Anreicherung von fetalen Hepatozyten erfolgte mittels Fluoreszenzaktivierter Durchflußzytometrie (FACS) unter Verwendung eines monoklonalen Anti-CK18-Antikörper (Keritin RG53, Fa. ICN) und sekundären Anti-Maus-IgG-FITC (F0313, Fa. Dako). Die Zellkultivierung erfolgte entweder auf Kollagen I und IV beschichteten 24-Well Kulturplatten oder als Sandwich-Kultur in Kollagen I und IV-Gelen, mit einer initialen Zelldichte von 5×10^5 Zellen/well (1 cm^2). Die Zählung und morphologische Beurteilung der kultivierten Zellen erfolgte durch ein inverses Lichtmikroskop (Fa. Olympus). Der Medienwechsel erfolgte täglich mit einem hormonell und serumstimulierten WilliamsE-Medium (Fa. Gipco) mit FCS und EGF. Die Funktionalität der kultivierten Zellen wurde durch einen regelmäßigen Albumin-ELISA-Test beurteilt.

Ergebnisse

Unsere Isolationsmethode ermöglichte regelmäßig die Isolation von $1 \times 10^6 - 2,5 \times 10^6$ Zellen pro fetaler Leber (E15, 9 ± 2 mg) mit einer durchschnittlichen Vitalität von 80 ± 5%, geprüft mit Trypan-Blau. Die angereicherten Zellen zeigten immunzytochemisch eine hepatozytenspezifische Expression von CK18 und AFP. Die FACS-Analyse zeigte eine Anreicherung von 50 – 70% CK18 positiver Zellen nach MACS (Abb. 1).

In vitro zeigten sich diese Zellen überwiegend hochproliferativ, mit Ausbildung eines dichten Zell-Layers über das gesamte Well innerhalb von sechs Tagen, jedoch ohne Nachweis einer Albumin-Produktion. Mit MTT-Tests konnten auch nach sechs Wochen Kultivierung vitale Zellen nachgewiesen werden. Ein Transfer dieser Zellen aus zweidimensionalen Zellkulturen in verschiedene Wells war nach Auflösung einer „alten" Kultur möglich. Im Gegensatz zu zweidimensionalen Zellkulturen ließ sich in dreidimensionalen Sandwich-Kulturen in Abhängigkeit vom Entwicklungsgrad der isolierten Hepatozyten (E15 oder E20) in den ersten Tagen eine Albumin-Produktion nachweisen, was für eine Zelldifferenzierung beweisend ist. Der rasche Verlust hepatozytenspezifischer Marker (Dedifferenzierung) wie AFP und CK18 in zweidimensionalen Zellkulturen erfolgte in Gel-Kulturen uneinheitlich wenige Tage später. Ein Nachweis CK19 positiver (biliärer) Zellen gelang bislang nicht.

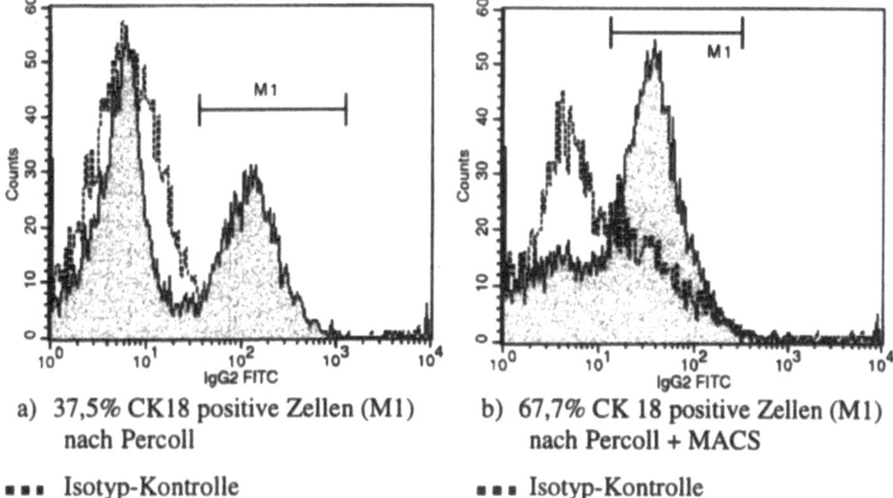

a) 37,5% CK18 positive Zellen (M1)
   nach Percoll

b) 67,7% CK 18 positive Zellen (M1)
   nach Percoll + MACS

■■■ Isotyp-Kontrolle

■■■ Isotyp-Kontrolle

Abb. 1. FACS-Analyse angereicherter fetaler Hepatozyten nach Percoll-Dichtegradient-Zentrifugation und Magnetic Cell Sorting (MACS)

Diskussion

Die Verwendung dreidimensionaler Zellkultursyteme (Gels, Polymer-Schwämme) ermöglicht eine Imitation natürlicher Organverhältnisse durch Vorgabe einer dreidimensionalen Extrazellularmatrix *in vitro*. Die Kultivierung fetaler Hepatozyten zur Untersuchung von Proliferations- und (De-)Differenzierungsprozessen könnte helfen, spezifische Zellfunktionen kultivierter Hepatozyten längerfristig zu erhalten sowie die Hepatozyten-Transplantation effizienter zu gestalten. Vor diesem Hintergrund ermöglicht die Kombination von Percoll-Dichtegradienten-Zentrifugation und MACS eine einfach zu reproduzierende Möglichkeit fetale Hepatozyten mit hoher Vitalität anzureichern. Unter einfachen Kultivierungsbedingungen zeigen sich diese Zellen über Wochen hochproliferativ, mit hepatozytenspezifischen Funktionen in dreidimensionalen Kollagen-Gelen. Die Entwicklung einer hepatischen Zellinie zur Erforschung von Differenzierungsvorgängen *in vitro* erscheint uns daher möglich.

Zusammenfassung

Hintergrund: Die Mechanismen der hepatobiliären Organogenese sind nach wie vor nicht vollständig verstanden. Es wird angenommen, daß vor dem 15. Tag nach Gestation (< E15) bei Ratten die meisten Leberzellen bipotent sind und mit Beginn des 15. Entwicklungstages in hepatische und biliäre Zellen differenzieren. Ziel dieser Studie ist, neben der Entwicklung einer zuverlässigen Isolationsmethode, die Generierung einer hepatischen Zellinie aus frühen fetalen Hepatozyten, mit der Option einer Zelldifferenzierung in funktionelle Hepatozyten und biliäre Zellen *in vitro*.

Methodik: Die Isolation fetaler Hepatozyten erfolgte nach Kollagenase/DNAse-Digestion der fetalen Leber zum Zeitpunkt E15 oder E20 durch Kombination einer Percoll-Dichtegradienten-Zentrifugation und „Magnetic Cell Sorting" (MACS). Die Zellkultivierung erfolgte als Sandwich-Kultur in Kollagen I/IV-Gelen mit einem EGF und serumstimulierten Kulturmedium. Die Charakterisierung der Zellen erfolgte durch immunzytochemische APAAP-Färbungen gegen CK18, CK19 und AFP, Glycogen-PAS-Färbung sowie mittels FACS.

Ergebnisse: Unsere Isolationsmethode ermöglichte regelmäßig die Isolation von $1 \times 10^6 - 2,5 \times 10^6$ Zellen mit einer durchschnittlichen Vitalität von $80 \pm 5\%$. Die FACS-Analyse zeigte eine Anreicherung von 50 – 70% CK18 positiven Zellen. Im Gegensatz zu zweidimensionalen Zellkulturen ließen sich in dreidimensionalen Sandwich-Kulturen hepatozytenspezifische Funktionen wie Albumin-Produktion nachweisen.

Schlußfolgerung: Die Kombination von Percoll-Dichtegradienten-Zentrifugation und MACS ermöglicht die einfache Anreicherung fetaler Hepatozyten mit hoher Vitalität. Unter einfachen Kultivierungsbedingungen zeigen sich die Zellen über Wochen hochproliferativ, mit hepatozytenspezifischen Funktionen in dreidimensionalen Kollagen-Gelen. Die Entwicklung einer hepatischen Zellinie zur Erforschung von Differenzierungvorgängen fetaler Hepatozyten *in vitro* erscheint uns daher möglich.

Abstract

Background: The mechanisms of hepatobiliary organogenesis are still poorly understood. Up to 15 days after gestation (< E15) it is thought that most of the liver cells in rats are bipotent, with the potential to differentiate into hepatic or biliary cells at E15. The aim of our study was the development of a reliable isolation method and the generation of a hepatic cell line from early fetal hepatocytes which differentiate into functional hepatocytes and biliary cells in vitro.

Methods: At E15 or E20, fetal rat hepatocytes were harvested by combining a nonperfusion collagenase/DNAse digestion method, a Percoll Density Gradient Centrifugation, and Magnetic Cell Sorting (MACS). The isolated cells were cultured as sandwich-culture in collagen I/IV-gels with EGF-stimulated culture medium. The cells were characterized immuncytochemically for expression of CK18, CK19, AFP, as well as Glycogen PAS staining. Quantification of enrichment was measured by FACS.

Results: Our method enabled, the continuous isolation of $1 \times 10^6 - 2,5 \times 10^6$ cells with an average viability of $80 \pm 5\%$. The FACS analysis showed an enrichment of 50 – 70% CK18 positive cells. In contrast to two dimensional cell cultures, we observed hepatocyte specific functions like albumin production only in three-dimensional gel sandwich cultures.

Conclusion: The combination of a Percoll Density Gradient Centrifugation and MACS enables easily the enrichment of fetal hepatocytes with a high viability. In culture it is possible to maintain these cells in a vital and highly proliferating state over weeks, with specific functions during the first days in three-dimensional gel cultures. Thus, it may be possible to create a hepatic cell line, which offers the opportunity to study liver development and differentiation of fetal hepatocytes in vitro.

Literatur

1. Sigal SH, Brill S, Reid LM, Zvibel I, Gupta S, Hixson D, Faris R, Holst PA (1994) Characterization and Enrichment of Fetal Rat Hepatoblasts by Immunoadsorption ("Panning") and Fluorescence-activated Cell Sorting. Hepatology 19: 999 – 1006
2. Fausto N (1990) Hepatocyte differentiation and liver progenitor cells. Curr Opin Cell Biol 2: 1036 – 1042
3. Sigal SH, Brill S, Fiorino AS, Reid LM (1992) The liver as a stem cell and lineage system. Am J Physiol 263: G139 – G148
4. Yasui O, Miura N, Terada K, Kawarada Y, Koyama K, Sugiyama T (1997) Isolation of Oval Cells From Long-Evans Cinnamon Rats and Their Transformation Into Hepatocytes *In Vivo* in the Rat Liver. Hepatology 25: 329 – 334

Korrespondenzadresse: Dr. S. Topp, Abteilung für Hepatobiliäre Chirurgie, Universitäts-Krankenhaus Eppendorf, Martinistraße 52, 20246 Hamburg, Telefon: 0 40/4 28 03-24 50, Fax: 0 40/4 28 03-69 14, e-mail: topp@uke.uni-hamburg.de

Veränderungen der Lungenmikrozirkulation und der Lungenfunktion bei ödematöser und nekrotisierender Pankreatitis

Changes in pulmonary microcirculation and pulmonary function in edematous and severe necrotizing pancreatitis

S. Kahrau, P. Schneider, G. Eibl, T. Foitzik und H. J. Buhr

Abteilung für Allgemein-, Gefäß- und Thoraxchirurgie, UKBF Berlin

Einleitung

Im Gegensatz zur ödematösen Pankreatitis (ÖP), bei der der Krankheitsprozess lokal begrenzt ist, kommt es bei der akut nekrotisierenden Pankreatitis zu schweren systemischen inflammatorischen Reaktionen [1]. Neben der renalen Insuffizienz sind hierbei respiratorische Störungen von besonderer Bedeutung [2]. Die Pathogenese dieser pulmonalen Störungen ist nicht genau bekannt. Klinisch imponieren ein Lungenödem und das Auftreten von Pleuraergüssen. Dies weist auf Störungen der Kapillarpermeabilität hin. Ziel der vorliegenden Untersuchungen war es, die Veränderungen der pulmonalen Mikrozirkulation, Gefäßpermeabilität und der respiratorischen Funktion bei der akut nekrotisierenden Pankreatitis zu untersuchen und mit denen der ödematösen Pankreatitis zu vergleichen.

Methodik

Es wurden männliche Sprague-Dawley-Ratten verwandt (300 – 350 g). Die Induktion einer ÖP (n = 6) erfolgte durch intravenöse Infusion von 5 µg/kg Cerulein über 6 h. Eine ANP (n = 8) wurde durch Infusion von Gallensalzen in den Pankreasgang und nachfolgende intravenöse Ceruleingabe erzeugt. Gesunde Tiere (n = 6) dienten als Kontrolle. Nach 24 h wurden Veränderungen der Blutgase und der Atemfreqenz ermittelt. Anschließend wurden die Tiere tracheotomiert und mechanisch beatmet. Die Tiere wurden in Rechtsseitenlage links thorakotomiert. Die Leukozyten wurden durch Rhodamin markiert. Für die Messungen wurde die Lunge durch Querstrombeatmung ruhig gestellt. Es wurde die Anzahl der Leukozyten bestimmt, welche über 30 Sekunden pro Alveole adhärent waren. Die Erythrozytengeschwindigkeit wurde nach Zugabe von FITC-markierten Erythrozyten bestimmt. Zur Permeabilitätsbestimmung wurde FITC-markiertes Dextran appliziert und die Helligkeitszunahme nach 30 Minuten bestimmt.

Ergebnisse

Die Ergebnisse sind in Tabelle 1 zusammengefaßt. Tiere mit ANP wiesen signifikant niedrigere pO_2- und pCO_2-Werte im Vergleich zur Kontrollgruppe und zur ÖP-Gruppe auf. Die

Tabelle 1. Veränderungen der Lungenfunktion und der Mikrozirkulationsparameter bei ödematöser und nekrotisierender Pankreatitis

	pO_2 (mmHg)	pCO_2 (mmHg)	Blutfluß (mm/sec)	Permeabilität (%)	Leukozyten- adhäsion (Zell./Alv)
Kontrolle	108 ± 5	39 ± 2	$0,57 \pm 0,18$	123 ± 5	$1,8 \pm 0,25$
ÖP	105 ± 6	38 ± 3	$0,50 \pm 0,04$	156 ± 11[a]	$4,6 \pm 0,7$[a]
ANP	90 ± 8[b]	34 ± 4[b]	$0,41 \pm 0,1$[b]	260 ± 14[b]	$9,4 \pm 0,7$[b]

Mittelwert ± Standardabweichung, [a] signifikant vs. Kontrolle, [b] signifikant vs. ÖP. PO_2 = Sauerstoffpartialdruck im arteriellen Blut, PCO_2 = CO_2-Partialdruck im arteriellen Blut, $ÖP$ = Ödematöse Pankreatitis, ANP = Akute nekrotisierende Pankreatitis, $Zell/Alv$ = Leukozytenzahl adhärent pro Alveole

Unterschiede zwischen Kontrollgruppe und ÖP waren statistisch nicht signifikant. Die Erythrozytenflußgeschwindigkeit war in der ANP-Gruppe signifikant langsamer als in der Kontrollgruppe bzw. ÖP-Gruppe. Zwischen ÖP und Kontrollgruppe fanden sich keine signifikanten Unterschiede. Eine Zunahme der Permeabilität in der ANP-Gruppe war statistisch signifikant gegenüber der Kontrollgruppe und der ÖP-Gruppe. Die Zunahme in der ÖP-Gruppe war signifikant gegenüber der Kontrollgruppe. Ebenso verhielt es sich mit dem Parameter Leukozytenadhäsion. Auch hier bestand ein signifikanter Unterschied zwischen ANP und ÖP, bzw. zwischen Kontrollgruppe und ÖP.

Diskussion

In dieser Studie wurden erstmalig die Mikrozirkulationsveränderungen bei ödematöser und nekrotisierender Pankreatitis verglichen. Signifikante Veränderungen bezüglich aller Parameter fanden sich in der Versuchsgruppe mit schwerer Pankreatitis, wohingegen Tiere mit ödematöser Pankreatitis lediglich bei der Permeabilität und der Leukozytenadhäsion signifikante Veränderungen zeigten. Diese Beobachtungen entsprechen der klinischen Erfahrung, daß Patienten mit ödematöser Pankreatitis nur ein lokalisiertes Krankheitsbild zeigen, wohingegen die nekrotisierende Pankreatitis häufig in ein Multiorgandysfunktionssyndrom übergeht.

Im Gegensatz zu Guice et al. [3] schlagen wir daher das Modell der schweren Pankreatitis und nicht das Modell der ödematösen Pankreatitis zur Erprobung neuer Therapiestrategien von Lungenfunktionsstörungen vor, wie sie bei der schweren akuten Pankreatitis auftreten.

Zusammenfassung

Hintergrund: Im Verlauf der akuten nekrotisierenden Pankreatitis kommt es häufig zu schweren respiratorischen Störungen. Klinisch imponieren ein Lungenödem und das Auftreten von Pleuraergüssen. Dies weist auf eine Störung der Kapillarpermeabilität hin. Ziel dieser Studie war es die Veränderungen der pulmonalen Mikrozirkulation, Gefäßpermeabilität und respiratorischen Funktion bei ödematöser Pankreatitis (ÖP), akut nekrotisierender Pankreatitis (ANP) sowie Kontrolltieren zu untersuchen.

Methode: Es wurden männliche Sprague-Dawley-Ratten verwandt (300 – 350 g). Die Induktion einer ÖP (n = 6) erfolgte durch intravenöse Infusion von 5 µg/kg Cerulein über 6 h. Eine ANP (n = 8) wurde durch Infusion von Gallensalzen in den Pankreasgang und nachfolgende intravenöse Ceruleingabe erzeugt. Gesunde Tiere (n = 6) dienten als Kontrolle. Nach 24 h wurden Veränderungen der Blutgase und der Atemfreqenz ermittelt. Anschließend wurden die Tiere tracheotomiert und mechanisch beatmet. Nach Thorakotomie erfolgte die Bestimmung des kapillären Blutflusses, der Kapillarpermeabilität und der Leukozyten-Endothel-Interaktion mit Hilfe der Intravitalmikroskopie. Anschließend wurde die kontralaterale Lunge zur histologischen Untersuchung entnommen.

Ergebnisse: Tiere mit ANP wiesen signifikant niedrigere pO_2- und pCO_2-Werte im Vergleich zur Kontrollgruppe und zur ÖP-Gruppe auf. Die Unterschiede zwischen Kontrollgruppe und ÖP waren statistisch nicht signifikant. Die Erythrozytenflußgeschwindigkeit war in der ANP-Gruppe signifikant langsamer als in der Kontrollgruppe bzw. ÖP-Gruppe. Zwischen ÖP und Kontrollgruppe fanden sich keine signifikanten Unterschiede. Eine Zunahme der Permeabilität in der ANP-Gruppe war statistisch signifikant gegenüber der Kontrollgruppe und der ÖP-Gruppe. Die Zunahme in der ÖP-Gruppe war signifikant gegenüber der Kontrollgruppe. Ebenso verhielt es sich mit dem Parameter Leukozytenadhäsion. Auch hier bestand ein signifikanter Unterschied zwischen ANP und ÖP, bzw. zwischen Kontrollgruppe und ÖP.

Zusammenfassung und Schlußfolgerung: In dieser Studie wurden die Mikrozirkulationsveränderungen bei ödematöser und nekrotisierender Pankreatitis verglichen. Signifikante Veränderungen fanden sich lediglich in der Versuchsgruppe mit schwerer Pankreatitis, wohingegen Tiere mit ödematöser Pankreatitis lediglich signifikante Veränderung bei der Permeabilität und der Leukozytenadhäsion zeigten. Diese Beobachtungen entsprechen der klinischen Erfahrung, daß Patienten mit ödematöser Pankreatitis nur ein lokalisiertes Krankheitsbild zeigen, wohingegen die nekrotisierende Pankreatitis häufig in ein Multiorgandysfunktionssyndrom übergeht.

Wir schlagen dieses Modell zur Erprobung neuer Therapiestrategien von im Rahmen der Pankreatitis aufgetretenen Lungenfunktionsstörungen vor.

Abstract

Background: Disturbances in respiratory function are common in the clinical course of acute necrotizing pancreatitis (ANP). Pleural effusion and lung edema are signs of impaired capillary microcirculation and increased vascular permeability. Therefore, the present study characterizes and compares pulmonary microcirculation, vascular permeability and respiratory function in mild edematous (EP) and severe necrotizing pancreatitis in rats.

Methods: We divided 18 male Sprague Dawley rats (300 – 350 g) into three groups of six rats each. EP was induced by i.v. infusion of 5 µg/kg cerulein over 6 h. ANP was induced by time, pressure, and volume-controlled intraductal infusion of 1.25 ml/kg glycodeoxycholic acid (10 mM/l) and consecutive exocrine hyperstimulation by i.v. infusion of 5 µg/kg cerulein over 6 h. Six healthy rats served as controls. Arterial blood gases were measured 24 h after disease onset. Thereafter mechanical ventilation, unilateral (left) thoracotomy for exposure of the lung, and intravital microscopy were performed. Leukocyte sticking, red blood cell velocity, and capillary permeability were determined.

594

Results: PO_2 and pCO_2 were lower in ANP than in EP and in controls. Red blood cell velocity was reduced in ANP. There were no differences between EP and controls. Vascular permeability was increased in ANP compared with EP. Permeability in EP was increased compared with controls. Leukocyte sticking was increased in ANP compared with EP and in EP compared with controls. All changes were statistically significant.

Conclusion: This study demonstrates alterations of pulmonary microcirculation in association with respiratory distress in severe but not in mild AP in the rat. This parallels the clinical feature in which edematous AP presents as a localized disease, whereas necrotizing pancreatitis is characterized by a multiorgan dysfunction syndrome. The present findings confirm previous studies demonstrating parallels of this model of necrotizing AP and severe human pancreatitis and suggest that it is suitable for evaluating novel therapies to counteract pancreatitis-associated lung injury disorders.

Literatur

1. Foitzik T, Eibl G, Hotz H, Forgacs B, Kahrau S, Kasten C, Buhr HJ (1999) Persistent Multiple Organ Microcirculatory Disorders Are A Hallmark Of Severe Acute Pancreatitis. Pancreas 19: 419 (Abstract)
2. Renner IG, Savage WT 3d, Pantoja JL, Renner VJ (1985) Death due to acute pancreatitis. A retrospective analysis of 405 autopsy cases. Dig Dis Sci Oct 30(10): 1005 – 1018
3. Guice KS, Oldham KT, Johnson KJ, Kunkel RG, Morganroth ML, Ward PA (1998) Pancreatitis-induced acute lung injury. An ARDS model. Annals of Surgery 208(1): 71 – 77

Korrespondenzadresse: S. Kahrau, Abteilung für Allgemein-, Gefäß- und Thoraxchirurgie, UKBF Berlin, Hindenburgdamm 30, 12200 Berlin, Telefon: 0 30-84 45-25 43, Fax: 0 30-84 45-27 40

Nachweis persistierender systemischer Mikrozirkulationsstörungen bei der akuten Pankreatitis – Ansatz für neue Therapiekonzepte

Persistent systemic microcirculatory disorders in severe acute pancreatitis – rationale for novel therapeutic strategies

Th. Foitzik, G. Eibl, S. Kahrau, C. Kasten und H. J. Buhr

Chirurgische Klinik I, Universitätsklinikum Benjamin Franklin, Freie Universität Berlin

Einleitung

Störungen der Mikrozirkulation (MZ) sind bei der akuten Pankreatitis (AP) nicht auf das Pankreas beschränkt, sondern lassen sich auch in anderen Organen nachweisen [1 – 5]. Dies hat die Frage aufgeworfen, welche Bedeutung die MZ für die Entwicklung des Pankreatitis-assoziierten Multiorganversagens hat und ob Maßnahmen zur Verbesserung der MZ über eine Verbesserung der Organfunktionen den Krankheitsverlauf günstig beeinflussen. Zur Beantwortung dieser Frage wurden Veränderungen der MZ und die Funktion verschiedener Organe zu verschiedenen Zeitpunkten nach AP-Induktion und unter Therapie mit MZ-fördernden Maßnahmen untersucht.

Methode

Induktion einer akut nekrotisierenden Pankreatitis (AP) bei Ratten durch eine standardisierte intraduktale Gallesalzinfusion (10 mM Glykodeoyxcholsäure) und exokrine Hyperstimulation (5 µg/kgKG Caerulein iv). Intravitalmikroskopische Untersuchung (IVM) des Pankreas, Kolons, der Leber und der Lunge in Gruppen von jeweils 6 – 8 Tieren 6, 24 und 48 Stunden nach AP-Induktion. Als Kontrollen wurden zusätzlich jeweils 6 schein-operierte Tiere (intraduktale und intravenöse Kochsalzinfusion) untersucht. Zur Bestimmung des kapillären Blutflusses wurden den Tieren zuerst Fluoreszein-markierte Erythrozyten injiziert, zur Bestimmung des Leukozyten-Rollings danach Rhodamin-markierte Leukozyten und zur Bestimmung der Kapillarpermeabilität zuletzt Fluoreszein-markiertes Dextran (MW 150 000) als Plasmamarker. Die Auswertung der aufgezeichneten Bildsequenzen (pro Tier 8 – 10 Felder mit jeweils 8 – 12 Kapillaren) erfolgte mit Hilfe eines Computerassistierten Bildanalyse-Systems [Einzelheiten in 2 – 4]. Neben dem Hämatokrit wurden bei allen Tieren Herzfrequenz, arterieller Mitteldruck und die arterielle Blutgase vor und nach AP-Induktion und vor und nach IVM gemessen. Ausgewertet wurden nur Tiere (n = 90), deren kardiorespiratorischen Parameter zu allen Zeitpunkten stabil waren (Kriterien in [2]).

In einer zweiten Serie erfolgte nach der AP-Induktion eine Randomisation in 2 Gruppen: Tiere der Gruppe 1 (n = 20) erhielten den Endothelin-A Rezeptor-Antagonisten *LU-135252* (Knoll AG; Ludwigshafen) in einer Dosierung von 40 mg/kg KG, Tiere der Gruppe 2

596

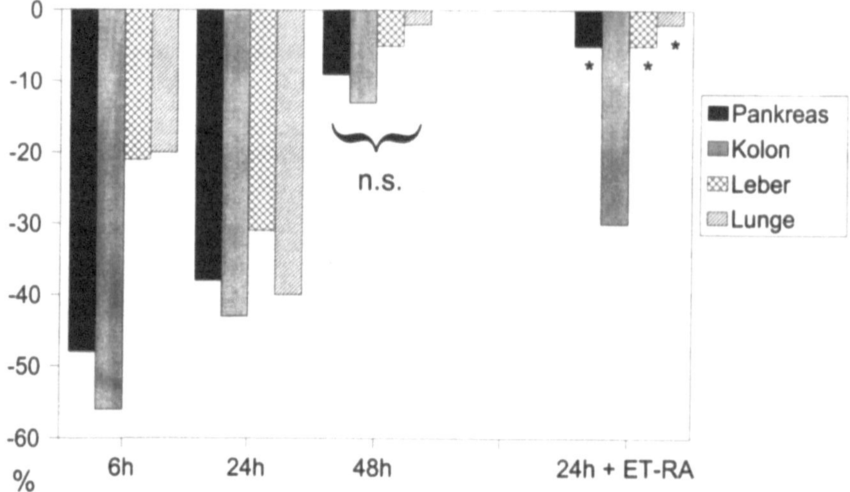

Abb. 1. Verminderung des kapillären Blutflusses in Pankreas, Kolon, Leber und Lunge 6, 24 und 48 Std. nach Pankreatitis-Induktion bzw. Pankreatitis-Induktion und Endothelin-Rezeptor-Blockade (ET-RA) im Vergleich zu gesunden (schein-operierten) Kontrolltieren. Säulen ohne Zeichen: $p < 0{,}05$ vs. Kontrollen; n.s.: $p > 0{,}05$ vs. Kontrollen; *) $p < 0{,}05$ ET-RA vs. NaCl-behandelte Tiere 24 Std. nach AP-Induktion

(n = 20) das entsprechende Volumen (0,2 ml) NaCl 0,9%. Die IVM erfolgten nach 24 Stunden, wobei bei jeweils 6 – 8 Tieren pro Gruppe Pankreas und Kolon, die Leber oder die Lunge untersucht wurde. Neben der Bestimmung der o. g. kardiorespiratorischen Parameter (Zeitpunkte 0, 6, 12, 24 Std.) wurden bei diesen Tieren auch die Trypsinogen-Aktivationspeptide (TAP) im Plasma nach 6 Stunden und die Urinausscheidung in den metabolischen Käfigen gemessen, bei den zur IVM der Leber vorgesehenen Tieren zusätzlich die Clearance von ^{99}Tm-markierten Nanocollpartikeln aus dem Blut, die die Phagozytose-Aktivität der Kupfferzellen erfaßt [5]. Bei weiteren 56 nach demselben Protokoll aber unter sterilen Kautelen operierten Tieren erfolgten nach 96 Stunden die mikrobiologische Bestimmung und Auszählung (Colony Forming Units = CFU) intestinaler Bakterien in den mesenterialen Lymphknoten und im Pankreas zum Nachweis der bakteriellen Translokation (Zeichen der Mukosabarrierestörung [3]).

Ergebnisse

Nach AP-Induktion ließen sich in allen untersuchten Organen Störungen der untersuchten Mikrozirkulaionsparameter nachweisen. Diese waren im Pankreas und im Kolon nach 6 Stunden am ausgeprägtesten, in der Leber und in der Lunge nach 24 Std. Nach 48 Stunden hatten sich der kapilläre Blutfluß wieder weitgehend normalisiert (Abb. 1), während die Kapillarpermeabilität (mit Ausnahme der Leber; Abb. 2) und das Leukozyten-Rolling (ohne Abbildung) auch zu diesem späten Zeitpunkt pathologisch erhöhte Werte zeigten. Der ET-RA verbesserte die MZ in allen untersuchten Organen. Am deutlichsten war der positive Effekt bei der Kapillarpermeabilität des Darmes, nicht signifikant beim Blutfluß

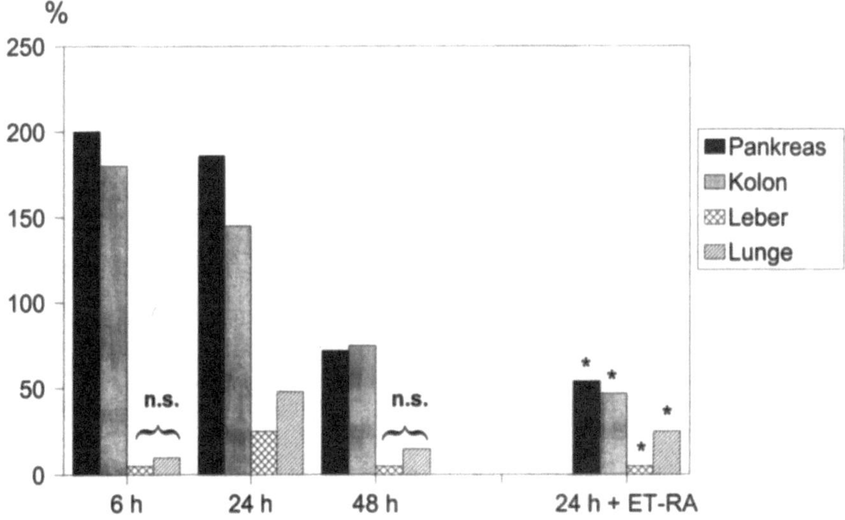

Abb. 2. Zunahme der Kapillarpermeabilität in Pankreas, Kolon, Leber und Lunge 6, 24 und 48 Std. nach Pankreatitis-Induktion bzw. Pankreatitis-Induktion und Endothelin-Rezeptor-Blockade (ET-RA) im Vergleich zu gesunden (schein-operierten) Kontrolltieren. Säulen ohne Zeichen: $p < 0,05$ vs. Kontrollen; n.s.: $p > 0,05$ vs. Kontrollen; *) $p < 0,05$ ET-RA vs. NaCl-behandelte Tiere 24 Std. nach AP-Induktion

in der Lunge (Abb. 1, 2). Die mit dem ET-RA behandelten Tiere hatten im Vergleich zu den mit Kochsalz behandelten Kontrollen nach 24 Stunden signifikant ($p < 0,05$) niedrige Hämatokritwerte (38 ± 1 vs. $45 \pm 2\%$), eine verbesserte Urinausscheidung ($0,28 \pm 0,03$ vs. $0,16 \pm 0,04$ ml/h)) und erfüllten im Beobachtungszeitraum seltener die Kriterien der respiratorischen Insuffizienz ($pO_2 < 80$ mmHg 17 vs. 67%). Die Nanocoll-Clearance war in der ET-RA Gruppe mit $3,2 \pm 0,4$ vs. $1,7 \pm 0,2$ ml/min signifikant verbessert, die bakterielle Translokation vermindert (mediane Keimzahl in Lymphknoten und Pankreas 10^3 vs. $10^6 - 10^8$ CFU/g).

Diskussion

Die vorliegenden Untersuchungen zeigen, daß Störungen der MZ bei AP nicht nur im Pankreas, sondern auch in Kolon, Leber und Lunge vorkommen und nicht auf das Initialstadium begrenzt sind, sondern sich auch noch nach 48 Std. nachweisen lassen, d. h. zu einem Zeitpunkt, zu dem sich in diesem Rattenmodell keine Erhöhung der Pankreasenzyme oder Proteasenspaltprodukte mehr feststellen läßt. Therapeutische Maßnahmen zur Verbesserungen der MZ (hier ET-Rezeptorenblockade) wirken sich in allen untersuchten Organgebieten aus. Gleichzeitig haben Tiere mit verbesserter MZ eine höhere Urinausscheidung, bessere Blutgase, eine bessere RES-Funktion der Leber und entwickeln weniger sekundäre Pankreasinfektionen, was auf eine Verbesserung der intestinalen Mukosabarriere hindeutet. Diese Beobachtungen lassen [1] den Schluß zu, daß die persistierenden systemischen Störungen der MZ bei der AP zum Pankreatitis-assoziierten Multiorgandysfunktionssyndrom beitragen und erklären [2], warum therapeutische Maßnahmen zur Verbesserung der MZ den Verlauf der AP günstig beeinflussen. Da die MZ-Störungen persistieren erscheint der Einsatz MZ-fördernder Maßnahmen auch bei verspätetem Therapiebeginn sinnvoll. Die Erforschung von Maßnahmen zur Verbesserung der MZ bei der AP und die klinische Umsetzung der experimentellen Erfahrungen auf diesem Gebiet sollten daher intensiviert werden.

Zusammenfassung

Hintergrund: Störungen der Mikrozirkulation (MZ) tragen bei der schweren akuten Pankreatitis (AP) zum Multiorganversagen bei. Dies hat die Frage aufgeworfen, in welchen Organen und wie lange nach AP-Induktion sich MZ nachweisen lassen und ob Maßnahmen zur Verbesserung der MZ über eine Verbesserung der Organfunktionen den Krankheitsverlauf günstig beeinflussen. Zur Beantwortung dieser Fragen wurden Veränderungen der MZ und Funktion verschiedener Organe zu verschiedenen Zeitpunkten nach AP-Induktion und unter Therapie mit MZ-fördernden Maßnahmen untersucht.

Methoden: Induktion der AP bei Ratten mit standardisierter Technik. Serie 1: Nach 6, 24 und 48 Std. intravitalmikroskopische Bestimmung von kapillärem Blutfluß, Kapillarpermeabilität und Leukozyten-Rolling in Pankreas, Kolon, Leber und Lunge (jeweils 6 – 8 Tiere). Organmonitoring: Herz (Frequenz, MAP), Lunge (Blutgase), Niere (Urinausscheidung). Serie 2: Nach AP-Induktion Randomisation: Gruppe 1 Therapie mit Endothelin-A-Rezeptorantagonist (ET-RA) LU135252 (40 mg/kg/die), Gruppe 2 ohne ET-RA. Zusätzlich Bestimmung der RES-Pagozytoseaktivität der Leber und der bakteriellen Translokation aus dem Darm.

Ergebnisse: Nach AP-Induktion kommt es zu signifikanten Störungen der MZ in allen (untersuchten) Organen, die zeitlich nicht auf das Initialstadium (6 Std) begrenzt sind. Therapeutische Maßnahmen zur Verbesserungen der MZ (hier durch ET-RA) wirken sich in allen (untersuchten) Organgebieten positiv aus und führen zu einer Verbesserung der Organfunktionen.

Schlußfolgerungen: Die persistierenden systemischen Störungen der MZ tragen zum Pankreatitis-assoziierten Multiorgandysfunktionssyndrom bei. Dies erklärt, warum (auch verspätet einsetzende) therapeutische Maßnahmen zur Verbesserung der MZ den Verlauf der AP günstig beeinflussen.

Abstract

Background: Microcirculatory disorders contribute to multiple organ dysfunction in acute pancreatitis (AP). The present study characterizes the changes in microcirculation (capillary blood flow, capillary permeability, and leukocyte rolling) in the pancreas, colon, liver, and lungs at different stages of severe experimental AP, and investigates whether therapy with a specific endothelin receptor antagonist (ET-RA), previously shown to significantly enhance microcirculation, improves AP-associated organ dysfunction.

Methods: Intravital microscopy and computerized image analysis (microcirculation) and measurements of heart rate and MAP, arterial blood gases, urine output, determination of plasma clearance of ^{99m}Tc-labeled Nanocoll (phagocytotic Kupffer cell activity) and live intestinal bacteria in mesenteric lymph nodes and the pancreas (gut barrier function) were carried out.

Results: Microcirculatory disorders in severe AP are not confined: (a) to the pancreas but can also be found in the colon, liver and lungs; (b) to the early stage of AP but persist until after 48 h, (c) to the blood stream but involve prolonged changes of capillary permeability and leukocyte endothelial interaction. ET-RA significantly improves microcirculation in all (investigated) organs. Improved microcirculation is associated with better urine output, blood gas values, hepatic phagocytotic activity, and gut barrier function.

Conclusion: The data suggest that AP is characterized by persistent multiorgan microcirculatory disturbances and that improvement of microcirculation (by ET-RA) counteracts multiple organ dysfunction. This is effective even when therapy is delayed, which explains improved survival following blockade of vasoactive mediators or hemodilution therapy (shown in previous studies). Research on therapeutic measures aimed at improving microcirculation should therefore be intensified and drugs positively tested in experimental AP be evaluated in clinical trials.

Literatur

1. Foitzik T, Hotz HG, Eibl G, Faulhaber J, Kirchengast M, Buhr HJ (1998) Endothelin-Rezeptorenblockade. Verbesserung der Mikrozirkulation und Verminderung der Kapillarpermeabilität auch außerhalb des Pankreas. Langenbecks Arch Chir Suppl 427–429
2. Hotz HG, Foitzik T, Rohweder J, Schulzke JD, Fromm M, Runkel NSF, Buhr HJ (1998) Intestinal microcirculation and gut permeability in acute pancreatitis. Early changes and therapeutic implications. J Gastrointest Surg 2:518–525
3. Eibl G, Foitzik T, Forgacs B, Wagner J, Kirchengast M, Buhr HJ (1999) Reduktion sekundärer Pankreasinfektionen bei akuter Pankreatitis durch Verbesserung der intestinalen Mikrozirkulation. Langenbecks Arch Chir Suppl 33–36
4. Schneider P, Foitzik T, Kahrau S, Buhr HJ (1999) Etablierung der Intravitalmikroskopie der Lunge im Rattenmodell. Langenbecks Arch Chir Suppl 507–510
5. Forgacs B, Wudel E, Franke J, Eibl G, Faulhaber J, Kahrau S, Buhr HJ, Foitzik T (1998) Impairment of RES function early in acute pancreatitis. Pancreas 17:433 (abstract)

Korrespondenzadresse: PD Dr. Th. Foitzik, Chirurgische Klinik I, Universitätsklinikum Benjamin Franklin, Freie Universität Berlin, Hindenburgdamm 30, 12200 Berlin, Fax: (030) 84 45-27 40, e-mail: foitzik@ukbf.fu-berlin.de

Messung der mikrovaskulären Permeabilität im Pankreas bei postischämischer Pankreatitis mittels intravitaler Video-Fluoreszenz-Mikroskopie

Measurement of microvascular permeability of the pancreas in postischemic pancreatitis by intravital fluorescence microscopy

E. von Dobschütz[1], S. Pahernik[1], T. Hoffmann[2], K. Meßmer[1] und M. Dellian[1,3]

[1] Institut für Chirurgische Forschung, Ludwig-Maximilians-Universität, München
[2] Maria-Theresia-Klinik, München
[3] HNO-Klinik, Ludwig-Maximilians-Universität, München

Einleitung

Eine erhöhte mikrovaskuläre Permeabilität ist ein frühes Zeichen der akuten Entzündungsreaktion. Bei der akuten Pankreatitis bedingt die Schädigung eine vermehrte Durchlässigkeit des mikrovaskulären Endothels für Makromoleküle und Wasser mit Ausbildung eines charakteristischen Gewebeödems. Die genauen Mechanismen und die Beteiligung einzelner für die Permeabilitätserhöhung verantwortliche Mediatoren wie Kinine, Komplement und proinflammatorische Zytokine sind bislang nicht vollständig geklärt. Die zur Abschätzung der mikrovaskulären Permeabilität verwendeten Methoden, wie die Bestimmung des Naß-Trockengewichts entzündeter Organe oder die Messung der Extravasation von Evans-Blau sind invasiv und lassen sich schwer mit funktionellen Messungen am Gewebe kombinieren. Jedoch ermöglicht die intravitale Video-Fluoreszenz-Mikroskopie die Beurteilung des initialen Mikrozirkulationsschadens bei akuter Pankreatitis durch Messung der Abnahme kapillärer Perfusion und Adhärenz aktivierter Leukozyten in postkapillären Venolen. Die bisher verwendete Abschätzung der Extravasation von Makromolekülen (leakage) mittels Intravitalmikroskopie ergibt qualitative Aussagen ohne absolute Permeabilitätsparameter. Ziel unserer Studie war daher die Etablierung eines Verfahrens zur quantitativen Messung der Gefäßpermeabilität im Pankreasgewebe mittels intravitaler Video-Fluoreszenz-Mikroskopie.

Methodik

Sprague-Dawley Ratten mit einem Gewicht von 200–260 g wurden nach Narkoseeinleitung durch Äther mittels Pentobarbital narkotisiert und mit einem Lachgas-Sauerstoffgemisch kontrolliert beatmet. Die Pankreatitis wurde entsprechend unserem Modell der normothermen Ischämie und Reperfusion des Pankreas induziert [1]. Hierzu wurden nach querer Laparotomie die A. gastroduodenalis, die A. lienalis, die A. gastrica sinistra und die A. pancreaticoduodenalis caudalis mikrochirurgisch dargestellt und mittels Gefäßclips für 60 min reversibel okkludiert. Folgende Versuchsgruppen wurden untersucht: a) Mikrovaskuläre Permeabilität des Pankreas ohne Gefäßokklusion (Kontrolle; n = 6); b) Mikrovaskuläre Permeabilität des Pankreas nach 60 Minuten normothermer Ischämie und 60 Minuten Reperfusion (Pankreatitis, n = 6); c) Mikrovaskuläre Permeabilität des Pankreas ohne Gefäßokklusion nach 15 minütiger Superfusion mit Histamin (10^{-5} M) als positive Kontrollgruppe (Histamin, n = 6). Zur Messung der Permeabilität wurde das Pankreas auf einem beweglichen Beobachtungstisch exponiert und bovines Rhodamin-markiertes Serumalbumin (BSA, 40 mg/kg KG) intravenös als Bolus appliziert. Der Antransport des markierten BSA wurde im Pankreasgewebe intravitalmikroskopisch mit einer hochempfindlichen SIT-Kamera in einem zufällig ausgewählten Beobachtunsfeld (ROI) registriert und auf Videoband vor und im Minutenabstand nach Applikation des BSA über 20 Minuten aufgezeichnet. Off-line wurde die Zunahme der Fluoreszenzintensität der aufgenommenen Bilder über den Beobachtungszeitraum densitometrisch durch digitale Bildanalyse gemessen. Darüber hinaus wurde das Verhältnis von Gefäßoberfläche zu Gefäßvolumen der Pankreasmikrogefäße im selben ROI durch Bildanalyse bestimmt. Nach Bestimmung der Pharmakokinetik von BSA im Plasma bei drei zusätzlichen Versuchstieren wurde die effektive mikrovaskuläre Permeabilität nach der Methode von Yuan et al. berechnet [2]. Die Kontrolle des Pankreatitismodells erfolgte an Hand der intravitalmikroskopischen Quantifizierung der Adhärenz von mit Rhodamin 6G markierten Leukozyten in postkapillären Venolen des Pankreas nach 120 minütiger Reperfusion des Pankreas. Die angegebenen Daten wurden mit dem U-Test gefolgt von der Bonferroni-Holm Korrektur auf signifikante Unterschiede überprüft (p < 0,05).

Ergebnisse

Die Ergebnisse der intravitalmikroskopischen Untersuchungen sind in der nachfolgenden Tabelle 1 dargestellt.

Tabelle 1. Mikrovaskuläre Permeabilität und Adhärenz aktivierter Leukozyten in exokrinem Pankreasgewebe unter Kontrollbedingungen, nach 60 Minuten Ischämie und 60 min (Permeabilität) bzw. 120 min (Leukozyten) Reperfusion sowie nach 15 minütiger Superfusion des Pankreasgewebes mit Histamin. Mittelwert ± SEM, # p < 0,003 versus Kontrolle, ## p < 0,002 versus Ischämie und Kontrolle, U-Test + Bonferroni Holm

Gruppe	Permeabilität ($\cdot 10^{-8}$ cm/s)	adhärente Leukozyten (Zellen/mm^2)
Kontrolle	2,08 ± 0,34	305 ± 57
60 min Ischämie	9,35 ± 0,78 #	905 ± 125 #
Histamin	21,55 ± 5,23 ##	–

Diskussion

Ischämie/Reperfusion gilt als initialer Mechanismus bei akuter Pankreatitis nach hämorrhagischem Schock, Pankreastransplantation, Aortenaneurysma-Operationen und extrakorporalem Bypass [3, 4]. Eine ischämische Schädigung des Pankreasgewebes, bedingt durch eine initiale Beeinträchtigung der Mikrozirkulation, wird als wichtiger Faktor für die Progression der akuten ödematösen Pankreatitis angesehen [5]. Die Mikrozirkulationsstörung wird vor allem durch eine Aktivierung und Störung der Barrierefunktion des Endothels der Mikrostrombahn des Pankreas hervorgerufen. Der bei gestörter Barrierefunktion vermehrte Austritt von Proteasen und aktivierten Leukozyten aus der Blutbahn könnte den Angriff dieser Aggressoren an der Zellmembran der Azinuszellen erleichtern [6]. Wir konnten mit unserer Methode nachweisen, daß 60 min Ischämie/Reperfusion des Pankreas eine nahezu fünffach erhöhte Durchlässigkeit des mikrovaskulären Endothels für Albumin bewirkt hat. Als wichtiger Mediator der akuten Entzündungsreaktion ist wahrscheinlich auch Histamin an der Permeabilitätserhöhung beteiligt. Wir haben daher in einer Positiv-Kontrollgruppe das mögliche Ausmaß der durch Histamin ausgelösten Permeabilitätserhöhung untersucht. Nach Superfusion des Pankreas mit Histamin zeigte sich dabei eine mehr als zehnfach erhöhte mikrovaskuläre Permeabilität für Albumin. Die Quantifizierung der Permeabilität wird in zukünftigen Experimenten Aussagen über den Effekt pathophysiologischer Noxen an der Endothelbarriere des Pankreas zugelassen.

Zusammenfassung

Hintergrund: Gesteigerte mikrovaskuläre Permeabilität und Ödem sind Charakteristika des inflammatorischen Schadens bei akuter Pankreatitis. Bisher steht jedoch keine experimentelle Methode zu Verfügung, die eine vom Untersucher unabhängige Quantifizierung der Permeabilität der Pankreasmikrogefäße bei gleichzeitiger Analyse anderer mikrozirkulatorischer Parameter *in vivo* zuläßt. Wir haben deshalb ein Verfahren zur Messung der Gefäßpermeabilität im Pankreasgewebe durch quantitative intravitale Video-Fluoreszenz-Mikroskopie etabliert.

Methodik: Sprague-Dawley Ratten (200–260 g KG) wurden unter Pentobarbital/N$_2$O-Anästhesie laparotomiert. Zur Messung der Permeabilität wurde Rhodamin-markiertes bovines Serumalbumin (BSA, 40 mg/kg KG) intravenös appliziert und sein Antransport im ausgelagerten Pankreasgewebe intravitalmikroskopisch mit einer hochempfindlichen SIT-Kamera registriert und auf Videoband aufgezeichnet. Off-line wurde die Fluoreszenzintensität in den Videobildern (Aufnahmezeitpunkte: vor und jede Minute bis 20 Minuten nach Applikation des BSA) densitometrisch durch digitale Bildanalyse gemessen. Nach Bestimmung der Pharmakokinetik von BSA im Plasma (n = 3) wurde aus diesen Bildern die mikrovaskuläre Permeabilität berechnet (Yuan et al., Microvasc Res 45: 269–289, 1993). Versuchsgruppen: a) Pankreas ohne Gefäßokklusion (Kontrolle; n = 6); b) normotherme Ischämie und Reperfusion (Pankreatitis, n = 6); c) Pankreas ohne Gefäßokklusion, 15 Minuten Superfusion mit Histamin (10^{-5} M) als Positivkontrolle (Histamin, n = 6). Zur Induktion einer postischämischen Pankreatitis wurden alle vier das Pankreas versorgenden Arterien für 60 Minuten mit Clip okkludiert. Die Kontrolle der Pankreatitis-Induktion erfolgte an Hand der Quantifizierung der Leukozyten/Endothel-Interaktion in postkapillären Venolen des Pankreas.

Ergebnisse: Am normalen Pankreas betrug die Permeabilität für BSA $2{,}08 \pm 0{,}34 \cdot 10^{-8}$ cm/s (Mittelwert ± SEM). Nach 60 Minuten Reperfusion des Pankreas war dieser Wert auf $9{,}35 \pm 0{,}78 \cdot 10^{-8}$ cm/s angestiegen (p < 0,003 vs. Kontrolle, U-Test + Bonferroni-Holm). Die Superfusion des Pankreas mit Histamin bewirkte, erwartungsgemäß, die höchste Steigerung der Permeabilität auf $21{,}55 \pm 5{,}23 \cdot 10^{-8}$ cm/s (p < 0,002 vs. Pankreatitis und vs. Kontrolle).

Schlußfolgerung: Mittels quantitativer intravitaler Video-Fluoreszenz-Mikroskopie kann die mikrovaskuläre Permeabilität unter Normalbedingungen und nach Induktion einer akuten Pankreatitis durch Ischämie/Reperfusion quantifiziert werden. Damit steht für die experimentelle Pankreatitisforschung erstmals eine *in vivo* Methode zur Quantifizierung der mikrovaskulären Gefäßpermeabilität und deren Beeinflußung durch Pharmaka zur Verfügung.

Abstract

Background: Enhanced microvascular permeability and edema formation are the initial inflammatory characteristics of acute pancreatitis. Currently, there is no experimental method available for exact quantification of microvascular permeability in vivo which can be combined with evaluation of other microcirculatory parameters. The aim of the study was to establish a method for quantification of microvascular permeability by intravital video-fluorescence microscopy.

. *Methods:* Sprague-Dawley rats (200 – 260 g b.w.) were laparotomized under pentobarbital/N_2O-anesthesia. After an intravenous bolus injection of bovine serum albumin (BSA, 40 mg/kg b.w.), BSA transport to the exteriorized pancreatic tissue was observed by fluorescence microscopy and recorded on videotape using a highly sensitive SIT camera. Images were recorded before and every minute up to 20 min after injection. The fluorescence intensity of the recorded pictures were evaluated off-line by densitometric measurement using digital image analysis. Effective microvascular permeability of the pancreas to albumin was calculated from BSA fluorescence kinetics in pancreas tissue and BSA plasma-pharmacokinetics obtained from separate experiments ($n = 3$) according to Yuan et al. Experimental groups were: (a) pancreas without vessel occlusion (sham; $n = 6$); (b) normotherm ischemia-reperfusion (pancreatitis, $n = 6$); (c) pancreas without vessel occlusion and 15-min superfusion by histamine (10^{-5} M) as positive control (histamine, $n = 6$). Postischemic pancreatitis was induced by 60-min occlusion of the arteries supplying blood to the pancreas. Pancreatitis induction was confirmed by quantification of leukocyte–endothelium interaction in postcapillary venules.

Results: Effective microvascular permeability to BSA was $2.08 \pm 0.34 \cdot 10^{-8}$ cm/s in normal pancreas (mean $\pm$ SEM). Values were elevated to $9.35 \pm 0.78 \cdot 10^{-8}$ cm/s by ischemia and 60-min of reperfusion ($P < 0.003$ vs sham, U-Test and Bonferroni-Holm). Superfusion of the pancreas by histamine resulted in an increase of permeability to $21.55 \pm 5.23 \cdot 10^{-8}$ cm/s ($P < 0.002$ vs pancreatitis and vs sham).

Conclusion: Using intravital fluorescence microscopy, microvascular permeability of the pancreas can be quantified under normal conditions and in postischemic pancreatitis. This new in vivo method can be used for the investigation of mechanisms influencing formation as well as therapeutic prevention of tissue edema in pancreatitis research.

Literatur

1. Hoffmannn TF, Leiderer R, Waldner H, Arbogast S, Messmer K (1995) Ischemia reperfusion of the pancreas: a new in vivo model for acute pancreatitis in rats. Res Exp Med Berl 195: 125 – 144
2. Yuan F, Leunig M, Berk DA, Jain RK (1993) Microvascular permeability of albumin, vascular surface area, and vascular volume measured in human adenocarcinoma LS174T using dorsal chamber in SCID mice. Microvasc Res 45: 269 – 289

3. Hoffmann TF, Leiderer R, Harris AG, Messmer K (1997) Ischemia and reperfusion in pancreas. Microsc Res Tech 37: 557 – 571
4. von Dobschuetz E, Hoffmann T, Messmer K (1999) Diaspirin cross-linked hemoglobin effectively restores pancreatic microcirculatory failure after hemorrhagic shock. Anesthesiology 91: 1754 – 1762
5. Klar E, Messmer K, Warshaw AL, Herfarth C (1990) Pancreatic ischemia in experimental acute pancreatitis: mechanism, significance, therapy. Br J Surg 77: 1205 – 1210
6. Rinderknecht H (1986) Activation of pancreatic zymogens: normal activation, premature intrapancreatic activation, protective mechanisms against inappropriate activation. Dig Dis Sci 31: 314 – 321

Korrespondenzadresse: E. von Dobschütz, Institut für Chirurgische Forschung, Ludwig-Maximilians-Universität, Marchioninistraße 15, 81366 München, e-mail: edobschu@icf.med.uni-muenchen.de

Bedeutung des Erhalts der gastroduodenalen Passage für gastrointestinale Hormone in der chirurgischen Therapie der chronischen Pankreatitis

Impact of preservation of the gastroduodenal transit on gastrointestinal hormones in surgery for chronic pancreatitis

C. Bloechle[1], T. v. Schrenck[2], A. de Weerth[2], T. Strotmann[1], A. M. F. Stenger[1] und J. R. Izbicki[1]

[1] Abteilung für Allgemeinchirurgie
[2] Medizinische Klinik, Universitäts-Krankenhaus Hamburg-Eppendorf

Einleitung

Die chirurgischen Therapieprinzipien der chronischen Pankreatitis sind Drainage und Resektion [1]. Die klassische Resektion stellt die partielle Pankreatoduodenektomie (PD) nach Whipple dar, die eine Resektion der gastroduodenalen Passage einschließt. Die duodenumerhaltende Pankreaskopfresektion (DEPKR) nach Beger beinhaltet eine subtotale Pankreaskopfresektion. Die erweiterte Drainage nach Frey verbindet eine limitierte Pankreaskopfexzision mit einer longitudinalen Pankreatikojejunostomie (LPHE-LPJ) [2]. DEPKR und LPHE-LPJ erhalten die gastroduodenale Passage und die Gallengangskontinuität. Da anatomische Veränderungen funktionelle Alterationen im Gastrointestinaltrakt durch veränderte Profile gastrointestinaler Hormone bedingen können, war es Ziel dieser Studie, den Einfluß des Erhalts der gastroduodenalen Passage durch die DEPKR und LPHE-LPJ im Vergleich zur PD auf die regulativ auf den Gastrointestinaltrakt wirkenden Hormone Neurotensin (NT), pankreatisches Polypeptid (PP) und Peptid YY (PYY) zu untersuchen.

Methodik

In einer randomisierten Studie wurden 24 Patienten mit chronischer Pankreatitis entweder einer PD (n = 8), einer DEPKR (n = 8) oder einer (LPHE-LPJ) (n = 8) zugeführt. Zusätzlich zur Standarddiagnostik (CT, ERCP, Doppler-US, Pankreolauryltest, OGTT) wurden jeweils präoperativ und 6 Monate postoperativ die Plasmakonzentrationen von NT, PP und PYY vor und nach Stimulation durch eine standardisierte Testmahlzeit (t: − 30, − 15, 0, + 15, + 30, + 45, + 60, + 75, + 90, + 120 min) in Radioimmunoassays bestimmt. Die Testmahlzeit (550 ml, 1062 kcal) setzte sich zu 15% aus Eiweiß, 27% aus Fett und 58% aus Kohlehydraten zusammen. Als Kontrollgruppe dienten 6 gesunde Probanden. Die Ergebnisse sind als Mittelwerte (MW) mit mittlerem Fehler des Mittelwertes (SEM) angegeben. Die Integrale der nicht normalverteilten Ergebnisse wurden mit dem Mann-Whitney-U Test auf ihre Signifikanz hin untersucht. Das Signifikanzniveau wurde mit p < 0,05 festgelegt.

Ergebnisse

Bei den Patienten mit chronischer Pankreatitis kam es präoperativ zu einem Anstieg des NT von 27,8 auf 46,1 pmol/l 15 min nach Stimulation mit nahezu konstanten Sekretionsplateau bis 120 min nach Stimulation. Bei Probanden lag die Nüchternsekretion bei 74,7 pmol/l und stieg 15 min nach Stimulation auf 117 pmol/l ($p < 0{,}01$) mit nahezu konstanten Plateau bis 120 min an (Abb. 1 a). Sechs Monate postoperativ kam es in PD-Gruppe zu einem verzögerten Anstieg des NT von 20,7 auf 39,3 pmol/l 120 min nach Stimulation. Nach DEPKR stieg die NT-Konzentration von 32,4 auf 65,5 pmol/l und nach LPHE-LPJ von 37,1 auf 68,1 pmol/l jeweils 30 min nach Stimulation mit einem konstanten Plateau über 120 min ($p < 0{,}05$ vs. PD; Abb. 1 b).

Präoperativ stieg bei Patienten mit chronischer Pankreatitis die Plasmakonzentration des PP von 30,4 auf 104 pmol/l 30 min nach Stimulation mit einem Konzentrationsplateau bis 120 min. Die Nüchternsekretion in der Kontrollgruppe betrug 11,5 pmol/l und stieg nach Stimulation innerhalb von 30 min auf 72,4 pmol/l an, um dann sukzessive auf 27,3 pmol/l nach 120 min abzufallen (Abb. 2 a). Postoperativ betrug die mittlere PP-Konzentration in der PD-Gruppe 5,1 pmol/l und zeigte nach Stimulation keinen Anstieg über 120 min. Im Vergleich dazu stieg die PP-Konzentration in der DEPKR-Gruppe von 7,3 auf 27,3 pmol/l innerhalb von 15 min nach Stimulation mit einem langsamen Abfall auf 14,2 pmol/l nach 120 ($p < 0{,}05$ vs. PD). In der LPHE-LPJ-Gruppe stieg die PP-Konzentration von 22,8 auf maximal 60,9 pmol/l 45 min nach Stimulation mit einem Plateau bis 120 min ($p < 0{,}01$ vs. PD; Abb. 2 b).

Vor dem operativen Eingriff lag die Nüchternsekretion für PYY bei Patienten mit chronischer Pankreatitis bei 19,4 pmol/l und stieg 60 min nach Stimulation auf maximal 52,3 pmol/l mit einem nahezu konstanten Konzentrationsplateau bis 120 min. In der Kontrollgruppe hingegen betrug die Nüchternsekretion 15,1 pmol/l und stieg 45 min nach Stimulation auf maximal 30,3 pmol/l 60 min mit ebenfalls konstanten Konzentrationsplateau bis 120 min an ($p < 0{,}05$; Abb. 3 a). Postoperativ stieg die mittlere PYY-Konzentration in der PD-Gruppe von 35,1 auf 61,8 pmol/l, in der DEPKR-Gruppe von 30,0 auf 65,1 pmol/l und in der LPHE-LPJ-Gruppe von 27,9 auf 60,1 pmol/l jeweils 30 min nach Stimulation mit einem nahezu konstanten Konzentrationsplateau bis 120 min (PD vs. DEPKR und LPHE-LPJ: $p > 0{,}05$; Abb. 3 b).

Diskussion

NT wird zu 90% mit nach aboral hin zunehmender Konzentration im Duodenum, Jejunum und Ileum sezerniert und bewirkt auf den physiologischen Stimulus der Fettingestion eine Abnahme der gastralen Säuresekretion, eine Hemmung der Magenentleerung und eine Inhibition der interdigestiven motorischen intestinalen Peristaltik [3 – 5].

PP wird vornehmlich im Pankreaskopf und im Processus uncinatus produziert und bewirkt auf seinen physiologischen Reiz, d. h. die Aufnahme von vor allem Proteinen, aber auch Fetten mit der Nahrung, eine Inhibition der biliären Bilirubinsekretion, eine Inhibition der exokrinen Pankreassekretion und vor allem eine Inhibition der vagalen Aktivität [6, 7].

PYY wird mit nach aboral zunehmender Konzentration in mukosalen endokrinen Zellen des Dünndarms, des Kolons und des Rektums gebildet und bewirkt insbesondere nach Passage von Nahrungsfetten in das distale Ileum und das Kolon eine deutliche Verzöge-

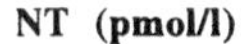

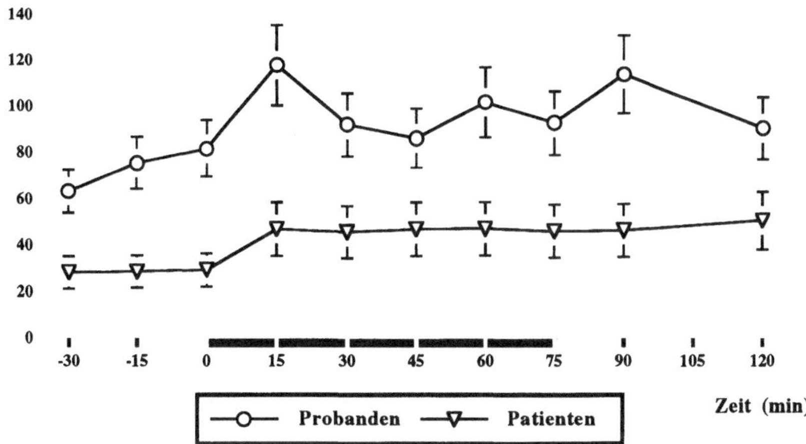

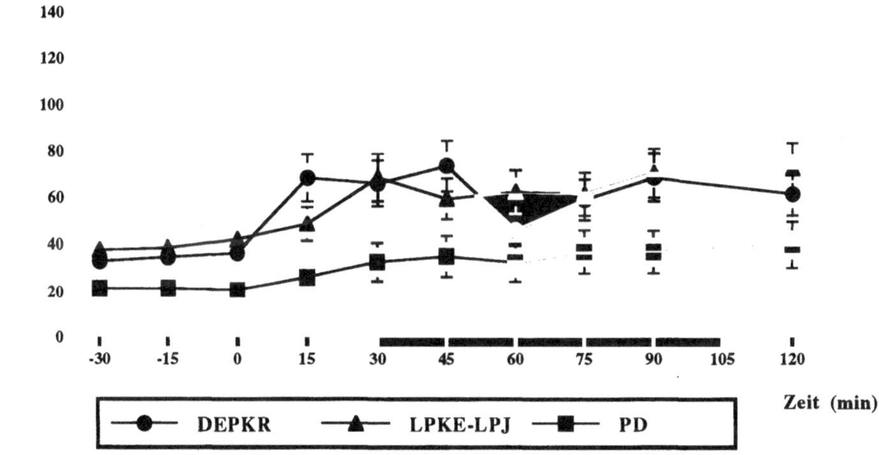

Abb. 1. a Die mittlere Plasmakonzentrationen von Neurotensin (NT) vor und nach Stimulation durch eine standardisierte Testmahlzeit in der Kontrollgruppe von Probanden (n = 6) und der Patientengruppe mit chronischer Pankreatitis (n = 24) vor dem operativen Eingriff. (MW ± SEM; Mann-Whitney-U-Test: Integral Probanden vs. Patienten: p < 0,01). **b** Die mittlere Plasmakonzentrationen von Neurotensin (NT) vor und nach Stimulation durch eine standardisierte Testmahlzeit bei Patienten 6 Monate nach duodenumerhaltender Pankreaskopfresektion (DEPKR: n = 8), nach lokaler Pankreaskopfexzision und longitudinaler Pankreatikojejunostomie (LPKE-LPJ: n = 8) sowie nach partieller Pankreatoduodenektomie (PD: n = 8) (MW ± SEM; Mann-Whitney-U-Test: Integral PD vs. DEPKR und LPKE-LPJ: p < 0,05)

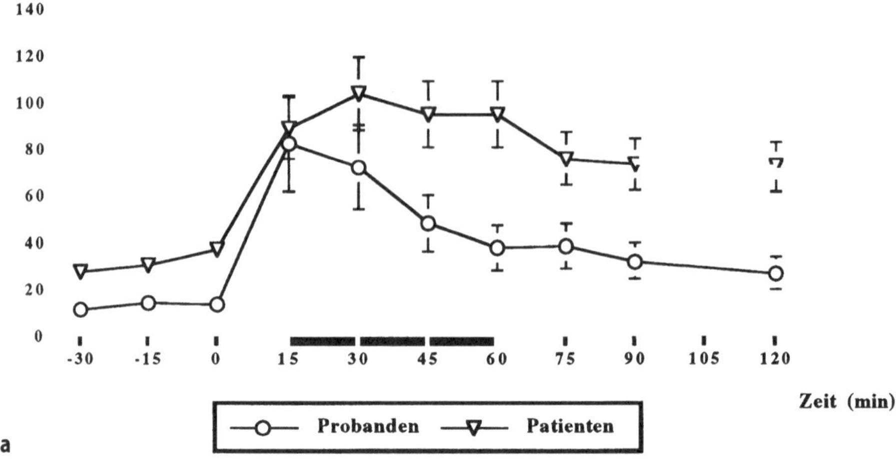

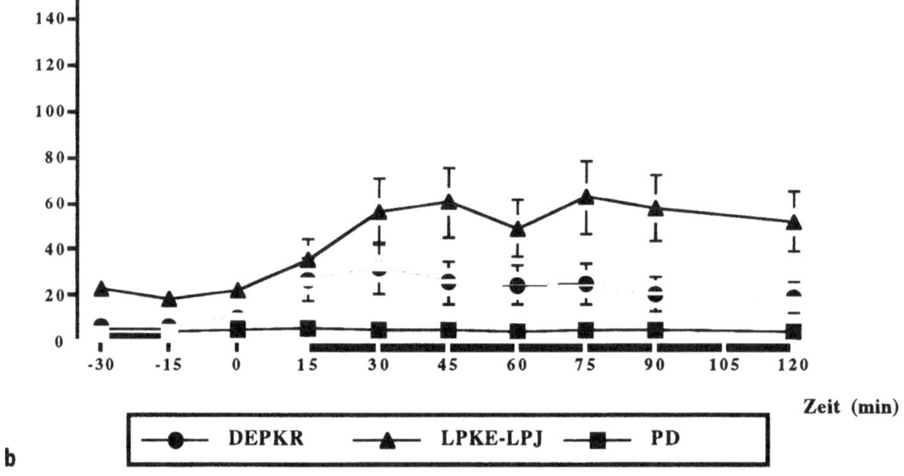

Abb. 2. a Die mittlere Plasmakonzentrationen von pankreatischem Polypeptid (PP) vor und nach Stimulation durch eine standardisierte Testmahlzeit in der Kontrollgruppe von Probanden (n = 6) und der Patientengruppe mit chronischer Pankreatitis (n = 24) vor dem operativen Eingriff. (MW ± SEM; Mann-Whitney-U-Test: Integral Probanden vs. Patienten: p < 0,01). **b** Die mittlere Plasmakonzentrationen von Neurotensin (NT) vor und nach Stimulation durch eine standardisierte Testmahlzeit bei Patienten 6 Monate nach duodenumerhaltender Pankreaskopfresektion (DEPKR: n = 8), nach lokaler Pankreaskopfexzision und longitudinaler Pankreatikojejunostomie (LPKE-LPJ: n = 8) sowie nach partieller Pankreatoduodenektomie (PD: n = 8) (MW ± SEM; Mann-Whitney-U-Test: Integral PD vs. DEPKR: p < 0,05; PD vs. LPKE-LPJ: p < 0,01)

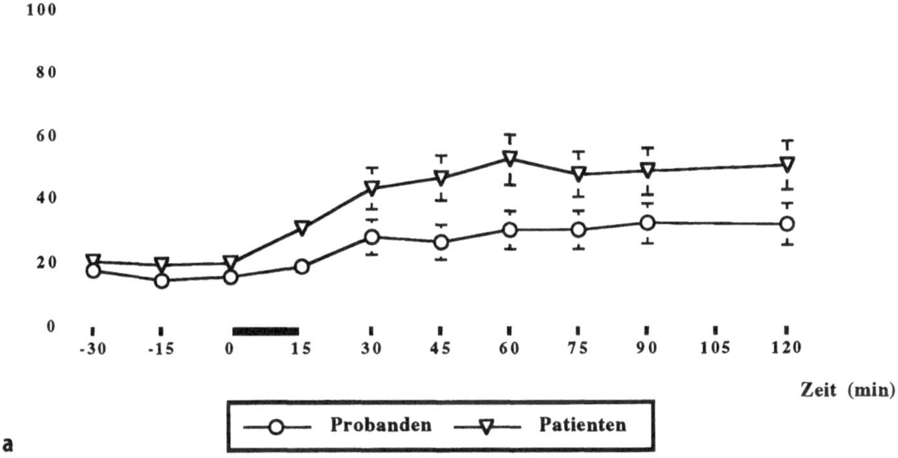

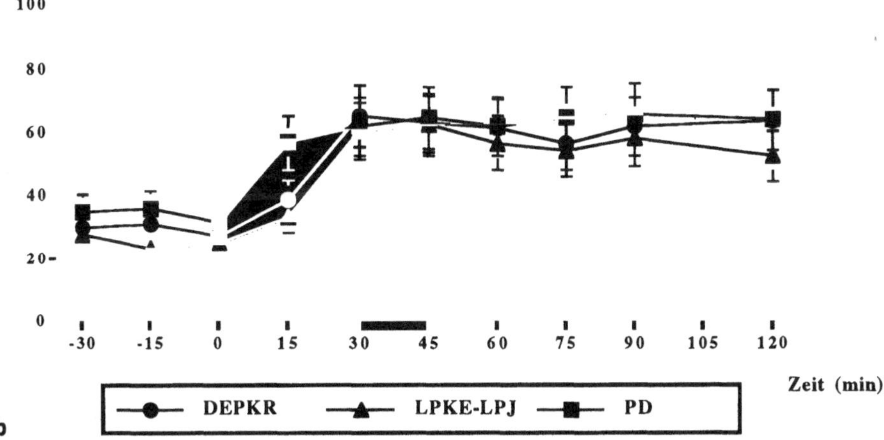

Abb. 3. **a** Die mittlere Plasmakonzentrationen von Peptid YY (PYY) vor und nach Stimulation durch eine standardisierte Testmahlzeit in der Kontrollgruppe von Probanden (n = 6) und der Patientengruppe mit chronischer Pankreatitis (n = 24) vor dem operativen Eingriff. (MW ± SEM; Mann-Whitney-U-Test: Integral Probanden vs. Patienten: p < 0,05). **b** Die mittlere Plasmakonzentrationen von Peptid YY (PYY) vor und nach Stimulation durch eine standardisierte Testmahlzeit bei Patienten 6 Monate nach duodenumerhaltender Pankreaskopfresektion (DEPKR: n = 8), nach lokaler Pankreaskopfexzision und longitudinaler Pankreatikojejunostomie (LPKE-LPJ: n = 8) sowie nach partieller Pankreatoduodenektomie (PD: n = 8) (MW ± SEM; Mann-Whitney-U-Test: Integral PD vs. DEPKR: p > 0,05; PD vs. LPKE-LPJ: p > 0,05)

rung der Magenentleerung und der intestinalen Passage; es wird daher für den Mechanismus des „ileal brake" verantwortlich gemacht [8, 9].

Der Erhalt der gastroduodenalen Passage durch die DEPKR nach Beger und die LPHE-LPJ nach Frey steigern die NT-Stimulation, während die PD nach Whipple zu einer Verzögerung der NT-Stimulation führt. In Übereinstimmung mit tierexperimentellen Ergebnissen [10] bleibt nach DEPKR und LPHE-LPJ, jedoch nicht nach PD die PP-Stimulation erhalten. Auf die PYY-Sekretion hat der Erhalt der gastroduodenalen Passage keinen Einfluß.

Zusammenfassung

Hintergrund: In der chirurgischen Therapie der chronischen Pankreatitis (CP) stellt die partielle Pankreatoduodenektomie (PD) nach Whipple die klassische Resektion dar, die eine Entfernung der gastroduodenalen Passage einschließt. Die duodenumerhaltende Pankreaskopfresektion (DEPKR) nach Beger, die eine subtotale Pankreaskopfresektion beinhaltet, und die erweiterte Drainage nach Frey, die eine lokale limitierte Pankreaskopfexzision mit der longitudinalen Pankreatikojejunostomie (LPHE-LPJ) verbindet, erhalten beide die gastroduodenale Passage. Da anatomische Veränderungen funktionelle Alterationen im Gastrointestinaltrakt durch veränderte Profile gastrointestinaler Hormone bedingen können, war es *Ziel dieser Studie*, den Einfluß des Erhalts der gastroduodenalen Passage durch die DEPKR und LPHE-LPJ im Vergleich zur PD auf die Sekretion der Hormone Neurotensin (NT), pankreatisches Polypeptid (PP) und Peptid YY (PYY) zu untersuchen.

Methodik: In einer randomisierten Studie wurden 24 Patienten mit CP entweder einer PD (n = 8), einer DEPKR (n = 8) oder einer (LPHE-LPJ) (n = 8) zugeführt. Die Plasmakonzentrationen von NT, PP und PYY wurden vor und nach Stimulation durch eine standardisierte Testmahlzeit (550 ml, 1062 kcal) jeweils präoperativ und 6 Monate postoperationem bestimmt. Als Kontrollgruppe dienten 6 gesunde Probanden.

Ergebnisse: Bei den Patienten mit CP kam es präoperativ zu einem Anstieg des **NT** von 27,8 auf 46,1 pmol/l 15 min nach Stimulation, des **PP** von 30,4 auf 104 pmol/l nach 30 min und des **PYY** von 19,4 auf 52,3 pmol/l nach 60 min. Sechs Monate postoperativ kam es in PD-Gruppe zu einem verzögerten Anstieg des **NT** von 20,7 auf 39,3 pmol/l 120 min nach Stimulation. In der DEPKR-Gruppe stieg die **NT**-Konzentration von 32,4 auf 65,5 pmol/l und in der LPHE-LPJ-Gruppe von 37,1 auf 68,1 pmol/l jeweils 30 min nach Stimulation. In der PD-Gruppe betrug die mittlere **PP**-Konzentration 5,1 pmol/l und zeigte nach Stimulation keinen Anstieg über 120 min. In der DEPKR-Gruppe stieg die **PP**-Konzentration von 7,3 auf maximal 27,3 pmol/l und in der LPHE-LPJ-Gruppe von 22,8 auf maximal 60,9 pmol/l. Die mittlere **PYY**-Konzentration stieg in der PD-Gruppe von 35,1 auf auf 61,8 pmol/l, in der DEPKR-Gruppe von 30,0 auf 65,1 pmol/l und in der LPHE-LPJ-Gruppe von 27,9 auf 60,1 pmol/l jeweils 30 min nach Stimulation.

Schlußfolgerung: Der Erhalt der gastroduodenalen Passage durch die DEPKR und die LPHE-LPJ steigern die NT-Stimulation, während die PD diese verzögert. Gleichzeitig bleibt nach DEPKR und LPHE-LPJ, jedoch nicht nach PD die PP-Stimulation erhalten. Auf die PYY-Sekretion hat der Erhalt der gastroduodenalen Passage keinen Einfluß.

Abstract

Background: In chronic pancreatitis (CP), classical resection, i.e., partial pancreatoduodenectomy (PD) according to Whipple, includes resection of the distal stomach and duodenum. Duodenum-preserving resection of the head of the pancreas (DPRHP) and local pancreatic head excision with longitudinal pancreaticojejunostomy (LPHE-LPJ) preserve gastrointestinal (GI) transit. The aim of this study was to analyze the impact of preservation of the GI transit on the secretion of GI function regulating the hormones neurotensin (NT), pancreatic polypeptide (PP), and peptide YY (PYY).

Methods: In a prospective randomized trial, 24 patients suffering CP underwent either PD ($n = 8$), DPRHP ($n = 8$), or LPHE-LPJ ($n = 8$). Prior to and 6 months after surgery, plasma concentrations of NT, PP, and PYY were determined before and after standardized test meal stimulation (550 ml, 1062 kcal). Six healthy persons served as controls.

Results: Prior to surgery, NT increased from 27.8 to 46.1 pmol/l ($P < 0.05$), PP from 30.4 to 104 pmol/l and PYY from 19.4 to 52.3 pmol/l. Six months after surgery, in the PD group the rise of NT (20.7 to 39.3 pmol/l) was delayed. After DPRHP, NT-concentration rose from 32.4 to 65.5 pmol/l, and after LPHE-LPJ from 37.1 to 68.1 pmol/l. Postoperatively, in the PD group, PP concentration was constantly around 5.1 pmol/l. After DPRHP, PP increased from 7.3 to 27.3 pmol/l and after LPHE-LPJ from 22.8 to 60.9 pmol/l. Postoperatively, PYY concentrations were not significantly different between groups.

Conclusions: Preservation of GI transit by DPRHP and LPHE-LPJ results in an increased NT secretion, while NT secretion is decreased after PD. PP secretion is maintained after DPRHP and LPHE-LPJ, but not after PD. PYY secretion is not influenced by GI transit preserving surgery for CP.

Literatur

1. Izbicki JR, Bloechle C, Broering DC, Knoefel WT, Kuechler T, Broelsch CE (1998) Extended drainage versus resection in surgery for chronic pancreatitis – Prospective randomized trial comparing the longitudinal pancreaticojejunostomy combined with local pancreatic head excision with the pylorus preserving pancreatoduodenectomy. Ann Surg 228: 771–779
2. Izbicki JR, Bloechle C, Knoefel WT, Kuechler T, Binmoeller KF, Broelsch CE (1995) Duodenum preserving resections of the head of the pancreas in chronic pancreatitis – A prospective randomized trial. Ann Surg 221: 350–358
3. Polak JM, Sullivan SM, Bloom AMJ, Facer, P, Brown MR, Pearse, AGE (1977) Specific localization of neurotensin to the N cell in human intestine by radioimmunoassay and immunocytochemistry. Nature 270: 183–184
4. Blackburn AM, Bloom SR, Long RG, Fletcher DR, Christofides ND, Fitzpatrick ML, Baron JM (1980) Effect of neurotensin on gastric function in man. Lancet 1: 987–989
5. Lin TM, Chance RE, Ronald E (1974) Candidate hormones of the gut. Bovine pancreatic polypeptide and avian pancreatic polypeptide. Gastroenterology 67: 730–755
6. Greenberg GR, McCloy RF, Adrian TE, Chadwick VS, Baron JH, Bloom SR (1978) Inhibition of pancreas and gallbladder by pancreatic polypeptide. Lancet 16: 1280–1282
7. Whitcomb DC, Taylor IL, Vigna SR (1990) Characterization of saturable binding sites for circulating pancreatic polypeptide in rat brain. Am J.Physiol 259: G687–G691
8. Lundberg JM, Tatemoto K, Terenius L, Hellstroem P, Mutt V, Hoekfelt T, Hamberger B (1982) Localisation of peptide YY (PYY) in gastrointestinal endocrine cells and effects on ontestinal blood flow and motility. Proc Natl Acad Sci 79: 4471–4475
9. Sheikh SP (1991) Neuropeptide Y and peptide YY: Major modulators of gastrointestinal blood flow and function. Am J Physiol 261: G701–G715
10. Malfertheiner P, Sarr MG, Nelson DK, DiMagno EP (1994) Role of the duodenum in postprandial release of pancreatic and gastrointestinal hormones. Pancreas 9: 13–19

Korrespondenzadresse: Priv. Doz. Dr. med. C. Bloechle, Abteilung für Allgemeinchirurgie, Universitätskrankenhaus Eppendorf, Martinistraße 52, 20246 Hamburg, Telefon: 0 40-4 28 03-44 01, Fax: 0 40-4 28 03-67 56

Magenentleerung nach distaler Gastrektomie mit Rekonstruktion nach Roux-Y versus ileocoecaler Interposition*

Gastric emptying rates following partial gastrectomy and Roux-en-Y reconstruction compared with an ileocecal interpositional graft

J. Metzger[1], L. Degen[2], C. Beglinger[2], L. Gürke[3], W. Studer[4], M. Siegemund[4], M. Heberer[3], F. Harder[3] und M. von Flüe[1]

[1] Chirurgische Klinik A, Kantonsspital Luzern
[2] Abteilung für Gastroenterologie, Universitätsspital Basel
[3] Departement Chirurgie, Universitätsspital Basel
[4] Departement Anästhesiologie, Universitätsspital Basel

Einleitung

Pylorusverlust infolge partieller distaler Gastrektomie kann trotz Roux-Y Rekonstruktion Dumpingsymptome verursachen. Ursächlich liegt wahrscheinlich eine beschleunigte Magenentleerung infolge raschem Übertritt der Nahrung in den abführenden Dünndarmschenkel vor. Chirurgische Versuche zur Verzögerung der Passage wurden durch Longmire mittels Interposition einer 20 cm langen anisoperistaltischen Jejunumschlinge propagiert. Versuche den Pylorus mit einem autologen Sphinkter zu ersetzen sind bisher nicht beschrieben. Das ileocoecale Segment verfügt mit der Bauhinklappe über einen physiologischen Sphinktermechanismus, welcher retrograd (coeko-ileal) als Refluxbarriere wirksam ist. Anhand von 29 Patienten mit ileocoecaler Interposition zwischen Oesophagus und Duodenum als Magenersatz konnten wir wirksamen Antirefluxmechanismus der Ileocoecalklappe zeigen [1–3]. Diese guten Erfahrungen rechtfertigen die Prüfung der ileocoecalen Einheit als Dumpingprophylaxe. Vorliegende Arbeit prüft die Hypothese, daß ileocoecale Interposition zwischen Magenrest und Duodenum nach partieller distaler Gastrektomie die Entleerung des verbleibenden Magens verzögert und damit den Pylorus funktionell ersetzt. Ziel dieser Studie war es die Magenentleerungsgeschwindigkeiten nach Roux-Y und ileocoecalen Rekonstruktionen im tierexperimentellen Modell nachzuweisen.

Methodik

Das Studienprotokoll wurde von der Ethischen Kommission des Kantonalen Veterinäramtes genehmigt (Protokoll # 1598). 30 Göttinger Minipigs (SPF)[1] wurden von der

---

* Diese Arbeit wurde vom Schweizerischen Nationalfonds unterstützt 3200-051150.97/1
[1] Spezifisch pathogen frei

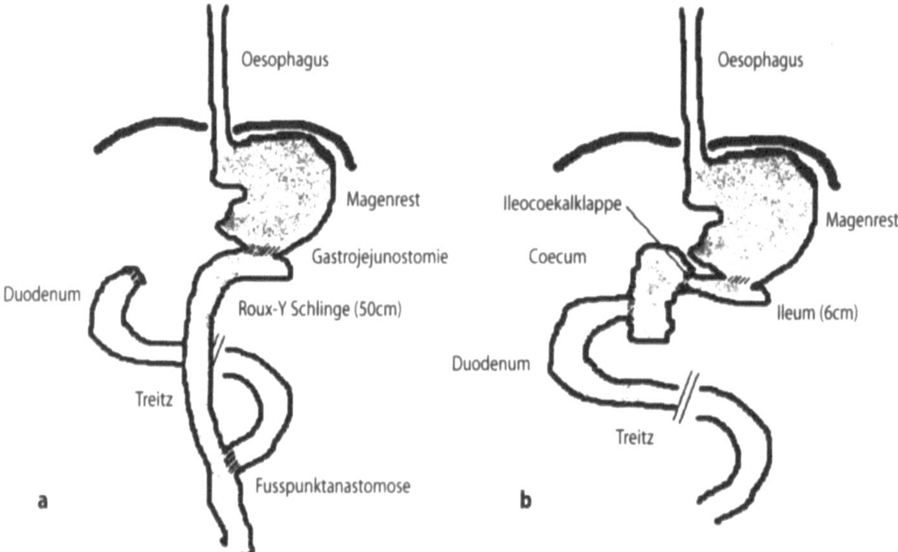

Abb. 1. **a** Distale Gastrektomie und Roux-Y Rekonstruktion mit einem 50 cm langem Jejunumschenkel. **b** Distale Gastrektomie und ileocoecale Interposition zwischen Restmagen und Duodenum

Firma Ellgaard in Dänemark bezogen und 3 Wochen praeoperativ zur Quarantäne und Akklimatisation in eine akkreditierte Tierstation transportiert. Zweimal wöchentlich wurden die Tiere daran gewöhnt ohne Sedation ruhig in einer speziellen Hängevorrichtung still zu stehen als Vorbereitung für die postoperativen szintigraphischen Untersuchungen. Die Tiere wurden in drei Gruppen randomisiert: Gruppe 1: standardisierte distale Gastrektomie und Roux-Y Rekonstruktion, Gruppe 2: standardisierte distale Gastrektomie und ileocoecale Interposition, Gruppe 3: Laparotomie (= Kontrolltiere). Nach 12 stündigem Fasten wurden die Tiere mit 20 mg Ketamin pro kg KG, 1 mg Climazolamum pro kg KG und 0,5 mg Atropin i.m. praemediziert. Nach Intubationsnarkose und Einlegen eines arteriellen Katheters wurden die Minipigs median laparotomiert. Bei der Gruppe 1 und 2 wurde 10 cm distal der Kardia der Magen abgesetzt und anschließend entweder die Rekonstruktion nach Roux-Y (Abb. 1a) oder mit einem ileocoecalen Interponat (Abb. 1b) durchgeführt. Bei den Kontrolltieren wurde nur eine „sham" Laparotomie vorgenommen. Unmittelbar postoperativ wurden die Tiere extubiert und während 12 Stunden engmaschig überwacht. Ab dem 1. postoperativen Tag wurden die Tiere mit speziellem Weichfutter (Hill's PRESCRIPTION DIET a/d) ernährt.

Die Magenentleerung wurde szintigraphisch 3 und 6 Monate postoperativ gemessen [4, 5]. Eine Weichfutter-Standardnahrung versetzt mit 3 mCi ^{99m}Technetium (= ^{99m}Tc) markierten Harzkügelchen ($\varnothing$ 1 mm) wurde den Minipigs verfüttert. Unmittelbar nach Fütterungsende wurden mit einer Gamma Kamera im lateralen Strahlengang von beiden Seiten Bilder am stehenden Tier für je 2 Minuten aufgenommen.

Tabelle 1. Magenentleerungsgeschwindigkeit

	Roux-Y		Ileocoecal		Kontrolle	
	3 Mte	6 Mte	3 Mte	6 Mte	3 Mte	6 Mte
Lag phase[a] (min)	30 ± 6	48 ± 12.8	$68 \pm 13{,}2$	$97 \pm 34{,}2$	$194 \pm 38{,}6$	$184 \pm 35{,}7$
T_{50} (min)[b]	$106 \pm 8{,}6$	$117 \pm 16{,}4$	$299 \pm 35{,}3$	$304 \pm 32{,}2$	$430 \pm 129{,}2$	$344 \pm 42{,}1$

Daten sind mit Mittelwerten $\pm$ SEM angegeben; [a] Zeit bis 10% entleert sind [b] Zeit bis 50% des Mageninhaltes entleert sind

Datenanalyse

Die Radioaktivität im Restmagen wurde nach manuellem Umfahren der Konturen quantifiziert. Durch die Berechnung des geometrische Mittel der Radioaktivität beider zeitlich einander entsprechenden lateralen Aufnahmen wurde der dreidimensionalen Anordnung des Organs im Körper Rechnung getragen. Zusätzlich wurde auch der radioaktiven Zerfalls des ^{99m}Tc mitberücksichtigt. Zur Charakterisierung der Magenentleerung wurde die Lag Phase, die Halbwertszeit sowie die Fläche unter der Kurve (= AUC) bestimmt. Die Lag Phase entspricht der Zeit die verstreicht bis 10% des Mageninhalts entleert sind. Die Halbwertszeit beschreibt die benötigte Zeit zur Entleerung von 50% des Mageninhaltes. Die Fläche unter der Kurve repräsentiert die gesamte zeitliche Entleerungsdynamik.

Die Werte sind als Mittelwert $\pm$ mittlere Standardabweichung aufgeführt. Zur statistischen Analyse wurde ANOVA verwendet und ein p-Wert $< 0{,}05$ als signifikant betrachtet.

Ergebnisse

Perioperative Komplikationen: Die Operationszeiten waren in der Roux-Y Gruppe (183 ± 9 Min.) deutlich kürzer als in der ileocoecalen Gruppe (246 ± 8 Min.). In beiden Gruppen kam es zu einer intraoperativen Komplikation. Iatrogene Lazeration der Milz erforderte bei beiden Fällen eine Splenektomie.

Postoperativer Verlauf: Kein Tier aus den Rekonstruktionsgruppen 1 oder 2 zeigte eine Anastomoseninsuffizienz. Während den ersten 14 postoperativen Tagen litten die Tiere der Roux-Y Gruppe häufiger an Diarrhöe als diejenigen der ileocoecalen Gruppe (18,7% vs. 6,4%). Der postoperative Gewichtsverlauf in den drei Gruppen war vergleichbar.

Während den ersten 6 postoperativen Monaten starben 5 Tiere. In der Roux-Y Gruppe starben 2 Tiere nach 116 und 128 Tagen an einem mechanischen Dünndarmileus. 3 Tiere aus der ileocoecalen Gruppe verstarben 6, 77 und 103 Tage postoperativ. Das erste Tier erlag einer Aspirationspneumonie, das zweite Tier verstarb ohne ersichtlichen pathologischen Befund und beim dritten Tier fand sich eine Perforation im Ileum als Folge einer Torquierung des ileocoecalen Interponates.

Magenentleerung: 3 Monate postoperativ waren sowohl die Lag Phase wie auch die Halbwertszeit zwischen den 3 Gruppen signifikant verschieden (Tabelle 1). Zudem unterschieden sich die AUC der 3 Gruppen signifikant (Roux-Y vs. Ileocoecal $p < 0{,}001$; Roux-Y vs. Kontrolle $p < 0{,}001$; Ileocoecal vs. Kontrolle $p = 0{,}012$). Die Entleerung aus dem ileocoeca-

618

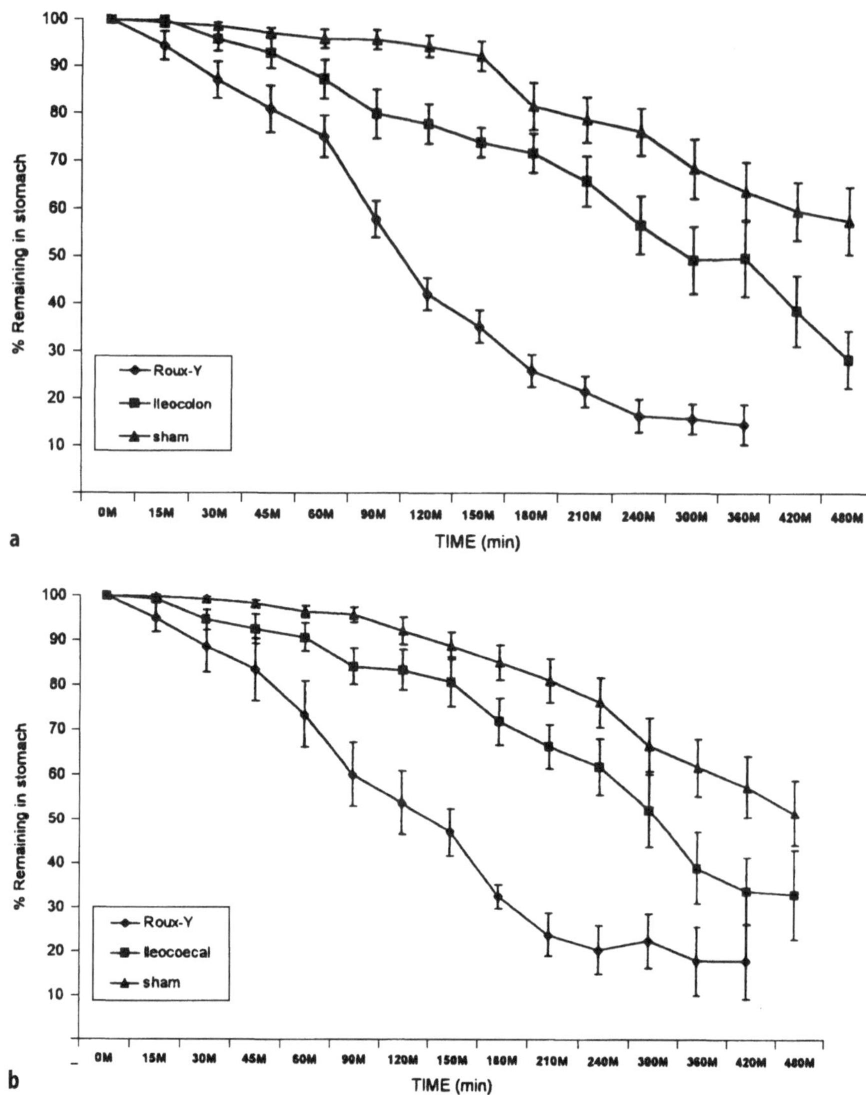

Abb. 2. Magenentleerungskurven 3 Monate postoperativ für Weichfutter versetzt mit 3 mi Ci ^{99m}Tc Harzkügelchen. Roux-Y (n = 8); Ileocoecal (n = 8); Kontrolle (n = 10) (Mittelwerte ± SEM). **b** Magenentleerungskurven 6 Monate postoperativ für Weichfutter versetzt mit 3 mi Ci ^{99m}Tc Harzkügelchen. Roux-Y (n = 8);
Ileocoecal (n = 7); Kontrolle (n = 10) (Mittelwerte ± SEM)

len Interponat war signifikant langsamer als diejenige nach Roux-Y Rekonstruktion, aber
weiterhin schneller als bei den nicht operierten Tieren (Abb. 2 a).

6 Monate postoperativ glich sich die Geschwindigkeit der Entleerung aus dem
ileocoecalen Interponat den Kontrolltieren an und war nicht mehr signifikant verschieden (p = 0,067) (Abb. 2 b). Demgegenüber blieb die Entleerung in der Roux-Y Gruppe

im Vergleich zu den beiden anderen Gruppen weiterhin signifikant beschleunigt
(p < 0,001).

Diskussion

Dumpingsymptome, Roux-Stasesyndrom und alkalischer Reflux sind bekannte Probleme
nach partieller Gastrektomie mit anschließender Rekonstruktion nach Roux-Y. In Sam-
melstatistiken wird die Inzidenz der Dumpingsymptome mit 23% (0 – 45%) angegeben [6].
Nebst beschleunigter Magenentleerung scheint der intestinale Transit nach Roux-Y Rekonstruktion auch durch die fehlende Duodenalpassage negativ beeinflußt zu werden. Das
Roux- Stasesyndrom charakterisiert durch chronischen Abdominalschmerz, persistierende nausea und intermittierendes Erbrechen ist bedingt durch eine prolongierte Stase
von festen Nahrungsbestandteilen im Roux-Y Schenkel. Bei 163 Patienten mit einer benignen Magenerkrankung, welche an der Mayo Klinik in Minnesota nach Roux-Y rekonstru-
iert wurden, fand sich eine Inzidenz in 30% [7]. Pathophysiologisch handelt es sich um eine
funktionelle Obstruktion im abführenden Roux-Y Schenkel. Es gibt auch Hinweise, daß
die normalen Kontraktions- und Propulsionswellen entweder fehlen oder den Nahrungs-
brei durch abnormale Kontraktion retrograd transportieren [8].

Mit dem Konzept einer ileocoecalen Interposition als Magenersatz verfolgen wir das
Ziel nebst einem adäquaten Magenreservoir (Coecum), die Duodenalpassage zu erhalten
und gleichzeitig durch Interposition der Ileocoecalklappe den alkalischen Reflux und die
Dumpingsymptome zu verringern. Nur 2 von 24 Patienten gaben 6 Monate nach totaler
Gastrektomie und ileocoecaler Interposition gelegentliches Dumping und milde Reflux-
beschwerden an [3].

In der vorliegenden Studie verglichen wir im Tierexperiment die Magenentleerungsra-
ten nach Roux-Y und ileocoecaler Rekonstruktion. Bereits 3 Monate postoperativ fand sich
ein signifikanter Unterschied zugunsten der ileocoecalen Interposition. 6 Monate postoperativ war die Magenentleerung aus dem ileocoecalen Interponat praktisch normal.

Möglicherweise bietet diese Rekonstruktionstechnik eine bessere Dumpingprophylaxe
im Vergleich zu herkömmlichen Methoden. Sie bietet sicher auch eine interessante Option
zur Behandlung therapieresistenter Beschwerden nach Roux-Y Rekonstruktion.

Zusammenfassung

Hintergrund: Beschleunigte Magenentleerung infolge schnellem Übertritt der Nahrung in
den abführenden Dünndarmschenkel mit Dumping Symptomen treten nach Gastrekto-
mien häufig auf. Hypothese: Die Interpostion eines ileocoecalen Segmentes zwischen Restmagen und Duodenum kann den fehlenden Pylorus ersetzten und die Magenentleerung
verlangsamen.

Methode: 30 Göttinger Minipigs wurden in folgende 3 Gruppen randomisiert: Gr. 1: partielle Gastrektomie mit Roux-Y Rekonstruktion; Gr. 2: part. Gastrektomie und ileocoecale
Interposition; Gr. 3: nur Laparotomie. Beim nicht sedierten Tier wurde die Magenentleerung 3 und 6 Monate postoperativ szintigraphisch gemessen.

Ergebnisse: 3 Mte postoperativ zeigte die ileocoecale Gruppe eine signifikant langsa-
mere Magenentleerung als die Roux-Y Gruppe (p = 0,012). Hingegen war die Entleerung

im Vergleich zur Kontrollgruppe deutlich beschleunigt (p = 0,012). 6 Mte postoperativ fand sich kein signifikanter Unterschied mehr zwischen Kontrolltieren und ileocoecaler Gruppe (p = 0,067), während im Vergleich zur Roux-Y Gruppe die Entleerung immer noch signifikant langsamer war.

Schlußfolgerungen: Die Rekonstruktion des distalen Magens mit dem ileocoecalen Interponat führt 6 Monate postoperativ zu einer praktisch normalen Magenentleerungsgeschwindigkeit beim Minipig. Die Magenentleerung ist signifikant langsamer als bei den nach Roux-Y rekonstruierten Tieren. Möglicherweise bietet diese Rekonstruktionstechnik eine bessere Dumpingprophylaxe im Vergleich zu herkömmlichen Methoden.

Abstract

Background: Accelerated gastric emptying, including dumping syndrome, occurs frequently after gastric resections largely resulting from rapid entry of meal contents into the small intestine. We hypothesized therefore that an ileocecal segment as an interpositional graft placed between the remaining part of the stomach and the small intestine would replace the pylorus and slow down food transit.

Methods: Thirty Göttingen Minipigs were randomized into three groups: group 1, partial gastrectomy and Roux-en-Y reconstruction ; group 2, partial gastrectomy and ileocecal interpositional graft; group 3, sham laparotomy. Gastric emptying in the non-sedated animals was quantified using radioscintigraphy 3 and 6 months postoperatively. Data were analysed using ANOVA.

Results: The ileocecal group had a significantly prolonged gastric emptying time 3 months postoperatively, compared with the Roux-en-Y group ($P = 0.012$), but gastric emptying time was also significantly faster ($P = 0.012$) compared to the control group (sham laparotomy). After 6 months, no significant difference was seen between the ileocecal group and the controls ($P = 0.067$), while emptying rates were still significantly faster in the Roux-en-Y group.

Conclusion: Reconstruction of the gastric reservoir with an ileocecal segment largely restores gastric emptying of food in Minipigs. Gastric emptying is similar to controls, 6 months postoperatively, and significantly slower than in the group with Roux-en-Y reconstruction. These results suggest that the ileocecal interposition graft could offer specific advantages over current reconstruction procedures.

Literatur

1. von Flüe M, Metzger J, Harder F (1997) Ileocecal interpositional graft as gastric replacement after total gastrectomy and distal esophagectomy. Arch Surg 132: 1038 – 1042
2. Metzger J, von Flue M, Degen L, Beglinger C, Harder F (1998) Clinical outcome and quality of life after gastric and distal esophagus replacement with an ileocolon interposition. Gastroenterology 114(4): S0161
3. von Flue M, Metzger J, Hamel C, Curti G, Harder F (1999) Das Coecumreservoir. Chirurg 70: 552 – 561
4. Camilleri M, Colemont LJ, Phillips SF, Brown ML, Thomforde GM, Chapman N, Zinsmeister AR (1989) Human gastric emptying and colonic filling of solids characterized by a new method. Am J Physiol 257: G284 – G290
5. Greydanus MP, Camilleri M, Colemont LJ, Phillips SF, Brown ML, Thomforde GM (1990) Ileocolonic transfer of solid chyme in small intestinal neuropathies and myopathies. Gastroenterology 99: 158 – 164
6. Fass J (1998) Der gastrektomierte Patient. In: Schumpelick V, Schippers E (Hrsg) Pouch – Grundlagen, Funktion, Technik, Ergebnisse. Berlin, Heidelberg, New York, Springer Verlag 1(4), S 35 – 52

7. Gustavsson S, Ilstrup DM, Morrison P, Kelly KA (1988) Roux-Y stasis syndrome after gastrectomy. Am J Surg 155: 490 – 494
8. Mathias JR, Fernandez A, Sninsky CA, Clench MH, Davis RH (1985) Nausea, vomiting, and abdominal pain after Roux-en-Y anastomosis: motility of the jejunal limb. Gastroenterology 88: 101 – 107

Korrespondenzadresse: Dr. J. Metzger, Oberarzt Chirurgie, Chirurgische Klinik A, Kantonsspital Luzern, 6000 Luzern 16, Schweiz, Telefon: ++ 41 41-2 05 48 08, Fax: ++ 41 41-2 0548 84, e-mail: metzgerj@bluewin.ch

Morphologische und funktionelle Dünndarmadaptation nach Kolektomie und Ileumpouch-analer Anastomose im Tierexperiment

Morphological and functional adaptation of the small intestine after colectomy and ileoanal pouch anastomosis in rats

S. Willis[1], K. Kisielinski[1], B. Klosterhalfen[2] und V. Schumpelick[1]

[1] Chirurgische Universitätsklinik und Poliklinik der RWTH Aachen
[2] Institut für Pathologie der RWTH Aachen

Einleitung

Nach Proktokolektomie mit Ileumpouch-analer Anastomose (IPAA) übernimmt ein aus gegenläufigen Ileumschlingen gebildeter Dünndarmbeutel die Reservoirfunktion des verlorengegangenen Rektums. Die Vorteile, Kontinenz und Intaktheit des sichtbaren Körpers, werden allerdings erkauft durch die möglichen Nachteile eines bakteriell besiedelten Stuhlreservoirs in direkter Verbindung mit dem Dünndarm. Die funktionellen Spätresultate müssen deshalb auch in Hinblick auf Veränderungen der Funktion des Dünndarms betrachtet werden. Ziel der vorliegenden Studie war es, morphologische Veränderungen der Dünndarmschleimhaut als auch funktionelle Veränderungen in Hinsicht auf die Resorptionsleistung nach Kolektomie und Pouchanlage im Tierexperiment zu untersuchen.

Methodik

Bei 30 Ratten erfolgte nach medianer Laparotomie eine komplette Kolektomie. Durch einfache Duplikation mit Seit-zu-Seit-Anastomose wurde ein 2 cm langer J-Pouch konstruiert. Das Rektum wurde am Beckenboden offen abgesetzt und mikrochirurgisch eine fortlaufende zirkuläre Ileumpouch-anale Anastomose gefertigt. 15 Tiere überlebten komplikationslos. Deshalb dienten 15 identisch behandelte, nicht-operierte Ratten als Kontrollgruppe.

15 Wochen postoperativ erfolgte eine zweite Laparotomie. In beiden Gruppen wurden 2 Dünndarmsegmente von jeweils 20 cm Länge unmittelbar distal des Treitz'schen Bandes (Jejunum) und proximal des Pouch (Ileum) einer in vivo-single pass-Perfusion zur Bestimmung der Resorptionsleistung unterzogen. Aus dem Perfusat wurde die quantitative Resorption für Wasser, Natrium, Kalium, Chlorid und Glukose getrennt für Jejunum und Ileum über einen Zeitraum von 20 Minuten bestimmt [1]. Unmittelbar im Anschluß wurden die perfundierten Dünndarmsegmente und der Pouch reseziert und morphometrisch ausgewertet. Für die statistische Auswertung wurde der Wilcoxon-Test durchgeführt. Unterschiede waren statistisch signifikant bei p < 0,05.

Ergebnisse

Kolektomie und Pouchanlage führten zunächst zu einer temporären Verminderung des Körpergewichts im frühpostoperativen Verlauf. Nach 50 und 100 Tagen unterschied sich das Körpergewicht der operierten Tiere nicht von den Kontrollen. In beiden Gruppen waren Blutbild, Serumelektrolyte und Glukose im Normbereich.

Kolektomie und IPAA führten zu einer signifikanten Zunahme des Durchmessers von Jejunum und vor allem Ileum um 9,6% bzw. 22,1% im Vergleich zur Kontrollgruppe. Im Bereich des Pouches kam es bei allen Tieren zu einer extremen Dilatation auf das 10–20fache des Durchmessers, ohne daß eine Auslaßstenose vorlag. Mikroskopisch kam es im gesamten Dünndarm zu einer signifikanten Zunahme von Zottenlänge und Zottendichte, welche im Ileum mit 10,6% bzw. 37,2% ausgeprägter war als im Jejunum (9,9% bzw. 22,8%). Dementsprechend kam es postoperativ im Ileum zu einer signifikanteren Zunahme der Schleimhautoberfläche pro Serosaeinheit um 29,2% im Gegensatz zum Jejunum mit einer mukosalen Oberflächenzunahme um 16,2% im Vergleich zur Kontrollgruppe. Im Pouch waren Zottenlänge, -dichte und relative mukosale Oberfläche tendentiell vermindert, ohne jedoch Signifikanzniveau zu erreichen. Kryptenbreite und Becherzelldichte waren nach IPAA im Jejunum und Ileum unverändert, während die Kryptentiefe signifikant abnahm. Dagegen waren im Pouch Kryptenlänge, -anzahl und Becherzelldichte signifikant erhöht. Die Tunica muscularis war nach IPAA im Ileum und Ileumpouch signifikant verdickt, während sie im Jejunum eher abnahm (p < 0,05) (Tabelle 1).

Nach Kolektomie und Pouchanlage war die Resorption von Glukose, Natrium, Kalium und Chlorid pro Mukosafläche weder in Jejunum noch im Ileum signifikant verändert. Lediglich die Resorption von Wasser war nach IPAA im Jejunum tendentiell und im Ileum signifikant gegenüber der Kontrollgruppe vermindert (Tabelle 2). Aufgrund der Zunahme der mukosalen Oberfläche pro Einheit Serosa kam es jedoch insgesamt zu einer quantitativen Steigerung der Resorption von Glukose (Jejuinum + 40%, Ileum + 32%), Natrium (Jejuinum + 60%, Ileum + 102%), Kalium (Jejuinum + 144%, Ileum + 93%) und Chlorid (Jejuinum + 109%, Ileum + 93%). Dagegen war die quantitative Wasserresorption nach IPAA im Jejunum unverändert (+ 12%) und im Ileum sogar signifikant um 51% vermindert (p < 0,05).

Tabelle 1. Dünndarmmorphologie nach Kolektomie und IPAA (Mittelwert ± Standardabweichung; n = 15; [a]=p < 0,05 versus Kontrolle, n.s. = nicht signifikant)

	Pouch	IPAA		Kontrolle	
		Ileum	Jejunum	Ileum	Jejunum
Durchmesser [mm]	16,4±2,4[a]	3,5±0,6[a]	3,2±0,3[a]	2,9±,3	2,9±0,3
Zottenlänge [µm]	231±62 n.s.	262±60 n.s.	378±52 n.s.	237±43	344±61
Zottendichte [n/mm^2]	45±13 n.s.	38±11 n.s.	30±8 n.s.	34±7	28±7
Kryptentiefe [µm]	193±58[a]	156±41 n.s.	115±32 n.s.	170±38	145±32
Kryptenbreite [µm]	37±9[a]	30±8 n.s.	31±11 n.s.	32±7	28±6
Becherzelldichte	45±113[a]	38±11 n.s.	30±8 n.s.	34±9	28±7
Dicke d. Tunica muscularis [µm]	460±39[a]	135±48[a]	72±7 n.s.	92±31	93±34
Mukosale Oberfläche [mm^2/mm^2 Serosa]	5,3±1,5 n.s.	6,6±2,3[a]	9,0±3,3[a]	5,5±1,4	7,8±1,8

Tabelle 2. Dünndarmresorption pro Mukosaoberfläche nach Kolektomie und IPAA (Median/Interquartilabstand; n = 10; [a] = p < 0,05 Kontrolle vs. IPAA, n.s. = nicht signifikant)

	Ileum		Jejunum	
	IPAA	Kontrolle	IPAA	Kontrolle
Wasser [nl/min · mm^2]	1,1/ 0,4[a]	2,3/ 0,3	2,0/ 0,5 n.s.	3,9/ 1,8
Glukose [pmol/min · mm^2]	88 /49 n.s.	91 /80	185 /48 n.s.	243 /108
Natrium [pmol/min · mm^2]	38 /41 n.s.	55 /31	64 /19 n.s.	136 / 77
Kalium [pmol/min · mm^2]	34 / 3 n.s.	24 /21	45 /15 n.s.	37 / 43
Chlorid [pmol/min · mm^2]	121 /16 n.s.	132 /82	275 /63 n.s.	149 / 71

Diskussion

Beim Gesunden Individuum wird das Stuhlvolumen durch Wasser- und Elektrolytresorption im Colon von annähernd 1500 ml auf ca. 150 ml reduziert. Patienten nach IPAA scheiden dagegen etwa 600 ml breiigen Stuhl aus [2]. Offensichtlich kommt es hierbei zu einer zumindest teilweisen Kompensation des Wegfalls der Dickdarmresorption. Dafür spricht auch die Tatsache, daß sich Serumelektrolyte, Gesamtkörperwasser und extrazelluläres Flüssigkeitsvolumen nach IPAA nicht wesentlich von gesunden Kontrollen unterscheiden [3, 4]. Auch in der vorliegenden Studie kommt es zu einer mit Kontrolltieren vergleichbaren Gewichtszunahme bei im Normbereich liegenden Elektrolyt- und Blutwerten, was als Ausdruck einer kompensierten Stoffwechsellage gewertet werden kann.

Morphologisch findet sich bereits eine makroskopisch sichtbare, massive Dilatation des Pouch mit den mikroskopischen Anzeichen einer „Kolonisierung" der Schleimhaut, d. h. einer signifikanten Zunahme von Becherzelldichte, Kryptentiefe und -breite, wie sie bereits anhand von Pouchbiopsien bei Patienten gezeigt werden konnten [5]. Neu ist, daß diese Schleimhautveränderungen mit einer Verdickung beider Schichten der Tunica muscularis einhergehen, was gegen eine einfache Dilatation spricht und als Adaptation des Darms auf die funktionelle Obstruktion durch den analen Schließmuskelapparat zu verstehen ist. Die Tatsache, daß das Stuhlvolumen nach IPAA gegenüber dem von Patienten mit endständiger Ileostomie nicht weiter reduziert ist [2], spricht gegen einen signifikanten Beitrag des Pouch zur Gesamtresorption.

Die Ergebnisse der vorliegenden Studie zeigen weiterhin, daß es nach IPAA zu einer kompensatorischen Zunahme der Gesamtresorption von Elektrolyten und Glukose im Dünndarm kommt. Dieser Effekt beruht sowohl auf einer makroskopischen Dilatation des Darmes als auch einer mikroskopisch nachweisbaren Oberflächenvergrößerung, welche im Ileum ausgeprägter ist als im Jejunum. Dabei blieb die Resorptionsleistung pro Einheit Mukosaoberfläche im Vergleich zu den Kontrollen unverändert, was gegen eine kompensatorische Resorptionssteigerung auf zellulärer Ebene spricht. Lediglich die Wasserresorption im Ileum war nach IPAA signifikant vermindert, wobei hier erhebliche interindividuelle Unterschiede vorlagen. Der erhöhte Wasserverlust im Stuhl wird am ehesten renal durch verminderte Urinproduktion kompensiert [3, 4, 6].

Zusammenfassung

Ziel der vorliegenden Studie war es, morphologische und funktionelle Veränderungen am Dünndarm nach Kolektomie und Ileumpouch-analer Anastomose an Ratten zu untersuchen.

Die Operationen erfolgten mikrochirurgisch an insgesamt 30 Ratten, von denen 15 Tiere komplikationslos überlebten. 15 Wochen postoperativ erfolgte nach erneuter Laparotomie die Perfusion des Dünndarms in vivo nach der Hyden-Methode. Aus dem Perfusat wurde die quantitative Resorption für Natrium, Kalium, Chlorid, Glukose und Wasser getrennt für Jejunum und Ileum bestimmt. Unmittelbar nach Abschluß der Perfusion wurde der Dünndarm reseziert und für die spätere Morphometrie aufbereitet. 15 identisch behandelte, nicht-operierte Ratten dienten als Kontrollgruppe.

Kolektomie und Pouchanlage führten zu einer signifikanten Zunahme des Durchmessers von Jejunum und Ileum um 9,6% bzw. 22,1% im Vergleich zur Kontrollgruppe. Mikroskopisch kam es im gesamten Dünndarm zu einer Zunahme von Zottenlänge und Zottendichte, welche im Ileum (10,6%/37,2%) ausgeprägter war als im Jejunum (9,9%/22,8%; p < 0,05). Dementsprechend kam es bei den operierten Tieren zu einer signifikanten Zunahme der relativen mukosalen Oberfläche im Jejunum um 16,2% und im Ileum um 29,2%. Die Becherzelldichte blieb unverändert und nahm nur im Pouch selbst signifikant zu (30,1%). Außerdem waren im Pouch Kryptentiefe und -breite signifikant erhöht. Nach IPAA kam es zu einer Zunahme der Resorption von Wasser, Glukose und Elektrolyten, wobei die Resorption pro Einheit Mukosafläche im Vergleich zur Kontrollgruppe unverändert blieb. Postoperative Gewichtszunahme und im Normbereich liegende Laborparameter wurden als Ausdruck einer kompensierten Stoffwechsellage gewertet.

Schlußfolgerung: Nach Kolektomie und Ileumpouch-analer Anastomose kommt es zu einer adaptativen Zunahme der Dünndarmmukosa, welche distal ausgeprägter ist als proximal. Dies führt zu einer Zunahme der Resorptionskapazität, welche den Wegfall des Kolons zum Teil kompensiert. Eine „Kolonisierung" der Dünndarmschleimhaut ist nur im Pouch selbst nachweisbar.

Abstract

Background: It was the aim of the study to investigate morphological and functional changes of the small bowel after proctocolectomy and ileoanal pouch anastomosis (IPAA).

Methods: Thirty rats underwent total colectomy and IPAA; 15 rats survived more than 100 days and were included in the evaluation. Electrolyte, glucose, and water resorption was determined by in vivo single-pass perfusion of the proximal and distal small intestine 15 weeks postoperatively. The small intestine was then resected for morphometric evaluation. Fifteen identically treated rats without operation served as controls.

Results: Colectomy and IPAA led to a significant increase of the small intestinal diameter (jejunum 9.6%, ileum 22.1%) and a significant increase of villus length and density, which was more apparent in ileal (10.6%/37.2%) than in jejunal segments (9.9%/22.8%; *P* < 0.05). Therefore, the mucosal surface per unit serosa increased 16.2% in the jejunum and 29.2% in the ileum. In the pouch, there was a significant increase of goblet cell density and crypt depth and density, which was not detectable in the jejunal and ileal segments proximal to the pouch. Due to the increase of mucosal surface, there was a significant increase of total glucose and electrolyte resorption, while resorption rates per unit mucosa remained unchanged. Only resorption of water was significantly reduced in ileal segments after IPA.

Conclusion: Adaptation of the small intestine after IPA leads to a colonization of ileal pouch mucosa. The loss of colonic water and electrolyte resorption is partially compensated by increased small intestinal resorption. This effect is due to a significant increase of intestinal diameter and mucosal surface, which is more apparent in the ileum than in jejunum. Reduced water resorption of the small intestine seems to be completely compensated by decreased urine production.

Literatur

1. Willis S, Klosterhalfen B, Anurov M, Öttinger AP, Schumpelick V (1999) Influence of artificial valves on intestinal adaptation in short-bowel syndrome: An integrated study of morphological and functional changes in rats. Eur Surg Res, in press
2. Schumpelick V, Willis S, Schippers E (1998) Colitis ulcerosa – funktionelle Spätresultate nach ileumpouchanaler Anastomose. Chirurg 69: 1013 – 1019
3. Okamoto T, Kusunoki M, Kusuhara K, Yamamura T, Utsunomiya J (1995) Water and electrolyte balance after ileal J pouch-anal anastomosis in ulcerative colitis and familial adenomatous polyposis. Int J Colorectal Dis 10: 33 – 37
4. Christie PM, Knight GS, Hill GL (1990) Metabolism of body water and electrolytes after surgery for ulcerative colitis: conventional ileostomy versus J pouch. Br J Surg 77: 149 – 152
5. Lerch MM, Braun J, Harder M, Hofstädter F, Schumpelick V, Matern S (1989) Postoperative adaptation of the small intestine afer total colectomy and J pouch-anal anastomosis. Dis Colon Rectum 32: 600 – 608
6. Santavirta J, Harmoinen A, Karvonen AL, Matikainen M (1991) Water and electrolyte balance after ileoanal anastomosis. Dis Colon Rectum 34: 115 – 119

Korrespondenzadresse: Dr. S. Willis, Chirurgische Universitätsklinik und Poliklinik der RWTH Aachen, Pauwelsstraße 30, 52057 Aachen, Fax: 02 41-8 88 84 17, e-mail: stefan.willis@post.rwth-aachen.de

Xenin (1 – 25) und Neurotensin haben unterschiedliche Effekte auf die jejunale Mikrozirkulation nach Ischämie/Reperfusion

Xenin (1 – 25) and neurotensin have different effects on intestinal microcirculation after ischemic reperfusion injury

M. Heuser, O. Pöpken, I. Kleiman und S. Post

Chirurgische Klinik, Klinikum Mannheim

Einleitung

Das regulatorische Peptid Xenin mit seiner aktiven Komponente Xenin (1 – 25) läßt sich sowohl im gastrointestinalen System (Magen, Pankreas) als auch im Gehirn des Menschen nachweisen [1]. Es hemmt die pentagastrin-stimulierte Säuresekretion im Magen, stimuliert die exokrine Pankreasfunktion und beeinflußt die Motilität in Ileum und Kolon [2 – 4].

Frühere Studien konnten zeigen, daß die Wirkungen des Xenin über apamin-sensitive Neurotensin-Rezeptoren vermittelt werden. Blockade dieser Rezeptoren mittels des spezifischen Antagonisten SR-48692 verhindert die relaxierende Wirkung von Xenin (1 – 25) auf die glatte Muskulatur des Dünndarmes in vitro.

Nicht untersucht ist bisher, ob Xenin (1 – 25) einen Effekt auf die mikrovaskuläre Perfusion des Dünndarmes unter Bedingungen der mesenterialen Ischämie/Reperfusion (I/R) hat. Weiterhin ist völlig unklar, ob ein solcher Effekt ebenfalls über Neurotensin-Rezeptoren vermittelt wird.

Methodik

Um dies zu untersuchen, wurde in Äthernarkose an weiblichen Wistar-Ratten die Arteria mesenterica superior für 40 Minuten abgeklemmt (n = 8). Etwa 10 Minuten vor der Reperfusion wurde mit einer zentralvenösen Dauerinfusion von Xenin (1 – 25) oder Neurotensin (jeweils n = 8, Konzentration 200 pmol/kg/h, gelöst in physiologischer Kochsalzlösung) begonnen. Nach der Reperfusion erfolgte die Auslagerung eines proximalen jejunalen Segmentes mittels einer temperierbaren Mikroskopierbühne. Nach Injektion von FITC-Dextran (0,15 mL, MG 150 000 D) sowie Rhodamin 6G (MG 147D) wurde die Mikrozirkulation der jejunalen Mikrozirkulation intravital-fluoreszenzmikroskopisch untersucht. Die intravitalmikroskopischen Aufnahmen wurden mittels einer Analog-Restlicht-Kamera (Kappa, Gleichen, Dtld.) auf S-VHS-Videobändern dokumentiert und „off-line" ausgewertet.

Im einzelnen wurde dabei zunächst in einer niedrigen Vergrößerung ein Index der mukosalen Perfusion (Perf.Index) [5] errechnet. Zusätzlich wurde der Anteil der Villi pro Gesichtsfeld notiert, der keinerlei Perfusion mehr zeigte (Stase in%). In einer höheren Vergrößerung wurden anschließend unter Verwendung eines digitalisierten Bildverarbeitungssystemes folgende Parameter (Mukosa) analysiert: die funktionelle Kapillardichte

(FKD in cm^{-1}), die kapillären Durchmesser (in µm) und die kapilläre Flußgeschwindigkeit (RBCV in mm/s). An postkapillären Venolen der Mukosa wurde die Anzahl der permanent adhärenten Leukozyten ausgezählt (Stickers in mm^{-2}).

Tiere mit Infusion von physiologischer Kochsalzlösung ohne (Kontrolle; n = 8) und mit Ischämie/Reperfusion (I/R-Kontrolle; n = 8) dienten als Vergleichsgruppen.

Ergebnisse

Makrozirkulation: Es bestanden keinerlei signifikanten Unterschiede zwischen den Gruppen hinsichtlich mittlerem arteriellem Blutdruck und arteriellem Sauerstoffpartialdruck (Daten nicht angegeben).

Mikrozirkulation

	Kontrolle	I/R-Kontrolle	Neurotensin	Xenin (1–25)
Perf.Index	0,91 ± 0,02	0,52 ± 0,01*	0,46 ± 0,02*#	0,81 ± 0,02*#+
Stase [%]	0,5 ± 0,3	3,4 ± 1,1*	11,8 ± 3,6*#	0#+
FKD [cm^{-1}]	873 ± 18	363 ± 9*	483 ± 9*#	642 ± 7*#+
Durchmesser [µm]	6,0 ± 0,03	5,6 ± 0,01*	6 ± 0,05#	5,5 ± 0,01*+
RBCV [mm/s]	0,49 ± 0,03	0,34 ± 0,02*	0,69 ± 0,01*#	0,55 ± 0,01*#+
Stickers [mm^{-2}]	61 ± 13	274 ± 28*	220 ± 41*	397 ± 31*+

X±SEM, ANOVA+Tukey's test; *p<0,05 vs. Kontrolle, #p<0,05 vs. I/R-Kontrolle, +p<0,05 vs. Neurotensin

Perfusionsindex und Stase

Nach I/R kommt es zu einem signifikanten Abfall des Index, vornehmlich durch eine Abnahme der Anzahl gut perfundierter Villi, weniger durch eine Zunahme des Anteils nicht perfundierter Villi (Stase). Unter Neurotensin-Einfluß kommt es zu einer weiteren Abnahme des Index, wobei hier der Anteil der Villi, die keinerlei Perfusion mehr zeigen, im Vergleich zu allen anderen Gruppen signifikant erhöht ist. Xenin dagegen führt zu einer signifikanten Zunahme des Index (verglichen mit der I/R-Kontrolle und Neurotensin), während völlige Stase nicht mehr nachweisbar ist.

Funktionelle Kapillardichte (FKD)

Durch I/R kommt es zu einer signifikanten Abnahme der FKD verglichen mit den Kontrolltieren. Sowohl Neurotensin, vor allem aber Xenin (1–25) führt nach I/R zu einer signifikanten Zunahme des Anteils perfundierter Kapillaren im Villus (verglichen mit der I/R-Kontrolle). Physiologische Werte werden aber nicht erreicht.

Kapilläre Durchmesser

I/R führt zu einer Reduktion der kapillären Durchmesser (p < 0,05 vs. Kontrolle). Xenin unter I/R hat keinen Einfluß auf die kapillären Durchmesser, während unter Neurotensin die kapilläre Verengung nach I/R vollständig zurückgebildet ist und die Durchmesser denen der Kontrollgruppe entsprechen (p < 0,05 vs. I/R-Kontrolle).

Kapilläre Blutflußgeschwindigkeit

Während es in der I/R-Kontrolle zu einer signifikanten Abnahme der Blutflußgeschwindigkeit kommt, führen sowohl Neurotensin als auch Xenin unter I/R zu einer signifikanten Erhöhung im Vergleich zu beiden Kontrollgruppen. Dabei ist dieser Effekt bei Neurotensin deutlich ausgeprägter (p < 0,05 vs. Xenin).

Permanente Leukozytenadhärenz

Induktion der I/R bewirkt eine signifikante Zunahme dauerhaft adhärenter Leukozyten am Endothel der postkapillären Venolen. Während Neurotensin die Leukozytenadhärenz quantitativ nicht verändert, kommt es unter Xenin-Wirkung verglichen mit Neurotensin zu einer weiteren Zunahme, wobei auch diese gesteigerte Adhärenz zu den Werten der I/R-Kontrolle nicht signifikant verschieden ist.

Diskussion

Xenin (1 – 25) beeinflußt signifikant die mikrovaskuläre Perfusion des Jejunums nach Ischämie-Reperfusion und bewirkt eine deutliche Verbesserung der kapillären Durchblutung des Villus nach temporärer Hypoperfusion. Dabei unterscheidet sich der Effekt deutlich von dem des Neurotensin, das an der jejunalen Mukosa nach I/R eher eine Zunahme des mikrovaskulären Schadens mit einem hohen Anteil nicht perfundierter Villi führt. Es muß deshalb angezweifelt werden, daß Xenin (1 – 25) seine Wirkungen auf die jejunale Mikrozirkulation ausschließlich über apamin-sensitive Neurotensin-Rezeptoren ausübt.

Abstract

Background: Xenin (1 – 25) stimulates exocrine pancreas secretion, increases ileal motility, and inhibits pentagastrin-induced acid secretion in the stomach by interaction with neurotensin receptors. In contrast, its effect and target receptor in intestinal microcirculation after ischemic reperfusion are still unknown.

Methods: In a rat model, we studied by means of intravital epiluminescence microscopy the effect of the regulatory peptide xenin (1 – 25) on intestinal microcirculation after 40 min of ischemia during early reperfusion. The microvascular effects of xenin (1 – 25) ($n = 8$) were compared to those of neurotensin ($n = 8$) using the same intravenous pharmacological concentration (200 pmol/kg per hour). Animals without ischemia ($n = 8$) and with ischemia but no peptide application ($n = 8$) served as controls.

Results: Whereas xenin (1 – 25) ameliorates jejunal microvascular perfusion after ischemic reperfusion (decrease of capillary stasis, increase of well-perfused villi), neurotensin reinforces the microcirculatory disturbances after ischemic reperfusion (increasing stasis, decreasing number of well-perfused villi).

Conclusion: We conclude from these findings that xenin (1 – 25) and neurotensin may act on different receptors in the small bowel vascular system.

Literatur

1. Stoschus B, Hamscher G, Ikonomou S, Partoulas G, Eberle C, Sauerbruch T, Feuerle GE (1998) Effect of omeprazole treatment on plasma concentrations of the gastric peptides, xenin, gastrin and somatostatin, and of pesinogen. J Pept Res 52: 27 – 33
2. Alexiou C, Zimmermann JP, Schick RR, Schusdziarra V (1998) Xenin – a novel suppressor of food intake in rats. Brain Res 800: 294 – 299
3. Feuerle GE, Heger M, Niebergall-Roth E, Teyssen S, Fried M, Eberle C, Singer MV, Hamscher G (1997) Gastroenteropancreatic effects of xenin in the dog. J Pept Res 49: 324 – 330
4. Feuerle GE, Klein A, Hamscher G, Metzger JW, Schuurkes JA (1996) Neurokinetic and myokinetic effects of the peptide xenin on the motility of the small and large intestine of guinea pig. J Pharmacol Exp Ther 278: 654 – 661
5. Post S, Menger MD, Rentsch M (1992) The impact of arterialization on hepatic microcirculation and leukocyte accumulation after liver transplantation in the rat. Transplantation 54: 789 – 794

Korrespondenzadresse: Dr. med. M. Heuser, Urologische Klinik, Georg-August-Universität, Robert-Koch-Straße 40, 37075 Göttingen, Telefon: (05 51) 39-61 66, Fax: (05 51) 39-61 65, e-mail: mheuser@gwdg.de

Die Differenzierung der Panethzellen im transplantierten Dünndarm von Mäusefeten

Paneth cell differentiation in implants of fetal mouse small intestine

P. Pesendorfer[1] und A. J. Ouellette[2]

[1] Universitätsklinik für Kinderchirurgie Graz
[2] College of Medicine, University of California, Irvine

Einleitung

Panethzellen sind in den basalen Anteilen der Lieberkühnschen Krypten im Dünndarm lokalisiert. Sie sezernieren Granulas in das Lumen der Krypte, die eine Reihe von Proteinen enthalten, die in der Immunabwehr eine Rolle spielen, wie Lysozyme, sekretorische Phospholipase A2 und α-Defensine, so genannte Cryptine [1, 2]. Bei der Maus wurden bisher 6 unterschiedliche α-Defensine, Cryptdin 1 – 6 identifiziert [3]. Hohe Konzentrationen von α-Defensin-mRNS sind charakteristisch für den Dünndarm von ausgewachsenen Mäusen [4]. Zum Zeitpunkt der Geburt ist das intestinale Epithel der Maus unreif. Der Reifungsprozeß erfolgt in der 2. und 3. postpartalen Woche, wobei der Differenzierungsprozeß und der regulierende Mechanismus weitgehend unbekannt sind. Der Einfluß der bakteriellen Besiedelung des Darmes wird jedoch diskutiert.

Das Ziel der Studie war es, die Details der Entwicklung der Krypten und die Differenzierung der Panethzellen bei Mäusen unabhängig vom möglichen Einfluß von Darminhalt zu untersuchen.

Methodik

Schwangere BALB-c-Mäuse wurden mit einer Überdosis Avertin (600 mg/kg Körpergewicht) intraperitoneal getötet und 100 Dünndarmsegmente von 15 – 17 Tage alten Feten wurden unter sterilen Bedingungen in eine subkutane Tasche am Rücken von isogenen männlichen Mäusen implantiert. Die Narkose der Empfänger wurde ebenfalls mit Avertin in einer Dosierung von 200 mg/kg Körpergewicht durchgeführt. Die implantierten Darmsegmente wurden vom 6. – 28. postoperativen Tag sowohl für Gewebeschnitte als auch zur RNS-Isolierung entnommen. Cryptdin-spezifische mRNS wurde mittels Blot-Hybridisierung und mit rT-PCR (reverse transcriptase-polymerase chain reaction)-Amplifizierung mit den für Cryptdin-1 spezifischen Primern Deferp130 und cryp1 identifiziert.

Ergebnisse

Die histologischen Schnitte zeigten, daß der transplantierte fetale Dünndarm in 90% anwuchs. Vom 12. postoperativen Tag an hatten sich Krypten und Zotten geformt und es fanden sich gut entwickelte Panethzellen mit großen Granulas, vergleichbar mit dem Dünndarm ausgewachsener Mäuse.

Mittels Northern-Blot-Analyse konnte Cryptdin-1-mRNS in zunehmender Konzentration vom 7. bis 22. Tag nach der Transplantation aus Darm-RNS isoliert werden. Die Northern Blots wurden mit (32P)-markierter-Cryptdin-1-cDNS hybridisiert. Damit war Cryptdin-1-mRNS vom 12. Tag nach der Transplantation in zunehmender Konzentration zum 16., 20. und 22. postoperativen Tag nachweisbar.

In der rT-PCR konnte Cryptdin-1 in den Proben des transplantierten fetalen Darms ebenfalls vom 7. bis zum 28. Tag postoperativ nachgewiesen werden.

Cryptdin-4- und Cryptdin-5-spezifische Produkte konnten mittels rT-PCR im transplantierten fetalen Darm vom 12. postoperativen Tag an nachgewiesen werden.

Um zu untersuchen, ob die von Panethzellen sezernierte mRNS im transplantierten fetalen Dünndarm auch andere Sequenzen als Cryptdin-1-spezifische mRNS enthält, wurde dieselbe intestinale RNS auch auf Lysozym und Matrilysin untersucht. Es zeigte sich, daß Lysozym- und Matrilysin-spezifische mRNS im transplantierten fetalen Dünndarm ebenfalls vorhanden war, aber erst einige Tage später als Cryptdin-1-mRNS nachgewiesen werden kann, vergleichbar mit Cryptdin-4-und-5-mRNS.

Diskussion

Zum Zeitpunkt der Geburt ist das intestinale Epithel der Maus bis hin zur 3. postnatalen Woche unreif. Der Mechanismus, der die neonatale Reifung reguliert, ist unbekannt [2, 5, 6]. Der Einfluß von Darminhalt und Bakterien auf die Entwicklung der Krypten wird diskutiert [7]. Es ist jedoch unwahrscheinlich, daß mikrobe Antigene für die Aktivierung der Cryptdin-Entstehung und Sekretion verantwortlich sind [8], da Cryptdine in niedriger Konzentration im späten Gestationsalter gefunden wurden [4], und Cryptdin-mRNS in ausgewachsenen keimfreien Mäusen in etwa der gleichen Konzentration vorhanden sind wie in konventionell gehaltenen Mäusen [6].

Die Ergebnisse dieser Studie zeigen, daß die Aktivierung von Cryptdinen unabhängig von mit der Nahrung aufgenommenen Mikroorganismen, mikroben Antigenen oder Lipopolysacchariden erfolgen kann. Für den Nachweis , was letztendlich der wirkliche Triggermechanismus zur Ausbildung von Cryptdinen ist, werden weitere Untersuchungen erforderlich sein.

Zusammenfassung

Hintergrund: Panethzellen sezernieren eine Reihe von biologisch aktiven Peptiden, sogenannte Cryptdine in das Lumen der Krypte. Zum Zeitpunkt der Geburt ist das intestinale Epithel der Maus unreif. Der Reifungsprozeß erfolgt in der 2. und 3. postpartalen Woche, wobei der Differenzierungsprozeß und der regulierende Mechanismus weitgehend unbekannt sind. Der Einfluß der bakteriellen Besiedelung des Darmes wird jedoch diskutiert.

Das Ziel der Studie war es, die Details der Entwicklung der Krypten und die Differenzierung der Panethzellen bei Mäusen unabhängig vom möglichen Einfluß durch den Darminhalt zu untersuchen.

Methodik: Schwangere BALB-c-Mäuse wurden mit einer Überdosis Avertin intraperitoneal getötet und Dünndarmsegmente von jedem 15 – 17 Tage alten Feten wurden in eine subkutane Tasche am Rücken von isogenen männlichen Mäusen implantiert. Die implantierten Darmsegmente wurden vom 6. – 28. postoperativen Tag sowohl für Gewebsschnitte als auch zur RNS-Isolierung entnommen. Cryptdin-spezifische mRNS wurde mittels Blot-Hybridisierung und mit rT-PCR (reverse transcriptase-polymerase chain reaction)-Amplifizierung mit Panethzell-spezifischen Primern identifiziert.

Ergebnisse: Maus-Cryptdine und ihre mRNS lassen sich gleichzeitig mit den histologisch erkennbaren Panethzellen in transplantiertem fetalen Dünndarm nachweisen.

Schlußfolgerungen: Die Ergebnisse zeigen, daß die Aktivierung von Cryptdinen unabhängig von mit der Nahrung aufgenommenen Mikroorganismen, mikroben Antigenen oder Lipopolysacchariden erfolgen kann

Abstract

Background: Paneth cells secrete an array of biologically active peptides, including α-defensins, termed cryptdins, into the lumen of the crypt. At birth, the intestinal epithelium of the mouse is immature until the second and third postnatal week. The mechanisms that regulate this neonatal maturation process are unknown. The aim of the study was to investigate the details of mouse crypt ontogeny and Paneth cell differentiation independent of the potential influences of luminal contents.

Methods: Pregnant inbred mice (BALB-c) were killed and segments of the small intestine of each 15 – 17-day old fetus were implanted under dorsal subcutaneous skin flaps of isogenic male mice. Implants were harvested from day 6 – 28 after transplantation for isolation of RNA and for preparation of tissue sections. Cryptdin-specific mRNAs were detected by RNA blot hybridization as well as by RT-PCR (reverse transcriptase-polymerase chain reaction) amplification using primers specific for mouse Paneth cell markers.

Results: Selected mouse Paneth cell markers and their mRNAs accumulate with the appearance of morphologically recognizable Paneth cells.

Conclusion: These results show that activation of Paneth cell α-defensin genes can occur independently of ingested microorganisms, microbial antigens, or lipopolysaccharides.

Literatur

1. Ouellette AJ, Selsted ME (1996) Paneth cell defensins: Endogenous peptide components of intestinal host defense. FASEB 10: 1280 – 1289
2. Ouellette AJ (1997) Paneth cells and innate immunity in the crypt microinvironment. Gastroenterology 113: 1779 – 1784
3. Ouellette AJ, Hsieh MM, Nosek MT, Cano-Gauci DF, Huttner KM, Buick RN, Selsted ME (1994) Mouse Paneth cell defensins: Primar structures and antibacterial activities of numerous cryptin isoforms. Infect Immun 62: 5040 – 5047
4. Bry L, Falk B, Huttner K, Ouellette AJ, Midtwedt T, Gordon JI (1994) Paneth cell differentiation in the developing intestine of normal and transgenic mice. Proc Natl Acad Sci USA 91: 10 335 – 10 339
5. Hermiston ML, Gordon JI (1995) Organization of the crypt-villus axis and evolution of its stem cell hierarchy during intestinal development. Am J Physiol 268: G813 – G822

6. Ouellette AJ, Greco RM, James M, Frederick D, Naftilan J, Fallon JT (1989) Developmental regulation of cryptdin, a corticostatin/defensin precursor mRNA in mouse small intestinal crypt epithelium. J Cell Biol 108:1687–1695
7. Gutierrez ED, Grapperhaus KJ, Rubin DC (1995) Ontogenic regulation of spatial differentiation in the crypt-villus axis of normal and isografted small intestine. Am J Physiol 269:G500–G511
8. Darmoul D, Brown D, Selsted ME, Ouellette AJ (1997) Cryptdin gene expression in developing mouse small intestine. Am J Physiol 272:G197–G206

Korrespondenzadresse: P. Pesendorfer, Universitätsklinik für Kinderchirurgie Graz, Auenbruggerplatz 34, 8036 Graz (Österreich), Telefon: + 43/3 16/37 62, Fax: + 43/3 16/37 75, e-mail: patrizia.pesendorfer@kfunigraz.ac.at

Kongenitale Zwerchfellhernie: Ist der Zwerchfelldefekt der Modulator des Leber- und Lungengewichtes?

Congenital diaphragmatic hernia: evaluation of the diaphragmatic defect as modulator of liver and lung weight

T. E. Langwieler[1], M. Peiper[1], J. R. Izbicki[1], M. Aalamian[2], W. Lambrecht[2] und D. Kluth[2]

[1] Abteilung für Allgemeinchirurgie
[2] Abteilung für Kinderchirurgie, Chirurgische Klinik, Universitäts-Krankenhaus Eppendorf, Hamburg

Einleitung

Die Mehrzahl der angeborenen Fehlbildungen kann heute in der Neugeborenenperiode erfolgreich operiert werden. Problematisch ist dagegen weiterhin die Behandlung der angeborenen Zwerchfellhernie (CDH). Sie stellt ein noch nicht gelöstes Problem der Chirurgie dar. Die Mortalität der Patienten mit dieser Fehlbildung ist unverändert hoch; durchschnittlich versterben immer noch die Hälfte aller Kinder mit einer Zwerchfellhernie. Dies bedeutet für Deutschland, daß ca. 200 Kinder dieser Fehlbildung erliegen [1–3]. Dabei ist der Verschluß der Zwerchfellücke selbst bei großen Defekten technisch ohne größere Probleme möglich. Die hohe Mortalität ist Folge der häufig bestehenden Lungenhypoplasie. Sie bildet den Ausgangspunkt eines Circulus vitiosus an dessen Ende oft der Tod des Neugeborenen steht.

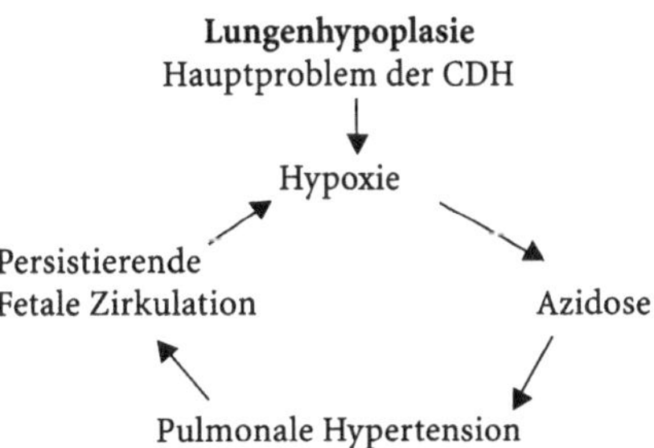

Die einseitige Fokussierung auf diesen Aspekt des Krankheitsbildes hat aber dazu geführt, daß Fragestellungen jenseits der Lungenhypoplasie kaum Beachtung fanden. Dies gilt besonders für die Leber, über deren mögliche Bedeutung bei der Pathogenese und Pathophysiologie der Zwerchfellhernie bisher wenig bekannt ist.

Studien zur Embryogenese am Nitrofenrattenmodell haben ergeben, daß Nitrofen, ein Herbizid, bei richtiger Dosierung und Gabe am richtigen Zeitpunkt rechts- sowie linksseitige Zwerchfellhernien erzeugen kann. Typischerweise besteht beim Embryo das Hernienkonvolut überwiegend aus Leber [4–6].

Diese Befunde waren Anlaß, bei diesem Modell die Situation der Leber und der Lunge bei der angeborenen Zwechfellhernie genauer zu analysieren. Dazu sollten die Gewichte von Lunge und Leber gemessen und die Verteilungsmuster von Lunge und Leber im Thoraxraum durch morphometrische Messungen der beanspruchten Fläche an der Gesamtthoraxfläche bestimmt werden. Diese Befunde wurden dann mit dem ebenfalls morphometrisch gemessenen prozentualen Defektdurchmesser im Zwerchfell korreliert. Folgende Fragen standen dabei im Vordergrund:

1. Welche Auswirkungen hat das Ausmaß des Zwerchfelldefektes auf die Verteilung von Lunge und Leber im Thoraxraum?
2. Was sind die Auswirkungen auf die Gewichte beider Organe?
3. Kann aufgrund der erhobenen Befunde die Frage geklärt werden, ob die Leber aktiv oder passiv in den Thoraxraum gerät?

Methodik

In der ersten Phase wurden nach der Verpaarung und positivem Vaginalabstrich den Muttertieren 100 mg Nitrofen oral appliziert. Die Kontrollgruppe erhielt Normalkost. Nach der Geburt wurden die Neugeborenen getötet. Es erfolgte die Ermittlung des Körpergewichtes und die anschließende Fixierung in Bouin. In der zweiten Phase wurden die Neugeborenen unter der Stereolupe präpariert.

(1) Folgende Flächen wurden morphometrisch ausgemessen: Lungenfläche seitlich, Thoraxfläche seitlich, Hernienfläche seitlich, Defektfläche im Zwerchfell, Gesamt-Zwerchfellfläche. (2) Folgende Gewichtsbestimmungen erfolgten: Gesamtlungengewicht, Lungengewicht rechts bzw. links, Gesamtlebergewicht, Lebergewicht intrathorakal bzw. intraabdominell. (3) Die statistische Evaluation erfolgte mit handelsüblicher Statistiksoftware (SPSS 6.1 für PC)

Insgesamt wurden 300 in Bouin-Lösung fixierte neugeborene Ratten unter der Stereolupe bei 8-facher Vergrößerung mikropräpariert. Die Gewichtsbestimmungen erfolgte mit einer elektronischen Halbmikroanalysen- und Präzisionswaage. Während der Präparation wurden die einzelnen Schritte mit Hilfe einer an die Stereolupe adaptierten Color-Videokamera dokumentiert, über eine Frame-Grabberkarte digitalisiert und gespeichert. Anhand dieses Bildmaterials erfolgten später mit einer Bildanalysesoftware die Flächenberechnungen.

Ergebnisse

Hernienbefunde: Von den nitrofenexponierten Neugeborenen wiesen 160 Tiere eine Zwerchfellhernie auf (60,2%). Bei 106 (39,8%) Tieren kam trotz Nitrofenexposition keine Hernie zur Darstellung (Herniengruppe 0). Neugeborene Tiere, die eine Hernie aufwiesen wurden als CDH-Ratten bezeichnet und nach dem geschätzten Ausmaß der Hernienvolumina in vier Gruppen eingeteilt. Die Herniengruppe 0 wurde von 106 Tieren (39,8%) gebildet. Herniengruppe 1 (<30% Volumen) bildeten 39 Tiere (14,7%). Herniengruppe 2 (30–50% Volumen) bildeten 34 Tiere (12,8%). In der Herniengruppe 3 (>50% Volumen) waren 43 Tiere (16,2%). Die Herniengruppe 4 (große Hernie mit Darm im Thorax) wurde von 44 Tieren (16,5%) gebildet. Für weitere statistische Berechnungen wurde für alle Tiere mit einer Hernie die prozentuale Defektfläche bezogen auf die Gesamtzwerchfellfläche be-

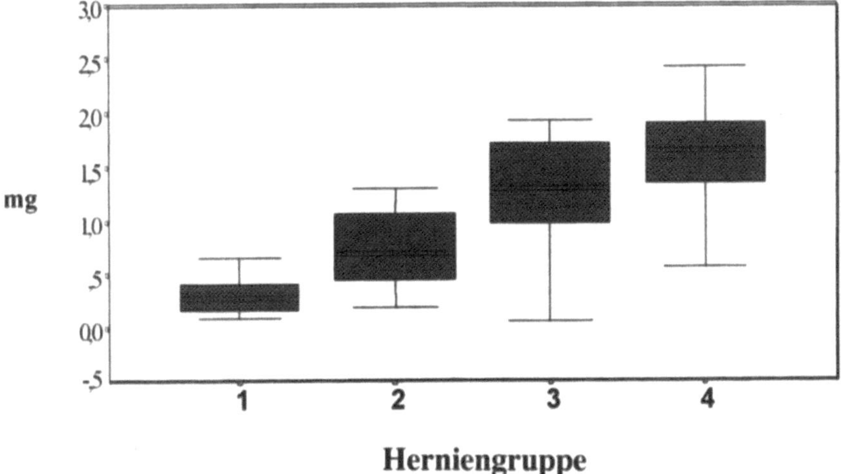

Abb. 1. Entwicklung der Durchschnittsgewichte des intrathorakalen Leberanteils (Herniengewicht) in den Herniengruppen. Die Gewichtsunterschiede zwischen den Gruppen sind statistisch hoch signifikant ($p < 0,001$)

stimmt. Danach konnte in 44,3% (106 Tiere) kein Defekt nachgewiesen werden. Bei 16,7% (40 Tiere) lag der Defekt unter 25%. Eine Defektgröße zwischen 25 – 50% konnte bei 35,6% (85 Tiere) festgestellt werden. Ein Defekt zwischen 50 – 75% konnte in 2,9% (7 Tiere) beobachtet werden. Bei 1 Tier (0,4%) kam es zu einem Defekt der größer als 75% war.

Gesamtleber: Bei Tieren mit einer Zwerchfellhernie betrug das durchschnittliche Lebergesamtgewicht $217,2 \pm 5,6$ mg. Damit bestand im Vergleich zur Gruppe der Tiere ohne Hernie ($155,5 \pm 3,7$ mg) eine hochsignifikante Gewichtszunahme ($p < 0,0001$). Diese Lebergewichtszunahme war bei sehr großen Hernien, d.h. bei Hernien der Gruppe 3 ($220,4 \pm 10,1$ mg) und 4 ($258,3 \pm 9,1$ mg) deutlich größer ($p < 0,0001$) als bei kleineren Hernien der Gruppe 2 ($189,7 \pm 13,7$ mg; $p = 0,01$). Diese Abhängigkeit des Lebergewichtes vom Ausmaß der Hernie bestätigte sich, wenn als Parameter der prozentuale Defektanteil gewählt wurde.

Bei getrennter Betrachtung der intrathorakal bzw. intraabdominell gelegenen Leber ergaben sich folgende Befunde:

Intraabdominelle Leber: Bei Tieren mit Zwerchfellhernie konnte ein signifikanter Gewichtsunterschied der intraabdominellen Leberanteile bei unterschiedlichem Hernienausmaß nicht festgestellt werden ($p > 0,5$).

Intrathorakale Leber (Abb. 1): Mit zunehmendem Hernienausmaß kam es zu einer statistisch hochsignifikanten Zunahme der intrathorakalen Lebergewichte ($p < 0,001$). Die prozentuale Defektgröße korrelierte eng mit dem intrathorakalem Lebergewicht ($r = 0,98$).

Diskussion

Unsere Untersuchung hat gezeigt, daß die Entwicklung einer Zwerchfellhernie immer mit einer Gewichtszunahme der Leber verbunden ist, wobei diese mit dem Ausmaß der Her-

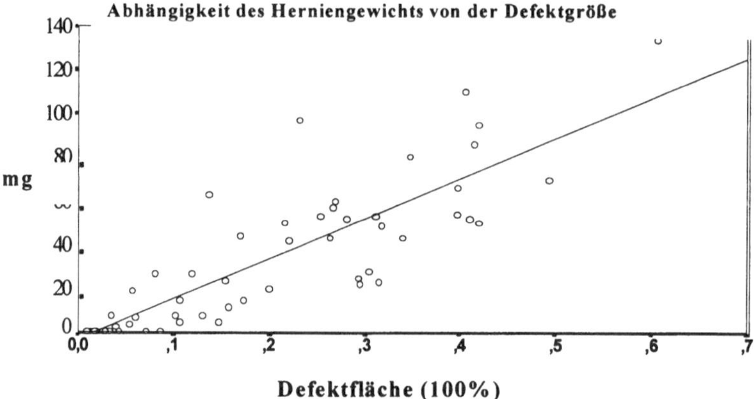

Abb. 2. Das intrathorakale Lebergewicht korreliert eng mit der Defektgröße, r = 0,98

nierung zunimmt. In Einzelfällen kann es gegenüber der Kontrollgruppe zu einer Verdopplung des Lebergewichtes kommen. Diese Gewichtszunahme ist ausschließlich durch den intrathorakalen Leberanteil bedingt, was nur durch eine Hypertrophie bzw. Hyperplasie der Leberzellen erklärt werden kann. Diese Gewichtszunahme schließt eine passive Verlagerung der Leber nach intrathorakal aus. Wichtig ist jedoch die enge Korrelation zwischen Defektgröße (Abb. 2) und Ausmaß des zusätzlichen Leberwachstums. Möglicherweise besteht hier ein kausaler Zusammenhang, der in weiteren Studien aufgeklärt werden soll.

Zusammenfassung

Hintergrund: Nitrofen ist eine embryotoxische Substanz, die congenitale Zwerchfellhernien (CDH) in neugeborenen Ratten und Mäusen induzieren kann. In der Vergangenheit wurde dieses Modell nur zur Charakterisierung von morphologischen und funktionellen Veränderungen der Lunge bei der CDH genutzt. Ziel dieser Studie war es, die Auswirkungen des Zwerchfelldefektes auf die Verteilung von Leber und Lunge im Thoraxraum zu untersuchen und die Frage des aktiven oder passiven Einwachsens der Leber in den Thorax zu klären.

Methodik: Insgesamt wurden 30 schwangere Sprague-Dawley-Ratten (266 Neugeborene) am Tag 11 mit Nitrofen exponiert. 3 schwangere Ratten (28 Neugeborene) dienten als Kontrollgruppe. Nach der Spontangeburt (Tag 22) wurden alle Neugeborene mikrodisseziert. Mittels eines computergesteuerten morphometrischen Analysegerätes wurde die Gesamt-Thoraxfläche, die von der Lungen eingenommene Fläche, der intrathorakale Anteil der Leber, und sofern vorhanden, die Fläche des Zwerchfelldefektes gemessen. Sowohl die Lungen als auch der intra- und extrathorakale Anteil der Leber wurden gewogen.

Ergebnisse: Bei 160 Neugeborenen (60,2%) konnte nach Nitrofenexposition ein Zwerchfelldefekt nachgewiesen werden. Diese wurden in Abhängigkeit ihrer abdominellen Organe im intrathorakalen Teil in 5 Gruppen (Größe der Hernie) eingeteilt. Die statistische Analyse ergab die folgenden Ergebnisse: (1) Wir beobachteten eine signifikante Zunahme des Gesamtlebergewichtes in den CDH-Gruppen (p < 0,001) im Vergleich zu den neugeborenen Tieren ohne CDH (ANOVA-Statistik). (2) Es konnte eine signifikante Korrelation zwischen der Größe des Zwerchfelldefektes und dem intrathorakalen Anteil der Leber nachgewiesen werden. (3) Nitrofen alleine hat keinen Einfluß auf das Lebergewicht.

Schlußfolgerung: Unsere Ergebnisse konnten folgende Beweise erbringen: (1) Die Präsenz der Leber in der Thoraxcavität ist nicht Folge einer einfachen Dislokation, sondern das Ergebnis eines aktiven Einwachsens von Lebergewebe durch den Zwerchfelldefekt. (2) Die gemessene Korrelation zwischen der Defektgröße und dem intrathorakalen Lebergewicht kann als Ausgangsmeßpunkt und Kalkulation eines therapeutischen Vorgehens bei der CDH genutzt werden.

Abstract

Background: Nitrofen is an embryotoxic substance that can induce congenital diaphragmatic hernias (CDH) in newborn rats and mice. In the past, this model has been used to characterize morphological and functional changes of the lungs in CDH. In this study we focused mainly on the characteristics of the liver in chemical-induced CDH because this organ is always present in the thoracic cavity and thus may be used as a marker for future therapeutic attempts.

Methods: A total of 26 newborns (30 litters) were exposed to nitrofen on day 11 of pregnancy. Three litters (28 newborn rats) served as control. After spontaneous delivery at term (22 days), all newborns were microdissected. Using a computerized morpho-metrical device, the total area of the thoracic cavity, the area of the lung, the intrathoracic area of the liver, and the area of the diaphragmatic defect, if present, was measured. The lungs as well as the intra- and extrathoracic portion of the liver were weighed.

Results: After nitrofen exposure, 160 newborns presented with CDH (60.2%). They were grouped into five groups according to the intrathoracic content of intraabdominal organs. The statistical analysis gave the following results: (1) We observed a significant increase of the total liver weight in the severely affected groups. (2) A significant correlation between the size of the defect and the weight of the intrathoracic part of the liver could demonstrated. (3) Nitrofen alone had no effect on the liver.

Conclusion: Our results indicate that: (1) The presence of liver inside the thoracic cavity is not the result of a simple dislocation but rather the result of an active ingrowth of liver tissue through the defect. (2) The observed correlation between the size of the defect and the intrathoracic liver weight can be used as a baseline. It allows the calculation of a therapeutic effect which will result in changed correlation.

Literatur

1. Adzick NS, Harrison MR, Glick PL, Nakayama DK, Manning FA, deLorimier AA (1985) Diaphragmatic hernia in the fetus: Prenatal diagnosis and outcome in 94 cases. J Pediatr Surg 20: 357 – 361
2. Dibbins AW, Wiener ES (1974) Mortality from diaphragmatic hernia. J Pediatr Surg 9: 653 – 662
3. Gross RE (1946) Congenital hernia of the diaphragm. Am J Dis Child 71: 579 – 592

4. Areechon W, Reid L (1963) Hypoplasia of the lung with congenital diaphragmatic hernia. Br Med J
   8: 230 – 233
5. Kluth D, Kangah R, Reich P, Tenbrinck R, Tibboel D, Lambrecht W (1990) Nitrofen-induced diaphragmatic hernias in rats; an animal model. J Pediatr Surg 25: 850 – 854
6. Kluth D, Losty PD, Schnitzer JJ, Lambrecht W, Donahoe PK (1996) Clin Perinatol 23: 655 – 659

Korrespondenzadresse: Dr. med. T. E. Langwieler, Chirurgische Klinik, Universitätskrankenhaus Eppendorf, Martinistraße 52, 20246 Hamburg, Telefon: 0 40-4 28 03-54 03/24 50,
Fax: 0 40-4 28 03-34 58, e-mail: langwieler@uke.uni-hamburg.de

Transepithelialer Antigentransport bei Morbus Crohn und Colitis ulcerosa: Nachweis einer gesteigerten Antigenaufnahme in späte Endosomen

Transepithelial antigen transport in Crohn's disease and ulcerative colitis: increased antigen uptake into late endosomes

S. Kersting[1], M. Brüwer[1], Ö. Kalem[1], K. P. Zimmer[2], N. Senninger[1] und G. Schürmann[1]

[1] Chirurgische Klinik und Poliklinik für Allgemeine Chirurgie, Westfälische Wilhelms-Universität Münster
[2] Klinik und Poliklinik für Kinderheilkunde, Westfälische Wilhelms-Universität Münster

Einleitung

Colitis ulcerosa (CU) und Morbus Crohn (MC) gehören zur Gruppe der chronisch entzündlichen Darmerkrankungen (CED), deren Äthiopathogenese noch weitgehend ungeklärt ist. Die gesunde Darmschleimhaut bildet eine Barriere gegenüber luminalen Antigenen, Bakterien und Toxinen. Zahlreiche Studien der letzten Jahre deuten auf eine Beeinträchtigung der epithelialen Abwehrfunktion bei CED hin, mit der Folge einer gesteigerten Permeabilität und eines ungehinderten Antigeneinstroms ins Gewebe. Es wurden morphologische Veränderungen der Mikrovilli, Erweiterungen der Parazellulärräume und der *Tight Junctions* beschrieben [1, 2]. Auf ultrastruktureller Ebene sind die transepithelialen Transportwege von Antigenen bei CED jedoch noch wenig untersucht. Ziel dieser Studie war es, den transzellulären Transport von Antigenen durch späte Endosomen in normalen Enterozyten (NE) und atypischen Enterozyten, sog. RACE (*Rapid Antigen uptake into the Cytosol Enterocytes*) [3], bei MC und CU zu analysieren.

Methodik

Intraoperativ gewonnene Gewebeproben von MC und CU wurden immunelektronenmikroskopisch untersucht (MC n = 5, CU n = 5). Bei onkologischen Resektionen entnommenes tumorfernes Gewebe diente als gesunde Kontrolle (GK: n = 6). Schleimhautstücke im Durchmesser von 1 cm wurden herausgetrennt und die Epithelialseite 10 Minuten mit dem Antigen Ovalbumin (OVA) inkubiert. Die Präparate wurden in Paraformaldehyd fixiert und in flüssigem Stickstoff bei −196 °C eingefroren. Zur immunelektronenmikroskopischen Untersuchung wurden auf ultradünnen Schnitten (60 nm) OVA und das *Lysosomen-assoziierte-Membran*protein LAMP-2 als Bestandteil später Endosomen im Doppellabellingverfahren mit Immungold markiert. Die Anzahl von späten Endosomen pro Zytoplas-

Tabelle 1. Endosomendichte (Mittelwerte). χ^2-Test: [a] signifikant geringere Endosomendichte gegenüber gesunden Kontrollen, bzw. [b] gegenüber den entsprechenden NE

Endosomendichte (Endosomen/μm^2) Zelltyp	MC		CU		GK
	NE	RACE	NE	RACE	NE
antigenfreie Endosomen	0,013[a]	0,01	0,012[a]	0,002[b]	0,04
antigenbeladene Endosomen	0,006	0,014	0,008	0,009	0,003

MC: Morbus Crohn, *CU*: Colitis ulcerosa, *GK*: gesunde Kontrollen, *NE*: normale Enterozyten, *RACE*: Rapid Antigen uptake into the Cytosol Enterocytes

Tabelle 2. Markierungsdichte (Mittelwerte). U-Test: [a] signifikant geringere Markierungsdichte gegenüber gesunden Kontrollen, bzw. [b] gegenüber den entsprechenden RACE

Markierungsdichte (Goldpunkte/μm^2) Zelltyp	MC		CU		GK
	NE	RACE	NE	RACE	NE
LAMP in antigenfreien Endosomen	27,73[a]	44,21	26,18[a,b]	35,82	49,49
LAMP in antigenbeladenen Endosomen	23,51[a]	28,38	24,52	21,97	47,7
OVA in antigenbeladenen Endosomen	14,59[b]	36,24	23,74	20,31	18,02

MC: Morbus Crohn, *CU*: Colitis ulcerosa, *GK*: gesunde Kontrollen, *NE*: normale Enterozyten, *RACE*: Rapid Antigen uptake into the Cytosol Enterocytes

mafläche wurde für antigenbeladene und antigenfreie Endosomen getrennt bestimmt. Für jedes Endosom wurde die Markierungsdichte (Goldpunkte pro Zytoplasmafläche) als ein Maß für die Konzentration von LAMP und OVA berechnet. Die Ergebnisse wurden im U-Test nach Wilcoxon und im χ^2-Test auf signifikante Unterschiede untersucht.

Ergebnisse

Der Anteil antigenbeladener Endosomen in Bezug auf die Gesamtzahl aller später Endosomen lag deutlich höher bei MC (47%) und CU (55%) gegenüber gesunden Kontrollen (7%). Antigenfreie späte Endosomen waren hingegen signifikant häufiger bei gesunden Kontrollen (χ^2-Test: p < 0,01). Vorzugsweise befanden sich antigenbeladene Endosomen bei MC (70%) und CU (53%) in RACE (Tabelle 1).

Zudem war die Markierungsdichte für OVA innerhalb der antigenbeladenen Endosomen bei MC und CU (RACE > NE) deutlich höher als bei gesunden Kontrollen. Hingegen zeigte die Markierungsdichte für LAMP sowohl in antigenbeladenen als auch in antigenfreien späten Endosomen die höchsten Werte in gesunden Kontrollen. Mit der Ausnahme antigenbeladener Endosomen bei CU hatten RACE eine höhere Markierungsdichte für LAMP als NE (Tabelle 2).

Diskussion

Im Gegensatz zu gesundem Darmepithel, welches unter physiologischen Bedingungen eine kontrollierte Aufnahme kleiner Mengen von Makromolekülen, wie z. B. OVA, aufweist [4], konnte in dieser Studie eine gesteigerte endozytotische Aufnahme von OVA bei CED nachgewiesen werden. Eine erhöhte Dichte antigenbeladener später Endosomen sowie eine erhöhte endosomale Antigenkonzentration (RACE > NE) lassen auf eine Aktivierung transzellulärer Transportprozesse bei CED schließen. Ein gesteigerter, von Söderholm et al. [5] auch an entzündungsfreiem Gewebe von Crohn-Patienten beschriebener transzellulärer Transport luminaler Antigene, könnte demnach neben parazellulären Transportprozessen eine wichtige Rolle in der Pathogenese von CED spielen.

Zusammenfassung

Hintergrund: Ziel dieser Studie war es, auf ultrastruktureller Ebene den transzellulären Transport von Antigenen durch späte Endosomen in normalen Enterozyten (NE) und atypischen Enterozyten, sog. RACE (*R*apid *A*ntigen uptake into the *C*ytosol *E*nterocytes), bei MC und CU zu analysieren.

Methodik: Intraoperativ gewonnene Gewebeproben (MC: n = 5, CU: n = 5, gesunde Kontrollen: n = 6) wurden unmittelbar nach Resektion mit dem Antigen Ovalbumin (OVA) inkubiert. Zur immunelektronenmikroskopischen Untersuchung wurden OVA und das *Ly*sosomen-*a*ssoziierte-*M*embran*p*rotein LAMP-2 als Bestandteil später Endosomen im Doppellabellingverfahren mit Immungold markiert. Die Anzahl von späten Endosomen pro Zytoplasmafläche wurde für antigenbeladene und antigenfreie Endosomen getrennt bestimmt. Für jedes Endosom wurde die Markierungsdichte (Goldpunkte pro Zytoplasmafläche) als ein Maß für die Konzentration von LAMP und OVA berechnet. Die Ergebnisse wurden im U-Test nach Wilcoxon und im χ^2-Test auf signifikante Unterschiede untersucht.

Ergebnisse: Antigenfreie späte Endosomen waren signifikant häufiger (p < 0,01) bei gesunden Kontrollen (93%) als bei MC (53%) und CU (45%). Antigenbeladene späte Endosomen fanden sich in 47% bei MC, in 55% bei CU und in nur 7% bei gesunden Kontrollen. Vorzugsweise befanden sich antigenbeladene Endosomen bei MC (70%) und CU (53%) in RACE. Zudem war die Konzentration von Antigen innerhalb der Endosomen bei MC und CU (RACE > NE) deutlich höher als bei gesunden Kontrollen.

Schlußfolgerung: Eine erhöhte Dichte antigenbeladener später Endosomen sowie eine erhöhte endosomale Antigenkonzentration (RACE > NE) weisen darauf hin, daß in der Pathogenese von CED neben einer veränderten parazellulären Permeabilität auch ein gesteigerter transzellulärer Transport luminaler Antigene eine Rolle spielt.

Abstract

Background: In Crohn's disease (CD) and ulcerative colitis (UC) an increased intestinal permeability was found in oral absorption studies. However, there is little knowledge about the transepithelial transport of luminal antigens. The aim of our study was to analyze the transcellular transport of antigens in late endosomes of normal enterocytes (NE) and enterocytes characterized by *r*apid *a*ntigen uptake into the *c*ytosol (RACE) and ultrastructural alterations.

Methods: Mucosa of freshly resected specimens (CD *n* = 5, UC *n* = 5, normal controls *n* = 6) was incubated with the antigen ovalbumin (OVA). For immunoelectron microscopy,

OVA and the late endosomal marker LAMP-2 (*Lysosome Associated Membrane Protein*) were identified within enterocytes by immunogold double labeling. The number of late endosomes with and without OVA loading was determined per cytosol area of NE and RACE. The labeling density for OVA was evaluated by counting gold particles per late endosome area. For statistical analysis, Wilcoxon *U*-test and χ^2 test were used with $P < 0.05$ considered significant.

Results: The percentage of antigen-loaded late endosomes in relation to all late endosomes was increased in CD (47%) and UC (55%) in comparison to controls (7%). The majority of antigen-loaded endosomes in CD (70%) and UC (53%) were found in RACE in contrast to NE. Additionally, labeling density for OVA within late endosomes was higher in CD and UC (RACE > NE) than in controls.

Conclusion: An increased concentration of antigen-loaded late endosomes and an increased antigen density in late endosomes of CD and UC enterocytes (RACE > NE) indicate an increased transcellular permeability and transport of luminal antigens that may contribute to the pathogenesis of inflammatory bowel disease.

Literatur

1. D'Inca R, Sturniolo GC, Martines D, Di Leo V, Cecchetto A, Venturi C, Naccarato R (1995) Functional and morphological changes in small bowel of Crohn's disease patients. Dig Dis Sci 40:1388–1393
2. Schulzke JD, Bentzel CJ, Schmitz H (1998) Eine gestörte tight-junction Funktion des Epithels trägt zu der bei Colitis ulcerosa auftretenden Barrierestörung bei (Abstract). Z Gastroenterol 36:741
3. Schürmann G, Brüwer M, Klotz A, Schmid KW, Senninger N, Zimmer KP (1999) Transepithelial transport processes at the intestinal mucosa in inflammatory bowel disease. Int J Colorect Dis 14:41–46
4. Sanderson IR, Walker WA (1993) Uptake and transport of macromolecules by the intestine: possible role in clinical disorders (an update). Gastroenterol 104:622–629
5. Söderholm JD, Holmgren Peterson K, Olaison G, Franzén LE, Weström B, Magnusson KE, Sjödahl R (1999) Epithelial permeability to proteins in the noninflamed ileum of Crohn's disease? Gastroenterol 117:65–72

Korrespondenzadresse: PD Dr. med. G. Schürmann, Klinik und Poliklinik für Allgemeine Chirurgie, Westfälische Wilhelms-Universität Münster, Waldeyerstraße 1, 48149 Münster, Telefon: 02 51/8 35 63 10; Fax: 02 51/83 56 24 00; e-mail: gschurm@uni-muenster.de

Korrelation der Metalloproteinase-1 zur Permeabilität ileoanaler Pouchs nach Colitis ulcerosa

Correlation between metalloproteinase-1 and changes of permeability in ileoanal pouches for ulcerative colitis

A. J. Kroesen[1], B. von Lampe[2], M. Fromm[3], J. D. Schulzke[2], S. Rosevic[2] und H. J. Buhr[1]

[1] Chirurgische Klinik I
[2] Medizinische Klinik I
[3] Institut für Klinische Physiologie; Universitätsklinikum Benjamin Franklin – FU Berlin

Einleitung

Die Pouchitis nach ileoanaler Pouchanlage wegen Colitis ulcerosa gilt als Remanifestation der Colitis ulcerosa im terminalen Ileum. Die Pouchitis ist somit indirekt ein humanes experimentelles Modell der Colitis ulcerosa. Umso wichtiger ist es, dieses Modell pathophysiologisch zu charakterisieren. Dies wurde bereits durch zahlreiche Publikationen über die histologischen, immunologischen und mikrobiologischen Veränderungen vorgenommen [1]. Die eigene Arbeitsgruppe charakterisierte in den letzten Jahren die Veränderungen des NO-Stoffwechsels und der Permeabilität.

Der Umbau der extrazellulären Matrix (EZM) ist bei der mukosalen Adaptation, aber auch bei Entzündungs- und Wundheilungsvorgängen von entscheidender Bedeutung. Charakterisiert wird die EZM durch die Aktivität der Matrix-Metalloproteinasen (MMP) und deren Aktivatoren und Inhibitoren (TIMPs). Die Permeabilität wid charakterisiert durch die Barrierefunktion (BF) und die Transportfunktion (TF). In der vorgestellten Studie sollen die Veränderungen der extrazellulären Matrix mit den Pouch-Charakterististika der Permeabilität korreliert werden.

Patienten

Es wurden 37 Patienten (m:w = 20:17; Alter = 35,2 ± 12,5) mit Colitis ulcerosa (11 vor Ileostomarückverlagerung (PISR), 16 mit intakten Pouch in Funktion (IPOU), und 10 bei Pouchitis (POUCHITIS) untersucht.

Das Vorhandensein einer Pouchitis wurde anhand des Pouchitis disease activity index nach Sandborn [2] mit einem Score > 6 definiert.

Methode

Die Proben wurden durch Makro-Biopsien aus dem Pouch-Corpus gewonnen. Bezüglich der Metalloproteinasen wurde die m-RNA-Expression von MMP-1, MMP-2, MMP-3, sowie von TIMP-1 und der letztendlich entscheidenden Ratio von MMP-1/TIMP-1, MMP-2/TIMP-1, MMP-3/TIMP-1 mittels kompetitiver PCR gemessen.

Mit Hilfe einer miniaturisierten Ussing-Kammer [3, 4] wurden an endoskopisch gewonnenen Ileum- und Ileum-Pouch-Biopsien elektrophysiologische Permeabilitätsparameter gemessen.

Der totale Widerstand (R^t) wurde durch Wechselstrom-Impedanzanalyse in epithelialen (R^e) und subepithelialen Widerstand (R^s) differenziert. Der aktive Na^+-Glucose-Cotransport wurde durch kinetische Messung des maximalen Kurzschlußstroms (I_{SC})-Steigerung (Glu-Kinetik; V_{max}) unter schrittweiser Glucose-Zugabe (in Form von Glucopyranose) ermittelt.

Die Messung der aktiven Chlorid-Sekretion erfolgte durch Bestimmung des Kurzschlußstromanstiegs (Cl-Sekretion; ΔI_{SC}) nach Theophillin- und PGE_2-Zugabe ermittelt.

Statistik

Angegeben werden Mittelwerte und Standardirrtümer (SEM). Die multivariate Analyse erfolgte mittels Student-Newman-Keuls-Test nach Rejektion der Null-Hypothese durch den Friedman's Test; $p < 0,05$ galt als statistisch signifikant.

Ergebnisse

Die Veränderungen der MMP-1 sowie der Ratios von MMP-1/TIMP-1 und MMP-3/TIMP-1 entsprechen den gleichsinnigen Veränderungen des subepithelialen Widerstandes, nicht aber den Veränderungen des epithelialen Widerstandes. Die Ergebnisse im Detail sind in Tabelle 1 wiedergegeben.

Diskussion

Die Daten zur mucosalen Barriere- und Transportfunktion zeigen im Gegensatz zur Colitis ulcerosa, daß die Barrierefunktion erhalten bleibt, wohingegen die Transportfunktion analog zur Colitis ulcerosa zusammenbricht [5]. Die Veränderungen der Matrixmetalloproteinase 1 sind zwar analog zu denen der Transportfunktion, nicht jedoch zu denen der Ratios von MMP-1/TIMP-1 und MMP-3/TIMP-1. Besonders im Status der Pouchitis findet

Tabelle 1. Ergebnisse der mucosalen Barriere- und Transportfunktion in Korrelation zur mRNA-Expression der MMP-1, MMP-1/TIMP-1-Ratio und MMP-3/TIMP-1-Ratio

	n	R^e [Ω cm^2]	R^{sub} [Ω cm^2]	Cl-Secretion ΔI_{SC} [μA cm^{-2}]	Na-Glucose-Cotransport V_{max} [μA cm^{-2}]	MMP-1	MMP-1/ TIMP-1	MMP-3/ TIMP-1
PISR	11	15,7 ± 4,4	13,3 ± 1,1	90,1 ± 18,5	69,6 ± 29,8	0,00004 ± 0,00002[e]	0,00034 ± 0,0002[a]	0,011 ± 0,0055
IPOU	16	18,1 ± 0,6	21,2 ± 2,7[b]	120,9 ± 34,8	138,4 ± 25,0	0,0009 ± 0,0002[e]	0,012 ± 0,003[c]	0,039 ± 0,012
POUCHITIS	10	17,9 ± 1,5	22,4 ± 2,0[b]	38,6 ± 16,0[f]	41,8 ± 14,37[d]	0,0035 ± 0,00021[e]	0,011 ± 0,003[c]	0,021 ± 0,005[g]

Mittelwerte [a] SEM; [b] vs. PISR; [c] vs. IPOU; [d] vs. IPOU; [e] vs. alle; [f] vs. PISR; [g] vs. IPOU (Student-Newman-Keuls test)

sich eine erhöhte mRNA-Expression für MMP-1. Allerdings zeigt die Ratio von MMP-1/TIMP-1 nur noch einen Unterschied zum Status der Stoma-Deviation, nicht aber zum status des intakten Pouches. Die Daten der Metalloproteinasen stimmen mit den Veränderungen der Colitis ulcerosa im Vergleich zum M. Crohn überein [6, 7]. Schlägt man den Bogen zwischen epithelialer Barriere und Metalloproteinasen so drücken sich elektrophysiologisch die Veränderungen in einer Erhöhung des R^{sub} und bzgl. der Matrixproteine in einer Erhöhung des MMP-1 und der MMP-1/TIMP-1-Ratio aus. MMP-1 weist somit eine gute Korrelation zu den Veränderungen des Subepithels auf.

Zusammenfassung

Hintergrund: Die Pouchitis nach ileoanaler Pouchanlage wegen Colitis ulcerosa gilt als Remanifestation der Colitis ulcerosa im terminalen Ileum. Der Umbau der extrazellulären Matrix (EZM) ist bei der mukosalen Adaptation, aber auch bei bei Entzündungs- und Wundheilungsvorgängen von entscheidender Bedeutung. Charakterisiert wird die EZM durch die Aktivität der Matrix-Metalloproteinasen (MMP) und deren Aktivatoren und Inhibitoren (TIMPs). In der vorgestellten Studie soll dies durch die Veränderungen der extrazellulären Matrix und der Permeabilität geschehen.

Patienten und Methode: Es wurden 37 Patienten mit Colitis ulcerosa (11 vor Ileostomarückverlagerung (PISR), 16 mit intakten Pouch in Funktion (IPOU), und 10 bei Pouchitis untersucht. Bezüglich der Metalloproteinasen wurde die m-RNA-Expression von MMP-1, MMP-2, MMP-3, sowie von TIMP-1 und der letztendlich entscheidenden Ratio von MMP-1/TIMP-1, MMP-2/TIMP-1, MMP-3/TIMP-1 mittels kompetitiver PCR gemessen. Die Permeabilität wurde in der Miniatur-Ussing-Kammer durch Bestimmung der ionalen Permeabilität (Wechselstrom-Impedanzanalyse, Ermittlung des epithelialen (R^{e}) und subepithelialen Widerstandes (R^{sub})) und der Transportfunktion (elektrogene Chloridsekretion und Na-Glucose-Cotransport) gemessen.

Ergebnisse: Die Ergebnisse für die lauteten (PISR/IPOU/POUCHITIS): $R^{e}[\Omega\ cm^{2}]$: $15{,}7 \pm 4{,}4/18{,}1 \pm 0{,}6/17{,}9 \pm 1{,}5$; $R^{sub}[\Omega\ cm^{2}]$: $13{,}3 \pm 1{,}1/21{,}2 \pm 2{,}7^{b}/22.4 \pm 2.0^{b}$; Cl-Secretion ΔI_{SC} $[\mu A\ cm^{-2}]$: $90{,}1 \pm 18{,}5/120{,}9 \pm 34{,}8/38{,}6 \pm 16{,}0^{c}$; Na-Glucose-Cotransport V_{max} $[\mu A\ cm^{-2}]$: $69{,}6 \pm 29{,}8/138{,}4 \pm 25{,}0/41{,}8 \pm 14{,}37^{d}$; MMP-1: $0{,}00004 \pm 0{,}00002^{e}/0{,}0009 \pm 0{,}0002^{e}/0{,}0035 \pm 0{,}00021$ MMP-1/TIMP-1: $0{,}00034 \pm 0{,}0002^{e}/0{,}012 \pm 0{,}003^{f}/0{,}011 \pm 0{,}003^{f}$; MMP-3/TIMP-1: $0{,}011 \pm 0{,}0055/0{,}039 \pm 0{,}012^{g}/0{,}021 \pm 0{,}005$ (Mittelwerte [a] SEM; [b] vs. PISR; [c] vs. IPOU; [d] vs. IPOU; [e] vs. alle; [f] vs. PISR; [g] vs. IPOU (Student-Newman-Keuls test)).

Schlußfolgerungen: Entsprechend den elektrophysiologischen Untersuchungen kommt es im intakten Pouch und bei Pouchitis zu einer mukosalen Adaptation. Diese drückt sich elektrophysiologisch in einer Erhöhung des R^{sub} und bzgl. der Matrixproteine in einer Erhöhung des MMP-1 und der MMP-1/TIMP-1-Ratio aus. MMP-1 weist eine gute Korrelation zu den Veränderungen des Subepithels auf. Eine Korrelation zwischen Metalloproteinasen und mucosaler Transportfunktion kann nicht festgestellt werden.

Abstract

Background: Pouchitis is meant to present a remanifestation of ulcerative colitis in the terminal ileum after coloproctectomy with ileoanal anastomosis. Changes of the extracellular matrix (EM) are frequently observed in the case of mucosal adaptation and chronic inflammation. EM is characterized by matrixmetalloproteinases (MMPs) and their inhibitors (TIMPs). The aim of this study was to correlate the changes of the matrix with the alterations in mucosal permeability.

Methods: 37 patient with ulcerative colitis (11 prior to closure of ileostomy (PISR), 16 with intact pouch (IPOU), and 10 in the status of pouchitis) were examined by endoscopically obtained biopsies. Expression of metalloproteinase-m-RNA of MMP-1, MMP-2, MMP-3, TIMP-1, and the ratio of MMP-1/TIMP-1, MMP-2/TIMP-1, MMP-3/TIMP-1 was determined by competitive PCR. With a miniaturized Ussing-chamber electrophysiological parameters of permeability and resorptive isotope fluxes for mannitol were measured. Total resistance could be differentiated into epithelial R^e and subepithelial resistance R^{sub} by using alternating current impedance measurements. Active Na^+ glucose cotransport was measured by detection of the maximal short-circuit current under stepwise addition of glucose and active Cl^- secretion was measured by the increase in short-circuit current after stimulation with theophilline and PGE_2.

Results: The results of the three groups are (PISR/IPOU/pouchitis): $R^e[\Omega\ cm^2]$: $15.7 \pm 4.4/18.1 \pm 0.6/17.9 \pm 1.5$; $R^{sub}[\Omega\ cm^2]$: $13.3 \pm 1.1/21.2 \pm 2.7^b/22.4 \pm 2.0^b$; Cl-Secretion ΔI_{SC} $[\mu A\ cm^{-2}]$: $90.1 \pm 18.5/120.9 \pm 34.8/38.6 \pm 16.0^c$; Na-Glucose-Cotransport V_{max} $[\mu A\ cm^{-2}]$: $69.6 \pm 29.8/138.4 \pm 25.0/41.8 \pm 14.37^d$; MMP-1: $0.00004 \pm 0.00002/0.0009 \pm 0.0002/0.0035 \pm 0.00021$ MMP-1/TIMP-1: $0.00034 \pm 0.0002/0.012 \pm 0.003^f/0.011 \pm 0.003^f$; MMP-3/TIMP-1: $0.011 \pm 0.0055/0.039 \pm 0.012^g/0.021 \pm 0.005$ [mean $\pm$ SEM; [b] vs PISR; [c] vs IPOU; [d] vs IPOU; [e] vs all; [f] vs PISR; [g] vs IPOU (Student Newman-Keuls test)].

Conclusions: Both measurements, electrophysiological and matrixmetalloproteinases, showed signs of a mucosal adaptation. Electrophysiologically this is expressed by an increase of R^{sub} and in view of the MMPs by an increase of MMP-1 and the MMP-1/TIMP-1 ratio. However, we could not state a correlation between metalloproteinase and mucosal transport function.

Literatur

1. Sandborn WJ, McLeod R, Jewell DP (1999) Medical therapy for induction and maintenance of remission in pouchitis: a systematic review. Inflamm Bowel Dis 5: 33 – 39
2. Sandborn WJ, Tremaine WJ, Batts KP, Pemberton JH, Phillips SF (1994) Pouchitis after ileal pouch-anal anastomosis: a Pouchitis Disease Activity Index. Mayo Clin Proc 69: 409 – 415
3. Stockmann M, Gitter AH, Sorgenfrei D, Fromm M, Schulzke JD (1999) Low edge damage container insert that adjusts intestinal forceps biopsies into Ussing chamber systems. Pflugers Arch 438: 107 – 112
4. Stockmann M, Fromm M, Schmitz H, Schmidt W, Riecken EO, Schulzke JD (1998) Duodenal biopsies of HIV-infected patients with diarrhoea exhibit epithelial barrier defects but no active secretion. AIDS 12: 43 – 51
5. Schmitz H, Barmeyer C, Fromm M, Runkel N, Foss HD, Bentzel CJ, Riecken EO, Schulzke JD (1999) Altered tight junction structure contributes to the impaired epithelial barrier function in ulcerative colitis. Gastroenterology 116: 301 – 309
6. Baugh MD, Perry MJ, Hollander AP, Davies DR, Cross SS, Lobo AJ, Taylor CJ, Evans GS (1999) Matrix metalloproteinase levels are elevated in inflammatory bowel disease. Gastroenterology 117: 814 – 822
7. Gunther U, Matthes H, Herbst H, Stallmach A, Riecken EO, Schuppan D (1998) Phenotype of cells expressing matrix metalloproteinase-3 in ulcerative colitis. Ann NY Acad Sci 859: 237 – 240

Korrespondenzadresse: Dr. A. J. Kroesen, Chirurgische Klinik I, Universitätsklinikum Benjamin Franklin, Hindenburgdamm 30, 12200 Berlin

Hemmung der Leukozyten-Endothel Interaktion durch ein Antisense-Oligonukleotid gegen ICAM-1 im Rattenmodell chronisch entzündlicher Darmerkrankungen

Inhibition of leukocyte–endothelial interaction by antisense oligonucleotides against ICAM-1 in a rat model of inflammatory bowel disease

E. Rijcken[1], C. Anthoni[1], C. F. Krieglstein[1], N. Senninger[1], C. F. Bennett[2] und G. Schürmann[1]

[1] Klinik und Poliklinik für Allgemeine Chirurgie der Westfälischen Wilhelms-Universität Münster
[2] ISIS Pharmaceuticals, Carlsbad, CA, USA

Einleitung

Bei chronisch entzündlichen Darmerkrankungen besteht in der Darmwand ein dichtes Infiltrat aktivierter Entzündungszellen, welche über eine Kaskade aus verschiedenen leukozyten- und endothelseitigen Zelladhäsionsmolekülen aus der Blutbahn ins Gewebe gelangen. Ein Schlüsselmolekül in diesem Prozeß ist intercellular adhesion molecule (ICAM)-1, welches basal auf Endothelzellen exprimiert wird. ICAM-1 wird durch proinflammatorische Cytokine wie Tumor Nekrose Faktor (TNF)-α und Interleukin (IL)-1 hochreguliert [1] und konnte an Gewebeproben von Patienten mit Morbus Crohn oder Colitis ulcerosa immunhistochemisch vermehrt nachgewiesen werden [2]. Ziel dieser Studie war es, die Expression von ICAM-1 in einem Rattenmodell chronisch entzündlicher Darmerkrankungen durch den Einsatz von 2′-O-methoxyethyl chimerische antisense Oligonukleotide (ISIS 17470) zu hemmen und die Auswirkungen auf die Leukozytenadhäsion und Entzündungsausprägung zu untersuchen.

Methodik

Durch zweimalige Gabe von Indomethacin (7,5 mg/kg s.c.) im Abstand von 24 h wurde bei Sprague-Dawley-Ratten (120–180 g) eine chronische Ileitis induziert [3]. 60 Ratten wurden in 6 Gruppen à 10 Tiere eingeteilt. Drei Kontrollgruppen erhielten entweder 5% $NaHCO_3$ s.c. (gesund), Indomethacin (krank) oder *scrambled control* Oligos (ISIS 18154; 2 mg/kg i.v.). Die drei Behandlungsgruppen erhielten rattenspezifische 2′-O-methoxyethyl chimerische antisense Oligonukleotide gegen ICAM-1 1 mg/kg KG s.c., 2 mg s.c. oder 2 mg i.v. simultan zur Indomethacinapplikation. Am dritten Tag wurden mittels Epilumineszenz-Intravitalmikroskopie in Ätherinhalationsnarkose Erythrocytengeschwindigkeit, Blutfluß sowie rollende und adhärierende Leukozyten bestimmt [4]. Der makroskopische Entzündungsgrad wurde nach dem Score von *Yamada* beurteilt. Die Statistik wurde mit dem Kruskal-Wallis Test und einem erweiterten exakten Test nach Fisher durhgeführt, wobei p < 0,05 als signifikant betrachtet wurde.

Ergebnisse

Indomethacin führte in Vergleich zur gesunden Gruppe zu einem deutlichen Anstieg der Leukozytenadhäsion (rollende Zellen $27,8 \pm 5,3$ vs. $5,3 \pm 2,5/0,01$ mm² Endotheloberfläche; $p < 0,05$ bzw. adhärierende Zellen $14,0 \pm 4,4$ vs. $0,2 \pm 0,2/0,01$ mm²; $p < 0,05$). Die intravenöse Verabreichung von ICAM-1 Oligos zu 2 mg/kg reduzierte signifikant die Leukozytenadhäsion (rollende Zellen $5,7 \pm 2,4/0,01$ mm² (ICAM-1 oligo 2 mg/kg i.v.) vs. $27,8 \pm 5,3/0,01$ mm² (Indomethacin); $p < 0,05$; adhärierende Zellen $0,8 \pm 1,1/0,01$ mm² vs. $14,0 \pm 4,4/0,01$ mm²; $p < 0,05$), korrespondierend zu einem signifikanten Rückgang des makroskopischen Entzündungsgrades ($0,6 \pm 1,1$ Punkte; $p = 0,000$). Die subkutane Applikation von ICAM-1 Oligos führte tendentiell zu einer dosisabhängigen Verringerung der Leukozytenadhäsion (rollende Zellen $16,3 \pm 11,5$ (1 mg/kg) bzw. $11,2 \pm 8$ (2 mg/kg); adhärierende Zellen $6,9 \pm 8,9$ (1 mg/kg) bzw. $5,2 \pm 5,6$ (2 mg/kg)) und der makroskopischen Entzündung ($2,6 \pm 1,5$ (1 mg/kg) bzw. $2,7 \pm 2,4$ (2 mg/kg)), diese erreichte aber keine Signifikanz. Die scrambled control Oligonukleotide beeinflußten die Leukozytenadhäsion nicht. (Mittelwerte $\pm$ Standardabweichung)

Diskussion

Antisense Oligonukleotide sind Oligomere von einer Länge von circa 15 bis 25 Basen, welche sich durch komplementäre Basenpaarung an die mRNA binden (Hybridisation). Die Expression des Zielproteins wird durch RNase-H abhängige Degradation der spezifischen mRNA reduziert. Der Einsatz von ICAM-1 antisense Oligonukleotiden in der DSS-induzierten Colitis der Maus bewirkte eine Reduktion der Entzündung [5]. Die Methoxyethyl-Modifikation an der 2'-O Position der Ribose der Oligonukleotide bewirkt eine verbesserte Affinität sowie eine verlängerte Halbwertzeit im Gewebe. 2'-O-methoxyethoxy chimerische antisense Oligonukleotide gegen ICAM-1 reduzieren in Abhängigkeit von Dosierung und Applikationsart die intestinale Entzündung auf der Ebene der Leukozytenadhäsion. Die nicht-Effektivität der scrambled control Oligonukleotide zeigt, daß die Reduktion der Leukozytenadhärenz durch ISIS 17470 ein spezifischer Antisense Effekt ist, und daß der Träger der Oligonukleotide die Leukozytenadhärenz nicht beeinflußt. Für den klinischen Einsatz bieten Oligonukleotide im Vergleich zu Antikörpern unter anderem wegen der fehlenden Proteinantigenstruktur zahlreiche Vorteile und sollten im Falle von ICAM-1 in weiteren klinischen Studien bei Patienten mit therapie-resistentem Morbus Crohn oder Colitis ulcerosa geprüft werden.

Zusammenfassung

Im Indomethacin-Rattenmodell wurde mittels Intravitalmikroskopie der Einfluß von 2'-O-methoxyethoxy antisense Oligonukleotiden gegen ICAM-1 auf die Leukozytenadhäsion überprüft. Es konnte gezeigt werden, daß die Leukozytenadhäsion verringert, und das Ausmaß der makroskopischen Entzündung reduziert wurde. Desweiteren wurde gezeigt, daß der Pharmakokinetik in der Antisense Therapie eine bedeutende Rolle zukommt. Antisense Oligonukleotide gegen ICAM-1 sind ein vielversprechender Therapieansatz in der Behandlung chronisch entzündlicher Darmerkrankungen.

Abstract

Background: Recruitment of circulating cells to the inflamed intestine is modulated by adhesion molecules on the surface of leukocytes and endothelial cells. The objective of this study was to test whether antisense oligonucleotides directed against intercellular adhesion molecule (ICAM)-1 downregulate leukocyte–endothelial interaction and inflammation in experimental ileitis.

Methods: Ileitis was induced by s.c. injection of indomethacin 48 and 24 h prior to the experiment in 50 Sprague-Dawley rats; another 10 animals served as normal controls. Leukocyte trafficking in 10 submucosal collecting venules was observed by intravital microscopy in each 10 animals treated with ICAM-1 (ISIS 17470 1 mg/kg s.c., 2 mg/kg s.c., or 2 mg/kg i.v.), or scrambled control (ISIS 18154 2 mg/kg i.v.) 2′-O-methoxyethyl chimeric antisense oligonucleotides administered simultaneously to indomethacin. Microcirculatory parameters and macroscopic grade of inflammation (Yamada score) were measured.

Results: Treatment with ICAM-1 oligonucleotides i.v. significantly reduced leukocyte–endothelial cell interaction (rolling cells 5.7 ± 2.4 (ICAM-1 oligo) vs 27.8 ± 5.3 (Indomethacin), $P < 0.05$; adherent cells 0.8 ± 1.1 vs 14.0 ± 4.4, $P < 0.05$) and macroscopic inflammation (0.6 ± 1.1 points vs 4.5 ± 0.7), but subcutaneous application caused no significant effects.

Conclusion: ICAM-1 2′-O-methoxyethyl chimeric antisense oligonucleotides attenuate rat ileitis by downregulating leukocyte adherence in a dose-dependent manner and thus are potential candidates for control of inflammation in IBD.

Literatur

1. Haraldsen G, Kvale D, Lien B, Farstad IN, Brandtzaeg P (1996) Cytokine-regulated expression of E-selectin, intercellular adhesion molecule-1 (ICAM-1), and vascular cell adhesion molecule-1 (VCAM-1) in human intestinal microvascular endothelial cells. J Immunol 156: 2558 – 2565
2. Nakamura S, Ohtani H, Watanabe Y, Fukushima K, Matsumoto T, Kitano A, Kobayashi K, Nagura (1993) In situ expression of the cell adhesion molecules in inflammatory bowel disease. Lab Invest 69: 77 – 85
3. Yamada T, Deitch E, Specian RD, Perry MA, Sator RB, Grisham MB (1993) Mechanism of acute and chronic intestinal inflammation induced by indomethacin. Inflammation 17: 641 – 662
4. Krieglstein CF, Anthoni C, Laukoetter MG, Rijcken E, Spiegel HU, Senninger N, Schuermann G (2000) Effect of anti-CD11b (α^M-MAC-1) and anti-CD54 (ICAM-1) monoclonal antibodies on indomethacin induced chronic ileitis in rats. Int J Colorectal Dis (in press)
5. Bennett CF, Kornbrust D, Henry S, Stecker K, Howard R, Cooper S, Dutson S, Hall W, Jacoby HI (1997) An ICAM-1 antisense oligonucleotide prevents and reverses dextran sulfate sodium-induced colitis in mice. J Pharmacol Exp Ther 280: 988 – 1000

Diese Studie wurde unterstützt durch ein Forschungsstipendium der Deutschen Morbus Crohn und Colitis ulcerosa Vereinigung DCCV e. V.

Korrespondenzadresse: E. Rijcken jr., Klinik und Poliklinik für Allgemeine Chirurgie, Westfälische Wilhelms-Universität Münster, Waldeyerstraße 1, 48149 Münster, Telefon: 02 51/8 35 63 01, Fax: 02 51/8 35 63 66, e-mail: rijckee@medsnt01.uni-muenster.de

Der Einfluß von Bombesin, Prednisolon, Glutamin und Zinkhistidin auf die mukosale Barriere bei experimenteller TNBS-Colitis – eine Vergleichsstudie

Different therapeutic effects of bombesin, prednisolone, glutamin, and zinc in experimental TNBS colitis in rats

J. Rohweder[1], N. Runkel[1], M. Fromm[2], J. D. Schulzke[3] und H. J. Buhr[1]

[1] Chirurgische Klinik I
[2] Institut für Klinische Physiologie
[3] Medizinische Klinik I, Gastroenterologie und Infektiologie, Universitätsklinikum Benjamin Franklin, Freie Universität Berlin

Einleitung

Die Störung der Mukosabarriere scheint pathophysiologisch bei der Colitis ulcerosa von entscheidender Bedeutung zu sein. Eigene elektrophysiologische Untersuchungen an Colonresektaten in der Ussing-Kammer zeigen, daß es bei einer durch Trinitrobenzensulfonsäure induzierten Colitis der Ratte (TNBS-Colitis) zu einer erheblichen Störung der intestinalen Barriere kommt [1]. Vergleichbare elektrophysiologische Veränderungen konnten an Colonresektaten von Patienten mit Colitis ulcerosa beobachtet werden [2]. Das Spurenelement Zink, dem als Radikalfänger eine Schutzfunktion vor oxidativen Prozessen zukommt und das somit eine Rolle bei den chronisch entzündlichen Darmerkrankungen spielen könnte [3, 4], zeigt in eigenen Untersuchungen – sowohl per os als auch transrektal verabreicht – einen signifikanten mukosaprotektiven Effekt auf die Mukosabarriere bei TNBS-Colitis [5].

Um das Ausmaß dieser Mukosaprotektion zu evaluieren und den Stellenwert des Zinks bei der Colitis ulcerosa abzuschätzen, führten wir eine Vergleichsstudie durch. Verglichen wurde der Effekt des Zinks mit der Wirkung anderer, klinisch bereits verwendeter Therapeutika: Bombesin, Glutamin und Prednisolon.

Material und Methodik

Als Versuchstiere dienten männliche Sprague-Dawley-Ratten (Körpergewicht um 250 g), bei denen mittels einmaliger rektaler Applikation von 30 mg Trinitrobenzensulfonsäure (gelöst in 50% Ethanol) eine Colitis induziert wurde. Es wurden vier Therapiegruppen unterschieden. Gruppe I (n = 5) erhielt Bombesin (40 µg/kg/d) alle acht Stunden subkutan verabreicht. Bei Gruppe II (n = 4) wurde Glutamin (0,5 g/kg/d) und bei Gruppe III (n = 5) Prednisolon (50 mg/kg/d) in gleicher Weise appliziert. Gruppe IV (n = 5) erhielt Zinkhistidin (2 mg/d) zweimalig als Einlauf. Den Kontrolltieren (n = 5) wurde lediglich das Lösungsmittel (50% Ethanol) transrektal verabreicht.

Zur Standardisierung der TNBS-Colitis-Induktion wurden die Tiere unmittelbar nach Applikation für drei Minuten in Kopftieflage gebracht, um gleiche Kontaktzeiten zwischen

Darmmukosa und verabreichtem Agens zu erzielen. Alle rektalen Applikationen erfolgten in Etherkurznarkose.

48 Stunden nach Colitisinduktion wurden die Tiere durch CO_2-Inhalation getötet und laparotomiert. Das distale Colon wurde reseziert, in 4-Elektroden-Kammern nach Ussing eingesetzt und mit begaster, auf 37 °C temperierter Ringer-Lösung umspült. In der Ussing-Kammer wurden Fluxmessungen und Widerstandsbestimmungen durchgeführt.

Fluxmessungen: Als Maß für die parazelluläre Permeabilität des Darmepithels wurden die passiven Fluxe (J) von serosal nach mukosal (J^{sm}) für $^{22}Na^+$ und ^3H-Mannitol gemessen. Für Mannitol ist kein transzellulärer Transportmechanismus bekannt, so daß dieses Molekül nur parazellulär durch das Epithel gelangen kann. Das gleiche gilt für Na^+ in sekretorischer Richtung.

Widerstandsbestimmungen: Zur Bestimmung der epithelialen Barrierefunktion wurde der Gesamtwiderstand der Darmwand (R^t) sowie der rein epitheliale (R^e) und der subepitheliale Widerstand (R^{sub}) ermittelt. Die subepithelialen Schichten des Resektates stellen in der *in vitro*-Situation eine nicht zu vernachlässigende Diffusionsbarriere dar, die *in vivo* im durchbluteten Gewebe aufgrund der bis an das Epithel heranreichenden Blutzirkulation nicht wirksam wird. Daher wurden mittels Wechselstromimpedanzanalyse der epitheliale und der subepitheliale Widerstand getrennt erfaßt.

Ergebnisse

Bei der TNBS-Colitis der Ratte zeigte sich im Vergleich mit der Kontroll-Gruppe eine Erhöhung der Fluxe für Na^+ und ^3H-Mannitol um den Faktor 3. Außerdem kam es zu einer deutlichen Reduktion des Gesamtwiderstandes der Darmwand, wobei der epitheliale Widerstand stärker abnahm als der subepitheliale Widerstand. In der Therapiegruppe I (Bombesin) zeigte sich keine wesentliche Veränderung der parazellulären Permeabilität, und auch die Widerstandsdaten waren nahezu unbeeinflußt – bis auf den epithelialen Widerstand, der nicht so massiv sank wie in der unbehandelten TNBS-Gruppe. Sowohl in der Glutamin-Gruppe (II) als auch in der Prednisolon-Gruppe (III) erkennt man, daß die Erhöhung der parazellulären Permeabilität geringer ausgeprägt war als in der TNBS-Gruppe. Auch waren die Widerstände der Darmwand weniger reduziert. In der mit Zink therapierten Gruppe (IV) hingegen war die parazelluläre Permeabilität lediglich um den Fak-

Tabelle 1. Fluxe (J) von serosal nach mukosal für Na^+ und Mannitol; Widerstände der gesamten Darmwand (R^t), des Epithels (R^e) und der subepithelialen Schichten (R^{sub})

	J^{sm}_{Na} $\mu mol \cdot h^{-1} \cdot cm^{-2}$	$J^{sm}_{Mannitol}$ $\mu mol \cdot h^{-1} \cdot cm^{-2}$	R^t $\Omega \cdot cm^2$	R^e $\Omega \cdot cm^2$	R^{sub} $\Omega \cdot cm^2$	n
Kontrolle	$6 \pm 0,6$	$0,12 \pm 0,02$	84 ± 3	48 ± 4	36 ± 2	5
TNBS	17 ± 0.8^a	$0,54 \pm 0,03^a$	25 ± 2^a	$1 \pm 0,3^a$	$24 \pm 1,7^b$	5
+ Bombesin	$14 \pm 0,5$	$0,48 \pm 0,03$	35 ± 3	12 ± 5	23 ± 4	5
+ Glutamin	$13 \pm 0,4^c$	$0,42 \pm 0,04$	40 ± 3^c	14 ± 4^c	26 ± 3	4
+ Prednis.	$13 \pm 0,7^c$	$0,42 \pm 0,05$	42 ± 6	15 ± 3^c	27 ± 3	5
+ Zink	$9 \pm 0,5^c$	$0,28 \pm 0,01^c$	54 ± 4^c	21 ± 4^c	33 ± 2^c	5

[a] $p < 0,00001$, [b] $p < 0,002$ (gegen Kontrolle), [c] $p < 0,0125$ (gegen TNBS, multiple Testung, α-Adjustierung nach Bonferroni)

tor 1,5 erhöht, und die Widerstandsabnahme war wesentlich geringer ausgeprägt als in der TNBS-Gruppe (Tabelle 1).

Zusammenfassung

In der vorliegenden Studie wurde untersucht, wie ausgeprägt die bereits nachgewiesene mukosaprotektive Wirkung des Zinks bei TNBS-Colitis im Vergleich zum Effekt anderer potentieller Therapeutika ist. Verglichen wurde der Effekt von Zink mit den Wirkungen von Bombesin, Glutamin und Prednisolon.

An Colonresektaten wurden Fluxmessungen für Natrium und Mannitol als Parameter der parazellulären Darmpermeabilität sowie Widerstandsmessungen als Maß für die epitheliale Barrierefunktion durchgeführt. Bei TNBS-Colitis zeigte sich zum einen eine dreifache Erhöhung der Fluxe von Natrium und Mannitol als Ausdruck einer massiven Erhöhung der parazellulären Darmpermeabilität. Weiterhin fand sich eine erhebliche Reduktion des Gesamtwiderstandes und insbesondere des rein epithelialen Widerstandes.

Bei der mit Zink behandelten Gruppe hingegen fand sich lediglich eine 1,5-fache Erhöhung der Permeabilitätsmarker, und die Widerstandsabnahme war deutlich geringer ausgeprägt. Die Ergebnisse spiegeln einen erheblichen mukosaprotektiven Effekt wider. Dieser starke Mukosaprotektion ließ sich weder durch die Glutamin-, noch durch die Prednisolon-Therapie erzielen. In beiden Gruppen zeigten sich lediglich leichtgradige Verbesserungen der parazellulären Permeabilität und der Widerstandsdaten im Vergleich mit der TNBS-Gruppe. In der Bombesin-Gruppe fand sich nahezu kein Effekt auf die Mukosabarriere.

Abstract

The aim of this study was to evaluate the mucosa-protective effect of zinc in TNBS colitis in comparison to other potential therapeutics in colitis: bombesin, glutamin, and prednisolone.

Methods: Therefore, we formed four comparable therapy groups. The following electrophysiological measurements were carried out: flux measurements for Na^+ and mannitol as a parameter of paracellular colonic permeability; and resistance measurements of the colon, distinguishing between pure epithelial resistance and resistance of the subepithelial tissue.

Results: In TNBS colitis, we found a marked increase of both fluxes as a parameter of enhanced paracellular permeability (factor 3). Furthermore, there was a drastic reduction of total resistance, and especially of pure epithelial resistance indicating a massive epithelial barrier defect. In rats treated with zinc the increase of paracellular permeability was increased only by a factor of 1.5, and there was only a moderate decrease of resistance.

Conclusion: These results reveal a substantial mucosal protection reached by zinc therapy. In therapy groups treated by glutamin or prednisolone, there was a moderate effect as well, but less profound, whereas bombesin did not have any influence on TNBS colitis.

Literatur

1. Rohweder J, Foitzik T, Runkel N, Fromm M, Schulzke JD, Buhr HJ (1997) In vitro-Charakterisierung der intestinalen Barrierefunktion an zwei experimentellen Colitis-Modellen der Ratte. Langenbecks Arch Chir 114: 439 – 443
2. Schmitz H, Barmeyer C, Fromm M, Riecken EO, Schulzke JD (1996) Diarrheal mechanism in ulcerative colitis: epithelial barrier defect and impaired ion transport. Gastroenterology 110: A358
3. Lih-Brody L, Powell SR, Collier KP, Reddy GM, Cerchia R, Kahn E, Weissman GS, Katz S, Floyd RA, McKinley MJ, Fisher SE, Mullin GE (1996) Increased oxidative stress and decreased antioxidant defenses in mucosa of inflammatory bowel disease. Dig Dis Sci 10: 2078 – 2086
4. Mulder TPJ, Verspaget HW, Janssens AR, De Bruin PAF, Pena AS, Lamers CBHW (1991) Decrease in two intestinal copper/zinc containing proteins with antioxidant function in inflammatory bowel disease. Gut 32: 1146 – 1150
5. Rohweder J, Runkel N, Fromm M, Schulzke JD, Buhr HJ (1998) Zink wirkt als Protektivum der Mukosabarriere bei der experimentellen TNBS-Colitis. Langenbecks Arch Chir 115: 223 – 227

Korrespondenzadresse: Dr. med. J. Rohweder, Chirurgische Klinik I, UKBF der Freien Universität Berlin, Hindenburgdamm 30, 12200 Berlin

Supprimierung der Zelladhäsion durch einen Endothelin-Rezeptorantagonisten im Indomethacin-Rattenmodell chronisch entzündlicher Darmerkrankungen (CED)

Endothelin receptor antagonists suppress cell adhesion in a rat model of indomethacin-induced inflammatory bowel disease (IBD)

C. Anthoni, C. F. Krieglstein, E. Rijcken, H. U. Spiegel und G. Schürmann

Klinik und Poliklinik für Allgemeine Chirurgie, Westfälische Wilhelms-Universität, Münster

Einleitung

Über den Endothelinrezeptor stimulierte vaskuläre Endothelzellen exprimieren Zelladhäsionsmoleküle, wie z. B. ICAM-1 und VCAM-1 [1]. Die experimentelle Gabe von Endothelin 1 induziert die Leukozytenadhäsion in submucosalen Venolen der intestinalen Mikrozirkulation [2]. Die Leukozytenadhäsion ist ein wichtiger Schritt in der Sequestration zirkulierender Entzündungszellen, die konsekutiv das Kapillarbett verlassen und die Entzündung im Gewebe perpetuieren. Untersuchungen an Gewebeproben von Patienten mit Morbus Crohn und Colitis ulcerosa zeigen, daß Endothelinrezeptoren bei CED vermehrt exprimiert werden [3]. Es war das Ziel dieser Studie, durch die selektive Blockade von Endothelin-Rezeptoren die Leukozyten-Endothelzell Interaktion zu inhibieren und die Auswirkungen auf die Standardparameter der Mikrozirkulation sowie auf die makroskopische Entzündung im CED-Rattenmodell zu untersuchen.

Methodik

Durch zweimalige s.c. Gabe von Indomethacin (7,5 mg/kg s.c.) im Abstand von 24 h induzierten wir an Sprague-Dawley-Ratten (140–180 g) eine chronische Ileitis [4]. Insgesamt 21 Ratten wurden in 3 Gruppen à 7 Tiere eingeteilt (A – C). Gruppe A wurde nur mit der Indomethacin Trägersubstanz $NaHCO_3$ (5%) behandelt und diente als gesunde, B als entzündete Kontrollgruppe. Die Therapiegruppe C erhielt den Endothelin-Rezeptorantagonisten Bosentan (10 mg/kg KG i.v.) 24 h und 12 h nach der ersten Indomethacin-Injektion. In Äthernarkose wurden mittels Epilumineszenz-Intravitalmikroskopie (IVM) die Standardparameter der Mikrozirkulation [5] sowie rollende und adhärierende Leukozyten bestimmt. Das makroskopische Entzündungsausmaß wurde nach dem Score von *Yamada* [4] beurteilt.

Ergebnisse

Die Ergebnisse der IVM-Untersuchung und des makroskopischen Entzündungsausmaßes sind in der nachfolgenden Tabelle dargestellt. Die Anzahl rollender und adhärierender Leu-

Tabelle 1. Ergebnisse der IVM-Untersuchung der rollenden und adhärierenden Leukozyten [n/0,01 mm^2/30 s] sowie des makroskopischen Entzündungsausmaßes (Score modifiziert nach *Yamada*) für alle Versuchsgruppen

	Gesunde Kontrollen	Indomethacin-gruppe	Bosentangruppe
Rollende Leukozyten [n/0,01 mm^2/30 s]	5,3 ± 2,4	29,5 ± 4,8*	14,6 ± 2,3*
Adhärierende Leukozyten [n/0,01 mm^2/30 s]	0,2 ± 0,2	14,9 ± 4,7*	0,8 ± 0,4*
Yamada-Score	0 ± 0	4,4 ± 0,7*	1,6 ± 0,9*

* $p < 0,05$ vs Entzündungskontrollgruppe, Mittelwerte ± Standardabweichung

kozyten war in der Bosentangruppe im Verhältnis zur kranken Kontrollgruppe signifikant vermindert. Die makroskopische Entzündung war ebenfalls signifikant reduziert (Tabelle 1).

Diskussion

Wir konnten zeigen, daß die Blockade von Endothelinrezeptoren zu einer signifikanten Reduktion der Zelladhäsion und konsekutiv auch zu einer Verminderung der makroskopischen Gewebszerstörung im Indomethacin-Rattenmodell chronisch entzündlicher Darmerkrankungen führt. Aufgrund dieser Beobachtungen stellen Endothelinrezeptor-Antagonisten, die in klinischen Studien mit anderer Zielsetzung z. B. bei chronischem Herzversagen derzeit erprobt werden, unseres Erachtens eine therapeutische Option bei Patienten mit CED dar.

Zusammenfassung

Im Modell der experimentellen Indomethacin-induzierten chronischen Rattenileitis wurde makroskopisch anhand des *Yamada*-Scores sowie mittels Intravitalmikroskopie anhand der Leukozyten-Endothelzellinteraktion der Einfluß des Endothelinrezeptor-Antagonisten Bosentan auf das Entzündungsgeschehen untersucht. Eine erfolgreiche Hemmung der Leukozyten-Endothelzellinteraktion in Form der Reduktion der Zahl der rollenden und adhärierenden Leukozyten konnte bei einer Dosierung von 10 mg/kg KG ebenso gezeigt werden, ebenso wie die Unterdrückung der makroskopischen Entzündungsveränderungen. Wir schließen daraus, daß Bosentan als Therapieansatz bei Patienten mit CED klinisch erprobt werden sollte.

Abstract

Methods: In a rat model of chronic indomethacin-induced ileitis, the influence of endothelin receptor antagonist Bosentan on inflammatory changes was investigated scoring macroscopic changes following Yamada and observing leukocyte–endothelial interactions by intravital microscopy.

Results: An anti-inflammatory effect on macroscopic patterns of inflammation was seen. The successful inhibition of the leukocyte–endothelial adhesive interactions was shown by reduction of rolling and adherent leukocytes. Significant ($P < 0.05$) reduction of adherent leukocytes was reached by Bosentan doses of 10 mg/kg BW.

Conclusion: Therefore we conclude that Bosentan is a promising therapeutic option for patients with IBD.

Literatur

1. McCarron RM, Wang L, Stanimirovic DB, Spatz M (1993) Endothelin induction of adhesion molecule expression on human brain microvascular endothelial cells. Neurosci Lett 156: 31 – 34
2. Boros M, Massberg S, Baranyi L, Okada H, Messmer K (1998) Endothelin 1 induces leukocyte adhesion in submucosal venules of the rat small intestine. Gastroenterology 114: 103 – 114
3. Murch SH, Braegger CP, Sessa WC, MacDonald TT (1992) High endothelin-1 immunoreactivity in Crohn's disease and ulcerative colitis. Lancet 339: 381 – 385
4. Yamada T, Deitch E, Specian RD, Perry MA, Sartor RB, Grisham MB (1993) Mechanisms of acute and chronic intestinal inflammation induced by indomethacin. Inflammation 17: 641 – 662
5. Krieglstein CF, Anthoni C, Laukoetter MG, Rijcken E, Spiegel HU, Senninger N, Schuermann G (2000) Effect of anti-CD11b (α^M-MAC-1) and anti-CD-54 (ICAM-1) monoclonal antibodies on indomethacin induced chronic ileitis in rats. Int J Colorectal Dis (in press)

Unterstützt durch ein Forschungsstipendium der Deutschen Morbus Crohn Colitis ulcerosa Vereinigung DCCV e. V.

Korrespondenzadresse: Dr. med. C. Anthoni, Klinik und Poliklinik für Allgemeine Chirurgie, Westfälische Wilhelms-Universität, Waldeyerstraße 1, 48149 Münster, Telefon: 02 51-8 35 63 01, Fax: 02 51-8 35 64 14, e-mail: anthoni@uni-muenster.de

Bedeutung des Sialyl-Lewis-X-Antigens im Rahmen der transendothelialen Penetration gastrointestinaler Tumorzellen

Influence of sialyl-Lewis-X antigen on transendothelial penetration of gastrointestinal tumor cells

R. A. Blaheta, D. Schleicher, J. Cinatl, S. Weber und B. H. Markus

Klinik für Allgemein- und Gefäßchirurgie, Zentrum für Kinderheilkunde und Jugendmedizin; Johann Wolfgang Goethe-Universität, Frankfurt am Main

Einleitung

Adhäsionsrezeptoren spielen im Rahmen der Zell-Zell-Erkennung eine entscheidende Rolle. Bei gastrointestinalen Tumoren scheint vor allem das auf der Zellmembran exprimierte Sialyl-Lewis-X-Antigen (sLeX) im Rahmen der Tumorprogression und -metastasierung von Bedeutung zu sein [1]. Angenommen wird eine Interaktion von tumorständigem sLeX mit endothelialen E-Selektin-Rezeptoren als Voraussetzung für die Metastasierung der Tumorzellen aus dem Gefäßsystem in umliegendes Gewebe [2]. Ausgehend von immunhistochemischen Analysen verschiedener Gewebeproben wird dabei eine direkte Korrelation zwischen sLeX-Expression und invasivem Potential der Tumoren abgeleitet. In der vorliegenden Arbeit sollte an einem in vitro-Zellkulturmodell die Bedeutung von sLeX für die Tumorinvasion genauer dargestellt werden.

Methodik

Zellkulturen: Humane Endothelzellen (HUVEC) wurden mittels Chymotrypsin aus Nabelschnurvenen herausgelöst und in Endothelzellmedium aufgenommen. Die Tumorzelllinien MKN45, WiDr, PaCa2, Dan-G, HepG2 entstammten der Tumorzellbank der Johannes-Gutenberg-Universität Mainz (Zentrum der Inneren Medizin).

Bestimmung der Tumorzelladhäsion und -penetration: HUVEC wurden auf in 6-Loch-Multiplatten befindlichen, mit 2% 3-Aminopropyl-Triethoxysilan vorbehandelten runden Deckgläschen pipettiert. Auf den Endothelzellrasen wurden anschließend $0,5 \times 10^6$ Tumorzellen für verschiedene Zeitpunkte hinzupipettiert. In parallelen Versuchsansätzen wurden HUVEC 3 – 4 Std. vor Zugabe der Tumorzellen mit 100 U/ml IL-1 aktiviert, um die de novo Synthese des endothelialen Adhäsionsrezeptors E-Selektin zu induzieren. Die nicht an HUVEC angehefteten Tumorzellen wurden danach durch Waschen entfernt und die auf dem Präparat verbliebenen Zellen mit 1%igem Glutaraldehyd (Merck, Darmstadt) fixiert. Mit Hilfe eines Phasen-Kontrast-Mikroskops wurde danach auf verschiedenen Flächen des Deckgläschens die Gesamtzahl sämtlicher an die Endothelzellen gebundener Tumorzellen bestimmt (Adhäsion). Zur Ermittlung der Penetrationsrate wurden die Deckgläschen jeweils in eine Schraubkammer eingespannt und auf einem Mikroskoptisch eines kombinierten Phasen-Kontrast/Reflexions-Interferenz-Kontrast-Mikroskops (Leitz Diavert mit reflexionskontrast-Einrichtung nach Ploem [3]) fixiert. Zur Signalverstärkung wurde eine Proxitronic CCD-Kamera verwendet, die Bildanalyse erfolgte mittels des „image analysing system" ARGUS 20 (Hamamatsu, Hersching) und des „image processing system" QUANTIMET Q520 (Cambridge Instruments, Bensheim).

Verdrängung von HUVEC durch Tumorzellen: Das Verhältnis Tumorzellen/HUVEC wurde im Kokulturmodell mittels FACS-Analyse ermittelt. Die Tumorzellen wurden zu diesem Zweck für verschiedene Zeiten auf den konfluenten HUVEC-Rasen pipettiert. Zur Unterscheidung der Zellen voneinander wurden HUVEC zuvor mit dem Fluoreszenzmarker CM-Dil (5 µg/ml; Molecular Probes) markiert.

Expression von sLeX auf Tumorzellen: sLeX wurde sowohl an isolierten Tumorzellen, als auch im Kokulturmodell bestimmt (variable Zeitpunkte). Nach Fixierung wurden die Zellen mit dem monoklonalen FITC-markierten Antikörper Anti CD15s (Anti sLeX, Becton Dickinson, Klon CSLEX1) angefärbt. Die Fluoreszenzauswertung erfolgte mittels FACS-Analyse. Zur qualitativen Analyse der Rezeptorverteilung auf der Membran wurde als sekundärer Antikörper Indocarbocyanin (Cy 3™; Dianova; Hamburg) konjugiertes goat-anti-mouse IgG verwendet. Die Rezeptorverteilung konnte dann mittels eines konfokalen Laserscan-Mikroskops analysiert werden.

Bindungsaktivität des Tumorzelliganden sLeX an E-Selektin-Proteine: Runde Kulturschalen wurden mit 50 µl goat-anti-human IgG (Sigma, München) in einer Konzentration von 10 mg/ml in 50 mM Tris, pH 9,5, inkubiert. Nach Abblocken mit 1% BSA wurden die Kulturschalen anschließend mit je 1 ml E-Selektin Fusionsprotein (5 µg/ml) beschichtet. Die Fusionsproteine waren dabei zuvor aus mit entsprechender Plasmid-DNA transfizierten COS-7-Zellen gewonnen worden (DEAE/Dextran-Methode). Danach konnten die Tumorzellen in Bindungspuffer auf die beschichteten Kulturschalen pipettiert werden. Nicht angeheftete Zellen wurden abgewaschen und die verbliebenen Zellen mit einem Phasenkontrastmikroskop ausgezählt.

Statistik: Sämtliche Versuche wurden 3mal durchgeführt. Signifikanzberechnungen wurden anhand des Wilcoxon-Test (Rangsummentest) durchgeführt.

Ergebnisse

Die Tumorzellinvasion läßt sich zeitlich in mehrere Phasen untergliedern. So heften sich die Zellen bereits nach wenigen Minuten an HUVEC an, eine Plateauphase ist nach 2 – 4 Std. erreicht. Zu diesem Zeitpunkt beginnen die Tumorzellen vermehrt durch HUVEC zu penetrieren. Parallel sowie im Anschluß an die Penetrationsphase kommt es durch eine partielle Zerstörung von Endothelzellen zu einer Verschiebung der Tumorzell-HUVEC-Ratio (Phase der HUVEC-Verdrängung).

Der Prozentanteil sämtlicher an HUVEC angehefteter Tumorzellen ist streng von der verwendeten Zellinie abhängig. So binden nach 30 Minuten lediglich 2,0% HepG2-Zellen und 2,3% MKN45-Zellen an HUVEC, zum gleichen Zeitpunkt beträgt die mittlere Anheftungsrate von WiDr-Zellen bereits 22%. Der Prozentanteil adhärenter PaCa2- oder DanG-Zellen läßt sich zwischen den genannten Werten einordnen. Werden HUVEC mit IL-1 vorstimuliert, um die Synthese von E-Selektin zu induzieren, resultiert dies in einem deutlichen Anstieg der initialen Adhäsionsrate sämtlicher getesteter Zellinien. Analog zum Anheftungsprozeß lassen sich signifikante Differenzen im Rahmen der HUVEC-Verdrängung nachweisen. Bei einem vorausgesetzten initialem Verteilungsmuster von 50% HUVEC und

50% Tumorzellen bleibt der mittlere Anteil der langsam invadierenden MKN45-Zellen im Kokulturmodell nach 4 Std. mit 50,8% nahezu unverändert. Maximale Abweichungen werden dagegen nach 4 Std. durch die schnell invadierenden WiDr-Zellen hervorgerufen (mittlerer Anteil: 58,8%).

Sämtliche Zellen zeigen ein starkes Bindungsverhalten an isolierte E-Selektin-Proteine mittels des sLeX-Rezeptors. Erstaunlicherweise korreliert jedoch die sLeX-Expression auf der Zellmembran nicht mit der invasiven Eigenschaft der jeweiligen Tumorzellinie. Vielmehr verhalten sich Rezeptorexpression und Zelladhäsion umgekehrt proportional zueinander. So beträgt die mittlere gemessene Fluoreszenz der langsam invadierenden Zellen MKN45 und HepG2 438,2 RFE (relative Fluoreszenzeinheiten) bzw. 529,4 RFE, die mittlere gemessene Fluoreszenz der schnell invadierenden Zellinie WiDr 113,4 RFE (Isotypkontrolle < 10 RFE). Zusätzlich kommt es im zeitlichen Verlauf der transendothelialen Penetration zu einer weiteren Reduktion der sLeX-Expression. Werden HUVEC mit IL-1 vorstimuliert, so resultiert daraus im Kokulturmodell, neben der beschriebenen Adhäsionserhöhung ebenfalls eine sLeX-Abnahme auf der Tumorzellmembran.

Diskussion

sLeX spielt für die Tumorzellinteraktion mit Gefäßendothel eine entscheidende Rolle. Verschiedene Arbeitsgruppen weisen diesem Antigen eine tumorspezifische Funktion zu [4]. Eine hohe Expressionsdichte von sLeX im Tumorgewebe wird dabei mit einer schlechten, eine niedrige Expressionsdichte mit einer guten Prognose gleichgesetzt [5]. Gestützt auf die vorliegenden in vitro Daten zeigt sich, daß zumindest bezüglich der Tumorzellinvasion ein solcher Zusammenhang nicht gegeben sein muß. Offensichtlich ist eine Verringerung von sLeX auf der Zellmembran notwendig, um ein rasches Durchwandern von Tumorzellen durch das Endothel zu ermöglichen. Unter therapeutischem Aspekt betrachtet scheint somit die angestrebte Blockade von sLeX zur Unterdrückung des metastatischen Potentials verschiedener Tumoren nicht immer sinnvoll zu sein.

Zusammenhang

Hintergrund: Das Auswandern von Tumorzellen aus dem Blutgefäßsystem in benachbartes Gewebe soll vor allem über eine Bindung des endothelialen Adhäsionsrezeptors E-Selektin an den Tumorliganden Sialyl-Lewis-X-Antigen (sLeX) gesteuert werden. Da Tumorzellen unterschiedlichen Ursprungs ein unterschiedliches metastatisches Potential besitzen, sind parallele Differenzen in der Expression von sLeX zu vermuten. Anhand eines in vitro Zellkulturmodells, bestehend aus humanen Endothelzellen und verschiedenen gastrointestinalen Tumorzellen (Magen, Colon, Pancreas, Leber), sollten diese Differenzen dargestellt werden.

Methodik: Gastrointestinale Tumorzellen wurden für variable Zeitperioden auf aus Umbilikalvenen isolierten Endothelzellen (HUVEC) gegeben. Adhäsion und Penetration wurden mittels kombinierter Phasenkontrast-Reflexionsinterferenzkontrast-Mikroskopie ermittelt, die Verdrängung von HUVEC durch die Tumorzellen mittels FACS-Analyse. Die Expression von endothelialem E-Selektin und tumorständigem sLeX wurde fluorometrisch dargestellt. Die Bindungsaktivität der Tumorzellen an die jeweiligen

Rezeptoren wurde mit aus transfizierten COS-Zellen gewonnenen Rezeptorproteinen gemessen.

Ergebnisse: Die Fähigkeiten der einzelnen Tumor-Linien, an HUVEC zu binden, diese zu penetrieren sowie zu verdrängen, waren unterschiedlich ausgeprägt. Eine vorherige Stimulation der Endothelzellen mit IL-1 zur Induktion der E-Selektin-Synthese erhöhte die initiale Anheftungsrate der Tumorzellen. Sämtliche Tumoren zeigten eine ausgeprägte sLeX-vermittelte Bindungsaktivität gegenüber E-Selektin-Proteinen. sLeX war dabei gleichmäßig auf der Zellmembran angeordnet. Überraschenderweise korrelierte die Expression von sLeX nicht mit der invasiven Kapazität der jeweiligen Zell-Linie. Der Rezeptor wurde im Rahmen der Interaktion mit HUVEC sogar reduziert.

Schlußfolgerung: Auf gastrointestinalen Tumoren exprimiertes sLeX scheint nicht primär für das metastatische Potential dieser Zellen verantwortlich zu sein. Strategien zur Blockade der Tumorzellinvasion sollten daher, neben den untersuchten Rezeptoren, weitere Faktoren in Betracht ziehen (mechanische Faktoren, CD44-Rezeptoren?).

Abstract

Background: It is supposed that the interaction of the endothelial adhesion receptor E-selectin with the tumor ligand sialyl-Lewis-X antigen (sLeX) triggers the invasion of tumor cells from blood into surrounding tissue. Because tumor cells from different origin possess a different metastatic capacity, the sLeX expression pattern of these cells might also be different. Using an in vitro cell culture model, consisting of human endothelial cells and several gastrointestinal tumor cells (stomach, colon, pancreas, liver), sLeX expression was analyzed quantitatively and qualitatively.

Methods: Gastrointestinal tumor cells were added to endothelial cells, derived from umbilical veins (HUVEC), for various periods of time. Adhesion and penetration were measured by combined phase-contrast reflection-interference-contrast microscopy, HUVEC tumor cell-ratio by FACS analysis. Expression of endothelial E-selectin and sLeX on tumor cells was investigated fluorometrically. Binding activity of tumor cells to isolated adhesion receptors was analyzed using protein chimeras, obtained from transfected COS-cells.

Results: The capacity of the tumor cells to andere to HUVEC, to penetrate these cells, and to destruct HUVEC was dependent on the cell line used. Prestimulation of HUVEC with IL-1 to induce E-selectin synthesis significantly increased initial tumor cell adhesion. All tumor cells tested showed sLeX triggered binding to E-selectin proteins. In this regard, sLeX was distributed homogeneously on the cellular membrane. Interestingly, the expression of sLeX did not correlate with the invasive potential of the tumor cells. The receptor was even downregulated in the course of transendothelial penetration.

Conclusion: sLeX, expressed on gastrointestinal tumor cells, seems to not be primarily responsible for the metastatic potential of these cells. Novel strategies to block tumor cell invasion should therefore concern further triggering factors, such as mechanical shear stress or CD44 receptors.

Literatur

1. Wittig BM, Thees R, Kaulen H, Gott K, Bartnik E, Schmitt C, Meyer zum Büschenfelde KH, Dippold W (1996) α(1,3 fucosyltransferase expression in E-selectin-mediated binding of gastrointestinal tumor cells. Int J Cancer 67: 80 – 85
2. Dejana E, Martin-Padura I, Lauri D, Bernasconi S, Bani MR, Garofalo A, Giavazzi R, Magnani J, Mantovani A, Menard S (1992) Endothelial leukocyte adhesion molecule-1-dependent adhesion of colon carcinoma cells to vascular endothelium is inhibited by an antibody to Lewis fucosylated type I carbohydrate chain. Lab Invest 66: 324 – 330
3. Ploem JS (1975) Reflection-contrast microscopy as a tool for investigation of the attachment of living cells to a glass surface. In: von Furth R (ed) Mononuclear phagocytes in immunity, infection, pathology. Blackwell Scientific Publications. Melbourne, London, 405 – 421
4. Ogata S, Ho I, Chen A, Dubois D, Maklansky J, Singhal A, Hakomori S, Itzkowitz SH (1995) Tumor-associated sialylated antigens are constitutively expressed in normal human colonic mucosa. Cancer Res 55: 1869 – 1874
5. Hoff SD, Matsushita, Y, Ota DM, Cleary KR, Yamori T, Hakomori S, Irimura T (1989) Increased expression of sialyl-dimeric Le^{x} antigen in liver metastases of human colorectal carcinoma. Cancer Res 49: 6883 – 6888

Korrespondenzadresse: Dr. R. Blaheta, Klinikum der J. W. Goethe-Universität, Zentrum der Chirurgie, Klinik für Allgemein- und Gefäßchirurgie, Transplantations-Immunologisches Labor, Haus 23 A, Raum EG 7, Theodor-Stern-Kai 7, 60590 Frankfurt am Main, Telefon: 0 69-63 01-64 15, Fax: 0 69-63 01-71 08, e-mail: Blaheta@em.uni-frankfurt.de

Die laparoskopische versus konventionelle Lebersegmentresektion am tumortragenden Kleintiermodell (Morris Hepatoma 3924 A)

*Laparoscopic versus open surgery of partial liver resection
of a malignant liver tumor (Morris Hepatoma 3924 A) in a rat model*

P. Schwalbach[1],St. Reinshagen[1],M. Schmeding[1],J. Windeler[2],Ch. Kuntz[1] und Ch. Herfarth[1]

[1] Chirurgische Universitätsklinik Heidelberg
[2] Institut für Biometrie der Universität Heidelberg

Einleitung

In der Literatur werden laparoskopische Resektionen an der Leber sowohl im Tiermodell als auch am Menschen beschrieben[3, 8].

Die laparoskopische Operationsmethode soll das Stress- und Immunsystem weniger beeinträchtigen als konventionelle offene Operationsverfahren [1, 2]. Während Griffith et al. eine geringere Alteration der zellvermittelten Immunreaktion bei der laparoskopischen gegenüber der konventionellen Cholezystektomie am Menschen nachwiesen, gelangten Allendorf et al. zu korrespondierenden Ergebnissen bezüglich der laparoskopischen respektive der offenen Kolonteilresektion im Schweinemodell. An einem etablierten tumortragenden Kleintiermodell (Morris Hepatoma 3924 A) sollte die Übertragbarkeit dieser These auf die Leberteilresektion überprüft werden. Dabei sollten die perioperative Alteration des Stress- und Immunsystems sowie die langfristigen Auswirkungen der Laparoskopie mit CO_2 und Helium am tumortragenden Kleintiermodell evaluiert werden.

Methodik

Die vorliegende Studie wurde an männlichen American Cancer Insitute Ratten (Firma Harland, Indianapolis, USA) mit einem Ausgangsgewicht von 220 – 250 Gramm durchgeführt. Der in dieser Studie verwendete Tumor, das Morris Hepatom 3924 A, wurde zunächst als Zellsuspension einem Tier intraperitoneal gespritzt, nach Anzüchtung und Wachstum explantiert und als solider Tumor in den Hinterlauf eines „Spendertieres" übertragen.

Nach erneuter Anzüchtung erfolgte die Explantation am Spendertier und Implantation eines 1 mm^3 großen, soliden Tumors in den linken, vorderen Leberlappen der Versuchstiere. 10 Tage nach Implantation erfolgte unter Verwendung der Gase Helium (n = 10) und CO_2 (n = 10) sowie Luft (n = 10) die laparoskopische Resektion (n = 10), bzw. die offene Resektion (n = 10) des tumortragenden Leberlappens. Eine Anaesthesiegruppe (n = 10) diente

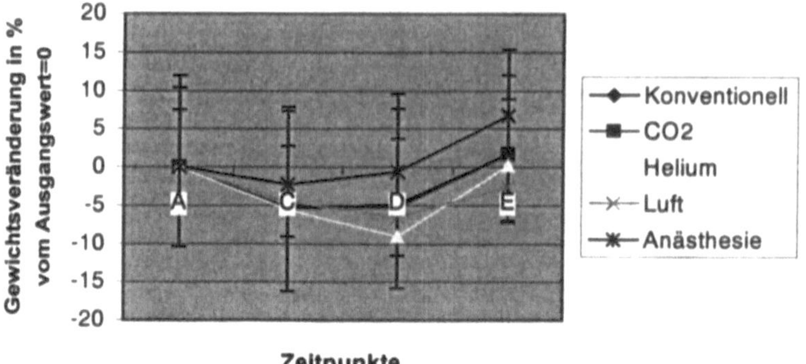

Abb. 1. Gewichtsverlauf am 1., 7., 14. und 21. postoperativen Tag

als Kontrollgruppe. Praeoperativ sowie am 1., 7., 14., und 21. postoperativen Tag erfolgte die Corticosteron-, Neopterin-, IL-1-β-, IL-6- und die Gewichtsbestimmung. Nach 35 Tagen erfolgte zur Einschätzung der onkologischen Situation die Obduktion mit histologischer Aufarbeitung.

Ergebnisse

Weder bei dem Parameter Corticosteron, noch bei Neopterin, IL-1-β oder IL-6 unterschieden sich die drei laparoskopischen und die konventionelle Gruppe, wohingegen signifikante Unterschiede zur Anästhesiegruppe nach dem Student-t-Test bestanden ($p < 0{,}05$). Im Gewichtsverlauf unterschied sich die Anästhesiegruppe deutlich von den drei operativen Gruppen ($p < 0{,}05$) (Abb. 1).

Die durchschnittliche Überlebensdauer der Anästhesiegruppe betrug $34{,}3 \pm 1{,}18$ Tage, die der Helium-Laparoskopiegruppe betrug 35 ± 0 Tage, die der CO_2-Laparoskopiegruppe $33{,}6 \pm 3{,}23$ Tage, die der Luft-Laparoskopiegruppe $34{,}3 \pm 1{,}18$ Tage und die Überlebensdauer der konventionellen Gruppe betrug $34{,}1 \pm 2{,}7$ Tage. Bei der Obduktion fand sich intraabdomineller Tumor bei allen Tieren der Anästhesiegruppe. Nach Tumorresektion waren 40% der konventionell operierten Tiere, 50% der CO_2-Gruppe und 80% der Helium-Gruppe zum Obduktionszeitpunkt 35 Tage postoperativ intraabdominell tumorfrei ($p < 0{,}05$). Trokarkanalmetastasen zeigten sich bei 20% der Luft-Gruppe, die Helium- sowie die CO_2-Gruppe wiesen keine Trokarkanalmetastasierung auf.

Diskussion

In der hier vorliegenden Studie kann bezüglich der körpereigenen Streßantwort auf laparoskopische vs. konventionelle Leberteilresektion im Gegensatz zur laparoskopischen vs. konventionellen Colonresection [9] kein signifikanter Unterschied nachgewiesen werden. Die Art des Pneumoperitoneums ist unserer Meinung nach für die Alteration der unmittelbar postoperativen Immunreaktion von geringfügiger Bedeutung, hat jedoch deutlichen

Einfluß auf die Tumorrezidivrate und das maligne Zellwachstum. So fanden wir eine deutlich reduzierte Rezidivquote in der Helium-Gruppe, während die laparoskopische Resektion unter CO_2-Pneumoperitoneum sowie die konventionelle Operation postoperativ zu vermehrtem Tumorwachstum führten [4, 6]. Jacobi et al. postulieren eine vermehrtes Tumorzellwachstum unter CO_2- als unter Heliuminsufflation, Neuhaus et al. fanden eine Reduktion der Trokarkanalmetastasierung bei Verwendung eines Helium-Pneumo-peritoneums. Trokarkanal-Metastasen traten in unserer Studie weder in der CO_2 noch in der Helium-Gruppe auf. In einer weiteren Gruppe, in der wir Raumluft zum Pneumoperitoneum verwendeten, fanden sich bei 2 der 10 Tiere (20%) Trokarkanalmetastasen. Dies entspricht Literaturangaben [5, 7].

Zusammenfassung

Hintergrund: In der Literatur beschriebene laparoskopische Operationen sollen das Stress- und Immunsystem weniger alterieren. Tierexperimentell sollte diese These für laparoskopische Leberresektionen überprüft und die Auswirkungen auf das Langzeitüberleben überprüft werden.

Methodik: 10 Tage nach Implantation des Tumors erfolgte unter Verwendung der Gase Helium und CO_2 die laparoskopische, bzw. die offene Resektion. Eine Anästhesiegruppe diente als Kontrollgruppe. Zu festen Zeitpunkten erfolgte die Corticosteron-, Neopterin, IL-1-β-, IL-6- und die Gewichtsbestimmung. Nach 35 Tagen erfolgte zur Einschätzung der postoperativen Rekonvaleszenz die Obduktion mit histologischer Aufarbeitung.

Ergebnisse: Weder bei den Streß- noch bei den Immunparametern unterschieden sich die drei laparoskopischen und die konventionelle Gruppe, wohingegen signifikante Unterschiede zur Anästhesiegruppe bestanden (p < 0,05). Im Gewichtsverlauf unterschied sich die Anästhesiegruppe deutlich von den drei operativen Gruppen (p < 0,05). Bei der Obduktion fand sich intraabdomineller Tumor bei allen Tieren der Anästhesiegruppe. Nach Tumorresektion waren 40% der konventionell operierten Tiere, 50% der CO_2-Gruppe und 80% der Helium-Gruppe zum Obduktionszeitpunkt 35 Tage postoperativ intraabdominell tumorfrei (p < 0,05). Trokarkanalmetastasen zeigten sich bei 20% der Luft-Gruppe, die Helium- sowie die CO_2-Gruppe wiesen keine Trokarkanalmetastasierung auf.

Schlußfolgerung: Die kurzfristigen Stress- und Immunparameter zeigen keine Unterschiede zwischen der laparoskopischen und der konventionellen Leberresektion. Bei den Langzeitergebnissen hingegen zeigt sich ein deutlicher Unterschied 35 Tage postoperativ zwischen der Helium- und der CO_2-Laparoskopiegruppe bezüglich der intraabdominellen Tumoraussaat. Dies darf als Beleg für den Einfluß des Laparoskopiegases (CO_2 vs. Helium) gewertet werden.

Abstract

Background: Laparoscopic procedures for benign diseases compared to open surgery show an improved short-term outcome and a less impaired immune function. We aimed to find out whether in a tumor bearing rat model this is also true for liver resection, and to determine the effect of the operating technique (laparoscopy CO_2/helium versus conventional) on the long-term outcome (metastatic spread) of the disease.

672

Methods: The tumor was resected with laparoscopic and open surgery 10 days after implantation. Different gases were used for laparoscopy (helium, CO_2 and air). The anesthesia group served as control. Preoperatively and on postoperative days, serum levels of Corticosteron, Neopterin, IL-1-β, IL 6 and the body weight were determined in all groups. To evaluate the different operating techniques and the gases used, autopsy and histological examination was performed on the 35th postoperative day.

Results: The evaluation of stress- and immunomediators showed no significant differences between laparoscopic and open surgery. Only when compared to the control group did levels of immune and stress mediators show significant differences ($P < 0,05$, Student's t test). In comparison to the body weight there was a significant difference between the control group and the other operated groups ($P < 0,05$). The autopsy showed a tumor spread in all animals of the control group. Thirty-five days after tumor resection 40% of the open surgery group, 50% of the CO_2 group, and 80% of the helium group showed no intraabdominal tumor ($P < 0,05$). Abdominal wall metastases were found in 20% of the air group.

Conclusion: Laparoscopic liver resection does not seem to influence the stress- and immune system positively compared to the conventional liver resection. The influence of the gas used in laparoscopy is striking. Helium seems to have a suppressive effect on tumor growth with the best long-term results of all groups.

Literatur

1. Allendorf JD, Bessler M, Whelan R, Trokel M, Laird D, Terry MB (1996) Treat M. (1996) Better preservation of immune function after laparoscopic-assisted vs. open bowel resection in a murine model. Dis Col Rec 39: 67–72
2. Griffith JP, Everitt NJ, Lancaster F, Boylston A, Richards SJ, Scott CS, Benson EA (1995) Sue-Ling HM, McMahon MJ (eds) Influenence of laparoscopic and conventional cholecystectomy upon cell-mediated immunity. Br J of Surg 82: 677–680
3. Huscher CGS, Lirici MM, Chiodini S. (1998) Laparoscopic liver resections Semin Laparosc Surg, Sep 5(3): 204–210
4. Jacobi CA, Sabat R, Böhm B, Zieren HU, Volk HD, Müller JM (1997) Pneumoperitoneum with carbon dioxide stimulates growth of malignant cells. Surgery 121(1): 72–78
5. Lundberg O, Kristoffersson A (1998) Effective of pneumoperitoneum induced by carbon dioxide and air on tumor load in a rat model. World J Surg 22(5): 470–472
6. Neuhaus SJ, Watson DI, Ellis T, Rowland R, Rofe AM, Pike GK, Mathew G, Jamieson GG (1998) Wound metastasis after laparoscopy with different insufflation gases. Surgery 123(5): 579–583
7. Southall JC, Lee SW, Bessler M, Allendorf JD, Whelan RL (1998) The effect of peritoneal air exposure on postoperative tumor growth. Surg Endosc 12(4): 348–350
8. Wu JS, Strasberg SM, Luttmann DR, Meineinger TA, Talcott MR, Soper NJ (1998) Laparoscopic hepatic lobectomy in the porcine model. Surg Endosc 12(3): 232–235
9. Kuntz Ch, Wunsch A, Bay F, Windeler J, Glaser F, Herfarth Ch (1998) Prospective randomised study of stress- and immune response after laparoscopic versus conventional colonic resection. Surg Endosc 12: 963–967

Korrespondenzadresse: Dr. P. Schwalbach, Chirurgische Universitätsklinik, Im Neuenheimer Feld 110, 69120 Heidelberg

Verlust der physiologischen Durchblutungsregulation der Leber („hepatic arterial buffer response") unter Bedingungen eines CO_2-Pneumoperitoneums

Loss of physiological liver blood flow regulation (hepatic arterial buffer response) during peritoneal insufflation of carbon dioxide

S. Richter[1], A. Olinger[2], B. Vollmar[1], U. Hildebrandt[3] und M. D. Menger[1]

[1] Abteilung für Klinisch-Experimentelle Chirurgie
[2] Abteilung für Unfall-, Hand- und Wiederherstellungschirurgie
[3] Abteilung für Allgemein-, Abdominal- und Gefäßchirurgie, Chirurgische Universitätskliniken, Universität des Saarlandes, Homburg/Saar

Einleitung

Laparoskopische Eingriffe mit Anlage eines CO_2-Pneumoperitoneums führen zu einer Beeinträchtigung der nutritiven Blutversorgung der Leber [1, 2], wobei als Pathomechanismus eine Reduktion des portalvenösen Blutflusses aufgrund der CO_2-Insufflation und des erhöhten intraabdominellen Druckes diskutiert wird [3, 4]. Eine reduzierte portalvenöse Durchblutung kann jedoch unter physiologischen Bedingungen durch einen Anstieg des hepatoarteriellen Flusses kompensiert werden, ein Regulationsmechanismus, welcher unter dem Begriff der „hepatic arterial buffer response" bekannt ist [5]. Inwieweit eine solche Kompensation des reduzierten portalvenösen Blutflusses durch die Leberarterie unter Bedingungen eines Pneumoperitoneums stattfindet, und inwiefern sich hierdurch ein protektiver Effekt hinsichtlich der hepatozellulären Integrität über einen längeren Zeitraum erhöhten intraabdominellen Druckes ergibt, wurde bisher nicht untersucht. Ziel der vorliegenden Arbeit war daher die Etablierung eines Modells an der Ratte, welches unter Bedingungen eines CO_2-Pneumoperitoneums das kontinuierliche Monitoring von portalvenösem und hepatoarteriellen Blutfluß sowie die Messung von Pfortaderdruck und Leberoxygenierung gestattet.

Material und Methoden

12 Sprague-Dawley-Ratten (mittleres Körpergewicht 349 ± 30 g) wurden unter Pentobarbitalanästhesie (Narcoren®, 50 mg/kg Körpergewicht i.p.) tracheotomiert, median laparotomiert und die A. carotis sowie die V. lienalis zur kontinuierlichen Messung des mittleren arteriellen Blutdruckes (MAP) bzw. Pfortaderdruckes (PVP) katheterisiert. Die A. mesenterica superior und der Truncus coeliacus wurden freipräpariert und alle Kollateralen zwischen diesen beiden Gefäßen (A. gastrica sinistra, A. lienalis, A. gastroduodenalis und A. mesenterica inferior) ligiert, so daß der Blutfluß der A. mesenterica superior dem der Pfortader, der Fluß im Truncus coeliacus dem der A. hepatica entsprach. Der Blutfluß in Truncus coeliacus bzw. A. mesenterica superior wurde mittels zweier perivaskulärer Ul-

traschall-Flußmeßköpfe (0,5 V bzw. 1,5 R; Transonic Systems, Ithaca, NY, USA) registriert (T 206 small animal flowmeter; Transonic Systems), der pO_2 des Lebergewebes wurde mit Hilfe einer polarographischen Oberflächenelektrode erfaßt (Licox, GMS, Kiel). Die kontinuierliche Aufzeichnung von portalvenösem und hepatoarteriellem Blutfluß, MAP und PVP sowie des pO_2 der Leber erfolgte mit Hilfe eines computergestützten Datenerfassungssystems (Dasylab, Datalog, Mönchengladbach).

Bei 6 Tieren erfolgte nach luftdichtem Verschluß der Laparotomiewunde unter maschineller Beatmung die Anlage eines CO_2-Pneumoperitoneums mit Erhöhung des Insufflationsdrucks von 0 auf 18 mmHg in Schritten von 2 mmHg für jeweils 5 Minuten, anschließend eine zweistündige Aufrechterhaltung des Pneumoperitoneums bei 18 mmHg, bevor zu Versuchsende Serumproben zur Analyse von AST und ALT gewonnen wurden. Bei identisch instrumentierten und laparotomierten Kontrolltieren (n = 6) ohne Anlage eines Pneumoperitoneums erfolgte über Tourniquets eine Mikromanipulator-gesteuerte Drosselung der portalvenösen Durchblutung auf 80, 60, 40 und 20% der Ausgangswerte; die portalvenöse Blutfluß-Drosselung auf 20% wurde dann ebenfalls über 2 h aufrechterhalten. Mittelwerte ± SEM, one-way ANOVA und Student-Newman-Keuls-Test für wiederholte Messungen, lineare Regressionsanalyse.

Ergebnisse

Schrittweise Erhöhung des intraabdominellen Drucks von 0 auf 18 mmHg führte zu einer linearen Abnahme des portalvenösen Blutflusses ($r^2 = 0,97$; $p < 0,001$). Der hepatoarterielle Fluß zeigte überraschenderweise keine Kompensation, es fand sich sogar eine Insufflationsdruck-abhängige Reduktion ($r^2 = 0,88$; $p < 0,001$), welche letztlich zu einer signifikanten ($p < 0,05$) Abnahme der Lebergesamtdurchblutung von 15,7 ± 1,0 ml/min auf 9,6 ± 1,8 ml/min bei 12 mmHg und 7,5 ± 1,7 ml/min bei 18 mmHg intraabdominellem Druck führte. Entsprechend erniedrigte sich der Gewebe-pO_2 von 21,3 ± 2,4 mmHg auf 15,7 ± 3,6 mmHg bzw. 13,8 ± 6,2 mmHg. Der portalvenöse Druck stieg mit zunehmendem Insufflationsdruck linear ($r^2 = 0,99$) an und erreichte schließlich bei intraabdominellem Druck von 18 mmHg Werte von 25,2 mmHg, wohingegen der systemische Blutdruck signifikant ($p < 0,05$) abnahm (0 mmHg intraabdomineller Druck: 114 ± 4 mmHg, 18 mmHg intraabdomineller Druck: 93 ± 12 mmHg). 2-stündige Aufrechterhaltung des Pneumoperitoneums bei 18 mmHg zeigte keine zusätzlichen Veränderungen. Bei weiterhin eingeschränkter leberarterieller (0,7 ± 0,3 ml/min) und portalvenöser (7,3 ± 1,8 ml/min) Durchblutung und einer deutlichen Reduktion des hepatischen Gewebe-pO_2 (14,2 ± 4,2 mmHg) fanden sich leicht, jedoch signifikant erhöhte Leberenzymaktivitäten im Serum (AST: 99 ± 10 U/l; ALT: 66 ± 12 U/l). In der Kontrollgruppe hingegen führte die Drosselung der portalvenösen Durchblutung auf 20% zur kompensatorischen Zunahme der leberarteriellen Durchblutung um 88% im Sinne der „hepatic arterial buffer response", so daß die Lebergesamtdurchblutung nur gering eingeschränkt, die Leberoxygenierung sogar komplett aufrecht erhalten wurde (pO_2 bei 20% portalvenösem Fluß: 21,5 ± 3,4 mmHg; pO_2 bei 100% portalvenösem Fluß: 21,8 ± 3,1 mmHg). Der arterielle Blutdruck stieg bei Drosselung der Pfortader von 100% auf 20% signifikant an (101 ± 4 mmHg vs. 115 ± 3 mmHg, $p < 0,05$), während der portalvenöse Blutdruck leicht abnahm (6,1 ± 0,4 mmHg vs. 4,3 ± 0,5 mmHg).

Diskussion

Die Anlage eines CO_2-Pneumoperitoneums mit intraabdomineller Druckerhöhung führt zu einer signifikanten Reduktion der portalvenösen Durchblutung. Entgegen bisher im Rattenmodell [3] oder an Patienten [4] vorgenommenen Untersuchungen gestattet das in der vorliegenden Studie etablierte Modell neben der Erfassung der portalvenösen Durchblutung erstmals auch die Messung des hepatoarteriellen Blutflusses unter den Bedingungen eines Pneumoperitoneums. Erstaunlicherweise führt die Reduktion des portalvenösen Blutflusses nicht zu einer kompensatorischen Flußzunahme der Leberarterie, wie dies ohne intraabdominelle Druckerhöhung stattfindet [5]. Aufgrund des Verlustes der „hepatic arterial buffer response" unter Bedingungen eines Pneumoperitoneums ist die Gesamtdurchblutung der Leber eingeschränkt und die Sauerstoffversorgung reduziert, woraus über längere Zeit eine diskrete Störung der Leberfunktion resultiert. Patienten mit bestehender Leberfunktionsstörung sollten daher bei ausgedehnten laparoskopischen Eingriffen sorgfältig überwacht werden.

Zusammenfassung

Hintergrund: Laparoskopische Eingriffe mit Anlage eines Pneumoperitoneums führen aufgrund des erhöhten intraabdominellen Druckes zu eingeschränkter portalvenöser Durchblutung. Unklar ist jedoch, inwieweit unter diesen Bedingungen eine Kompensation über die leberarterielle Durchblutung („hepatic arterial buffer response") stattfindet, um den Gesamtleberblutfluß aufrechtzuerhalten.

Methodik: Portalvenöser und hepatoarterieller Blutfluß, Pfortaderdruck, mittlerer arterieller Blutdruck und Oxygenierung des Lebergewebes wurden kontinuierlich in Abhängigkeit zum intraabdominellen Druck während eines CO_2-Pneumoperitoneums an der Ratte untersucht. Kontrolltiere ohne Anlage eines Pneumoperitoneums jedoch mit Drosselung des portalvenösen Flusses dienten zur Quantifizierung der „hepatic arterial buffer response" als physiologischer Regulationsmechanismus der Leberdurchblutung.

Ergebnisse: Die kontinuierliche Erhöhung des intraabdominellen Drucks führte zur linearen Erniedrigung des Blutflusses in Pfortader und Leberarterie, zu eingeschränkter Blutversorgung der Leber und erniedrigtem pO_2. Gegenüber nicht-laparoskopischen Bedingungen führt die Anlage eines Pneumoperitoneums somit zum Verlust der „hepatic arterial buffer response".

Schlußfolgerung: Die Erhöhung des intraabdominellen Druckes kann insbesondere bei Patienten mit vorbestehender Leberfunktionsstörung zu einer kritischen Einschränkung der nutritiven Perfusion führen, so daß hier die Indikation für ausgedehnte laparoskopische Eingriffe gegenüber offenen Verfahren abzuwägen ist.

Abstract

Background: Laparoscopic interventions with application of pneumoperitoneum lead to compromised portal venous blood flow due to increased intraabdominal pressure. However, a compensatory increase of hepatic arterial blood flow for maintenance of total hepatic blood flow (hepatic arterial buffer response) has not been examined yet.

Methods: Portal venous and hepatic arterial blood flow, portal venous and mean arterial blood pressure, as well as liver tissue oxygenation were measured continuously during carbon dioxide pneumoperitoneum in the rat with increasing intraabdominal pressures. Control animals without pneumoperitoneum but reduction of portal venous flow by tourniquet served to demonstrate the hepatic arterial buffer response as the physiological regulatory mechanism of liver blood flow.

Results: Continuous increase of intraabdominal pressure led to a linear reduction of portal venous and hepatic arterial blood flow, and compromised total liver blood flow with decreased pO_2. Contrary to non-laparoscopic conditions, the application of pneumoperitoneum led to a loss of the hepatic arterial buffer response.

Conclusion: Elevation of intraabdominal pressure may critically deteriorate nutritive perfusion of the liver, especially in patients with impaired liver function. Therefore, the indication for extended laparoscopic interventions versus laparatomy has to be pondered.

Literatur

1. Hashikura Y, Kawasaki S, Munakata Y, Hashimoto S, Hayashi K, Makuuchi M (1994) Effects of peritoneal insufflation on hepatic and renal blood flow. Surg Endosc 8: 759 – 761
2. Junghans T, Böhm B, Gründel K, Schwenk W, Müller JM (1996) Does pneumoperitoneum with different gases, body positions, and intraperitoneal pressures influence hepatic and renal blood flow? Surgery 121: 206 – 211
3. Schmandra TC, Kim ZG, Gutt CN, Encke A (1999) Reduktion des portalvenösen Blutflusses durch ein Pneumoperitoneum in der Ratte in Abhängigkeit von intraabdominellem Druck und verwandtem Insufflationsgas. Langenbecks Arch Chir I (Forumband) 229 – 233
4. Jakimowicz J, Stultiëns G, Smulders F (1998) Laparoscopic insufflation of the abdomen reduces portal venous blood flow. Surg Endosc 12: 129 – 132
5. Lautt, WW (1985) Mechanism and role of intrinsic regulation of hepatic arterial blood flow: hepatic arterial buffer response. Am J Physiol 249: G549 – G556

Korrespondenzadresse: Dr. med. S. Richter, Abteilung für Klinisch-Experimentelle Chirurgie, Chirurgische Universitätskliniken, Universität des Saarlandes, 66421 Homburg/Saar, Telefon: 0 68 41-16 65 61, Fax: 0 68 41-16 65 53, e-mail: chsric@med-rz.uni-sb.de

Untersuchung der Lebermetastasierung nach Anlage eines Pneumoperitoneums: CO_2 versus Helium

Influence of pneumoperitoneum to liver metastases: CO_2 versus helium

C. N. Gutt, T. Geßmann, Z.-G. Kim und A. Encke

Klinik für Allgemein- und Gefäßchirurgie, Johann Wolfgang Goethe-Universität, Frankfurt am Main

Einleitung

Bei Patienten mit einem kolorektalen Karzinom ist die Metastasierung der Leber ein für die weitere Prognose des Patienten entscheidender Faktor. Ob laparoskopische Operationstechniken die Streuung maligner Prozesse und das Wachstum von Metastasen steigern können wird derzeit kontrovers diskutiert.

Vorangegangene Untersuchungen haben gezeigt, dass die Anlage eines Pneumoperitoneums zu einem signifikanten Abfall des portalen Blutflusses und zu einer Reduzierung der Phagozytoseaktivität in der Leber führt [1, 2]. Durch die Anlage eines Pneumoperitoneums kommt es nach portaler Tumorzellinjektion zu einem vermehrten Tumorwachstum in der Leber [3].

Weitere Untersuchungen konnten einen Zusammenhang zwischen Tumorwachstum und dem verwendeten Insufflationsgas zeigen. Helium könnte dabei einen das Tumorwachstum hemmenden Effekt besitzen [5, 6].

In der vorliegenden Studie wird die Inzidenz und das Wachstum von Lebermetastasen nach laparoskopischer intraportaler Injektion von Tumorzellen unter Verwendung eines Pneumoperitoneums mit CO_2 bzw. Helium untersucht. Kolonadenokarzinomzellen wurden in standardisierter Operationstechnik in einem bekannten laparoskopischen Modell an der Ratte in die Pfortader der Versuchstiere injiziert [4].

Methodik

Tiere: 36 männliche WAG/Rij Ratten mit einem Gewicht zwischen 145 und 195 Gramm wurden unter Standard-Laborbedingungen bei 25 °C Raumtemperatur, 12 h Licht/12 h Dunkelheit und einer relativen Luftfeuchtigkeit von 55%, bei freiem Zugang zu Standard-Labordiät und Wasser gehalten.

Tumor: Verwendet wurde ein CC 531 Kolonadenokarzinom. Die Zellen wurden kultiviert in RPMI 1640 Medium mit Zusatz von 5% fetalem Kälberserum, 2% Hepes-Pufferlösung und 1% Streptomycin-Penicillin bei einer Temperatur von 37 °C und einer Atmosphäre mit 5% Kohlendioxid. Vor Benutzung wurden die Zellen mit PBS Dulbecco's w/o Calcium w/o Magnesium gewaschen, für fünf Minuten trypsiniert und schließlich fünf Minuten bei 1200 U/min zentrifugiert. Nach Anfärbung mit Trypan-Blau wurden die lebenden Zellen gezählt und eine Zellsuspension mit einer Konzentration von 50 000 Zellen/ml erstellt.

Operationsgruppen: Die Tiere wurden in zwei Operationsgruppen randomisiert: Erste Gruppe mit Kohlendioxid-Pneumoperitoneum (n = 17), zweite Gruppe mit Helium-Pneumoperitoneum (n = 19).

Operation: Alle Eingriffe wurden unter standardisierten Bedingungen, in randomisierter Reihenfolge von einem Operateur und mit gleichem Instrumentarium durchgeführt. Die Anästhesie erfolgte durch eine intraperitoneale Injektion von Ketamin und Rompun in einer Dosierung von 10 mg/100 mg KG, bzw. 1 mg/100 mg KG. Anschließend erfolgte die Anlage eines Pneumoperitoneums (CO_2 vs. Helium) mit einem Druck von 7 mmHg sowie das Einbringen eines Optiktrokars (4,5 mm) sowie von zwei Arbeitstrokaren (3 mm). 45 Minuten nach Operationsbeginn erfolgte die endoskopische Inokulation von 0,2 ml Zellsuspension in die Vena portae. Nach weiteren 45 Minuten unter Aufrechterhaltung des Pneumoperitoneums, wurden Optik- und Arbeitstrokare entfernt, und die Wunden vernäht.

Verlauf: Die Tiere wurden in der ersten Woche täglich, später wöchentlich gewogen. Der Zustand der Tiere sowie der Verlauf der Wundheilung wurde täglich kontrolliert.

Auswertung: Alle Tiere überlebten den Eingriff ohne Komplikationen und konnten somit der Auswertung am 28. Tag post operationem zugeführt werden. Per sectionem wurde die Anzahl und der Durchmesser der Tumorknoten in der Leber aber auch in Subkutis, parietalem Peritoneum, Mesenterium, Nieren, Milz, skrotalem Fett und Lunge festgestellt. Desweiteren erfogte eine semiquantitative Auswertung mit dem Cancer-Index (Steller). Zur statistischen Auswertung wurde der Kruskal-Wallis-, Dunn- und Holm-Test verwendet.

Ergebnisse

Tumorinzidenz: In der Kohlendioxid-Gruppe fand sich eine Tumorinzidenz von 88%, in der Helium-Gruppe von 100%.

Anzahl der Tumorknoten in der Leber: In den Lebern der Kohlendioxid-Gruppe fanden sich durchschnittlich 5 Knoten, in denen der Helium-Gruppe 9.

Durchmesser der Tumorknoten in der Leber: Der mittlere Durchmesser der Tumorknoten in der Leber betrug in der Kohlendioxid-Gruppe 4,33 mm, in der Helium-Gruppe 3,34 mm.

Cancer-Index in der Leber: Kohlendioxid-Gruppe: 1,34, Helium-Gruppe: 1,23.

Gesamtzahl der Tumorknoten pro Versuchstier: Die Tiere der Kohlendioxid-Gruppe wiesen durchschnittlich 8,88 Tumorknoten auf, die Tiere der Helium-Gruppe 9,89.

Durchmesser der Tumorknoten pro Versuchstier: Der mittlere Durchmesser aller Tumorknoten im Versuchstier betrug in der Kohlendioxid-Gruppe 3,93 mm, in der Helium-Gruppe 3,25 mm.

Cancer-Index pro Versuchstier: Für die Kohlendioxid-Gruppe ergab sich ein Cancer-Index von 1,27, für die Helium-Gruppe 1,26.

Statistisch konnten *keine* signifikanten Unterschiede im postoperativen Tumorwachstum zwischen den beiden Versuchsgruppen nachgewiesen werden.

Diskussion

Ein Pneumoperitoneum kann zu einer Reduzierung des portalen Blutflusses, einer Verminderung der zellvermittelten Immunantwort und möglicherweise zu einer erhöhten Inzidenz von Lebermetastasen führen [1, 2, 4]. Vorangegangene Untersuchungen haben einen potentiellen onkologischen Vorteil bei der Insufflation von Helium gegenüber CO_2 gezeigt [5, 6].

In der vorliegenden Untersuchung konnte in einem standardisierten Modell zur Lebermetastasierung an der Ratte kein signifikanter Vorteil von Helium gegenüber Kohlendioxid festgestellt werden. Die Tumorzellinjektion erfolgte entsprechend dem hämatogenen Metastasierungsweg intraportal.

Untersuchungen, die einen protektiven Effekt von Helium in-vivo zeigen konnten, verwendeten demgegenüber ein Tumorsuspensionsmodell, um peritoneales Tumorwachstum und das Auftreten von Port-Site-Metastasen zu untersuchen [5, 6].

Unabhängig davon welches Insufflationsgas verwendet wird steigt der intraperitoneale Druck durch die Anlage eines Pneumoperitoneums. Die Konsequenz ist, dass der portale Blutfluß abnimmt, die Phagozytoseaktivität der Leber vermindert ist und Tumorzellen potentiell bessere Bedingungen zur Ausbildung von Metastasen vorfinden. Der direkte Einfluss des Insufflationsgases auf die Tumorzelle scheint hierbei nur eine untergeordnete Rolle zu spielen.

Zusammenfassung

Hintergrund: Der portale Blutfluß und die Größe des chirurgischen Traumas beeinflussen Manifestation und Wachstum von Lebermetastasen. Der Einfluß des Insufflationsgases bei laparoskopischen Operationen auf das Wachstum von Tumorzellen in der Leber ist bisher unklar. Experimentelle Untersuchungen haben generell einen potentiellen onkologischen Vorteil bei der Verwendung eines Pneumoperitoneums mit Helium gegenüber CO_2 gezeigt. In der vorliegenden Studie wird die Inzidenz und das Wachstum von Lebermetastasen nach laparoskopischer intraportaler Injektion von Tumorzellen unter Verwendung eines Pneumoperitoneums mit CO_2 bzw. Helium untersucht.

Methodik: 38 männliche WAG/Rij Ratten wurden randomisiert und in 2 Gruppen unterteilt: Laparoskopie mit CO_2-Pneumoperitoneum (n = 17) und Laparoskopie mit Helium-Pneumoperitoneum (n = 19). Nach Anästhesie (Ketamin-Rompun 10 mg/100 mg KG, 1 mg/100 mg KG, i.p.) erfolgte die Anlage des Pneumoperitoneums (7 mmHg), anschließend die laparoskopische Präparation und Darstellung der Pfortader. 45 Minuten nach Operationsbeginn wurde dann unter endoskopischer Sicht eine intraportale Injektion von 50 000 Tumorzellen (CC 531 Kolonadenokarzinom der Ratte) vorgenommen. Der Eingriff endete nach 90 Minuten mit dem Verschluß der Trokareinstichstellen. Die Evaluierung des Tumorwachstums erfolgte nach 28 Tagen. Hierzu wurde die Anzahl der Tumorknötchen, der Durchmesser der Tumorknötchen und der semiquantitative *cancer index* bestimmt. Zur statistischen Auswertung wurde der Kruskal-Wallis-, Dunn- und Holm-Test verwendet.

Ergebnisse: Alle Tiere überlebten den Eingriff und konnten nach 28 Tagen ausgewertet werden. Das intrahepatische Tumorwachstum zeigte nach Anlage eines Pneumoperitoneums mit CO_2 bzw. Helium keine signifikanten Unterschiede. Auch bei der Auswertung sowohl des gesamten intraabdominellen Tumorwachstums als auch der Trokarmetastasen konnte kein signifikanter Unterschied zwischen CO_2 bzw. Helium gefunden werden.

Schlußfolgerung: Ein Pneumoperitoneum führt generell zu einer Reduzierung des portalen Blutflusses, einer Verminderung der zellvermittelten Immunantwort und möglicherweise zu einer erhöhten Inzidenz von Lebermetastasen. Obwohl Voruntersuchungen einen allgemeinen onkologischen Vorteil von Helium gegenüber CO_2 festgestellt haben, konnte in dem vorliegenden Modell zur Lebermetastasierung kein signifikanter intra- und extrahepatischer Unterschied ermittelt werden.

Abstract

Background: Experimental studies have demonstrated that gasless laparoscopic surgery reduces postoperative tumor growth in comparison to laparoscopic surgery with carbon dioxide pneumoperitoneum. To further investigate whether the elevated intraabdominal pressure or the influences of the gas itself are responsible for these findings, two different gases (carbon dioxide and helium) were used to establish pneumoperitoneum. Helium was chosen because in vitro studies reported the inhibition of tumor growth in a helium-rich environment. It is questionable whether this effect of helium on the promotion of tumor growth can also be proved in a laparoscopic rat model.

Methods: CC 531 colon adenocarcinoma cells were inoculated in the portal vein of male WAG/Rij rats. A pneumoperitoneum (carbon dioxide pneumoperitoneum, $n = 17$; helium pneumoperitoneum, $n = 19$) with a pressure of 7 mm/Hg was established 45 min before and 45 min after inoculation. The animals were killed 28 days following surgery and the number, diameter, and cancer index of tumor nodules were measured.

Results: No significant differences in total or in hepatic tumor growth could be shown between the carbon dioxide and helium group.

Conclusion: Although in vitro studies showed that carbon dioxide may stimulate and that helium may inhibit tumor growth, in this experiment no significant differences between carbon dioxide and helium pneumoperitoneum were found. Elevated intraabdominal pressure seems to have a greater influence on in vivo tumor growth than the insufflation gas itself.

Literatur

1. Gutt CN, Heinz P, Kaps W, Paolucci V (1997) The pagocytosis activity during conventional and laparoscopic operations in the rat: A preliminary study. Surg Endosc 11: 899 – 901
2. Gutt CN, Schmandra TC (1999) Portal venous flow during pneumoperitoneum in the rat. Surg Endosc 13(9): 902 – 905
3. Gutt CN, Kim ZG, Gessmann T, Lorenz M, Paolucci V (angenommen 5/99) Laparoscopic animal model for hepatic tumour spread of colorectal cancer. Surg Endosc
4. Gutt CN, Kim ZG, Schmandra Th, Lorenz M, Paolucci V (angenommen 12/99) Carbon dioxide pneumoperitoneum is associated with increased liver metastases in a rat model. Surgery
5. Jacobi CA, Sabat R, Böhm B, Zieren HU, Volk HD, Müller JM (1997) Pneumoperitoneum with carbon dioxide stimulates growth of malignant colonic cells. Surgery 121(1): 72 – 78
6. Neuhaus SJ, Ellis TS, Barret MW, Rofe AM, Jamieson GG, Watson DI (1999) In vitro inhibition of tumor growth in a helium-rich environment: implications for laparoscopic surgery. Aust NZ J Surg 69(1): 52 – 55

Korrespondenzadresse: Dr. med. C. N. Gutt, Klinik für Allgemein- und Gefäßchirurgie, Johann Wolfgang Goethe-Universität, Frankfurt am Main, Theodor-Stern-Kai 7, 60590 Frankfurt, Telefon: 0 69-63 01-52 53, Fax: 0 69-63 01-38 68

Einfluß des Pneumoperitoneums auf die postoperative gastrointestinale Motilität im Rattenmodell

Influence of pneumoperitoneum on postoperative gastrointestinal motility in the rat model

A. Tittel, M. Anurov, A. Öttinger und V. Schumpelick

Chirurgische Universitätsklinik und Poliklinik der RWTH Aachen

Einleitung

Klinische Beobachtungen und tierexperimentelle Untersuchungen zeigen eine schnelle Erholung der postoperativen gastrointestinalen Motilität nach laparoskopischen Operationen. Ziel der Studie war es, den Einfluß des Pneumoperitoneums auf den postoperativen gastrointestinalen Transit durch Variation der Insufflationsdrücke, -gase und -zeiträume im Tierversuch zu untersuchen.

Methodik

42 männliche Wistar-Ratten mit einem Körpergewicht von 350 g ± 50 g wurden randomisiert und auf 7 Versuchsgruppen verteilt. Die Narkose erfolgte durch intramuskuläre Injektion von 30 mg Ketaminhydrochlorid (Ketamin 10%)/100 g Körpergewicht. Bei jeweils 6 Tieren wurde mit einer Kanüle ein CO_2-Pneumoperitoneum mit einem Insufflationsdruck von 5 mmHg bzw. 15 mmHg für die Dauer von 1 bzw. 2 Stunden angelegt. Je 6 weitere Ratten wurden für 2 Stunden mit einem Druck von 15 mmHg mit Raumluft bzw. Helium insuffliert. Sechs zusätzliche Ratten fungierten als Kontrollgruppe und wurden lediglich eine Stunde lang narkotisiert.

Allen Tieren wurde vor Ende der Narkose über eine Magensonde 3 ml eines Bariumsulfat-Röntgenkontrastmittelbreis (62 g $BaSO_4$ gelöst in 200 ml Wasser; Micropaque® HD Oral, Gürbet, Sulzbach, BRD) unter Röntgenkontrolle in den Magen appliziert. Nach Narkoseende wurde die Passage des Kontrastmittels vom Magen bis zum Rektum mit Hilfe von regelmäßigen Röntgendurchleuchtungen in zunächst 30minütigem Abstand, nach Ablauf von 8 Stunden in stündlichem Intervall, verfolgt und als Videoaufzeichnung dokumentiert. Ermittelt wurden so die Zeiten bis zur vollständigen Entleerung des Kontrastmittelbreis aus dem Magen und bis zum Erreichen des Coecums, des mittleren Kolons und des Rektums. Die statistische Auswertung erfolgte mit Hilfe des Wilcoxon-Test, ein p-Wert $< 0{,}05$ wurde dabei als signifikant angesehen.

Ergebnisse

Die Anlage eines Pneumoperitoneums mit CO_2 führte im Vergleich zur Kontrollgruppe zu einer signifikanten Verzögerung des postoperativen gastrointestinalen Transits (Tabelle 1).

Tabelle 1. Transitzeiten des Bariumbreis. Werte in Stunden als Mittelwert ± Standardabweichung

	Magen leer	Coecum	Kolon	Rektum
Kontrolle	$3,83 \pm 1,83^a$	$4,5 \pm 0,54^a$	$5,66 \pm 0,51^a$	$7,66 \pm 0,81^a$
CO_2 5 mmHg 1 h	$10,3 \pm 3,88$	$7,0 \pm 1,54$	$9,16 \pm 1,6$	$10,8 \pm 2,4$
CO_2 5 mmHg 2 h	$15,4 \pm 1,14$	$7,6 \pm 2,5$	$9,2 \pm 1,9$	$11,4 \pm 2,07$
CO_2 15 mmHg 1 h	$11,3 \pm 2,16^a$	$6,3 \pm 1,36$	$7,8 \pm 1,72$	$10,2 \pm 2,7$
CO_2 15 mmHg 2 h	$19,0 \pm 6,54^a$	$7,4 \pm 1,14$	$8,8 \pm 1,3$	$11,2 \pm 2,38$

[a] Kontrolle vs andere Gruppen, CO_2 15 mmHg 1 h vs CO_2 15 mmHg 2 h, $p < 0,05$, sonst n.s.

Tabelle 2. Transitzeiten des Bariumbreis. Werte in Stunden als Mittelwert ± Standardabweichung

	Magen leer[a]	Coecum[a]	Kolon[a]	Rektum[a]
CO_2 15 mmHg 2 h	$19,0 \pm 6,54$	$7,4 \pm 1,14$	$8,8 \pm 1,3$	$11,2 \pm 2,38$
Luft 15 mmHg 2 h	$15,8 \pm 6,17$	$9,16 \pm 2,56$	$10,5 \pm 2,42$	$15,5 \pm 4,84$
He 15 mmHg 2 h	$9,66 \pm 3,5$	$4,5 \pm 1,37$	$5,66 \pm 1,21$	$8,0 \pm 1,78$

[a] He vs CO_2, He vs Luft $= p < 0,05$, sonst n.s.

Eine Erhöhung des Insufflationdrucks von 5 mmHg auf 15 mmHg führte bei den Laparoskopien mit CO_2 sowohl bei einer Insufflationsdauer von 1 Stunde als auch bei 2 Stunden nicht zu signifikanten Unterschieden der Magenentleerung und des intestinalen Transits (Tabelle 1). Eine Verlängerung der Dauer des Pneumoperitoneums von 1 auf 2 Stunden bei gleichbleibendem Insufflationsdruck von 5 mmHg bzw. 15 mmHg bewirkte außer einer signifikant verzögerten Magenentleerung keine signifikante Verlangsamung des intestinalen Transits (Tabelle 1).

Trotz eines hohen Insufflationsdrucks von 15 mmHg und einer langen Insufflationsdauer von 2 Stunden war der gastrointestinale Transit bei der Verwendung von Helium als Insufflationsgas signifikant schneller als nach allen anderen Laparoskopien. Mit Ausnahme einer signifikant verlängerten Magenentleerung zeigte er keine relevanten Unterschiede zur Kontrollgruppe (Tabelle 1, 2). Die Verwendung von Luft statt CO_2 als Insufflationgas hatte keine signifikante Änderung der postoperativen gastrointestinalen Motilität zur Folge. Sowohl die Magenentleerung mit $15,8 \pm 6,17$ Stunden als auch das Erreichen des Coecums mit $9,16 \pm 2,56$ Stunden, des mittleren Kolons mit $10,5 \pm 2,42$ Stunden und des Rektums mit $15,5 \pm 4,84$ unterschieden sich nicht wesentlich von den entsprechenden Zeiten nach 2-stündiger CO_2-Laparoskopie mit einem Druck von 15 mmHg (Tabelle 2).

Diskussion

Klinische Studien zur postoperativen gastrointestinalen Motilität nach laparoskopischen Operationen zeigen eine Verkürzung der postoperativen Atonie [2, 3]. Tierexperimentelle Untersuchungen bestätigen diese Beobachtung. Vergleiche der elektromyographischen Aktivität des Dünndarms nach laparoskopischer Cholezystektomie, rechtsseitiger Hemikolektomie und distaler Kolonsegmentresektion und identischen konventionellen Eingriffen beim Hund zeigten ein rascheres Wiederauftreten des Migrating Myoelectric Complex nach laparoskopischen Eingriffen als Ausdruck des verkürzten physiologischen Ileus

[1, 4, 5]. Auch radiologische Untersuchungen zum gastrointestinalen Transit nach laparoskopischen und offenen Kolonresektionen im Hundemodell dokumentierten eine schnellere Passage des Gastrointestinaltraktes nach laparoskopischer Chirurgie [5]. Alle diese Studien konzentrierten sich auf den direkten Vergleich der laparoskopischen und konventionellen Eingriffe. Untersuchungen zum Einfluß des Pneumoperitoneums auf die postoperative gastrointestinale Motilität unter den standardisierten Bedingungen eines Tierexperiments lagen bislang nicht vor. Die vorliegenden Daten unserer Studie zeigen, daß bereits das CO_2-Peritoneum ohne zusätzliche operative Maßnahme zu einer signifikanten Verlangsamung des gastrointestinalen Transits führt. Veränderungen des Insufflationsdruckes und der Dauer des Pneumoperitoneums haben keinen relevanten Einfluß auf den Dick- und Dünndarmtransit.

Helium als Insufflationsgas führt im Vergleich zu Luft und CO_2 nur zu einer minimalen Alteration des postoperativen gastrointestinalen Transits.

Zusammenfassung

Hintergrund: Klinische Beobachtungen nach laparoskopischen Eingriffen zeigen eine im Vergleich zur konventionellen Chirurgie verkürzte postoperative Atonie. Ziel der Studie war es, den Einfluß unterschiedlicher Insufflationsdrücke, -zeiträume und -gase auf die postoperative gastrointestinale Motilität im Tierversuch zu untersuchen.

Methodik: 42 Wistar-Ratten wurden randomisiert und 7 Versuchsgruppen zugeteilt. Bei jeweils 6 Ratten wurde ein CO_2-Pneumoperitoneum mit einem Druck von 5 mmHg bzw. 15 mmHg für 1 bzw. 2 Stunden angelegt. Je 6 Tiere wurden für 2 Stunden mit einem Druck von 15 mmHg mit Raumluft bzw. Helium insuffliert. Weitere 6 Tiere fungierten als Kontrollgruppe. Bei allen Tieren wurden vor Op-Ende 3 ml Bariumbrei intragastral instilliert, dessen gastrointestinaler Transit durch intermittierende Röntgendurchleuchtungen verfolgt wurde. Ermittelt wurden die Zeiten bis zur vollständigen Magenentleerung und bis zum Erreichen des Coecums, des mittleren Kolons und des Rektums. Die statistische Auswertung erfolgte mit Hilfe des Wilcoxon Tests.

Ergebnisse: Insufflation mit CO_2 bewirkte eine signifikante Verzögerung des gastrointestinalen Transits im Vergleich zur Kontrollgruppe. Eine Erhöhung des Insufflationsdrucks von 5 mmHg auf 15 mmHg und eine Verlängerung der Insufflationsdauer von 1 auf 2 Stunden führte bei den Laparoskopien mit CO_2 zu keiner signifikanten Verlangsamung des intestinalen Transits. Bei Verwendung von Luft als Insufflationgas fanden sich keine signifikanten Unterschiede des postoperativen gastrointestinalen Transits im Vergleich zum CO_2-Pneumoperitoneum. Trotz eines hohen Insufflationsdrucks von 15 mmHg und einer langen Insufflationsdauer von 2 Stunden war der gastrointestinale Transit bei der Verwendung von Helium als Insufflationsgas signifikant schneller als nach allen anderen Laparoskopien. Mit Ausnahme einer signifikant verlängerten Magenentleerung zeigten sich keine relevanten Unterschiede zur Kontrollgruppe.

Schlußfolgerung: Im Tierversuch verlangsamt das Pneumoperitoneum mit CO_2 den postoperativen gastrointestinalen Transit signifikant. Dauer und Druck des Pneumoperitoneums haben einen geringen Einfluß auf die postoperative Atonie. Helium als Insufflationsgas führt nur zu minimalen Alterationen der postoperativen gastrointestinalen Motilität.

Abstract

Background: Clinical observations following laparoscopic surgery indicate a shorter postoperative ileus than after conventional surgery. Aim of our study was to investigate the influence of different insufflation pressures, gases, and duration of pneumoperitoneum on the postoperative gastrointestinal motility in an animal experiment.

Methods: Forty-two Wistar rats were randomized to seven groups. Four groups underwent a CO_2 pneumoperitoneum with a pressure of 5 mmHg or 15 mmHg for 1 or 2 h, respectively. Two more groups were insufflated with air or helium with a pressure of 15 mmHg for 2 h. Six rats served as controls. At the end of insufflation all animals received 3 ml of barium through a nasogastric tube. The gastrointestinal transit was observed by intermittent fluoroscopy. Relevant time points were gastric emptying and passage of cecum, colon, and rectum. Statistical analysis was done using the Wilcoxon test.

Results: Insufflation of CO_2 led to a significantly delayed gastrointestinal transit in comparison to the control group. Insufflation of CO_2 with a pressure of 5 mmHg or 15 mmHg for 1 or 2 h did not result in significant differences between these groups concerning the intestinal transit. Insufflation of air showed no significant differences of gastrointestinal transit in comparison to CO_2 pneumoperitoneum. Insufflation of helium at a pressure of 15 mmHg for 2 h led to a significantly faster postoperative gastrointestinal transit in comparison to all other laparoscopies. With the exception of a prolonged gastric emptying there were no relevant differences in comparison to the control group.

Conclusions: A CO_2 pneumoperitoneum significantly decelerates the postoperative gastrointestinal transit. Duration and pressure of insufflation have a small influence on the extent of postoperative atonia. Insufflation of helium leads only to minimal alterations of postoperative gastrointestinal transit.

Literatur

1. Böhm B, Milsom, Fazio VW (1995) Postoperative intestinal motility following conventional and laparoscopic intestinal surgery. Arch Surg 130: 415 – 419
2. Hotokezaka M, Combs MJ, Schirmer BD (1996) Gastrointestinal recovery following laparoscopic's open colon surgery. Surg Endosc 10: 485 – 489
3. Ramos JM, Beart RW, Goes R, Ortega A, Schlinkert RT (1995) Role of laparoscopy in colorectal surgery. A prospective evaluation of 200 cases. Dis Col Rectum 38: 494 – 501
4. Schippers E, Öttinger AP, Anurov M, Polivoda M, Schumpelick V: Laparoscopic cholecystectomy: a minor abdominal trauma? World J Surg 17: 539 – 543
5. Tittel A, Schippers E, Titkova S, ÖttingerA, Schumpelick V (1997) Kürzere postoperative Atonie nach laparoskopischer Kolonresektion? Vergleichende tierexperimentelle Studie. Langenbeck Arch Chir 382

Korrespondenzadresse: Dr. med. A. Tittel, Chirurgische Universitätsklinik und Poliklinik der RWTH Aachen, Pauwelsstraße 30, 52074 Aachen, Telefon: 02 41/8 08 95 00, Fax: 02 41/8 88 84 17, e-mail: Andreas.Tittel@post.rwth-aachen.de

Gasembolie in der Laparoskopie mit CO_2 oder Helium

Gas embolism during laparoscopy with CO_2 or helium

C. A. Jacobi, J. Ordemann, F. Peter und J. M. Müller

Chirurgische Universitätsklinik, Humboldt Universität Charité, Campus Mitte, Berlin

Einleitung

Kohlendioxid, welches für die laparoskopische Chirurgie routinemäßig eingesetzt wird, führt durch seine hohe Löslichkeit zu einer ausgeprägten Azidose und Hyperkapnie, welche allerdings perioperativ durch eine Hyperventilation ausgeglichen werden kann. Gleichzeitig kommt es aber durch Stimulation des sympathischen Nervensystems zu einer Steigerung des Blutdruckes, des Pulsschlages und zum Auftreten von Arrhythmien [1–3]. Das alternative Gas Helium zeigte in experimentellen Untersuchungen hingegen keine pH-Änderungen und nur minimale Änderungen der genannten Parameter [1–3]. Trotzdem wird Helium klinisch bei laparoskopischen Eingriffen kaum verwendet, da durch die geringe Löslichkeit dieses Gases eine intravenöse Gasembolie bei intraoperativer Gefäßverletzung gefürchtet wird. Obwohl die intravenöse Injektion von Helium im Tierversuch zu schweren kardiopulmonalen Funktionsänderungen führte [4, 5], sind die Inzidenz und die Folgen einer Embolie bei accidenteller Gefäßverletzung während eines Helium-Pneumoperitoneums bislang nicht untersucht worden. In einer tierexperimentellen Untersuchung wurden deshalb die Inzidenz von Gasembolien und die kardiopulmonalen Veränderungen bei Verletzungen der Vena cava inferior bei einer Laparoskopie mit CO_2 oder Helium (15 mmHg) analysiert.

Methodik

Bei 20 Schweinen [KG: 21,3 (17,8 – 25) kg] erfolgte in Intubationsnarkose zunächst eine Laparotomie und die Präparation der Vena cava inferior sowie die Anlage von 2 Vessel loops um die Vena cava inferior (5 cm Abstand). Nach Verschluß der medianen Laparotomie wurden drei 10 mm Trokare (Kamera, Instrumente) und drei 5 mm Trokare (Instrument, 2 Vessel loops) halbkreisförmig im Mittelbauch plaziert und ein Pneumoperitoneum mit CO_2 oder Helium mit einem intraperitonealen Druck von 15 mmHg aufgebaut. Es erfolgte eine standardisierte Venotomie der Vena cava inferior (10 mm), welche für 30 Sekunden eröffnet blieb, dann mit den Vessel loops abgeklemmt und anschließend mit einer endoskopisch fortlaufenden Naht (Prolene 5.0) verschlossen wurde. Der Blutverlust wurde gemessen und durch kolloidale Lösung (Haes 6%) ersetzt. Nach einer Adaptation von 10 Minuten wurde das Pneumoperitoneum abgelassen und nach weiteren 15 Minuten wurden die Tiere getötet. Es erfolgte eine Laparotomie sowie die Kontrolle der durchgeführten Naht an der Vena cava. Während des gesamten Versuches wurden die Veränderungen des arteriellen Druckes (MAP), des Herzminutenvolumens (HZV), des pulmonal-arteriellen Druckes (PAP), der exspiratorischen CO_2-Konzentration (exCO_2) sowie der Blutgasanalysen gemessen und analysiert. Die Meßzeitpunkte waren: 1.: 15 min nach Laparotomieverschluß (Ausgangswerte), 2.: nach Aufbau des Pneumoperitoneums, 3.: vor Venotomie der Vena cava, 4.: direkt nach Venotomie, 5.: während der endoskopischen Naht, 6.: Fertigstellung der Naht der Vena cava, 7.: nach Wiederfreigabe der Vena cava, 8.: 10 min nach Wiederfreigabe der V. cava, 9.: 10 min vor Desufflation des Pneumoperitoneums, 10.: direkt nach Desufflation des Pneumoperitoneums , 11.: 10 min nach Desufflation. Von allen Werten wurden Mittelwerte und Standardabweichungen berechnet und innerhalb einer Gruppe mit dem Wilcoxon NPAR Test and Bonferroni Korrektur verglichen. Die Vergleiche zwischen den Gruppen erfolgten mit dem Mann Whitney-U Test bzw. dem Fisher's Exact Test mit einem Signifikanzniveau von $p < 0,05$.

Ergebnisse

Vor Aufbau des Pneumoperitoneums ergaben sich in allen gemessenen Parametern keine Unterschiede zwischen den zwei Gruppen. Der mittlere Blutverlust während der Eröffnung der Vena cava unterschied sich ebenfalls nicht in den beiden Gruppen (Helium: 173 ± 83 ml; CO_2: 157 ± 50ml). Die Abklemmzeiten der Vena cava betrugen 12 ± 7 Minuten bei Helium und 11 ± 9 Minuten bei CO_2. Anzeichen für eine intravasale Embolie wurden bei keinem Tier gefunden, alle Tiere überlebten den Versuch. Der Aufbau des Pneumoperitoneums verursachte in beiden Gruppen einen Anstieg des ZVD und der Herzfrequenz sowie einen Abfall des HZV ($p < 0,05$). CO_2 führte im Vergleich zu Helium zu einem signifikanten Anstieg der expiratorischen CO_2 Konzentration (exCO_2) und des arteriellen pCO_2 sowie zu einer signifikanten Adzidose ($p < 0,01$). Der PAP und der PAWP stiegen in beiden Gruppen signifikant an, Unterschiede zwischen den Gasen ergaben sich hierbei nicht. Der MAP und das HZV fielen nach der Venotomie in beiden Gruppen ab (Abfall des MAP: $CO_2 = 6,5\%$/Helium $= 9,8\%$, Abfall des HZV: $CO_2 = 13,8\%$/Helium $= 18,8\%$) und zeigten eine vollständige Kompensation direkt nach der Venennaht. Die Konzentration des pCO_2 und des exCO_2 stieg nur nach Beginn der Insufflation von CO_2 signifikant an (p$CO_2 = 22,7\%$, ex$CO_2 = 8,9\%$; $p < 0,01$), während in der Helium-Gruppe keine signifikanten Änderungen auftraten. Die Verletzung der Vena cava führte in keiner Gruppe zu einer signifikanten Veränderung des PAP oder des exCO_2.

Diskussion

Seit den Berichten über Trokarmetastasen und einer möglichen Stimulation des Tumorwachstums durch CO_2 wird der Einsatz von alternativen Gasen für den Aufbau des Pneumoperitoneums diskutiert. Obwohl Helium bei tierexperimentellen Untersuchungen keine Steigerung des Tumorzellwachstums zeigte und auch die Veränderungen kardiopulmonaler Funktionen während eines Helium-Pneumoperitoneums minimal zu sein scheinen [1, 2, 6], wird Helium wegen seiner schlechten Löslichkeit und der möglichen Gefahren einer intravasalen Embolie bei accidenteller intraoperativer Gefäßverletzung bislang nicht alternativ in der Klinik eingesetzt. Hierfür sind hauptsächlich Berichte verantwortlich, bei denen eine direkte Injektion des Gases Helium zu einer schweren kardiopulmonalen Dekompensation im Tiermodell führte [4, 5]. Da eine direkte Injektion des Gases aber nur bei Einführen der Verresnadel in das Gefäßlumen erfolgt, können diese Ergebnisse kaum mit der klinischen Situation einer Gefäßverletzung bei bestehendem Pneumoperitoneum verglichen werden.

Dion et al. konnten in einer Studie an Hunden zeigen, daß eine Verletzung der Vena cava während eines Pneumoperitoneums mit CO_2 und einem Druck von 15 mmHg zu keinen Veränderungen der kardiopulmonalen Funktionen führte und nur bei 2 Tieren der Nachweis vereinzelter kleiner Bläschen im Gefäßsystem gelang, ohne daß klinische Veränderungen im Sinne einer Embolie auftraten [7]. Erst die direkte Injektion von 100 ml des Gases verursachte hingegen einen signifikanten Anstieg des PAP. Auch Bazin et al. konnten zeigen, daß eine Verletzung der Vena cava während eines Pneumoperitoneums mit CO_2 erst bei einem intraperitonealen Druck über 20 mmHg zu einem Nachweis von Gasbläschen im venösen System führte [8]. Helium wurde in diesen beiden Studien leider nicht untersucht. Es scheint trotzdem plausibel, daß bei einer Gefäßverletzung mit konsekutiver Blutung aus dem Gefäßlumen, unabhängig vom verwendeten Gas, der Druck im Gefäßlumen höher sein muß als in der Abdominalhöhle und somit das Gas nicht ins Gefäßlumen eindringen kann. Erst bei einem Kollaps des Gefäßes oder bei einem ausgespanntem Gefäß, wie an der Leber, ist eine Embolie möglich. Unsere Ergebnisse bestätigen die Untersuchungen von Dion und Bazin auch bei Helium und zeigen zusätzlich Vorteile bei diesem Gas hinsichtlich der Azidose, des pCO_2 und des $exCO_2$. Betrachtet man die Berichte einer möglichen Gasembolie aus der Literatur, so scheint hier ebenfalls nicht die Gefäßverletzung der Grund für die Embolie zu sein, sondern vielmehr die accidentelle Einführung der Verresnadel in ein venöses Gefäß [9, 10]. So traten die kardiopulmonalen Veränderungen fast ausschließlich direkt nach Aufbau des Pneumoperitoneums auf und nicht etwa während der laparoskopischen Operation. Diese Komplikation wäre aber durch die Verwendung entsprechender Trokare oder einer „offenen Einführung" derselben in die Abdominalhöhle suffizient zu vermeiden.

Zusammenfassung

Hintergrund: Obwohl die Inzidenz von Gasembolien bei Gefäßverletzungen und erhöhtem intraperitonealem Druck sowie gleichzeitiger Gasinsufflation ungeklärt ist, wird Helium wegen seiner schlechten Löslichkeit als „gefährlich" erachtet.

Methodik: In einem Schweinemodell wurden deshalb die Inzidenz von Gasembolien und kardiopulmonale Veränderungen bei Verletzungen der Vena cava inferior während einer Laparoskopie mit CO_2 oder Helium (15 mmHg) analysiert. Bei 20 Schweinen erfolgte während einer Laparoskopie mit CO_2 oder Helium (15 mmHg) eine Verletzung der Vena cava inferior (1 cm). Nach 30 Sekunden wurde die Vena cava proximal und distal der Verletzung geklemmt, das Gefäß mit fortlaufender Naht endoskopisch genäht und wieder eröffnet. Während des Versuches wurden der mittlere arterielle Druck (MAP), das Herzminutenvolumen (HZV), der pulmonal-arterielle Druck (PAP), die exspiratorische CO_2-Konzentration ($exCO_2$) und Blutgasanalysen untersucht.

Ergebnisse: Der mittlere Blutverlust unterschied sich in beiden Gruppen nicht (CO_2: 150 ± 50 ml; Helium 173 ± 83 ml), eine klinisch relevante Lungenembolie wurde bei keinem der Tiere beobachtet. Der MAP und das HZV fielen nach der Verletzung der Vena cava in beiden Gruppen ab (Abfall des MAP: $CO_2 = 6{,}5\%$/Helium $= 9{,}8\%$, Abfall des HZV: $CO_2 = 13{,}8\%$/Helium $= 18{,}8\%$) und zeigten eine vollständige Kompensation nach der Venennaht. Die Konzentration des pCO_2 und des $exCO_2$ stieg nur nach Beginn der

Insufflation von CO_2 signifikant an (pCO_2 = 22,7%, exCO_2 = 8,9%; p < 0,01), während in der Helium-Gruppe keine signifikanten Änderungen auftraten. Die Verletzung der Vena cava führte in keiner Gruppe zu einer signifikanten Veränderung des PAP oder exCO_2.

Schlußfolgerungen: Die Verletzung eines großen venösen Gefäßes während einer Laparoskopie führt nicht unweigerlich zu einer intravasalen Gasembolie. Außer einer signifikanten Azidose und Erhöhung exCO_2 in der CO_2-Gruppe, konnte kein Unterschied der kardiopulmonalen Funktionen zwischen der Insufflation von Helium oder CO_2 nachgewiesen werden.

Abstract

Background: Injury of venous vessels during elevated intraperitoneal pressure is thought to cause possible fatal gas embolism, and helium may be dangerous because of its low solubility.

Methods: Twenty pigs underwent laparoscopy with either CO_2 or helium (15 mmHg) and standardized laceration (1 cm) of the vena cava inferior. After 30 s the vena cava was clamped, closed endoscopically by running suture, and unclamped again. During the procedure, changes of cardiac output (CO), heart rate (HR), mean arterial pressure (MAP), central venous pressure (CVP), pulmonary artery pressure (PAP), pulmonary artery wedge pressure (PAWP), end tidal CO_2 pressure (PETCO_2), and arterial blood gas analyses were investigated.

Results: No animal died during the experimental course (mean blood loss during laceration: CO_2, 157 ± 50 ml; helium, 173 ± 83 ml). MAP and CO showed a decrease after laceration of the vena cava in both groups with complete compensation already before suturing. PETCO_2 increased significantly after CO_2 insufflation ($P < 0.01$) while helium showed no effect. Laceration of the vena cava caused no significant changes in PETCO_2 in both groups. Significant acidosis and increase of pCO_2 were only found in the CO_2 group.

Conclusions: The incidence of gas embolism during laparoscopy and accidental vessel injury seems to be very low. Apart from acidosis and increase of PETCO_2 in CO_2 group, there were no differences in cardiopulmonary function between insufflation of CO_2 and helium.

Literatur

1. Leighton TA, Liu S, Bongard FS (1993) Comparative cardiopulmonary effects of carbon dioxide versus helium pneumoperitoneum. Surgery 113: 527 – 531
2. Rademaker BM, Bannenberg JJ, Kalkmann CJ, Meyer DW (1995) Effects of pneumoperitoneum with helium on hemodynamics and oxygen transport: a comparison with carbon dioxide. J Laparoendosc Surg 5: 15 – 20
3. Junghans T, Böhm B, Gründel K, Schwenk W (1997) Effects of pneumoperitoneum with carbon dioxide, argon, or helium on hemodynamic and respiratory function. Arch Surg 132: 272 – 278
4. Rudston-Brown B, Draper PN, Warriner B, Walley KR, Phang PT (1997) Venous gas embolism – a comparison of carbon dioxide and helium in pigs. Can. J. Anaesth 44: 1102 – 1107
5. Wolf JS, Carrier S, Stoller ML (1994) Gas embolism: helium is more lethal than carbon dioxide. J Laparoendosc Surg 4(3): 173 – 177
6. Jacobi CA, Sabat R, Böhm B, Zieren HU, Volk HD, Müller JM (1997) Pneumoperitoneum with CO_2 stimulates malignant colonic cells. Surgery 121: 72 – 78

7. Dion YM, Lévesque C, Doillon CJ (1995) Experimental carbon dioxide pulmonary embolization after vena cava laceration under pneumoperitoneum. Surg Endosc 9: 1065 – 1069
8. Bazin JE, Gillart T, Rasson P, Conio N, Aigouy L, Schoeffler P (1997) Haemodynamic conditions enhancing gas embolism after venous injury during laparoscopy: a study in pigs. Br J Anaesth 78: 570 – 575
9. Cottin V, Delafosse B, Viale J-P (1996) Gas embolism during laparoscopy. Surg Endosc 10: 166 – 169
10. Duncan C (1992) Carbon dioxide embolism during laparoscopy: a case report. AANA-J 60: 139 – 149

Korrespondenzadresse: PD Dr. C. A. Jacobi, Chirurgische Universitätsklinik Berlin, Charité, Campus Mitte, Schumannstraße 20/21, 10098 Berlin, Telefon: 0 30-28 02-59 89, Fax: 0 30-28 02-83 03, e-mail: christoph.jacobi@charite.de

Einfluß der intraoperativen intravenösen und intraperitonealen Gabe von Taurolidin- oder Taurolidin/Heparin in der laparoskopischen Chirurgie auf das intra- und extraperitoneale Tumorwachstum

Influence of perioperative intravenous and intraperitoneal application of taurolidin- or taurolidin/heparin in laparoscopic surgery on intra- and extraperitoneal tumor growth

C. Braumann, C. A. Jacobi, J. Ordemann, R. Stößlein und J. M. Müller

Chirurgische Klinik der Humboldt Universität zu Berlin, Charité, Campus Mitte, Berlin

Einleitung

Obwohl durch eine operativ adäquate Technik und die Beachtung onkologischer Grundsätze die Entwicklung von Trokarmetastasen nach laparoskopischen Resektionen maligner Tumoren auf ein Minimum reduziert werden konnte [1], wird der Einsatz dieser Operationstechnik bei Malignomen immer noch kontrovers diskutiert. Eine standardisierte und klinisch etablierte Therapie zur Verhinderung solcher Metastasen existiert bislang nicht. Allerdings konnte in experimentellen Studien gezeigt werden, daß durch die perioperative intraperitoneale Instillation antiadhärenter und cytotoxischer Substanzen das intra- und extraperitoneale Tumorwachstum bei laparoskopischen Operationen signifikant vermindert wird [2, 3]. Hierbei bleibt allerdings unklar, ob die Supprimierung des Tumorwachstums durch direkte lokale oder systemische Effekte der genannten Substanzen hervorgerufen wurde. Deshalb sollte in einer weiteren tierexperimentellen Studie die lokale Instillation mit der systemischen Applikation der Substanzen verglichen werden. Zusätzlich erfolgte die Kombination der lokalen und systemischen Anwendung der Substanzen, um eventuelle synergistische Effekte bei der Tumorsupprimierung zu analysieren.

Methodik

In einem Tumormodell der Ratte (BD IX-Ratte) wurde der Einfluß einer intraperitonealen und/oder einer intravenösen Instillation von Heparin, Taurolidin sowie der Kombination beider Substanzen auf die intraperitoneale Metastasierung, des Wachstums eines subkutanen Tumors sowie der Inzidenz von Trokarmetastasen bei einer Laparoskopie analysiert. Bei 70 Ratten wurden jeweils 10^4 Tumorzellen als Suspension durch eine sterile Injektion intraperitoneal und subkutan appliziert und anschließend die Tiere in 7 Gruppen à 10 Ratten randomisiert [Gruppe 1: intraperitoneale (i.p.) Instillation von 1 ml Ringerlösung (Kontrollgruppe); Gruppe 2: Taurolidin (0,5%, 1 ml) i.p.; Gruppe 3: Taurolidin (0,5%, 1 ml) intravenös (i.v.); Gruppe 4: Taurolidin (0,5%, 1 ml) i.p. und i.v.; Gruppe 5: Taurolidin (0,5%, 1 ml) + 10 IE Heparin i.p.; Gruppe 6: Taurolidin (0,5%, 1 ml) + 10 IE Heparin i.v.;

Gruppe 7: Taurolidin (0,5%, 1 ml) mit 10 IE Heparin i.p. und i.v.]. Hiernach erfolgte eine Laparoskopie unter Verwendung von Kohlendioxid (30 min, 8 mmHg). In allen 7 Gruppen wurden neben der Inzision für die Insufflationskanüle zwei weitere Trokare ($\varnothing$ 3 mm) in den rechten und linken Unterbauch eingebracht. Die Wundverschlüsse erfolgten postoperativ als Einzelknopfnähte mit Prolene 4/0.

Die verwendete Kolonkarzinomzelllinie DHD/K12/TRb wurde in Dulbeccos MEM (Biochrom, Germany) und HAMs F10-Medium (Biochrom, Germany) 1:1 mit 10%igem fetalem Rinderserum (Gibco BRL, Germany), 2 mmol/l Gluthamin (Biochrom, Germany) und Penicillin-Streptomycin 1000 IU/ml (Gibco, Germany) kultiviert. Nach Bestimmung der Zellzahl wurden 10^4 Tumorzellen sowohl intraperitoneal als auch subkutan am Rücken der Tiere injiziert.

Die intraperitoneale Applikation von Taurolidin bzw. Taurolidin/Heparin erfolgte zur Untersuchung der lokalen Effekte auf das intraperitoneale Tumorwachstum, wohingegen die systemische Applikation den Einfluß auf das subkutane Wachstum wiedergeben sollte. Die Kombination der Applikationsformen (i.p./i.v.) wurde gewählt, um synergistische Effekte analysieren zu können. 4 Wochen nach der Zellapplikation und operativer Intervention wurden die Tiere getötet, die Anzahl und das Gewicht der intraperitonealen und subkutanen Metastasen sowie die Inzidenz der Trokarmetastasen bestimmt. Die Werte wurden als Mittelwert und Standardabweichung des Mittelwertes (SEM) angegeben. Kategoriale Werte wurden zwischen den Gruppen mit dem Fisher's exakt Test und numerische Werte mit dem Mann Withney U Test bzw. dem Kruskal Wallis analysiert. Ein P-Wert < 0,05 wurde als statistisch signifikant definiert.

Ergebnisse

Im Gesamtgruppenvergleich unterschieden sich das intraperitoneale Tumorgewicht (p = 0,001) und das Tumorgewicht subkutan (p = 0,01) signifikant.

Die alleinige intraperitoneale Applikation von Taurolidin (40 ± 11 mg, p = 0,003) und von Taurolidin/Heparin (67 ± 40 mg, p = 0,05) führte zu einem signifikant verminderten intraperitonealem Tumorwachstum im Vergleich zur Kontrollgruppe (408 ± 206 mg). Wurden die Substanzen neben einer intraperitonealen Applikation auch intravenös gegeben, so kam es zu keiner weiteren Tumorreduktion (Taurolidin i.v.i.p.: 47 ± 16 mg, Taurolidin/Heparin: 71 ± 43 mg). Die alleinige intravenöse Applikation der Substanzen Taurolidin (624 ± 217 mg) und Taurolidin/Heparin (375 ± 198 mg) führten im Vergleich zur Kontrollgruppe zu keiner signifikanten Reduktion des intraperitonealen Tumorwachstums (p = 0,4).

Das intraperitoneale Tumorwachstum war bei den beiden intravenösen Gruppen signifikant gegenüber den intraperitonealen sowie intraperitonealen+intravenösen Gruppen gesteigert (Taurolidin p = 0,003, Taurolidin/Heparin p = 0,05).

Das subkutane Tumorwachstum zeigte gegenüber der Kontrollgruppe (43 ± 16 mg) bei der alleinigen Verwendung von Taurolidin eine nicht signifikante Supprimierung sowohl bei der i.p.-Applikation (16 ± 7,5 mg; p = 0,14) als auch bei der i.v. + i.p.-Applikation (17 ± 7 mg; p = 0,25). Die alleinige i.v.-Applikation von Taurolidin führte zu einer Steigerung des Tumorwachstums, welche aber ebenfalls nicht signifikant war (p = 0,07). Bei der Kombination von Taurolidin und Heparin konnte durch die i.p.-Applikation keine signifikante Supprimierung des subkutanen Tumorzellwachstums erzielt werden (Taurolidin/Heparin: 20,7 ± 8,8 mg; p = 0,24). Hingegen führte die intravenöse Applikation von Taurolidin/Heparin allein (152 ± 51 mg; p = 0,3) und in Kombination mit der intraperitonealen Applikation (154 ± 42 mg; p = 0,08) zu einer Steigerung des Tumorwachstums, welche allerdings gegenüber der Kontrollgruppe nicht signifikant war. Gegenüber der intraperitonealen Gabe der Substanzen konnte allerdings eine signifikante Steigerung des Tumorwachstums nachgewiesen werden (p = 0,05).

Die Inzidenz von Trokarmetastasen war im Vergleich zur Kontrollgruppe (7/10) bei der Verwendung von Taurolidin und i.p.-Applikation (3/10) als auch bei der i.v. + i.p.-Applikation (3/10) und bei der Kombination Taurolidin/Heparin i.p. (2/10) und Taurolidin/Heparin i.v. + i.p. (3/10) reduziert, was allerdings bei der geringen Fallzahl zu keiner Signifikanz führte. Die alleinige i.v.-Applikation ergab keine Reduktion [Taurolidin: 7/10; Taurolidin-Heparin: 6/10]. Die durchschnittliche Anzahl der Trokarmetastasen unterschied sich in den einzelnen Gruppen ebenfalls nicht signifikant, was bei einem Vergleich von 7 Gruppen und einer geringen Fallzahl pro Gruppe nicht erstaunt [Kontrollgruppe: 1 ± 0,3; Taurolidin i.p.: 0,4 ± 0,2; Taurolidin i.v.: 1,3 ± 0,4; Taurolidin i.p./i.v.: 0,3 ± 0,15; Taurolidin/Heparin i.p.: 0,6 ± 0,2; Taurolidin/Heparin i.v.: 0,7 ± 0,2; Taurolidin/Heparin i.p./i.v.: 0,8 ± 0,4].

Diskussion

Die Diskussion über eine effektive Verhinderung einer intraoperativen Metastasierung hat durch den Einzug der laparoskopischen Techniken bei der Resektion von malignen Tumoren und das Auftreten von Trokarmetastasen neue Aktualität bekommen. Neben dem Einfluß des Operateurs und der verwendeten Technik auf die Tumorzellverschleppung scheint auch das verwendete Gas Kohlendioxid einen direkten Effekt auf das Wachstum von freien Tumorzellen zu haben. In verschiedenen experimentellen Studien wurde durch die perioperative intraperitoneale Instillation antiadhärenter und cytotoxischer Substanzen versucht das Einwachsen von freien Tumorzellen zu verhindern [2, 3]. Hierbei zeigte sich bei der Verwendung von Taurolidin, einem Derivat der Aminosäure Taurin, bei Heparin, und bei PVP-Jod eine signifikante Reduktion des intraperitonealen Tumorwachstums bei laparoskopischen Operationen [3]. Während Heparin lokal durch die spezifische Bindung von extrazellulärer Matrix die Implantation von Tumorzellen reduziert, wird bei Taurolidin neben seiner antiadhärenten Wirkung eine direkte Hemmung der Produktion des wachstumstimulierenden Zytokins IL-1β durch die Peritonealmakrophen diskutiert. Hierdurch soll den Tumorzellen ein wachstumsfördernder Stimulus entzogen werden [3]. Obwohl eine direkte lokale Wirkung der Substanzen auf die Tumorzellen und das Peritoneum diskutiert werden, bleibt unklar, ob die Supprimierung des Tumorwachstums nicht auch durch systemische Effekte der genannten Substanzen hervorgerufen wurde. Bei dem Vergleich der lokalen Instillation mit der systemischen Applikation der Substanzen ergab sich, daß die Substanzen bei intravenöser Applikation keinen supprimierenden Einfluß auf das Tumorwachstum hatten, hingegen führte die lokale Anwendung zu einer signifikanten Reduktion des intraperitonealen Tumorgewichtes. Das subkutane Tumorgewicht, als Indikator für die systemische Wirkung der Substanzen, war geringgradig bei der intraperitonealen Applikation reduziert, allerdings konnten keine signifikanten Unterschiede zur Kontrollgruppe nachgewiesen werden. Hingegen führte die alleinige intravenöse Applikation zu einer Steigerung des subkutanen Tumorgewichtes, was auf einen eventuellen immunsupprimierenden Effekt der Substanzen bei systemischer Anwendung schließen läßt. Die

Kombination der lokalen und systemischen Anwendung der Substanzen zeigte im Vergleich zur alleinigen intraperitonealen Applikation keine synergistischen inhibierenden Effekte auf das Tumorwachstum. Vielmehr war hier das subkutane Tumorwachstum bei der Kombination Taurolidin/Heparin signifikant gesteigert. Die Ergebnisse der Studie favorisieren bei der Verinderung perioperativer Metastasen die alleinige intraperitoneale Applikation von Taurolidin bzw. Taurolidin/Heparin und deuten auf eine Immunsupprimierung des Tumorwirtes bei systemischer Anwendung hin.

Zusammenfassung

Hintergrund: Eine einheitlich akzeptierte Therapie zur Verhinderung von Trokarmetastasen bei laparoskopischen Resektionen von Malignomen existiert nicht.

Methodik: In einem Kolonkarzinommodell (BD IX-Ratte) wurde der Einfluß einer intraperitonealen und/oder intravenösen Instillation von Heparin und/oder Taurolidin auf das intraperitoneale und subkutane Tumorwachstum sowie der Ausbildung von Trokarmetastasen untersucht.

Ergebnisse: Eine signifikante Verminderung des intraperitonealen Tumorwachstums wurde bei i.p.-Applikationen von Taurolidin und Heparin beobachtet, während die alleinige systemische Gabe der Substanzen mit einer geringgradigen Steigerung des Tumorwachstums verbunden war. Eine Kombination von i.v.- und i.p.-Applikation ergab keine weitere Tumorreduktion. Das subkutane Tumorwachstum war bei i.p.-Gabe von Taurolidin und/oder Heparin nicht signifikant erniedrigt. Die alleinige i.v.-Applikation der Substanzen zeigte eine nicht signifikante Tumorvergrößerung. Die Inzidenz von Trokarmetastasen war nur bei i.p.-Gabe von Taurolidin und/oder Heparin vermindert. Die alleinige i.v.-Gabe ergab keine Reduktion.

Schlußfolgerung: Das intraperitoneale Tumorwachstum konnte durch Taurolidin und die Kombination mit Heparin bei i.p.-Applikation signifikant vermindert werden. Die alleinige i.v.-Gabe zeigte keinen Einfluß im Vergleich zur Kontrollgruppe. Die Kombination beider Substanzen bei i.v.- und i.p.-Gabe hatte keinen synergistisch negativen Effekt auf das Tumorwachstum.

Abstract

Background: A generally accepted approach to prevent port site metastases after laparoscopic surgery does not exist.

Methods: The influence of intraperitoneal and intravenous application of taurolidin and heparin on intraperitoneal and subcutaneous tumors as well as port site metastases was measured in a rat (BD IX) model of colon cancer.

Results: While tumor growth was significantly suppressed by i.p. application of taurolidin and heparin, systemic application of the agents was associated with a slight increase of tumor growth. The combination of i.p. and i.v. application did not show synergistic effects on inhibition of tumor growth. Subcutaneous growth was not significantly decreased by i.p. application, and single i.v. application caused even a slight increase of subcutaneous growth. Incidence of port site metastases was only reduced after i.p. instillation of the agents.

Conclusion: Intraperitoneal tumor growth was only reduced after i.p. instillation of heparin and taurolidin while single i.v. application showed no reduction. Combination of i.p. and i.v. application did not result in synergistic effects on the inhibition of tumor growth.

Literatur

1. Neuhaus SJ, Texler M, Hewett PJ, Watson DI (1998) Port site metastasis following laparoscopic surgery. Br J Surg 85:735–741
2. Jacobi CA, Ordemann J, De Cuyper KI, Müller JM (1999) Laparoskopische Chirurgie maligner Tumoren. Experimentelle Ergebnisse zur Pathogenese und Prävention von Trokarmetastasen. Viszeralchirurgie 34:182–189
3. Jacobi CA, Wildbrett P, Volk T, Müller JM (1999) Influence of different gases and intraperitoneal instillation of antiadherent or cytotoxic agents on peritoneal tumor cell growth and implantation with laparoscopic surgery in a rat model. Surg Endosc 13:1021–1025

Korrespondenzadresse: C. Braumann, Klinik für Allgemein-, Viszeral-, Gefäß- und Thoraxchirurgie, Medizinische Fakultät der Humboldt-Universität zu Berlin, Campus Charité Mitte, Schumannstraße 20/21, 10098 Berlin, Telefon: 0 30-28 02-36 63, Fax: 0 30-28 02-52 19, e-mail: christoph.jacobi@charite.de

Beschleunigte Reendothelialisierung nach Photodynamischer Therapie zur Hemmung von Experimenteller Intimahyperplasie

Accelerated reendothelialization following photodynamic therapy for the inhibition of experimental intimal hyperplasia

F. Adili[1], J. Heckenkamp[2], M. Hille, G. M. LaMuraglia[2] und Th. Schmitz-Rixen[1]

[1] Schwerpunkt Vaskuläre und Endovaskuläre Chirurgie, Johann Wolfgang Goethe-Universität Frankfurt am Main
[2] Division of Vascular Surgery, Massachusetts General Hospital, Harvard Medical School, Boston, USA

Einleitung

Der akzelerierten Reendothelialisierung einer durch Gefäßintervention bzw. -operation traumatisierten Gefäßwand wird eine besondere Rolle für die Hemmung von Restenosen zugeschrieben [1]. Endothelzellen (EC) modulieren hierbei Morphologie, Proliferation, Migration und Funktion glatter Muskelzellen/Myofibroblasten (SMC) [2, 3]. Als Nettoeffekt einer durch EC vermittelten Beeinflussung von SMC wird sowohl in vitro als auch in vivo eine Inhibition der Proliferation, Migration und Matrixsynthese und damit eine Hemmung von Intimahyperplasie als Schlüsselmechanismus der Restenoseentwicklung beobachtet [4, 5].

Photodynamische Therapie (PDT) ist ein Verfahren, bei dem ein zunächst biologisch unwirksamer Farbstoff (Photosensitizer) nach Bestrahlung mit sichtbarem Licht zur Radikalbildung angeregt wird und hierdurch Zytotoxizität und Inaktivierung von Wachstumsfaktoren induziert. Zellkulturexperimente haben gezeigt, daß nach PDT von isolierter Extrazellulärmatrix die Migration sekundär aufgebrachter EC beschleunigt verläuft [6, 7]. Die vorliegende tierexperimentelle Studie untersucht deshalb, ob PDT von Arterien in vivo ebenfalls zu einer beschleunigten Reendothelialisierung führt.

Methodik

Bei männlichen Sprague-Dawley Ratten wurde nach Anästhesie mit 75 mg/kg Ketamin und 5 mg/kg Xylazin i.m. über eine mediane Inzision am Hals die linke A. carotis communis (ACC) einschließlich der Karotisgabel freipräpariert. Danach wurde die ACC proximal und die A. carotis interna abgangsnahe abgeklemmt, die Klemmenposition mit einer 10-0 Nylon Einzelknopfnaht in der Periadventitia markiert und über die A. carotis externa dann ein 2-French Embolektomiekatheter nach proximal insgesamt dreimal eingeführt, und geblockt nach jeweils einer Rotation von 120° zurückgezogen. Nach Beendigung dieses Manövers wurde die A. carotis externa ligiert und der Blutstrom in die A. carotis interna freigegeben.

Anschließend erhielten die Tiere der Behandlungsgruppe (PDT) eine Injektion des Photosensitizers Chloroaluminium sulfoniertes Phthalocyanin (1 mg/kg) in die rechte V. femoralis. Tiere der Kontrollgruppe (C) erhielten statt dessen 0,9%ige NaCl-Lösung. Nach 20 Minuten wurde ein kleiner rechtwinkliger Spiegel unter die ACC plaziert und die Arterie mit Laserlicht (100 Joules/cm²; $\lambda = 675$ nm) aus einem Diodenlaser thermoneutral von extern bestrahlt.

Unmittelbar nach der Behandlung (Akut), bzw. nach 24 Stunden oder 3, 5, 14 und 30 Tagen wurden die Tiere erneut anästhesiert und erhielten eine intravenöse Injektion mit dem Farbstoff Evans-Blue (0,5%), der nicht-endothelialisierte Oberflächen blau anfärbt. Oberflächen mit intaktem Endothel erscheinen weiß. Anschließend wurden die behandelten Arterien sowie unbehandelte kontralaterale ACC vorsichtig mit NaCl gespült, entnommen, längsinzidiert und die luminale Oberfläche mit einer Videokamera eingescannt und offline mit einer entsprechenden Software (Scion Imaging System) planimetrisch vermessen. Die blaugefärbten Oberflächen wurden dabei zur verletzten Gesamtoberfläche ins Verhältnis gesetzt. Sämtliche Messungen wurden von zwei Untersuchern unabhängig voneinander ohne Kenntnis des Versuchsprotokolls durchgeführt.

Die Identität der luminalen, einwandernden Zellen wurde nach 3, 5 und 14 Tagen mit einem Fluoresceinthioisocyanat-konjugierten CD-31 (PECAM-1) Antikörper und Gegenfärbung mit Propidiumiodid mittels konfokaler Mikroskopie immunhistochemisch an Cryo-Längsschnitten verifiziert.

Sämtliche Daten sind als Mittelwerte ± Standardabweichung angegeben. Die statistische Auswertung erfolgte mit dem Mann-Whitney U-Test.

Ergebnisse

Zwei Ratten aus der 3-Tage-Gruppe (jeweils 1 PDT/C), 3 Ratten aus der 5-Tage-Gruppe ($1 \times$ PDT/$2 \times$ C) und 3 Ratten der 30-Tage-Gruppe ($1 \times$ PDT/$2 \times$ C) wurden von der Analyse ausgeschlossen, da sich zum Versuchsende ein Verschluß der ACC zeigte. Hinweise für eine Gefäßdilatation bzw. für ein Aneurysma fanden sich hingegen nicht. In den PDT-behandelten Tieren konnten Symptome für systemische Phototoxizität wie Hautrötung, Inflammation oder allgemeine Schwäche nicht festgestellt werden.

Die untersuchte luminale Fläche der Arterien in den Gruppen 3, 5, 14 und 30 Tage betrug im Mittel bei PDT 23,9 ± 5,5 mm² gegenüber C 21,9 ± 3,1 mm² (p = 0,37).

Akut (jeweils n = 5) bzw. nach 1 Tag (jeweils n = 6) waren erwartungsgemäß die luminalen Oberflächen in beiden Gruppen vollständig blau gefärbt und zeigten keine signifikanten Unterschiede. Nach 3 Tagen konnte bereits eine statistisch signifikant vermehrte Weißfärbung in den proximalen und distalen Randbezirken der PDT-behandelten Arterien (9,3 ± 0,78%; n = 4) gegenüber C (6,6 ± 1,15%; n = 4) nachgewiesen werden (p = 0,02) (Abb. 1). Nach 5 (19,5 ± 1,89% vs. 11,6 ± 2,87%; n = 7; p = 0,03) und 14 Tagen (89,7 ± 4,02% vs. 72,8 ± 6,77%; n = 10; p = 0,009) war die Weißfärbung in beiden Gruppen weiter fortgeschritten und in der Gruppe PDT signifikant schneller verlaufen. Nach 30 Tagen (n = 7) waren die luminalen Oberflächen in beiden Gruppen nahezu vollständig weiß gefärbt. Statistisch signifikante Unterschiede fanden sich hier nicht.

Zu den untersuchten Zeitpunkten zeigte sich in beiden Gruppen an den Längsschnitten ein luminaler Monolayer CD-31-positiver Zellen.

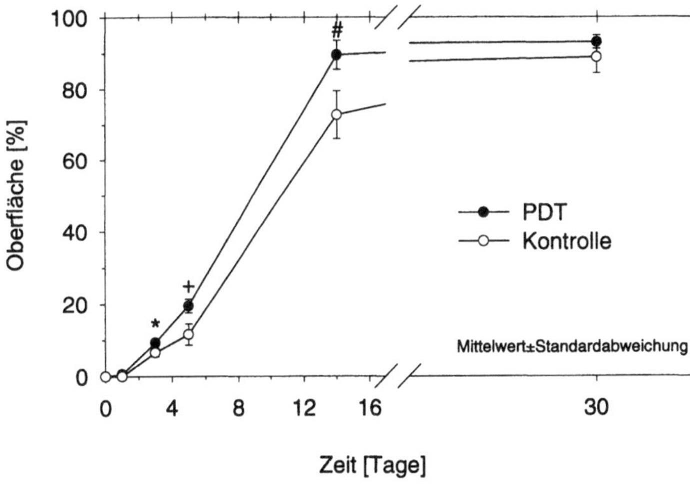

Abb. 1. Prozentualer Anteil der reendothelialisierten luminalen Oberfläche an der Gesamtoberfläche des verletzten Arteriensegments. *PDT* = Photodynamische Therapie

Diskussion

Die Induktion einer ungestörten bzw. beschleunigten Reendothelialisierung stellt eine wirksame Strategie dar, um Gefäßstenosen zu verhindern [1]. Das Endothel weist neben antikoagulatorischen, vasodilatierenden und thrombozytenadhäsions und -aggregationsverhindernden Eigenschaften ein hochwirksames Potential zur Modulation von Effektorzellen der Intimahyperplasie auf [2, 8]. In vitro konnte gezeigt werden, daß durch die Vorbehandlung natürlich sezernierter, isolierter Extrazellulärmatrix mit PDT das Wachstum von SMC gehemmt wurde, während die Migration von EC um 30% zunahm [9]. Die Ergebnisse der vorliegenden Untersuchung deuten jetzt darauf hin, daß experimentell verletzte Arterien in vivo nach PDT ebenfalls beschleunigt reendothelialisieren. Ein möglicher Mechanismus der stimulierten Migration von EC nach PDT könnte in der Radikal vermittelten Inaktivierung Matrix-assoziierter Mediatoren wie Transforming Growth Factor $\beta1$ liegen [7]. Ob die nach PDT mehrfach beobachtete Hemmung von experimenteller Intimahyperplasie tatsächlich durch Induktion einer beschleunigten Reendothelialisierung erreicht wurde, ist unklar und bedarf weitergehender Untersuchungen. Die zweifelsfreie Identifizierung des Wirkprinzips der EC-Stimulation erscheint außerordentlich wichtig und könnte für therapeutische Strategien zur Hemmung postinterventioneller Stenosen von großem Nutzen sein.

Zusammenfassung

Hintergrund: Der akzelerierten Reendothelialisierung einer durch Gefäßintervention-Operation traumatisierten Gefäßwand wird eine Schlüsselrolle für die Hemmung von Restenosen zugeschrieben. In vitro Daten aus Zellkulturexperimenten weisen darauf hin, daß

Endothelzellen auf Extrazellulärmatrices, die mit Photodynamischer Therapie (PDT), einem Verfahren, das durch lokalisierte Generierung von Radikalen, Zytotoxizität und Wachstumsfaktorinaktivierung induziert, schneller wandern. Die vorliegende tierexperimentelle Untersuchung wurde durchgeführt, um festzustellen ob PDT zu einer beschleunigten Reendothelialisierung in vivo führt.

Methoden: Sprague Dawley Ratten (n = 54) wurde nach Verletzung der A. carotis communis mit einem 2 F Fogarty-Katheter, 1 mg/kg des Farbstoffes Chloraluminium sulfoniertes Phthalocyanin intravenös injiziert und anschließend die verletzte Arterie mit 100 J/cm² Laserlicht (λ = 675 nm) thermoneutral bestrahlt (PDT). Kontrolltiere (C) erhielten statt dessen lediglich Kochsalzlösung intravenös ohne Bestrahlung. Unmittelbar nach der Behandlung bzw. nach 24 Stunden, 3, 5, 14 und 30 Tagen erhielten die Tiere Evans-Blau-Lösung intravenös und die behandelten Arterien wurden entnommen. Die blaugefärbte luminale Oberfläche (keine Endothelialisierung) in Relation zur verletzten Gesamtoberfläche der Arterie wurde planimetrisch vermessen (Mittelwert ± Standardabweichung) und die Identität der einwandernden Zellen immunhistochemisch (CD-31) verifiziert. Die statistische Auswertung der Daten erfolgte mit dem Mann-Whitney U Test.

Ergebnisse: Akut (n = 10) bzw. 24 Stunden (n = 12) nach der Behandlung fanden sich keine quantitativen Unterschiede der blaugefärbten luminalen Oberfläche von PDT und C. Bereits nach 3 Tagen waren die PDT-behandelten Arterieninnenflächen signifikant vermehrt weißgefärbt (9,3 ± 0,78% vs. 6,6 ± 1,15%; p = 0,02; n = 8). Nach 5 Tagen (19,5 ± 1,89% vs. 11,6 ± 2,87%; p = 0,03; n = 7) und 14 Tagen (89,7 ± 4,02% vs. 72,8 ± 6,77%; p = 0,009; n = 10) fanden sich statistisch signifikante Unterschiede der reendothelialisierten Oberflächen. Nach 30 Tagen waren die Arterien beider Gruppen nahezu vollständig reendothelialisiert (93,1 ± 1,87% vs. 88,9 ± 4,4; p = 0,08; n = 7), was durch den Nachweis eines luminalen Monolayers CD-31-positiver Zellen nachgewiesen wurde. Das Ausmaß der Intimahyperplasie in den PDT-behandelten Gefäßen war deutlich verringert.

Schlußfolgerung: Die Ergebnisse dieser Untersuchung weisen darauf hin, daß traumatisierte Gefäßsegmente nach PDT akzeleriert reendothelialisieren und so eine signifikante Hemmung von Thrombogenese, Intimahyperplasie und damit Restenose herbeigeführt werden könnte.

Abstract

Background: Photodynamic therapy (PDT), the light activation of photosensitizer dyes to produce free radicals, was shown to effectively inhibit experimental intimal hyperplasia (IH). Previous in vitro studies demonstrated increased proliferation rates and migratory activity of endothelial cells (EC) seeded on PDT-treated extracellular matrix by inhibition of transforming growth factor-β1. Since expedient reendothelialization of injured arteries is thought to play an important role for the containment of postinterventional IH development, the present study was devised to examine the effect of PDT on reendothelialization of injured arteries in vivo.

Methods: Rat common carotid arteries were balloon-injured prior to intravenous photosensitization with 1 mg/kg chloroaluminum-sulfonated phthalocyanine and thermoneutral laser light irradiation (λ = 675 nm; 100 J/cm²). Arteries were analyzed immediately and after 1, 3, 5, 14, and 30 days. Following injection of Evans Blue dye which stains non-endothelialized surfaces, morphometric measurements and immunohistochemistry (CD-31) were performed.

Results: Immediately ($n = 10$) and after 1 day ($n = 12$), no significant differences were observed between PDT-treated and control arteries (C). Three days after treatment, PDT arteries had more endothelial covering than C arteries ($9.3 \pm 0.78\%$ vs $6.6 \pm 1.15\%$; $P = 0.02$; $n = 8$). At days 5 ($19.5 \pm 1.89\%$ vs $11.6 \pm 2.87\%$; $P = 0.03$; $n = 7$) and 14 ($89.7 \pm 4.02\%$ vs $72.8 \pm 6.77\%$; $P = 0.009$; $n = 10$) this difference was even more pronounced. At day 30, there were no differences between PDT and C ($93.1 \pm 1.87\%$ vs $88.9 \pm 4.4\%$; $P = 0.08$; $n = 7$). The identity of the EC was verified by positive labeling with CD-31.

Conclusions: PDT of balloon-injured arteries induced accelerated reendothelialization of the traumatized segment, and may therefore contribute further to inhibition of IH. The concept of induction of expedient reendothelialization may be used in the future to develop efficient strategies for the prevention and inhibition of postinterventional vascular restenosis.

Literatur

1. Asahara T, Bauters C, Pastore C, Kearney M, Rossow S, Bunting S, Ferrara N, Symes JF, Isner JM (1995) Local delivery of vascular endothelial growth factor accelerates reendothelialization and attenuates intimal hyperplasia in balloon-injured rat carotid artery Circulation 91: 2793 – 2801
2. Powell R, Cronenwett J, Fillinger M, Wagner R, Sampson L (1996) Endothelial cell modulation of smooth muscle cell morphology and organizational growth patter Ann Vasc Surg 10: 4 – 10
3. Casscells W (1992) Migration of smooth muscle and endothelial cells. Critical events in restenosis. Circulation 86: 723 – 729
4. Davies MG (1993) The vascular endothelium. A new horizon. Ann Surg 218: 593 – 609
5. Davies MG (1994) Pathobiology of intimal hyperplasia. Br J Surg 81: 1254 – 1269
6. Adili F, Karp SJ, Chang M, van Eps RGS, Watkins MT, LaMuraglia GM (1995) Photodynamic therapy alters extracellular matrix: differential modulation of vascular cell function. Surg Forum 46: 358 – 360
7. Statius van Eps RG, Adili F, Watkins MT, Anderson RR, LaMuraglia GM (1997) Photodynamic therapy of extracellular matrix stimulates endothelial cell growth by inactivation of matrix-associated transforming growth factor-β. Lab Invest 76: 257 – 266
8. Lopez Farre A, Mosquera J, Sanchez de Miguel L, Millas I, de Frutos T, Monton M, Sierra M, Riesco A, Casado S (1996) Endothelial cells inhibit NO generation by vascular smooth muscle cells. Role of transforming growth factor-beta. Arterioscler Thromb Vasc Biol 16: 1263 – 1268
9. Adili F, van Eps RGS, Karp SJ, Watkins MT, LaMuraglia GM (1996) Differential modulation of vascular endothelial and smooth muscle cell function by photodynamic therapy of extracellular matrix: novel insights into radical-mediated prevention of intimal hyperplasia. J Vasc Surg 23: 698 – 705

Korrespondenzadresse: Dr. med. F. Adili, Schwerpunkt Gefäßchirurgie der Klinik für Allgemein- und Gefäßchirurgie der Johann Wolfgang Goethe-Universität Frankfurt am Main, Theodor-Stern-Kai 7, 60590 Frankfurt, Fax: (0 69) 63 01-47 58, e-mail: f.adili@em.uni-frankfurt.de (DFG-Projekt Ad 106/3-1)

Die Anwendung der postoperativen Radiatio zur Prävention heterotoper Ossifikationen – single-dose oder fraktioniert? – eine tierexperimentelle Vergleichsstudie

Application of postoperative irradiation to prevent heterotopic ossifications – single-dose or fractionated? – an animal model based comparative study

St. A. Esenwein[1], G. Herr[2], S. Sell[3], M. Bamberg[4], G. Möllenhoff[1] und G. Muhr[1]

[1] Berufsgenossenschaftliche Kliniken Bergmannsheil, Universitätsklinik der Ruhr-Universität Bochum, Chirurgische und Unfallchirurgische Klinik mit Poliklinik
[2] Klinik für Unfallchirurgie der Justus-Liebig-Universität Gießen, Laboratorium für Experimentelle Unfallchirurgie
[3] Orthopädische Klinik und Poliklinik der Eberhard-Karls-Universität Tübingen
[4] Radiologische Klinik der Eberhard-Karls-Universität Tübingen, Abteilung für Strahlentherapie

Einleitung

Der künstliche Hüftgelenkersatz ist zur Standardoperation geworden. Schätzungen gehen davon aus, daß bei steigender Tendenz weltweit jährlich etwa 1 Million Hüftendoprothesen implantiert werden. Bei dieser hohen Implantationszahl stellt die Prophylaxe der heterotopen Ossifikationen ein zentrales klinisches Problem dar. Es existieren bisher nur wenig wissenschaftliche Grundlagen über den Modus der Radiatio zur Prophylaxe dieser Komplikation. Healy und Mitarbeiter (1990) verglichen verschiedene Bestrahlungsschemata und -dosen unter Anwendung der NSD-Formel (*Nominal-Standard-Dose*), wobei man unter der NSD diejenige Einzeldosis zu verstehen hat, die in ihrer klinischen Wirkung der tatsächlich applizierten fraktionierten Dosis entspricht. Aus dem Konzept der NSD hervorgehend entwickelten Ayers und Mitarbeiter (1991) die Zeit-Dosis-Fraktionierung oder TDF (*Time-Dose-Fractionation*), welche die Berechnung von Gewebetoleranzen und biologischen Äquivalentdosen für verschiedene Fraktionierungsschemata erlaubt. Demnach haben die Fraktionierung von 5 × 2 Gy und die Einzeldosis von 7 Gy annähernd eine vergleichbare Äquivalentdosis. Die Grenzen und Probleme der theoretischen Umrechnung von Dosisäquivalenten sind jedoch bekannt. In dieser Studie wurde daher der Einfluß einer Einzeitbestrahlung mit 7 Gy beziehungsweise einer fraktionierten Bestrahlung mit 5 × 2 Gy auf die Suppression heterotoper Ossifikationen untersucht.

Methodik

Mit der Implantation demineralisierter Knochenmatrix in die Beinmuskulatur der Ratte steht ein Versuchsmodell zur Verfügung, dessen Induktionskaskade dem Ablauf der heterotopen Ossifikationen nach Endoprothesen-Implantation vergleichbar ist. Bei 50 adulten männlichen Wistarratten wurden jeweils 35 mg allogene Knochenmatrix in beide Oberschenkel der Versuchstiere implantiert. Als Ausgangsmaterial zur Herstellung der Knochenmatrix diente allogenes Knochenmaterial von Femur und Tibia männlicher Wistar-ratten. Die Aufarbeitung der Röhrenknochendiaphysen erfolgte standardisiert nach der von Urist und Mitarbeitern (Urist et al., 1967) beschriebenen Weise. Zur Narkose der Tiere wurde ein Gemisch aus 2%igem Xylasin und Ketamin (50 mg/ml) im Verhältnis 2 : 5 verwendet, welches intramuskulär (0,14 ml/100 g Körpergewicht) injiziert wurde. Unmittelbar postoperativ wurden die Beinimplantate von 40 Tieren unter Anwendung von 4 MeV-Photonen eines Linearbeschleunigers mit einer Einzeldosis von 7 Gy beziehungsweise mit einer Gesamtdosis von 10 Gy in 5 Fraktionen zu je 2 Gy bestrahlt. Die fraktionierte Bestrahlung erfolgte neben dem Operationstag an den Tagen 2, 3, 4 und 5 post implantationem. Bei einer Feldgröße von von 3×4 cm^2 wurde das narkotisierte Versuchstier mit dem Rückstreumaterial so positioniert, daß die Beinimplantate an der Oberschenkelinnenseite in Feldmitte zu liegen kamen, und möglichst wenig Darmanteile vom Strahlenfeld tangiert wurden. 10 Tiere fungierten als Kontrollgruppe, die nicht bestrahlt wurde. Am 20. Tag post implantationem wurden alle Tiere einer röntgenologischen Kontrolle der Implantate unterzogen, um Aussagen über den Beginn und den Verlauf der matrixinduzierten Ossifikationen treffen zu können. Nach 25 Tagen wurden die induzierten heterotopen Ossifikationen explantiert und der flammenphotometrisch gemessene Calciumgehalt der entnommenen Ossikel bestimmt. Sollte es aufgrund der Bestrahlung zu einer verminderten Osteoneogenese gekommen sein, so ist diese am am verminderten Mineralgehalt der bestrahlten Explantate im Vergleich zu den nicht bestrahlten Explantaten meßbar. Die statistische Auswertung des gemessenen Calciumgehalts in den Explantaten als Parameter für die Wirksamkeit der applizierten Strahlendosen erfolgte mittels t-Tests für verbundene Stichproben (Signifikanzniveau $\alpha = 0,001$).

Ergebnisse

Radiologisch wurde bei allen Tieren der Nachweis erbracht, daß die implantierte Knochenmatrix ohne direkten Knochenkontakt in der Oberschenkelmuskulatur zu liegen kommt und dort durch ihre osteoinduktive Potenz zur Ausbildung heterotoper Verknöcherungen führt.

Die fraktionierte Bestrahlung mit 5×2 Gy führt im Vergleich zur Bestrahlung mit 1×7 Gy im Modell der matrixinduzierten Osteoneogenese zu einer hochsignifikant besseren ($p < 0,001$) Suppression der heterotopen Ossifikationen. Der relative Calciumgehalt in den Explantaten bezogen auf das Implantattrockengewicht beträgt im Mittel für die unbestrahlten Explantate ca. 6,7%, für die mit 1×7 Gy bestrahlten ca. 4,9% und für die fraktioniert mit 5×2 Gy bestrahlten Explantate ca. 2,2%. Die einzeitige Bestrahlung mit 1×7 Gy erzielt somit im Mittel eine Verminderung des Calciumgehalts um 27,5%, die fraktionierte Radiatio mit 5×2 Gy erbringt demgegenüber eine Reduktion um 66,9% – jeweils bezogen auf den Calciumgehalt der unbestrahlten Beinexplantate. In dem nachfolgenden Box-and-Whiskers-Plot sind die Ergebnisse der flammenphotometrischen Calciumbestimmung zusammengefaßt (Abb. 1).

Diskussion

Seit Coventry und Scanlon (1981) die Bestrahlung zur Prophylaxe periartikulärer Verknöcherungen des Hüftgelenkes einsetzten, wird über unterschiedliche Bestrahlungsin-

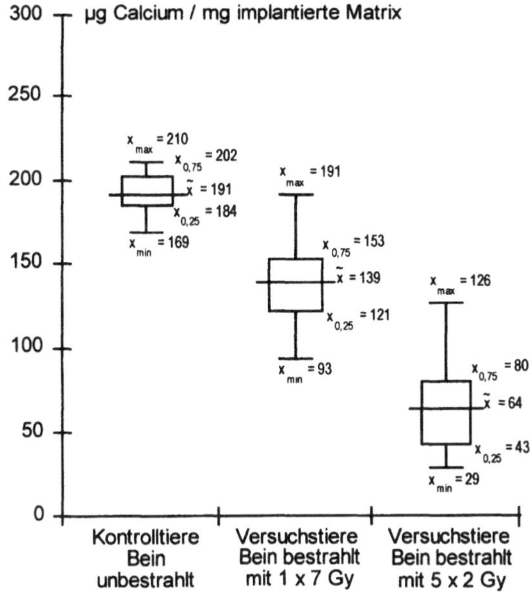

Abb. 1. Graphische Darstellung der Ergebnisse des flammenphotometrisch ermittelten Calciumgehalts als Box-and-Whiskers-Plot. Es sind der Median, die oberen und unteren Quartile sowie die größten und kleinsten Stichprobenwerte der jeweiligen Behandlungsgruppe dargestellt

tensitäten und Bestrahlungsmodi berichtet. In den meisten Studien wird der sogenannte High-risk-Patient prophylaktisch bestrahlt. Dieser Begriff wird von den verschiedenen Autoren unterschiedlich definiert, so daß die Ergebnisse nur sehr schwer vergleichbar sind (Healy et al., 1990; Konski et al., 1990). In vielen Studien werden vermehrt Bestrahlungen mit Einzeldosen durchgeführt. Da klinisch keine eindeutigen Unterschiede nachgewiesen werden können, wird aus Gründen der Kostenintensität und der Belastung des Patienten auf Einzeldosen übergegangen. Mehrere Studien vergleichen eine Einzeitbestrahlung mit der fraktionierten Radiatio. Nach den Untersuchungen von Blount und Mitarbeitern (1990) erweist sich eine Dosierung von 5×2 Gy oder 10×2 Gy als genauso effektiv wie eine Einzeldosis von 7 Gy oder eine Fraktionierung von 2×4 Gy. Konski und Mitarbeiter (1990) vergleichen eine Einzelbestrahlung von 8 Gy mit einer Fraktionierung von 5×2 Gy. Sie kommen zu dem Schluß, daß die Bestrahlungsformen als äquivalent anzusehen sind. Einschränkend muß darauf hingewiesen werden, daß es sich bei allen Untersuchungen um sehr kleine Fallzahlen bei einer sehr heterogenen Gruppe von ungleich definierten „High-risk-Patienten" handelt. Hedley und Mitarbeiter (1989) befürchten, daß bei einer fraktionierten Bestrahlung eine kritische Strahlendosis während der besonders wichtigen ersten postoperativen Tage nicht erreicht und so ein Teil der mesenchymalen Stammzellen in ihrer Differenzierung zu Osteoblasten nicht gehemmt wird und somit zu periartikulären Verknöcherungen führt.

Tierexperimentell wurde an Ratten nachgewiesen, daß jede Dosis > 8 Gy das Ausmaß der heterotopen Ossifikationen auf ≤ 7% supprimiert (Kantorowitz et al., 1990). Dosen von 18 Gy bis 30 Gy erbringen keine wesentliche zusätzliche Verbesserung der Suppresssion (Craven und Urist, 1971). Experimentelle Untersuchungen zeigen auf, daß bei der fraktionierten Radiatio weniger Nebenwirkungen zu erwarten sind. Vergleiche von Einzeldosen und verschiedenen Fraktionierungen – bis zu 32 Bestrahlungen – mit ihrer Auswirkung auf das Knochenwachstum bei Mäusen zeigen, daß mit zunehmender Fraktionierung sich weniger Wachstumsverminderungen bei den Tieren bemerkbar machen. Der Isoeffekt ist am günstigsten bei Abständen zwischen 1–2 Tagen, bei Abständen über 2 Tagen nehmen die Isoeffekte dann deutlich wieder zu. Bei einer niedrigen Zahl von Dosisfraktionen (n = 2–5) spielt das Intervall zwischen den Bestrahlungen keine erhebliche Rolle (Masuda et al., 1990).

Die Ergebnisse unserer Studie haben die Überlegenheit der fraktionierten Bestrahlung mit 5 × 2 Gy gegenüber einer in etwa dosisäquivalenten Einzeitbestrahlung mit 7 Gy aufgezeigt. Durch die Radiatio kommt es zur Suppression der matrixinduzierten heterotopen Osteoneogenese, was bei beiden Bestrahlungsmodi nachgewiesen wurde. Bei den zu erwartenden geringeren Nebenwirkungen ist in Anbetracht der experimentell nachgewiesenen besseren Wirksamkeit der fraktionierten Bestrahlung gegenüber einer dosisäquivalenten Einzelbestrahlung der Vorzug zu geben.

Zusammenfassung

Hintergrund: Eines der Hauptprobleme des Hüfttotalersatzes stellt die periartikuläre Verknöcherung dar. Die Bestrahlung mit Megavolt-Photonen gilt als anerkannte Methode zur Prophylaxe heterotoper Ossifikationen. Es existieren bisher nur wenig wissenschaftliche Grundlagen über die günstigste Bestrahlungsform zur Verhinderung der ektopen Verknöcherungen. In dieser Studie werden zwei theoretisch äquivalente Bestrahlungsdosen verglichen.

Methodik: Bei 50 adulten männlichen Wistarratten wird allogene Knochenmatrix in beide Oberschenkel der Versuchstiere zur Induktion heterotoper Ossifikationen implantiert. Unmittelbar postoperativ werden die Beinimplantate mit einer Einzeldosis von 7 Gy beziehungsweise mit einer Gesamtdosis von 10 Gy in 5 Fraktionen zu je 2 Gy bestrahlt.

Ergebnisse: Die fraktionierte Radiatio mit 5 × 2 Gy führt im Vergleich zur Bestrahlung mit 1 × 7 Gy im Modell der matrixinduzierten Osteoneogenese der Ratte zu einer hochsignifikant (p < 0,001) besseren Suppression der ektopen Ossifikationen. Die einzeitige Bestrahlung mit 1 × 7 Gy erzielt im Mittel eine Verminderung des Calciumgehalts um 27,5%, die fraktionierte Radiatio mit 5 × 2 Gy erbringt demgegenüber eine Reduktion um 66,9% – jeweils bezogen auf den Calciumgehalt der unbestrahlten Beinexplantate.

Schlußfolgerung: In Anbetracht der experimentell nachgewiesenen besseren Wirksamkeit ist der fraktionierten Bestrahlung gegenüber der dosisäquivalenten Einzelbestrahlung auch im Hinblick auf deren geringere Nebenwirkungen der Vorzug zu geben.

Abstract

Background: Heterotopic ossification is one of the main problems of total hip replacement. Irradiation with megavolt photons is known to be a well-recognized means of preventing heterotopic ossification. So far, only little scientific basis exists about the most favourable way of radiotherapy for prevention of ectopic ossification. In this study, two theoretically equivalent doses are compared.

Methods: Allogeneic bone matrix was implanted into both thighs of 50 adult male Wistar rats for experimental induction of heterotopic ossifications. Immediately after operation the thigh implants were irradiated with a single dose of 7 Gy or a total dose of 10 Gy given in five fractions of 2 Gy each.

Results: In the model of matrix-induced osteogenesis in rats, fractionated irradiation by 5 × 2 Gy led to a highly significant ($P < 0.001$) better suppression of ectopic ossification compared to irradiation by 1 × 7 Gy. Single-dose irradiation using 1 × 7 Gy led to a reduction of the calcium contents by 27.5%, fractionated irradiation by 5 × 2 Gy obtained a reduction of 66.9% compared to the calcium contents of thigh implants not exposed to irradiation.

Conclusion: In view of experimentally proven better effects, fractionated irradiation has to be preferred to a dose equivalent single dose radiation, also when considering the few side effects in fractionated irradiation.

Literatur

1. Ayers DC, Pellegrini VD, Evarts CM (1991) Prevention of heterotopic ossifications in high-risk patients by radiation therapy. Clin Orthop 263: 87 – 93
2. Blount LH, Thomas BJ, Tran L, Selch MT, Sylvester JE, Parker RG (1990) Postoperative irradiation for the prevention of heterotopic bone: analysis of different dose schedules and shielding considerations. Int J Radiat Biol Phys 19: 577 – 581
3. Coventry MB, Scanlon PW (1981) The use of radiation to discourage ectopic bone. A nine year study in surgery about the hip. J Bone Jt Surg 63-A: 201 – 208
4. Craven PL, Urist MR (1971) Osteogenesis by radioisotope labeled cell populations in implants of bone matrix under influence of ionizing radiation. Clin Orthop 76: 231 – 243
5. Healy WL, Lo TCM, Covall DJ, Pfeifer BA, Wasilewki SA (1990) Single-dose radiation therapy for prevention of heterotopic ossification after total hip arthroplasty. J Arthroplasty 5: 369 – 375
6. Hedley AK, Mead LP, Hedren DH (1989) The prevention of heterotopic bone formation following total hip arthroplasty using 600 rad in a single dose. J Arthroplasty 4: 319 – 325
7. Kantorowitz DA, Miller GJ, Ferrara JA, Ibbott GS, Fisher R, Ahrens C (1990) Preoperative versus postoperative irradiation in the prophylaxis of heterotopic bone formation in rats. Int J Radiat Oncol Biol Phys 19: 1431 – 1438
8. Konski A, Pellegrini VD (1990) Postoperative irradiation for prevention of heterotopic bone after total hip arthroplasty. Int J Radiat Oncol Biol Phys 19: 809 – 811
9. Masuda K, Reid BO, Hunter N, Withers HR (1990) Bone growth retardation by single and multifractionated irradiation. Radiotherapy Oncology 18: 137 – 145
10. Urist MR, Silverman BF, Buring K, Dubuc FL, Rosenberg JM (1967) The bone induction principle. Clin Orthop 53: 243 – 283

Korrespondenzadresse: Dr. med. Stefan A. Esenwein, Berufsgenossenschaftliche Kliniken Bergmannsheil – Universitätsklinik der Ruhr-Universität Bochum, Chirurgische und Unfallchirurgische Klinik mit Poliklinik, Bürkle-de-la-Camp-Platz 1, 44789 Bochum, e-mail: Stefan.A.Esenwein@ruhr-uni-bochum.de

Prognostische Bedeutung des mdm2-mRNA-levels für Weichteilsarkome

Prognostic relevance of mdm2-mRNA level in soft tissue sarcoma

P. Würl[1], H. Taubert[3], T. Koehler[2], A. Meye[3], F. Bartel[3] und M. Schönfelder[1]

[1] Chirurgische Klinik und Poliklinik I der Universität Leipzig
[2] Institut für Klinische Chemie und Pathobiochemie der Universität Leipzig
[3] Institut für Pathologie der Martin-Luther-Universität Halle-Wittenberg

Einleitung

Amplifikationen des auf dem Chromosom 12q13-14 lokalisierten mdm2 Gens wurden in einer Reihe von Tumoren, insbesondere auch in Sarkomen beschrieben [1]. Die onkogene Wirkung des mdm2-Proteins resultiert zum einen aus Wechselwirkungen mit p53 und zum anderen aus p53 unabhängigen Effekten [2, 3]. Eine Proteinüberexpression konnte für verschiedene Tumorarten auch ohne gleichzeitiges Vorliegen einer Amplifikation gezeigt und mit einer prognostischen Relevanz unterlegt werden [4, 5].

Vergleichsweise wenig weiß man dagegen über die mdm2-mRNA-expression insbesondere bei Weichteilsarkomen [5, 6]. Ziel dieser Arbeit war deshalb, den mdm2-Spiegel humaner Weichteilsarkome zu analysieren und seine Bedeutung zu evaluieren.

Methodik

In einer Analyse an 65 erwachsenen Weichteilsarkompatienten haben wir neben der Erfassung der Überlebenszeit (Nachbeobachtungszeitraum = 4 – 104 Monate, Median = 34 Monate) sowie klinischer (Lokalisation, Alter, Operationstyp) und histologischer Daten (Grading, Staging, Entität) an Gefriermaterial des Tumors die mdm2-mRNA-Expression untersucht. Es handelte sich um 18 maligne fibröse Histiozytome, 13 Liposarkome, 11 maligne periphere Nervenscheidentumore, 7 Fibrosarkome, 5 Leiomyosarkome, 4 Rhabdomyosarkome, 4 Synovialsarkome und 3 unklassifizierbare Weichteilsarkome. 63% der Geschwülste waren an den Extremitäten, 23% retro- bzw. intraperitoneal, 9% an der Rumpfwand und 5% im Kopf-/Halsbereich lokalisiert. Das Staging gliederte sich wie folgt: Stadium I n = 5 (7,7%); Stadium II n = 33 (50,8%); Stadium III n = 19 (29,2%) und Stadium IV n = 8 (12,3%).

Basierend auf der TaqMan®-Technologie führten wir dazu eine quantitative RT-PCR durch und setzten die erhaltenen Ergebnisse zur ermittelten GAPDH-Expression der gleichen Probe ins Verhältnis.

Nach der automatisierten RNA-Extraktion erfolgte hierzu die standardisierte cDNA-Synthese mittels eines GeneAmp®9600 Thermocyclers (PE Applied Biosystems, Weiterstadt).

Für die Quantifizierung der mdm2- und der GAPDH-Transcripte kam ein kommerzieller PCR-Assay (ZeptoQuant Nukleinsäure-Diagnostika, Leipzig) zur Anwendung [7] der

710

für die konkrete Aufgabe validiert wurde. Alle mdm2-Splicevarianten waren hierdurch erfaßbar. Zur Gewährleistung der notwendigen Standards erfolgte die Pippetierung der Proben und Reaktionslösungen mit einer BIOMEK®2000 Workstation (Beckman Instruments Inc., Fullerton). Für die Amplifikation und Detektion kam ein ABI PRISM® 7700 Sequence Detection System (PE Applied Biosystems) zum Einsatz.

Für die biometrischen Auswertung wurden Kaplan-Meier Kurven erstellt und anschließend multivariate Cox-Regressions-Modelle berechnet.

Ergebnisse

In der Kaplan-Meier-Analyse zeigten Patienten mit mdm2-mRNA-Werten unter 50 zmol/amol eine deutlich verschlechterte mittlere Überlebenszeit (18 Monate) als solche mit Werten über 50 zmol/amol (> 60 Monate) (p = 0,024).

In der multivariaten Cox-Analyse aller Patienten mit Stratifizierung nach der Lokalisation, der Entität, der Resektionsform und des Stadiums zeigte sich bei einem Vergleich mit dem Wert 50 zmol/amol als Schwelle kein wesentlicher Effekt (p = 0,13). Schließt man jedoch Patienten im Stadium I und IV, bei denen der Krankheitsverlauf nach Diagnosestellung nahezu unverrückbar feststeht, aus und vergleicht Patienten die einen mdm2/GAPDH-Quotienten unter 50 zmol/amol haben mit solchen die Werte zwischen 100 und 500 zmol/amol aufweisen, ergibt sich in der multivariaten Cox-analyse eine deutliche prognostische Relevanz der mdm2-mRNA-Expression mit einer Erhöhung des relativen Risikos um den Faktor 13,3 für Patienten mit einem mdm2/GAPDH-Quotienten unter 50 zmol/amol (RR = 13,3; p = 0,0015).

Diskussion

Unsere Ergebnisse zeigen, daß die mittels automatisierter quantitativer RT-PCR bestimmte mdm2-mRNA-Expression einen unabhängigen molekularen Prognosefaktor darstellt. Unseres Wissens hat bisher nur eine Gruppe ein ähnlich überraschendes Ergebnis, nämlich einen ungünstigen Einfluß geringer mdm2-mRNA-Spiegel auf die Prognose von Patienten zeigen können. In dieser Untersuchung wurden allerdings Ovarialkarzinom analysiert [8]. Vor dem Hintergrund des vielfachen Nachweises der Prognoseverschlechterung bei Amplifikation und Überexpression des Proteins auch in Weichteilsarkomen [6, 9] zeigen die vorliegenden Ergebnisse, daß die Überexpression des Proteins offenbar nicht notwendigerweise mit der RNA-Expression korreliert. Es wäre deshalb interessant herauszufinden ob die Proteinexpression auf einer für andere Proteine bekannten veränderten RNA-Stabilität [10] oder auf einer Regulation der Transcription beruht. Unabhängig davon wurde mit diesen Ergebnissen gezeigt, daß speziell in Weichteilsarkomen des Erwachsenen neben Alterationen von mdm2 auf DNA- und auf Proteinebene auch Veränderungen auf RNA-Ebene vorkommen und tumorbiologisch relevant sein können.

Zusammenfassend sind diese Ergebnisse ein weiteres Indiz der besonderen Bedeutung von mdm2 für Weichteilsarkome, aus der sich möglicherweise therapeutische Überlegungen ableiten lassen.

Zusammenfassung

Hintergrund: Die onkogenen Effekte des mdm2-Proteins, die zum großen Teil auf Wechselwirkungen mit p53 beruhen, gelten als gesichert. Gegenüber Veränderungen auf der Proteinebene wurde die mRNA-Ebene und besonders deren klinische Bedeutung bisher kaum untersucht.

Methodik: An den Tumorproben von 65 Weichteilsarkompatienten analysierten wir die mdm2-mRNA-Expression. Basierend auf der sogenannten TaqMan®-Technologie wurde eine quantitative RT-PCR durchgeführt. Deren Ergebnisse setzten wir zur parallel ermittelten GAPDH-Expression ins Verhältnis. Der resultierende Quotient wurde zu multivariaten Cox-Analysen herangezogen.

Ergebnisse: Für Patienten mit einem mdm2/GAPDH-mRNA-Verhältnis unter 50 zmol/amol war die Prognose signifikant schlechter (p = 0,024) als für Patienten oberhalb dieses Grenzwertes. Führt man die multivariate Cox-Analyse ohne Berücksichtigung der Stadien 1 und 4 durch, ergibt sich für Patienten im Stadium 2 und 3 mit einem mdm2/GAPDH-mRNA-Verhältnis unter 50 zmol/amol gegnüber solchen mit einem Verhältnis zwischen 100 und 500 ein 13,3faches Risiko innerhalb 5 Jahren am Tumor zu versterben (p = 0,0015).

Schlußfolgerungen: Es zeigt sich in unserer Untersuchung eine unabhängige prognostische Relevanz eines niedrigen mdm2 mRNA Spiegels. Dessen Ursache und Effekte exakt zu untersuchen wird ebenso wie die Evaluation möglicher Therapieansätze Aufgabe für die Zukunft sein.

Abstract

Background: The oncogenic properties of mdm2 resulting from interaction with p53 are well described. But against changes of the protein level, clinical relevance of mdm2-mRNA expression is poorly investigated.

Methods: Soft tissue sarcoma (STS) samples from 65 patients were analyzed for mdm2-mRNA expression by a quantitative RT-PCR approach using available validated ready to-use assays based on the TaqMan technology. Mdm2 data were correlated to glyceraldehyde-3-phosphate-dehydrogenase (GAPDH) expression calculated from the same sample. Using the mdm2/GAPDH mRNA ratio multivariate Cox regression analyses were done.

Results: For patients with a mdm2/GAPDH mRNA ratio below 50 zmol/amol, the survival was strikingly reduced in comparison to patients with a ratio of ≥ 50 ($P = 0.0241$). After omitting patients of stage I and IV, the risk of tumor-related death over 5 years is 13.3-fold higher in patients with mdm2 mRNA expression less than 50 than in those with ratios of 100: < 500 ($P = 0.0015$).

Conclusion: In our study, the mdm2 mRNA level appears to be an independent prognostic factor for STS patients marking its role in STS genesis. To investigate the possible therapeutic relevance of that fact will be the aim of further studies.

Literatur

1. Oliner JD, Kinzler KW, Meltzer PS, George DL, Vogelstein B (1992) Amplification of a gene encoding a p53-associated protein in human sarcomas. Nature 358: 80 – 83
2. Piette J, Neel H, Marechal V (1997) Mdm2: keeping p53 under control. Oncogene 15: 1001 – 1010
3. Honda R, Yasuda H (1999) Association of p19ARF with mdm2 inhibits ubiquitin ligase activity of mdm2 for tumor suppressor p53. EMBO J 18: 22 – 27
4. Buesos-Ramos CE, Yang Y, deLeon E, McDown P, Strass SA, Albitar M (1993) The human MDM-2 oncogene is overexpressed in leukemias. Blood 82: 2617 – 2623
5. Pollock RE, Lang A, El-Naggar AK, Radinsky R, Hung MC (1997) Enhanced mdm2 oncoprotein expression in soft tissue sarcoma: several possible mechanisms. Sarcoma 1: 23 – 29
6. Florenes VA, Maelandsmo GM, Forus A, Andreassen A, Myklebost O, Fodstad O (1994) MDM2 gene amplification and transcript levels in human sarcomas. Relationship to tp53 gene status. J Natl Cancer Inst 86: 1297 – 1302
7. Köhler T, Lerche D, Meye A, Weisbrich C, Wagner O (1999) Automated analysis of nucleic acids by quantitative PCR using DNA coated ready-to-use reaction tubes. J Lab Med 23: 408 – 414
8. Tanner B, Hengstler JG, Laubscher S (1997) MDM2 mRNA expression is associated with survival in ovarian cancer. Int J Cancer 74: 438 – 442
9. Würl P, Taubert H, Meye A, Berger D, Bache M, Lautenschläger C, Schmidt H, Kalthoff H, Dralle H, Rath FW (1997) Prognostic relevance of C-terminal MDM2 detection is enhanced by p53 positivity in soft tissue sarcomas. Diagn Mol Pathol 6: 249 – 254
10. Erondu NE, Nwanko J, Zhong Y, Boes M, Bar RS (1999) Transcriptional and posttranscriptional regulation of insulin-like growth factor binding proteins by cyclic adenosinse 3',5'-monophosphate: messenger RNA stabilization is accompanied by decreased binding of a 42-kDa protein to a uridine-rich domain in the 3'-untranslated region. Mol Endocrinol 13: 495 – 504

Korrespondenzadresse: PD Dr. med. habil. P. Würl, Chirurgische Klinik und Poliklinik I, Universität Leipzig, Liebigstraße 20 a, 04103 Leipzig, Telefon: 03 41/97-1 70 84, Fax: 03 41/97-1 70 89, e-mail: wuerlp@medizin.uni-leipzig.de

Sialyl-Le^x-Expression im Tumorgewebe – ein unabhängiger Prognosefaktor für Patienten mit kolorektalem Karzinom im UICC Stadium II

Sialyl-Le^x expression in colorectal carcinomas – an independent molecular prognostic marker in patients with stage II disease

B. Mann[1], A. C. Bayat[1], N. Lövin[1], U. Mansmann[3], G. Berger[1], C. Hanski[2] und H. J. Buhr[1]

[1] Chirurgische Klinik
[2] Gastroenterologische Klinik
[3] Institut für Medizinische Statistik, UKBF, Freie Universität Berlin

Einleitung

Etwa 50 000 Patienten erkranken pro Jahr in Deutschland an einem kolorektalen Karzinom [1]. Ein Drittel befindet sich zum Zeitpunkt der Erstdiagnose im UICC Stadium II [2] und sollte durch eine radikale Operation heilbar sein. Trotzdem versterben 30% an ihrem Tumor, meist infolge metachroner Fernmetastasen [2, 3]. Diese Daten zeigen, daß es Subpopulationen kolorektaler Karzinome geben muß, die offensichtlich ein hohes metastatisches Potential besitzen, das in der konventionellen Histologie nicht zu erkennen ist. Molekulare Marker könnten dabei helfen, diese aggressiven Tumore zu erkennen. Sialyl-Le^x ist ein Tetrasaccharidrest, der in der Plasmamembran kolorektaler Karzinomzellen im Vergleich zum gesunden Epithel regelmäßig überexprimiert wird [4]. Es bindet an das auf Endothelzellen induzierbare E-Selectin [5] und diese Adhaesion könnte der initiale Schritt bei der Tumorzellextravasation sein. Wir konnten zeigen, daß Sialyl-Le^x häufiger auf Lebermetastasen kolorektaler Karzinome nachweisbar ist als auf den Primärtumoren [6]. Ziel der jetzigen Untersuchung war zu überprüfen, ob sich die Sialyl-Le^x-Expression auf Primärtumoren mit fortschreitendem UICC Stadium verändert und ob diese Expression einen Prognosefaktor für Patienten mit kolorektalem Karzinom darstellt.

Methodik

Paraffinschnitte von 141 Patienten mit vollständigen postoperativen 5-Jahres-Verlaufsdaten aus der Tumornachsorge der chirurgischen Klinik I, UKBF, FU Berlin, standen zur Verfügung (UICC I = 19, II = 62, III = 39, IV = 21). Zunächst wurden 10 Patienten aus jedem UICC Stadium zufällig ausgesucht und immunhistochemisch mit dem monoklonalen Antikörper AM-3 [7] untersucht. Anschließend wurden Schnitte aller 62 verfügbaren Patienten im UICC Stadium II analysiert. Die immunhistochemische Detektion erfolgte mit einem an Peroxidase gekoppelten zweiten Antikörper und die Entwicklung durch Inkubation mit 3,3′-Diaminobenzidin Tetrahydrochlorid Lösung. Die Färbung wurde nach zwei Kriterien beurteilt: Färbungsintensität (schwach = 0, moderat = 1, stark = 2) und Häufigkeit der gefärbten Zellen (0% = 0, 1 – 25% = 1, 26 – 50% = 2, 51 – 75% = 3, 76 – 100% = 4). Das Produkt der

714

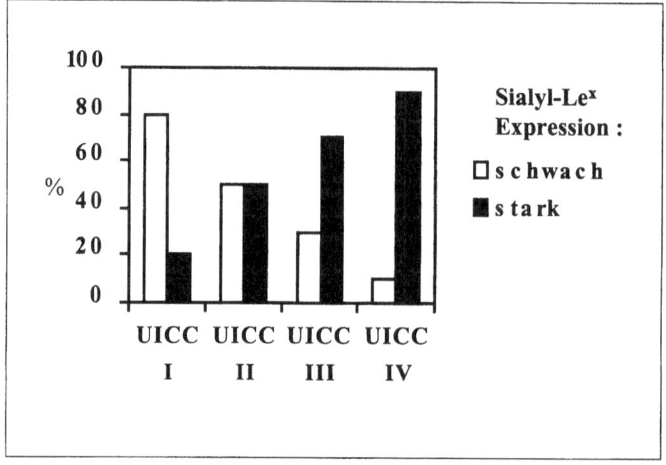

Abb. 1. Signifikanter Anstieg der stark Sialyl-Le^x-exprimierenden kolorektalen Karzinome mit fortschreitendem UICC-Stadium (p < 0,001, Jonckheere-Terpstra-Test)

beiden Parameter ergab einen „Score" mit einer Spanne 0–8. Die Expression wurde als schwach (Wert 0–3) und stark (4–8) beurteilt. Für die statistische Analyse wurden der Jonkheere-Terpstra-Test zur Berechnung der Expressionsunterschiede im UICC Stadium I–IV, der Log-rank-Test für die Unterschiede im kumulativen Überleben und die Cox-Regression zur Quantifizierung des Einflusses der Sialyl-Le^x-Überexpression verwendet.

Ergebnisse

Es fand sich ein signifikanter Anstieg der Häufigkeit stark exprimierender Karzinome mit dem Fortschreiten des Tumorstadiums I–IV (Stadium I 20%, II 50%, III 70% und IV 90%; p < 0,001, Abb. 1). Von den 62 Patienten im UICC Stadium II waren 20 nach 5 Jahren an ihrem Tumor verstorben (32%). 15 dieser 20 Patienten zeigten eine starke Expression ihres Karzinoms, während nur 16 der 42 überlebenden einen stark exprimierenden Tumor hatten (p < 0,01, χ^2-Test). 26 der 31 Patienten im Stadium II mit schwacher Expression ihres Karzinoms waren nach 5 Jahren nicht an ihrem Tumor verstorben (84%), während nur 16 der 31 Patienten, deren Karzinom stark Sialyl-Le^x-exprimierte, 5 Jahre überlebten (52%, p = 0,013, Abb. 2). Eine starke Sialyl-Le^x-Expression erhöhte das relative Risiko am Tumor zu versterben im Stadium II 3,3fach (95% CI = 1,2–9,2; Abb. 2) und war in der multivariaten Analyse ein unabhängiger negativer Prognoseparameter.

Diskussion

Die immunhistochemische Untersuchung der Paraffinschnitte zeigte, daß Sialyl-Le^x im kolorektalen Karzinomgewebe sehr unterschiedlich detektierbar war. Es fand sich in unse-

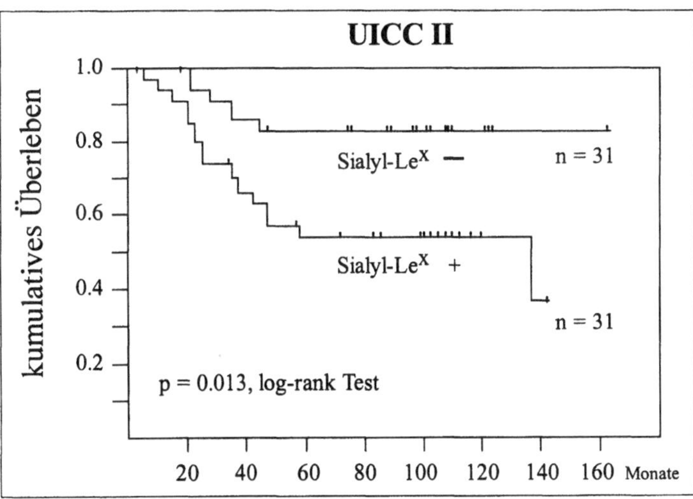

Abb. 2. Patienten im UICC-Stadium II mit stark Sialyl-Le^X-exprimierendem Karzinom zeigen ein signifikant schlechteres 5-Jahres-Überleben (52%) als die mit schwacher Expression (84%)

rem Patientengut ein signifikanter Anstieg der Sialyl-Le^X-Expression auf den Primärtumoren während der Progression des Tumorstadiums. Es ist unwahrscheinlich, daß der Anteil der stark exprimierenden Tumoren zufälligerweise kontinuierlich von den frühen zu den späten Tumorstadien ansteigt. Es ist vielmehr anzunehmen, daß stark Sialyl-Le^X-exprimierende Tumorzellen einen selektiven Überlebensvorteil gegenüber schwach exprimierenden Tumorzellen haben. Der graduelle Anstieg der Sialyl-Le^X-Expression mit fortschreitendem Tumorstadium unterstützt somit die Hypothese, daß die Sialyl-Le^X-Expression auf Tumorzellen an der Progression des Karzinoms beteiligt ist. Der wahrscheinlichste Mechanismus, der dafür verantwortlich sein könnte, ist die Bindung von Sialyl-Le^X an E-Selectin beim metastatischen Extravasationsprozeß.

Zusätzlich zeigte sich bei der Analyse der 62 Patienten im UICC Stadium II, daß die Überexpression von Sialyl-Le^X ein unabhängiger negativer Prognoseparameter für dieses Kollektiv war. Patienten im Stadium II mit schwach exprimierendem Tumor zeigten ein 5-Jahres-Überleben von 84%, welches dem der Patienten im UICC-Stadium I entsprach (in unserem Kollektiv 87%). Im Gegensatz dazu überlebten nur 52% der Patienten im UICC-Stadium II mit stark exprimierenden Karzinomen, und dieser Wert unterschied sich nicht von unseren Patienten im Stadium III (5-Jahres-Überleben 49%).

Die vorgelegten Ergebnisse zeigen, daß kolorektale Karzinome mit Lymphknoten- oder Fernmetastasen signifikant häufiger Sialyl-Le^X-exprimieren als Tumore, die noch auf die Darmwand beschränkt sind. Darüber hinaus zeigen sie, daß eine starke Sialyl-Le^X-Expression in UICC-II-Karzinomen mit einer signifikant schlechteren Prognose einhergeht. Diese Befunde lassen den Schluß zu, daß eine starke Sialyl-Le^X-Expression tatsächlich ein Indikator für aggressive kolorektale Karzinome mit hohem Metastasierungspotential ist. In diesem Sinne ist Sialyl-Le^X ein molekularer Prognosemarker für Patienten mit kolorektalem Karzinom, dessen Wertigkeit in einer prospektiven klinischen Studie überprüft werden sollte, in der Patienten im UICC-Stadium II mit stark exprimierenden Karzinomen entsprechend des Protokolls für Patienten im Stadium III adjuvant chemotherapiert werden.

Zusammenfassung

Hintergrund: Sialyl-Le^x ist ein Oberflächenantigen, das auf kolorektalen Karzinomen regelmäßig überexprimiert wird und am metastatischen Extravasationsprozeß beteiligt sein könnte. Wir haben untersucht, ob die Expression von Sialyl-Le^x mit der Progression des kolorektalen Karzinoms ansteigt und ob Sialyl-Le^x ein molekularer Prognoseparameter für Patienten im UICC Stadium II ist.

Methodik: Paraffinschnitte von 92 Patienten mit vollständigen Tumornachsorgedaten wurden immunhistochemisch mit dem mAb AM-3 auf ihre Sialyl-Le^x-Expression untersucht und die prognostische Bedeutung der Überexpression analysiert.

Ergebnisse: Der Anteil stark exprimierender Karzinome nimmt mit fortschreitendem Tumorstadium zu. Patienten mit stark exprimierenden Karzinomen im UICC-Stadium II haben eine signifikant schlechtere 5-Jahres-Überlebensrate (52%) als solche mit schwach exprimierenden Tumoren (84%).

Schlußfolgerung: Sialyl-Le^x scheint ein unabhängiger negativer Prognosemarker für Patienten nach kurativer Resektion eines kolorektalen Karzinoms im UICC-Stadium II zu sein. Die klinische Bedeutung dieser Erkenntnis sollte in prospektiv randomisierten Therapiestudien überprüft werden.

Abstract

Background: The tetrasaccharide moiety sialyl-Le^x is frequently overexpressed on colorectal carcinoma cells and could be involved in metastatic extravasation. We analyzed whether sialyl-Le^x overexpression is related to the progression of the disease and wether its expression is of prognostic relevance for patients in UICC stage II.

Methods: Paraffin sections of 92 patients with complete follow-up were analyzed immunohistochemically using mAb AM-3. The prognostic impact of strong sialyl-Le^x staining was calculated.

Results: The frequency of strongly expressing carcinomas increases with the progression of the disease. Patients in stage II with strongly expressing carcinomas show a significant worse outcome than patients with tumors exhibiting a weak expression (5-year survival 52% vs 84%).

Conclusion: These data indicate that sialyl-Le^x expression might be an independent prognostic marker after curative resection of stage II colorectal carcinomas. The clinical relevance of this finding should be evaluated in prospective randomized therapeutic studies.

Literatur

1. Schön D, Bertz J, Görsch B, Heberland J, Ziegler H, Stegmaier C, Eisinger B, Stabenow R (1999) Entwicklungen der Überlebensraten von Krebspatienten in Deutschland. Verlag Robert-Koch Institut, Berlin, S 94–105
2. Hermanek P jr, Wiebelt H, Riedl S, Staimmer D, Hermanek P (1994) Langzeitergebnisse der chirurgischen Therapie des Coloncarcinoms. Chirurg 65: 287–297

3. Gall FP, Hermanek P (1992) Wandel und derzeitiger Stand der chirurgischen Therapie des colorectalen Carcinoms. Chirurg 63: 227 – 236
4. Hanski C, Sheehan J, Kiehntopf M, Stolze B, Stein H, Riecken EO (1991) Increased number of accessible sugar epitopes defined with mAb AM-3 on colonic mucins is associated with malignant transformation of colonic mucosa. Cancer Res 51: 5342 – 5347
5. Phillips ML, Nudelman E, Gaeta FCA, Perez M, Singhal AK, Hakomori S, Paulson J (1990) ELAM-1 mediates cell adhesion by recognition of a carbohydrtae ligand sialyl-Le^x. Science 250: 1130 – 1132
6. Mann B, Klussmann E, Vandamme-Feldhaus V, Iwersen M, Hanski ML, Riecken EO, Schauer R, Buhr HJ, Kim YS, Hanksi C (1997) Low O-acetylation if sialyl-Le^x contributes to its overexpression in colon cancer metastases. Int J Canc 72: 258 – 264
7. Hanisch FG, Hanski C, Hasegawa A (1992) Sialyl-Le^x antigen as defined by monoclonal antibody AM-3 as a marker of dysplasia in the colonic adenoma carcinoma sequence. Cancer Res 52: 3138 – 3144

Korrespondenzadresse: Dr. med. B. Mann, Chirurgische Klinik I, Universitätsklinikum Benjamin Franklin, Freie Universität Berlin, Hindenburgdamm 30, 12200 Berlin, Telefon: 0 30-84 45-25 43, Fax: 0 30-84 45-27 40, e-mail: mann@ukbf.fu-berlin.de

Reduktion der systemischen und lokalen inflammatorischen Antwort in einem two-hit Modell durch Glyzin

Reduction of the systemic and local inflammatory response in a two-hit model by glycine

M. Grotz[1], H. C. Pape[1], M. v. Griensven[1], F. Rohde[2], D. Bock[3] und H. Tscherne[1]

[1] Unfallchirurgische Klinik
[2] Klinik für Abdominal- und Transplantationschirurgie
[3] Institut für Medizinische Mikrobiologie, Medizinische Hochschule Hannover

Einleitung

Die durch einen traumatisch-hämorrhagischen Schock bedingte Darmischämie hat eine sowohl lokal intestinale als auch systemische inflammatorische Reaktion zur Folge, welche in der Pathogenese eines Organversagens von Bedeutung ist [1, 2]. Eine enterale Enährung mit Aminosäure-supplementierten Formeln reduziert diese inflammatorische Reaktion bei chirurgischen Intensivpatienten [10]. Polytraumatisierte Patienten zeigen in der frühen posttraumatischen Phase verminderte Glyzinkonzentrationen im Serum [5]. Glyzin führte in einem Tiermodell zur Leber Ischämie/Reperfusion (I/R) und Endotoxin (ET)-Gabe zu einer Reduktion der Letalität, des Leberschadens und der TNF-α Antwort [4]. In einem eigenen Modell zur intestinalen I/R und ET-Gabe fand sich ebenfalls eine Reduktion der peripheren Organschädigung, nicht jedoch der Letalität [3].

Ziel dieser tierexperimentellen Studie war es, in demselben Modell den Einfluß von Glyzin auf die inflammatorische Reaktion als wesentlichen pathophysiologischen Faktor zu untersuchen. In Ergänzung zu der Studie von Ikejima [4] wurde hier auch die lokale inflammatorische Antwort in verschiedenen Organsystemen untersucht.

Methodik

Männliche Sprague-Dawley-Ratten (250 – 350 g; Charles River, Sulzfeld) wurden für 3 Tage vor Versuchsbeginn mit einer Glycin supplementierten Futtermischung (5%) bzw. einer Kontrollfuttermischung ernährt. Anschließend wurde die Art. mesenterica sup. für 45 Min. unterbunden und 6 Stunden später Endotoxin (ET; E. coli, Serotyp 055:B5, Sigma Chemicals, St. Louis, MO, USA; Dosierung: 1,5 mg/kg KG) intraperitoneal appliziert (two-hit Modell), die Kontrollgruppe umfaßte nicht instrumentierte Tiere. Die Ratten wurden 1, 3 bzw. 24 Stunden nach der ET-Gabe getötet. Als proinflammatorische Zytokine wurden TNF-α, IL-1β und IL-6, als antiinflammatorisches Zytokin IL-10 untersucht. Dies erfolgte systemisch im Serum mittels ELISA (Biosource®). Für die Bestimmung der lokalen Zytokin mRNA Expression (Lunge, Leber, Ileum) 1 Std. nach ET-Gabe wurde eine kompetitive RT-PCR (multispezifisches Kompetitorfragment) mit dem house-keeping Gen GAPDH (Glycerolaldehyd-3-phoshate-dehydrogenase) durchgeführt [8].

Statistik: Die Daten sind als Mittelwerte ± SEM angegeben Die statistische Auswertung erfolgte mittels des t-Test für ungepaarte Stichproben bei einer Signikanzgrenze von $p < 0{,}05$.

Ergebnisse

Systemische Immunantwort: Im Serum zeigt sich für TNF-α ein früher Anstieg 1 Std. nach ET-Gabe, danach fallen die TNF-α Werte kontinuierlich ab, nach 24 Stunden ist kein TNF-α mehr nachweisbar. Die Vorfütterung von Glyzin führt zu einer signifikanten Reduktion von Serum TNF-α 1 bzw. 3 Std. nach Gabe von ET (Tabelle 1). Für Serum IL-6 findet sich ein späterer Anstieg 3 Std. nach Applikation von ET, auch hier führt Glyzin zu einer signifikanten Reduktion 1 Stunde nach ET-Gabe (Tabelle 1). Das antiinflammatorische Zytokin IL-10 zeigt einen frühen Anstieg (1 Std. nach ET-Gabe) und fällt danach kontinuierlich ab. Auch hier findet sich eine signifikante Reduktion der Serumwerte durch Glyzin (1/24 Std. nach ET-Gabe) (Tabelle 1). In der nicht instrumentierten Kontrollgruppe liegen die Serum-Zytokinwerte jeweils unterhalb der Nachweisgrenze.

Organspezifische Immunantwort: TNF-α mRNA wird vor allem in den Organen Lunge und Ileum exprimiert, in der Lunge findet sich eine nicht-signifikante Reduktion der mRNA Expression durch Glyzin (Tabelle 2). Für IL-6 zeigt sich in allen Organen eine vergleichbare mRNA Expression, Glyzin führt zu einer nicht-signifikanten Reduktion von IL-6 mRNA in der Lunge. IL-1ß und IL-10 mRNA werden wie auch TNF-α mRNA hauptsäch-

Tabelle 1. Effekt von Glyzin auf die TNF-α (ng/ml), IL-6 (ng/ml) und IL-10 (ng/ml) Werte im Serum zu verschiedenen Zeitpunkten nach intestinaler Ischämie und ET-Gabe

	Kontrollgruppe			Glyzingruppe		
	1 Std.	3 Std.	24 Std.	1 Std.	3 Std.	24 Std.
TNF-α	$16{,}61 \pm 1{,}3$	$1{,}4 \pm 0{,}5$	§	$9{,}6 \pm 2{.}6^{b}$	$0{,}8 \pm 0{,}3^{a}$	§
IL-6	$0{,}33 \pm 0{,}99$	$0{,}63 \pm 0{,}14$	$0{,}02 \pm 0{,}01$	$0{,}11 \pm 0{,}07^{a}$	$0{,}66 \pm 0{,}18$	§
IL10	$0{,}79 \pm 0{,}41$	$0{,}17 \pm 0{,}02$	$0{,}11 \pm 0{,}06$	$0{,}41 \pm 0{,}04^{b}$	$0{,}15 \pm 0{,}02$	$0{,}05 \pm 0{,}01^{a}$

Alle Daten sind als Mittelwerte ± SEM ng/ml angegeben. [a] $p < 0{,}05$ vs. Kontrollgruppe, [b] $p < 0{,}01$ vs. Kontrollgruppe, § – unterhalb der Nachweisgrenze

Tabelle 2. Effekt von Glyzin auf die Expression von TNF-α, IL-1β und IL-10 mRNA (ag/fg GAPDH mRNA) in verschiedenen Organsystemen 1 Std. nach intestinaler Ischämie und ET-Gabe

	Kontrollgruppe			Glyzingruppe		
	Lunge	Leber	Ileum	Lunge	Leber	Ileum
TNF mRNA	$18{,}7 \pm 5{,}9$	$5{,}3 \pm 6{,}3$	$21{,}4 \pm 16{,}1$	$13{,}3 \pm 2{,}6$	$6{,}3 \pm 4{,}6$	$19{,}0 \pm 14{,}2$
IL-1β mRNA	$29{,}5 \pm 15{,}9$	$7{,}4 \pm 4{,}2$	$2{,}1 \pm 0{,}4$	$11{,}7 \pm 4{,}8$	$5{,}2 \pm 1{,}9$	$2{,}7 \pm 1{,}0$
IL-10 mRNA	$49{,}8 \pm 9{,}9$	$28{,}1 \pm 1{,}6$	$1{,}8 \pm 0{,}6$	$18{,}4 \pm 5{,}0^{a}$	$5{,}3 \pm 1{,}4^{a}$	$0{,}6 \pm 0{.}4$

Alle Daten sind als Mittelwerte ± SEM ag/fg GAPDH mRNA angegeben. [a] $p < 0{,}01$ vs. Kontrollgruppe, GAPDH – Glycerolaldehyd-3-phoshate-dehydrogenase

lich in der Lunge exprimiert, hier führt die Vorfütterung von Glyzin zu einer hoch signifikanten (IL-10) bzw. nicht-signifikanten (IL-1β) Reduktion wiederum in der Lunge sowie in der Leber (Tabelle 2).

Diskussion

Die gezeigten Ergebnisse bestätigen die Hypothese, daß Glyzin einen antiinflammatorischen und möglicherweise organprotektiven Effekt hat. So führte die Vorfütterung einer mit Glyzin supplementierten Ernährungslösung zu einer Reduktion sowohl der systemischen als auch lokalen (Lunge) inflammatorischen Antwort. Die Reduktion der proinflammatorischen Zytokine bestätigt die Untersuchungen von Ikejima, der eine signifikante TNF-α Reduktion durch Glyzin in einem i.v. ET-Modell zeigen konnte [4]. Die von uns gefundene Reduktion des antiinflammatorischen Zytokins IL-10 auf Serum- wie Organebene steht jedoch im Widerspruch zu bisherigen in vitro Untersuchungen. So fand Spittler bei mit ET stimulierten humanen Monozyten einen signifikanten Anstieg von IL-10 nach Gabe von Glyzin [9]. Die hier gezeigte reduzierte IL-10 Reaktion nach Vorfütterung von Glyzin kann möglicherweise als regulativer Effekt auf die verminderte Freisetzung bzw. Expression der proinflammatorischen Zytokine angesehen werden.

Die Lunge zeigte als einziges Organ für alle drei untersuchten Zytokine die höchste mRNA Expression, sie ist somit als primäres Effektororgan anzusehen. Dies bestätigt Untersuchungen von Shenkar, der pulmonale mononukleäre Zellen als primären Ort der Zytokin mRNA Expression nach hämorrhagischem Schock feststellte [7]. Im Intestinaltrakt freigesetzte Mediatoren erreichen die systemische Zirkulation und damit die peripheren Organe (Lunge) über die mesenterielle Lymphbahn und nicht über das Portalvenenblut [6].

Zusammenfassend scheint Glyzin ein erfolgversprechendes Substrat für neue Entwicklungen in der Immunonutrition zu sein.

Zusammenfassung

Hintergrund: Die enterale Enährung mit Aminosäure-supplementierten Ernährungsformeln führt zu einer Reduktion der inflammatorischen Reaktion bei chirurgischen Intensivpatienten. Ziel dieser Studie war es, den Einfluß von Glyzin auf die systemische und/oder lokale inflammatorische Antwort in einem two-hit Modell zu untersuchen.

Methodik: Ratten wurden für 3 Tage einer Glyzin supplementierten bzw. einer Kontrolldiät ernährt, anschließend Unterbindung der Art. mesenterica sup. für 45 Min. und Gabe von ET 6 Stunden später. Serum TNF-α, IL-6, IL-10 wurden mittels ELISA nach 1, 3, 24 Std. bestimmt, die mRNA Expression von TNF-α, IL-1β, IL-6, IL-10 in Lunge, Leber und Ileum mittels kompetitiver RT-PCR 1 Std. nach ET-Gabe.

Ergebnisse: Glyzin führt zu einer Reduktion des frühen Anstieges von TNF-α, IL-6 und IL-10. Die Zytokin mRNA Expression (TNF-α, IL-1β, IL-10) war in der Lunge am höchsten, Glyzin führte zu einer Reduktion der Zytokin mRNA Expression in der Lunge und Leber.

Schlußfolgerung: Glyzin reduziert die systemische wie lokale (Lunge/Leber) inflammatorische Antwort nach intestinaler I/R und ET-Gabe. Die Lunge scheint das primäre Effektororgan der darminduzierten inflammatorischen Reaktion zu sein.

Abstract

Background: Amino acid supplemented diets have been shown to reduce the inflammatory response in surgical ICU patients. The goal of this study was to investigate whether prefeeding of glycine reduces the systemic and/or local inflammatory response in a two-hit model.

Methods: Rats were prefed with a glycine-supplemented or control diet for 3 days, then subjected to 45 min SMA occlusion and challenged with ET 6 h later. Serum TNF-α, IL-6, and IL-10 were determined by ELISA at 1, 3 and 24 h, and expression of mRNA of TNF-α, IL-1β, IL-6, IL-10 in lung, liver, and ileum were determined by competitive RT-PCR at 1 h after ET challenge.

Results: The early systemic increase of TNF-α, IL-6, and IL-10 was reduced by glycine. The tissue cytokine mRNA expression (TNF-α, IL-1β, IL-10) was most distinct in the lung. Glycine decreased the cytokine mRNA expression in the lung and the liver.

Conclusions: Glycine reduces the systemic and local (lung and liver) immunoinflammatory response after intestinal ischemia/reperfusion and endotoxin challenge in rats. The lung seems to be the primary effector organ of the gut-induced inflammatory response.

Literatur

1. Grotz MRW, Ding J, Guo W, Huang Q, Deitch EA (1995) Comparison of plasma cytokine levels in rats subjected to superior mesenteric artery occlusion or hemorrhagic shock. Shock 3: 362 – 368
2. Grotz MRW, Deitch EA, Ding J, Xu D, Huang Q, Regel G (1999) The intestinal cytokine response after gut ischemia – role of gut barrier failure. Ann Surg 229: 478 – 486
3. Grotz M, Neuhoff K, Stalp M, Krumm K, Rohde F, Regel G (1997) Glycin supplemented diet reduces liver damage but not mortality in intestinal ischemia/endotoxin challenged rats. Shock 7: 153
4. Ikejima K, Iimuro Y, Forman DT, Thurman RT (1996) A diet containing glycine improves survival in endotoxin shock rats. Am J Physiol 271: G97 – G103
5. Jeevanandam M, Young DH, Raimas L, Schiller WR (1990) Effect of major trauma on plasma free amino acid concentrations in geriatric patients. Am J Clin Nutr 51: 1040 – 1045
6. Magnotti LJ, Upperman JS, Xu D, Lu Q, Deitch EA (1998) Gut-derived mesenteric lymph but not portal blood increases endothelial cell permeability and promotes lung injury after hemorrhagic shock. Ann Surg 228: 518 – 527
7. Shenkar R, Abraham E (1993) Effects of hemorrhage on cytokine gene transcription. Lymphokine and Cytokine Research 12: 237 – 247
8. Siebert PD, Larrick JW: Competitive PCR. Nature 359: 557 – 558
9. Spittler A, Reissner C, Oehler R, Gornikiewicz A, Gruenberger T, Manhart N, Brodovicz T, Mittlboeck M, Boltz-Nitulescu G, Roth E (1999) Immunmodulatory effects of glycine on LPS-treated monocytes: reduced TNF-α production and accelerated IL-10 expression. FASEB J 13: 563 – 571
10. Weimann A, Bastian L, Bischoff WE, Grotz M, Hansel M, Lotz J, Tusch G, Schlitt HJ, Regel G (1998) Influence of arginine, omega-3-fatty acids and nucleotides supplemented enteral support the systemic inflammatory response and multiple organ failure in patients after severe trauma. Nutrition 14: 165 – 172

Korrespondenzadresse: Dr. med. M. Grotz, Unfallchirurgische Klinik, MHH, 30623 Hannover, Telefon: 05 11-5 32 20 26, Fax: 05 11-5 32 58 77, e-mail: grotz@t-online.de

MadCAM-1-Blockade reduziert Leukozytenextravasation in vivo bei experimenteller chronischer Kolitis

Blockade of MadCAM-1-reduced leukocyte extravasation in vivo in experimental chronic colitis

S. Farkas[1], M. Rößle[1], H. Herfarth[2], M. Steinbauer[1], K.-W. Jauch[1] und M. Anthuber[1]

[1] Klinik und Poliklinik für Chirurgie der Universität Regensburg
[2] Klinik und Poliklinik für Innere Medizin I, Universität Regensburg

Einleitung

Die Ätiologie und die Pathogenese der chronisch entzündlichen Darmerkrankungen (CED) M. Crohn und Colitis ulcerosa sind bis heute nur unvollständig erklärt. Die Zelladhäsion und anschließende Extravasation in den entzündeten Darmabschnitt stellt bei der Entstehung der chronisch entzündlichen Darmerkrankungen (CED) nicht nur einen wichtigen initialen Schritt, sondern auch eine frühe Möglichkeit der therapeutischen Intervention dar. Die Zelladhäsion wird über Adhäsionsmoleküle vermittelt [3, 5]. Aufgrund neuer Ergebnisse scheint in diesem Zusammenhang die selektive Expression von Mucosal addressin Cellular Adhesion Molecule (MadCAM-1) im Endothel des Darms und assoziiertem Lymphgewebe von Bedeutung [1, 2, 4]. Ziel unserer Studie war es deshalb, die Expression von MadCAM-1 bei chronischer Kolitis immunhistochemisch nachzuweisen sowie die Wirkung einer entsprechenden Antikörpertherapie auf die Leukoyztenextravasation in vivo zu untersuchen. Hierfür wurde mittels in vivo Fluoreszenzmikroskopie die Extravasation der Leukozyten in die Mucosa, die Leukozytenadhäsion in submucosalen Sammelvenolen und postkapillären Venolen des Kolons in Mäusen mit DSS induzierter, chronischer Kolitis quantifiziert.

Methodik

20 ± 0,4 g schweren Balb/c Mäusen wurde 5% Dextransodiumsulfat (DSS) je 7 Tage im Trinkwasser mit 10 Tagen Pause über 4 Zyklen zur Induktion einer chronischen Kolitis verabreicht. Zwei Wochen nach dem letzten Zyklus wurde den Tieren der Therapiegruppe (Anti-MadCAM-1; n = 5) innerhalb von sechs Tagen 3 × 20 µg eines monoclonalen Antikörpers gegen MadCAM-1 i.p. injiziert. Die Isotypen-Kontrollgruppe (Kontrolle; n = 5) erhielt 20 µg des entsprechenden Isotypen Antikörpers. 3 Tage nach der letzten Injektion wurde für die in vivo Mikroskopie in Inhalationsnarkose ein arterieller und venöser Katheter implantiert, anschließend das Kolon mobilisiert und ausgelagert. Zur Visualisierung der Mikrozirkulation des Kolons injizierten wir i.v. FITC markiertes Dextran (2,0 µmol/kg) bzw. Acridin Orange (0,1 µmol/kg) zur Markierung der Leukozyten. In Epiillumination, in 680facher Vergrößerung, erfolgte die Quantifizierung der permanenten Leukozytenadhärenz (> 30 sec; Sticker) in den submucosalen postkapillären und Sammelvenolen. Nach antimesenterialer Inzision des Kolons wurden die Anzahl der aus den Kapillaren in die Mucosa ausgewanderten Leukoyzten bestimmt.

Für die Immunhistochemie wurden 5 µm dicke, auf Poly-L-Lysin beschichtete Objektträger aufgezogene Gefrierschnitte zur Inaktivierung der endogenen Peroxidase mit Hydrogenperoxid vorbehandelt. Anschließend folgte die Blockierung unspezifischer Bindungen mit 1% BSA/PBS. Die Inkubation mit MadCAM-1-Antikörper (Pharmingen), dem biotinylierten Sekundärantikörper sowie dem Avidin-Biotin-Peroxidase Komplex erfolgt für jeweils 1 Stunde mit abschließender Färbung mit 0,03% w/v Diaminobenzidin in PBS und 0,003% H_2O_2. Für die Doppelfärbung wurde die Peroxidaseaktivität mit Hydrogenperoxid inaktiviert, erneut mit MadCAM-1-Antikörper und Sekundärantikörper und mit Benzidin-Dihydrochlorid und Natriumnitroprussid sowie wiederum H_2O_2 gefärbt, bis ein blaues Reaktionsprodukt zu sehen war.

Ergebnisse

Immunhistochemisch zeigte sich eine deutliche Zunahme der MadCAM-1-Expression des Endothels bei chronischer Kolitis in der Kontrollgruppe. In der in vivo Mikroskopie war die Extravasation der Leukozyten in die Mucosa durch die MadCAM-1-Blockade signifikant um mehr als die Hälfte reduziert (21 ± 3 Leukozyten/mm² Mucosa vs. 52 ± 8 Kontroll Ab; $p < 0,01$). Des weiteren war die Leukozytenadhärenz, sowohl in den submucosalen, postkapillären Venolen (90 ± 12 Sticker/mm² Endotheloberfläche vs. 137 ± 10 Kontroll Ab; $p = 0,03$), als auch in den Sammelvenolen (27 ± 5 Sticker vs. 34 ± 1 Kontrolle; $p = 0,04$) gegenüber der Kontrolle verringert. Diese Ergebnisse wurden durch die histologische Untersuchung bestätigt.

Schlußfolgerung

Wir konnten erstmals in einem in vivo Modell zeigen, daß die Blockade von selektiv im Darmendothel exprimierten MadCAM-1, welches bei Kolitis immunhistochemisch vermehrt exprimiert war, die Leukozytenextravasation im chronisch entzündeten Kolon deutlich reduzieren kann. Auch die Adhärenz der Leukozyten am Endothel konnte, wenngleich weniger deutlich, durch anti-MadCAM-1 verringert werden. Diese Ergebnisse belegen die pathophysiologische Bedeutung von MadCAM-1 bei der Entstehung der chronisch entzündlichen Darmerkrankung und weisen auf die neue therapeutische Möglichkeit der MadCAM-1-Blockade hin.

Abstract

Background: Leukocyte adherence and further extravasation plays a pivotal role in the pathogenesis of chronic inflammatory bowel disease (IBD) [3, 5]. Leukocyte homing is not only a critical step in development of IBD, but also a target in therapeutical strategies. Recent results support that MadCAM-1 is exclusively expressed in the intestine and associated lymphoid tissue and participates in intestinal leukoctye homing [1, 2, 4]. Therefore, we investigated the expression of MadCAM-1 by immunhistochemistry and, by means of in vivo microscopy, we analyzed the effect of MadCAM-1 blockade on leukocyte homing in chronic DSS-induced colitis.

Methods: Chronic colitis was induced by oral administration of four cycles of 5% DSS dissolved in the drinking water given for 7 days and 10 days of normal water to Balb/c mice (20 ± 0.4 g). Fourteen days after the last cycle, treatment with anti-MadCAM-1 or isotype control antibody was administered intraperitoneally three times over 7 days ($n = 5$/group). In vivo microscopy: In anesthetized mice a venuous and arterial catheter was implanted, then, after preparation and mobilization of the left colon, microcolonic circulatory networks and leukocytes were visualized by i.v. injection of FITC-labeled dextran (2.0 µmol/kg) and acridine orange (0.1 µmol/kg), respectively. Ten randomly selected collecting venules (CV) and postcapillary venules (PV) were assessed. Permanent adherent leukocytes (sticker) were defined as cells adhering longer than 30 s to the endothelium. Finally, the colon was incised on the antimesenterial side, the colonic mucosa was visualized, and extravasated leukocytes were counted. Immunohistochemistry was performed with frozen sections incubated with anti-MadCAM-1 antibodies (Pharmingen), biotinylated secondary antibodies, avidin-biotin-peroxidase complex and blocking of non-specific bindings by 1% BSA/PBS.

Results: MadCAM-1 expression, revealed by immunohistochemistry, was upregulated in the endothelium of mice with chronic colitis. In vivo microscopy showed a reduction of leukocyte extravasation to the mucosa by MadCAM-1 blockade to more than a half of the control group (21 ± 3 leukocytes/mm^2 mucosa vs 52 ± 8 control; $P < 0.01$). Moreover, leukocyte adherence was reduced in submucosal, postcapillary venules (90 ± 12 sticker/mm^2 endothelial surface vs 137 ± 10 control; $P = 0.03$) and collecting venules (27 ± 5 sticker vs 34 ± 1 control; $P = 0.04$) compared to controls. These results were supported by histological examination.

Conclusion: We could demonstrate in vivo that blockade of MadCAM-1, which expression was enhanced in colitis, leads to significant amelioration of leukocyte homing to the colon. Also, leukocyte adherence to the endothelium was reduced by MadCAM-1 antibody treatment. These results support an important role of MadCAM-1 in intestinal inflammation and prove the efficacy of this new potential therapeutic concept in inflammatory bowel disease.

Literatur

1. Briskin M, Winsor-Hines D, Shyjan A, Cochran N, Bloom S, Wilson J, McEvoy LM, Butcher EC, Kassam N, Mackay CR, Newman W, Ringler DJ (1997) Human mucosal addressin cell adhesion molecule-1 is preferentially expressed in intestinal tract and associated lymphoid tissue. Am J Pathol 151(1): 97–110
2. Connor EM, Eppihimer MJ, Morise Z, Granger DN, Grisham MB (1999) Expression of mucosal addressin cell adhesion molecule-1 (MAdCAM-1) in acute and chronic inflammation. J leukoc Biol 65(3): 349–355
3. Goke M, Hoffmann JC, Evers J, Kruger H, Manns PM (1997) Elevated serum concentrations of soluble selectin and immunoglobulin type adhesion molecules in patients with inflammatory bowel disease. J Gastroenterol 32: 480–486
4. Picarella D, Hurlbut P, Rottman J, Shi X, Butcher E, Ringler DJ (1997) Monoclonal antibodies specific for beta 7 integrin and mucosal addressin cell adhesion molecule-1 (MAdCAM-1) reduce inflammation in the colon of scid mice reconstituted with CD45RBhigh CD4+ T cells. J Immonology 158(5): 2099–2106
5. Schuermann GM, Aber BA, Facer P, Lee JC, Rampton DS, Dore CJ, Polak JM: Altered expression of cell adhesion molecules in uninvolved gut in inflammatory bowel disease. Clin Exp Immunol 94: 341–347

Dieses Projekt wird gefördert durch die Deutsche Forschungsgemeinschaft sowie durch das Bundesministerium für Bildung und Forschung im Rahmen des CED Mednet.

Korrespondenzaddresse: Dr. med. S. Farkas, Klinik und Poliklinik für Chirurgie, Universität Regensburg, 93042 Regensburg, Telefon: 09 41/9 44-68 01, Fax: 09 41/9 44-68 02, e-mail: stefan.farkas@klinik.uni-regensburg.de

Chirurgisches Forum 2001

München, 118. Kongreß 01. 05. – 05. 05. 2001

Vortragsanmeldungen

Die Sitzungen des FORUMs für experimentelle und klinische Forschung sind ein fester Bestandteil im Gesamtkongreßprogramm. Sie bestehen aus 8-Minuten-Vorträgen mit 5-minütiger Diskussionszeit über Ergebnisse aus der experimentellen und klinischen Forschung. Zur Beteiligung sind bevorzugt der chirurgische Nachwuchs, aber auch junge Forscher aus anderen medizinischen Fachgebieten zur Pflege interdisziplinärer Kontakte aufgefordert. Verhandlungssprachen sind Deutsch und Englisch.

Als Leitthema der einzelnen Sitzungen sind vorgesehen: Wundheilung, Viszeralchirurgie (Oesophagus/Magen/Darm und Leber/Galle/Pankreas); Laparoskopische Chirurgie; Onkologie und onkologische Molekularbiologie; Sepsis, Schock; perioperative Pathophysiologie; Organtransplantation; Endokrinologie; klinische Studien; Traumatologie; Herzchirurgie; Thorax- und Gefäßchirurgie; Plastische Chirurgie; Kinderchirurgie.

Die Auswahl der Sitzungstitel für das endgültige Programm richtet sich nach dem zahlenmäßigen Überwiegen der eingereichten Beiträge zu den verschiedenen Themenkreisen auf der Basis der Qualitätsbewertung.

Bedingungen für die Anmeldungen

1. Für die Anmeldung von Beiträgen zum CHIRURGISCHEN FORUM ist eine Kurzfassung in **einfacher Ausfertigung** bis spätestens **30. September 2000** einzusenden:

    Sekretariat „Chirurgisches FORUM"
    Chirurgische Universitätsklinik
    Universitätsklinikum des Saarlandes
    Institut für Klinisch-Experimentelle Chirurgie
    Oscar-Orth-Str.

    66421 Homburg/Saar

    Bereits veröffentlichte Arbeiten dürfen nicht eingesandt werden, dies entspricht den Richtlinien der s. g. „Ingelfinger rule". Konkret beinhaltet dies Arbeiten, die über eine ISBN-Nummer abrufbar sind.

    (Angelik, M., J. P. Kassirer: The Ingelfinger rule revisited. New Engl. J. Med. 325 (1991), 1371).

    Eine FORUM-Anmeldung schließt neuerdings eine gleichzeitige Anmeldung zu einem deutsch/englischsprachigen internationalen Fachkongreß **nicht** aus.

2. Der Erstautor bestätigt durch seine Unterschrift, daß die gesetzlichen Bestimmungen des Tierschutzes bei tierexperimentellen Untersuchungen eingehalten worden sind.

3. Grundsätzlich ist die Anmeldung mehrerer verschiedener Beiträge möglich. Die Nennung als **Erstautor** ist nur **einmal** möglich!

4. Die Anmeldung eines Beitrages zum FORUM schließt die Anmeldung eines Vortrages mit dem gleichen Grundthema für eine andere Kongreßsitzung im Chirurgenkongreß aus.

Kurzfassung

5. Die Kurzfassung soll in klarer Gliederung ausschließlich objektive Fakten über die Zahl der Untersuchungen oder Experimente, die angewandten Methoden und endgültigen Ergebnisse enthalten. Ausführliche Einleitungen, historische Daten und Literaturübersichten sind zu vermeiden. Nur Mitteilungen von wesentlichem Informationswert ermöglichen eine sachliche Beurteilung durch die Mitglieder des wissenschaftlichen Beirates.

6. In der Internet-Anmeldung bzw. auf dem Formblatt (Beilage in den MITTEILUNGEN, ansonsten über die Deutsche Gesellschaft für Chirurgie oder Sekretariat „Chirurgisches FORUM" erhält-

lich) sind die Namen der Autoren, beginnend mit dem Vortragenden, Anschrift der Klinik oder des Institutes und der Arbeitstitel einzutragen. Die Anmeldungen sollten bevorzugt im Internet und nur noch in Ausnahmefällen auf dem Formblatt erfolgen. **Bitte beachten Sie, daß Ihr Abstract im Falle der Annahme im Internet veröffentlicht wird und sich daher nicht von Ihrem Manuskript unterscheiden darf (Autoren, Titel, Daten).**

7. Da sich die Deutsche Gesellschaft für Chirurgie einer „Empfehlung über die Begrenzung der Autorenzahl" angeschlossen hat (siehe MITTEILUNGEN Heft 4/1975, Seite 140), können einschließlich des Vortragenden nur 4 Autoren genannt werden. Lediglich bei interdisziplinären Arbeiten aus 2 Instituten sind insgesamt 6 Autorennamen möglich, bei Arbeiten aus 3 oder mehr Instituten ist die Nennung von max. 8 Autoren möglich. Die Richtlinien zur Koautorenschaft beinhalten, daß nur der Koautor sein kann, der einen substantiellen Beitrag zu Konzeption, Design, Analyse oder Interpretation der Untersuchung geleistet oder das Manuskript miterarbeitet bzw. die Erfassung kritisch durchgesehen und gebilligt hat (Anderson, C.: Writer's cramp. Nature (Lond.) 355 (1992), 101). Seniorautoren sollten nur als Autoren erscheinen, wenn sie die Entstehung des Manuskriptes von der Erarbeitung der Daten bis zur Abfassung kennen und es auch gelesen haben (M. Rothmund: Qualitätssicherung bei Publikationen. Dtsch. Med. Wschr. 117 (1992), 1854–1858).

8. Dem Text der Kurzfassung wird nur der Arbeitstitel ohne Autorennamen vorausgestellt, damit eine anonyme Weiterbearbeitung gesichert ist. Der Umfang darf das angegebene Feld nicht überschreiten. Die eigene Klinik (Institut) darf im Text nicht erwähnt oder zitiert werden. Der Erstautor (bitte korrekte Anschrift!) erhält vom Forumssekretariat eine Bestätigung des Eingangs der Kurzfassung.

9. Jeder Beitrag soll vom Autor durch Ankreuzen für eines der oben angegebenen Leitthemen vorgeschlagen werden.

10. Bitte schicken Sie mit Ihrer Kurzfassung eine Diskette, die die Kurzfassung enthält, falls Sie **nicht** über das Internet anmelden.

Anonyme Bearbeitung

11. Vor der Sitzung des FORUM-Ausschusses werden die Beiträge anonym (ohne Nennung der Autoren und der Herkunft) zur Beurteilung an die Mitglieder des wissenschaftlichen Beirats und die externen Fachgutachter versandt (Bestimmung für den FORUM-Ausschuß, siehe MITTEILUNGEN, Heft 5/1990, Seite 24).

12. Die Autoren der Beiträge werden bis Mitte November des Vorjahres vor dem Kongreß verständigt, ob ihr Beitrag angenommen wurde. **Bei Annahme muß ein Manuskript erstellt werden (s. u.); ansonsten muß der Vortrag aus dem Kongreßprogramm gestrichen werden.**

Manuskript

13. Das Manuskript ist in doppelter Ausfertigung mit folgender Gliederung einzureichen:

   - deutscher und englischer Titel
   - sämtliche Autoren
   - beteiligte Institutionen und Kliniken
   - Einleitung, Methodik, Ergebnisse, Diskussion
   - Zusammenfassung in Deutsch, gegliedert in „Hintergrund, Methodik, Ergebnisse, Schlußfolgerung"
   - Abstract in Englisch, gegliedert in „Background, Methods, Results, Conclusion"
   - Literaturangaben (max. 10)
   - vollständige Korrespondenzadresse des Erstautors mit Fax, e-mail.

   Zusätzlich muß eine Diskette (MS Word 6.0 für Windows oder Mac) dem Manuskript beiliegen. Ein identischer Ausdruck ist ebenfalls mitzusenden.

   Wenn keine Bilder oder Tabellen eingereicht werden, darf das gesamte Manuskript **maximal 5$\frac{1}{2}$ Schreibmaschinenseiten** (bei 4 cm Rand allseitig, maximal 35 Zeilen pro Seite bei 1$\frac{1}{2}$-zeiligem Abstand) umfassen.

   Jede Schwarzweiß-Abbildung (schematische Strichabbildung) oder Tabelle verkürzt den zulässigen Schreibmaschinentext mindestens um $\frac{1}{2}$ Textseite. Es werden Positivabzüge (tiefschwarz) in Endgröße erbeten. Abbildungen und Tabellen sind arabisch zu numerieren, die Abbildungen sind mit einer Überschrift zu versehen. Für jede Abbildung oder Tabelle ist eine prägnante Legende auf gesondertem Blatt erforderlich, dabei müssen die Autoren darauf achten, daß sämtliche in den Abbildungen oder Tabellen vorkommenden Abkürzungen in der Legende erklärt werden. Halbtonbilder oder Röntgenbilder werden nicht angenommen. Strichabbildungen, die mit einem PC erstellt werden, müssen über Laserdrucker ausgegeben werden (kein Nadeldrucker).

Das Literaturverzeichnis darf 10 Zitate nicht überschreiten. Es sind 1. sämtliche Autorennamen mit den Initialen der Vornamen (grundsätzlich nachgestellt); 2. Jahreszahl in Klammer; 3. vollständiger Titel der zitierten Arbeit (abgekürzter Titel der Zeitschrift nach dem Index medicus); 4. Bandzahl (arabische Ziffern); 5. Anfangs- und Endseitenzahl der Arbeit anzugeben, z.B.:

Sawasti P, Watsnabe M, Weronawitti T (1979) Gallensteine in Asien. Chirurg 50:57–64.

Bei Büchern sollten 1. sämtliche Autorennamen mit den Initialen der Vornamen (grundsätzlich nachgestellt) und 2. Titel des Kapitels; 3. Erscheinungsjahr; 4. vollständiger, nicht abgekürzter Buchtitel; 5. Namen der Herausgeber (Initialen des Vornamens nach den Herausgebern gestellt); 6. Verlag; 7. Verlagsort; 8. Anfangs- und Endseitenzahl des zitierten Kapitels, z.B.:

Encke, A., Hanisch E (1990) Management inklusive intensivmedizinischer Überwachung und Therapie bei gastrointestinaler Blutung. In: Häring R (Hrsg.) Gastrointestinale Blutung. Blackwell Überreuter, Berlin, S. 39–43.

14. Die redaktionellen Vorschriften sind sorgfältig zu beachten. Gelegentlich trotzdem erforderlich werdende redaktionelle Änderungen im Rahmen der gegebenen Vorschriften behält sich die Schriftleitung vor.

15. Das Manuskript wird nach Korrektur der Druckfahnen mit Unterschrift vom Erstautor zum Druck freigegeben.

16. Das Manuskript wird im FORUM-Band, der neuerdings als Periodikum fortlaufend numeriert geführt wird, jedoch nicht mehr in Medline etc. gelistet ist, vor dem nächsten Kongreß gedruckt vorliegen; der Abstract wird zusätzlich im Internet unter der Kongreßadresse veröffentlicht.

Einsendeschluß

17. Manuskripte, die nicht termingerecht eingehen, können im FORUM-Band nicht berücksichtigt werden und **schließen eine Aufnahme in das endgültige Kongreßprogramm aus.**

18. Die Prüfung der Druckfahnen erfolgt durch den Erstautor, ein nachträglicher Wechsel in der Autorenfolge ist nicht zulässig.

19. Lieferung von Sonderdrucken nur bei sofortiger Bestellung nach Aufforderung durch den Verlag und gegen Berechnung.

Wissenschaftlicher Beirat im FORUM-Ausschuß der Deutschen Gesellschaft für Chirurgie

H. G. Beger, Ulm
Vorsitzender des Beirates

D. Birk und L. Staib, Ulm
für das FORUM-Sekretariat